발달장애 아동을 위한 운동치료 개정 3판

Therapeutic Exercise In Developmental Disabilities THIRD EDITION

개정 3판

발달장애 아동을 위한
운동치료

유병규외 옮김

Therapeutic Exercise In Developmental Disabilities

THIRD EDITION

Barbara H. Connolly, EdD, PT, FAPTA
Professor and Chairman
Department of Physical Therapy
University of Tennessee Health Sciences Center

Patricia C. Montgomery, PhD, PT, FAPTA
President
therapeutic Intervention Programs, Inc
Minneapolis, Minnesota

영 문 출 판 사

■ 옮긴이(가나다 순)

남형천 경북전문대학 물리치료과 교수
신승섭 필립병원 치료부장
오명화 동신대학교 물리치료학과 교수
우영근 전주대학교 물리치료학과 교수
유병규 신구대학 물리치료과 교수
이건철 경남정보대학 물리치료과 교수
이현주 건양대학교 물리치료학과 교수
전혜선 연세대학교 보건과학대학 물리치료학과 교수

Therapeutic Exercise In Developmental Disabilities, Third edition

by Barbara H. Connolly, EdD, PT, FAPTA & Patricia C. Montgomery, PhD, PT, FAPTA

개정 3판

발달장애 아동을 위한 운동치료

2011년 9월 9일 초판인쇄
2011년 9월 16일 초판발행

지은이 : Barbara H. Connolly, EdD, PT, FAPTA
Patricia C. Montgomery, PhD, PT, FAPTA
옮긴이 : 유 병 규외
발행인 : 박 병 조
발행처 : 도서출판 영문출판사
등 록 : 1987년 12월 21일 제2-419호
주 소 : 서울시 강남구 삼성동 69-1
전 화 : (02)514-5590, 776-5590
팩 스 : (02)756-8943
E-mail : yeongmunsa@empal.com
정 가 : 30,000 원
ISBN 978-89-7224-258-1 93510

• 파본은 교환해 드립니다.

헌정(dedication)

이 책을 발달장애 아동들과 이들을 위해 함께 일하고, 이들의 삶을 풍요롭게 해주는 물리치료사들과 아이들의 가족들에게 바칩니다.

목차(Contents)

감사의 글(acknowledgements)

우리는 이 책의 초판 준비와 이 새로운 개정판을 발간할 수 있도록 해준 Sandy Lowrance의 활동에 감사드리고 싶습니다. 그리고 또한 빠르고 효율적으로 원고를 작성해주신 각 장의 저자들에게도 감사를 표합니다. 마지막으로 이번 세 번째 개정판을 쓰고 편집하는 과정 동안의 오랜 시간을 떨어져 지내야 하는 불편함을 참아주고 지지해준 우리 가족들에게도 감사의 말씀을 드립니다.

편저자들에 대하여(about the editors)

Barbara H. Connolly, EdD, PT, FAPTA는 플로리다 대학교(University of Florida)에서 물리치료학사 학위를 받았다. 그녀는 멤피스 대학교(University of Memphis)에서 언어병리학 전공으로 특수교육 석사를 받았고, 교육학 박사학위를 받았다. 그녀는 테네시 대학교 보건과학 센터(University of Tennessee health Science Center) 물리치료학과에서 교수이며 학과장을 맡고 있다. 그녀는 또한 인디아나폴리스 대학교의 대학원(Graduate School of the University of Indianapolis)에서 겸임교수로 재직 중이며, 세인트 어거스틴 대학교(University of St. Augustine)의 이사회에서 재직 중이다. 그녀는 미국물리치료사협회(APTA) 이사회에 재직 중이며, 미국물리치료사협회 소아 전문치료사 위원회와 미극 전문 물리치료사 이사회에서 활동 중이다. 그녀는 현재 미국물리치료사협회 소아 분과의 대표이다. 그녀는 또한 교육 분과를 위한 학문적 행정가 전문 관심 그룹의 대표를 역임하였다. 그녀는 미국물리치료사협회 소아분과로부터 Golden Pen 상, Bud DeHaven Leadership 상, 연구상, 그리고 Jeanne Fischer Distinguished Mentorship 상을 수여받았다. 그녀는 초창기 고찰 학회 간행물에 개재된 17편의 논문의 주저자이며, 18권의 책을 썼고, 물리치료사를 위한 일곱 권의 교재의 공동저자를 맡거나 편집을 맡았다. 그녀는 미국 내 및 세계적인 학회에서 100회 이상 초청 강연을 하였다. 그녀는 미국 전역에 걸쳐 전문적인 발달 코스를 제공하고 있고, 테네시대학교에서도 임상가로사 환자를 치료하고 있다.

Patricia C. Montgomery, Phd, PT, FAPTA는 오클라호마대학교 노르만 캠퍼스(University of Oklahoma, Norman)에서 물리치료학사학위를 취득하였고, 교육학적 심리학 석사학위와 아동 심리학 박사학위를 미네소타대학교 미네아폴리스 캠퍼스(University of Minnesota, ,Minneapolis)에서 취득하였다. Montgomery 박사는 Minneapolis-St. Paul 지역에서 사설 소아 치료실을 운영 중이며, 물리치료사들을 위한 평생교육 코스를 제공하고 있다. Montgomery 박사는 다양한 대학에서 물리치료 프로그램을 교육하였고, 현재 테네시대학교 보건과학센터에서 물리치료학과 부교수로 재직 중이다. 그녀는 미국물리치료사협회 이사회에서 재직 중이며, 현재 미국물리치료사협회 미네소타 분회 회장을 역임하고 있다. Montgomery 박사는 미국물리치료사협회 소아 분과에서 미국물리치료사협회 연구상을 받았고, 미네소타 분회에서 APTA Outstanding Srvice 상, APTA Dorothy Briggs Memorial Scientific Inquiry 상, 그리고 APTA Lucy Blair Service 상을 받았다. 그녀는 오클라호마 대학교에서 Luise Lynch 개회 강연을 하였고, APTA 연례 회의에서 세 번째로 Annual John H. P. Maley 강연을 하였다. Montgomery는 초창기 고찰 학회 간행물에서 16개 논문의 주저자이고, 물리치료사들을 위한 몇몇 교재들의 공동저자이다. 그녀는 Barbara H. Connolly와 함께 *운동 조절을 위한 임상적 적용(Clinical Applications for Motor Control)*(Slack Incorporated, 2003)을 만들었다. 그녀는 또한 *소아 물리치료* 분과의 편집위원이다.

Contributing authors

Rona Alexander, PhD, CCC-SP, is a speech-language pathologist specializing in the assessment and treatment of oral-motor, feeding/swallowing, and respiratory-phonatory function in infants and children with neuromotor involvement. She maintains a private practice; provides consultation services; and conducts workshops on oral-motor, feeding/swallowing, and respiratory coordination development, assessment, and treatment. As a qualified speech instructor in Neurodevelopmental Treatment, Dr. Alexander teaches in basic pediatric 8-week and advanced NDT courses. She has contributed chapters on oral-motor, feeding/swallowing, and respiratory-phonatory function to numerous publications; is coauthor of the book entitled *Normal Development of Functional Motor Skills: The First Year of Life;* and is author of the ASHA CEU product *Pediatric Feeding and Swallowing: Assessment and Treatment Programming*. Dr. Alexander has served as a member of the Steering Committee for Special Interest Division 13: Swallowing and Swallowing Disorders.

Judith C. Bierman, PT, received her BS in Physical Therapy from the University of North Carolina. She has practiced in a wide variety of settings including hospitals, schools, infant programs, and residential centers. Her current practice in Augusta, Georgia spans ages from infancy to young adults. Ms. Bierman teaches extensively in continuing education courses, including the basic and advanced Neuro-Developmental Treatment courses, as well as other short courses aimed at advancing clinical skills for practitioners. She has held a variety of leadership roles in Neuro-Developmental Therapy Association and contributed significantly to the publication of a new book on NDT theory.

Regi Boehme, OTR/L, received her BS in Occupational Therapy from Western Michigan University and was a certified occupational therapy instructor in Neurodevelopmental Treatment. She was in private practice in the Milwaukee, Wisconsin area and served as a consultant to various pediatric facilities. Ms. Boehme lectured extensively throughout North America on topics related to treatment of children and adults with neurological impairments. Ms. Boehme passed away in July 2004 following a long illness.

Joanell A. Bohmert, MS, PT, received her BS degree and advanced MS degree in Physical Therapy from the University of Minnesota, Minneapolis. She is a full-time clinician with the Anoka-Hennepin school district with a focus on pediatrics and neurology. Ms. Bohmert was actively involved in the development and revision of the *Guide to Physical Therapist Practice* as a member of the project advisory group and liaison to the musculoskeletal panel for Part Two; member of the task force on development of Part Three; a project editor for the second edition, Parts One and Two; and currently is a member of the APTA board of directors oversight committee for the second edition. She has lectured extensively on the *Guide* and is an APTA Trainer for the *Guide*.

David D. Chapman PhD, PT, has devoted his professional career to working with infants and children who have developmental disabilities. He began in the public school setting after receiving his BS in Exercise Science at the University of Iowa and MS in Adapted Physical Education at Southern Illinois University-Carbondale. Following completion of his PhD in Kinesiology and Developmental Psychology at Indiana University, he joined the physical therapy program faculty at Indiana University at Indianapolis where he completed his BS in Physical Therapy. While there, Dr. Chapman taught biomechanics, human anatomy, and lifespan development; presented at numerous national and international conferences; and was instrumental in developing the present doctor of physical therapy curriculum. In 2003, Dr. Chapman received the Jeanne Hughes Award for the best manuscript published in *Pediatric Physical Therapy* adapted from a dissertation. Currently, Dr. Chapman practices full-time as a pediatric physical therapist at Bloomington Hospital's Children's Therapy Clinic in Bloomington, Indiana.

Susan K. Effgen, PhD, PT, holds the Joseph Hamburg Professorship in Rehabilitation Sciences in College of Health Sciences at the University of Kentucky where she also is the Director of the Rehabilitation Sciences Doctoral Program. She was formally the Director of Pediatric Physical Therapy at Hahnemann University. She received her BS degree in Physical Therapy from Boston University, her MMSc in pediatric physical therapy from Emory University, and her PhD in Special Education from Georgia State University. She has published numerous articles and has just completed a pediatric physical therapy textbook. Her research interests include service delivery and outcomes of early intervention and school-based therapy.

Meredith Hinds Harris, EdD, PT, is Associate Professor and Chair of the Department of Physical Therapy at Northeastern University. Dr. Harris was instrumental in the development of specialization in pediatrics for the APTA. She also served as the Chair of the first Specialty Council in Pediatrics for the APTA. Her experience in pediatrics includes employment at the Harlem Hospital NICU, the Kennedy Center for Developmental Disabilities at Albert Einstein College of Medicine, United Cerebral Palsy of NY State, and the Bobath Center in London, England. Her research activities have focused on developmental motor problems in children with HIV/AIDS and children with severe mental and physical disabilities.

Susan R. Harris, PhD, PT, FAPTA, is a Professor in the Division of Physical Therapy of the School of Rehabilitation Sciences and Associate Member in the Department of Pediatrics at the University of British Columbia in Vancouver. She also is Faculty Clinical Associate at Sunny Hill Health Centre for Children. Dr. Harris is currently Scientific Editor of *Physiotherapy Canada* and also serves on the editorial boards of *Infants and Young Children* and *Topics in Early Childhood Special Education*. Her pediatric research has focused on the early diagnosis of movement disorders in infants and the efficacy of early intervention for at-risk infants and children with neurodevelopmental disabilities. She is coauthor, with Dr. Marci Hanson, of the book *Teaching the Young Child with Motor Delays: A Guide for Parents and Professionals* (1986) and primary author of the soon-to-be-published manual for the Harris Infant Neuromotor Test (HINT).

Janet M. Wilson Howle, MACT, PT, is a clinician, teacher, author, physical therapy consultant, and founder/co-owner of Kaye Products, Inc. Ms. Howle received her BS and PT certificate from the University of Michigan and her MACT from the University of North Carolina, Chapel Hill. She trained in Neuro-Developmental Treatment with the Bobaths in 1971 to 1972 and finished her requirements as an NDT Coordinator-Instructor in Pediatrics with Mary Quinton in 1983. She currently teaches continuing education courses related to cerebral palsy and NDT in the United States and Europe. She was the recipient of the NeuroDevelopmental Treatment Association Award of Excellence in 2003 for her contributions to NDT. Ms. Howle has written and edited numerous articles and chapters in books and recently authored her first book, *Neuro-Developmental Treatment: Theoretical Foundations and Principles of Clinical Practice.*

Meg Barry Michaels, PhD, PT, is an Assistant Professor in the Graduate School of Physical Therapy at Slippery Rock University in Slippery Rock, Pennsylvania. She received a BA in Biology from MacMurray College, an MS in Community Health Education with an emphasis in physical therapy from Old Dominion University, and a PhD in Rehabilitation Sciences from the University of Pittsburgh. She has experience in a variety of clinical settings including clinical research, presented numerous continuing education programs, and is currently involved in clinical research with children with cerebral palsy.

Rebecca E. Porter, PhD, PT, is an Associate Professor in the Indiana University-Purdue University Indianapolis Department of Physical Therapy and an Associate Vice President for Enrollment Services, Indiana University. She received her BS in Physical Therapy, MS in Allied Health Education, and PhD in Medical Neurobiology from Indiana University. Dr. Porter has practiced in a variety of settings, presented continuing education workshops, lectured at several universities, and published in the area of neurological physical therapy. She is currently Treasurer of the Neurology Section, APTA. In 2003, she received the Anniversary Award from the Section on Pediatrics, APTA and the APTA Lucy Blair Service Award.

Janet Sternat, PT, received her BS degree in Physical Therapy from the University of Wisconsin-Madison in 1969. She is a Guild Certified Feldenkrais Practitioner and has training/certification in Neuro-Developmental Treatment, Sensory Integration, joint mobilization, and cranial-sacral techniques. Ms. Sternat has been a preceptor for physical therapy students at the University of Wisconsin-Madison, University of Wisconsin-Lacrosse, St. Scholastica-Duluth, and for physical therapist assistant students. She owned and operated a pediatric therapy practice in the River Falls, Wisconsin area for 20 years. During that time she founded Have-A-Heart, Inc, a nonprofit corporation that provides respite and home care services to children with disabilities. Ms. Sternat is currently working in the 0-3 programs serving children with disabilities in Wisconsin and providing professional development workshops for therapists and paraprofessionals serving pediatric clientele.

Ann F. VanSant, PhD, PT, is a Professor of Physical Therapy at Temple University, Philadelphia. She received her BS in Physical Therapy from Russell Sage College, an MS in Physical Therapy from Virginia Commonwealth University, and a PhD in Physical Education—Motor Development from the University of Wisconsin-Madison. Dr. VanSant is the Editor of *Pediatric Physical Therapy,* the official journal of the Section on Pediatrics of the APTA. Her research is designed to describe developmental differences in movement patterns used to perform functional tasks across the human lifespan.

Rebecca Welch, MSPT, PCS, graduated in 1992 with a BS in Physical Therapy from the University of Tennessee Health Science Center in Memphis. She received her MSPT in 2000 from the University of Tennessee and was certified as a pediatric clinical specialist in 2001. She is currently pursuing a PhD in Educational Psychology at the University of Memphis. Rebecca provided services in the NICU for 6 years at the University of Tennessee Medical Center in Knoxville. She is currently the Chief of Physical Therapy at the Boling Center for Developmental Disabilities at the University of Tennessee Health Science Center where she also serves as a consultant to the early intervention program at LeBonheur Children's Hospital and as part-time instructor for the Program in Physical Therapy.

Marilyn Woods, PT, has a BS degree from the Nebraska Wesleyan University, Lincoln, and a certificate in physical therapy from Mayo Clinic School of Physical Therapy. She is a member of the APTA-trained faculty for the *Guide to Physical Therapist Practice* and has given numerous workshops on the *Guide* to clinicians. Ms. Woods has been active in the Minnesota Chapter APTA quality assurance program for more than 20 years in both geriatric and pediatric subcommittees. Ms. Woods spent many years as a generalist in a small rural hospital in northern Minnesota. She recently retired from her position as supervisor of home care rehabilitation at Park-Nicollet Health System, Methodist Hospital in St. Louis Park, Minnesota, but continues to serve as a consultant to the Park-Nicollet Health System.

서문(Preface)

발달장애 아동을 위한 운동치료 제 3판은 근거중심의 물리치료에 역점을 두고 서술하였다. 이미 실험적 근거에 기초한 자료들을 수집하는 일들이 시작되었지만, 물리치료사와 보건의료인은 다양한 중재 전략들과 치료적 기술들을 지지하는 과학적인 근거와 이유를 알아야 한다. 치료사는 지속적으로 과학적인 문헌들을 검토하고 적절한 정보로서 이론적 관점을 알맞게 수정하여 출판해야 한다. 이 책은 먼저 출판된 물리치료사 실습가이드(Guide to Physical Therapist Practice)의 구성 방식에 따라 발달장애 아동의 평가와 중재를 위한 틀을 제공하였다. 물리치료사들에 의해 선발된 다섯 명의 전형적인 발달장애 아동들에게 적용했던 문제해결 접근법을 사례연구로 제시하였다. 물리치료 중재의 목표는 아동이 집, 학교 그리고 사회에서 최적의 기능적인 독립을 촉진하는 것이다. 이 책이 학생들과 치료사 그리고 치료받는 아동들에게 가치 있는 중요한 책이 되기를 바란다.

역자 서문

치료사는 발달장애를 가진 아동의 중재 프로그램을 디자인할 때 운동조절, 운동학습 그리고 운동발달의 원리에 대한 지식이 있어야 하며 임상적으로 아동의 손상과 기능적 장애를 구별할 수 있도록 평가하고 중재에 대한 목적을 설정하여 중재활동을 계획하며 순차적으로 적용해야한다. 또한 발달장애 아동에게 나타나는 감각과 운동 발달 문제점들을 해결하고 발달을 촉진시키는 최적의 근거중심의 물리치료를 제공해야 한다.

" 발달장애 아동을 위한 운동치료" 개정 3판은 2판의 내용을 보다 가치 있고 중요한 내용들을 추가하고 보완하여 업그레이드되었음은 물론 원저자들의 학문적 노력과 열정과 신념으로 근거중심의 물리치료에 기초하여 발달장애아동을 평가하고 중재할 수 있는 과학적인 틀을 제공한 보배와 같은 책이다. 즉, 2판에서 제시하지 못한 근거중심의 아동물리치료에 대한 연구와 임상가들을 위한 단일사례 연구 그밖에 평생 동안 장애로 살아갈 수밖에 없는 장애인들의 노화에 대한 쟁점들을 심도 있게 다룸으로써 치료사들의 전문성과 생각의 틀을 확장시켰다. 이러한 이유로 이 책은 학생에게는 교재로서 치료사와 보건의료 전문가들에게는 유익한 실무 지침서로서 아동과 가족 구성원에게는 질적인 삶을 살아갈 수 있도록 도와주는 희망이 될 것이다.

이 책을 번역하면서 원저자의 학문적 의도에 충실하려고 노력하였으나 역량부족으로 원저자들의 깊은 뜻을 분별하지 못하고 오히려 어렵게 번역하거나 오역한 부분들이 있을 것이다. 이러한 문제점들은 독자들의 제언과 관심어린 충고로 앞으로 개선해 나갈 것을 약속한다.

끝으로, 이 책을 출판하는데 물심양면으로 도움을 주신 영문출판사 박병조 사장님과 편집실 선생님들께 진심으로 감사를 드린다.

2011년 8월 역자일동

제 1 장 신경조직화와 움직임의 개념 (Concepts of Neural Organization and Movement)

개요 (introduction)

물리치료사는 운동장애를 가진 아동의 치료적 중재를 설계할 때 운동조절(motor control), 운동학습(motor learning), 그리고 운동발달(motor development)의 원리들을 적용한다. 물리치료사들에게 있어서 운동조절, 운동학습, 그리고 운동발달은 과학적 토대로서의 의미를 가지며 이러한 기초과학 분야의 연구를 통해 치료사들은 의식적이든 무의식적이든 간에 신경계통이 어떻게 조직화되고 사람이 어떻게 운동기술을 학습하고 발달시키는 지와 관련된 이론들에 기여하게 되며, 이러한 이론들은 1) 아동의 손상과 기능적인 장애를 구별하는 검사와 평가를 선택하고, 2) 중재를 위한 목적을 설정하고, 3) 중재 활동을 계획하고 나열하는 과정에서 실제 임상에 활용된다.

이 장에서는 운동조절과 발달에 대한 최신 개념들이 물리치료사가 아동에게 치료와 평가를 적용함에 있어 어떤 영향을 미치는지에 대해 알아보았다. 또한 3장에서는 운동학습 개념에 대해 구체적으로 알아보고 아동의 치료에 적용해 보고자 한다.

충분한 연구들은 의사결정과정(decision-making process)을 돕고, 근거에 기초한 치료(evidence-based practice)를 현재보다 더 광범위한 기능적인 제한과 손상 영역에 적용하는 것을 가능하게 한다. 임상에서 사용하는 측정 및 평가에 대한 신뢰도, 타당도, 민감도, 그리고 특이성에 대한 근거가 존재할 때야 비로서 검증된 평가도구들을 선택할 수 있게 되고, 치료의 효율성에 대한 증거들은 우리가 어떠한 치료를 선택해야 할지 길을 제시해 준다. 그러나 현재 임상과학 분야는 아직까지 많은 검사와 치료방법의 효율성에 대한 검증이 이루어지는 단계에 있으며, 임상에서 적용하는 과정을 통해서 계속적으로 검증되어야 한다. 기초과학이 더 많은 지식을 제공함에 따라 임상적 치료과정은 더욱 적절하고 정확하게 될 것이다. 우리는 역사적으로 그 효용성이 잘 입증되지 않은 이론들을 임상치료에 사용해 왔다. 현재 우리는 근거에 기초한 치료의 필요성을 인식하고 치료효과에 대한 연구들을 장려함으로써 우리 전문분야의 업무를 전환하여야 할 시점에 놓여있다. 그러나 우리가 업무과정에 적용하여 행하고 있는 많은 부분들에 대한 연구들이 아직까지도 이루어지지 않았고, 아직까지도 의사결정 과정을 이론적 모델에 의존하고 있는 실정이다. 우리가 적용하고 있는 치료방법에 대한 검증이 계속되어야 한다. 이 장에서는 임상적 치료에 대한 이론들에 초점을 두고 있으며, 시대에 부응하는 측정방법들과 치료방법의 개발과 그 효용성 검증의 필요성에 대하여 언급하고 있다.

운동조절 (motor control)

*운동조절*이란 용어는 자세와 움직임을 통제하는 척수와 뇌의 처리과정을 뜻한다. 전통적으로 치료사들은 이러한 조절 과정에 대한 지식을 신경과학을 통해서 얻어왔다. 신경과학자들은 대부분 동물의 움직임의 기초가 되는 신경학적 과정에 대한 연구들을 해왔다. 또한 그들의 연구는 뇌의 다양한 부분들에 의해 이루어지는 상위조절기전(higher control mechanism)과 척수운동기전의 조직화를 이해하기 위해 단일 신경세포 또는 신경핵의 화학적, 전기적 활동에 초점을 맞추었다. 이러한 조절과정은 대게 일초의 몇 분의 1에 해당되는 짧은 시간 안에 이루어진다. 인간의 자세와 움직임은 우리가 쉽게 관찰할 수 있을만한 행동(behavior)들을 이루지만, 중추신경계 내에서 일어나는 운동조절 과정을 직접 관찰할 수는 없다. 고도로 발달된 기술시대에 살고 있음에도 불구하고 척수와 뇌의 기능은 관찰되기 어려운 부분이기 때문이다. 따라서 물리치료사들이 환자의 운동조절에 대하여 알고 있는 지식의 대부분은 지난 세기 동안 신경과학자,[1,2] 의사,[3-5] 심리학자,[6] 치료사들[7-9]이 자세와 움직임을 신중하게 관찰하고 연구한 덕분이다.

신경해부학자들과 신경생리학자들은 중추신경계 조직화(CNS organization)의 공간적(위치적), 시간적 특성들을 연구해 왔다. 그들은 다양한 움직임과 자세들의 조절에 뇌의 어떤 부분들이 관여하며 어떻게 이러한 뇌 영역들이 운동조절에 기여하는지 이해하고자 노력해 왔다. 신경과학의 시작은 전통적인 신경해부와 신경생리학적 원리들에 뿌리를 두고 있을지라도, 운동조절에 대한 과학적 관심의 영역은 물리치료사들 뿐만 아니라 심리학과 운동학 분야의 행동과학자들을 포함한 다양한 학문분야로 확대되고 있다. 이러한 학문분야에서는 운동행동을 관찰하고, 운동활동의 근간을 이루는 중추과정(central process)에 대한 결론에 도달하기 위해 귀납적 추리를 적용하며, 이들 과학자들의 연구활동은 운동행동이 중추신경계 기능을 반영한다는 대전제를 기본으로 한다.

걷고, 달리고, 앉은 자세로부터 일어나기와 같은 동작들을 통해서 관찰되듯이, 자세와 움직임은 잘 조직화 되어있고, 특징적 형태를 이루고 있으므로, 운동조절이 정해진 규칙이 없이 임의로 일어나는 과정이 아니라는 것을 알 수 있다. 우리는 운동조절 과정이 예측 가능하다는 것을 알고 있다. 이것은 자세와 움직임이 타당하게 조직화되어 나타나기 때문이다. 실제로 자세와 움직임은 잘 정의된 동작패턴(patterns of action)으로 이루어져 있으며 이러한 동작패턴들은 행동과학자들과 물리치료사들로 하여금 신경 구조물들에 의해 중재되는 눈에 보이지 않는 내적 조절 과정들을 더 잘 이해하고 연구할 수 있도록 해준다. 뇌 손상 환자의 운동행동을 주의 깊게 관찰해온 신경학자들과 특정 운동기술(동작)의 시간적, 공간적 특성을 세밀하게 연구하고 있는 행동과학자들에 의해 운동조절에 대한 지식은 더욱 발달하게 되었다.

운동발달 (motor development)

운동조절과는 달리, *운동발달*이란 상대적으로 긴 시간에 걸쳐 일어나는 운동행동의 변화과정을 뜻한다. 일반적으로 이러한 긴 시간(extended time periods) 연령(age)을 반영하는 단위로 측정된다. 운동발달에 대한 연구는 행동과학, 특히 심리학과 임상의학을 기초로 하여 발전하였다. 그러나 심리학자와 의사들은 중추신경계(CNS)가 움직임을 어떻게 조절하는지에 대해 연구해왔던 생물학자들에 의해서 많은 영향을 받았으므로, 운동발달에 대한 연구들은 운동계가 어떻게 발달하고 조절하는지에 대한 고전적 견해들과 일치되거나 중복되는 부분이 많다.[6]

운동발달이란 연령과 연관된 운동행동의 변화로 정의될 수 있는데, 이는 성숙(maturation), 성장(growth), 혹은 학습(learning)과 같은 과정에서 기인한 내적, 외적 영향의 결과이다. 물리치료사들은 생명과학적 배경지식에 근거하여 성장과 성숙 과정을 중요시 여기며, 의학관련 분야가 일반적으로 그렇듯이 성숙과 성장을 생물학적 과정으로 이해하는 경향이 있다. 반면, 우리는 발달에 따른 운동행동의 변화가 특정한 운동기술을 가르치거나, 문화적 기대감과 같은 환경으로부터의 외적 요소들에 의해 영향을 받을 수 있다는 것도 알고 있다. 운동행동의 변화의 어떠한 측면이 성숙에 의한 것이고, 어떠한 측면이 학습에 의한 것인지에 대한 논쟁은 발달과학(developmental science) 의 역사만큼이나 오랫동안 계속되어왔다.

성숙-학습(maturation-learning) 또는 본성-교육(nature-nurture)에 대한 논쟁들이 있어왔고, 보다 최근에는 이러한 논쟁에 의해 운동발달을 일으키는 내적 요소(생물학적 성장과정, 즉, 성숙)와 외적 영향의 상호작용에 대한 인식(recognition)이 도출되었다. 운동행동의 변화가 물리치료 프로그램과 같은 외부적 영향 때문인지, 뇌 성숙과 같은 성숙에 의한 영향 때문인지에 대한 논란은 앞으로도 계속될 것이다. 계속되는 본성-교육에 대한 논쟁은 운동발달 및 개체와 개체를 둘러싸고 있는 환경과의 밀접한 관계에 대한 보다 심도 있는 이해를 가능하게 해준다. 이러한 논쟁들을 해결하기 위해 디자인 된 연구와 토론을 통해 운동발달 과정은 더욱 잘 설명 될 것이고, 물리치료사들은 아동의 운동능력을 긍정적으로 변화시키는 방법을 더욱 잘 알 수 있게 될 것
이다.

물리치료사들은 유아와 아동을 치료함에 있어, 운동행동을 관찰하고, 관찰 내용을 해석하기 위해 운동조절과 발달에 대한 이론, 모델, 원리들을 적용한다. 그런 다음 운동신경계가 어떻게 조직화되고 발달하는지에 대한 모델 혹은 이론적 이해에 기초한 치료프로그램을 설계한다. 운동조절에 대한 연구들이 언급한 바와 같이, 이러한 과정은 운동행동이 중추신경계의 기능을 반영한다는 사실을 전제로 한다. 아동 행동의 정확한 관찰과 이러한 관찰을 해석하는데 사용되는 운동신경 조직화와 발달에 관한 모델들은 필수적이다. 지금부터, 신경조직화와 발달에 관한 여러 모델이 치료사의 사고와 수행에 어떠한 영향을 미치는지 알아보자.

만약 중추신경계를 전통적 방식으로 조명한다면 그림 1-1과 같이 여러 수준의 반사 반응들로 구성된 수직계층적 모델이 될 것이다. 이런 모델에서는 궁극적으로 CNS의 최상위 수준에 위치

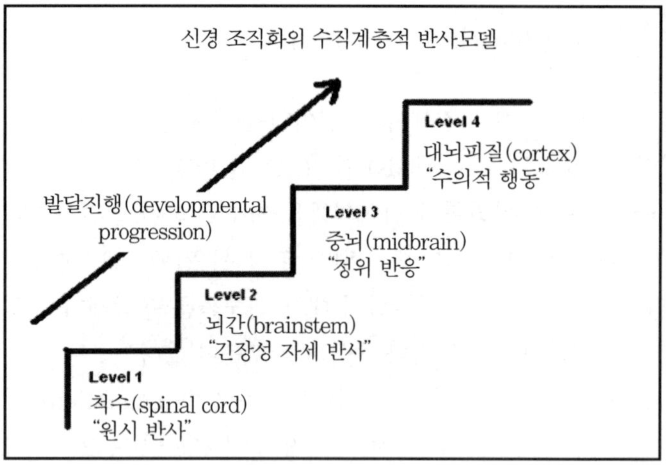

그림 1-1. 신경 조직화의 수직계층적 반사모델과 발달. 수직계층적 반사모델은 신경조직화와 신경계 발달을 설명하기 위한 전통적 모델이다. 신경해부학적 뇌의 각 부분들이 계단과 같이 이루어졌으며, 반사행동들은 대뇌피질에 의해 조절되는 수의적 동작에 의해 은 극복(억압)된다. 신경-운동 계는 1단계로부터 4단계를 향해 발달해나간다. 반사 또는 반응검사를 통하여 치료사는 해당 아동동의 신경운동학적 발달이 어느 단계에 있는지 알 수 있게 해준다.

한 수의적 작용에 의해 조절되며, 각 중추신경계 수준의 상태와 기능을 평가하기 위해 반사검사(reflex tests)들이 평가과정에 포함될 것이다. 만약 운동신경 발달이 반사수준에서 의지적 조절 단계로 진행된다고 생각한다면, 반사검사는 아동의 발달단계가 어느 수준에 도달해 있는지를 알아보는데 사용할 수 있다. 기초 신경과학의 전통적 연구에서 유래된 반사체계는 운동신경 발달을 이해하기 위해 사용되는 하나의 모델이다. 이러한 모델은 '신경발달 기능수준' 면에서 영아와 아동의 운동행동을 평가하고 해석하기 위해 물리치료사들이 흔히 사용해왔던 것이다.

발달적 반사체계 역시 치료계획과 과정을 위해 사용할 수 있다. '신경발달 기능수준'이 결정되면 치료의 목적은 정위반응(righting reaction)과 계획적이거나 의지적인 행동이 우세한 더 높은 수준으로 발전시키는 것이다. 이러한 더 높은 수준에서 나타나는 운동 과제들은 치료활동으로써 사용된다. 이 예는 모델(model)과 신경조직화의 개념, 그리고 발달이 물리치료사가 생각하고 수행하는 것에 어떻게 영향은 미치는지 이해하는 방법으로써만 사용된다. 모델과 이론들은 좀 더 복잡한 과정들을 요약하여 함축한 것이다. 이러한 이론과 모델은 옳고 그름이나 진실인지 거짓인지를 판단하기 보다는 1) 중추신경계가 조직화되고 발달하는 방법을 이해하고, 2) 효과적인 평가와 치료과정을 계획하고, 3) 환자가 치료에 어떻게 반응하는지를 예측하는데 도움을 주는 유용성에 의해 판단되어야 한다.

과거에 뇌 기능은 하나의 뇌 부위와 또 다른 부위 사이의 연결이 마치 전화 교환원이 전화를 연결하는 것과 유사하게 모델화되었다. 전화 교환대의 모델은 현재 사실상 잊혀졌으며, 컴퓨터 모델은 오늘날 우리가 중추신경계의 기능을 이해하는데 도움을 준다. 주장되고, 설명되며, 이해될 수 있는 다양한 과정이 전화교환대 모델을 사용할 때보다 신경 기능의 컴퓨터 모델을 사용할 때 더욱 많으며, 뇌에 대한 컴퓨터 모델과 가능성이 현재에는 매우 대중적이 되었다. 그러나 이러한 모델이 현실적이지 않다는 것을 기억하는 것은 중요하다. 뇌는 컴퓨터가 아니기 때문에, 컴퓨터 모델은 뇌기능의 다양한 측면을 설명하는데 그대로 사용될 수 없다. 모델은 이해를 위한 단순한 도구이며, 중추신경계의 기능과 그러한 영향에 다르게 반응하는 방법을 설명하기 위해 모델이 가진 유용성과 정확성의 한계 내에서 판단되어야만 한다. 다음 장에서는, 운동신경의 조직화와 발달에 대한 몇몇 새로운 개념과 모델이 아동에게서 나타나는 운동행동들을 통해 잘 알 수 있다는 것을 보여준다.

신경조직화와 신경발달: 능동적 조직화 개념
(neural organization and development: the active organism concept)

전통적으로 중추신경계란 기초반사(basic reflex)들과, 이러한 하위 반사들을 수의적으로 통제하거나 조절하는 복잡하고 높은 수준의 수의적 과정을 포함한 수직계층적으로 이루어진 반사 시스템으로 인식되어왔다.[10]

대부분의 반사에 대한 연구들이 수의적 움직임을 할 수 없는 상태의 동물을 대상으로 한 실험이기 때문에, 우리가 가진 반사에 대한 지식은 "*수동적 개체 패러다임*(passive organism paradigm)"에 근거한다. 발달의 수평모델(parallel model of development)에서는 영아를 수동적이며, 환경적 자극 또는 요구에 반응하는 것만 가능한, 단순히 반사적인 존재로 간주한다. 단지 대뇌피질의 성숙이 이루어져 하위 반사를 조절할 수 있게 될 때야 비로소 수의적 행동이 가능하다고 여긴다. 영아를 반사적 존재로만 취급하는 것은 '수동적 개체(passive organism)' 개념의 한 예로 생각할 수 있다.

최근에는 신체동작 (body action)의 계획, 구성, 및 조절에 있어서 신경계의 능동적 역할을 이해하려는 경향이 증가하고 있다. 이러한 '*능동적 조직화*(active organism)' 관점에서는 중추신경계가 환경적 요구를 미리 예측하고 계획할 수 있는 능력을 가지고 있다고 생각한다. 반사모델의 영향에 의해 중추신경계는 자극을 수동적으로 받아들이는 존재로 간주되어왔을 뿐, 중추신경계가 살아있는 시스템이며, 따라서 살아있는 존재의 일차적 특징은 반응(reaction)이 아니라 자발적 작용(activity)이라는 사실은 잊혀졌었다. 운동행동을 계획하고 일으키고 조절하는 과정들은 모두 중추신경계의 능동적 작용을 요구한다. 그렇다면 이러한 능동적 개체 개념을 어떻게 모델화 시킬 수 있을까? 컴퓨터와 논리적 회로 (logical circuit)개념을 도입함으로써 신경운동 조절과정이 설명될 수 있다. 중추신경계가 어떻게 지속적으로 활성화 상태(activity)를 유지할 수 있는지를 이해하기 위하여 그림 1-2과 같은 단순한 세 개의 뉴런으로 이루어진 신경고리를 생각해보자. 만약 세 개의 뉴런이 원이나 고리모양의 배열을 하고 있다면, 고리 내의 지속적인 활성화는 외부자극에 의해 야기되거나, 단일 뉴런의 자발적 흥분(firing)에 의해 일어난다. 지속적인 고리패턴(cyclic pattern)적 신경활동은 3개의 뉴런으로 이루어진 시스템의 특성이다. 지속적인 신경활동의 고리패턴은 개별 뉴런 각각의 고유한 특성에 의해서가 아니라, 3개의 뉴런들로 이루어진 뉴런시스템(system of neurons)의 특성이라는 사실을 인식하는 것이 중요하다. 즉, 고리모양의 활동(cyclic activity)은 반드시 세 개의 뉴런 간의 상호작용에 의한 결과로 생각해야 한다.

컴퓨터 프로그래머는 컴퓨터가 반복적인 기능들을 수행하도록 컴퓨터에게 명령을 내리기 위해 이러한 '고리(loop)' 개념을 이용한다. 최근 신경과학자들은 보행주기나 영아의 먹기(feeding)에 필요한 빨기-삼키기 기능과 같은 율동적이고 규칙적으로 반복되는 동작을 설명하기 위

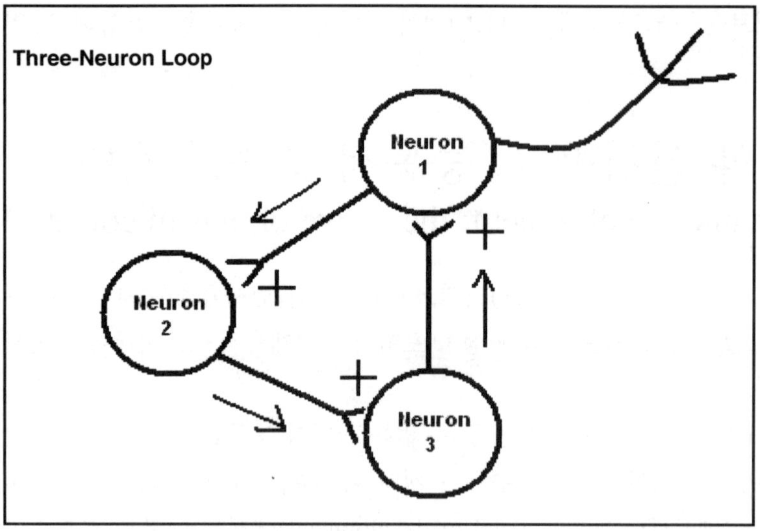

그림 1-2. 세 개의 뉴런으로 이루어진 고리. 이들 3개의 뉴런들은 서로 연결되어 조직화된 상호관계를 통해 지속적인 순환패턴의 뉴런 활동을 가능하게 한다. 뉴런 1은 외부자극에 의해서 흥분되거나 자발적으로 흥분이 시작되어, 뉴런 2를 활성화 시킨다. 활성화된 뉴런2는 또다시 뉴런 3을 활성화시키고, 뉴런 3은 다시 뉴런 1을 흥분시킨다. 이러한 순환패턴의 신경활동이 계속된다.

해, 또는, 과거에는 체인형태로 연결된 여러 개의 반사들에 의해 조절된다고 여겨졌던 기타 여러 운동현상들을 설명하기 위해 이러한 '고리' 개념을 사용한다.[11,12]

신경과학자들이 중추신경계 내에서 일어나는 계속되는 활동과정들에 대해 그럴듯한 해석을 제시함에 따라, 영아의 자발적인 행동에 대한 연구에 발달학자들의 관심이 증가 되었다.[13-15] 이전에는 과학적 연구에서 무시되어왔던 자발적이며 비 반사적인 행동들이 신경발달 과정에 관심을 가진 연구가들의 초점이 되었다.

능동적인 개체 개념은 치료사들에게 전통적인 반사 수직 계층 모델에 대한 의문을 불러일으켰다. 역사적으로 물리치료사들은 수동적 기전으로서의 중추신경계의 개념에 기초를 두고 발전해온 평가 및 치료 모델에 의해 영향을 받아왔지만, 신경학적 모델들이 변화함에 따라 물리치료 평가와 치료과정들도 변하게 되었다. 치료사들은 신경조직화와 조절에 대한 발달 '수준'을 결정하는데 있어 반사검사에 덜 의존하게 되었고, 환자에 의해 스스로 유발되거나 자연적으로 나타나는 운동행동들에 대해 좀 관심을 가지게 되었다.[16-19]

운동패턴 개념 (the concept of a motor pattern)

과거에는 반사를 신경운동 행동의 기본 단위로 생각했다. 즉, 반사는 움직임의 가장 단순한 형태이며 모든 다른 동작의 기초로 간주되었다. 반사는 운동행동을 창출하는데 있어 자극이라 불리는 외부적인 요소 또는 힘에 의해 좌우된다. 그렇지만, 반사는 외부적 자극에 의해 시작되지 않는 동작들을 설명하는데 있어서는 그 유용성의 한계를 가지고 있다. 의지적 혹은 자발적 움직임은 외부적 영향에 의해 시작되는 것이 아니다. 이러한 이유에서 만약 우리가 자발적 혹은 의지적 활동을 설명하길 원한다면 반사는 더 이상 유용한 개념일 수 없다.

자발적이고 의지적인 움직임을 설명하는데 있어 반사이론이 불충분함에도 불구하고, 반사는 특정한 감각자극에 의해 발현될 수 있는 정형화된(stereotyped) 자세와 운동패턴을 설명하는 데 있어 유용했다. 정의에 의하면, 반사란 잘 조직화된 정형화된 운동반응을 뜻한다. 반사반응은 일관되게 나타나는 근육군(muscle groups)간의 시간적, 공간적 상호관계 개념을 포함한다. 예를 들어 가장 단순한 반사인 신장반사(stretch reflex)의 경우에서도 근육들은 서로 관계성 내에서 조절되어(주동근은 항진되고 길항근은 억제됨) 관찰 가능한 움직임을 일으킨다. 이러한 근육 군 간에 형성된 정형화된 관계를 *자세와 운동패턴*(pattern)이라고 부른다(제8장).

자세와 운동패턴의 개념, 즉, 근육 군 사이의 관찰 가능한 연관성(linkages)은 오랫동안 치료사에 의해 받아들여져 왔다.[7,9,20] 그러나 이러한 자세와 운동패턴은 일반적으로 특정 자극과 연관되어 있다. 이러한 예로는, 발바닥에 가해진 유해자극과 관련된 굴곡회피 반응(flex withdrawal response)이나 특정한 목의 움직임에 따른 긴장성 경부반응(tonic neck response) 패턴을 들 수 있다.

운동패턴(motor pattern)이란 관찰 가능한 동작이나 자세패턴을 이루는 근간이 되는 자세나 움직임의 신경학적 표출이다. 운동패턴은 근육들 간의 특징적인 시간적 공간적 연관성을 상세히 정해준다. 반사에 비해 운동패턴이 좀더 상황에 따른 적응성(versatile)이 좋기 때문에, 운동패턴 개념은 반사개념에 비해 유리한 면을 가지고 있다. 운동패턴을 특정한 감각자극에 한정 지어 생각할 필요는 없다. 운동패턴은 감각자극 또는, 중추신경계 내에서 일어나는 내적 과정(internal process)에 의해 움직임으로 발현될 수 있다. 만약 신경-운동 조직화의 기본단위를 반사가 아니라 운동패턴이라고 생각한다면, 유아에게서 볼 수 있는 어떤 동일한 특정 운동패턴이 여러 가지 다양한 자극들에 의해 유발시될 수 있다는 사실을 설명할 수 있다. 또한 이러한 개념은 편마비 아동이 의지적인 노력에 의해 동작을 하려고 시도할 때와 다양한 감각 자극에 대한 반응을 할 때에 동일한 운동패턴을 보이는 이유를 설명할 수 있다.

운동패턴은 중추신경계가 신체 전체에 걸쳐 존재하는 수 많은 근육들과 관절들을 조절함에 있어서의 문제들에 대한 중추신경계가 가진 해결방안(solution)으로 제시된 개념 중 하나라 할 수 있다.[21-23] 생체역학적 관점에서 보면 신체는 움직임을 허용하거나 제한하는 관절이라는 구조물에 의해 견고한 분절 (rigid segments) 들이 연결된 모습으로 모델화 될 수 있다. 근위부인 견갑대로부터 원위부인 손가락의 마지막 지절까지 각각의 관절 마다 존재하는 너무나 많은 수의 가능한 움직임의 조합(possible movement combination)을 조절하기 위해 뇌는 매우 복잡하고 거대한 과제에 직면해야 한다. 이러한 측면은 Bernstein 연구[12] 이후, 운동조절에 있어서의 *"자유도 (degree of freedom) 문제"*로 알려져 있다. 근육 군 사이의 관계를 설명하기 위해 운동패턴이나 기능적 연결(functional linkage) 이 확립된다면, 운동조절은 단순화될 수 있다. *'운동패턴'*, *'운동협동(motor synergy)'*, *'협응적 구조(coordinated structure)'* 등과 같은 용어들은, 중추신경계가 무수히 많은 동작조합들을 일일이 조절할 필요 없이, 근육연결(muscle linkage)라는 효율적 시스템을 통해 자유도 문제를 해결할 수 있는 신경-운동 시스템의 기능적 단위를 의미한다.

의사이며, 발달학자인 Milani-Comparetti[24]는 운동패턴이 초음파를 통해 관찰된 태아가 보이는 자발적인 행동의 신경학적 기초원리라고 하였다. 발달과정에 있는 태아에게서 첫 움직임이 관찰되는 시점에서 태아는 태내 움직임을 유발시킬 수 있을 것으로 생각되는 자극들을 파악하지 못할 것이다. 그러므로 태아의 움직임은 중추신경계에 의해 생성되어 자발적으로 나타나는 것이라 생각된다. Milani-Comparettil에 따르면, 감각자극과 움직임의 관계(연결)가 명백해지는 것은 태아 발달상 더 늦게야 비로소 가능해진다고 한다. 그는 초기의 자발적인 행동을 *'원시 운동패턴(Primary motor pattern; PMPs)'*이라고 하였다. 태아 발달상 후에 *'원시자동성(primary automatisms)'*이 나타났다. Milani-Comparettil의 견해에 따르면, 원시적 자동성은 감각자극과 원시적 운동패턴들 사이의 연결을 뜻하며, 환경에 대한 적응력의 발현으로 생각했다. 그러므로 태아는 일차적으로 능동적인 동작을 보이고, 다음에 주위 환경에 대해 반응하게 된다.

그렇다면 운동패턴은 어떻게 형성되는가? 전통적 설명들에 의하면 이러한 운동패턴들은 이미 다 짜여 있거나(hardwired) 유전적으로 이미 프로그램 되어 있다고 본다. 전통적으로 원시적인 굴곡, 신전 반사(굴곡회피와 신전밀기) 반응과 연관된 기본적인 굴곡근과 신전근의 운동패턴은 선천적으로 타고난 운동패턴으로 여겨져 왔다. 그러나 이러한 원시적 굴곡과 신전 운동패턴들은 다양한 자극에 대한 반사적 반응과 연관된 것처럼 보이기도 한다. 나아가 영아의 자발적인 발차기 움직임들은 반사적인 원시적 걷기 움직임(reflexive primary stepping movement)과 몇 가지 측면에서 유사하다.[25] 영아의 움직임을 단지 반사로만 해석하지 않는 학자들이 영아들의 운동행동에 대한 연구를 시작함에 따라, 반사적 반응으로서의 특징 이상의 개념으로써의 운동패턴이론은 더 많은 관심을 받게 되었다.

Milani-Comparetti는 운동패턴들의 전반적 조화(complement)는 출생 전에 형성되며, 기능적으로 요구되는 상황에 적절하게 사용된다고 믿었다.[24] 그는 태아가 자궁 내에 있는 동안에도 이미 다양한 레파토리의 운동행동(자세변화, 뻗기, 잡기, 움직이기, 탯줄이 얼굴에 닿았을 때 탯줄을 치우거나, 태어나기 위한 준비인 산도 쪽으로 위치 옮기기)을 보인다고 보고하였다.

그렇다면 왜 신생아의 운동 능력은 제한되어 보이는가? 왜 태아는 움직일 수 있는 능력이 있는데, 신생아는 무력해 보이는가? 이것은 아마도 태아와 신생아의 근본적인 환경이 매우 다르기 때문일 것이다. Milani-Comparettil는 자궁 내에서 태아는 양수에 쌓여 있고 중력의 영향을 받지 않는다는 것을 관찰하였다.[24] 태아와 신생아의 환경은 매우 다르다. Milani-Comparettil의 연구에 의하면, 신생아는 처음으로 최대 중력장에 노출되는 상황을 경험하게 되어 매우 나약하고 할수 있는 동작이 없어 보이지만, 태어날 때부터 비교적 숨쉬고, 빨고 삼키는 능력이 잘 갖추어져 있으며, 만약 milani-Comparetti의 주장이 맞는다면, 태아들은 출생과정에 능동적으로 참여한다고 하였다. 이전의 연구들은 신생아의 행동을 오직 반사로만 설명하였으나, 최근에는 신생아의 특정한 운동능력에 대해 인식하게 되었다. 따라서 반응을 유발하기 위해 감각자극에 의존하는 수동적 개체로 유아를 보는 견해는 더 이상 적절하지 않다고 본다.

되먹임 및 동작의 의도와 결과의 비교 (feedback and comparison of intention and result)

운동조절과 발달에 대한 논의에 있어서 되먹임(feedback)은 상당히 중요한 개념이다. 되먹임은 움직임 본래의 의도와 결과를 비교하는 과정을 가능하게 하며, 각 개인이 의도하였던 목표에 맞도록 움직임을 수정하는 것을 가능하게 한다. 또한 운동시스템 내의 통제와 조절 과정을 가능하게 한다. 여기서는 되먹임의 이러한 두 가지 중요한 측면을 논의하고자 한다.

실제 수행된 동작의 결과와 의도했던 동작 간의 비교/ 운동조절에 미치는 영향 (comparing the result of action with intention and its effect on motor control)

운동조절의 필수요소로서 되먹임은 신경운동활동이 본래 의도한 바(목적)와 실제 결과를 비교할 수 있는 능력을 제공한다. 이러한 비교과정을 통해서만이 성공적이지 못한 동작을 수정할 수 있다. 만일 되먹임과 동작의 목적과 결과 간의 비교가 가능하지 않다면, 중추신경계는 어쩔 수 없이 동일한 패턴을 수정보완 없이 반복하거나, 동작을 바꾸거나 수정하기 위해 외부환경 내에 존재하는 누군가에게 완전히 의존하게 될 것이다. 중추신경계가 동작의 목적과 결과를 비교할 수 있는 능력을 갖추게 될 때 비로서, 조절 요소는 환경으로부터 벗어나게 되고 동작의 수행자는 자신의 동작을 수정하기 위해 외적 세계에 덜 의존하게 된다. 즉, 수행자는 자신이 동작을 바꾸기 위해 동작의 수정을 위해 필요한 외부로부터의 자극(정보)를 기다릴 필요가 없다. 사람이 이러한 능력을 가지는 것은 물리치료에 크게 영향을 미친다. 물리치료사는 환자들이 그들 스스로의 행동을 수정하는데 있어 매우 능동적인 역할을 해야 한다는 것을 인식하고 있다. 물리치료사는 어린이 환자 스스로 자신이 얼마나 목적한 동작을 잘 수행했는지를 평가할 수 있는 자신만의 판단기준을 형성하고, 자신의 감각기관을 통해 얻어진 피드백(self generated feedback)정보를 기준으로 자신이 의도했던 바와 실제 결과를 비교하는 과정을 통해 스스로 동작을 수정하도록 도와주어야 한다. 어린이들도 대부분 자신의 동작을 판단하고 잘못된 부분을 수정할 수 있는 능력을 가지고 있으며, 또 그렇게 할 수 있도록 격려해 주어야 한다. 영아가 단지 반사적 존재에 불과하다는 전통적인 개념 하에서는 동작을 시작하고, 움직임의 목적을 이룰 때까지 동작을 지속할 수 있는 영아의 능력을 고려하지 못하였다. 젖을 먹거나, 변화가 있을 때까지 계속해서 움직이거나 닿을 때까지 물건을 세차게 흔드는 것, 이러한 능력은 동작의 결과를 스스로 판단하기 위해 되먹임 기전을 사용하는 능력과 관련을 가진다. 그러므로 심지어 어린 영아조차도 운동조절의 기본적인 조직화 요소들을 가지고 있다고 생각된다. 이러한 기본 요소들로는 동작을 시작할 수 있는 능력과 환경 내에서 성공적으로 기능을 수행하기 위하여 운동패턴을 수정하고 적응시키기 위한 되먹임 과정이 포함된다. 이러한 신경운동조직화의 기본적 요소들에 인해 영아가 환경적 도전을 직면할 준비를 하게 된다.

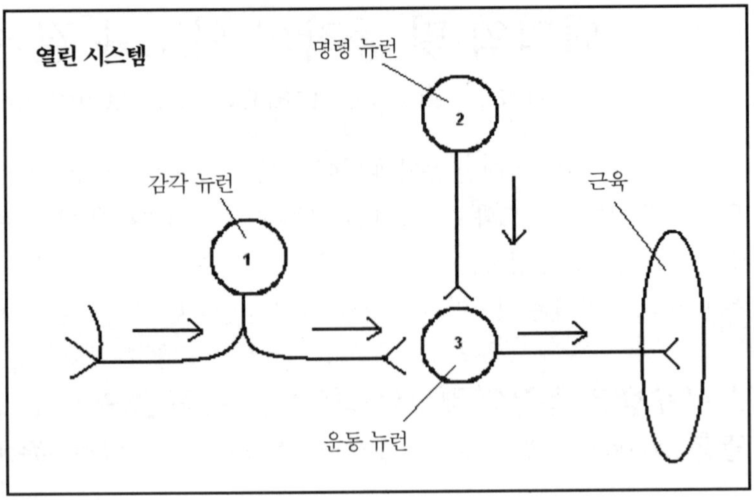

그림 1-3. 열린 시스템(open system). 그림과 같이, 열린 시스템에는 되먹임 기전이 포함되지 않는다. 처리되는 정보는 모두 하나의 방향을 향해 진행된다. 뉴런 1,2는 근육에게 뉴런 3을 향해 신경자극을 전달하고, 뉴런 3은 근육으로 자극을 전달한다.

운동조절의 수직-계층적 이론에서 되먹임의 효과 (feedback and its effect on a hierarchy of motor control)

운동신경 기능을 이해하기 위한 새로운 개념들 중에는 운동패턴 개념과 능동적 개체 개념이 포함되는데, 그림 1-2과 같이 몇 개의 뉴런들이 고리모양의 배열된 모습으로 형상화 될 수 있다. 이러한 고리모양으로 배열된 소규모 신경시스템 내에서 되먹임은 아주 중요한 요소이다. 2번째, 3번째 뉴런으로부터 나온 정보는 움직임을 시작하는 역할을 하는 첫 번째 뉴런으로 되돌아 들어가게 된다. 고리 형 회로에서 되먹임은 작은 규모의 신경시스템의 매우 중요한 부분이다. 그러나 운동학습 분야에서만이 되먹임의 중요성이 강조되었을 뿐, 전반적인 운동조절과정에서 되먹임의 중요성은 간과되어왔다(제3장 참조). 만약 운동수행 후 만족할만한 결과가 발생했다면, 되먹임은 이러한 적응과정을 가능하게 한다. 좀 더 성공적인 동작 수행을 위해서는 자신의 동작의 결과에 대한 정보가 중추신경계로 되돌아 들어와야만 한다. 중추신경계의 *하위 중추*로부터 들어오는 되먹임 정보는 *상위조절중추*에게 다음 번 동작을 계획하는데 필요한 정보를 제공하는 역할을 하고 있다. 모든 운동조절 모델들이 되먹임 기전 개념을 이용해 설명하는 것은 아니다. 되먹임 회로를 배제한 신경조직화 모델을 *'열린 시스템(open system)'*라 하고, 정보의 이동방향은 입력에서 출력이 한 방향으로 이루어진다(그림 1-3 참조).[26] 반대로 *'닫힌 시스템(closed system)'*는 되먹임 개념을 통합시켜 중추신경계의 조절이 행동에 제공된다. 닫힌 시스템 조절에서 되먹임은 다음 번 수행될 동작을 조절 함에 있어서 이전 동작의결 과와 연관된 정보를 제공함으로써 운동조절에 관여 한다. 바로 직전에 수행되었던 동작에 대한 결과지식(knowledge of result)이 다음 번에 수정된 동작을 생성하는데 필요하다.

되먹임에 대한 개념은 새로운 것은 아니지만,[27] 신경운동 조직화의 전통적인 반사-수직계층 모델에서는 되먹임 고리의 영향은 충분히 인식되지 못했다. 특히 수직계층체계의 에서 하위수준에서부터 상위수준으로 연결되는 되먹임 고리들은 수직계층 조절 개념에 의구심을 제기하도

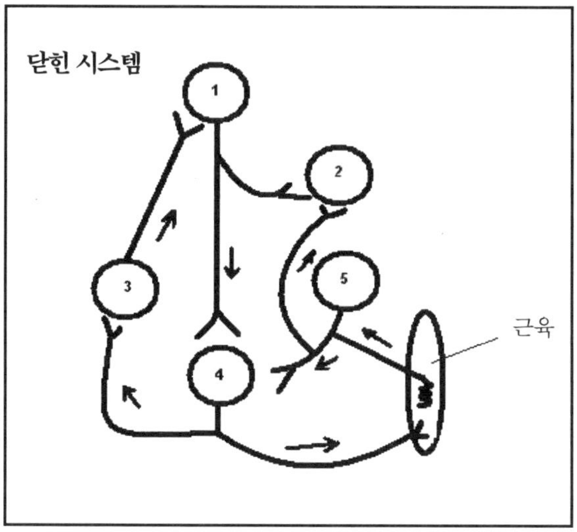

그림 1-4. 닫힌 시스템(closed loop system).
닫힌-고리(loop)-시스템에는 여러 개의 되먹임 고리가 연결되어 있다. 뉴런1이 수직계층적으로 가장 상위에 존재하여 전체 시스템을 조정하는 것으로 보이지만, 더 자세히 살펴보면, 이런 형식으로 조직화된 신경계에는 진정한 의미의 상하관계가 존재하지 않는다. 뉴런 1-4을 자세히 살펴보면, 각각의 요소들은 동시에 2개 이상의 뉴런으로부터 연락를 받고 있음을 알 수 있다. 뉴런 1은 뉴런 2 와 3으로부터 정보를 받고, 뉴런 2는 뉴런 1과 뉴런 5의 영향을 받게 된다. 뉴런 5만이 나머지 다른 뉴런들로 이루어진 반구에 속하지 않는 것으로 보이지만, 근육을 직접 활성화 시키는 뉴런 4로부터 감각 되먹임 형태의 간접적인 영향을 받고 있다.

록 하였다. 만약 하위수준의 정보가 수직계층의 가장 상위수준의 조절(예를 들어 대뇌피질)에 영향을 끼친다면, 또한 이러한 되먹임 정보의 결과로 동작이 수정된다면, 실제로 수직계층 체계의 하위기관이 상위기관을 조절한다는 의미가 된다(그림 1-4). 누가(중추신경계의 어느부위가) 누구(어느 다른 부위)를 조절하는 것인지? 만약 척수에 존재하는 중간뉴런(interneuron)이 운동뉴런(motor neuron)의 상태에 대한 정보를 대뇌피질에 제공하고, 이러한 정보가 다음 번에 일어나는 운동행동을 수정하는데 사용된다면, 중간뉴런과 운동뉴런이 서로 조절(통제)과정을 나누어 담당하는 것이 아닌가? 가장 낮은 수준에서부터 시작된 되먹임 정보가 가장 높은 수준의 중추를 조절하는 모델을 실제로 수직계층체계라고 부를 수 있는가? 이러한 모델 안에서 어느 부위가 조절중추에 해당되는지? 저자는 운동신경 조절의 '분산조절(distributed control)이론' 이 이러한 딜레마를 어느정도 해결할 수 있다고 생각한다.

분산조절의 개념
(the concept of distributed control)

운동행동에서 되먹임 조절이 전혀 없는 엄격한 수직 계층모델의 대안으로써 조절기능을 공유를 허용할 수 있는 보다 완화된 모델이 고안되었다.[28,29] 실제 중추신경계는 점차 운동행동을 조절하는 과정에서 서로 정보를 공유하는 좀더 유연하고 융통성 시스템으로 모델화 되어가고 있다.[30] 이러한 모델을 *'분산조절(distributed)'*이라 한다. 분산조절 모델에서 '조절기(controller)' 역할은 상위신경중추뿐 아니라 다양한 수준에서 담당하게 된다.[28] 각 개인이 현재 처한 상황을 고려할 때 가장 적합하고 중요한 정보를 가진 서브시스템(subsystem)이 조절의 역할을 담당하게 된다. 서브시스템은 한 개인이 기능을 수행하는 동안 개인의 상태와 환경적 요구에 가장 적합하도록 조절한다. 중추신경계 내의 여러 시스템과 서브시스템들이 서로 정보를 공유함에 의해 특정 시점에서 어떤 신경시스템이 일차적인 조절기로 작용하게 될지 결정되며, 최적의 조절 기능을 수행할 수 있게 된다.

기억 (memory)

운동조절에 있어서 또 한가지 필수적인 개념으로 *'기억(memory)'*을 들 수 있다. 성공적인 운동행동은 선-계획(pre-planning) 요소를 포함한다. 예를 들어 성공적으로 휠체어로부터 변기로 이동하기 위해서는, 비좁은 화장실 쪽으로 화장실 문을 밀어 여는 동작을 할 때, 어린아이는 휠체어를 어느 곳에 위치시켜야 할지를 결정하는 데 있어서 아래와 같은 상황들을 예측해야 한다. 성공적으로 문을 향하여 손을 뻗어 문을 열기 위해서는 자신의 몸과 문 손잡이 사이의 거리를 적절히 조정해야 한다. 또한 문이 열리는 반경도 예측할 필요가 있다. 이처럼 행동의 결과를 예상하거나 예측할 수 있는 능력은 어디서 나오는 것일까? 성공적인 활동을 계획할 수 있는 능력은 이전의 경험들로부터 기인한다. 연습(practice)이 성공에 이르는 필수적 요소로 고려되어 왔지만, 훈련과 연습은 단순히 같은 동작을 계속해서 반복하는 과정 그 이상의 의미를 가진다. 아동이 다음 번에 어떠한 특정 운동행동을 성공적으로 수행 하기 위한 열쇠는 이전에 수행된 운동행동의 결과를 잘 해석하여 사용할 수 있는 능력이 있는지의 여부이다. 이전에 경험해보지 않았던 상황에서 성공적으로 동작을 수행하기 위해서는, 운동문제(motor problem)의 해결방법(solution)과 연관된 핵심 정보(key information)들이 반드시 사용되어야 한다. 이전 경험들이 한 개인이 성공적으로 동작을 수행하는데 있어서 어떻게 유리하게 사용되는지는 '기억'에 대한 이론적 구조에 의해 설명되곤 하였다. 연습(훈련)이 새로운 상황에서 사용될 수 있는 기억 구조[31,32]를 형성한다는 것이 이론화되어 왔다. 당면했던 모든 문제에 대한 정확한 해결방법들을 단순히 저장하는 것은 처음 처하는 상황에서 바로 운동능력으로 전환될 수 없었다. 동작이 수행되는 환경, 의도되었던 활동(동작), 의도에 따라 수행되었던 행동의 결과 들에 대한 저장된 기억들 간의 상호 관계를 특징 지을 수 있는 일반적인 규칙이나 *'스키마(schema)'*[32]란 무엇인가? 이렇게 형성된 스키마는 한 개인이 처음 대하게 되는 운동과제를 수행함에 있어 직면하게 될 새로운 운동문제를 해결할 수 있도록 해 준다.

요약하면 운동조절의 통합요소에는 1) 능동적인 조절 기관으로서 운동행동을 만들어 낼 수 있는 능력을 가진 중추신경계, 2) 신경운동 행동의 기본 단위인 운동패턴들, 3) 동작을 수정할 수 있도록 해주는 되먹임 기전 및 의도된 동작의 목적과 수행된 동작의 결과를 비교하는 과정, 4) 운동조절의 여러 서브 시스템 중 주어진 상황에 가장 적합한 서브시스템이 조절과 통제할 수 있도록 위임이 가능한 분산 조절시스템, 5) 그리고 습득된 기술(skill)을 새로운 상황으로 전이(transfer)시킬 수 있는 기억 구조(스키마) 들이 포함된다.

운동조절과 운동발달 이론의 최근 이슈와 경향
(current issues and trends in motor control and motor development theories)

운동조절과 발달이론에서의 최근 경향은 조절과 발달의 *'역동적 시스템 이론들(dynamic systems theories)'*의 출현으로 구체화 되었다.[33-36] 이러한 이론들은 시스템 이론 (특히 열역학 법칙으로부터 발전한 역동 시스템 이론)에서 시작되었다. *"혼돈: 새로운 과학의 창조(Chaos ; Making A New Science)"*[37]란 제목의 책에 역동적 시스템의 기본 이론이 잘 소개되어 있다. 이 부분에서는 운동조절 이론인 *역동패턴 이론(Dynamic Pattern Theory)*과 운동발달 이론인 *역동활동 이론(Dynamical Action Theory)*에 대해 다루고자 한다.

역동 시스템 이론 (dynamical systems theories)

Kelso 등[33,34]에 의해 발달된 '역동패턴 이론'은 인간을 포함한 다양한 동물의 운동행동을 설명하기 위해 사용되는 운동협응(motor coordination)의 일반적인 원리들을 포함한다. 이 이론에는 *'순서변인(order parameters)'과 '조절변인(control parameters)'*이라는 두 가지 개념이 포함된다. 순서변인은 많은 서브시스템들의 활동(action)을 설명하는 변수들이며, 시스템의 협응행동(coordinated behavior)을 규정하기 위해 사용될 수 있다. 예를 들어 걷는 동안에 양쪽 다리 간의 동작의 타이밍(timing)은 순서변인으로 간주될 수 있다. 협응적 보행 패턴(coordinated walking pattern)을 규정하기 위해 왼쪽과 오른쪽 무릎 간의 상대적인 위치를 도식화 할 수 있다. 실제로, 조절시스템의 구성요소로 알려진 자세, 속도, 가속도와 같은 운동학적 변수들을 다루는 것은 역동적 시스템 이론 연구가들의 분야이다. 소위 순서변인이라 불리는 변수들 간의 협응을 규명하려는 노력을 통해 운동 협응을 양적으로 측정하는 방법이 제시되었다. 이러한 측정방법들은 앞으로 물리치료사가 환자의 협응능력을 평가하고, 환자의 운동협응능력을 향상시키기 위한 목적으로 제공된 치료의 효과를 측정하기 위해 사용될 수 있다.[38]

순서변인(order parameters) 들의 변화를 야기시킬 수 있는 요인들을 조절변인(control parameters)이라고 한다. 예를 들면 바닥에서 일어서기 위해서는 다양한 운동패턴들이 사용될 수 있다.[39,40] Dehadrai[41]는 대상자들에게 부하를 가하면, 증가된 부하에 의해 운동패턴의 변화가 일어난다고 보고하였다. 발목보조기로 발목의 움직임을 제한하는 것도 운동패턴의 변화를 야기한다고 King[42]은 설명하였다. 순서변인(바닥에서 일어날 때 사용되는 운동 패턴)의 변화는, 조절변인(외적 부하를 가하거나 발목의 움직임을 제한하는 것)이 임계치(critical value)에 도달했을 때 야기 된다.

Thele[36,43]은 역동시스템 이론을 운동발달 영역으로 확장시켰다. Thele의 이론에서 기본적인 가정은 생물학적 개체는 복잡한 다면적 시스템이라는 것이다. 운동발달의 전통적 이론에 따르면, 행동을 결정하는데 있어 하나의 서브시스템이 또 다른 서브시스템 보다 더 중요하다고 할 수 없다. 운동발달의 고전적 이론들에 있어서 행동의 선택과정에서 중추신경계는 중추적 역할

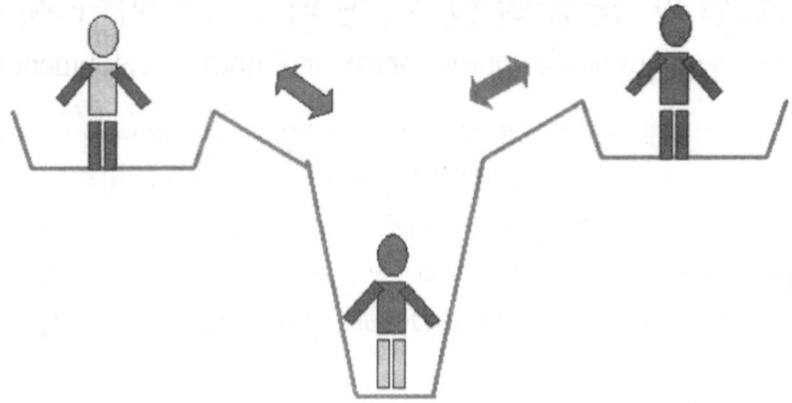

그림 1-5. 깊은 우물과 얕은 우물 (deep and shallow wells). 깊고 낮은 우물 그림은 한 아이가 누운 자세에서 일어서는 동작을 수행하는 동안 관찰되는 특정한 동작패턴들 (specific sets of movement pattern)이 도식화한 그림이다. 이 아이에게는 누운 자세에서 일어서는 동작을 10회 반복하라고 지시하였다. 왼쪽의 얕은 우물들은 각각 10번 반복 수행 중 2번씩 보여진 동작패턴(전략)을 뜻한다. 중심에 놓인 깊은 우물은 10회중 6회에 걸쳐 선택된 특정한 동작패턴 (전략 또는 movement synergy라고도 표현할 수 있음)을 나타낸다. 깊은 우물전략은 머리, 몸통, 다리의 움직임에 있어서 얕은 우물전략에 사용된 것과는 다른 전략이 사용된다. 이런 깊은 우물 전략을 유인패턴 (attractor pattern)이라고도 부른다. 우측에 보이는 얕은 우물 역시 10회 반복 중, 단 2회 사용된 전략으로 깊은 우물에서 채택된 패턴과 동일한 상지, 머리, 몸통 패턴을 사용하지만, 다리패턴이 다른 경우이다. 어린이가 일어나는 동작을 수행할 때 주로 사용하는 전략이 깊은 우물 전략이며, 얕은 우물전략들은 자주 관찰되지 않는 경우라고 해석할 수 있다.

을 담당한다. 그러나, 운동발달의 역동적 시스템이론에 따르면 조직화된(organized) 행동이란 각 개인, 개인을 둘러싼 환경, 실행되어야 할 과제로 구성된 서브시스템들의 복합체에 의한 예측되지 못했던 특성의 발현이라 볼 수 있다. 행동패턴은 수많은 자유도(degree of freedom)의 축소이며 무한히 많은 움직임의 가능성과 자유도의 결정체로 이해될 수 있다,

Thelen 등[44]은 역동 시스템 이론의 요소들에 대한 탐구를 위해 영아들에서 볼 수 있는 걸음과 발차기의 발달을 연구하였다. 반사이론에 따르면, 영아에서 원시적 걷기 행동(primary walking behavior)은 척수수준의 걸음 반사(stepping reflex)를 억제하는 역할을 담당하는 대뇌피질의 성숙에 의해 소실된다고 생각한다. Thelen 등의 연구에서 영아가 원시적 걷기를 못하게 되는 이유가 피질 성숙보다는 하지 체중의 증가라고 하였다.[43]

어떤 행동패턴은 다른 행동패턴보다 더 일반적이고 자주 나타난다. 역동 시스템의 관점에서 이러한 패턴들을 유인인자(attractor)라 부른다.[45] 유인인자란 선호되는 시스템 패턴이다. 유인인자는 나아가, 유인 우물(attractor well)개념으로 설명된다. 깊은 유인우물(deep attractor well)은 안정적이며 비교적 변하기 어려운 행동을 뜻하며, 얕은 유인우물(shallow attractor well)은 쉽게 변할 수 있는 행동으로 특징지어진다(그림 1-5).[46,47]

발달과정에 있어서의 변화는 조절변인들이 임계치에 도달하였을 때 일어나는데, 이에 의해 시스템이 불안정한 기간(period of instability)으로 이끈다. 발달과정 중 하나의 안정적인 유인상태에서 또 다른 하나의 유인상태로 변화를 겪는 동안, 개인은 조절 변인에 특별히 민감하다. 이런 변화기 동안에는 아주 작은 영향이 행동에 매우 큰 결과를 야기할 수 있다. 한 단계에서 다른 단계로의 변화 상태는 언덕 꼭대기 위에서 균형을 잡고 서있는 공과 같다. 아주 미세한 바람이 발달 결과를 결정할 수 있다. 조절변인의 작은 변화로 인한 큰 영향이 발생되는 것은 비선형적 역동시스템의 특성이다. 치료사는 환자의 단계(phase)의 변화에 민감해야 하고 새로운 행동을 일으킨 조절변인을 찾도록 노력해야 한다.

과거에, 치료사들은 모든 발달과정상의 변화를 중추신경계 내에서 찾고자 하였다. 역동체계 이론은 아동과, 아동의 환경, 아동이 실행해야 할 운동 과제 등의 복잡한 시스템 등에 관여하는 많은 요소들의 역할에 대해 인식하도록 하였다. 역동체계 이론에서 중추신경계는 조절변인이었다. Thelen등은 영아의 움직임 패턴이 아동의 체중에 따라 달라진다고 하였는데 이러한 Thelen의 발견은 역동체계 이론의 전반적인 중심개념이 되었다. 물리치료사로서 자세와 움직임 패턴이 아동의 연령에 따라 변화한다는 것을 알고 있다. 이러한 관찰에 대한 한 가지 설명은 신체 크기가 연령에 따라 변하고, 따라서 신체의 변화에 대응하기 위해 운동패턴을 변화시키는 것은 가장 적절하지만, 일시적인 해결방안이라는 점이다. 즉 일어서기와 같은 과제를 수행하는데 어떤 운동패턴이 사용되느냐 하는 문제는 연습의 결과일 뿐 아니라 각각의 신체분절(segment) 사이의 상대적 크기에 따른 결과이다. 아동이 성장함에 따라 그리고 상대적인 신체 비율의 변화에 따라 같은 과제를 수행함에 있어 다른 운동패턴이 가장 적합한 해결방법을 제공할 수도 있다. 예를 들어 3-4살의 아동에게 침대 위에 앉으라고 한다면 우선 두 팔과 다리를 이용해 매트리스 위로 올라갈 것이다. 그러나 소년기 아동은 서 있는 상태에서 바로 침대에 앉을 것이다. 침대란 환경 속에 놓인 고정된 물체인데 왜 운동패턴이 변하는가? 나이 든 아동의 신체 크기가 충분히 크므로 침대에 바로 걸터앉을 수 있었다는 점을 부정하기는 어렵다. 더 어린 아동의 경우 비록 앉기 위한 운동패턴을 가지고 있었을지라도 매트리스의 높이는 아동이 서 있다가 바로 앉지 못하게 했다. 운동패턴에서의 다양성은 환경에서 개인적인 크기 변화에 의해 초래될 수 있다. 그러나 운동패턴의 다양성이 단지 개인의 신체적 성장 때문만은 아니다.

정상적인 발달과정을 거치는 아동은 단지 경험에 대한 즐거움으로도 운동패턴을 바꾸고 신체와 환경에 대해 학습하는 것으로 나타났다. 아동이 물건을 던질 수 있다면, 이 상황에서 아동은 멀리, 정확하게 그리고 가능하면 세게 던지는 것을 실험적으로 시도할 것이다. 공 뿐만 아니라 던질 수 있는 책, 음식, 발판 등을 던진다. 즉 이러한 모든 종류의 던지기를 시도하며, 그 결과 자신의 신체와 환경에 대해 배우게 된다. 책을 던졌을 때 그것의 무게, 던졌을 때 어떻게 펴지는가, 왜 책은 던질 물건이 아닌가를 학습한다. 음식은 던졌을 때 튀므로 역시 던지는 것이 아니다. 또한 작은 의자(stool)을 던지려고 시도했을 때, 너무 어린아이가 아니라면 던져서는 안된다는 것을 알게된다. 이러한 것은 이 모든 것을 던져본 결과이다. 아동은 사물의 크기, 무게, 연속성, 등에 따라 움직임 패턴을 달리해야 한다는 사실을 배우고, 집안에서 던지지 말아야 하는 것이 무

것이며, 어떤 행동이 사회적으로 용납 가능한 행동인지에 대해서도 배우게 된다. 어린 아동들도 다양한 작업을 수행하기 위해 사물을 사용함으로써 아동에게 주어진 환경과 운동능력들에 대해 학습한다.

예를 들어 커다란 공은 그 위에 앉거나, 눕거나, 밀고, 차고, 굴리고, 끌어안거나 심지어 그 위에 설 수도 있다. 즉 사물은 그 물건을 발명한 사람이 의도했던 바와 전혀 상관없는 목적으로 사용될 수도 있다. 가장 인기 있는 장난감은 다양하게 사용할 수 있는 것이며 가장 지루한 장난감은 한 가지 활동 이외에는 사용할 수 없는 것이다. 조리용 냄비와 같은 단순한 물건에 대해 다방면의 용도를 생각해보라. 어린 아동들은 용기 혹은 상자나 그릇, 가방, 소책자 등과 같은 무엇인가를 담는 것들을 가지고 몇 시간씩 논다. 물건들을 그 안에 채우고, 비우거나, 쏟아 내거나 다시 안에 넣는다. 다시 말해 아동은 자신 주위의 세계와 그 세상 안에서의 자신의 운동능력에 대해 학습한다. 이런 과정을 통해 아동은 신체와 환경과의 관계에 대한 규칙을 배우게 된다. 어린 아동은 운동과제를 시작하고 호기심을 충족시키기 위해 그 작업을 변화시키고, 자신을 둘러싼 세상에 비치는 자신이 행동의 영향을 보면서 즐긴다.

우리는 인간의 삶에서 생애주기(life cycle)의 각각 다른 시기란, 각 시기 별로 다른 운동행동들, 연령에 따라 처하게 되는 여러 다른 환경들, 그리고 운동신경 체계 요구되는 각기 다른 사항들에 의해 규정된다는 사실을 인식해야 한다. 영아기는 신체와 물리적 세계에 대한 기본적인 규칙이 발전되는 시기인 것 같다. 초기 아동기는 환경 내에서 운동 능력을 확장시키는 시기이다. 달리기, 한발 뛰기, 제자리 뛰기, 위로 뛰기, 세발 자전거 타기, 스케이트 타기, 자전거 타기 등과 같은 다양한 형태의 이동방법이 획득된다.

부가적으로 학교에 갈 나이가 되었을 때는 소동작에 대한 어느 정도의 정확성이 요구된다. 옷 입기, 그리기, 풀과 가위 다루기와 편지와 숫자 쓰기 등을 시작한다. 또한 이 나이의 어린이들은 던지기, 달리기, 잡기와 같은 기본적인 움직임이 적용된 경기를 다른 아동과 함께하기 시작한다. 또한 연필이나 실과 바늘, 드라이버, 자와 같은 도구나 작은 물건들을 조절하는데 필요한 소동작 기술을 습득하기 시작한다. 운동을 수행할 수 있는 능력을 통해서 아동들은 그들의 독특한 잠재력과 재능에 대해 알게 된다. 아동이 성장하고 발달함에 따라 팀 스포츠나 개인 스포츠에 참여하고, 성취감을 느낄 수 있는 취미를 선택하고, 사진이 가진 신체적 능력에 대한 프라이드를 발달시킨다. 이 기간 동안 운동감각과 시각적 큐를 구별할 수 있는 능력과 동작을 수정할 수 있는 능력이 좀 더 분화된다. 후기 아동기에는 연습을 통해 학습하고 향상시키려 한다. 비디오 화면 앞에서 조이스틱을 가지고 몇 시간씩 보내는 것은 시각적 영상을 조절하는데 있어 속도와 정확성을 요구하는 작업에서의 수행수준을 향상시킨다. 그러나 이러한 훈련이 눈-손의 협응의 전반적인 향상을 가져오는 것은 아니다. 비디오 게임에 열중하며 텔레비전 앞에서 몇 시간씩 있는다고 하여 소프트볼에서 더 나은 선수가 되게 하는 것은 아니다. 소프트볼이란 운동과제에서 사용되는 운동패턴은 비디오 게임에서 요구하는 것과는 확연히 다르다.

영아기와 초기 아동기에는 상지 움직임의 경로(path) 조절하기 위해 눈을 사용하는 법칙에 대해 학습하다가, 후기 아동기에는 어느 정도의 판단력과 특정 움직임을 순차적으로 조절할 수 있게 된다. 영아기, 아동기, 청년기를 통해 감각과 운동의 서브시스템들은 서로 다른 속도로 발달하고 다른 시기에 운동 행동을 조절하는데 공유한다. 이와 같이 영아의 기능에서 시간과 환경들도 함께 변한다. 영, 유아기 때 집이나 보호시설과 같은 비교적 보호적인 환경에서 주로 지내지만, 나이가 늘어감에 따라 책임감과 독립성을 요구하는 보육원이나 학교로 대치된다.

아동의 평가와 치료에 새로운 운동조절과 운동발달의 개념 적용
(application of the newer concepts of motor control and motor development to the evaluation and treatment of children)

운동신경의 조절과 발달에 대한 새로운 개념을 바탕으로, 다음 단계에 고려해야 할 사항은 이 새로운 개념들을 운동장애를 가진 아동의 검사, 평가, 치료에 어떻게 적용할 수 있는가 하는 것이다. 아동의 평가에 있어 제 1장의 초반부에 소개된 개념들을 도입하여야 한다. 외부환경 에서 제공된 감각자극이나 물체에 의해 유발된 움직임과, 아동의 자발적인 동작, 즉 운동패턴을 평가하기 위해 사용될 수 있는 적절한 측정과 평가 방법을 선택해야 한다. 또한 내적-외적 되먹임을 통해 자신의 운동 행동을 수정하기 위한 아동의 능력이 있는지도 평가해야 한다. 또한 동작과 관련된 문제들을 해결하기 위한 규칙들을 기억할 수 있는 능력이 있는지도 평가해야 한다. 마지막으로 아동이 어떤 기능적 움직임을 수행할 것으로 기대되는 환경요소에 대해서도 평가해야 한다. 하나의 예로 최근 Rosenberg는 아동의 운동행동을 평가하기 위한 기능적 환경을 만들기 위한 연구를 실시하였다.[48]

많은 경우, 기초과학으로부터 시작된 개념들이 점진적으로 임상 치료의 변화를 이끌어낸다. 이러한 새로운 모델과 개념의 유용성을 조사하고 타진해 보는 과정을 통해, 임상개념들이 명확해지고, 표준화된 평가절차와 치료방법이 발달하였다. 그러나 아직까지 우리가 치료에 의한 증상이 호전(progress)되었는지에 대한 평가는 이런 엄격한 기준과는 거리가 멀다. 물리치료 분야에서는 새로운 검사방법들의 신뢰도, 타당도, 민감도, 특이성, 측정치의 예측타당도 등을 포함한 모든 심리측정학 (psychometric)적 검증이 요구된다. 또한 우리가 사용하는 치료법들은 그 효과를 검증하기 위해 디자인 된 정확한 연구결과에 근거하여 평가되어야만 한다. 우리는 몇 세대에 걸쳐 치료효과의 타당한 근거 없이 일해 왔다. 매력적으로 느껴지는 운동조절에 대한 새로운 패러다임들도 우리가 사용하는 치료방법의 효과를 뒷받침 하기 위한 연구가 계속되어야 한다는 현실적 요구를 대치할 수 는 없다.

물리치료사로서 나는 아동이 운동학적으로 보다 독립적으로 될 수 있도록, 즉 자신의 신체를 돌보고 조절할 수 있도록 도와주려고 노력한다. 변화하는 환경에서 적응할 수 있는 일련의 과정들을 발달시킬 수 있도록 격려한다. 치료사는 단순히 운동기술을 가르치는 것이 아니라 운동기술을 배우는 법을 가르치도록 해야 한다. 치료과정을 지나치게 인위적으로 구조화시킴으로 인해 전적으로 치료사가 아동의 동작을 지시하고 조절하지 않도록 주의해야 한다. 어린이에게 성인의 동작 수행을 위한 표준화된 운동패턴을 강요하지 않아야 하고, 어떤 특정 운동패턴이 적용되었든지, 과제(task)나 사물(object)를 불필요하게 제한하지 않도록 노력해야 한다. 또한 영아나 아동이 발달과 학습을 위해 치료사의 자극을 수동적으로 기다리는 존재로 여기는 견해로부터 멀어져야 한다. 자발적인 운동패턴을 만들어내기 위해 개별 영아들이 가진 내재적인 능력을 찾아내도록 해야 한다. 치료사의 조작에 대해 반응할 뿐 아니라 스스로 운동패턴을 유발할 수 있는 내적인 능력을 찾아야 하며, 환경을 잘 살펴 아동의 행동에 영향을 줄 수 있는 '조절요인'들을 평가해야한다. 외부의 요구에 대한 반응할 뿐만 아니라 아동 스스로의 조절능력(self-control)을 강조해야 한다.

아동의 행동의 다양성에 주목해보자. 운동패턴에서 나타나는 다양성은 정상상태(normalcy)에서 필수적이라고 주장해왔다. 실제 정형화된 운동행동은 병적 징후로 인식되어왔다. 뇌성마비 아동에 있어서 병적 운동의 가장 중요한 소견 중 하나가 운동행동에서 다양성의 결여이다. 즉 각각 다른 다양한 운동과제나 작업을 수행할 때, 동일한 운동패턴을 반복적으로 사용한다는 점이다. 치료를 통해 아동의 운동패턴의 다양성을 증가시키도록 해야 한다. 그러기 위해 아동이 어떤 운동작업을 수행하기 위해 어떤 특정한 운동 패턴을 사용해야 한다고 규정하지 않아야 한다. 하나의 '올바른' 혹은 '정상적인' 움직임 방식이 모든 상황에서 일반화되는 것은 아니다. 아동이 미래의 새로운 상황에서 적용할 수 있는 법칙(rule)을 형성할 수 있게 하려면, 특정 운동과제를 수행하는데 있어서 다양한 동작 옵션이 무엇인지를 찾아내도록 격려한다. 환경 내에서 사물의 관찰을 통해 그 관찰된 사물이 어떻게 사용될 수 있는가를 알아내도록 격려하고, 미래의 상황에서 적용될 수 있는 규칙의 정보를 가질 수 있도록 해야 한다. 계단은 기어오르기, 앉기, 뛰어내리기 그리고 미끄러지기와 같은 많은 다른 동작을 훈련하기 위해 사용될 수 있다. 이러한 작업 속에서 계단은 손과 무릎으로 기어오르기, 손과 발로 기어오르기, 두 발로 서기, 한 계단 아래 발을 두고 앉기, 다리를 편 채 계단의 옆으로 앉기 등과 같은 다양한 운동패턴들을 제공한다. 만약 기회와 격려가 주어진다면 아동은 이러한 선택 옵션들을 스스로 탐색할 것이다.

연령대에 따라 여러 가지 다른 운동 능력이 나타난다는 사실을 인식하여 나이에 맞는 동작(작업)의 수행에 관심을 기울여야 한다. 학령기에는 아동이 독립적인 이동능력과 자조활동(self care)에 필요한 기본적인 요소들을 습득할 것으로 기대된다. 연령에 맞는 운동능력을 습득하게 될 것이라는 기대에 부응하도록 최선을 다한다. 아동이 자신에게 가장 의미 있고 중요한 운동과제를 선택하도록 격려해주고, 자신의 몸을 돌보고 운동수행능력을 향상시키는 부분에 대한 책임이 자신에게도 있다는 것을 깨달을 수 있도록 격려한다.

모든 아동들이 그들 자신의 운동능력을 바라보는 치료사의 태도에 의해 영향을 받는다는 것을 명심하라. 만약 치료사가 가진 정상에 대한 표준화된 기준에 근거하여 특정 아동의 운동능력을 판단하여, 아동의 수행능력이 이러한 기준에 미치지 못할 때 아동은 치료사로부터 제공되는 되먹임을 통해 자신의 실패를 통보 받게 된다. 이럴 경우 아동은 결국 자신이 수행한 움직임의 결과를 판단하는데 있어서 외적 기준에 전적으로 의존하게 되고, 스스로 기술을 획득하는 능력과 욕구를 잃어버린다. 따라서 이러한 요구를 만족시키는 작업에 대한 즐거움을 위해 요구를 증가시키는 일련의 경험을 찾으려 하지 않는다. 따라서 치료의 목표를 설정하는 과정에 학령기 아동을 스스로 참여하게 하여, 능동적이고 책임감 있게, 그리고 개인의 적합성이 증가되도록 유도한다. 무엇보다도 물리치료사로써 기억해야 할 우리의 역할은 독립적인 기능을 증진시키는 것이다. 기능적인 향상을 고려하지 않고 손상(impairment)만을 바꾸려고 시도하는 것은 더 이상 효과적이지 않다. 움직임의 범위 또는 근력, 균형, 조화의 개선이 기능적인 변화에 영향을 줄 수도 있고, 아닐 수도 있다. 우리의 치료적 도움이 필요한 아동들을 위해 기능적 독립성을 증진시켜야 한다는 전문가적 식견(sight)을 절대로 잃지 않는 것이 치료사로써 해야 할 우리의 과제이다.

참고문헌 (references)

1. Sherrington CS. *The Integrative Action of the Nervous System.* New Haven, Conn: Yale University Press; 1906.
2. Magnus R. Some results of studies in the physiology of posture. *Lancet.* 1926;585:531-535.
3. Twitchell TE. The restoration of motor function following hemiplegia in man. *Brain.* 1951; 74:443-480.
4. Paine RS, Brazelton TB, Donovan DE, et al. Evolution of postural reflexes in normal infants and in the presence of chronic brain syndromes. *Neurology.* 1964;14:1036-1048.
5. Schaltenbrand G. The development of human motility and motor disturbances. *Archives of Neurology and Psychiatry.* 1928;20:720-730.
6. McGraw MB. *The Neuromuscular Maturation of the Human Infant.* New York, NY: Hafner Publishing; 1966.
7. Bobath B. *Abnormal Postural Reflex Activity Caused by Brain Lesions.* 3rd ed. Rockville, Md: Aspen Systems; 1985.
8. Brunnstrom S. *Movement Therapy in Hemiplegia: A Neurophysiological Approach.* New York, NY: Harper & Row; 1970.
9. Knott M, Voss DE. *Proprioceptive Neuromuscular Facilitation: Patterns and Techniques.* 2nd ed. New York, NY: Harper & Row; 1968.
10. Wyke B. The neurologic basis of movement: a developmental review. In: Holt KS, ed. *Clinics in Developmental Medicine: Movement and Child Development.* Philadelphia, Pa: JB Lippincott; 1975;55:19-33.
11. Delcomyn F. Neural basis of rhythmic behavior in animals. *Science.* 1980;210:492-498.
12. Grillner S, Wallen P. Central pattern generators for locomotion, with special reference to vertebrates. *Ann Rev Neurosci.* 1985;8:233-261.
13. Connolly KJ. Maturation and ontogeny of motor skills. In: Connolly KJ, Prechtl HFR, eds. *Clinics in Developmental Medicine: Maturation and Development: Biological and Psychological Perspectives.* Philadelphia, Pa: JB Lippincott; 1981:77/78;216-230.
14. Prechtl HFR. The study of neural development as a perspective of clinical problems. In: Connolly KJ, Prechtl HFR, eds. *Clinics in Developmental Medicine: Maturation and Development: Biological and Psychological Perspectives.* Philadelphia, Pa: JB Lippincott; 1981:77/78;198-215.
15. Thelen E. Rhythmical stereotypes in normal human infants. *Animal Behavior.* 1979;27:699-715.
16. Campbell SK, Osten ET, Kolobe THA, et al. Development of the Test of Infant Motor Performance. *Phys Med Rehabil Clin N Am.* 1993;4:541-550.
17. Campbell SK, Kolobe THA, Osten E, et al. Construct validity of the Test of Infant Motor Performance. *Phys Ther.* 1995;75:585-596.

18. Piper MC, Darrah J. *Motor Assessment of the Developing Infant*. Philadelphia, Pa: WB Saunders; 1994.
19. Piper MC, Pinnell LE, Darrah J, et al. Construction and validation of the Alberta Infant Motor Scale (AIMS). *Canadian Journal of Public Health*. 1992;83:S46-S50.
20. Stockmeyer SA. An interpretation of the approach of Rood to the treatment of neuromuscular dysfunction. *Am J Phys Med*. 1967;46:900-956.
21. Bernstein N. *The Coordination and Regulation of Movement*. New York, NY: Pergamon Press; 1967.
22. Easton TA. On the normal use of reflexes. *Am Sci*. 1972;60:591-599.
23. Kelso JAS, ed. *Human Motor Behavior: An Introduction*. Hillsdale, NJ: Lawrence Erlbaum Associates; 1982.
24. Milani-Comparetti A. The neurophysiologic and clinical implications of studies on fetal motor behavior. *Sem Perinat*. 1981;5:183-189.
25. Kamm K, Thelen E, Jensen J. A dynamical systems approach to motor development. *Phys Ther*. 1990;70:763-775.
26. Stelmach GE. Motor control and motor learning: the closed-loop perspective. In: Kelso JAS, ed. *Human Motor Behavior: An Introduction*. Hillsdale, NJ: Lawrence Erlbaum Associates; 1982: 93-115.
27. Smith KU. Cybernetic foundations for rehabilitation. *Am J Phys Med*. 1967;46:379-467.
28. Davis WJ. Organizational concepts in the central motor networks of invertebrates. In: Herman RL, Grillner S, Stein P, Stuart G, et al, eds. *Advances in Behavioral Biology: Neural Control of Locomotion*. New York, NY: Plenum Press; 1976; 18: 265-292.
29. Kilmer WL, McCollough WS, Blum J. A model of the vertebrate central command system. *Int J Man-Machine Studies*. 1969;1:279-309.
30. Brooks VB. *The Neural Basis of Motor Control*. New York, NY: Oxford University Press; 1986: 18-37.
31. Adams JA. A closed loop theory of motor learning. *J Motor Beh*. 1971;3:111-150.
32. Schmidt RA. A schema theory of discrete motor skill learning. *Psy Rev*. 1975;82:225-260.
33. Kelso JAS, Tuller B. A dynamical basis for action systems. In: Gazzaniga MS, ed. *Handbook of Cognitive Neuroscience*. New York, NY: Plenum Press; 1984:321-356.
34. Kugler PN, Turley MT. *Information, Natural Law, and the Self-Assembly of Rhythmic Movements*. Hillsdale, NJ: Lawrence Erlbaum Associates; 1987.
35. Schoner G, Kelso JAS. Dynamic pattern generation in behavioral and neural systems. *Science*. 1988;239:1513-1520.
36. Thelen E, Kelso JAS, Fogel A. Self-organizing systems and infant motor development. *Dev Rev*. 1987;7:39-65.
37. Gleick G. *Chaos: Making a New Science*. New York, NY: Penguin Press; 1987.
38. Scholtz JP. Dynamic pattern theory—some implications for therapeutics. *Phys Ther*. 1990; 70:827-843.
39. VanSant AF. Rising from a supine position to erect stance: description of adult movement and a developmental hypothesis. *Phys Ther*. 1988;68:185-192.
40. VanSant AF. Children's body action in righting from supine to erect stance: pre-longitudinal screening of developmental sequences. *Phys Ther*. 1988;68:1330-1338.
41. Dehadrai LB. *The Effect of Three Levels of Weight on the Movement Patterns Used to Rise From Supine to Standing* [master's thesis]. Philadelphia, Pa: Temple University; 1991.
42. King LA, VanSant AF. The effect of solid ankle foot orthoses on movement patterns used to rise from supine to stand. *Phys Ther*. 1995;75:952-964.
43. Thelen E. Dynamical approaches to the development of behavior. In: Kelso JAS, Mandell AJ, Schelsinger ME, eds. *Dynamical Patterns in Complex Systems*. Singapore: World Scientific Publishing; 1989:348-362.

44. Thelen E, Fisher DM. Newborn stepping: an explanation for a disappearing reflex. *Dev Psy.* 1982;18:760-775.
45. Heriza C. Motor development: traditional and contemporary theories. In: Lister MJ, ed. *Contemporary Management of Motor Control Problems: Proceedings of the II Step Conference.* Alexandria, Va: Foundation for Physical Therapy; 1991:99-126.
46. Brown E, Burns J, Choy M, et al. Variability of movement profiles among adolescents rising from bed: a developmental analysis. Poster presentation at: American Physical Therapy Association Combined Sections Meeting; February 14, 2003; Tampa, Fla.
47. Miller TH, King, LA, VanSant AF. Deep and shallow well attractors. Platform presentation at:. Mid East Motor Development Consortium Annual Meeting; October 2, 1999; Madison, Wisc.
48. Weber DA. Easley-Rosenberg A. Creating an interactive environment for pediatric assessment. *Ped Phys Ther.* 2001;13:77-84.

추천도서 (suggested reading)

Anokhin PD. Systemogenesis as a general regulator of brain development. *Prog Br Res.* 1964;9:54-86.

Arbib MA. *The Metaphorical Brain: An Introduction to Cybernetics as Artificial Intelligence and Brain Theory.* New York, NY: Wiley-Interscience; 1972.

Bruner JS. Organization of early skilled action. *Child Dev.* 1973;44:1-11.

Eckert HM. A concept of force-energy in human development. *Phys Ther.* 1965;45:213-218.

Frank LK. The cultural patterning of child development. In: Falkner F, ed. *Human Development.* Philadelphia, Pa: WB Saunders; 1966:411-432.

Holt K, ed. *Movement and Child Development, Clinics in Developmental Medicine.* Philadelphia, Pa: JB Lippincott; 1975:55.

Hunt JMcV: Environmental programming to foster competence and prevent mental retardation in infancy. In: Walsh RN, Greenough WT, eds. *Advances in Behavioral Biology: Environments as Therapy for Brain Dysfunction.* New York, NY: Plenum Press; 1976:201-255.

Ianniruberto A, Tajani E. Ultrasonographic study of fetal movements. *Sem Perinat.* 1981;5:175-181.

Kugler PN, Kelso JAS, Turvey MT. On the control and coordination of naturally developing systems. In: Kelso JAS, Clarke JE, eds. *The Development of Movement Control and Coordination.* New York, NY: John Wiley & Sons; 1982:5-78.

Oppenheim RW. Ontogenetic adaptations and retrogressive processes in the development of the nervous system and behaviour: a neuroembryological perspective. In: Connolly KJ, Prechtl HFR, eds. *Clinics in Developmental Medicine: Maturation and Development: Biological and Psychological Perspectives.* Philadelphia, Pa: JB Lippincott; 1981:73-109.

Prechtl HFR, ed. *Clinics in Developmental Medicine: Continuity of Neural Function from Prenatal to Postnatal Life.* Philadelphia, Pa: JB Lippincott; 1984:94.

Roberton MA, Halverson LE. *Developing Children—Their Changing Movement: A Guide for Teachers.* Philadelphia, Pa: Lea & Febiger; 1984.

Shephard RJ. *Physical Activity and Growth.* Chicago, Ill: Yearbook Medical Publishers; 1982.

Young JZ. *Programs of the Brain.* New York, NY: Oxford University Press; 1978.

제 2 장 진단과 평가: 검사 및 검사과정 (Examination and Evaluation: Test and Administration)

진단 과정 중 표준화된 상대평가와 절대평가는 발달 치료사의 업무 중 하나이다. *'물리치료사 실습가이드'*[1]에서 설명한 환자/고객 관리 과정에 따르면, 물리치료사는 환자에 대한 자료를 수집하기 위해 특정 검사 및 척도를 선택한다. 이러한 검사 및 척도는 아동의 장애 및 기능적 한계를 확인하며, 진단, 예후, 치료계획 등을 확립하고, 궁극적으로는 적절한 중재방법을 선정하는데 도움이 된다. 초기진단에서 검사 및 척도를 이용해 물리치료사는 아동의 현재 기능 수준에 기여할 가능성이 있는 요인들에 관한 가설을 확인하거나 버릴 수 있다. 또한, 물리치료사가 아동에게 필요한 중재, 적절한 목표 및 예상되는 결과에 대한 임상적인 판단을 내릴 때에 이를 뒷받침하기 위해 이러한 검사 및 척도를 이용할 수 있다.

검사를 하는 동안 모아진 자료를 토대로 임상적 판단을 내리는 평가 상의 동적 과정에서 치료사는 검사 및 척도를 통해 알게 된 정보를 이용한다. 이력을 알아내고, 체계를 검토하며, 대상 아동의 가족과 환경에 관한 정보를 구하는 등 치료사가 행하는 평가 과정에서 추가로 자료가 모아지기도 한다. 그러므로, 표준화된 검사 및 척도는 검사 및 평가라는 광범위한 과정의 일부일 뿐이다. 아동을 평가할 때에는 단순히 검사과정을 이행하는 것이 아니라 정량적 및 정성적인 검사도 이루어진다.

초기진단과 평가 이후에도 검사 및 척도를 이용하는데, 이때에는 특정 간호 시점(장기 및 단기적인 목표 성취) 또는 간호 에피소드가 끝나는 시점에 나타나는 결과의 성취도를 알 수 있다. *'물리치료사 실습가이드'*에서 정의한 *'재검사'*는 "중재 과정을 평가하고 이를 변경하거나 방향을 다시 설정하기 위해 초기진단 이후에 검사 및 척도를 다시 수행하는 과정"이다. 소아인구의 경우, 재검사는 짧은 기간(1개월) 또는 학년이 끝나는 시점에 재검사를 하기도 한다. 일부 표준화된 검사 및 척도는 아동의 간호계획에 직접 기능적인 목표를 둠으로 중재방법을 이끌어내는 기능을 한다. 한 예로 5세에서 12세 사이의 아동들을 대상으로 하는 학업과정에 필요한 기능적인 동작들을 동정하는 학업기능평가(SFA, School Function Assessment)가 있다.[2] 대동작기능평가[3]에서도 아동의 개별 가족 서비스 계획(IFSP, Individual Family Service Plan) 또는 개별교육계획(IEP, Individual Education Plan)에 직접 검사항목을 배치한다. SFA 저자들은 검사를 통해 특정 기능을 아동의 IEP에 적절하게 이용할 수 있다고 말한다. 그러나, 운동능력 평가도구(BOTMP, Bruininks-Osertsky Test of Motor Proficiency)[4] 등의 다른 검사 및 척도에서는 그 항목들이 기능적인 활동이 아니라 아동의 새로운 과제이기 때문에 IEP에 검사항목을 포함시키면 안 된다.

아동을 평가할 때, 치료사는 검사 또는 측정 항목을 통과했는지의 여부 그 이상을 고려해야만 한다. 여러 상황에서 다양한 과제를 할 수 있는 아동의 능력, 전체 기능 면에서 아동의 수행능력이 의미하는 바, 그러한 수행능력에 대한 설명 등을 치료사는 염두에 두어야 한다. 이러한 분석을 하면서, 치료사는 어느 시점에 아동의 수행능력에 영향을 줄 가능성이 있는 다른 요인들을 살펴봐야 한다. 그 요인으로는 현재 생활환경, 건강 이력, 발달 이력, 문화적 영향, 대외적 상호작용 등이 있다. 현재 생활환경은 가족구성뿐만 아니라, 아동의 현재 건강 상태 및 가족의 일상적인 기능 등과 관련이 있다. 예를 들어, 아동이 검사를 받는 동안 기분이 좋지 않다면, 치료사는 아동의 능력을 정확하게 파악하기가 어려울 수도 있다. 가족 구성원 중 누군가 아프거나, 일시적인 가족이 구성되거나, 가족의 일상생활이 방해를 받는 등 그 가족이 곤경에 처해 있다면, 아동은 이러한 변화에 적응하지 못했을 가능성이 있다. 이는 검사를 받는 동안 아동이 행동하는 방법에 영향을 주며, 특히 아동의 수면주기나 식습관에 지장을 준 경우에는 더욱 그러하다.

아동의 건강 이력은 특정 운동 기능을 익히는데 있어 중요한 요인이다. 건강이나 영양상태가 좋지 않은 아동은 앉기, 배밀이, 걷기 등의 기능을 배우는데 더딘 경향이 있다. 아동이 반복적으로 병원에 입원했다면 전체적인 발달상태가 지연이 되었을 가능성이 있다. 아동이 소화를 못 시키거나 때가 지나서도 등을 바닥에 대고 똑바로 누워 뒤집기를 못하는 경우, 사경과 같은 근골격계 이상을 의심해볼 수도 있다. 이러한 근골격계 이상은 머리를 중앙에 고정시킨다던가, 손을 가운데로 모으는 등의 특정 발달기능을 익히는데 지장을 주기도 한다.

기본발달사항을 익히는데 걸렸던 시간과 향후에 어떤 발달사항이 있을지를 알아내는데 있어 아동의 발달이력을 검사하는 게 중요하다. 최선의 중재를 한다고 하더라도, 생후 12개월이지만 대동작기능은 생후 2개월 수준인 아이는 그 이후의 12개월 동안에도 12개월만큼 발달이 진행되지 않는다. 발달 이력을 통해 치료사는 신체적으로나 정신적으로 아동에게 엄청나게 영향을 미칠만한 사건을 확인할 수 있다.

다른 전문가와 마찬가지로, 치료사들은 영유아기의 발달에 미치는 민족적 영향에 대해 더 알게 된다. *민족성*은 개인의 문화적 배경, 종교, 언어, 국적 등을 망라한다. 인종은 특정 신체적 특성을 가진 집단을 말하긴 하지만, 민족성은 사회적 특성과 관련이 있으므로 인종마다 차이가 있다. 그러나, 인종은 환경 및 문화적 맥락에서 결코 독립된 요인이 아니다. 보통, 아탈리아계, 아일랜드계, 폴란드계 미국인들은 민족적 그룹인데 반해, 히스패닉계, 아시아계, 아프리카계 미국인 및 미국원주민은 인종적으로나 민족적으로 분류가 된다. 민족성을 검사하면서, 검사자는 가치관, 출생순서, 부모의 고용 지위, 아이가 태어났을 때(쌍둥이든 아니든)의 가족 구성원 등 아동이 발달할 때의 환경을 고려해야 한다. 가족 구성, 편모 또는 편부, 부모의 역할을 대신하는 조부모, 양부모 등도 감안해야 한다. 예를 들어, 홉킨스와 웨스트라[5]는 자메이카인, 잉글랜드인 및 인도인 어머니들이 아기의 운동기능발달에 기대하는 바가 각기 다르다는 점을 발견했다. 자메이카인 어머니는 아기가 앉고 걸을 수 있는 시점이 인도인 및 잉글랜드인 어머니가 생각하는 시점보다 상당히 이르다. 실제로, 자메이카인 어머니는 일찍부터 걸음을 내딛는 연습을 시킨다. 또 다른 연구에서는 아프리카 코티드부아르에서 태어난 아기들은 프랑스에서 태어난 아기들보다 이른 나이에 운동기능이 발달함을 보여주었다.[6] 이처럼, 검사자가 아동의 가족이 가진 사고방식 및 가치관을 알지 못한다면, 정확하게 아동의 상태를 파악할 수 없다. 대운동 수행능력을 중요시하는 가족 환경에서 자란 아동은 필경 소운동 활동을 중요시하는 가족에서 자란 아동에 비해 더 많은 운동 활동을 할 것이다.

최근에 아동 종합 운동능력 평가도구(PDMS)를 이용하여 연구자들은 히스페닉계 아동들의 대운동 성숙도가 백인 아동들과 유사함을 알게 되었다. 그러나, PDMS의 표본 아동들에 비해 아프리카계 미국인 아동들이 조기에 대운동기능을 습득한다는 결론을 내렸다.[7] 이처럼, PDMS를 이용할 때에 민족성의 차이를 고려하지 않으면, 그 결과는 아프리카계 미국인 아동이 그 무리에서는 실제로 발달지연이 되고 있지만, 해당 연령 수준에 맞게 대운동기능을 하고 있다고 생각할 수가 있다. 표준화된 검사 및 척도 중 문화적으로 민감한 검사 및 척도를 이용하려면 치료사는 "전형적" 및 "이례적"인 발달여부를 판단할 때 이러한 변수들을 통제해야 할 것이다.

아동의 문화적 적응 또한 평가에서 중요한 역할을 한다. 장난감을 별로 접해보지 않은 아동은 특정 검사에서 "표준" 반응과는 다른 반응을 보일 수 있다. 아동이 노란색 사과는 봤지만 노란색 테니스공은 전혀 본 적이 없다면, 그 아동은 노란색 공을 봤을 때 던지기보다는 먹으려고 한다.

검사자에 대한 아동의 반응, 관찰 시 아동의 상태 등이 평가 시 고려해야 할 대외적 상호작용이다. 성별 "불일치"는 검사 결과에 영향을 줄 수 있다. 예를 들어, 가정환경에서 아동이 접한 남성이 폭력적이었다면, 남자 치료사에 대한 아동의 반응에 영향을 준다. 달리 보면, 남자 치료사가 치료 시 어린 소년에게 훌륭한 역할모델이 되어 앞서 말한 상황과는 상당히 다른 상호작용이 이루어진다. 또한, "이"가 있어서 여자애들을 좋아하지 않는 어린 소년은 여자 치료사에게 제대로 대답을 하지 않을 수도 있다. 아동이 검사자에게 협조하려 하지 않거나 부모와 떨어지지 않으려고 하기 때문에 제대로 검사를 하지 못할 가능성도 있다. 어떤 아동은 모든 상황에서 검사자에게 협력하여 검사에 참여를 잘 할 수도 있지만, 어떤 아동은 친숙한 환경에서만 검사를 받으려고 한다. 부모와의 의사소통에 문제가 있으면 검사 시 아동에 관한 정확한 정보를 얻기가 어려울 수도 있다. 부모의 설문(예, 영유아 감각통합 진단도구[8])에 크게 의존하는 검사인 경우, 검사에 앞서 부모와의 관계 확립에 지장을 주는 민족성 문제를 먼저 확인하는 것이 중요하다. 특별히 이러한 대외적 상호작용이 작용하는 경우, 아동의 수행능력에 대한 해석은 잠정적으로 보류해야 한다. 그 아동은 형식적으로 평가 받은 수준 그 이상으로 실제 기능을 할 가능성이 있다.

검사 및 척도의 목적
(purposes of tests and measures)

식별이나 배치를 하거나, 진행상황을 평가하거나, 결과를 예측하기 위해 검사 및 척도를 이용할 수도 있다. 또한, "전형적"인 행동과 미성숙 또는 이례적인 행동을 구분하는데도 쓰인다. 흔히는 아동에게 치료가 필요한지를 결정하도록 선별검사를 하는데 이용한다. 특정 치료에서 아동에게 적합한 치료를 배정하는 수단으로 상대평가를 이용해야 한다. 상대평가를 통해 검사자는 아동의 발달연령을 구하고, 전형적으로 발달한 아동과 대상 아동의 수행능력을 비교할 수 있다. 제 2차 아동 종합 운동능력 평가도구(PDMS-2)[9]나 운동능력 평가도구(BOTMP)[4] 등의 검사에서 매긴 발달점수를 토대로 아동에게 필요한 중재 프로그램을 결정할 수도 있다.

이러한 상대평가는 장애아동 관리의 중요한 측면인 프로그램 배치에도 이용할 수 있다. 치료사들은 아동의 현재 기능 수준을 평가하고 나서 아동의 능력 발달에 도움이 될만한 활동들을 계획한다. 아동의 특정 기능 발달을 절대적으로 평가하는 절대평가는 이러한 프로그램을 기획할 때에 적합하다. 절대평가 항목은 특정 교수목표와 직접 연관이 있으므로 아동의 행동목표를 서술하기가 용이하다. 이러한 작용을 하는 절대평가로는 대동작기능평가와 SFA가 있다.[2] "검사를 가르치고" 특수 능력을 발달시키게 되므로, 행동목표를 발달시키기 위해 상대평가에서 선택 항목을 이용하지는 않도록 한다. 아동이 특정 기능을 익혔는지를 검사자가 결정하고자 할 때에는 프로그램을 계획할 때와 동일한 상대평가로 아동의 진행상황을 평가하는 것이 적합하다. 상대평가를 이용하되, 일년에 한두 번만 하도록 한다. 그래야 "검사를 가르치는" 일이 생기지 않는다. 전반적인 프로그램 평가가 사정의 중요한 목적이 될 수도 있다. 대운동 또는 소운동 능력을 가르치는 새로운 방법을 기존의 방법과 비교를 한다면, 상대평가를 이용하여 각 그룹의 아동들을 반드시 평가해야 한다. 치료사는 상대평가에서 확립한대로 각 그룹의 전반적인 수행능력을 동년배와 비교할 수 있어야 한다.

물리치료에서 이용하는 몇 가지 검사를 통해 차후의 상태에 대해 예상되거나 생각되는 바를 토대로 하여 개개인을 분류하는 예측인자를 바탕으로 결과를 예측할 수 있다. 유아동작평가(MAI)는 이러한 목적으로 쓸 수 있는 검사의 하나이다. MAI[10]의 각 항목 점수는 4개월 유아의 정상 또는 의심스러운 상태를 말한다. 의심스러운 상태를 나타낸다면 고위험점이 된다. 4개의 부문의 고위험점를 합하면 고위험 점수가 된다.[10] MAI의 17가지 항목은 뇌성마비의 유의한 예측인자임이 확인되었다.

상대평가와 절대평가
(norm-referenced vs criterion-referenced tests)

상대평가와 절대평가의 목적은 앞서 간단히 설명했다. 그러나 두 가지 평가에 대해 보다 자세하게 설명할 필요가 있다. 앞서 언급한 대로, 상대평가에는 대표집단의 평균 수행능력을 대변하는 표준점 또는 참조점이 있다. 절대평가에는 참조집단에 의존하지 않는 참조점이 있다. 다시 말해, 절대평가에서는 아동이 참조집단이 아닌 자기 자신을 그대로 놓고 본다. 교수목표에 절대평가를 직접 참조하는 반면, 상대평가는 실제 교수목표와 중복되지 않을 수도 있다. 그러므로, 상대평가는 절대평가만큼 교수의 효과에 민감하지 않을 가능성이 있다. 표 2-1에서는 상대평가와 절대평가를 상세하게 비교했다.

검사의 심리측정적 특성
(psychometric characteristics of tests)

상대평가는 널리 받아들여지기 전까지는 신뢰도와 타당도에 대한 최소한의 기준을 충족해야 한다. 다른 검사와 마찬가지로, 운동능력에 관한 검사는 신뢰할 만하며 타당해야 한다. *신뢰도*는 일련의 척도 간의 일관성을 말한다. 동형검사 신뢰도, 검사자간 신뢰도, 반분 신뢰도(내적 일관성), 재검법 신뢰도 등이 있다.

동형검사 신뢰도는 두 가지의 유사한 검사 양식에서 개개인의 점수 관계를 평가한다. 밀러유추검사는 두 가지 양식의 검사를 받은 사람에게서 얻은 점수가 상당히 연관되어 있다는 동형검사의 좋은 예이다. 검사자간 신뢰도에서는 두 명의 평가자가 평가한 합격 및 불합격 항목간의 관계를 검토한다. 반분 신뢰도는 검사의 내적 일치도에 관한 척도이다. 절반으로 나눠진 이 검사에서는 각각에서 구한 점수가 서로 상관관계가 있다. 재검법 신뢰도는 첫 번째 검사 점수와 두 번째 검사 점수 간의 관계를 말한다. 재검법 신뢰도의 점수는 습관 또는 기억에 의해 역으로 영향을 받을 가능성이 있다. 신뢰도 점수는 흔히 백분율 합의가 또는 스피어로, 피어슨 곱 모멘트, 급내상관관계(ICC) 또는 카파 등 통계검정으로 구한 값으로 표현한다.

*타당도*는 검사에서 측정하려고 하는 내용을 측정하는 정도를 말한다. 예를 들어, PDMS-2는 대운동 및 소운동 발달을 측정하는 데는 타당하지만, 발달 반사나 근육 긴장도를 측정하기에는 적합하지 않다. MAI는 근육 긴장도를 평가하는 데는 타당하지만, 소운동 발달에는 그렇지 않다. 구성개념 타당도, 내용 타당도, 기준 타당도 등 세 가지의 타당도를 검사의 타당도를 평가하는데 이용한다. 구성개념 타당도에서는 검사 밑바탕에 깔려있는 가설적 구성개념이나 이론을 살펴본다. 예를 들어, 소아 수행능력 평가도구(PEDI, Pediatric Evaluation of Disability Inventory)[11]는 척도를 이용하여 기능적 한계가 있는 아동을 판별해낼 수 있다는 이론을 토대로

표 2-1
상대평가와 절대평가의 비교

상대평가	절대평가
표준점 및 참조점이 집단 수행능력의 평균 및 상대적인 수치이다.	참조점이 특정 결정점으로 맞춰져 있고, 참조점에 따라 달라지지 않는다.
집단과 비교하여 개별적인 수행능력을 평가한다: 타인과 비교	확정된 표준과 관련하여 개개인의 수행능력을 평가한다: 자기자신과 비교
특정 교수내용과 관련이 있을 수도, 없을 수도 있다.	특정 교수내용과 관련이 있다.
실제 목표와 목적에 별로 중복되지 않을 수도 있다.	교수목표 및 목적에 직접 참조한다.
목표와 목적에서 일부분을 성취했을 때를 알지 못한다.	개인이 익힌 목표와 목적을 확인한다.
다양성을 극대화하도록 고안이 되었으며, 정규적으로 분포하는 점수를 산출한다.	점수가 다양할 필요가 없다. 완벽하거나 완벽에 가까운 점수가 많아야 한다.
개인 간의 차이를 극대화하도록 고안했다.	한 개인의 일련의 수행능력을 구분하도록 고안했다.
훌륭한 진단 기술이 필요하다.	교수내용을 계획하도록 정보를 제공한다.
교수내용의 효과에 덜 민감하다.	교수내용의 효과에 매우 민감하다.
보통 과제 분석에서는 고려하지 않는다.	과제 분석에 따라 달라진다.
형성적이거나 엄밀히 진단적이기보다는 총괄적이다(교수가 끝날 무렵에 이용)	두 가지 방법으로 모두 쓰일 수는 있지만, 총체적이기보다는 형성적이다(교수를 하는 동안 여러 시점에서 이용)

한다. 내용 타당도는 검사의 적합성, 즉 검사 표본의 내용이 대상의 문제나 행동에 대한 결론을 도출하기에 얼마나 적합한가를 말한다. 검사의 특정 항목들은 평가할 행동을 나타내야 한다. 구성개념 및 내용 타당도는 하나의 상관관계 척도가 아닌 검사 결과를 검토하여 결정한다. 기준관련 타당도는 동시 타당도와 예측 타당도를 검토하여 평가한다. 동시 타당도는 검사의 수행능력과 잘 알려진 다른 검사의 수행능력 간의 관계를 말한다. 예측 타당도는 검사에서 예측될 것으로 여겨진 실제 행동과 검사 간의 관계를 검토한다. 예를 들어, MAI 상의 고위험 지수는 후에 뇌성마비 진단의 예측인자이다.

*정확도*는 양성 혹은 음성 예측 타당도를 알려주는 검사의 능력을 말한다. *민감도*는 기능장애/이상 등을 검출하는 측정방법의 능력이다(즉, 특정한 특성이나 결과가 이미 있거나 향후 있을

양성 소견이 있는 사람을 동정)[12]. *특이도*는 정규성을 알아내는 측정방법의 능력이다(즉, 검사에서 음성 소견을 보이며 특정한 특성을 보이지 않는 사람의 비율). 새로운 검사들로 인해 임상의사들이 이러한 정보를 알게 된다. 예를 들어, 아동 감각통합 평가(TSI, DeGangi-Berk Test of Sensory Integration)[13]의 민감도는 반사통합 0.66에서 양손운동통합 0.84로 다양하게 나타난다. TSI의 특이도는 양손운동통합 0.64에서 전체검사 0.85에 이르기까지 다양하다.

소아물리치료에서 쓰이는 표준화된 검사 및 측정
(standardized tests and measurement used in pediatric physical therapy)

표준화된 검사는 물리치료사들이 상업적으로 이용할 수 있으며, 검사과정에 대한 지침이 포함되어 있는 검사를 말한다. 검사과정지침을 통해 표준 형식으로 다양한 환자를 검사한다. 표준화된 검사는 상대평가가 될 수도 있으며 절대평가가 되기도 한다. 여기에는 검사 설명서만이 있기도 하고, 검사 자료와 검사 설명서가 함께 있기도 하다. 다음 절에서는 소아물리치료에서 쓰이는 검사와 측정방법 몇 가지를 설명한다. 여기에서는 모든 검사 및 측정방법을 나열하진 않았지만, 검사 및 평가의 목적으로 흔히 쓰이는 검사 및 측정방법을 나타낸다.

신생아 발달검사 및 선별검사

미숙아와 만삭 신생아를 대상으로 한 신경학적 검사[14]
1981
릴리 드보비츠와 빅터 드보비츠

목적: 신생아의 신경학적 성숙도와 변화와 관련된 정보 제공. 신경학적 징후 상의 편위와 최종적인 해결방법 작성.

연령: 만삭 신생아는 출생 후 3일까지, 미숙아는 의학적으로 안정되고 손으로 만져도 되는 임신연령까지.

시간: 검사 및 점수를 산정하는데 10분 내지 15분 소요

검사자 자격: 신생아 신경학에 대한 지식이 있는 의료 전문가

검사 키트: 설명서 및 점수표

검사 분야: 세인트-앤 달가시스,[15] 프리츨,[16] 파멜리,[17] 브라젤튼[18]의 평가도구에서 검사항목 추출. 습관화, 동작 및 긴장도, 반사, 신경학적 행동 등을 평가

검사 과정: 젖 먹는 시간 사이를 3 등분하여 2/3이 되는 시점에 신생아를 평가한다. 항목의 점수는 5점 만점이다. 모든 항목을 각각의 신생아에게 다 적용하지 않으며, 점수 하나를 총점으로 계산하지 않는다. 그러나 반응의 유형을 살펴보고 검사 설명서에 설명한 사례와 비교한다.
검사 시의 근육 긴장도, 머리 가누기 또는 편위 징후 등을 토대로 정상, 이상 또는 경계로 신생아를 분류한다.

심리측정적 특성: **절대평가**

검사자는 이 척도에 대한 **신뢰도** 정보를 작성하지 않는다.

뇌실내 출혈을 검출하는 초음파 스캔결과와 본 척도의 결과를 비교하여 **동시 타당도**를 결정했다. 36주 이전에 태어났으며 뇌실내 출혈의 소견이 없는 37명의 신생아 중 2명만이 6가지 검사항목 중 3가지 이상에서 이상적 임상징후를 보인 반면, 36주 이전에 태어나 초음파 상에 출혈 증거가 있는 31명의 신생아 중 24명이 이러한 징후를 보였다.[14] 뇌실내 출혈이 있던 31명 중 1명에서만 이상적 임상징후가 없던 반면, 뇌실내 출혈의 소견이 없는 37명의 신생아 중 21명에게 이러한 징후가 나타나지 않았다.
본 검사의 **예측 능력**에 관한 연구는 할 수 없었다.

민감도: 0.65
특이도: 0.91

신생아 행동평가 척도(NBAS, Neonatal Behavioral Assessment Scale)[18,19] 1984

T. 베리 브라젤튼

목적: 출생 시부터 약 2개월까지의 신생아의 행동척도. 아기와 아기를 돌보는 사람 간의 상호작용 설명. NBAS에는 프리츨이 윤곽을 잡은 신경학적 항목이 포함되어 있지만, 신경학적 평가로 간주하지 않는다.

연령: 수태 후 연령이 37주 내지 48주인 만삭 신생아. 37주 이전의 신생아에게는 항목을 추가

시간: 30분 내지 35분 소요. 점수를 내는데 10분 내지 15분을 추가로 소요

검사자 자격: 신뢰할만한 검사를 하도록 검사자에게 훈련 프로그램을 권장한다.

검사 키트: 설명서 및 점수표

검사 분야: 환경 및 내적 자극에 대한 반응을 조절하는 신생아의 의식 상태와 그 사용여부를 평가하는 내용이 포함. 감각입력을 조직화할 수 있는 신생아의 잠재력을 반영하는 중요한 기전으로 여겨짐. 각 행동항목마다 검사에 적절한 의식 상태가 있음.

검사 분야:

▶의식 상태를 조직화하는 능력

▶충격적인 사건에 대한 반응의 습관화

▶간단하면서도 복잡한 환경적 사건에 대한 관심 및 처리방법

▶운동활동과 자세긴장도의 조절

▶통합 운동행위의 수행능력

미숙아 또는 취약한 신생아에게는 경계반응의 질, 관심 비용, 검사자 지속성, 신생아의 일반 과민성, 건장함과 인내력, 조절능력, 상태조절, 근육긴장도의 균형, 신생아 행동의 강화가치 등 9가지 보충항목을 적용한다.

검사과정: 초기진단은 생후 3일이 되는 날 하는 것이 이상적이며(처음 48시간 동안은 신생아에게 조직화가 이루어지지 않을 가능성이 있으므로) 젖 먹는 시간 사이에 하도록 한다. 생물행동항목 각각은 검사 설명서의 기준에 따라 개별적으로 점수를 매긴다. 진통제로 바르비투르 100mg 이상 또는 출산 4시간 전에 예비투약으로 기타 진정제 50mg 이상을 투여하지 않은 산모가 낳은, 1분 APGAR이 7 이상, 5분 APGAR은 8 이상인 정상적인 만삭(약 3.2kg) 신생아가 보여주는 행동을 토대로 각 항목의 평균점수를 낸다. 평균이 아니라 최고의 수행능력으로 점수를 매긴다. 7가지 총군집점수를 낸다.

(계속)

심리측정적 특성:	**절대평가.** 트로닉과 브라젤튼[21]이 설명한 **구성개념 및 내용 타당도**에서는 NBAS가 신생아기의 표준 신경학적 검사로서 뛰어나다는 점을 보여주었다. 상관관계 점수가 0.67 내지 0.80[19]로 베일리 영유아 행동검사에서 정신 및 운동점수의 예측을 통해 예측 타당도를 입증했다. 바코우 등은 생후 4개월인 영아의 기질과 각성도, 운동성숙도, 떨림, 습관화, 자기위안행위 등 NBAS 항목들 간에 상관관계가 있음을 보고했다.[22] **검사자간 신뢰도:** 6개의 훈련장소 중 한 곳에서 교육을 받은 경우, 0.90으로 한다. **재검사 신뢰도:** 사메로프[23]는 만삭 신생아 집단에서 생후 2일과 3일 사이에 재검사 관계가 낮음을 발견했다. 그러나 재검사 신뢰도는 신생아의 역연령, 행동상태 및 내적 심리상태 등의 변화에 따라 달라질 수 있다.

신경학적 검사(INFANIB, Infant Neurobiological International Battery)[24] 1994

패트리샤 H. 엘리슨

목적:	신경학적 기능이 정상인 유아와 비정상인 유아를 구분
연령:	생후 1개월에서 18개월 사이의 영유아. 미숙아에게도 가능
시간:	20분 내지 30분
검사자 자격:	유아를 평가하는 임상의사
검사 키트:	검사 설명서와 점수표로 구성. 검사 설명서에는 해당 항목을 검사한 영유아의 사진, 설명 및 예시들이 있다.
검사 분야:	▶ 근긴장상태 ▶ 전정 기능 ▶ 머리와 몸의 조절 ▶ 정방형 각도 ▶ 다리

(계속)

검사과정:	유아를 대상으로 하여 항목 각각을 평가한다. 점수를 내는 과정은 검사 설명서와 점수표에 있다. 유아의 수행능력을 해당 연령 기준과 비교한다. 연령집단 각각의 구분점수를 이용하여 4개의 연령집단으로 나눈다. 각 하위척도의 소계와 총점을 계산한다. 총점을 "이상", "일시적", 또는 "정상"으로 구분하는 구분점수에 비교한다.
심리측정적 특성:	**절대평가** 생후 6개월에서의 근긴장상태(86.8%)와 몸통(87.1%)을 이용하여 생후 12개월 시의 뇌성마비를 예측하는 확률이 높다는 점을 통해 **예측 타당도**를 입증했다. **내적 일치도:** 생후 8개월 이하의 유아에 대한 알파값은 0.88, 8개월 이상은 0.43, 전체집단은 0.91로 나타났다. 7명의 평가자가 65명의 유아를 평가했을 때 **검사자간 신뢰도**는 0.97이었다. 상기 검사자간 신뢰도의 유아들을 대상으로 했을 때 **재검사 신뢰도**는 0.95였다.

신생아 운동발달 평가법(TIMP, Test of Infant Motor Performance)[26]

2001 - fifth version

수잔 캠벨

목적:	팔다리의 선택적인 조절 외에 머리와 몸통 조절 발달에 대한 포괄적인 평가. 현재 5번째 버전임.
연령:	미숙아는 수태 후 연령이 32주 내지 생후 4개월; 만삭 신생아는 생후 4개월. 시카고 대도시권의 백인(히스패닉계 제외), 흑인(아프리카인과 아프리카계 미국인), 라틴계(멕시코인과 프에르토리코인) 신생아들의 수행능력을 토대로 한 연령-관련 표준.
시간:	검사 및 점수계산에 평균 30분 정도 소요
검사자 자격:	물리치료사 및 작업치료사
검사 키트:	검사 설명서와 점수표로 구성. 딸랑이, 삑삑 소리가 나는 장난감, 밝은 빨간색 공, 부드러운 천이 필요.

(계속)

검사 분야: TIMP는 두 부분으로 나눠지는데

1) 머리를 가운데 놓거나 손가락, 발목, 손목 각각의 움직이는 등 자발적인 동작을 살펴보도록 '예, 아니오'로 답하는 28가지 항목으로 구성된 관찰 단계와,
2) 다양한 자세에서 이루어지는 몸의 배치와 볼꺼리 및 소리에 대한 신생아의 반응을 평가하도록 5, 6 혹은 7점 척도로 답하는 31가지 항목으로 구성된 도출 단계가 있다.

검사 과정: 브라젤튼의 NBAS에서 정의한 상태 3, 4 또는 5인 신생아들만을 대상으로 모든 관찰과 검사과정을 수행한다. 언어 또는 시각촉진을 이용할 수도 있다.

각 항목당 세 가지 이상의 시험을 하지 않는다. 신생아가 기준을 만족하지 못한 경우, 그 행동은 바로 밑의 반응 수준으로 점수를 매긴다. 신생아의 검사 결과를 토대로 평균, 평균하, 평균 이하, 평균 훨씬 이하로 구분한다.

심리측정적 특성:

내용 타당도: 경험이 풍부한 소아 물리치료사, 작업치료사, 심리학자 등이 항목을 검토. 물리치료재단(APTA)에서 항목분석에 대한 후원을 함.

구성개념 타당도: TIMP는 연령과 매우 상관관계가 있는 점수(r=0.83)[27]로 연령변화에 민감하다. 의학적 합병증이 많은 아이가 건강한 아이에 비해 유의하게 점수가 낮다는 점을 입증한 TIMP를 이용한 횡단면 연구를 통해 판별 타당도를 확인.

동시 타당도: TIMP의 원점수와 알베르타 신생아 운동척도(AIMS)[28]의 원점수 간의 상관관계 r은 0.64[29]였다. TIMP 원점수와 AIMS 백분율 순위 간의 상관관계 r은 0.60(P=0.0001)이었다. 또한, TIMP 점수로 같은 점수대의 AIMS에 있는 유아의 80%를 확인할 수 있었다.

생후 3일 이상인 106명의 신생아(백인, 흑인, 라틴계)를 대상으로 **재검사 신뢰도**를 평가했다. 신생아들의 연령은 수태 후 32주에서 생후 16주까지였다. 신뢰도 r은 0.89(P 〈 0.0001)이었으며, 점수의 54%에서 총 170점 중 8점 미만이 서로 달랐다.[30]

치료사가 훈련을 받은 경우, **검사자간 신뢰도** r은 0.949였다. 검사 개발자들은 검사 유경험자들이 새로운 TIMP를 교육받아야만 평가 일치도가 90%가 된다고 주장한다.

선별검사 도구

덴버 II[31]
1990
윌리엄 K. 프랑켄베르크, 조시아 도즈, 필립 아처, 베버리 브레스닉, 패트릭 마츠카, 노만 에델만, 하워드 샤피로

목적: 신생아와 유아에서 나타나는 발달지연을 확인하기 위해 1967년에 처음으로 개발. 현재에는 덴버발달선별검사(Denver Developmental Screening Test)[32]와 수정된 버전의 덴버발달선별검사[33]를 쓰고 있다.

이 검사에서 발달문제가 생길 위험이 있는 아이를 확인할 수 있다.

연령: 생후 1주 내지 6세, 6개월

시간: 15분

검사자 자격: 간호사, 물리치료사, 작업치료사, 유치원 교사, 심리학자

검사 키트: 검사에 필요한 재료는 검사키트에 있으며, 이 검사가 표준화된 상태임을 확인하는데도 이용된다. 빨간색 울로 된 실타래, 건포도 상자, 좁은 손잡이가 달린 딸랑이, 입구가 약 1.5 cm(5/8-인치)인 작은 병, 종, 테니스공, 모서리가 약 2.5 cm(1인치)인 정육면체의 블록 8개 등이 있다. 선별검사 설명서에는 후속검사 시의 권장사항 외에도 검사과정과 해석에 대한 지침이 있다(그림 2.1).

검사 분야: 다음 기능분야를 선별하도록 검사지에 총 4가지로 구분이 되어 총 125개의 문항으로 구성.

- ▶ 개인적-사회적 기능
- ▶ 소운동-적응기능
- ▶ 언어 기능
- ▶ 대운동 기능

검사과정: 검사키트에 있는 재료를 이용하여 각 항목을 검사한다. 검사 설명서에 점수를 계산하는 방법이 나와있으며, 총점은 아동의 연령과 관련하여 합격 및 불합격한 항목의 수로 계산한다.
이 점수로 "정상", "의심", 또는 "검사 불가"로 분류한다.

심리측정적 특성: **상대평가:** 덴버 II의 표준은 콜로라도 전 지역의 2096명의 아동을 연구한 결과를 토대로 한다. 연령집단 내에 모성교육, 거주지 및 민족성의 변수를 통제했다. 미국 아동의 대표값이 되는 표준을 구하도록 표본추출과정을 거쳤다.[34]

(계속)

그러나, 다른 민족집단을 검사할 때에도 적합한지에 대한 의문이 제기되어, 덴버 II에서 있을 수 있는 위양성 결과에 대한 연구를 했다. 커필드 등은 알래스카 원주민 아동들을 대상으로 발달지연선별검사를 할 때 덴버 II를 신중하게 이용해야 한다는 점을 알아내고, 표준에 포함되지 않는 민족집단을 검사할 때 그 도구를 적절하게 이용해야 한다는 문제를 제기했다.

검사자간 신뢰도: 모든 항목에 대한 평균 백분율 일치도는 0.99(±0.016)이었다.[30]

동일한 항목에 대한 **재검사 신뢰도**는 0.90(±0.12)이었다.[31]

민감도: 0.83

특이도: 0.43

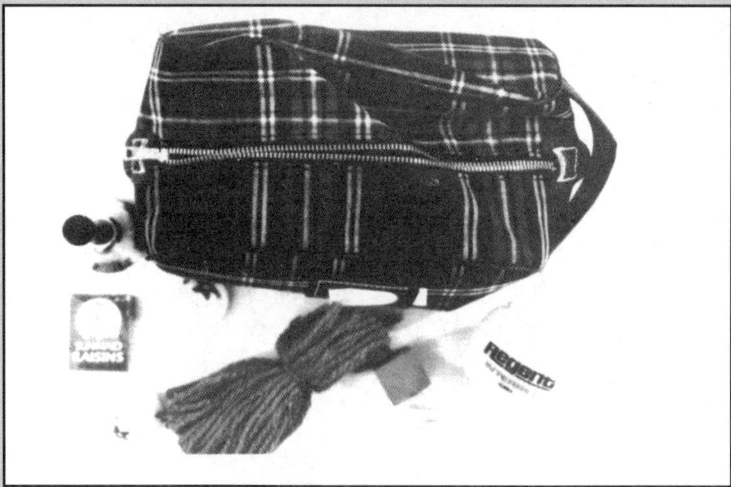

그림 2.1
덴버 II 검사 키트

밀라니-콤파레띠 운동발달선별검사, 3rd[37]
1992
A. 밀라니-콤파레띠와 E.A. 지도니
(웨인 스터버그 개정)

목적:	이탈리아의 두 소아신경학자인 밀라니-콤파레띠와 지도니가 처음으로 개발하여 1967년에 발표했으며,[38] 마이어 소아재활기관에서 이 검사를 채택하여 1978년과 1992년에 약 간 다른 형식으로 발표되었다.[37,39] 본 검사의 목적은 원시반사의 발생 및 소실과 관련된 운동발달 및 고차원적인 동작 및 자세조절 패턴에 대한 연속적 발달을 평가하는데 있다.
연령:	출생 ~ 생후 2년
시간:	10분 내지 15분
검사자 자격:	물리치료사와 의사
검사 키트:	검사 설명서에는 검사과정의 표준화에 대한 완벽한 지침이 있다. 대상 아동이 해당 연령보다 위 또는 아래에 있는 경우 점수도표에서 이를 한 눈에 알 수 있다. 경사보드를 제외하고 검사에 필요한 별도의 장비는 없다. 일반 탁자와 매트가 필요하다.
검사 분야:	**자발적인 운동행동**(이동, 앉기, 일어서기)과 **유발반응**(원시반사, 정위반응, 보호신전반응, 평형반응)
검사과정:	아동의 자발적인 운동행동을 관찰하고, 검사자가 유발반응을 유도한다. 점수표에는 유발반응을 유도하는 그림이 있으며, 검사 설명서에서 예상되는 수행능력에 대해 설명한다. 각각의 검사항목은 합격(검사자가 직접 관찰하거나 아동이 비협조적인 경우 부모가 말한 내용에 따라) 또는 불합격으로 판별한다. 총점은 구하지 않는다.
심리측정적 특성:	**상대평가:** 네브라스카 오마하에 살고 있는 생후 1개월~16개월의 유아 312명을 대상으로 검사를 하여 제 3차 검사의 표준을 구했다. 5년 동안 정상발달아동과 비정상발달아동을 임상적으로 관찰하여 이를 토대로 원래의 평가도구를 개발했다. 기능적 운동 성취도와 운동행동의 기저구조에 밀접한 연관이 있으며, 이들 간에 관계가 있는 특정 운동행동이 검사에 포함되었다. 본 검사의 처음 두 버전에 대한 타당도와 신뢰도 연구는 한정적이었다.[40-42]

(계속)

최근 버전의 검사에 대한 **검사자간 신뢰도**는 백분율 일치도로 봤을 때 0.89 내지 0.95였다. 항목에 대한 검사자간 신뢰도는 0.79(서기)에서 0.98(손으로 잡기, 바로 눕기)로 다양했다.

이 평가도구를 이용하여 발달장애 정도가 다양한 유아들을 평가할 때에 신뢰도에 대한 자료는 한정적이었다.

재검사 신뢰도는 백분율 일치도로 봤을 때, 0.82에서 1.0 사이였다. 항목에 대한 재검사 신뢰도는 0.80(바로 눕기)에서 1.0(모로, 뒤로 향한 방어반응, 앉기 위해 끌어당기기, 누웠다 일어서기, 보행)으로 다양했다.

특이도: 0.78 ~ 0.89
민감도: 0.44 ~ 0.67

유아동작평가(MAI)[10]
1975
리네뜨 S. 챈들러, 마리 S. 앤드루스, 마르샤 W. 스완슨

목적: 고위험군 유아를 평가하는데 일관된 접근방법이 필요해서 만들어짐. 본 검사의 목적은 생후 1년 간의 운동행동을 상세하고 체계적으로 평가하고, 운동행동이 생후 1년 이하인 유아에게 물리치료가 미치는 영향을 살펴보기 위함이다.

연령: 출생 ~ 생후 12개월

시간: 45분 내지 90분

검사자 자격: 물리치료사

검사 키트: 검사 설명서와 점수표

검사 분야: 근육 긴장도, 원시반사, 자동반응, 수의적 동작을 평가하고, 관찰한 유아의 행동에 대해 기록한다.

검사과정: 검사자가 개별적으로 항목을 검사한다. 유아를 조심스럽게 다루어야 한다. MAI의 각 항목 점수는 4개월 유아의 정상 또는 의심스러운 상태를 말한다. 의심스러운 상태를 나타낸다면 고위험점이 된다. 4개의 부문의 고위험점를 합하면 고위험 점수가 된다. 최종 점수를 낼 때에 비대칭성과 분포변화 점수도 가산한다. 저자들이 교육경험, 문헌고찰, 소아를 다룬 임상경험 등을 토대로 하여 정상과 의심스러운 상태의 점수를 결정했다.

심리측정적 특성: **절대평가:** 생후 4개월과 8개월 유아의 정상 운동행동에 대한 프로파일을 개발했다. 그러나, 4개월 유아의 프로파일을 작성할 때에는 몇몇의 예외(아시아인)를 제외하고 백인을 주로 대상으로 했다. 아프리카계 미국인은 포함되지 않았다.

(계속)

교정연령이 4개월인 임신 32주 미만에 태어난 유아와 임신 32주에서 36주 사이에 태어난 유아를 구별한 본 검사의 능력을 통해 **구성개념 타당도**를 입증했다. 그러나, 슈나이더, 리, 챠스노프는 생후 4개월의 건강한 유아에게 MAI를 하는데 대해 우려를 나타냈다. 생후 4개월의 유아 50명으로 구성된 표본에서, 30%의 유아가 총 위험점수가 7이상이었는데 원래의 MAI 프로파일 상에서는 15%의 유아만이 그러하므로 상당한 차이가 있었다. 이 결과를 토대로, 이들은 현재 MAI 프로파일이 생후 4개월의 건강한 유아가 보여주는 정상적인 운동행동을 정확하게 반영하지 않을 수도 있음을 주장했다.

예측 타당도는 광범위하게 연구되었다. 생후 4개월 유아에 대한 MAI에서는 3세에서 8세에 뇌성마비가 나타난 아이 73.5%, 뇌성마비가 없던 아이 62.7%를 정확하게 동정했다. 17가지 항목은 뇌성마비의 유의한 예측인자임이 밝혀졌다.[10]

검사자간 신뢰도 r은 0.72였다.[44] 그러나, 할리 등은 백분율 일치도와 카파통계를 이용하여 항목의 2%에서 검사자간 신뢰도가 아주 높은 카파계수를 보였으며, 58%에서 양호 내지 우수한 검사자간 신뢰도의 카파계수가 나타났다. 항목의 40%에서는 검사자간 신뢰도가 좋지 않은 카파계수를 보였다. 항목의 10%, 42%, 48%에서 평가의 신뢰도가 각각 매우 우수하거나, 양호 내지 우수하거나, 불량했다.

유아를 1주일 간격으로 검사했을 때 **재검사 신뢰도** r은 0.76[43]이었다.

특이도: 생후 4개월은 0.78, 생후 8개월은 0.64

민감도: 생후 4개월은 0.83, 생후 8개월은 0.96

운동능력 평가도구(BOTMP, bruininks-Osertsky Test of Motor Proficiency)

운동문제를 조기에 발견하는 등 선별검사를 목적으로 간단한 양식의 BOTMP를 할 수 있다. '종합발달검사' 에서 BOTMP에 관하여 논의할 예정이다.

운동발달 및 운동조절검사

알베르타신생아운동척도(AIMS, Alberta Infant Motor Scales)[28] 1994

M. C. 피퍼와 J. 다라

목적: 운동지연여부 동정(식별), 성숙이나 중재를 통해 시간에 따라 변화된 운동수행능력의 평가, 치료계획을 세우기 위해 필요한 모든 정보 제공 등을 목적으로 본 AIMS를 개발했다.

연령: 출생 ~ 18개월

시간: 20분 내지 30분

검사자 자격: 물리치료사

검사 키트: 검사 설명서와 점수표. 별도의 장난감, 촉진, 조건 등은 없다.

검사 분야: 4가지 자세(바로 눕기, 엎드리기, 앉기, 서기)로 유아를 검사한다. 총 58가지 대운동기능 항목이 있다. 체중부하, 자세, 반중력 운동 등 운동수행능력의 3가지 측면을 관찰한다.

검사과정: 진료소나 집에서 검사를 할 수 있다. 유아의 옷을 벗기고 검사를 할 수 있도록 걷는 속도와 운동량을 정해야 한다. 치료사는 되도록 유아를 잡지 않도록 한다. 각 검사항목은 "관찰했음" 또는 "관찰되지 않음" 으로 평가한다. 4가지 자세에서 각각 관찰한 항목의 총합이 그 자세의 점수이다. 자세 점수를 모두 합하면 총점이 되며 이를 백분율 순위로 변환한다(그림 2-2).

심리측정적 특성: **상대평가:** 캐나다 알베르타에서 연령과 성별을 토대로 2202명의 유아를 선택하여 규범적 표본을 구성했다. 그러나, 인종이나 민족에 관한 정보는 없었다. 다른 인종이나 민족의 유아들에게 AIMS를 이용하는데 관한 의문이 야기되었다.

위험군으로 판명되거나 운동지연이 있는 유아의 점수를 이미 확립된 표준과 비교하여 **구성개념 타당도**를 입증했다.[48] 저자들은 이 점수를 이용해서 유아를 "비정상", "위험군" 또는 "정상" 으로 판명할 수 있다고 주장했다.[49]

동시 타당도의 경우, 전형적인 발달을 보이는 유아 103명과 비정상 또는 위험군 유아 68명의 AIMS 총점이 피바디 발달운동척도의 대운동 원점수 및 베일리 영유아 발달검사의 운동척도와 상관관계가 있었다. 전형적인 발달을 보이는 유아에서 상관계수는 0.84 ~ 0.99였으며, 비정상 및 위험군 유아에서는 0.93 ~ 0.95로 나타났다.[47]

(계속)

전형적인 발달을 보이는 유아 253명을 대상으로 두 명의 치료사로 **검사자간 신뢰도**를 평가했다. 피어슨 곱 모멘트 상관계수 r은 0.96 ~ 0.99였다.

상기와 동일하게 유아 253명을 대상으로 **재검사 신뢰도**를 평가했다. 두 검사일에 동일한 검사자가 AIMS 점수를 매겼을 때 피어슨 곱 모멘트 상관계수 r은 0.86 ~ 0.99였다. 그러나, 다른 평가자가 재평가를 한 경우에는 r이 0.82 ~ 0.94였다. 출생 직후부터 생후 3개월까지의 유아에서 신뢰도가 가장 낮았다.

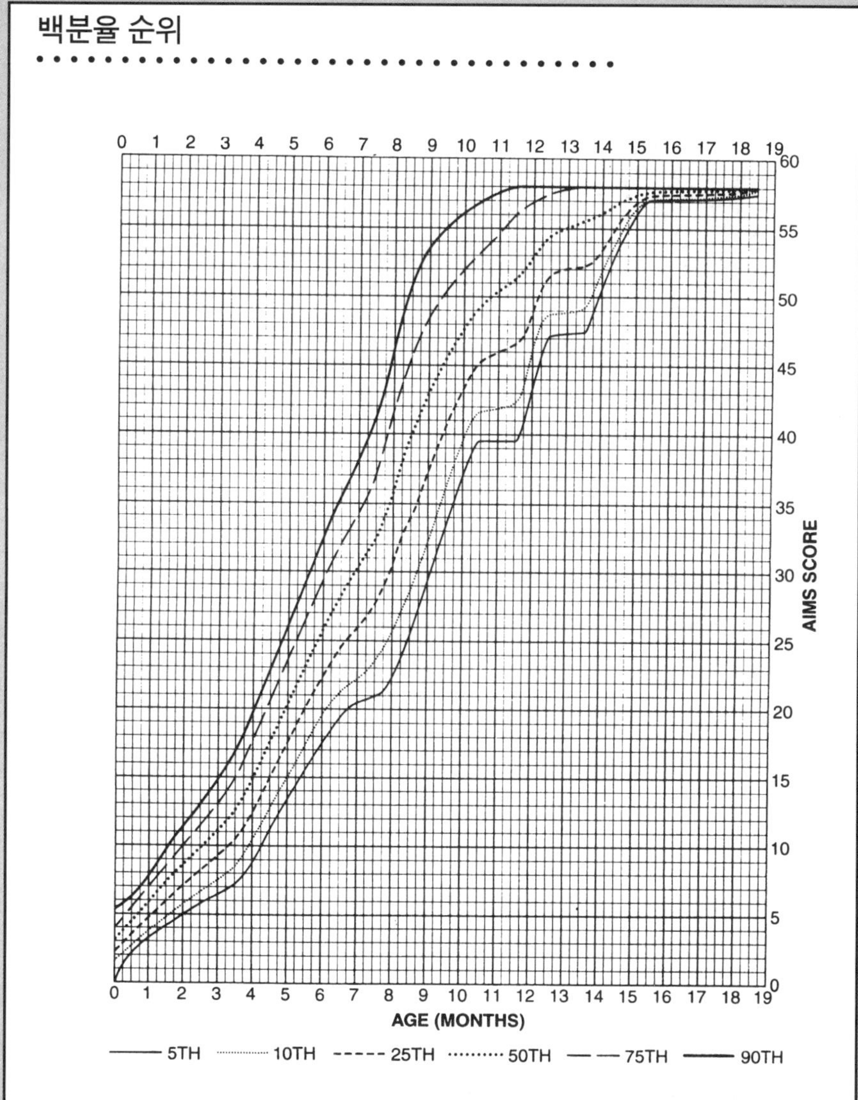

그림 2-2. AIMS 점수요약표(*발달하는 유아의 운동평가*에서 발췌, 피퍼 MC와 다라). 저작권 1994. 엘스비어의 허가 하에 인쇄.

영유아 운동평가(TIME)[50]
1994
루시 제인 밀러와 게일 H. 로이드

목적: TIME은 1) 운동지연이나 편위가 의심되는 유아를 동정하고, 2) 적절한 중재방법을 개발하며, 3) 치료 효능 연구를 하는데 그 목적이 있다.

연령: 생후 4개월 ~ 3세, 6개월

시간: 유아의 전체 평가시간은 10분 내지 20분, 좀 더 자란 유아의 평가시간은 20분 내지 40분이다. 점수를 계산하는데 추가로 시간이 필요하며, 검사자가 검사에 익숙한 정도에 따라 계산하는 시간이 달라진다. 기능적 수행능력 하위검사를 위한 면담을 하는데 15분 정도가 필요하다.

검사자 자격: 작업치료사와 물리치료사

검사 키트: 검사 설명서와 점수표가 매우 꼼꼼하다. 각 항목에 대해 상세하게 설명을 하고, 선으로 그린 그림을 덧붙였다. 과제 제시 순서를 달리하여 친숙한 환경에서 유아가 놀게 한다.

검사 분야: 이동성, 운동 조직력, 안정성, 기능적 수행능력, 사회/정서적 능력 등 5가지 일차 하위검사가 있다.

성분분석, 품질 평가, 비전형적 자세 등 선택적 하위검사 3가지는 전문 임상의사와 연구자들에게 권장한다.

검사과정: 이 검사는 사회/정서적 능력, 이동성, 운동 조직력, 안정성, 기능적 수행능력의 순서대로 한다. 사회/정서적 능력 하위검사는 검사 세션 전후에 해서 상태/활동 수준, 주의력 및 정서/반응 등을 평가한다. 이동성과 운동 조직력은 유아와 놀고 있는 부모를 관찰하면서 점수를 매긴다. 이 항목들은 4개의 발달수준으로 나누어 합격/불합격으로 판단한다. 안정성은 이동성과 운동 조직력 하위검사를 하는 동안 유아를 관찰하여 평가를 하고 이를 점수화한다. 기능적 수행능력은 검사자가 부모와 면담을 하면서 평가한다. 하위검사에는 자기돌봄, 자기관리/자기완성, 관계/상호작용, 공동체에서의 기능과 관련된 질문들이 있다. 5가지 일차 하위검사를 환산점수로 나타낸다.

심리측정적 특성: 5가지 일차 하위검사는 **상대평가**지만, 선택적 하위검사는 그렇지 않다. 운동지연이나 편위가 없는 미국의 유아 731명을 표본으로 하여 표준을 만들었다. 연령, 인종/민족, 성별, 사회경제적 지위에 따라 표본을 구분했다. 발달지연에 대한 생물학적 또는 환경적 위험이 있는 유아는 표본에서 제외했다.

(계속)

검사를 이용하여 운동지연이 있는 유아와 없는 유아를 분석하여 **구성개념 타당도**를 입증했다. 두 집단 간 표준화된 평균차는 표준편차가 1.5였다. 연령 경향 분석에서도 연령이 증가할수록 보다 많은 항목을 수행할 수 있고, 어려운 항목을 보다 많이 습득하게 됨을 알 수 있었다.[49]

피어슨 곱 모멘트 상관계수를 이용했을 때, 운동 조직력에 대한 **검사자간 신뢰도** r은 0.88, 이동성에 대한 r은 0.99였다.[49]

동일한 검사자에 의한 **재검사 신뢰도**는 이동성에서 0.96, 운동 조직력과 비전형적 자세에서는 0.99였다.[49]

특이도는 이동성에서 92.6%, 안정성에서 96.9%, 비전형적 자세에서 98.6%였다.

민감도는 이동성에서 88.2%, 안정성에서 80.6%, 비전형적 자세에서 97.2%였다.

베일리 영유아 발달검사(BSID II, Bayley Scales of Infant Development)[51] 1993

낸시 베일리

목적: 주 목적은 발달지연을 동정하고 유아의 발달 진행상황을 살펴보는데 있다.

연령: 생후 1개월 ~ 42개월

시간: 유아의 연령에 따라 25분 내지 1시간

검사자 자격: 심리학자, 물리치료사, 작업치료사

검사 키트: BSID II 검사 설명서에는 검사를 하는 방법에 대해 자세히 설명하고 있다. 안면 조직, 층계, 보행판, 초시계를 제외하고 필요한 모든 재료가 검사키트에 있다.

검사 분야: BSID II의 정신척도는 감각-지각 민감성, 식별, 이에 대해 반응하는 능력; '대상 항상성' 과 기억, 학습능력과 문제해결능력의 조기 습득; 음성화와 언어적 의사소통의 시작; 일반화와 분류화를 할 수 있는 능력에 대한 조기 증거 등을 평가하도록 고안했다. 이들 모두는 추상적 사고를 기초로 한다고 여겨진다. 운동척도는 몸통 조절, 대근육 협응, 손과 손가락의 미세한 조작 기능의 정도를 측정하도록 고안했다.

(계속)

정신척도와 운동척도 외에, BSID II에는 이들 척도를 평가한 후에 하는 유아행동평가가 있다. 유아행동평가는 태도, 흥미, 감정 에너지, 활동, 자극의 접근이나 철회에 대한 경향 등에서 나타나는, 환경에 대한 유아의 사회적 및 주관적 성향을 평가하는데 도움이 된다.

검사과정: 검사 설명서에 따라 각각의 검사를 하고 점수를 구한다. 합격여부로 점수를 매긴다. 정신척도의 점수는 아동정신발달지수(MDI)로 나타낸다. 운동척도의 정보는 운동발달지수(PDI)로 표현한다. 모든 연령에 대한 지수 각각의 평균 표준점수는 100이며 표준편차는 15점이다. 유아의 발달속도가 매우 다양하므로, 정신척도와 운동척도에서 구한 지수는 장래의 능력을 예측하는 데는 한계가 있다. 이 점수는 유아의 현재 상태를 정의하고 조기에 시정조치를 취할 수 있는 토대가 된다.

심리측정적 특성: **상대평가:** BSID II는 수년 동안 수정, 재표준화 및 확장이 이루어진 산물이다. 1958년에서 1960년까지의 버전은 캘리포니아 1학년 정신척도, 캘리포니아 미취학 아동 정신척도, 캘리포니아 유아 운동발달척도 등 세 가지의 척도를 상당부분 차용했다. 두 번째 버전은 1960년에 발표되었으며, 뒤이어 1969년에 세 번째 버전이 나왔다. 현재 버전은 1993년에 발표된 것으로 1700명의 아동으로 표준화를 했다. 이 표본은 연령, 성별, 인종/민족, 지질학적 지역, 부모의 교육수준 등을 토대로 선정했으며, 1988년 US 인구조사에서 확인한대로 이러한 특성들을 대표한다.

맥카티 아동능력척도로 **동시 타당도**를 입증했으며, MDI의 r은 0.57 ~ 0.77, PDI의 r은 0.18 ~ 0.59였다. 웩슬러 유아지능검사(WPPSI-R, Wechsler Preschool and Primary Scale of Intelligence – Revised)와의 상관관계 r은 MDI에서 0.21 ~ 0.73, PDI에서 0.14 ~ 0.41이었다. 정신척도는 운동척도보다 일반인지 능력을 평가하는 검사와 밀접하게 관련이 있었다.

운동척도와 정신척도에 대한 **검사자간 신뢰도** r은 각각 0.75와 0.96이다.

운동척도에 비해 정신척도의 **재검사 신뢰도**가 높았으며, MDI와 PDI에서 각각 r은 0.87과 0.78이었다. 그러나 두 값 모두 상당한 상관관계를 나타낸다.

피바디 발달운동척도-개정2판(PDMS-2, Peabody Developmental Motor Scales, Second Edition)[9]
2000
M. 론다 폴리오와 레베카 R. 페웰

목적: PDMS-2는 1) 아동의 운동 유능감을 추정하고, 2) 대운동과 소운동의 차이를 비교하며, 3) 각 기능의 정량적 및 정성적인 정보를 제공하고, 4) 아동의 진행상황을 평가하며, 5) 연구도구를 제공하는데 그 목적이 있다.

연령: 출생 ~ 6세

시간: 총 검사시간은 45분 내지 60분이다. 각 세션은 20분 내지 30분이 소요된다.

검사자 자격: 물리치료사, 작업치료사, 진단의, 조기중재 전문가, 적응물리교사, 특수학교 체육교사, 심리학자

검사 키트: PDMS-2 키트에는 검사자의 설명서, 프로파일/요약서(그림 2-3), 검사자 수첩, 항목 검사에 대한 안내서, 운동활동 프로그램, 피바디 운동발달 차트, 조작교구, 전산화된 점수계산 프로그램 등이 있다.

검사 분야: PDMS-2는 다음과 같이 6가지 하위검사로 구성된다.

- ▶ 반사(대운동, 출생 ~ 11개월)
- ▶ 정지(대운동)
- ▶ 이동(대운동)
- ▶ 물체조작(대운동, 12개월 ~ 6세)
- ▶ 쥐기(소운동)
- ▶ 시각-운동 통합(소운동)

검사과정: '항목검사에 대한 안내서' 에서는 각 항목을 자세하게 설명한다.
여기에는 1) 이 항목을 습득한 규범적 표본에서 50% 유아의 연령, 2) 검사 자세, 3) 자극(필요한 경우), 4) 항목을 검사하는 과정, 5) 항목의 점수를 매기는 기준, 6) 해당 항목을 수행하는 아동의 모습 등이 있다.
검사는 방, 복도, 야외 어느 곳에서든 해도 된다. 미끄럼 방지 신발을 신기거나 맨발로 놔둔다. 앉아서 하는 항목에서는 아이의 발이 바닥에 닿아 있어야 한다. 필요하다면, 부모나 보호자가 검사를 하는 동안 곁에 머물게 할 수도 있다.
각 항목은 3점으로 점수를 구한다. 원점수는 등가연령(AE), 백분율, 표준점수로 변환한다. 표준점수는 대운동, 소운동, 전체운동 등 세 가지 운동수행능력 지수로 변환한다.

심리측정적 특성: 상대평가

1979년 겨울부터 1998년 봄까지 46개 주와 캐나다 주 1곳에 살고 있는 2003명의 유아들을 표본으로 표준화를 했다. 표준화에 이용한 인구통계는 1997년 US 인구조사 자료를 참고로 했다.

(계속)

PDMS-2

Profile/Summary Form

피바디 발달운동척도

Second Edition

1. 아동 정보

Child's Name ELIZABETH S. 여성 ☒ 남성 ☐

	년	월	일
검사일	02	05	09
출생일	00	07	08
역연령	01	10	01
미성숙 조정		–	–
교정연령			
개월 수			

검사자:

검사자 직책:

2. 점수

PDMS-2	원점수	등가연령	%ile	표준 점수		
반사						
정지	36	11 months	16	7		
이동	80	15 months	2	4		
물체조작	6	13 months	5	5		
쥐기						
시각-운동 통합						
표준점수 총점				16		
				GMQ	FMQ	TMQ
지수				70		
백분율				2%		

3. 프로파일

표준점수	반사	정지	이동	물체조작	쥐기	시각-운동 통합	표준 점수	지수	대운동	소운동	전체 운동	지수
20							20	150				150
19							19	145				145
18							18	140				140
17							17	135				135
16							16	130				130
15							15	125				125
14							14	120				120
13							13	115				115
12							12	110				110
11							11	105				105
10							10	100				100
9							9	95				95
8							8	90				90
7							7	85				85
6							6	80				80
5							5	75				75
4							4	70				70
3							3	65				65
2							2	60				60
1							1	55				55

Additional copies of this form (#9284) may be purchased from PRO-ED, 8700 Shoal Creek Blvd., Austin, TX 78757-6897 800/897-3202, Fax 800/397-7633, http://www.proedinc.com

그림 2-3. PDMS-2 프로파일/요약서(폴리오 MR, 페웰 RR의 허가 하에 인쇄. *피바디 발달운동척도-2*, Pro-Ed: 오스틴, 텍스, 2000)

검사 내용에 측정할 행동영역의 대표 표본이 포함되었는지의 여부를 판단하는데 내용 타당도를 이용했다. PDMS-2 항목들은 발달과정과 계측적 서열을 보여주는 심리운동적 영역의 분류체계에 기초한다.[52] 항목분석과 항복반응이론모형을 통해 내용 타당도를 평가했다.

(계속)

기준-예측 타당도 연구에서는 PDMS-2의 점수와 PDMS 및 물런 조기학습척도(MSEL:A, Mullen Scales of Early Learning)의 점수를 비교했다. PDMS-2와 PDMS 간의 상관계수 r은 대운동지수의 경우 0.84, 소운동지수의 경우 0.91이었다. PDMS-2와 MSEL:A 간의 상관계수 r은 대운동점수에서 0.86, 소운동점수에서 0.80이었다.[9]

생후 3개월 ~ 11개월 유아를 대상으로 한 30가지 프로토콜, 15개월 ~ 36개월의 유아를 대상으로 한 30가지 프로토콜을 검토한 두 명의 검사자를 놓고 **검사자간 신뢰도**를 평가했다. 채점자간 신뢰도 r은 0.96(전체운동점수)에서 0.99(이동)로 나타났다.[9]

생후 2개월~11개월과 12개월~17개월로 두 연령집단을 나누어 **재검사 신뢰도**를 평가했다. 피어슨 곱 모멘트 상관계수 r은 0.73(생후 2개월~11개월 유아의 소운동지수) ~ 0.96(생후 12개월~17개월 유아의 전체운동지수)으로 나타났다.

대운동발달검사-2(TGMD-2, Test of Gross Motor Development-2)[53] 2000

데일 울리히

목적: 아동의 대운동 기능을 평가하기 위해 이 검사를 개발했다. 데일 울리히는 이 검사를 동정 및 선별검사, 교수프로그램 계획, 개별적인 진행상황 평가, 프로그램 평가 및 연구도구로 유용하다고 명시했다.

연령: 3 ~ 10세

시간: 15분 내지 20분

검사자 자격: 물리치료사

검사 키트: 검사 설명서와 점수표(그림 2-4)가 있다. 검사자는 설명서에 있는 재료를 준비해야 한다.

검사 분야: 이행운동, 객체 제어

검사과정: 아동에게 각 항목을 검사한다. 검사가 용이하도록 검사에 앞서 필요한 조건들을 준비한다. 검사를 하는 동안에는 고무밑창이 달린 신발을 신기거나 맨발로 두도록 한다.

각 검사항목에는 해당 기능을 숙지했음을 나타내는 3~4가지 특정 수행요소가 있다.

각 수행요소는 3회 시도하여 2회 관찰되었으면 1, 2회 관찰되지 않았으면 0으로 점수를 매긴다. 각 수행요소마다 1회의 연습을 하고 3회의 시도를 한다. 원점수는 두 가지 영역(이행운동과 객체제어)과 전체 대운동지수에 대해 백분율, 표준점수, 등가연령 점수로 변환한다.

(계속)

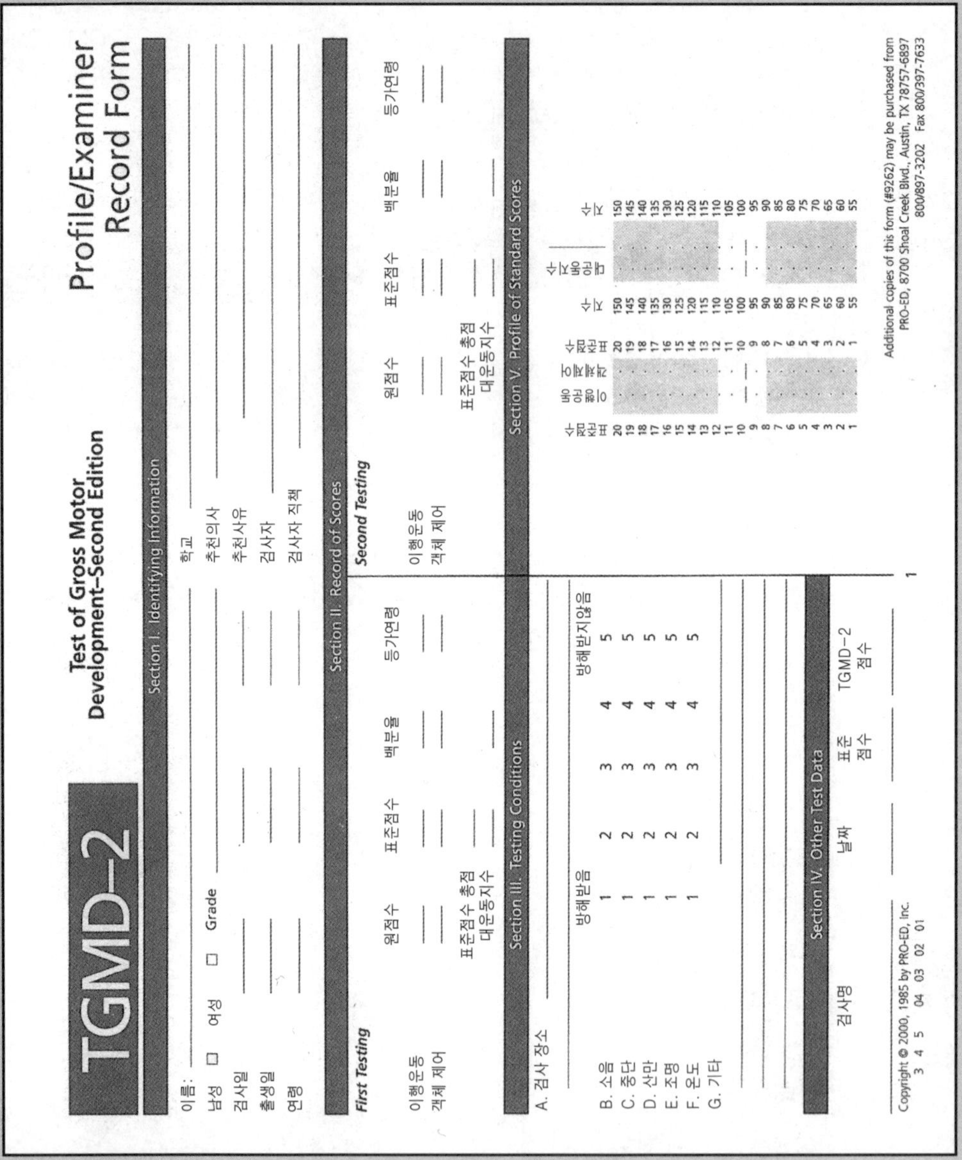

TGMD-2

Test of Gross Motor Development–Second Edition

Profile/Examiner Record Form

Section I. Identifying Information

이름: ______ 학교 ______
남성 □ 여성 □ Grade ______ 추천의사 ______
검사일 ______ ______ ______ 추천사유 ______
출생일 ______ ______ ______ 검사자 ______
연령 ______ ______ ______ 검사자 직책 ______

Section II. Record of Scores

First Testing

	원점수	표준점수	백분율	등가연령
이행운동	___	___	___	___
객체 제어	___	___	___	___

표준점수 총점 ___
대운동지수 ___ ___

Second Testing

	원점수	표준점수	백분율	등가연령
이행운동	___	___	___	___
객체 제어	___	___	___	___

표준점수 총점 ___
대운동지수 ___ ___

Section III. Testing Conditions

A. 검사 장소 ______

	방해받음				방해받지않음
B. 소음	1	2	3	4	5
C. 중단	1	2	3	4	5
D. 산만	1	2	3	4	5
E. 조명	1	2	3	4	5
F. 온도	1	2	3	4	5
G. 기타					

Section IV. Other Test Data

검사명	날짜	표준 점수	TGMD-2 점수

Section V. Profile of Standard Scores

표준점수	이동운동	객체제어	표준점수	지수	대운동지수	지수
20			20	150		150
19			19	145		145
18			18	140		140
17			17	135		135
16			16	130		130
15			15	125		125
14			14	120		120
13			13	115		115
12			12	110		110
11			11	105		105
10			10	100		100
9			9	95		95
8			8	90		90
7			7	85		85
6			6	80		80
5			5	75		75
4			4	70		70
3			3	65		65
2			2	60		60
1			1	55		55

1

Additional copies of this form (#9262) may be purchased from
PRO-ED, 8700 Shoal Creek Blvd., Austin, TX 78757-6897
800/897-3202 Fax 800/397-7633

그림 2-4. TGMD-2 프로파일/검사자 기록양식(울리히 D의 허가 하에 인쇄, *대운동발달검사-2*, PRO-Ed: 오스틴, 텍스, 2000)

심리측정적 특성:

상대평가

울리히는 1997년 인구조사 자료를 통해 표준화된 표본이 지질학적 지역, 성별, 인종, 거주지, 부모의 교육수준, 장애 상태 및 연령 등의 계측분류 기준으로 국가 전체를 대표한다는 점을 확신했다. 10개 주에서 280명의 아동을 선택하여 표본을 구성했다.[52]

(계속)

내용 타당도는 또래보다 상당히 뒤처진 아동들을 동정하는 검사의 선별력을 토대로 한다.

기준-예측 타당도 연구는 TGMD-2의 점수와 학생능력 종합보완점수를 비교했다. 검사를 2주 간격으로 했을 때, 상관관계 r은 0.63으로 중간정도였다.[52]

내적일치도를 평가하기 위해 **내용 표본추출**을 했다. R 값은 0.76 ~ 0.94였다.[52]

검사자간 신뢰도는 이행운동, 객체 제어, 대운동 지수에서 상관관계 r이 0.98로 매우 높았다.[52]

3세 ~ 10세 아동의 표본에 대한 **재검사 신뢰도**는 0.88 ~ 0.96이었다.[52]

운동능력 평가도구(BOTMP, bruininks-Osertsky Test of Motor Proficiency)[4]

1978

로버트 H. 브루인니크

목적: 본 검사는 아동의 대운동과 소운동 기능을 평가하고, 적절한 교육 및 치료계획을 위해 판단을 하는데 도움이 되는데 그 목적이 있다. 발달문제의 조기 동정 등 별도의 목적으로 선별검사를 할 때 본 검사를 약식 형태로 이용할 수 있다.

연령: 4.5 ~ 14.5세

시간: 약식은 15분 내지 20분, 전체 검사는 45분 내지 60분 소요.

검사자 자격: 물리치료사, 작업치료사, 체육교사

검사 키트: 검사 설명서에는 명확하게 서술한 지침이 적혀있으며, 어떤 지침은 복잡하기도 하지만, 아동이 이해할 수 있는 단어로 대체가 가능하다. 특정 항목은 약식으로 이용하며, 선별검사에 쓸 수 있다. 검사에 필요한 대부분의 장비는 검사키트에 있다.

검사 분야: BOTMP의 하위검사에서 평가한 특정 운동분야는 달리는 속도와 민첩성, 균형, 양측 협응력, 체력, 상지 협응력, 반응속도, 시각운동조절, 상지 속도 및 손재주 등이다.

검사과정: 아동에게 각 항목을 검사한다. 일부 항목이 어린 아동에게는 어려울 수도 있지만, 모든 평가항목을 검사한다. 각 평가분야의 원점수를 포인트 점수로 변환하여 표준점수로 다시 변환할 수 있다. 표준점수에서 대운동과 소운동 과제에 대한 평균점수를 구할 수 있다. 또한, 특정 분야 각각에 대해 기능의 연령 수준을 판단할 수 있다.

(계속)

심리측정적 특성:

상대평가

BOTMP는 일련의 분석적 연구를 통해 개발되었다. 1973년에 75명의 아동을 대상으로 한 검사를 처음으로 개발했다. 이 검사결과에 대한 분석을 하고 나서, 세인트 폴 미네아폴리스 지역에 있는 5세~14세의 아동 250명을 대상으로 두 번째 버전의 검사를 했다. 도심지와 교외지역, 다양한 사회경제적 집단과 민족 집단을 대표하는 여러 학교에서 무작위적으로 아동을 선정했다. 이 검사의 결과를 분석하고 나서 최종 버전의 검사를 개발했다. 항목의 난이도, 식별성, 항목 수행능력과 역연령 간의 상관관계, 동일한 내용에 대한 항목간 상관관계 등을 토대로 최종 검사항목을 선택했다. 지질학적 지역, 지역사회 규모, 성별 및 인종에 따라 1970년 US 인구조사를 대표하는 765명의 아동을 대상으로 최종 버전을 표준화했다. 각 검사연령 당 최소 38명의 아동을 평가했다.

타당도: BOTMP의 타당도는 운동발달 또는 적합성의 구성개념을 얼마나 잘 평가하는가에 기초한다.

구성개념 타당도는 검사의 통계적인 특성에 기인하여 나타난다. 각 하위검사의 점수는 상관계수의 중간값이 0.78, 그 범위는 0.57 ~ 0.86으로 표준화 집단에서 아동의 역연령과 유의한 상관관계가 있었다. 정상 아동의 점수를 정신지체 혹은 학습장애 아동의 점수와 비교하여 타당도를 평가했다.

검사자간 신뢰도는 8가지 시각운동조절 하위검사 항목으로 판단했다. 두 개의 집단으로 이루어진 평가자들을 대상으로 했을 때, 검사자간 신뢰도 계수는 각각 0.98과 0.90이었다.[4]

2학년생 63명과 6학년생 63명을 대상으로 처음 검사를 한 후 7일~12일 후에 재검사를 해서 **재검사 신뢰도**를 평가했다. 전체검사의 평균점수에 대한 신뢰도 계수는 2학년에서 0.89, 6학년에서 0.86이었다.[4]

평균 및 하위검사에 대한 측정의 표준오차(SEM)을 구했다. 일반적으로 평균에 대한 SEM은 표준점수 4~5점이었으며, 하위검사에 대한 SEM은 2~3 점이었다.

대운동 기능평가(GMFM, Gross Motor Function Measure)[54] 2002

D. J. 러셀, P. L. 로젠바움, L. M. 에이버리, M. 레인

목적: 이 관찰도구의 목적은 시간에 따른 대운동 기능의 변화를 측정하는데 있다. 치료사들에 의하면, 이 검사는 1) 아동의 현재 운동기능의 수준을 설명하고, 2) 치료 목표를 정하며, 3) 아동의 발달상황을 우려하는 부모에게 쉽게 설명을 하는데 유용하다.

연령: GMFM의 모든 항목은 정상적인 대운동 능력이 있는 5세 아동에게 검사할 수 있다.

시간: 45분 내지 60분. 전체 검사를 마치기 전에 힘들어하는 아동의 경우 세션을 추가해서 조정할 수 있다. 그렇지만, 두 번째 세션은 1주일 내로 하고, 첫 번째 세션에서 한 항목은 다시 검사하지 않는다.

검사자 자격: 물리치료사

검사 키트: GMFM에 필요한 검사재료는 물리치료과에 있다. 검사지에 점수를 내려면 검사 설명서가 반드시 필요하다.

검사 분야: 1) 눕기와 구르기, 2) 앉기, 3) 기어가기와 무릎꿇기, 4) 일어서기, 5) 걷기, 달리기 및 도약하기 등 5가지 측면에서 운동기능의 활동을 평가하는데 88가지 항목을 이용한다.

검사과정: 각 항목을 설명하고 3회 시도하면서 검사한다. 아동이 각 활동을 얼마나 잘 하는가를 토대로 점수를 구한다. 각 항목은 4점으로 점수를 매긴다. 총점 외에도, 5가지 분야 각각에 대한 점수를 구할 수도 있다. 각 분야의 점수와 총점은 해당 분야에 대한 최대점수의 백분율로 변환한다(그림 2-5).

심리측정적 특성:

절대평가

이 검사는 생후 5개월과 16세 사이의 아동을 대상으로 타당성을 살펴보았다. 타당성 검증에 이용한 표본에는 뇌성마비 아동 111명, 두부 손상 아동 25명, 알려진 신체장애가 없는 미취학 아동 34명이 포함되었다.[53] 뇌성마비 아동 111명 중, 88명은 경직형 뇌성마비였으며, 23명은 비경직형 뇌성마비였다. 러셀 등에 의하면, GMFM이 뇌성마비 아동의 대운동 기능 변화를 측정하는데 타당하다.[55] GMFM 총점은 운동기능 변화에 대한 부모의 판단(r=0.54)과 치료사의 판단(r=0.65)과 상관관계가 있었다. 또한, 트라한과 말라윈은 GMFM이 각기 다른 유형의 뇌성마비가 있는 아동의 집단에서 대운동 수행능력이 8개월 동안 변화하는 것에 민감하다는 사실을 발견했다.[56] 러셀 등은 GMFM이 다운증후군 아동의 변화를 측정하는데도 타당하며, 다운신드롬 아동 중 변화 가능성의 차이에 대해서도 민감하다는 점을 제시했다.[57]

(계속)

GMFM

점수 요약

구분	% 점수		목표영역 (indicated with ✓ check)
A. 눕기와 구르기	A 총점 / 51	= 33 / 51 × 100 = 65 %	A. ☐
B. 앉기	B 총점 / 60	= 33 / 60 × 100 = 55 %	B. ☑
C. 기어가기와 무릎꿇기	C 총점 / 42	= 15 / 42 × 100 = 36 %	C. ☑
D. 일어서기	D 총점 / 39	= 1 / 39 × 100 = 3 %	D. ☑
E. 걷기, 뛰기, 도약하기	E 총점 / 72	= 0 / 72 × 100 = 0 %	E. ☐

총점 = (%A + %B + %C + %D + %E) / 전체 수

= (65 + 55 + 36 + 3 + 0) / 5 = 159 / 5 = 32 %

그림 2-5. GMFM 점수 요약표(러셀 DJ, 로젠바움 PL, 에이버리 LM, 레인 M의 허가 하에 인쇄. *대운동 기능평가[GMFM 66과 GMFM-88]*, 사용설명서, 런던, 영국: 맥케이트 프레스, 2002)

뇌성마비 아동의 **검사자간 신뢰도**에 대한 등급내 상관계수(ICC)는 0.87(눕기와 구르기) ~ 0.99(일어서기, 걷기, 뛰기, 도약하기; 총점)이었다. 루크-기비스 등은 골형성부전으로 진단을 받은 아동들을 검사할 때 검사자간 신뢰도에 대한 ICC가 눕기와 구르기에서 0.98, 다른 분야 및 총점에 대해서는 0.99임을 알게 되었다. 다운증후군 아동의 경우, 검사자간 신뢰도에 대한 ICC는 0.73(눕기와 구르기) ~ 0.98(일어서기)이었다.

뇌성마비 아동의 검사자내 신뢰도에 대한 ICC는 일어서기의 경우 0.92, 총점 및 다른 분야에서는 0.99였다. 골형성부전으로 진단을 받은 아동의 검사자내 신뢰도에 대한 ICC는 총점 및 5가지 분야 모두에서 0.99였다.

(계속)

다운증후군 아동을 대상으로 **재검사 신뢰도**를 평가한 결과 신뢰도가 매우 높았다. ICC는 0.87(기어가기와 무릎꿇기) ~ 0.99(일어서기)였다. 재검사 신뢰도가 높다는 말은 아동의 기능에서 실제로 아무런 변화가 예상되지 않을 때 짧은 기간 동안 GMFM 점수가 안정적임을 뜻한다.

감각운동 검사

영유아 감각 프로파일[59]
2002
위니 둔

목적: 본 검사의 목적은 1) 영유아의 일상 수행능력 패턴에 기여하는 감각처리과정의 잠재적 기여를 전문가가 평가하는데 도움이 되고, 2) 자극에 대한 영유아의 반응에 대한 정보를 얻으며, 3) 기능성 수행능력에 기여하거나 장애가 될법한 감각계를 확인하는데 있다.

연령: 출생 ~ 36개월

시간 15분 검사, 10분 점수계산

검사자 자격 작업치료사, 물리치료사, 심리학자, 언어병리학자

검사키트 검사 설명서, 보호자 설문지, 검사 전체에 대한 점수 요약표

검사 분야

▶ 전신 처리과정
▶ 청각 처리과정
▶ 시각 처리과정
▶ 촉각 처리과정
▶ 전정 처리과정
▶ 구강 감각 처리과정

감각경험에 대한 아동의 반응을 반영하는 5가지 사분면 점수를 구하고, 이는 둔의 감각처리모형을 토대로 한다. 감각추구 및 낮은 기록은 고역치 반응을 말하며, 감각 민감성과 감각회피는 저역치 반응을 뜻한다. 감각 민감성과 감각회피 점수를 합하면 저역치의 사분면 점수가 된다.

검사과정: 세 가지 방법으로 검사한다. 1) 본 평가도구의 목적을 표지에 설명한 보호자 설문지를 보호자에게 보낼 수 있다. 2) 치료사가 영/유아를 평가하는 동안 보호자는 설문지를 작성할 수 있다. 또는 3) 치료사의 도움을 받아 보호자가 설문지를 작성할 수 있다.

(계속)

	각 항목은 보호자가 영/유아에서 보는 행동의 빈도에 해당하는 척도로 점수를 매긴다. 다음 척도를 이용한다: ▶거의 항상 (90%) = 1 점 ▶자주 (75%) = 2 점 ▶가끔 (50%) = 3 점 ▶드물게 (25%) = 4 점 ▶거의 하지 않음 (10% 이하) = 5 점 각 분야에서 구한 원점수는 영/유아에 대한 구분점수와 비교한다. 영/유아 점수를 토대로 각 분야에서의 아동의 수행능력을 "전형적 수행", "다른 능력보다 떨어짐", 또는 "다른 능력보다 뛰어남"으로 기술한다. "다른 능력보다 떨어짐"과 "다른 능력보다 뛰어남"은 아동이 이후에 추정 차이 또는 확실한 차이가 있을 것으로 설명이 가능하다.
심리측정적 특성:	**절대평가** 1998년에서 2000년 사이에 표준화를 하고 출생시부터 생후 36개월까지 장애가 없는 영유아 401명을 평가했다. 표본 중 51.1%는 남아, 48.9%는 여아였다. 미국의 서로 다른 4 지역(서부 21%, 북부 중앙 35%, 남부 13%, 동북부 30%)에서 영유아를 선정했다. 대부분은 백인(84.5%)이었으며, 외곽지역(58.4%)에 살고 있다. **구성개념 타당도와 내용 타당도**는 캔사스 연합건강대학에서 5개의 표적집단과 전문가 패널들을 통해 다루었다. 각 항목이 대표하는 분야에 관해 전문가들이 결정한 내용을 토대로 검사항목을 선정했다. 68명의 작업치료사가 401명의 영유아 표본에 관한 예비연구를 했다. 이 연구의 자료 분석을 통해 특정 연령집단에 부적절한 항목에 관한 정보를 도출하고, 그 자료의 패턴을 확인했다. 처음 평가 후 2~3주가 지났을 때 표준화된 표본에서 하위표본(n=32)을 구해 **재검사 신뢰도**를 측정했다. 재검사 상관계수 r은 감각-처리과정 부문 점수에 대해서는 0.86이었으며, 사분면 점수에 대해서는 0.74였다.

감각 프로파일[60]
1999
위니 둔

목적: 본 검사의 목적은 1) 아동의 감각 처리과정에 관한 정보를 얻고, 2) 감각 처리과정을 일상 수행능력에 연관시키며, 3) 이론에 기초한 의사결정을 하도록 정보를 제공하고, 4) 팀의 구성원에 보호자를 포함시키는데 있다.

연령: 5세 ~ 10세(3세 내지 4세의 아동은 신중하게 검사)

시간: 30분 검사, 20분 점수계산

검사자 자격: 작업치료사, 물리치료사, 심리학자, 언어병리학자, 교사, 의사

검사키트: 검사 설명서, 보호자 설문지, 점수 요약표

검사 분야: 감각 프로파일은 125개의 항목으로 구성되어, 감각 처리과정, 감각 조절, 행동적 및 감정적 반응 등 크게 세 부분으로 되어 있다.

감각 처리과정에서는 기본적인 감각계(청각, 시각, 전정기관, 촉각, 다감각 및 구강 감각 처리과정)에 대한 아동의 반응을 말한다.

감각 조절은 다양한 반응을 조장 또는 저해함으로 아동이 신경의 메시지를 조절하는 걸 말한다. 감각 조절 분야에서는 지구력/긴장도와 관련된 감각 처리과정, 몸의 자세와 동작과 관련된 조절, 활동 수준에 영향을 미치는 동작의 조절, 감정적 반응에 영향을 주는 감각입력의 조절, 감정적 반응과 활동 수준에 영향을 미치는 시각적 입력 조절 등을 평가한다.

행동적 및 감정적 반응에서는 감각 처리과정에서 아동의 행동적 결과를 말하며, 감정적/사회적 반응, 감각 처리과정의 행동적 결과, 반응의 역치를 나타내는 항목 등으로 나타냈다.

검사과정: 보호자는 일상적인 감각 경험에 대한 아동의 반응을 기술한 설문지를 작성한다. 아동의 반응 빈도를 표시하여 설문에 답한다.

각 항목은 보호자가 영/유아에서 보는 행동의 빈도에 해당하는 척도로 점수를 매긴다. 다음 척도를 이용한다:

▶항상(100%) = 1 점
▶자주(75%) = 2 점
▶가끔(50%) = 3 점
▶드물게(25%) = 4 점
▶거의 하지 않음(10% 이하) = 5 점

(계속)

각 분야에서 구한 원점수는 각 분야의 구분점수와 비교한다. 구한 점수를 토대로 각 분야에서의 아동의 수행능력을 "전형적 수행"(평균보다 1 SD 이상 높은 점수), "추정 차이"(평균보다 2 SD 이상 높은 점수), 또는 "확실한 차이"(평균보다 2 SD 이상 낮은 점수)로 나타낸다.

심리측정적 특성:

절대평가

1993년에서 1999년 사이에 표준화를 하고 3세에서 14세까지 장애유무에 상관없이 1200명의 아동을 평가했다. 장애가 없는 아동표본은 3세에서 10세였으며, 남아와 여아의 수가 같았다. 미국의 서로 다른 4 지역(서부 15%, 북부 중앙 30%, 남부 25%, 동북부 29%)에서 영유아를 선정했다. 대부분은 백인(91.4%)이었으며, 외곽지역(60.9%)에 살고 있다.

문헌고찰, 전문가 리뷰, 범주 분석 등을 통해 **구성개념 타당도**와 **내용 타당도**를 다루었다. 감각 프로파일 점수를 학업기능평가(SFA) 점수와 비교하여 **수렴**(동시) **타당도**와 **판별 타당도**를 평가했다. 감각 프로파일의 소운동/지각 분야와 SFA의 세 가지 부문 간의 상관계수 r은 0.68 ~ 0.72였다. 그러나 SFA의 보다 상세한 수행능력 항목과 감각 프로파일의 항목 간에 상관관계는 낮았다. 위니 둔은 감각 프로파일이 보다 전반적인 감각 처리과정을 다루며, SFA에 포함되는 특정 과제와 관련이 없음을 시사했다.

크론바하 알파를 이용하여 **내적 일치도(신뢰도)**를 평가했다. 알파값은 0.47 ~ 0.91이었다.

각 구분점수 집단에서 가능한 사분면 원점수 각각에 대해 실제 점수와 구한 점수 간의 차이에 관한 지수인 측정의 **표준오차**(SEM)을 구했다. SEM 값이 작을수록 보다 신뢰도가 높은 검사이다. 프로파일의 SEM은 0.92 ~ 2.89이었다.[60]

청소년/성인용 감각 프로파일[61]
2002
카타나 E. 브라운과 위니 둔

목적: 본 검사의 목적은 1) 감각 처리과정에 관한 정보를 얻고, 2) 감각 처리과정을 일상적인 경험에 연관시키며, 3) 이론에 기초한 의사결정을 하도록 정보를 제공하고, 4) 평가 및 중재 과정에 검사대상자를 포함시키는데 있다.

연령: 11세 ~ 65세 이상

시간: 10분 내지 15분 동안 설문 작성, 20분 점수계산

검사자 자격: 작업치료사, 물리치료사, 성인 교육교사, 심리학자, 사회복지사, 직업상담사, 의사

검사 키트: 사용자 설명서, 자가 설문지, 점수 요약표

검사 분야:

▶맛/냄새 처리과정
▶동작 처리과정
▶시각 처리과정
▶촉각 처리과정
▶활동 수준
▶청각 처리과정

검사과정: 네 가지 방법으로 검사한다. 1) 본 평가도구의 목적을 표지에 설명한 설문지를 검사 대상자에게 보낼 수 있다. 2) 치료사가 동석하는 동안 검사 대상자가 설문지를 작성할 수 있다. 3) 치료사가 각 항목에 대한 검사 대상자의 반응을 읽고 기록하면서 검사를 한다. 또는 4) 치료사가 동석해서 질문에 대답하도록 그룹 단위로 설문지를 작성할 수 있다.

각 항목은 검사 대상자가 기술한 방식대로 반응하는 빈도에 해당하는 척도로 점수를 매긴다. 다음 척도를 이용한다:

▶항상 (100%) = 1 점
▶자주 (75%) = 2 점
▶가끔 (50%) = 3 점
▶드물게 (25%) = 4 점
▶거의 하지 않음 (10% 이하) = 5 점

각 분야에서 구한 원점수는 각 분야의 구분점수와 비교한다. 구한 점수를 토대로 각 분야에서의 검사 대상자의 수행능력을 대부분의 사람보다 상당히 떨어짐, 대부분의 사람보다 떨어짐, 대부분의 사람과 유사함, 대부분의 사람보다 많음, 대부분의 사람보다 상당히 많음 등으로 기술한다.

(계속)

심리측정적 특성: **절대평가**

장애가 없는 청소년 및 성인 950명을 표본으로 하여 표준화했다. 대부분은 백인이었으며, 미국 중동부(92%)에 살고 있다. 표본은 청소년, 성인, 노인 등 세 연령집단으로 구분했다.

문헌고찰, 전문가 리뷰, 검사 점수와 외적 변수와의 관계 검토 등을 통해 구성개념 타당도와 내용 타당도를 다루었다. 청소년/성인 감각 프로파일 점수를 뉴욕 종단연구(NYLS)의 성인기질 설문 점수와 비교하여 수렴(동시) 타당도와 판별 타당도를 평가했다.[62] 이 연구를 통해 접근/철회, 적응성, 기분 및 감각 역치 등의 분야에서 감각 프로파일과 NYLS 간의 상관관계가 중간 정도로 나타났다.

계수 알파를 이용하여 **내적 일치도(신뢰도)**를 평가했다. 알파값은 0.639 ~ 0.775이었다.

각 구분점수 집단에서 가능한 사분면 원점수 각각에 대해 실제 점수와 구한 점수 간의 차이에 관한 지수인 측정의 **표준오차**(SEM)을 구했다. SEM 값이 작을수록 보다 신뢰도가 높은 검사이다. 프로파일의 SEM은 3.58 ~ 4.51이었다.[61]

유아 감각기능검사(TSFI, Test of Sensory Functions in Infants)[63]
1989
조지아 A. 드간지와 스탠리 I. 그린스팬

목적: TSFI는 유아의 감각 처리과정과 반응성을 측정하도록 고안했다. TSFI는 조절장애(예; 까다로운 아이, 화를 잘 내는 아이)와 발달지연이 있는 유아, 이후 학습 및 감각 처리과정 장애의 위험이 있는 유아를 대상으로 한 연구 및 임상도구이다. TSFI는 다른 표준화된 발달 운동, 신경운동, 인지검사와 함께 병용하여 유아의 발달 기능을 판단하는데 이용할 수 있다.

연령: 생후 4개월 ~ 18개월

시간: 검사 및 점수계산에 25분 소요

검사자 자격: 작업치료사, 물리치료사, 소아과 의사, 심리학자, 유아 교사

검사 키트: 검사에 필요한 모든 재료는 검사키트에 있다. 검사 설명서에는 쉽게 점수를 내도록 종합적으로 설명했다(그림 2-6). 여기에는 삽화도 들어있다.

(계속)

Test of Sensory Functions in Infants (TSFI)

검사과정 및 점수표

Georgia A. DeGangi, Ph.D., O.T.R., and Stanley I. Greenspan, M.D.

Published by
WPS WESTERN PSYCHOLOGICAL SERVICES
12031 Wilshire Blvd., Los Angeles, CA 90025-1251
Publishers and Distributors

아기 이름: AA

출생일: ______ 검사일: ______

연령(개월): 9 mos 성별: □남 ■여

추천사유: ? Hyperresponsive to movement

지침

설명서(WPS 카탈로그 번호 W262C)의 지침에 따라 검사를 하십시오. 검사를 하는 동안 항목에 점수를 매기고, 한쪽에 항목 점수를 기입하십시오. 각 항목은 숫자로 점수를 매깁니다. 점수 기준은 본 양식 뒷면에 요약했으며, 설명서에 자세히 설명했습니다. 이 기준에 따라 각 항목에서 유아의 점수를 쓰고 우측에 숫자를 쓰십시오.

검사를 마친 후에는 하위검사 각각의 항목 점수를 더해서 하위검사 이름 옆에 소계를 쓰십시오. 5가지 하위검사 점수를 모두 더해 총점을 구하고 그 숫자를 우측 하단에 쓰십시오. 그런 다음 "점수"라고 쓰여진 칸 아래 알맞은 곳에 점수를 기입하여 하위검사 점수와 총점을 프로파일에 쓰십시오.

프로파일 양식을 이용하려면, 각 하위검사와 전체검사의 점수가 포함된 란에 "X"를 표시하고 그 X에 관련하여 프로파일을 작성하십시오.

Profile Form

하위검사	점수	4-6 months			7-9 months			10-12 months			13-18 months		
		정상	위험	부족	정상	위험	부족	정상	위험	부족	정상	위험	부족
세게 눌렀을 때의 반응성	10	9-10	8	0-7	(9-10)	8	0-7	9-10	8	0-7	9-10	8	0-7
적응 운동기능	13	7-15	6	0-5	(11-15)	10	0-9	14-15	13	0-12	15	14	0-13
시각 촉각 통합	8	4-10	3	0-2	9-10	(7-8)	0-6	9-10	7-8	0-6	9-10	7-8	0-6
시각 운동 조절	2	1-2		0	(2)	1	0	2	1	0	2	1	0
전정 자극에 대한 반응성	7	10-12	9	0-8	10-12	9	(0-8)	10-12	9	0-8	11-12	10	0-9
총점	40	33-49	30-32	0-29	41-49	(38-40)	0-37	44-49	41-43	0-40	44-49	41-43	0-40

W 262B

그림 2-6. TSFI 검사과정 및 점수 양식(©1983 WPS에서 TSFI 자료 발췌. 출판인인 WPS의 허가 하에 인쇄. 출판인의 명시적인 서면 허가 없이 다른 목적으로 일부 또는 전체를 인쇄하지 않는다)

검사 분야: TSFI는 1) 세게 눌렀을 때의 반응성, 2) 적응 운동기능, 3) 시각 촉각 통합, 4) 시각 운동 조절, 5) 전정 자극에 대한 반응성 등 5가지 감각 기능을 평가하는 24가지 항목으로 구성되어 있다.

검사과정: 전정 자극 검사를 제외하고는 보호자의 무릎에 앉아있는 채로 유아에게 각각의 항목을 검사한다. 검사 결과로 총점과 각 하위검사 항목에 대해 유아를 정상, 위험 또는 부족으로 구분한다. 4-6개월, 7-9개월, 10-12개월, 13-18개월 등 4개의 연령집단으로 나누어 점수를 구분한다(그림 2-7).

(계속)

심리측정적 특성:

절대평가

항목-행동 일치성과 대표성을 검토하는 8명의 유아평가 전문가들이 2단계로 검토를 해서 **내용 타당도**를 평가했다. 각 항목마다 높음, 보통, 부족 등으로 평가했다. 75%~85%에서 TSFI의 모든 항목에서 항목-행동 일치성이 높았으며, 대표성도 그 당시 75%로 양호했던 전정 자극에 대한 반응성을 제외하고 모든 하위검사에서 75%로 높았다.
이에 패널들은 1) 검사항목에서 측정하고자 하는 행동을 측정했으며 2) 각각의 하위검사를 구성하는 항목 그룹은 그 영역을 대표한다는 결론을 내렸다. 내용 타당도는 전체 검사에 대해 중간 이상이었다.

항목판별지수, 분류결정 정확도의 판단, 각기 다른 하위검사 간의 관계 등을 분석하여 **구성개념 타당도**를 평가했다.
TSFI는 4개월~18개월의 정상 유아와 감각장애가 있는 10~18개월 유아를 진단할 때에 가장 정확했다.[63] 총점에 대한 허위정상률은 14%에서 45%, 허위지연률은 11%에서 19%였다.

베일리 유아발달척도,[64] 베이츠 유아 특성 설문, 페이건 유아지능검사 등과 비교했을 때 **기준 타당도**는 낮았다.[66] 그러나, 저자들은 TSFI가 자극하는 행동 분야의 특성을 설명했다.

작업치료사와 물리치료사가 동시에 동일한 아동을 대상으로 동일한 검사행동을 한 데 대한 점수를 구해 검사자간 신뢰도를 평가했다. 등급내 상관관계를 이용했을 때 상관계수는 0.88 ~ 0.99였다.
자궁에서 코카인에 노출된 유아를 대상으로 TSFI의 검사자간 신뢰도를 평가했다.[67] 그 결과 총점은 매우 신뢰도가 높았다(r=0.92). 그러나, 시각-운동 조절 및 세게 눌렀을 때의 반응성 등의 하위검사에서는 검사자간 신뢰도가 낮았다(각각 r=0.25, 0.67).

재검사 신뢰도와 결정-일치성 신뢰도를 평가했다. 검사 내내 분류일치도는 높았다(81% ~ 96%). 재검사 점수 간 피어슨 곱 모멘트 상관계수를 츠겆ㅇ해서 각 점수의 안정성을 평가했다. 전체 검사의 안정성은 양호했다(r=0.81). 시각-촉각 통합과 시각-운동 조절에서도 안정성이 양호(각각 r=0.84, 0.96)했다. 세게 눌렀을 때의 반응성에 대해서는 안전성이 보통(r=0.77)이다. 전정기관과 적응 운동기능에서 재검사 신뢰도 계수가 낮았지만(각각 r=0.26, 0.64), 드간지와 그린스팬은 하위검사 결과가 신뢰도가 높아 총점에 포함시켜도 된다고 설명했다. 지리코윅과 동료들이 발달지연 유아를 연구한 재검사 신뢰도 연구에서도 유사한 결과가 나왔다.[68]

드간지-벅 감각통합검사[69]

1983

조지아 A. 드간지와 로날드 A. 벅

목적: 감각통합 평가도구를 이용하여 임상관찰을 하지 못하는 아동의 감각 처리과정에 관한 정보를 얻기 위함. 이 평가도구는 미취학 아동의 감각통합 장애를 조기에 확인하기 위해 고안했다.

연령: 3세 ~ 5세

시간: 30분 검사, 20분 점수 계산

검사자 자격: 작업치료사와 물리치료사

검사 키트: 밀대, 스쿠터보드, 훌라후프 등을 제외하고 검사에 필요한 모든 재료가 검사키트에 있다. 검사 설명서에는 삽화와 점수를 기록하는 방법이 종합적으로 나와있다.

검사 분야: 3가지 분야에 대해 13가지 항목을 36가지 점수로 계산

▶자세조절: 목과 상지의 근육 동시수축 외에도 목, 몸통, 상지의 안정화에 필요한 반중력 자세 평가

▶양측 운동 통합: 양측 운동 협응을 강조한다. 몸통 회전, 중심선 교차, 신속한 한쪽 및 양쪽 손 동작, 양측 대칭자세에서 상지/하지 안정성, 몸통과 팔동작의 분리 등이 편측성의 요소이다.

▶반사 통합: 비대칭 긴장성 반사, 대칭 긴장성 경반사, 관련 반응 등을 평가

검사과정: 각 검사항목을 0-1 또는 0-4로 가중치를 둔다. 가중치를 두는 항목을 정하는 기준은 검사 설명서에 설명했다. 자세조절, 양측 운동 통합, 전체 검사 점수를 구한다. 이러한 점수를 3-4세 또는 5세 아동의 '표준화된' 점수와 비교한다. "표준화된" 점수를 토대로 아동의 각 점수를 정상, 위험, 부족으로 해석한다. 저자들이 이 결과가 아동 및 검사자의 필요에 따라 선별검사나 진단에 쓰일 수 있다고 말했다.

심리측정적 특성: **절대평가**

정상 및 발달지연 아동 등 두 집단으로 **구성개념 타당도**를 평가했다. 총 139명의 아동 중, 101명이 정상, 38명이 발달지연이었으며, 연령대는 3세에서 5세였고 3가지 민족집단으로 구성되었다(예; 흑인, 히스패닉, 백인). 원래의 73가지 항목에 대한 검사 결과로 항목 타당도, 결정 타당도, 검사 구조를 판단했다. 저자들은 80% 이상의 정확도와 9%의 허위 정상오차율로 선별검사 결정을 할 때 총점을 이용할 수 있다는 점을 발견했다.

(계속)

DeGangi-Berk Test of Sensory Integration
Protocol Booklet
Georgia A. DeGangi, Ph.D., OTR and Ronald A. Berk, Ph.D.

Published by
WPS WESTERN PSYCHOLOGICAL SERVICES
12031 Wilshire Blvd., Los Angeles, CA 90025-1251
Publishers and Distributors

이름: BJ 성별: (M) F 검사일: ___ year ___ month ___ day
주소: ___ 생년월일: ___ year ___ month ___ day
학교: ___ 학년: ___ 연령: 3 year - 29 month
추천 의사: Teacher - Preschool 검사자: BC
추천사유: poor coordination; ? gravitational insecurity

지침 : 설명서(WPS 카탈로그 번호 W262C)의 지침에 따라 검사를 하십시오. 검사를 하는 동안 항목에 점수를 매기고, 한쪽에 항목 점수를 기입하십시오. 각 항목은 숫자로 점수를 매깁니다. 점수 기준은 본 양식 뒷면에 요약했으며, 설명서에 자세히 설명했습니다. 이 기준에 따라 각 항목에서 유아의 점수를 쓰고 우측에 숫자를 쓰십시오.
검사를 마친 후에는 하위검사 각각의 항목 점수를 더해서 하위검사 이름 옆에 소계를 쓰십시오. 5가지 하위검사 점수를 모두 더해 총점을 구하고 그 숫자를 우측 하단에 쓰십시오. 그런 다음 "점수"라고 쓰여진 칸 아래 알맞은 곳에 점수를 기입하여 하위검사 점수와 총점을 프로파일에 쓰십시오.
프로파일 양식을 이용하려면, 각 하위검사와 전체검사의 점수가 포함된 란에 "X"를 표시하고 그 X에 관련하여 프로파일을 작성하십시오.

10	+	13	+	4	=	27
자세조절점수		양측 운동 통합 점수		반사 통합 점수		총점

PROFILE

기능	자세조절		양측 운동 통합		반사 통합	
	Ages 3-4	Age 5	Ages 3-4	Age 5	Ages 3-4	Age 5
정상	20-30	20-30	30-42	30-42	52-88	52-88
위험	17-19		26-29		47-51	
부족	(0-16)	0-19	(0-25)	0-29	(0-46)	0-51

주: 반사 통합 점수는 총점을 계산할 때에만 이용한다.

W-190C

항목 번호	설명	점수 기준	항목점수: 자세 조절	항목점수: 양측 운동통합	항목점수: 반사 통합
	원숭이 과제				
1	자세를 잡을 수 있는 능력	Unable to hold / Loses grip / Head 6" below / Head 2-6" below	0 / 1 / 2 / 3		
2	유지하는 시간	0 seconds / 1-5 seconds / 6-10 seconds / 11-15 seconds / 16 or more seconds	0 / 1 / 2 / 3 / 4		
	옆으로 앉기 동시수축				
3	저항 정도	None / Slight / Moderate to maximum	0 / 1 / 2		
4	유지하는 시간	0 seconds / 1-5 seconds / 6-10 seconds / 11 or more seconds	0 / 1 / 2 / 3		
	밀대				
5	붙잡고 있기				
	왼손	Loses grasp / Maintains grasp		0 / 1	
	오른손	Loses grasp / Maintains grasp		0 / 1	
6	중심선 교차, 왼쪽				
	A 지점	Does not cross / Crosses		0 / 1	
	B 지점	Does not cross / Crosses		0 / 1	
	C 지점	Does not cross / Crosses		0 / 1	
7	중심선 교차, 오른쪽				
	D 지점	Does not cross / Crosses		0 / 1	
	E 지점	Does not cross / Crosses		0 / 1	
	F 지점	Does not cross / Crosses		0 / 1	
	팔꿈치로 엎드리기				
8	저항 정도	None / 1-2" head movement / No head movement	0 / 1 / 2		
	손수레 잡고 걷기				
9	팔꿈치 자세	Slight to moderate flexion / Extends arm	0 / 1		
10	거리	0-1 foot / 2-4 feet / 5-8 feet / 9-10 feet	0 / 1 / 2 / 3		
	비행기				
11	지지 위치	Shoulder / Mid-chest / Waist / Hips	0 / 1 / 2 / 3		

그림 2-7. TSI 점수표(©1983 WPS에서 TSFI 자료 발췌. 출판인인 WPS의 허가 하에 인쇄. 출판인의 명시적인 서면 허가 없이 다른 목적으로 일부 또는 전체를 인쇄하지 않는다)

(계속)

자세조절 및 양측 운동 통합은 허위 정상오차율이 7% 미만으로 매우 정확했다. 결정 타당도 연구에서 이용했던 구분점수를 토대로, 이 검사에서는 정상 군집에서 지연된 아동을 제외하는 것보다 지연된 군집에서 정상 아동을 제외하는 것이 보다 효과적이었다.

3명의 치료사가 총 33명(정상 26명, 지연 7명)의 아동으로 구성된 두 개의 독립표본을 연구한 내용으로 **검사자간 신뢰도**를 평가했다. 자세조절 및 양측 운동 통합에서 검사자간 신뢰도는 각각 0.80과 0.88이었다. 반사 통합의 신뢰도 점수는 0.24에서 0.66으로 다양했다. 그러므로, 저자들은 반사 통합만으로 진단을 하지 않도록 주의를 주었다.

정상 23명 지연 6명으로 구성되어 1주일 간격으로 재검사를 받은 29명의 아동을 표본으로 하여 **결정 일치성 신뢰도**를 살펴보았다. 세 명이 이 검사를 했다. 세 가지 하위검사와 전체 검사에서 신뢰도의 범위가 0.79 ~ 0.93으로 분류일치도가 높았다.

결정 일치성 신뢰도 연구에서 **재검사 신뢰도**에 관한 정보를 알게 되었다. 전체 검사뿐만 아니라 각 하위검사를 고려했을 때, 재검사 신뢰도 계수의 범위는 0.85 ~ 0.96였다.

민감도: 0.66(반사 통합) ~ 0.84(양측 운동 통합)
특이도: 0.64(양측 운동 통합) ~ 0.85(전체 검사)

밀러의 미취학아동평가(MAP, Miller Assessment of Preschoolers)[70]
1982
루시 제인 밀러

목적: MAP는 경증 내지 중등도의 발달지연을 보이는 아동을 동정하도록 고안했다. MAP는 일차적으로 1) 이후 평가가 필요한 아동을 동정하는 간단한 선별검사 도구를 개발하고, 2) 향후 중재의 기초가 되는 아동의 강점과 약점을 확인하는데 유용한 포괄적이고 임상적인 정보를 제공하는 두 가지 목적을 가지고 있다.

연령: 2세 9개월 ~ 5세 8 개월

시간: 점수계산까지 20분 내지 30분 소요

검사자 자격: 작업치료사와 물리치료사

검사 키트: 검사 설명서, 점수표, 검사에 필요한 재료

검사 분야: 총 27개의 항목이 기초, 협응, 언어적, 비언어적, 복합 과제 등 5가지 수행분야로 나누어져 있다.

(계속)

검사과정

검사키트에 있는 재료를 이용해 개별적으로 검사를 한다. 대부분의 항목은 새롭고 게임과 유사하다. 최종 점수를 최종 백분율 점수표에 비교해서 각 아동의 수행능력에 관한 프로파일은 작성하고, 아동의 능력에 관한 그래프 프로파일을 그린다.

심리측정적 특성:

상대평가

600명의 미취학 정상 어린이로 구성된 계층별 표본과 학업전 문제가 있는 60명의 어린이로 구성된 표본을 전국에서 무작위로 선정하여 표준화했다. 신체적 장애나 기타 확인된 장애가 있는 아동은 표본추출에서 제외했다. 표준화 연구에 사용한 검사항목은 530개 이나, 최종 버전에서는 27개의 항목만을 이용했으며 일련의 구조화된 관찰을 했다. 또한, 성별, 연령, 인종, 거주하는 지역사회의 규모, 사회경제적 요인 등에 따라 적절한 비율로 1200명의 미취학 아동 표본을 US 인구조사 지역 9 곳에서 무작위로 선정하여 표준화했다.

기능적으로 지연되었다고 이전에 확인된 아동들이 얼마나 많이 MAP로 확인이 되었는가를 검토하여 구성개념 타당도를 평가했다.

전체 검사에 유의하게 기여한 항목이 드러나는 각 항목과 지수의 상관관계 분석을 통해 내용 타당도를 평가했다($P < 0.01$). 각 지수는 상당히 동일하다고 밝혀졌다(0.64 ~ 0.77). 40명의 아동을 대상으로 2명의 검사자들이 연구했을 때 검사자간 신뢰도 계수는 0.98이었다.[70]

90명의 아동을 표본으로 한 재검사 신뢰도에서는 80%의 아동들이 1~4주 간격으로 검사를 했어도 결과가 안정적이었음을 보여주었다. 전체 표본의 내적 일치도 계수는 0.79였다.

감각통합실행검사(SIPT, Sensory Integration and Praxis Tests)[71] 1989

A. 진 아이레스

목적: 학습과 행동의 바탕이 되는 감각통합과정을 측정하기 위해 본 검사를 개발했다.

연령: 4세~8세 11개월

시간: 검사 전체를 하는 데는 약 2시간이 소요된다. 점수를 계산하는 데는 45분이 더 소요되며, 프로파일을 작성한 후에 해석하는데도 시간이 더 든다.

검사자 자격: 진단도구로서 본 검사를 이용하려면 검사과정 및 해석에 대한 증명서가 있어야 한다. 작업치료사와 물리치료사는 이 증명서를 받을 자격이 된다.

검사 키트: SIPT 검사 재료와 점수표가 검사키트에 있다.

검사 분야: SIPT의 17가지 하위검사가 촉각, 전정감각, 자기수용 감각 처리과정 검사, 형태 및 공간 지각과 시각-운동 협응 검사, 실행검사, 양측 통합 및 순차검사 등 중복되는 4개의 분야로 나뉘어진다. 표 2-2에 4개로 나뉘어지는 하위검사들을 나타냈다.

검사과정: SIPT의 항목을 개별적으로 검사한다. 그런 다음, 전산으로 점수표에 점수를 입력해서 해당되는 표준을 토대로 가중치를 주고 표준 점수를 결정하도록 WPS에 제출한다. 디스크를 구매한 경우 검사자가 직접 점수계산을 할 수도 있다.

심리측정적 특성: **상대평가**

남부 캘리포니아 감각통합검사(SCSIT, Southern California Sensory Integration Tests)[72]와 남부 캘리포니아 회전정지 후 안구운동 검사(SCPNT, Southern California Postrotary Nystagmus Test)[73]에서 SIPT를 개발했다. 아이레스는 1960년대와 1970년대에 SCSIT의 하위검사에 대한 수많은 요인분석을 했다.[74-77] 그 결과를 토대로, SCSIT에서 몇 개의 하위검사는 임상적 효용성이 없거나, 검사하기에 난해하거나, 기능 측정 시 신뢰도가 낮다는 이유로 SIPT에서 제외했다.

SIPT의 새로운 하위검사를 개발하고 SCSIT를 수정하기 위해 1980년대 초반에 현장 및 예비연구를 했다. 예비연구에서는 최종 검사와 각각의 검사항목을 선정하는데 세 가지 기준을 이용했다. 즉, 각 항목이 기능장애 아동과 정상아동의 구분 여부, 평가하는 항목과 기능 간에 논리적인 연관이 있다는 증거, 검사자간/재검사 신뢰도 등이 그 기준이다. 예비연구를 토대로, 최종 SIPT 버전은 몇 가지 실행의 측면 외에도 감각 지각과 촉각, 자기수용, 전정감각, 시각적 입력의 처리과정 등을 평가하도록 고안된 검사들로 구성되었다.

(계속)

표 2-2
SIPT 하위검사

촉각, 전정감각, 자기수용 감각 처리과정 검사
감각장애
손가락 인식
서화감각
촉각자극의 위치측정
회전정지 후 안구운동
일어서기와 걷기에서 균형잡기
형태 및 공간 지각과 시각-운동 협응 검사
공간 시각화
도형-배경 인지
손 형태 지각
운동 정확도
디자인 복사
실행검사
디자인 복사 실행
구성 실행
자세 실행
언어 명령 실행
단계 실행
구강 실행
양측 통합 및 순차 검사
구강 실행
단계 실행
서화감각
일어서기와 걷기에서 균형잡기
양측 운동 협응
공간 시각화 반측 사용
공간 시각화 선호하는 손 사용

1980년 미국 인구조사를 이용하여 SIPT를 표준화 함으로 규범적 표본이 US 인구를 제대로 대표하도록 했다. 표본을 선정하는데 연령, 성별, 민족, 지역 공동체의 유형, 지질학적 위치 등의 변수를 고려했다. 최종 규범적 표본은 연령이 4세에서 8세인 약 2000명의 아동으로, 남녀의 성비는 거의 비슷했다. SIPT 검사 방법과 점수 계산하는 법을 배우고 미국에서 열린 워크숍에서 그 시험을 본 검사자를 선정하여 이들이 아동들을 평가했다. 규범적 표본에 대한 예비 분석에서는 SIPT 검사 상에서 연령과 성별에 따른 유의한 차이가 드러났다. 그러므로, 12세 연령 집단의 남아와 여아의 경우 별도의 표준을 확립했다. 또한, 각 규범적 하위집단마다 평균과 표준편차를 구했다. 대부분의 검사들은 시간과 정확도에 대해서도 점수를 계산했다.

(계속)

아이레스가 SCSIT를 개발하고 다듬는 일련의 작업을 하고 감각 통합 분야의 전문가와 상의를 하면서 **내용 타당도**를 확립했다.

아이레스가 한 수많은 요인분석을 통해 **구성개념 타당도**를 검토하고 이를 SIPT 설명서에 기록했다. 또한, 아이레스는 기능장애가 없는 아동과 감각통합에 문제가 있는 아동 352명으로 구성된 표본으로 다양한 판별분석을 이용했다. 본 검사의 최종 버전에서 두 집단의 아동을 정확하게 판별하는 시간과 정확도 점수에 대한 가중치를 적용했다. 다양한 군집에서 SIPT를 이용한 예비연구에서는 SIPT의 하위검사 각각이 통계적으로 유의하게 기능장애가 없는 아동과 있는 아동을 판별했다($P < 0.01$).[72]

이후에 머레이, 서막, 오브라이언은 5세에서 8세 사이의 학습장애가 있는 21명의 아동과 학습장애가 없는 아동 18명을 연구해서 형태 및 공간 지각과 구성능력, 서투름 간의 관계를 알아보며 구성개념 타당도를 뒷받침했다. 이 연구에서 학습장애가 있는 아동들을 운동행동 검사 점수를 토대로 서투른 집단과 서투르지 않은 집단으로 구분했다. 형태 및 공간 지각, 시각적 구성을 측정하는 6개의 SIPT 하위검사로 이 연구에 참여한 모든 아동들을 평가했다. 그 결과, 6개 중 4개의 SIPT 하위검사(공간 시각화, 운동 정확도, 디자인 복사하기, 구성 실행)에서 학습장애 아동 집단이 비학습장애 아동 집단에 비해 유의하게 점수가 낮았다. 두 학습장애 집단 내에서 서투른 아동과 서투르지 않은 아동은 운동 정확도와 디자인 복사하기에서만 서로 유의하게 달랐다. 서투르다고 구분된 12명의 아동에서 서투름의 정도는 6개 중 3개의 하위검사(공간 시각화, 운동 정확도, 디자인 복사하기)와 유의한 상관관계가 있었다.

아이레스가 보고한 바에 의하면 SIPT의 17개 하위검사에서 **재검사 신뢰도** 계수의 범위는 0.48~0.93이었다.[38] 실행검사의 재검사 신뢰도가 가장 높았지만, 대부분의 다른 검사에 대한 신뢰도도 허용할만한 수준이었다. 회전정지 후 안구운동, 서화감각, 촉각자극의 위치측정, 도형-배경 인지 등 4개의 검사에서는 신뢰도 계수가 0.70 미만이었다. 아이레스는 작은 표본크기, 재검사 신뢰도 연구에서 기능장애 아동의 우세한 수, SIPT에서 평가한 신경기능의 종류 등이 이러한 하위검사에 대한 재검사 신뢰도에 영향을 주었을 것이라 보고했다.[72]

SIPT에 대한 **검사자간 신뢰도** 연구에서는 교육을 받은 검사자가 평가했을 때, 모든 주요 SIPT 점수에 대한 상관계수의 범위가 0.94 ~ 0.99였다.[72]

운동 및 자세 기능에 대한 임상관찰(COMPS, Clinical Observations of Motor and Postural Skills)[79]

2000

브랜다 윌슨, 낸시 폴록, 보니 카플란, 마리 로

목적: 아동에게 자세요소와 운동 문제가 있는지의 여부를 판별하기 위함

연령: 5세 ~ 16세

시간: 검사과정에 15분 내지 20분 소요.

검사자 자격: 작업치료사와 물리치료사

검사 키트: 검사키트에는 검사 설명서, 두 개의 비대칭 긴장성 경반사 측정도구, 평가지가 있다.

검사 분야: COMPS는 6가지 항목으로 구성되어 있다.

▶느린 동작
▶신속한 팔뚝 회전
▶손가락으로 코 만지기
▶엎드린 상태에서 신전 자세
▶비대칭 긴장성 경반사
▶바로 누운 상태에서 굴곡 자세

검사과정: 검사 설명서에 따라 6개의 항목을 순서대로 검사한다. 마지막 3개의 항목은 열거된 순서로 검사하는 것이 가장 중요하다. 굴곡근을 뻗으면 그 근육에 촉진효과가 나타나며, 엎드린 상태에서 신전자세를 취한 다음에 바로 누운 상태에서 굴곡자세를 취하면 수행능력이 과하게 표현될 수 있다. 이 평가도구는 신경학적 이상이나 신경운동 이상으로 진단을 받은 아동에게는 권장하지 않는다.

심리측정적 특성: **절대평가**

이 검사는 5세~9세의 아동을 위해 개발했다. 본 검사의 저자들은 후에 10세~16세의 아동 261명을 평가해서 나이가 더 많은 아동에게 맞는 표준을 개발했다.

발달성협응장애(DCD)가 있는 아동에 대해 소아과 경험이 있는 작업치료사와 없는 작업치료사 간의 **검사자간 신뢰도**의 등급내 상관계수(ICC)는 0.57로 나타났다. 발달성협응장애가 있는 아동에 대해 소아과 경험이 있는 작업치료사의 ICC는 0.76이었다. DCD가 없는 아동을 평가할 때, 경험이 있는 치료사와 없는 치료사 간의 ICC는 0.81이었다. DCD가 없는 아동 집단에서 소아과 경험이 있는 작업치료사 간의 ICC는 0.90으로 더 높았다.

ICC를 이용한 **재검사 신뢰도**는 DCD가 있는 아동에서 0.89, DCD가 없는 아동에서 0.76이었다.

(계속)

크론바흐의 알파 계수로 **내적 일치도**를 평가했다. 연령이 낮은 아동에서 전체 검사에 대한 알파 계수는 0.77이었다. 연령이 높은 아동에 대한 내적 일치도는 0.69였다. 이 두 값 모두 내적 일치도에서 허용할만한 수준이다.

검사의 판별값을 검토하여 **구성개념 타당도**를 평가했다. 이 분석을 통해 COMPS는 DCD가 있는 아동과 없는 아동을 판별함을 알 수 있었다.

COMPS 점수를 COMPS(BOTMP의 균형감 검사항목, SIPT에서 주로 쓰는 손과 주로 쓰지 않는 손에 대한 운동 정확도 검사, VMI, 눈을 떴을 때와 감았을 때 서서 균형을 유지하는 검사) 이외에 6가지 척도에서 DCD가 있는 어린 집단과 없는 집단의 검사 수행력에 비교해서 **동시 타당도**를 평가했다. 피어슨 r을 이용했을 때 점수 범위는 운동 정확도 검사가 가장 낮은 0.40이었고, VMI가 가장 높은 0.48이었다.

민감도: 연령이 낮은 아동(5~9세)에서는 82%~100%, 높은 아동(10~12세)에서는 23% ~ 59%

특이도: 연령이 낮은 아동에서는 63% ~ 90%, 높은 아동에서는 88% ~ 98%

발달장애 환자의 감각통합 평가도구-수정 (SII-R)[80]

1992

주디스 E. 라이즈만과 보니 한츄

목적:	감각통합치료의 접근방법이 필요한 대상을 선별하는데 그 목적이 있다.
연령:	발달장애가 있는 아동이나 성인
시간:	검사 및 점수를 계산하는데 20분 내지 30분 소요
검사자 자격:	작업치료사와 물리치료사
검사 키트:	검사 설명서와 점수표(그림 2-8)
검사 분야:	SII-R은 감각 입력에 대한 전신의 반응 외에 촉각, 전정감각, 자기수용 감각의 처리과정에 관한 분야를 다룬다. 감각 입력에 대한 개개인의 반응은 다음과 연결된다.

▶촉각: 옷입기, 일상활동, 사적인 공간, 사회성, 자기자극행동, 자해행동
▶전정감각: 근육 긴장도, 평형 반응, 자세와 움직임, 양측 협응, 공간 지각, 감정표현, 자기자극행동
▶자기수용 감각: 근육 긴장도, 운동기능(운동기획과 신체이미지), 자기자극행동, 자해행동

(계속)

발달장애환자의 감각통합 평가도구-수정

고객 정보

고객명: ______________________

생년월일: ______________________

생활환경: ____________ 주간 프로그램: ____________

진단: 처방:

발작성 장애가 있습니까?
있다면, 통제가 된 상태입니까? 마지막 발작: ___/___/___

시각장애가 있습니까?
안경을 착용합니까?

청각장애가 있습니까?
보청기를 사용합니까?

목표로 하는 불량행동
□ 주기적 □ 비주기적

면담자:

평가도구 작성자: ____________ 직책: ______ 날짜: ___/___/___

결과 해석: ____________ 직책: ______ 날짜: ___/___/___

결론
□ 감각통합장애가 있을 수 있습니다. 차후 평가를 해야 합니다.
□ 감각통합장애를 배제해도 됩니다.

Reisman, Hanschu, 1992

발달장애환자의 감각통합 평가도구-수정

촉각

옷입기

Y N ?

___ T1. 옷을 겹쳐 입는다.
___ T2. 바지와 소매, 셔츠를 올린다.
___ T3. 옷을 벗는다.
___ T4. 옷 벗기를 거부한다.
___ T5. 답답하거나 불편한 듯 옷 매무새를 자주 고친다.
___ T6. 옷이나 침구로 몸을 둘둘 감는다.
___ T7. 손목, 팔, 손가락을 무언가로 둘둘 감싸려고 한다.
___ T8. 특정한 천의 질감을 피하거나 짜증을 낸다.
___ T9. 맨발일 때 괴로워한다.
___ T10. 맨발 차림으로 있으려고 한다.

추가사항:

기타 일상활동

___ T11. 특정 음식의 질감을 뱉어내거나 거부한다.
___ T12. 몸을 단정히 하기를 반대한다.

a. 세수 e. 양치
b. 면도 f. 손톱 깍기
c. 머리빗기 g. 목욕
d. 머리 자르기 h. 머리감기

추가사항:

개인공간

___ T13. 큰 개인공간을 주장한다.
___ T14. 구석이나 탁자 밑, 가구 뒤를 선호한다.

추가사항:

사회성

___ T15. 누군가 접근하거나 만지면 두려워하거나 화가나 보이거나 불편해 보인다.
___ T16. 친구가 다가오거나 근처에 오면 물러나거나 때린다.
___ T17. 직원이 다가오거나 근처에 오면 물러나거나 때린다.
___ T18. 누군가가 만지면 그 부분을 문지른다.
___ T19. 들러붙는 행동을 한다.
___ T20. 모든 사물/사람을 다루려고 하거나 만지려고 한다.
___ T21. 사물이나 사람과 손바닥/손을 닿지 않으려고 한다.

추가사항:

자기자극행동

___ T22. 손을 계속 입에 넣으려고 한다.
___ T23. 물건이나 옷을 입에 갖다 댄다.
___ T24. 침을 문지르거나 침을 뱉으면서 논다.
___ T25. 손을 계속 바지나 바지주머니에 넣고 있는다.
___ T26. 손/발에 앉는다.
___ T27. 몸을 물체/벽/사람에게 대고 밀거나 문지른다.
___ T28. 손으로 물체를 잡으려 하지 않는다.
___ T29. 손가락을 손이나 다른 손가락에 문지른다.

추가사항:

자해행동

___ T30. 할퀴기
___ T31. 꼬집기
___ T32. 문지르기
___ T33. 때리기
___ T34. 머리 잡아당기기
___ T35. 손/손목/팔 물기

추가사항:

Reisman, Hanschu, 1992

그림 2-8. 점수표(촉각) (라이즈만 JE와 한츄 B의 허가 하에 인쇄. *발달장애환자의 감각통합 평가도구- 수정*, 스틸워터, 민: PDP 프레스, 1992)

(계속)

검사과정: 이 평가도구는 두 가지 방법으로 사용할 수 있다. 우선, 검사 대상자를 잘 알고 있는 직원이 설문지를 작성할 수 있다. 둘째, 검사 대상자를 가장 잘 알고 있는 사람과 반구조화 면담을 한다. 평가도구의 질문은 네 또는 아니오로 답한다. 행동이 전형적이거나, 관찰 또는 보고되었거나, 검사를 통해 유도할 수 있는 경우, "네"라고 답한다. 그 행동이 전형적이지 않거나 그 사람의 특성이 아닌 경우에는 "아니오"로 답한다. 평가자가 그 행동을 봤음에도 불구하고 전형적인 행동인지 확인이 들지 않는 경우 의문이 생길 수 있다. 검사 대상자가 감각통합장애로 진단을 받기 전에 "네"라고 대답해야 하는 질문의 수가 정해져 있진 않다. 이 평가도구는 일상 환경에서 평가 대상자의 행동을 설명하는 수단으로 가장 유용하다.

심리측정적 특성: **절대평가.**

본 검사는 정신지체를 가진 성인 약 300명을 대상으로 서비스를 제공하는 캠브리지 지역 인적서비스센터(CRHSC)에서 본래 개발되었다. 처음에 개발한 평가도구는 CRHSC에서 고객을 대상으로 선별검사를 하는데 이용했다. 첫 번째 평가도구를 발표하고 나서, 치료사들은 이 평가도구가 검사에 전적으로 협조할 수 없는 사람을 평가할 때에 유용하다고 보고했다. 자폐증 및 전반적 발달장애 아동과 정신분열증, 알츠하이머, 그 외 노인성 치매를 앓고 있는 성인이 이에 해당한다.[80]

이 검사 설명서에는 심리측정적 특성이 보고된 바 없다.

감각운동 수행분석(SPA, Sensorimotor Performance Analysis)[81] 1989

에일린 W. 리처와 패트리샤 C. 몽고메리

목적: 선택한 운동 과제에 대한 개인의 수행능력을 정성적으로 기록

연령: 5세 ~ 21세

시간: 검사 및 점수 계산에 30분 내지 45분 소요

검사자 자격: 소아과 경험이 있는 물리치료사와 작업치료사

검사 키트: 검사 키트는 검사 설명서와 점수표(그림 2-9)로 구성되어 있다. 검사를 하는 데에는 테이프, 경사보드, 매달아 놓은 테터볼, 연필, 큰 종이, 탁자와 의자, 가위, 알갱이, 작은 병, "+"와 "o" 그림 등이 최소한 필요하다.

(계속)

감각운동 수행분석

이름: ______ 연령: ______
생년월일: ______ 평가자: ______
평가일: ______ 추가사항: ______

항목 A: 구르기
구르려고 몸을 숙이지 않는다__ 구르지 않는다__

	Poor		Optimal
1.양쪽으로 모두 구르기	1 lt__rt__	3	5
2.운동 계획하기	1 lt__rt__	3	5
3.몸바로잡기	1 lt__rt__	3	5
4.머리 바로잡기 a. 엎드린 상태 b. 바로 누운 상태 c. 옆으로 누운 상태	 1 1 1	 3 3 3	 5 5 5
5.비대칭 긴장성 경부	1 lt__rt__	3	5
6.반중력 굴곡	1	3	5
7.반중력 신전 a. 구부러진 엉덩이 b. 구부러진 무릎 c. 구부러진 팔	1 ___ ___ ___	3	5
8.어지러워짐	1	3	5

Item B: Belly Crawling
엎드린 자세를 하거나 유지하지 않음 ______
빠르게 기어가지 않음 ______

	Poor		Optimal
1.운동 기획하기	1	3	5
2.손 위치 a. 손이 아니라 팔뚝으로 잡아당김 b. 주먹쥠 c. 손끝으로만 d. 손바닥으로만 e. 손 전체를 사용	1 ___ ___ ___ ___	3	5 ___
3.다리	1 lt__rt__	3	5
4.발과 무릎을 눌러 앞으로 감	1	3	5
5.반중력 신전	1	3	5
6.엎드린 자세에서 머리 바로잡기	1	3	5
7.상체 신전	1	3	5
8.몸통 외측 움직임	1	3	5
9. 기어가는 패턴 a. 동측/ATNR b. 상동/STNR c. 왕복	1 ___ ___	3	5 ___ ___ ___

Notes ______

항목 C: 손과 무릎으로 공을 치기 ______

	Poor		Optimal
1.4-pt 자세 유지	1	3	5
2.눈으로 쫓기	1	3	5
3.시각적 회피반응	1	3	5
4.시각적으로 중심선 교차	1 lt__rt__	3	5
5.운동적으로 중심선 교차	1 lt__rt__	3	5
6.머리 바로잡기	1	3	5
7.대칭 긴장성 경부	1	3	5
8.지지하는 팔의 손 위치 a. 주먹쥠 b. 손끝으로만 c .손바닥으로만 d. 손바닥을 편 상태	1 lt__rt__ lt__rt__ lt__rt__	3	5 lt__rt__
9.공을 치는 손 위치 a. 주먹쥠 b. 손끝으로만 c .손바닥으로만 d. 손바닥을 편 상태	1 lt__rt__ lt__rt__ lt__rt__	3	5 lt__rt__
10.3-pt 자세 유지	1 lt__rt__	3	5
11. 비대칭 긴장성 경부	1 lt__rt__	3	5
12.어깨 조절	1 lt__rt__	3	5
13.눈-손 협응	1 lt__rt__	3	5

항목 D: 무릎 꿇었을 때의 균형감
무릎을 꿇는 자세를 취하지 않음 ______

	Poor		Optimal
1.무릎꿇기	1	3	5
2.자세 유지하기	1	3	5
3.엉덩이 안정성	1	3	5
4.움직이지 않고 참기	1	3	5
5.측면 머리 바로잡기	1	3	5
6.몸통 바로잡기	1	3	5
7.사지 바로하기 a. 상지 b. 하지	1 lt__rt__ lt__rt__	3	5
8.보호 신전	1 lt__rt__	3	5
9. 몸 회전	1	3	5
10.반중력 신전	1	3	5
11.반중력 굴곡	1	3	5
12.대칭 긴장성 경부	1	3	5
13.비대칭 긴장성 경부	1 lt__rt__	3	5

항목 E. 병 속의 알갱이

	Poor		Optimal
1.몸통 안정성	1	3	5
2.몸통 자세	1	3	5
3.머리 위치 a. 중앙 b. 기울어짐 c. 신전	1 lt__rt__ 1 1	3 3 3	5 5 5
4.편측으로만 감	1	3	5
5.연령에 맞는 쥐기방법 a. 손바닥으로 쥐기 b. 상부 손바닥으로 쥐기 c. 측면집기 d. 손끝으로 잡기 e. 손가락으로 잡기 f. 집게손가락으로 집기	1 ___ ___ ___ ___ ___	3	5 ___
6.병을 입에 가져가거나 탕하고 치기	1	3	5
7.반응회피	1	3	5
8.알맹이를 병에 넣음	1	3	5
9.알맹이를 순서대로 집기	1	3	5
10.중앙선에서 손 바꾸기	1	3	5
11.자주 사용하는 손___	1	3	5
12.알맹이를 던짐	1	3	5
13.진전	1	3	5
14.연관된 반응	1	3	5

항목 F. 연필과 종이 과제

	Poor		Optimal
1.몸통 안정성	1	3	5
2.몸통 자세	1	3	5
3.머리 위치 a. 중앙 b. 기울어짐 c. 신전	1 lt__rt__ 1 1	3 3 3	5 5 5
4.연필의 양끝을 구분함	1	3	5
5.종이를 가운데 오도록 놓기	1 lt__rt__	3	5
6.한손으로 종이 고정	1	3	5
7.연필 위치 a. 꽉 쥐기(주먹) b. 측면집기 c. 손가락으로 잡기 d. 손끝을 연필에 놓지 않으려 함 e. 엄지와 집게손가락으로 연필을 잡고 가운데 손가락에 연필을 기댐	1 ___ ___ ___ ___	3	5 ___
8.팔뚝 위치	1	3	5
9.쥐는힘 약하다 세다	1 ___ ___	3	5
10.그릴 때 누르는 힘 너무 누른다 너무 누르지 않는다	1 ___ ___	3	5
11.자주 쓰는 손 a. 검사 시에 바꿈 b. 몸의 중앙선에서 교차해서 그림	 1 1 lt__rt__	 3 3	 5 5
12. 선 따라그리기 a. 수직선 b. 원 c. 갈겨쓰기 d. 탕 하고 치거나 입에 연필 가져가기	1 ___ ___	3	5 ___ ___
13.따라그리기 a. 원 b. 십자가	 1 1	 3 3	 5 5
14. 상지 움직임 a. 주로 어깨 b. 팔꿈치/팔뚝 c. 손목/손가락	1 ___ ___ ___	3	5
15.연관된 움직임	1	3	5
16. 진전	1	3	5

Item G: Scissor Task

	Poor		Optimal
1.몸통 안정성	1	3	5
2.몸통 자세	1	3	5
3.머리 위치 a. 중앙 b. 기울어짐 c. 신전	1 lt__rt__ 1 1	3 3 3	5 5 5
4.어깨 위치	1	3	5
5.종이를 잡고 있는 팔뚝 a.손을 앞으로 뻗어서 b. 손바닥을 위로 해서	1 ___ ___	3	5
6.종이를 잡고 있는 악력 a. 약하다 b. 세다	1 ___ ___	3	5
7.종이를 자르는 팔뚝 a. 손을 앞으로 뻗어서 b. 손바닥을 위로 해서	1 ___ ___	3	5
8.자르는 동안 손목의 위치 a.구부림 b. 뻗음 c. 척골편향	1 ___ ___ ___	3	5
9.종이를 자르는 손 a. 측면집기 b. 집게손가락으로 집기 c. 엄지와 손을 이용해 잡기	1 ___ ___	3	5 ___
10.종이를 자르는 손에서 사용하지 않는 손가락	1	3	5
11.보고 있는 곳	1	3	5
12.매끄럽게 계속 종이를 절단	1	3	5
13.정확하게 일직선으로 절단	1	3	5
14.정확하게 곡선을 따라 절단	1	3	5
15. 자주 사용하는 손 lt__rt__	1	3	5
16. 진전	1	3	5
17. 연관된 반응	1	3	5

기타사항:

그림 2-9. 점수표(리처 EW와 몽고메리 PC의 허가를 받아 인쇄, *감각운동 수행분석*, 휴고, 민: PDP 프레스: 1989)

(계속)

검사 분야: SPA 과제는

- ▶구르기
- ▶배로 기어가기
- ▶3 지점으로 공을 치기
- ▶무릎 끓고 균형잡기
- ▶병에 든 알갱이
- ▶종이와 연필을 이용한 과제
- ▶가위를 이용한 과제

검사과정: SPA 각각의 항목을 아동에게 검사하며, 각 과제의 기준은 검사지에 적혀있다. 1점~5점까지의 점수를 매기는데, 잘 못하는 경우를 1, 제대로 못 하는 경우를 3, 잘 하는 경우를 5로 한다. 각 항목 점수에 대한 조작적 정의는 검사 설명서에 있다. 각 과제를 하면서 16가지 감각운동 요소를 분석한다. 이러한 감각운동 요소로는 비대칭 긴장성 경반사 (ATNR), 대칭 긴장성 경반사 (STNR), 반중력 신전, 반중력 굴곡, 몸 바로하기, 머리 바로하기, 평형/바로하기 반응, 전정감각 기능, 촉각 처리과정, 시각 처리과정, 양측 통합, 운동 기획하기, 긴장도/힘, 안정성/이동성, 신경학적 상태, 발달 수준 등이 있다.

심리측정적 특성: **절대평가**

동시 타당도: 이 검사는 원래 정신적 장애를 극복해 보려는 아동을 위해 개발되었다. SPA를 개발하던 시기는 동시 타당도를 살펴보기에 적절한 특정 감각운동 검사가 없었다.

신경운동 장애 등의 신체적 장애를 동반하지 않았으나 정신적 장애(IQ: 50 ~ 80)가 있는 아동 10명을 연구하여 **재검사 신뢰도**를 평가했다. 대상 아동들의 SPA 수행능력을 1주 후의 수행능력과 비교했다. 재검사 신뢰도 계수의 범위는 0.89 ~ 0.97이었다.

재검사 신뢰도에서 연구했던 아동들로 검사자간 신뢰도를 살펴보았다. 첫 번째 검사에서 제 2의 관찰자가 동시에 아동을 평가하고 점수를 매겼다. 상관관계 계수의 범위는 0.15 ~ 0.91이었다. ATNR은 (r=0.21), STNR은 (r=0.15), 촉각 처리과정은 (r=0.31)로 검사자간 일치도는 낮았다. 이 점수들을 제외하면 검사자간 신뢰도는 0.76이었다.

기능 평가

수단적 일상생활 기능에 대한 표준화된 평가

소아 수행능력 평가도구(PEDI, Pediatric Evaluation of Disability Inventory)[11]
1992

스테펀 M. 할리, 웬디 J. 코스터, 래리 H. 루드로, 제인 T. 할티원저, 피터 J. 안렐로스

목적: 아동의 주요 기능적 능력과 수행능력에 대한 표본조사를 하고, 활동을 수행하는 능력의 독립 정도를 확인하며, 과제를 하는데 필요한 수정 범위를 결정하고, 기능적 능력의 진행상황을 살펴보며, 중재계획을 짜는데 도움이 되는데 그 목적이 있다.

연령: 6개월 ~ 7.5세

시간: 검사 및 점수계산에 45분 내지 60분 소요. 부모가 검사자를 편하게 여기는 정도, 장애의 복잡성, 필요한 정보를 부모가 제공하는 능력 등 여러 요인에 따라 시간이 달라진다.

검사자 자격: 물리치료사, 작업치료사, 언어병리학자, 간호사, 교사

검사 키트: 검사 키트는 검사 설명서와 점수표(그림 2-10)로 구성되어 있다. 검사 설명서에서는 PEDI의 각 영역에 대한 점수를 상세하게 나타냈으며, 그에 대한 조작적 정의를 설명한다.

검사 분야: PEDI에는 세 가지의 측정 영역이 있다.

1. 기능적 기술' 은 기능적 기술에 대한 아동의 능력을 확인하는 체크리스트이다. 기능적 기술 척도는 다시 자기돌봄, 이동성 및 사회적 기능 등 세 가지로 나누어 진다.
2. 보호자 도움' 에서는 복잡한 기능적 활동을 하는 동안 아동이 필요로 하는 도움의 정도를 평가한다.
3. 수정 척도에서는' 는 기능적 기술을 실행하는 동안 아동이 필요로 하는 수정사항을 확인한다.

검사과정: PEDI는 부모의 보고에 전적으로 기초한다. 별도로 작성하도록 부모에게 체크리스트를 줄 수도 있고, 면담을 하면서 검사자가 작성을 할 수도 있다. 부모가 따로 체크리스트를 작성하면, 검사자는 이후에 부모와 함께 응답 내용을 검토해야 한다.

1. 기능적 기술척도의 항목들은 "가능"(1)과 "불가능"(0)으로 답을 한다. 그리고 나서 점수를 합산하여 영역별 점수를 구한다.
2. 보호자 도움
3. 수정 척도는 각각 20개의 항목으로 되어 있다. 각 내용 영역이 마칠 때에는 점수를 합산하여 '보호자 도움' 항목의 점수를 구하고, 수정 척도 각각의 빈도에 관한 표를 볼 수 있다. PEDI의 각 부문별 소계는 합산점수, 이후에 규범적 표준점수와 보완점수로 변환할 수 있다.

(계속)

CHAPTER 10: PEDI CASE STUDIES

소아 수행능력 평가도구

VERSION 1.0

이름: CASE 3 (MARK)　　검사일:　　연령: 11

ID#　　응답자/면담자:

점수 요약

Composite Scores

영역		원점수	규범적 표준점수	표준오차	보완점수	표준오차	FIT 점수*
자기돌봄	기능적 기술	29			48.2	1.7	
이동성	기능적 기술	18			40.3	2.3	
사회적 기능	기능적 기술	59			59.9	1.3	
자기돌봄	보호자 도움	15			49.8	3.7	
이동성	보호자 도움	10			42.7	4.3	
사회적 기능	보호자 도움	21			75.3	5.6	

*소프트웨어 프로그램을 사용해서 구할 수 있음

수정 빈도

자기돌봄(8 항목)				이동성(7 항목)				사회적 기능(5 항목)			
None	Child	Rehab	Extensive	None	Child	Rehab	Extensive	None	Child	Rehab	Extensive
3	2	3	0	2	0	1	4	5	0	0	0

Score Profile

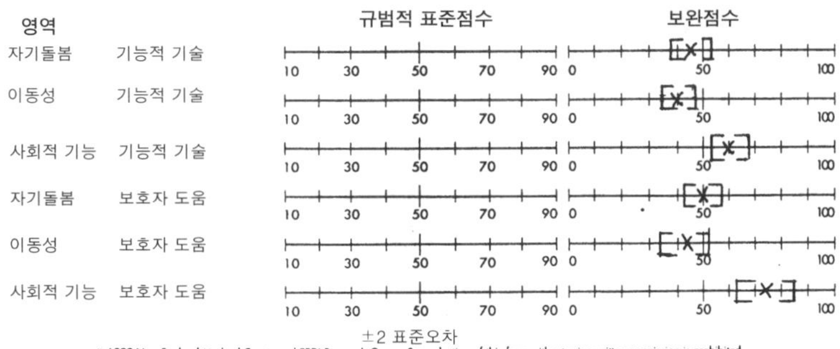

그림 2-10. 점수표(할리 SM, 코스터 WJ, 루드로 LH 등의 허가를 받아 인쇄. *소아 수행능력 평가도구[PEDI]*. 보스톤, 마스: 보스턴 대학교 이사, 재활효과를 위한 센터: 1992)

심리측정적 특성

상대평가.

1980년 US 인구조사를 토대로 인구학적 자료에 따라 층화표본추출법을 통해 선택한 비장애 아동(n=412)을 지역적 표본으로 하여 PEDI를 표준화했다. 1990년 5월부터 1991년 6월까지 규범적 자료를 수집했다. 장애가 있는 아동으로 구성된 세 가지 소규모 표본을 임상검증표본으로 이용했다.

(계속)

이 표본에는
1) 비교적 경미하지만 제 3의 소아외상센터에서는 볼 수 있는 상처를 가진 아동,
2) 병원 중심의 학교 프로그램에 등록된 중증의 장애를 가진 아동,
3) 뇌성마비, 발달지연, 외상성 뇌손상으로 병원 중심의 통학 학교에 다니는 아동 등이 있다.

동시 타당도: PEDI를 처음으로 개발할 때에는 장애아동표본에 대한 PEDI 점수를 바텔 발달검사(BDIST, Battelle Developmental Inventory Screening Test) 점수와 비교했다.[82] 두 평가도구 간의 전반적인 상관관계는 중간 정도였다(r= 0.70~0.73).[83] 보다 중증인 아동들을 대상으로 연구를 추가로 진행해서 PEDI, BDIST, 일상생활동작 평가(WeeFim, Functional Independence Measure for Children)의 점수를 비교했다.[84] PEDI와 이들 두 평가도구 간에는 강력한 상관관계가 있었다(r=0.80 ~ 0.97).

판별 타당도 연구를 통해 생후 6개월~2세인 아동에서 점수가 낮은 경우(사회적 기능과 이동성)를 제외하고, PEDI로 정확하게 아동의 집단(비장애 또는 임상적 집단)을 예측할 수 있음이 드러났다.[11]

모든 6개의 척도에 대한 **내적 일치도**를 크론바흐 계수 알파로 판단했다.
상관계수의 범위는 0.95 ~ 0.99였다.

아동의 규범적 표본에 대해 ICC를 이용하여 **검사자간 신뢰도**를 계산했다. 보호자 도움척도에서 점수는 0.96~0.99였다. 수정척도의 점수 범위는 0.79~1.00이었다. 임상적 아동표본에 대한 ICC는 보호자 도움척도와 수정척도에서 모두 0.84 ~ 1.00으로 나타났다.

학업기능평가(SFA, School Function Assessment)[2]
1998
웬디 코스터, 테레사 디니, 제인 할티원저, 스테펜 할리

목적: 유치원에서 6학년에 이르기까지 학생이 교육환경에 학업적, 사회적으로 참여하도록 지원해주는 기능적 과제에 대한 학생의 수행능력을 측정하는데 그 목적이 있다. 그 이외에도, 여러 장애를 가진 학생들을 위한 협동프로그램을 용이하게 계획하는데도 그 목적이 있다.

연령: 유치원에서 6학년까지의 학생

시간: 처음 SFA를 작성할 때에는 최소 1.5 내지 2시간을 주도록 한다. 이 검사에 익숙해지고 나면, 각 부문별 또는 전체 척도를 평가하는 시간을 줄여준다. 보통, 하루 안에 평가를 마치지는 못하지만 2주 내지 3주 이상으로 끌어서는 안 된다.

검사자 자격: 물리치료사, 작업치료사, 언어병리학자, 심리학자, 교사

(계속)

검사 키트:	이 검사키트는 사용자 설명서, 평점척도 안내서, 기록표(그림 2-11)로 구성된다. 검사 설명서에서는 SFA 각 부분의 점수에 대한 자세한 내용과 조작적 정의를 설명한다.
검사 분야:	SFA는 세 부분으로 나눠진다. 첫 번째 부분에는 하나 이상의 척도가 있다. 1. 참여도에서는 6개의 주요 학교 활동에 학생이 참여하는 정도를 평가한다. 2. 과제 지원은 4개의 척도로 구성되어 있는데, 지원, 도움 및 적응에 관한 두 가지 척도는 물리적 과제와 인지/행동적 과제를 평가한다. 3. 활동 수행능력' 은 여행, 자세 유지하기 및 바꾸기, 여가 활동, 동작 조작, 재료 사용하기, 환경미화 및 대청소, 먹고 마시기, 위생, 옷 관리, 계단 오르내리기, 보고서, 컴퓨터 및 장비 사용, 기능적 의사소통, 기억과 이해, 사회적 관습 따르기, 어른의 가르침과 학교 규칙 준수하기, 과제 행동/이행, 긍정적인 상호작용, 행동 조절, 개인관리 인식, 안전 등 21개의 척도로 구성되어 있다.
검사과정:	SFA는 학생에 대해 잘 알고 있는 1명 이상의 학교 전문가가 작성하는 설문으로, 판단에 기초한다. 1. 참여도에서 매긴 점수를 합하여 참여도에 대한 원점수를 구한다. 2. 과제 지원에서는 물리적 과제 도움, 물리적 과제 적응, 인지/행동적 과제 도움, 인지/행동적 과제 적응 등의 척도 각각에 대한 원점수를 구한다. 3. 활동 수행능력에서는 21개의 항목 각각에 대한 원점수를 구한다. 이렇게 계산한 원점수는 검사 설명서에 있는 표를 참고하여 준거점수로 변환한다. 각 준거점수에 대한 표준오차(SEM)값도 구한다. 각 척도에 대해 준거점수 구분을 두 가지로 하는데 하나는 유치원생에서 3학년까지, 다른 하나는 4학년에서 6학년까지 적용한다. 준거점수를 이용하여 검사자는 프로파일 그래프 상에서 각 척도에 대한 학생의 점수를 표시하여 그 학생의 기능적 프로파일을 작성할 수 있다.
심리측정적 특성:	**절대평가.** 장애가 있는 363명의 학생들을 표본으로 하여 SFA 표준화에 포함시켰다. 전국 40개 주 중 112개의 지역에서 학생들을 선정했다. 이 중 57%는 정규수업을 받고, 43%는 특수교육을 받지만, 어느 정도는 정규교육을 받고 있었다. 여학생(34%)보다 남학생(66%)의 수가 더 많았다. 정규교육을 받는 315명의 학생들 또한 표본이 되었다. 이 중 47%가 남학생이고 53%가 여학생이었다. 특수 교육 및 정규 교육을 받는 학생들의 표본은 1990년 US 인구조사에서 조사한 학생들의 인종/민족 백분율을 그대로 반영했다. 전문가 패널이 SFA를 개발하는 동안 두 가지의 **내용 타당도** 연구가 이루어졌다.

(계속)

학업기능평가 점수표

		총 원점수	준거 점수	표준 오차	준거점수 구분 K-3	준거점수 구분 4-6
1.참여도						
	정규학급 _ 5가지 장소				100	100
	특수교육학급 + 5가지 장소				100	100
2.과제 지원						
	물리적 과제–도움				100	100
	물리적 과제–적응				100	100
	인지/행동적 과제 – 도움				77	92
	인지/행동적 과제–적응				91	100
선택적 과제	계단 오르내리기–도움					
	계단 오르내리기–적응					
	보고서 작성–도움					
	보고서 작성–적응					
	컴퓨터 및 장비 사용–도움					
	컴퓨터 및 장비사용–적응					
3.활동 수행능력						
물리적 과제	여행				100	100
	자세 유지하기 및 바꾸기				100	100
	여가 활동				83	100
	동작 조작				93	100
	Materials 이용				83	100
	환경미화와 청소				87	100
	먹고 마시기				100	100
	위생				92	100
	옷 관리				93	100
	계단오르내리기				100	100
	보고서 작성				73	94
	컴퓨터 및 장비 이용				65	100
인지/행동적 과제	기능적 의사소통				91	100
	기억과 이해				79	100
	사회적 관습 따르기				73	92
	어른의 가르침과 학교규칙 준수				76	82
	과제 행동/이행				72	81
	긍정적 상호작용				81	83
	행동조절				74	78
	개인관리 인식				92	100
	안전				91	100

이름: ____________ 날짜: ________

기능적 프로파일

장소	학급 정규,특수	운동장/휴식	교통	욕실/화장실	이행기	식사시간/간식시간
점수						

0 10 20 30 40 50 60 70 80 90 100

0 10 20 30 40 50 60 70 80 90 100

적응도 체크리스트 *(계속)*

인지

- ☐ 대체적 교육과정
- ☐ 대체적/변경한 재료
- ☐ 기대/목표 조정
- ☐ 반복적 학습 및 실습
- ☐ 대체적/변경한 지침
- ☐ 대체적/변경한 평가양식
- ☐ 다감각적 접근방법
- ☐ 활동 진행속도 및 순서 변경
- ☐ 시간 연장
- ☐ 노트나 목록 이용
- ☐ 학급 친구들과 어울리기
- ☐ 기타(아래에 기술하시오)

기타사항/설명 ______________________

의사소통

- ☐ 신호 체계
- ☐ 의사소통판
- ☐ 의사소통 서적
- ☐ 음성인식 출력장치
- ☐ 입막대
- ☐ 머리지지대
- ☐ 선택 프로그램
- ☐ 보청기
- ☐ 마이크
- ☐ 해석기
- ☐ 점자
- ☐ 기타(아래에 기술하시오)

기타사항/설명 ______________________

컴퓨터

- ☐ 특수화된 소프트웨어
- ☐ 조절 스위치
- ☐ 개조한 하드웨어/키보드
- ☐ 계산기
- ☐ 환경통제
- ☐ 기타(아래에 기술하시오)

기타사항/설명 ______________________

착석/이동성/교통

- ☐ 등의자
- ☐ 목발
- ☐ 워커
- ☐ 수동 휠체어
- ☐ 전동 휠체어
- ☐ 유모차
- ☐ 자세 의자/장치
- ☐ 착석 보조장치
- ☐ 쿠션
- ☐ 휠체어 부속품
- ☐ 교정기구
- ☐ 보철물
- ☐ 특수 장치가 달린 차량
- ☐ 카시트
- ☐ 개조한 버스/밴
- ☐ 기타(아래에 기술하시오)

기타사항/설명 ______________________

기타 적응도

- ☐ 1대1 도우미
- ☐ 동급생 보조 프로그램

기타사항/설명 ______________________

그림 2-11. 점수표(코스터 W, 디니 T, 할티원저 J, 할리 S 등의 허락 하에 인쇄. *학업기능평가*)

(계속)

크론바흐 계수 알파로 SFA의 **동시 타당도**와 **내적 일치도**를 살펴보았다. 상관계수의 범위는 0.92 ~ 0.98이었다. 두 번째 방법으로 척도 내의 각 항목에 적합성 통계를 고려해보았다. 척도를 분석하여 각 척도 내 항목의 일관성을 확인했다.

2~3주의 동안 검사를 2회 받은 23명의 학생들을 편의표본으로 하여 **재검사 신뢰도**를 평가했다. 검사간 신뢰도 계수의 범위는 0.82~0.98이었다. 표본의 약 40%에게 운동장애가 있는 것으로 확인되었다. ICC-2를 이용하여 다양한 장애를 가진 학생들을 표본으로 한 두 번째 재검사 신뢰도 연구에서는 SFA의 '2. 과제지원' 부분에서 상관계수의 범위가 0.80~0.97이었다. '3. 활동 수행능력' 에서는 0.90 ~ 0.98로 상관계수가 더 컸다.

요약 (summary)

지금까지 살펴본 상대평가와 절대평가에 관한 내용을 통해 발달치료사는 보다 쉽게 허용 가능한 검사의 구성요소를 이해할 수 있을 것이다. 각 검사에 관한 정보는 치료사가 주어진 상황에 맞춰 대상 아동에게 적합한 검사를 선정하는데도 도움이 된다. 발달치료사는 검사과정 외에 아동의 평가에 있어 다른 요소들을 인지하고, 아동을 전체적으로 평가하는데 있어 다른 검사에서 알게 된 정보를 이용해야 한다.

참고문헌 (references)

1. American Physical Therapy Association. Guide to physical therapist practice. 2nd ed. *Phys Ther.* 2001;81:42-48.
2. Coster W, Deeney T, Haltiwanger J, Haley S. *School Function Assessment.* San Antonio, Tex: The Psychological Corporation; 1998.
3. Russell D, Rosenbaum P, Gowland C, et al. *Gross Motor Function Measure.* Toronto, Canada: Gross Motor Measures Group; 1993.
4. Bruininks RH. *Bruininks-Oseretsky Test of Motor Proficiency. Examiner's Manual.* Circle Pines, Minn: American Guidance Service; 1978.
5. Hopkins B, Westra T. Maternal expectations of their infants' development: an intracultural study. *Genetic Psychology Monographs.* 1989;114:377-420.
6. Dasen P, Inhelder B, Lavalee M, et al. *Naissance de l'intelligence chex l'enfant Baoule de Côte d'Ivoire.* Bern, Switzerland: Hans Huber; 1978.
7. Cohen E, Boettcher K, Maher T, et al. Evaluation of the Peabody Developmental Gross Motor Scales for young children of African American and Hispanic ethnic backgrounds. *Pediatr Phys Ther.* 1999;1:191-197.
8. Dunn W. *Infant/Toddler Sensory Profile.* San Antonio, Tex: The Psychological Corporation; 2000.
9. Folio MR, Fewell RR. *Peabody Developmental Motor Scales. Examiner's Manual.* 2nd ed. Austin, Tex: Pro-Ed; 2000.
10. Chandler L, Andrews M, Swanson M. *The Movement Assessment of Infants: A Manual.* Rolling Bay, Wash: Infant Movement Research; 1980.

11. Haley SM, Coster WJ, Ludlow LH, Haltiwanger JT, Anrellos PJ. *Pediatric Evaluation of Disability Inventory*. Boston, Mass: New England Medical Center Hospitals; 1992.
12. Sackett DL, Strauss SE, Richardson WS, et al. *Evidence-Based Medicine: How to Practice and Teach EBM*. 2nd ed. New York, NY: Churchill Livingstone; 2000.
13. Berk RA, DeGangi GA. *DeGangi-Berk Test of Sensory Integration*. Los Angeles, Calif: Western Psychological Services; 1983.
14. Dubowitz L, Dubowitz V. The neurological examination of the full term newborn infant. *Clinics in Developmental Medicine*. No. 79. Philadelphia, Pa: JB Lippincott; 1981.
15. Saint-Anne Dargassies S. *Neurological Development in the Full Term and Premature Neonate*. London, England: Excerta Medica; 1977.
16. Prechtl HFR. The neurological examination of the full term newborn infant. *Clinics in Developmental Medicine*. No. 63. Philadelphia, Pa: JB Lippincott; 1977.
17. Parmelee AH, Michaelis R. Neurological examination of the newborn. In: Hellmuth J, ed. *Exceptional Infant. Vol. 2: Studies in Abnormalities*. London, England: Butterworths; 1971.
18. Brazelton TB. *Neonatal Behavioral Assessment Scale*. Philadelphia, Pa: JB Lippincott; 1973.
19. Brazelton TB. *Neonatal Behavioral Assessment Scale*. 2nd ed. Philadelphia, Pa: JB Lippincott; 1984.
20. Prechtl HFR. Assessment methods for the newborn infant: a critical evaluation. In: Stratton P, Chichest J, eds. *Psychobiology of the Human Newborn*. New York, NY: Wiley; 1982.
21. Tronick E, Brazelton TB. Clinical uses of the Brazelton Neonatal Behavior Assessment. In: Friedlander BZ, Sterritt BM, Kirk GE, eds. *Exceptional Infant: Assessment and Intervention*. Vol. 3. New York, NY: Brunner/Mazel; 1975.
22. Bakow H, Samaroff A, Kelly P, et al. Relation between newborn and mother-child interactions at four months. Paper presented at: Biennial Meeting of the Society for Research in Child Development; 1973; Philadelphia, Pa.
23. Sameroff AJ. Organization and stability of newborn behavior: a commentary on the Brazelton Neonatal Behavioral Assessment Scale. *Monographs of the Society of Research in Child Development*. 1978;43:56.
24. Ellison PH. *Infant Neurobiological International Battery*. Tucson, Ariz: Therapy Skill Builders; 1994.
25. Castro AV, de Sanchez IE, Landinez NS. Reliability of the infant neurological international battery (INFANIB) for the assessment of neurological integrity in infancy to high risk Colombian infants. Unpublished thesis. Bogota, Colombia: Instituto Materno. Infantil of Bogota; 1985.
26. Campbell S. *Test of Infant Motor Performance*. Chicago, Ill: Test of Infant Motor Performance, LLC; 2001.
27. Campbell SK, Kolobe THA, Osten ET, et al. Construct validity of the Test of Infant Motor Performance. *Phys Ther*. 1995;75:585-596.
28. Piper MC, Darrah J. *Motor Assessment of the Developing Infant*. Philadelphia, Pa: WB Saunders; 1994.
29. Campbell SK, Kolobe THA. Concurrent validity of the Test of Infant Motor Performance with the Alberta Infant Motor Scale. *Pediatr Phys Ther*. 2000;12:2-9.
30. Campbell SK. Test-retest reliability of the Test of Infant Motor Performance. *Pediatr Phys Ther*. 1999;11:60-66.
31. Frankenburg WK, Dodds J, Archer P, et al. *Denver II Technical Manual*. Denver, Colo: Denver Developmental Materials; 1990.
32. Frankenburg WK, Dodds JB, Fandal AW, et al. *Denver Developmental Screening Test: Reference Manual*. Denver, Colo: University of Colorado Medical Center; 1975.
33. Frankenburg WK, Fandal AW, Sciarillo W, Burgess D. The newly abbreviated and revised Denver Developmental Screening Test. *Journal of Pediatrics*. 1981;99:995-999.
34. Frankenburg WK, Dodds J, Archer P, et al. The Denver II: a major revision and restandardization of the Denver Developmental Screening Tool. *Pediatrics*. 1992;89:91-97.

35. Glascoe FP, Bryne KE, Ashford LF, et al. Accuracy of the Denver II in developmental screening. *Pediatrics.* 1992;89:1221-1225.
36. Kerfeld CI, Guthrie MR, Stewart KB. Evaluation of the Denver II as applied to Alaska Native children. *Pediatr Phys Ther.* 1997;9:23-31.
37. Stuberg W, et al. *The Milani-Comparetti Motor Development Screening Test.* 3rd ed. rev. Omaha, Neb: University of Nebraska Medical Center; 1992.
38. Milani-Comparetti A, Gidoni EA. Routine developmental examination in normal and retarded children. *Dev Med Child Neurol.* 1967;9:631-638.
39. Trembath J. *The Milani-Comparetti Motor Development Screening Test.* Omaha, Neb: University of Nebraska Medical Center Print Shop; 1978.
40. Vander Linden D. Ability of the Milani-Comparetti Developmental Examination to predict motor outcome. *Phys Occup Ther Pediatr.* 1985;5:27-38.
41. Stuberg WA, White PJ, Miedaner JA, Dehne PR. Item reliability of the Milani-Comparetti Motor Development. Screening Test. *Phys Ther.* 1989;69:328-335.
42. Darrah J, Piper MC, Byrne PJ, Warren S. The utilization of the movement assessment of infants risk profile with preterm infants. *Phys Occup Ther Pediatr.* 1991;11:1-12.
43. Schneider JW, Lee W, Chasnoff IJ. Field testing of the movement assessment of infants. *Phys Ther.* 1988;68:321-327.
44. Harris SR, Haley SM, Tada WL, Swanson MW. Reliability of observational measures of the Movement Assessment of Infants. *Phys Ther.* 1984;64:471-475.
45. Haley SM, Harris SR, Tada WL, Swanson MW. Item reliability of the movement assessment of infants. *Phys Occup Ther Pediatr.* 1986;6:21-39.
46. Swanson MW, Bennett FC, Shy KK, Whitfield MF. Identification of neurodevelopmental abnormality at four and eight months by the movement assessment of infants. *Dev Med Child Neurol.* 1992;34:321-337.
47. Coster W. Critiques of the Alberta Infant Motor Scale (AIMS). *Phys Occup Ther Pediatr.* 1995; 15:53-64.
48. Piper MC, Pinnell LE, Darrah J, et al. Construction and validation of the Alberta Infant Motor Scale. *Can J Public Health.* 1992;83:546-550.
49. Piper MC, Darrah J, Pinnell L, et al. Discriminative validity of the Alberta Infant Motor Scale. *Dev Med Child Neurol.* 1992;66:55-56.
50. Miller LJ, Roid GH. *Toddler and Infant Motor Evaluation: A Standardized Assessment.* Tucson, Ariz: Therapy Skill Builders; 1994.
51. Bayley N. *Bayley Scales of Infant Development.* 2nd ed. San Antonio, Tex: The Psychological Corporation; 1993.
52. Harrow AJ. *A Taxonomy of the Psychomotor Domain: A Guide for Developing Behavioral Objectives.* New York, NY: David McKay; 1972.
53. Ulrich D. *Test of Gross Motor Development–2.* Austin, Tex: Pro-Ed; 2000.
54. Russell DJ, Rosenbaum PL, Avery LM, Lane M. *Gross Motor Function Measure (GMFM–66 and GMFM-88) User's Manual.* London, England: McKeith Press; 2002.
55. Russell D, Rosenbaum PL, Cadman DT, et al. The Gross Motor Function Measure: a means to evaluate the effects of physical therapy. *Dev Med Child Neurol.* 1989;31:341-352.
56. Trahan J, Malouin F. Changes in the Gross Motor Function Measure in children with different types of cerebral palsy: an eight-month follow-up study. *Pediatr Phys Ther.* 1999;11:12-17.
57. Russell D, Palisano R, Walker S, et al. Evaluating motor function in children with Down syndrome: validity of the GMFM. *Dev Med Child Neuro.* 1998;40:693-701.
58. Ruck-Gibis J, Plotkin H, Hanley J, et al. Reliability of the Gross Motor Function Measure for children with osteogenesis imperfecta. *Pediatr Phys Ther.* 2001;13:10-17.
59. Dunn W. *Infant/Toddler Sensory Profile.* San Antonio, Tex: The Psychological Corporation; 2002.

60. Dunn W. *Sensory Profile.* San Antonio, Tex: The Psychological Corporation; 1999.
61. Brown CE, Dunn W. *Sensory Profile for Adolescents/Adults.* San Antonio, Tex: The Psychological Corporation; 2002.
62. Chess S, Thomas A. *The New York Longitudinal Scales Adult Temperament Questionnaire Test Manual.* Scottsdale, Ariz: Behavioral Developmental Initiatives; 1998.
63. DeGangi GA, Greenspan SI. *Test of Sensory Functions in Infants (TSFI).* Los Angeles, Calif: Western Psychological Services; 1989.
64. Bayley N. *Bayley Scales of Infant Development.* New York, NY: The Psychological Corporation; 1969.
65. Bates JE. *Infant Characteristics Questionnaire, Revised.* Bloomington, Ind: Indiana University; 1984.
66. Fagan JF. New evidence of the prediction of intelligence from infancy. *Infant Mental Health Journal.* 1982;3(4):219-228.
67. Benson AM, Lane SJ. Interrater reliability of the Test of Sensory Functions in Infants as used with infants exposed to cocaine in utero. *Occup Ther J Res.* 1994;14:170-177.
68. Jirikowic TL, Engel JM, Deitz JC. The Test of Sensory Functions in Infants: test-retest reliability for infants with developmental delays. *Am J Occup Ther.* 1997;51:733-738.
69. DeGangi GA, Berk RA. *DeGangi-Berk Test of Sensory Integration.* Los Angeles, Calif: Western Psychological Services; 1983.
70. Miller LJ. *Miller Assessment of Preschoolers.* Littleton, Colo: Foundation for Knowledge in Development: 1982.
71. Ayres AJ. *Sensory Integration and Praxis Tests.* Los Angeles, Calif: Western Psychological Services; 1989.
72. Ayres AJ. *Southern California Sensory Integration Tests.* Rev. ed. Los Angeles, Calif: Western Psychological Services; 1980.
73. Ayres AJ. *Southern California Postrotary Nystagmus Test Manual.* Los Angeles, Calif: Western Psychological Services; 1975.
74. Ayres AJ. Patterns of perceptual motor dysfunctions in children: a factor analysis study. *Perceptual and Motor Skills.* 1965;20:335-368.
75. Ayres AJ. Deficits in sensory integration in educationally handicapped children. *J Learn Disabil.* 1969;2:160-168.
76. Ayres AJ. Types of sensory integrative dysfunction among disabled learners. *AJOT.* 1972;26:13-18.
77. Ayres AJ. Cluster analyses of measures of sensory integration. *AJOT.* 1977;31:362-366.
78. Murray EA, Cermak SA, O'Brien A. The relationship between form and space perception, constructional abilities, and clumsiness in children. *AJOT.* 1990;44:623-628.
79. Wilson BN, Pollock N, Kaplan BJ, Law M. *Clinical Observations of Motor and Postural Skills.* 2nd ed. Framingham, Mass: Therapro; 2000.
80. Reisman JE, Hanschu B. *Sensory Integration Inventory for Individuals with Developmental Disorders-Revised.* Hugo, Minn: PDP Press; 1992.
81. Richter EW, Montgomery PC. *The Sensorimotor Performance Analysis.* Hugo, Minn: PDP Press; 1989.
82. Newborg J, Stock JR, Wnek L. Battelle Development Inventory. Allen, Tex: DLM Teaching Resources; 1984.
83. Feldman AB, Haley SM, Coryell J. Concurrent and construct validity of the Pediatric Evaluation of Disability Inventory. *Phys Ther.* 1990;70:602-610.
84. Uniform Data System, State University of New York at Buffalo. *Guide for the Functional Independence Measure for Children (Wee-FIM).* Version 1.5. Buffalo, NY: Center for Functional Assessment Research; 1991.

제 3 장 기능적 결과 설정하기와 중재 체계화하기 (Establishing Functional Outcomes and Organizing Intervention)

아동 서비스를 제공할 때 물리치료사는 사용된 치료 기술과 상황에 맞는 치료여부나 기간에 대한 결정해야 한다. 아동 물리치료사는 사용할 치료방법과, 그 치료방법(기술)을 언제, 그리고 얼마나 지속해야 하는가에 대한 결정에 책임이 있다. 치료적인 지식(정보)과 이론적인 신경생리학적 구조 사이의 전환을 만들기 위해서는, 임상의 치료적 개입이 오래 지속될 수 있고, 치료사와 아동의 입장에서 좌절과 불안을 초래할 수 있다. 전통적인 이론이 치료 기술에 초점을 맞추고 있기 때문에, 물리치료사는 치료의 계획과 순서에 대한 전략을 발전시키지 못했다. 이 장은 치료계획에 영향을 주는 몇몇 변수들을 확인하는데 목적이 있다. 적절한 치료기술과 적용순서를 선택하는 방법은 환자의 행동목표들을 설정하는 것을 되돌아보게 한다. 치료의 계획과 시행에는 운동학습의 원리가 포함된다.

이 장에서 소개된 정보는 치료 구성에 대한 전략을 발전시키는, 하나의 가능한 과정으로서 도움을 주고자 하는데 그 목적이 있다. 이러한 구조는 다수의 물리치료사와 환자가 각기 다른 상황 안에서 적응성이 변화될 수 있는 변수가 된다는 것이다. 게다가, 경험이 풍부한 임상가들은 치료목적과 관련된 환자의 치료시간과 치료 내용을 결정하는데 어려움은 없다. 그러나 이러한 임상가들조차 왜 그런 결정을 하게 되었는지는 인지적인 과정을 통해서 설명할 수 없다.

따라서, 치료의 계획과 순서의 특정한 전략은 많은 물리치료사들뿐만 아니라, 임상 경험이 없는 치료사와 학생, 그리고 대학원생들에게 유용할 것이다. 치료와 관련된 평가 과정은 임상 뿐만 아니라 연구목적에서도 필수적이다. 치료의 결과와 관련된 목표 설정과 측정될 수 있는 행동적인 목표들의 접근은 제3지불인(third-party payers)에 의해 증가하고 있다.

치료의 계획과 순서에 영향을 주는 변수들 (variables influencing treatment planning)

물리치료사는 치료 계획을 세우기 위해서 운동조절, 운동학습, 운동발달 등의 특정한 이론들의 공통점과 지식에 영향을 받을 것이다. 물리치료학의 교과과정에서 운동치료학은 유사한 내용들을 다루고 있지만, 물리치료학과 교수의 임상적인 경험과 전문성에 따라서 강조되어지는 이론과 치료방법들은 차이가 있을 수 있다. 이것은 임상연구에 의해서 몇몇의 치료방법들이 타당하거나 그렇지 못한 것에 대해 물리치료사들이 제공하는 정보가 부정적인 것이 아니라, 긍정적인 현상이라고 할 수 있다. 어떤 연구 결과에서 운동치료가 타당도가 없는 치료방법이라고 비판을 한다고 해도, 우리의 전문분야는 다양한 다른 보건 전문직과 다르지 않다. 예를 들어, 종양을 연구하는 의사는 암의 형태를 일으키는 원인을 모를 수도 있고, 입증된 치료에 대해 증명을 못 할 수도 있지만, 미래에는 더욱 효과적인 치료로 이끌 수 있도록 연구가 진행되고 있으며 이러한 기초 자료를 통해 환자를 치료할 수 있게 된다. 운동치료의 현재 최신 이론들을 사용하여 아동을 평가하고 치료하는 것은 이와 유사한 접근임이 틀림이 없다.

치료계획과 순서에 영향을 주는 두 번째 변수들은 아동의 치료에 있어서 치료사가 신경생리학적인 치료방법에 기초하여 학습한 교과 내용들을 임상에서 평가와 치료에 잘 통합시킬 수 있게 만드는 치료사의 능력이다. 예를 들어서, 근력을 강화시키거나, 지구력, 그리고 유연성을 향상시키기 위한 치료들은 아동의 치료에 있어서 필수적이다. 운동, 체중부하, 다양한 자세와 관련된 정형외과적 · 심혈관계의 주의점들(문제점들, 고려할 점)과 보조장치의 사용은 중요하다. 그러나 어떤 특정한 신경생리학적 치료방법을 통해서 정상적인 움직임의 패턴과 연령에 따른 적절한 운동기술을 강조한다면 무시될 수도 있다.

세 번째, 치료에 영향을 주는 변수는 평가도구의 선택이다. 준거참조검사는, 첫 번째로 동등연령집단과 비교하여 아동이 운동발달상의 문제점이 있는지 없는지를 발견하기 위해서 고안되었다.1 준거참조검사는 아동의 수행을 판단기준에 의해서 측정하거나, 먼저 측정한 수행과 비교하여 평가한다. 그러므로, 치료 중심적인 정보를 제공하는 데에는 가장 적절한 평가도구이다. 저자의 임상경험으로 볼 때, 신체적, 정신적으로 장애가 심한 아동일수록 현재의 능력과 변화의 잠재력을 평가하는 것이 더 어려우며, 표준화 평가도구를 거의 사용하지 않게 된다. 아동물리치료분야에서 현재 사용되고 있는 평가도구의 자세한 내용들은 바로 앞 장에서 다루었다.

물리치료사들은 형식적인 평가나 부적당한 평가도구를 보완하기 위해서 감각과 운동능력을 평가하는 질적인 평가도구를 사용하거나 임상적인 관찰에 의존한다. 특정 치료방법을 선택하기 위한 임상 평가도구들의 적용성은 다음 장에서 다루기로 하겠다.

또 다른 변수들은 치료목표의 설정과 목표에 따른 목적을 성취하거나 실패하는 결과의 변화를 관찰하는 임상적인 경험에 의해서 좌우된다. 예를 들면, 구르기, 앉기, 네발기기 등과 같은 중요한 운동발달 단계가 기능적인 목표가 된다. 그러나 심한 장애를 가진 아동을 치료하는 물리치료사는 이러한 기능적인 활동을 위해 설정한 목표들을 특정 기간안에 효과적으로 측정하기 위해서 작은 단위로 나눠야 하는 것을 발견할지도 모른다.

치료계획에 대한 전략 발달
(developing a strategy for planning treatment)

한 아동의 치료계획의 전략을 발달시키는 첫 단계는 아동을 평가하는 것이 아니라, 치료사가

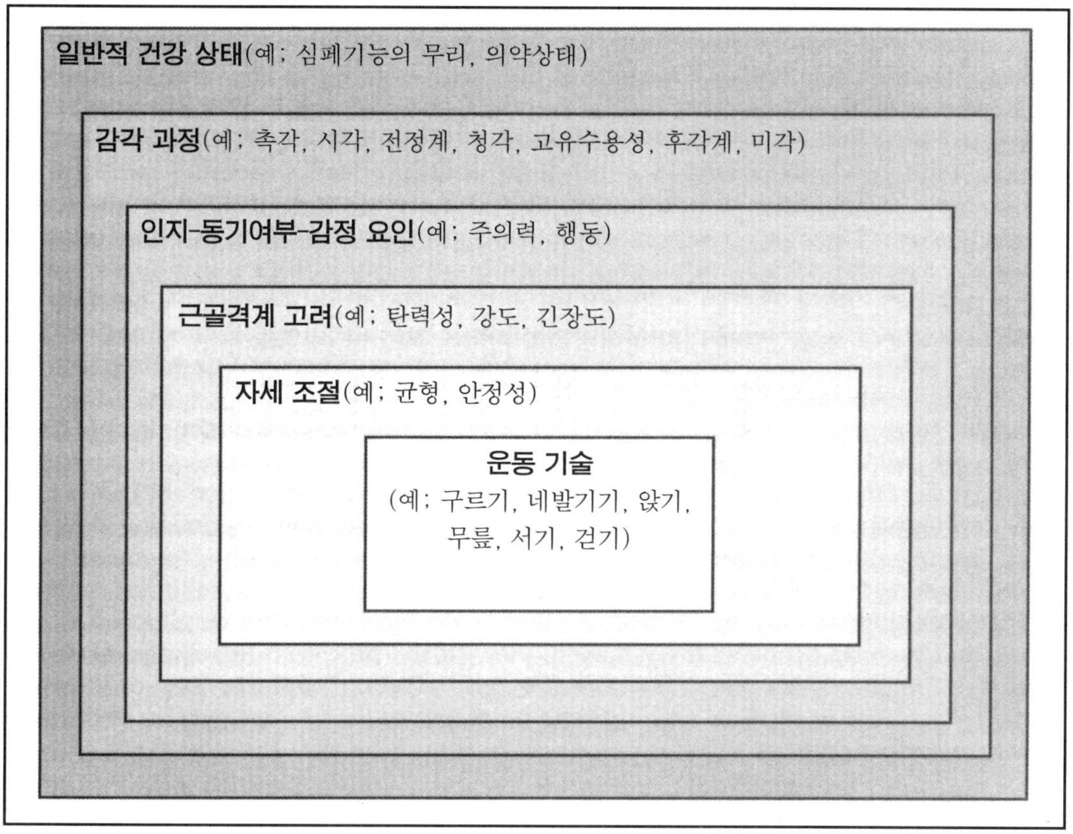

그림 3-1. 운동기술 발달에 대한 내적 변수의 상호관계. 외적 변수는 문화적 · 환경적 요인을 포함한다.

가지고 있는 임상적인 경험과 지식 그리고 이론적인 구조를 평가하는 것이다. 아동을 치료하기 위해서 치료사가 가진 학문적인 지식과 임상경험이 무엇을 도울 수 있을 것인가? 또 치료에 관한 정보와 경험을 보강하기 위한 영역은 무엇인가? 정상운동발달 이론은 아동을 평가하고 치료하는 단계에서 필수적이다. 만약 당신의 치료 대기자가 운동발달의 문제점이 의심되는 학습장애 아동이라면, 부가적으로 관련된 자료를 조사 할 필요가 있다. 물리치료사는 특정한 아동에게 적절한 치료를 제공하기 위해서 치료계획을 충분히 준비할 의무를 가진다.

두 번째 단계는 적용될 많은 변수나 치료방법을 확인하는 것이다. 다른 이론적 구조는 다른 면을 강조한다. 예를 들어, 움직임의 요소로서 운동성과 안정성을 분석하며, 치료개입(intervention)은 이런 모델 주변에 조직화된다. 정위, 평형, 그리고 보호반응 발달에 따르는 원시적 자세 반응들의 통합은 이러한 모델로서 사용된다. 그림 3-1은 아동을 평가하고 치료하는 동안에 강조되는 몇몇 요소들을 설명하고 있다. 감각처리 과정은 모든 다른 요소를 통합할 것임을 주목하라.(각각의 물리치료사는 이런 변수들의 정신적 조직화를 주장하지만 전인적인 방법으로 아동들을 평가하고 치료하는 것이 더욱 유용하고 효과적일 것이다.)

치료계획의 세 번째 단계는 적절한 평가도구를 선택하는 것이다. 대부분의 표준화된 평가도구는 같은 연령의 정상아동과 비교하여 아동의 수행 수준이 평균인지, 평균 이하인지, 평균보다 높게 수행하는지를 알려준다. 아동의 수행수준을 향상시키기 위해서 치료사에게 어떻게 치료하라고 알려주는 평가도구들은 거의 없다. 그러나 표준화된 검사는 아동의 발달영역 중 어느 부분이 부족한지를 알려주며, 발달의 변화를 추적하는데 유용하게 사용된다(2장 참조).

평가과정을 거치는 동안 아동이 할 수 있는 것과 할 수 없는 것을 요약한다. 아동이 성취할 수 있는 운동활동이나 감각수행의 목록을 작성한다. 이 과정에서 가장 어려운 단계는 목록에 있는 과제나 활동들을 아동이 왜 수행할 수 없었는지를 결정하는 일이다. 제5장부터 제12장에 걸친 평가절차의 내용은 특정 영역에 대한 문제점들의 윤곽을 잡아내는데 도움이 될 것이다.

다음 단계는 정상적, 전형적 기술과 관련된 아동의 장기 결과를 계획 한 것이 합당한지지를 판단하는 것이다. 같은 연령의 정상아동이나 평균수행과 관련하여 아동의 장기 목표를 세우는 것이 바람직하다면 평가절차와 이에 따른 결정이 이루어져야만 한다. 교정연령(adjusted age) 6개월에서 운동발달 기술에 약간의 지연을 보이는 고위험 조산아의 경우에는 구르기, 네발기기, 걷기 등과 같은 장기목표를 결정할 때에는 정상발달 모델을 사용하는 것이 좋다. 10세의 중증 경직형 사지마비아동의 경우에는 자발성 향상을 반영한 운동과제나, 목표내에서 정상적인 수준의 기술을 습득할 수 없으므로 특정한 기능적인 기술들을 습득하는 것이 더 바람직하다. 예를 들면, 장기목표를 세울 때, 컴퓨터의 자판기를 스스로 두드리기 위해서 한 쪽 상지의 수의적인 움직임을 향상시키는 것이다. 움직임의 "질적인" 문제는 아동을 치료하는 치료사들에게는 아주 중요한 문제이다. 가장 좋은 치료계획에 대한 전략은 정상적인 움직임의 질(특성)을 개선하기 위해서 노력하는 것이다. 그러나 정상적인 움직임을 가질 수 없는 아동과 달성할 수 없는 목표를 이루기 위해서 귀중한 시간을 허비할 경우에 처한 물리치료사는 아동의 기능적인 능력을 향상시켜주는 데 목적을 두는 것이 바람직하다.

마지막으로 치료 계획은 아동을 위한 적절한 중재의 일반적 틀 안에서 이루어져야 한다. Pellegrino[2]는 지난 25년 동안 이루어진 여러 발달 장애가 일어난 기초 패러다임 변화에 관계된 무능 모델을 제시하였다. 예전 패러다임에서 "적절한 발달(optimizing development)"은 다음 발단 단계로 나아가기 위한 이정표이며, 아동 재활에서 개개인의 치료계획이 목적으로써 이정표로 구성되었다. Pelligrino는 발달의 각 단계의 over-emphasis는 발달 과정에서 보면, 불균형적인 결과로 인해 부정적 영향을 줄 것이라고 하였다. 현재 패러다임에서, 발달은 "참여"와 "좀 더 크고 넓은 다양한 사회적 설정(setting)에서 참여를 증가시키고 향상시키는 중재의 목적"으로 정의 되고 있다.[2]

기능적 결과(functional outcomes)

물리치료사는 아동의 치료목표를 결정하는데 책임이 있다. 물리치료사가 "평형반응 향상" 이라는 것이 중요하다고 해도 다른 많은 치료사들은 치료목표를 충족시키는 다른 임상적인 자료를 사용하기도 한다. 치료사, 의사, 부모, 교사가 도달하고자 하는 아동의 기능수준과 관련된 같은 결론, 즉 목적되는 행동을 규명하는 것 또한 치료사의 책임이다. 행동에 관한 정확하고 명확한 설명은 또한 평가과정에서 주관성을 줄일 수 있다. 예를들면, "아동이 보행기의 도움으로 독립적으로 이동할 수 있다."라는 치료목표는 아동의 능력에 제한점이 있다라는 것을 설명해주지는 못한다. 이것을 다시 아동은 모든 환경에서 리버스 워커(reverse walker)의 도움으로 독립적으로 이동할 수 있다 라고 설명을 하면 행동목표와 기대되는 기능적인 수준을 명확하게 규정할 수 있다.

행동목표들은 관찰되고 측정될 수 있는 행동들로 구성이 된다. 행동규정의 특정한 기준은 그 행동이 일어날 것이라는 상황을 포함한다. 정해진 시간내에 최소의 시도를 통해 성공하는 것을 특정 상황의 한 예가 될 수 있다.

아동에서 정의되는 기능적 제한은 theoretical perspectives와 관련되어 있다. 만약 아동이 기립 머리 자세와 앉은 균형을 유지하지 못한다면, 자세 조절과 목과 체간 근육에서 결함이나 이러한 요소들이 복합적으로 있다고 가정할 것이다. 우리는 아동의 자세와 움직임의 묘사를 정확히 할 수 있지만, 유발 원인이나 손상은 단지 추측할 수 있을 뿐이다.

아동의 물리치료의 목적과 기능적인 목표들은 물리치료사가 가진 이론적인 지식에 의존하게 된다. 수직계층적 모델(hierarchial model)에서 치료목적은 흔히 근긴장도를 변화시키거나 움직임의 반사적인 패턴의 감소, 운동발달 단계의 완성, 그리고 감각처리 과정을 향상시키는 것이다. 좀더 최근의 이론적인 모델에서, 치료의 목적은 움직임의 시작, 속도, 다양성, 그리고 구조이론(system)을 다양하게 설명하는 것이다.[3] 물리치료의 전통적인 치료 목적은 근력, 지구력, 유연성에 초점을 맞추어서 아동물리치료분야에 사용되어 왔다. 다양한 이론적인 구조들에서 치료목적은 중복된다. *목적, 객관적, 결과* 등과 같은 용어는 사용되는 틀에 따라 다르거나 유사한 정의를 가질 수 있다. *물치치료사 실전 가이드*[4]는 측정가능하고 제한적인 시간을 언급하는 관리계획에서 기대 목적과 예상 결과를 란 단어를 사용한다. 이 가이드에서 우리는 "목적(goal)"이란 단어를 측정 가능한 물리치료 전략으로 분류하고 "기능적 결과"는 일반적인 목적과 관련한 측정가능하고 기능적인 목적으로 분류한다. 일반적인 목적은 비교적 측정가능하고 특정 시간 단어로써 사용되어 진다. 다양한 구조에서 목적은 전체적으로 중복된다. 예를 들어, 강화를 위한 목적은 개개인이 제한된 시간에 제한된 무게를 들 수 있는 것으로 표현할 수 있다. 그것들을 함께 묶기 위한 필수적인 요소는 측정 가능한 기능적 결과를 활용하는 것이다.

우리는 강직성 사지 마비를 가진 아동에서 자세 조절의 증가시키는 것에 일반적으로 동의 하지만 중재의 성공을 어떻게 측정할 수 있을까? 무능 모델[4]은 첫 단계로 자세 조절과 관련한 기능적 제한을 정의하도록 제안한다. 그 후에 기능적 제한에 영향을 주는 주된 손상을 가정하고 치료적 목적을 세운다. 마지막으로 특정한 시간 틀 안에서 계획되고, 측정 가능한 기능적 결과가 그 과정에서 측정되어야 한다.

다음 부분은 기능적 제한의 예를 보여준다.

▶ 운동 기술(특정한 자세 취하기, 한 동작에서 다른 동작으로 움직이기, 주위 환경과 반대로 움직이기)

- 상지 기술들
- 감각 인지 기술
- 인지 기술

처음에 기능적 제한이 정의되고 그 다음 기능적 제한에 영향을 주는 일반적 손상을 가정한다. 치료적 목적의 예가 작성되고 차후에 중재를 이루기 위한 특정한 기능적 결과를 작성한다.

기능적 결과 설정하기
(establishing functional outcomes)

운동 기술에서 제한 (limitations in mobility skills)

사례 1

- *기능적 제한:* 엎드려 누운 자세에서 아동은 바닥에서 머리를 들지 못하지만 기도를 열기 위해서 옆에서 돌릴 수 있다.
- *손상:* 운동 조절의 결손은 머리 자세를 조절하는 능력을 제한하고 체간과 목 근육의 약화를 유발하고 전체적으로는 엎드려 누운 자세에서 견디는 능력을 제한한다.
- *목적:* 엎드려 누운 자세에서 머리 조절을 증가시키고 체간과 목 신전근을 강화시킨다.
- *기능적 결과:* 엎드려 누운 자세에서, 아동은 45-90° 정도 머리를 들 수 있고 세 번 중 2번 정도 가능하고 장난감을 만지기 위해서 이러한 자세를 10초 정도 유지가능하다.

사례 2

- *기능적 제한:* 엎드려 누운 자세에서. 아동은 팔꿈치로 누운 자세를 유지하지 못한다. 아동이 머리 회전을 할 때, 견갑대 지지가 두개골 쪽의 사지에 감소하고 결국 무너진다.
- *손상:* 운동 조절 결함으로 인해 엎드려 누운 자세에서 머리, 체간, 상지의 협동성이 방해되고; 상지와 체간 근력이 감소; 비대칭성 긴장성 경반사 움직임 패턴에 의존한다.
- *목적:* 운동 조절과 상지, 머리, 상체의 협동성을 향상 시킨다; 엎드려 누운 자세에서 지지를 위해 양쪽 상지의 사용을 증가 시킨다; 상지와 체간 근력을 증가시킨다.
- *기능적 결과:* 엎드려 누운 자세에서, 아동은 팔꿈치로 20-30초 동안 유지하고 장난감을 움직이기 위해서 머리를 반대 측으로 돌릴 수 있다.

사례 3

- *기능적 제한:* 아동은 엎드려 누운 자세에서 단지 팔을 신전시키면서 밀어 올려서 앉기로 이동해서 체간 가까이 다리를 당겨서 W 모양으로 앉기가 가능하다.
- *손상:* 운동 조절, 낮은 운동 계획, 제한된 상체 외전의 결함
- *목적:* 엎드려 누운 자세에서 앉기로 자세를 바꾸는 다양한 움직임을 증가시키고 상체 유연

성을 증가시킨다.

▶ *기능적 결과:* 바닥에 엎드려 누운 자세로 아동은 앉기로 이동하는 움직임 패턴을 다섯 번 시도의 중에 한 번 이상 성공할 수 있을 것이다. 아동은 자유롭게 노는 5분 동안 관찰 하는 동안 적어도 두 번 정도 다른 앉기 자세를 취할 것이다.

사례 4

▶ *기능적 제한:* 앉기 자세에서 아동은 목을 과신전하고 거상된 어깨로 머리를 지지한다. 아동은 어떤 방향이든 10° 보다 더 세울 때 머리를 일정하게 세우고 있지 못한다.

▶ *손상:* 운동 조절의 결함, 목 근육의 약화, 낮은 체간 균형성/안정성, 감각 과정의 결함 (예, 시각, 체성, 전정)

▶ *목적:* 앉은 자세에서 머리 조절 향상, 체간과 목 근육의 강화, 앉은 자세의 균형 향상

▶ *기능적 결과:* 앉은 자세에서 아동은 턱을 당겨서 5분의 관찰 동안 50% 이상의 사간 동안 적절히 머리 자세를 유지할 수 있다. 아동은 앉은 자세에서 기립자세로부터 어떤 방향으로든 20° 이상 세울 때 머리를 중앙선에 유지할 수 있을 것이다.

사례 5

▶ *기능적 제한:* 아동이 앉기에서 균형을 잃을 때 팔로 보호하려는 시도를 하지 않는다.

▶ *손상:* 운동 조절 결함, 낮은 앉기 균형, 느리고 공간에서 위치를 지각하는 감각 정보의 부적절하고 느린 처리

▶ *목적:* 운동 조절과 앉은 자세의 균형 증가, 감각 입력에서 반응 시간의 증가, 균형을 잃을 때 감각 반응의 향상

▶ *기능적 결과:* 앉은 자세에서 아동은 무너짐 없이 1분 동안 신전된 팔로 버틸 수 있다. 앉은 자세에서 외측 방향으로 균형을 잃도록 아동을 천천히 밀었을 때 세 번 시도에서 두 번 정도 팔을 내밀 것이다.

사례 6

▶ *기능적 제한:* 아동은 이동 가능하지만 안전을 위해 보호 장비(헬멧)를 착용해야 한다.

▶ *손상:* 운동 조절결함, 공간 위치를 느리고 부적절하게 처리, 상지의 약화

▶ *목적:* 운동 조절, 감각에 반응하는 시간, 상지 근력의 향상

▶ *기능적 결과:* 아동은 서 있는 자세에서 측방이나 옆으로 넘어졌을 때 팔로 보호하는 행동을 할 수 있다. 아동은 서 있는 자세에서 옆으로나 측방으로 넘어졌을 때 팔로 보호 반응을 하면서 앉을 수 있다. 학교생활 중에 걷는 동안 넘어 졌을 때 머리를 부딪치지 않는다.

사례 7

- *기능적 제한:* 아동은 양쪽 다리를 함께 쓰는 경향이 있다. 예를 들어, 아동이 앉을 려고 할 때 한쪽 고관절에서 다른 고관절로 체중 이동을 할 수 없고 양말을 신을 때 반대측 고관절과 무릎을 동시에 굴곡한다.
- *손상:* 낮은 하지 분리로 인한 운동 조절 결함, 낮은 자세 조절, 하지와 상체의 약화, 운동 계획성의 결함
- *목적:* 독립적 운동 조절을 위한 하지의 조절 능력 향상, 일반적 하지와 체간의 근력 향상, 균형 향상; 운동 계획성 향상
- *기능적 결과:* 바닥에 앉은 자세에서 체중이 가능하고 양말이나 바지를 입을 때 한 쪽 발은 굴곡시키고 반대측 다리는 신전하는 것이 가능할 것이다. 아동은 구두 지시로 인해 교대 하지 패턴으로 손과 무릎으로 네발 기기가 가능할 것이다.

사례 8

- *기능적 제한:* reverse 워커를 사용하여 이동 시 학교 복도에서 너무 느리게 걸어서 친구들과 속도를 맞출 수 없다.
- *손상:* 운동 조절 결함, 낮은 운동 계획성, 감소된 근력과 지구력, 낮은 균형
- *목적:* 워커 사용 시 속도 증가
- *기능적 결과:* 아동은 워커로 서 있는 동안 fast music 하기 위해서 시간(분당 20걸음 이상)에 도달할 수 있다. 아동은 교실에서 워커로 10초 동안 20feet를 독립적으로 이동할 수 있다. 아동은 50 feet의 거리를 워커로 걷는 동안 친구(peer)들과 속도를 맞출 수 있다.

상지 기술의 제한 (limitations in upper extremity skills)

사례 9

- *기능적 제한:* 바로 누운 자세에서 아동은 손을 입에 대지 못하거나 신체의 중앙선에 손을 모을 수 없다.
- *손상:* 운동 조절 결함- 기능적 움직임을 위한 상지의 협동성이 제한되고 상지의 근력이 저하
- *목적:* 바로 누운 자세에서 상지의 움직임을 의지에 따라 조절하는 능력의 향상
- *기능적 결과:* 바로 누운 자세에서 아동은 양쪽 손을 입에 댈 수 있을 것이다. 바로 누운 자세에서 아동은 손을 맞잡아서 중앙선에 가져 올 수 있고 물건(예, 장난감)을 조작할 수 있다.

사례 10

- *기능적 제한:* 아동은 크게 잡는 것이 가능하고 놓을 수도 있지만 물건을 손의 요측으로 움

직일 수 없거나 물건을 잡기 위해서 올바르게 손의 위치를 파악하거나 음식을 입으로 움직일 수 없다.

- ▶ *손상:* 세밀한 운동 조절 결함, 각 손가락들의 제한된 조절 능력
- ▶ *목적:* 손 기술의 향상과 손가락들이 독립적 움직임
- ▶ *기능적 결과:* 10번 시도 중에 다섯 번 정도 손의 요측 편으로 작은 물건을 잡을 수 있을 것이다. 아동은 독립적으로 bread stick을 잡아서 입으로 가져 갈 수 있을 것이다. 다섯 번 중에 한 번 정도 아동은 작은 물건(시리얼 조각)을 손가락 세 개로 들어 올릴 수 있을 것이다. 아동은 책에 있는 사진을 가리키기 위해 검지를 독자적으로 사용 가능할 것이다.

사례 11

- ▶ *기능적 제한:* 아동은 단지 전완의 회내로 뻗을 수 있고 vertical orientation을 가지고 물건을 잡기 위해서 전완을 중립 위치에 가져 올 수 없다.
- ▶ *손상:* 상지 운동 조절 결함, 낮은 운동 계획성, 감소된 상지의 관절가동 범위
- ▶ *목적:* 중립 위치로 전완을 가져오는 것과 회외의 각도가 약간 증가
- ▶ *기능적 결과:* 아동은 verical baton을 잡기 위해서 세 번의 시도 중에 두 번 정도 중립 위치로 전완을 움직일 것이다. 아동은 큰 볼을 잡기 위해서 중립 위치로 양 전완을 가져올 것이다. 아동은 큰 박수를 잡기 위해서 양 전완을 약간 회외한 후 사용할 것이다.

사례 12

- ▶ *기능적 제한:* 아동은 놀거나 양쪽 상지가 모두 필요한 큰 장난감을 스스로 잡을 때 오른쪽 상지를 사용하지 못한다.
- ▶ *손상:* 운동 조절 결함, 오른쪽 상지에서 오는 체성 감각 처리 손상
- ▶ *목적:* 오른쪽 상지를 독립적으로 자주 사용하도록 하기
- ▶ *기능적 결과:* ring 앉은 자세에서, 구두지시로 아동은 오른쪽 팔을 사용해서 오른쪽에 놓인 다섯 개의 퍼즐 조각 중에 세 개를 들어 올릴 것이다. 아동은 10번 시도 중에 다섯 번을 치료사를 따라하면서 patty-cake 게임에서 스스로 오른손을 사용할 것이다. 아동은 12inch diameter 볼을 다섯 번 시도 중에 세 번 정도 양손으로 잡을 수 있을 것이다.

사례 13

- ▶ *기능적 제한:* 아동은 stiff trunk 자세로 앉아서 상지 수행으로 신체의 중앙선을 가로 지를 수 없다. 그는 반대 측의 물건을 잡기 위해서 항상 몸 전체를 돌린다.
- ▶ *손상:* 운동 조절 결함, 낮은 체간 회전, 상체의 제한된 유연성
- ▶ *목적:* 상제의 유연성과 회전 움직임의 증가
- ▶ *기능적 결과:* 아동은 "통나무 구르기(log-rolling)" 보다 체간 회전(예, observed separation between shoulders and pelvis)을 사용한 구르기를 할 것이다. tailor 앉은 자세에서 아동은

BOS의 이동 없이 그 뒤에서 있는 물건을 보기 위해서 세 번 중에 두 번 체간 회전을 할 수 있을 것이다. 세 번 중에 두 번 정도 아동은 물건을 잡기 위해(중앙선을 가로 치르는 것을 피하기 위해 전체 몸을 돌리는 것 보다) 팔을 신체 중앙선을 가로 지를 것이다. 서 있는 자세에서 아동은 "windmills"(오른쪽 손으로 왼쪽 발을 건드리기, 그 후 왼쪽 손으로 오른쪽 발) 독립적으로 수행할 수 있을 것이다.

감각/순차적 기술의 제한 (limitations in sensory/perceptual skills)

사례 14

- ▶ *기능적 제한:* 아동은 움직임을 즐기거나 견딜 수 없다. 그는 움직이는 도구/장난감으로 놀기를 시도하지 않을 것이다. 그는 큰 운동 활동 동안 친구들과 어울리는 것을 피한다.
- ▶ *손상:* 전정 자극에 과민감성, " 자세 불안정"(예, 자세 조절 결함)
- ▶ *목적:* 전정 자극의 민감성 감소, 균형 향상, 큰 운동 활동에 참여하는 자신감의 증가
- ▶ 기능적 *결과:* 아동은 3분 동안 운동장의 그네에서 느리게 흔들리는 것을 견딜 수 있다. 아동은 친구들과 scooter board 게임에 참여할 것이다.

사례 15

- ▶ *기능적 제한:* 아동은 촉각 입력에 민감하다. 건드리는 것, 새 옷을 입는 것, 얼굴이나 머리 씻는 것을 싫어한다. 그는 다양한 촉감을 가진 물건을 사용하여 놀거나, 그것을 만지기 위해 손을 사용하는 것을 싫어한다.
- ▶ *손상:* 촉각 자극 과민감성
- ▶ *목적:* 촉각 과민감성 감소
- ▶ *기능적 결과:* 아동은 어른과 포옹하는 것을 좋아하게 될 것이다. 아동은 머리를 감는 동안 울거나 비명을 지르지 않을 것이다. 아동은 손가락으로 그림 그리는 것을 5분 동안 완벽하게 독립적으로 할 수 있을 것이다.

사례 16

- ▶ *기능적 제한:* 아동은 시야에 있는 물건을 계속 보지 못하고 성인이나 친구들과 1-2분 동안 눈 접촉을 유지하지 못한다.
- ▶ *손상:* 시력과 tracking의 결함, 가능한 인지-감각 결함(예, 자폐증), 낮은 머리 조절, 낮은 눈-손 협동성
- ▶ *목적:* 시력과 tracking의 증가, 눈-손 협동성 증가, 주의 물건과 사람에 대한 흥미 유발
- ▶ *기능적 결과:* 아동은 플래쉬 빛에 의해 올려 진 물건을 세 번 중에 두 번 원래 위치에 놓을 수 있을 것이다. 아동은 10초 동안 특정한 장난감에 집중할 수 있다. 아동은 움직이는 물체를 따라가기 위해 세 번 중에 두 번 눈과 머리를 돌릴 수 있을 것이다. 아동은 1분 동안의

접촉 동안 30초 정도를 눈 맞춤을 유지할 것이다.

사례 17

- ▶ *기능적 제한:* 아동은 운동 중에 신체의 공간의 왼쪽 편을 무시하면서 항상 오른쪽을 사용하고 양측성 활동을 어렵게 수행하는 경향이 있다.
- ▶ *손상:* 신체의 왼쪽 편으로부터 오는 체성 감각 처리의 결함, 시각 인지의 결함, 운동 조절의 결함
- ▶ *목적:* 신체와 공간의 왼쪽에 대한 체성 감각과 시각 인지를 향상 시키고 왼쪽 편으로 가는 빈도를 증가시킨다.
- ▶ *기능적 결과:* 아동은 능동적으로 오른쪽 팔에 있는 테이프나 스티커를 제거할 것이다. 아동은 음악에 맞춰 춤을 출 때 오른쪽에서 왼쪽으로 회전할 것이다.

인지 기술의 제한 (limitations in cognitive skills)

사례 18

- ▶ *기능적 제한:* 아동은 구도 요구에 반응하여 움직이는 것이 느리다. 결과적으로 형제나 다른 이들이 보조해야 하기 때문에 아동이 운동 기술을 연습하거나 독립심을 증가시키기 위한 기화가 감소하게 된다.
- ▶ *손상:* 운동 조절 결함, 감각 처리 결함, 인지/동기적 결함
- ▶ *목적:* 운동 시작의 속도 향상
- ▶ *기능적 결과:* 앉은 자세에서, 아동은 "장난감을 가지세요."라는 구두 지시 후 5초 안에 장난감을 잡기 위한 최초 움직임을 시작할 것이다. 엎드려 누운 자세에서, 아동은 장난감이 근처 바닥에 놓아진 후 5초 안에 장난감 쪽으로 배로 기어갈 것이다.

사례 19

- ▶ *기능적 제한:* 아동은 음식을 먹을 때 매우 느리게 움직이고 식사를 마치는데 45분 이상이 걸린다.
- ▶ *손상:* 낮은 구두-운동 기술, 관심 결함(예, 증가된 distractibility)
- ▶ *목적:* 구두-조절 운동 기술 증가와 식사 시간 동안 관심 증가
- ▶ *기능적 결과:* 아동은 스스로 먹을 수 있고 단지 구두 지시를 통해 30분 이내에 식사를 마칠 것이다.

사례 20

- ▶ *기능적 제한:* 아동은 다른 친구들로 인해 방해를 받기 때문에 교실에서 체육관으로 독립적으로 걸어갈 수 없다.

- *손상:* 인지와 동기적 결함
- *목적:* 큰 운동 수행에 대한 선택적 관심 증가
- *기능적 결과:* 아동은 다른 아동이 복도에 없을 때 100% 시간으로 5분 안에 교실에서 체육관으로 독립적으로 걸어 갈 수 있을 것이다. 아동은 다른 아동들이 복도에 있을 때를 100%로의 시간으로 10분 안에 교실에서 체육관으로 독립적으로 걸어 갈 수 있을 것이다.

사례 21

- *기능적 제한:* 아동은 전기 휠체어를 독립적으로 사용할 수 있지만 물건, 벽, 사람들과 부딪힌다.
- *손상:* 부적절한 운동 조절, 인지 결함, 낮은 운동 계획 능력
- *목적:* 세밀한 운동 조절과 일반 운동 계획 능력 향상
- *기능적 결과:* 아동은 성공적으로 벽에 부딪치지 않고 세 번 시도 중에 두 번을 20 foot의 장애물 코스를 완주할 수 있다. rear-view 거울을 휠체어에 사용할 때, 아동은 성공적으로 3feet 뒤로 갈 수 이다. 아동은 교실 안 4제곱 피트의 공간 속에서 휠체어의 방향을 바꿀 수 있을 것이다.

장기목표와 단기목적 세우기
(establishing short- and long-term functional outcomes)

장기목표의 하나의 예는 "아동이 집에서 워커의 도움으로 독립적으로 걸을 것이다" 이다. 치료사는 이 과제를 분석하고, 각각 아동의 장기목표에 도달하기 위해서 적합한 단기목적들을 발전시켜야 한다. 단기목적의 예는 다음과 같다.

- 아동은 가구 위에 있는 장난감을 갖기 위해서 3회 시도해서 2회는 가구를 잡고 일어설 것이다.
- 아동은 장난감을 갖기 위해서 가구를 잡고 왼쪽이나 오른쪽으로 돌아다닐 것이다.
- 물건이 놓여 있으면, 아동은 워커를 잡고 5분 동안 똑바로 서서 균형을 유지할 것이다.
- 아동은 평탄한 면에서 보행기를 사용하여 3m 정도의 거리를 걸어갈 것이다.
- 아동은 카펫 면에서 보행기를 사용하여 3m 정도의 거리를 걸어갈 것이다.
- 아동은 4.5m 거리에서 운동계획 능력을 보여 줄 것이고, 2개의 장애물을 피하기 위해 워커의 방향을 바꿀 것이다.
- 아동은 넘어지려고 할 때마다 보호반응을 보일 것이다.
- 아동은 보행기에서 바닥이나 의자로 스스로 몸을 낮출 수 있으며, 3회 시도하여 2회 성공한다.

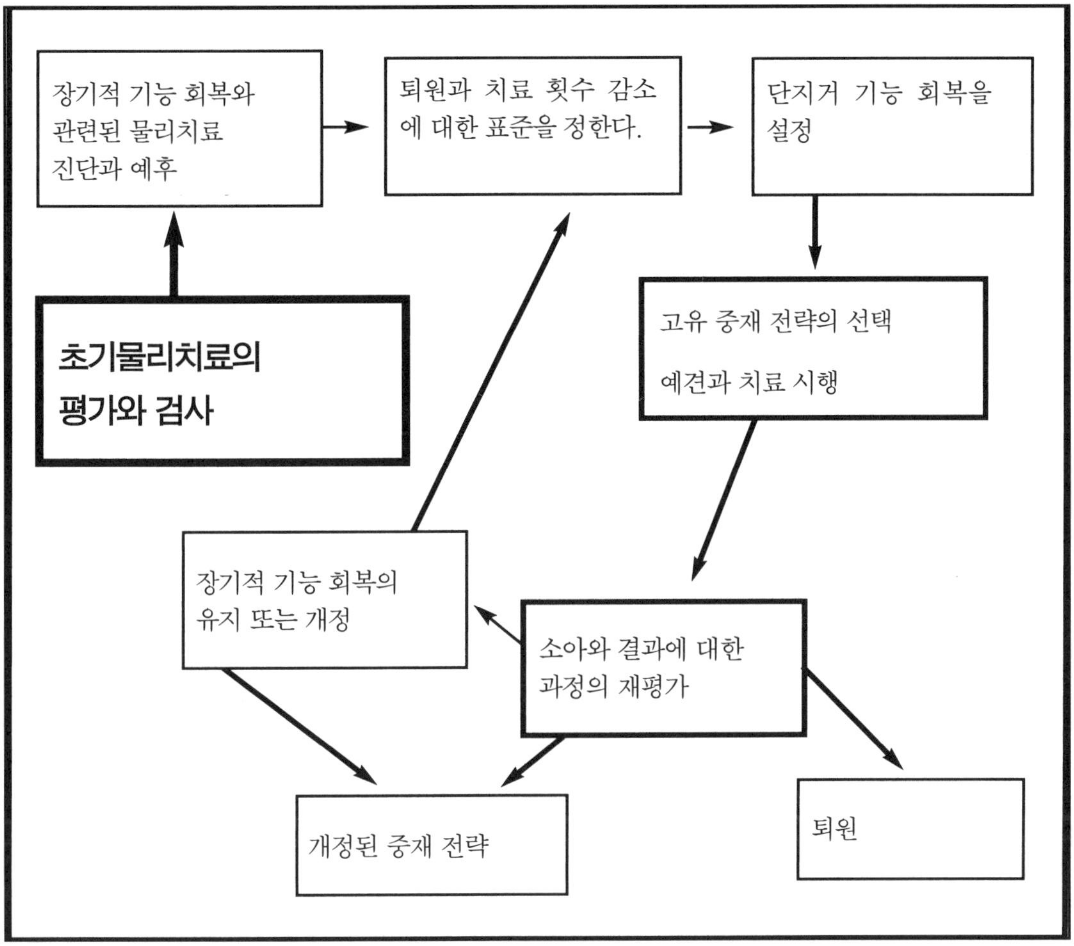

그림 3-2. 치료계획: 과정

장기목표와 단기목적을 결정한 후에는, 치료사는 아동을 돕고 각 목적에 달성할 수 있도록(제5장-제12장 참조) 적절한 치료기술을 선택한다. 치료 동안에 치료사는 아동의 성공에 필요한 치료기술—첨가, 뺌, 수정, 중재의 효과를 계속해서 평가한다. 아동이 진전을 보이면, 장기목적와 단기목표를 변화시키거나, 새로운 목표를 세워 다시 진행을 시작한다(그림 3-2).

퇴원 계획 (discharge plan)

물리치료의 진단과 예후 부분에서 치료의 계획은 물리치료 중재 빈도의 감소와 퇴원 계획까지 포함해야 한다. 최초 평가의 문서 작성에는 퇴원 계획이 포함되어야 한다. 중재 빈도의 감소와 물리치료의 실제적 퇴원을 위한 비판적 토론에서 물리치료의 중심(예, 기능과 독립성의 증가)과 가능한 운동 중재 전략(예, 개인에서 학교 물리치료 서비스로 이동, 직접적에서 간접적인 물리치료 서비스의 이동, 물리치료에서 적절한 물리치료 교육이나 공동체에 기반을 둔 운동 활동으로의 이동, 삶의 지속적인 피트니스에 중점을 둔 이동)들을 아동의 보호자에게 교육할 것이다.

"관리기간(episodic care)"의 개념은 퇴원 계획으로 보호자들이 퇴원이 끝이 아니라 또 다른 시작임을 알게 하지만, 새로운 문제가 발생한다면 측정과 중재가 다시 시작되어야 한다. 퇴원 계획은 또한 지불자에게 치료 서비스의 예상 빈도와 기간의 생각을 제공하는데 도움을 준다. 몇 가지 퇴원 계획이 다음에 설명되어 있다.

퇴원 계획들 (sample discharge plans)

사례 1

- *아동:* 4개월 된 Angela는 출생 시 저산소증(아직 중요한 발달 지연은 나타나지 않았고, 치료사들은 치료의 빈도의 증가가 필요하다고 예상하고 있다.)
- *퇴원 계획:* Angela의 어린 나이로 인해 물리치료 서비스의 기간을 예상하기 힘들다. 그녀는 출생력으로 인해 소아마비와 발달성 지연의 위험을 가지고 있다. 2-3달에 한번 씩 재측정하고 발달성 운동의 성취에 기초를 둔 진행률, 학교 서비스, 중재의 빈도를 위한 권유가 이루어진다. 격월에 방문하는 물리치료사는 Angela가 구르기, 네발기기, 앉기와 같은 큰 운동 기술을 시도할 때 일주마다 성취가 가능한 기술들을 제공한다.

사례 2

- *아동:* 8개원된 Devin, 소아마비(경미한 손상으로 현재 잡고 서는 연습을 하는 중, 독립적 보행에는 좋은 예후를 보임)
- *퇴원 계획:* 가정 물리치료 서비스의 빈도는 Devin을 당겨서 일으켜 세워서 가구 주위를 돌아다니면서 줄어들기 시작하였다. 그는 독립적으로 걷기 시작할 때 물리치료를 그만들 것이다. 중요한 시기에 주마다 물리치료 부분은 작업 치료사들이 집으로 방문하여 치료를 받고 학교 프로그램에서 협조를 구할 것이다.

사례 3

- *아동:* 3년 2개월 된 Brittanydms 지연발달(아동은 독립적 보행으로 매우 천천히 좋아지고 있다-12개월 때 가구 주위를 돌아다녔고, 치료사는 중재의 빈도를 감소시키려고 하였지만 가족들은 물리치료 서비스를 줄이는 것에 반대하였다.)
- *퇴원 계획:* 독립 보행을 위한 잠재력을 최대한 이끌어 낼 때까지 물리치료 서비스가 필요하다고 예상되었다. 목적에 맞은 운동 기술과 진행은 물리치료 서비스의 빈도에 맞게 3개월마다 한 번씩 재측정될 것이다. Birittany는 기립 자세에서 운동 기술로 장기간 동안 운동을 계속한다면, 물리치료의 빈도는 일주일에서 2주나 한 달에 한 번으로 감소될 수 있다. 만약

Brittany의 운동 기술이 3-이나 6-개월 넘어서 절정에 오른다면 물리치료의 빈도는 프로그램 과정에서 감소할 것이다.

사례 4

- *아동:* 2년 3개월 된 Billy 소아마비/ 시각 장애(아동은 현재 독립적으로 보행가능하지만 낮은 균형을 가지고 있다. 개인 치료사는 학교 물리치료사와 협조하여 한 달에 2번 정도 만날 것이고 퇴원을 계획하고 있다.)
- *퇴원 계획:* Billy는 현재 개인 물리치사에게 매주 치료 받고 있다. 프로그램은 학교 물리치료사와 협조적으로 시행하고 있다. 이제 Billy는 독립적으로 보행의 장기간 목적에 맞추어서 하고 있으며 필요한 것은 학교 물리치료사와 협조하고 있고 이번 달 말에 개인 물리치료를 그만 둘 것이다.

사례 5

- *아동:* 4년 6개월 된 Hannah - L2,3에 Myelomenigocele(아동은 손상 안에서 가능한 최대의 수준에서 기능을 보이고 있다. 치료사는 개인 서비스를 중단할 예정이고 만약 수술이나 필요한 변화가 있다면 치료가 재개될 것이다.(예, "episodic care")
- *퇴원 계획:* 이번에 Hannah는 장애의 제한 내에서 수용 가능한 최대의 기능을 수행하고 있다. 물리치료 부분은 다음 달에 한 달에 두 번으로 줄일 것이다. 그리고 학교 프로그램이 이이루어 질 때까지 한 달에 한 번 할 것이다. 그녀는 특수한 교육 프로그램에 운동 서비스로 적합할 것이다. 그러한 점에서 개인 물리치료 서비스에서 Hannah를 퇴원하는 것은 적합하다. 어떠한 새로운 문제점이 생기거나 의학적 중재가 필요하다면 Hannah의 물리치료의 필요는 재평가될 것이다.

사례 6

- *아동:* 5년 된 Jeremy, 소아마비, 강직성 하반신 마비 아동은 독립적 community 이동을 위한 단거리를 독립적으로 걷고 있다. 아동은 여름기간 동안 개인 물리치료 서비스를 받고 있었고 학교에서는 아직 물리치료 서비스가 제공되지 않았다.)
- *퇴원 계획:* Jeremy는 독립 보행과 관련된 특수한 목적으로 지난 여름 동안 6-8명의 치료사와 같이 있었다. 9월에 한 치료사는 새로운 학교 프로그램에 있는 스태프와 함께 같이 방문하였다. 교육 프로그램에서 운동 관련 서비스는 학교 물리치료사와 물리적 교육 선생 사이에서 협조적으로 이루어졌다. 그후 Jeremy는 개인 물리치료를 중단 할 계획을 가지고 있다.

물리치료 서비스 종료 판단 (criteria for termination of physical therapy services)

물리치료 실전 가이드[4]에 의하면 퇴원은 물리치료 서비스가 끝나는 과정이고 따라서 치료의 한 과정이다. 퇴원은 예상된 목적과 결과가 이루어졌을 때 일어난다. 환자 또는 보호자가 중재를 거절할 때 물리치료 서비스가 종결된다. 따라서 환자는 의학적이나 다른 복합적요인 또는 재정적 문제로 인해 예상 결과를 유지할 수 없을 때 물리치료사는 환자에게 중재 필요 여부를 결정해야 한다. 장기간의 장애를 가진 아동은 물리적 상태(예, 성장, 외과적 중재), 보호자, 환경, 요구된 일의 변화로 인해 다양한 지속적 관리가 필요할 수도 있다. 여러 지속적 관리 가운데 치료사는 퇴원이나 서비스의 종결 시점을 계획해야 한다.

운동조절 (motor learning)

CNS 병리를 가진 아동의 물리치료사의 임상적 접근은 운동 조절을 중심으로 접근해 왔다. 지난 1950년대와 1960년대에서 물리치료사와 작업치료사들은 운동 조절 문제를 다루기 위해 다양한 신경물리적 치료(예, NDT, PNF, SI,)를 제안해왔다.[5] 최근 시스템 이론에서 치료적 접근은 통합적이다. 비록 운동 조절이 중심이만, 물리치료사들은 운동 학습의 영역에 대한 연구에 따라 영향력이 감소하였다. 일반적으로 물리치료 평가와 치료방법은 운동조절의 쟁점으로 집중되어 왔다. 또한 최근의 물리치료사들은 운동학습 연구에 의해 영향을 받아 왔다.

움직임은 일반적으로 두 가지로 분류하여 설명한다.[6] 움직임의 첫 번째 분류는 사지의 움직임과 보행을 조절하는 것처럼 유전적인 구조나 성장과 발달을 통해 그리고 같은 종(species)의 부분이 올바른 틀(framework)에 박힘에 의해 주로 결정된 것처럼 보인다. 어떤 중추신경계의 구조가 포함되고 또한 어떻게 중추신경계가 개별로 사지와 몸의 동등한 운동으로 체계화되는지가 운동조절을 연구하는데 근본적 문제점들이다. 그러나 유전과 경험과 관계된 요소들의 분류는 항상 "본성 대 양육"이라는 형태의 결과를 유발하였다.

자전거타기, 글씨쓰기, 재주넘기의 실행과 같은 운동의 두 번째 분류는 "학습"에 의해서 이루어진다. 이런 움직임들은 유전적인 것이 아니라, 다양한 학습과 숙달을 통한 경험에 의해서 이루어 진다. 훈련과 경험에 의해서 숙달된 움직임들이 어떻게 만들어지는가는 운동학습의 연구에 중요한 문제점이다.

움직임과 관련된 운동조절과 운동학습은 정상아동마다 뚜렷히 다르지만, 신경장애를 가진 아동(성인)에서는 손상된 특징이 나타난다. 한 아동이 보행주기와 같은 특정한 움직임의 패턴을 조절하는 중추신경계에 손상을 입었다면, 이동능력을 향상시키기 위해 보행과 관련된 움직임들을 연습하고 적응시켜 나가야만 한다. 이와 같은 경우, "운동기술"로서 이동을 생각한다면 운동조절이라기 보다는 운동학습 모델의 한 예라고 보는게 적절할 것이다.

신경장애를 가진 아동이 대부분의 기능적인 과제를 수행하기 위해서는 운동조절과 운동학습이 요구되기 때문에, 물리치료에 있어서는 운동조절과 운동학습의 원리를 이해하고 적용하는 것이 필수적이다. 신경장애아동의 운동학습에 대한 연구가 거의 없기 때문에 임상에서는 치료 프로그램을 실시할 때 정상 성인과 아동을 대상으로 연구한 자료들에 의존하고 있다. 따라서 신경장애를 가진 사람들에게 적용되는 치료가 타당도가 입증될 때 까지는 임상에서 운동학습 원리를 적용하는데에 신중함을 기울여야 된다.

이 장에 운동학습 이론과 아동들에게 적용하는 내용들이 간단하게 설명되어 있다. 좀더 자세한 운동학습 원리는 Schmidt[6-8]와 Winstein[9,10]이 언급해줄 것이다.

수행 대 학습 (performance vs learning)

운동학습은 직접적으로 관찰 할 수 없다. 이것은 "기술적인 운동행동에서 상대적으로 영구적 변화를 이끄는 연습과 경험이 연관된 처리 과정"이라고 정의한다.[6] 운동 학습의 흔한 예는 자전거 타는 법을 배우는 데에서 볼 수 있다. 균형을 잡고 휠을 다루는 법을 배우기 위해 반복적 연습으로 운동 수행이 필요하다. 그 다음에는 우리가 독립적으로 약간의 거리동안 자전거를 탈 때 놀라운 순간이 일어나고, 점점 자전거 타는 거는 거리가 늘어나고 자전거 타는 법을 습득하게 된다. 우리가 나이가 들면서, 몇 년 동안 자전거를 타지 않지만, 만약 기회가 있을 때 우리는 자전거를 타고 멀리 갈 수 있다. 이것은 몇 달 동안(아마 몇 년 동안) 일어나거나 우리의 기술을 수행하는 영구적인 능력의 변화가 일어났다.

아동이 사물을 향하여 팔을 뻗기를 하는 동안 어깨의 돌출(protraction)을 돕기 위해 치료사의 다루기(handling)로 움직임을 촉진시킬 때, 그 순간 아동의 "실행(performance)" 에 영향을 주게 된다. 치료사는 시각적으로 또는 신체감각적으로 아동의 움직임을 관찰하면서 직접적으로 아동의 수행능력에 영향을 줄 수 있다. 만약 아동이 적절히 지속적으로 치료기간을 넘어 스스로 어깨의 돌출(shoulder protraction)을 지속적으로 사용할 수 있다면, 아동은 기술을 "학습"한 것이 명백할 것이다. 경직성 양하지마비 아동이 보행 훈련시에 골반의 핸들링을 통하여 고관절의 외전과 체중이동을 촉진시키는 것은 실행을 통한 학습의 예로서 흔하게 사용하는 치료방법이다. 아동이 치료사에 의해 치료시간에만 보행패턴이 촉진된다면, 그리고 치료가 끝나고 나서 다시 가위보행 패턴을 보인다면, 단지 치료시간에만 아동의 행동을 변화시키데 성공한 것이다. 따라서 아동은 운동기술을 습득하지 못했기 때문에 치료시간 외의 다른 환경에서는 일반화시키기가 어렵게 된다. 대부분의 경우에 물리치료사는 핸들링과 촉진, 억제를 사용하여 아동의 수행이 좀더 효율적이고 잘 협응된 움직임들로 시작할 수 있도록 돕는다. 이것은 아동에게 움직임을 느낄 수 있는 운동감각 정보를 제공하고 또한 아동이 시도하고 싶은 움직임의 아이디어를 제공하는 것이다. 아동이 독립적으로 어떤 부분의 움직임을 시작할 수 있을 때 치료사는 핸들링을 줄여야 한다. 아동이 움직임의 전부를 독립적으로, 꾸준히 실행할 수 있을 때 수행(performance)을 향상시킬 뿐만 아니라 운동기술도 습득하게 된다. 단지 수행을 변화시키는 결과로써 행하는 물리치료는 비용면에서 효과적이지 않으며 제한적 가치만 있다. 물리치료의 목표는 다양한 환경속에서 아동이 운동기술을 습득하여 독립성을 증가시키고 치료사의 의존성을 줄이는 것이다.

학습의 전이 (transfer of learning)

학습의 전이는 다른 움직임과 과제의 경험, 훈련의 결과와 같이 움직임이나 과제수행을 만들어 낼 수 있는 능력에서 이득(혹은 손실)과 연관된다. Schmidt[6]에 의하면, 학습 전이 연구에서 두 가지 중요한 면이 있다. 첫째, 과제들 사이에 전이가 작게 나타나는 것과 두 번째, 과제 유사성에 따라 전이의 변화가 나타나는데, 과제가 유사할수록 전이가 더 많이 발생하게 된다.

신경생리학적 접근에서 나온 전이의 가정은 한 자세로 습득된 운동기술(motor skill learned)이 다른 자세에서 유사한 운동기술로 전이되어 질 수 있다는 것이다. 예를 들어, 아동에게 엎드린 자세에서 체간의 신전을 학습시키면 앉은 자세와 선 자세에서도 체간의 신전에 도움을 줄 수 있다는 것이다. 또 다른 예는 아동을 공 위에 앉혀서 균형반응을 촉진시키면 바닥에 앉은 자세에서 아동의 균형이 향상될 수 있다는 것이다.

첫 번째 예에서 엎드린 자세에서 체간의 신전은 앉은 자세나 선 자세에서 나타나는 체간의 신전과는 다르다. 즉 생체역학적인 제한들과 중력의 작용이 매우 다르기 때문에 중추신경계는 각각의 과제를 수행하기 위해서 다르게 조직화되어 있다(그림 3-3). 두 번째 예는 외부적인 자극에

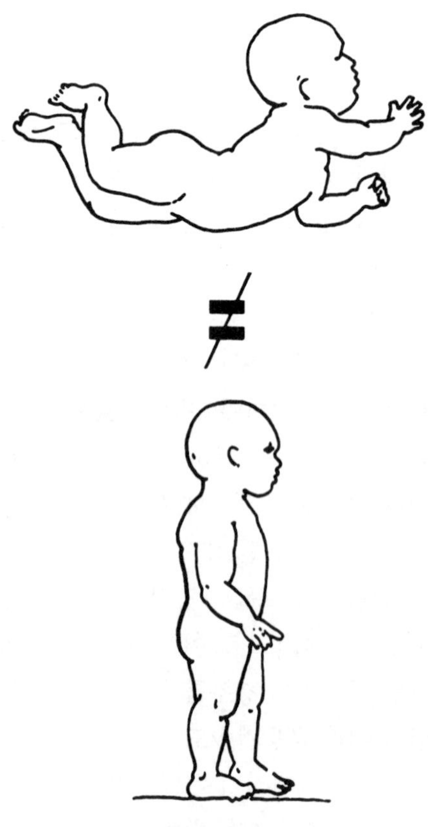

그림 3-3. 바로 선 자세에서 체간의 신전은 엎드려 누운 자세에서의 신전과는 다르다. (reprinted with permission from Montgomery PC, Connolly B. *Clinical Applications for Motor Control*. Thorofare, NJ: SLACK Incorporated; 2003.)

대하여 나타나는 반응, 즉 공위에서 균형을 잡는 것은 미리먹임기전(feed-forward mechanism)을 통하여 앉은 자세에서 균형을 유지하는 것보다 중추신경계의 조절의 문제(control issue)가 상당히 다를 수도 있다. 과제의 생체역학적인 제한들 또한 다양하다. 공 위에서 앉아 있는 자세와 바닥에 앉아 있는 자세의 범위는 매우 다르다.

신경손상이 있는 아동의 특정한 움직임과 기술 사이에 연습의 긍정적인 전이(positive transfer)에 관한 명백한 이해를 보일 때까지 물리치료사는 아동이 실행하기를 좋아하는 특정한 움직임이나 작업을 연습할 수 있도록 포괄적인 치료적 접근을 시도해야 하며 이러한 선행학습이 긍정적인 전이를 제공할 것이라고 연구들에서 가정하고 있다. 이것은 아동이 엎드린 자세에서 상체의 신전연습뿐 아니라 앉은 상태와 서 있는 상태에서 훈련을 해야 한다는 것을 의미하며, 또한 아동을 치료용 공에 앉혀 놓고 균형반응을 촉진시키는 것과 함께 아동이 홀로 바닥에 앉아서 연습할 수 있도록 충분한 기회를 제공해야 한다는 것이다.

부분전체전이 (part-whole transfer)

물리치료사들이 사용하는 또 다른 기술은 전체적 일을 훈련시키기 전에 운동작업(motor task)의 훈련 요소를 갖는 것이다(부분-전체 전이). 예를 들어, 아동에게 걷는 연습을 시키기 전에 공차기와 같은 균형 잡고 서 있기, 무게 이동, 하지의 조절을 유도한다. Schmidt에 의하면 독립된 부분적 연습이 부분적 운동프로그램을 변화시킬지도 모르나 더 이상 전체 기술의 내용을 변화시키지는 않는다는 것이다.[6]

부분에서 전체로 전이의 효과가 자연적 업무에 의존한다는 것이 연구에서 나타나고 있다. 일관된 작업처럼 업무가 자연적으로 연속물이 되면, 부분적 훈련이 전체적 업무로 바뀐다. 그러나 운동 업무(motor task)는 좀처럼 연속되지는 않다. 예를 들어 일어선 자세에서 물체를 잡으려고 할 때, 팔을 뻗는 그 짧은 시간 동안 다리와 체간 근육은 안정성을 제공하기 위해 수축해야 하고 무게 이동으로 쏠리는 것을 막는 쪽으로 넘어지도록 한다. 걷는데 있어서 각 근육사이에 정확하게 일시적인 공간적 관계들이 있다. Schmidt[5]는 부분에서 전체로의 전이가 움직임이 하나의 운동프로그램에 의해 지배받는다고 주장했다. 일반적으로 움직임이 빠르면 아마도 하나의 운동프로그램에 의해 지배받고, 대체로 훈련되어져 있을 것이다. 한 예로 공던지기는 대체로 밸리스틱 형태의 미리먹임(feed-forward) 운동의 좋은 훈련방법이다. 사지의 동시 운동은 또 하나의 프로그램에 의해 지배 받는다. 그러나 어떤 운동과 일이 부분에서 전체로의 전이에 도움을 주는지를 결정하기 위한 연구들은 부족한 실정이다. Winstein은 "다양한 분절의 움직임에 대한 속도 목록에서 자연적인 장애물은 하나의 하위단위의 끝과 다음의 시작을 반영한다"라고 주장했다.[9] 요약하면, 연습에 대하여 일을 분해하는 가정은 항상 도전해오는 전체 일에 관한 실행(performance)을 향상시킬 것이다. 물리치료사는 전체적 일의 연습뿐만 아니라 그들이 치료에 접근하는 요소의 부분 훈련도 포함해야 한다.

변화있는(무작위) 연습 대 지속적인(구속) 연습
(variable(random) vs. constant(blocked) practice)

연습 기간(session) 내에 다양성의 양은 운동학습에 영향을 줄 수 있다. 특히 아동에게 지속적인 연습이 아니라 변화있는 조기 연습을 시도하면 아동은 새로운 일에서 더욱 좋은 수행을 이루게 된다.[6,12] 이는 치료시 다양한 과제와 연습을 제공하는 것이 하나의 움직임 혹은 과제를 반복해서 수행하게 하는 것보다 운동학습에 더 많은 도움을 줄 수 있다는 것을 의미한다. 한 가지 가설은 일의 구성이나 일 자체의 각 시간을 다양하게 하고, 아동은 요구되는 운동이나 과제와 연관하여 새로운 문제 해결에 집중해야 한다는 것이다. 많은 반복을 통해 움직임은 자동적으로 나타나며, 아동은 집중을 덜하며, 운동조건과 관련된 문제 해결을 필요로 하지 않을 수 있다.

신경생리학적 접근에 있어서 반복은 운동조절을 향상시킬 때 필요한 요소이다. 의심할 여지없이 아동은 운동에 관해 되먹임을 받고 시행착오를 막기 위해 충분하고 많은 반복이 있어야 한다. 치료사는 아동에게 적절한 움직임 시 요구되는 과제를 다양하게 함으로써 아동이 적은 집중력으로도 움직임을 수행할 수 있게 하는 실마리를 찾아야 한다. 치료 기간(session)은 아동의 주의력 수준과 동기에 따라 바뀌어야 한다. 임상적인 예로 45분 치료 기간 안에 아동의 자세를 바꾸고, 여러번 다양한 기술을 훈련시키고, 주의력 간격과 과제의 난이성에 따라 시행한다. 이것은 치료 기간의 조직에서 전(pre) 결정을 위해 바람직하다. 예를 들면 엎드린 자세에서 신전하는데 15분, 앉아서 균형을 잡는데 15분, 걸음걸이에 15분의 과제를 하는 것이다. Schmidt는 "차단된 연습과 훈련은 학습을 일으키는데 매우 비효율적 방법이라 결코 쓰여서는 안 된다."[7] 라고 언급했다. 아동이 첫 번째로 움직임이나 기본 기술을 습득하는 초기 연습 때는 예외이다. Schmidt는 일단 움직임이 시작되면 연습은 무작위로 이루어져야 한다고 주장했다. 연관된 점은 연습이 다소 어려움을 필요로 하고, 아동의 부분적 노력이 요구된다는 것이다. 물리치료의 과제는 아동에게 시도를 꾀하고 노력과 집중을 요구하는 움직임의 반복된 활동들을 찾는데 있다.

되먹임/결과에 대한 지식
〔feedback/knowledge of results (KR)〕

운동학습을 강화시키는 가장 중요한 변수들 가운데 하나는 작업을 수행하거나 움직이려 할 때 실행 능력에 대해 제공되는 되먹임회로나 정보이다. 내적 되먹임은 움직임이 이루어질 때 시각, 고유수용성감각, 청각, 전정감각과 같은 감각계를 통해 얻어지는 정보들이다. 외적 되먹임은 실행정도에 대한 치료사의 음성정보를 말한다. 또한 외적 되먹임은 아동이 앉은 자세에서 머리를 바로 세울 때마다 장난감에서 음악이 나오도록 만들어 사용하는 것처럼 비언어적 방법을 통해서도 제공될 수 있다.

실행정도에 대한 지식 대 결과에 대한 지식 (knowledge of performance vs. knowledge of results)

Gentile[13]은 실행정도에 대한 지식(KP—움직임 자체에 대한 되먹임 정보)과 결과에 대한 지식(KR-움직임의 결과에 대한 되먹임 정보)을 구분하였다. 한 예로 등 근육이 가장 효과적으로 수축하는 방식에 대한 정보(KP)를 제공하는 것과 앉은 자세에서 효과적으로 바른 자세를 취하는 방식에 대한 정보(KR)를 제공하는 것이다. 이런 연구에 대한 대부분의 자료는 움직임의 결과(KR)와 관련된 정보에 초점이 맞추어져 있다. 현재는 KR과 KP에 대한 기전은 유사하다고 보고 되고 있다.[6]

Thorpe와 Valvano[14]는 novel 기술(예, Pedalo 움직이기, 치료적 운동 기구로 서 있기)을 연습하는 동안 소아마비 13명의 아동에게 인지 전략으로 증가된 KP와 유지된 KP의 효과를 실험하였고 일부 아동들은 수행을 연습하는 동안 인지 전략의 사용과 KP로부터 효과를 얻었다는 결론을 얻었다.

전통적 관점대 현대적 관점 (traditional vs contemporary view)

1980년 대 이전의 되먹임회로에 대한 전통적인 관점은 되먹임회로가 좀더 자주, 즉각적으로, 좀더 정확하게, 학습에 최대 이점이 되는 정보들을 산출하는 것이었다.[6,7] 가장 최근의 연구는 되먹임회로가 어떻게 학습을 강화하는지에 대해 재조사하고 있다. 현재 잦은 되먹임회로는 운동 실행정도를 강화시킨다고 하나 실제로는 운동학습에 해로울 수 있다. 이것은 전통적 방식으로 되먹임회로를 사용하는 물리치료사에게 놀랄만한 개념이다. 한가지 가정으로 너무 잦은 되먹임회로가 오류를 발견하고 수행할 수 있는 아동의 능력을 방해한다는 것이다. 되먹임회로의 감소와 숨겨진 되먹임회로는 운동학습에 많은 도움을 주는 것으로 나타났다.[6-10] 이런 면에서 물리치료사는 움직임의 모든 시도에서 되먹임회로를 제공하는 것은 피해야 한다. Schmidt[6]는 좀더 많은 안내가 복잡한 작업에서 필요한 반면 단순한 운동작업에서는 덜 필요할 것이라고 제시했다.

다양한 되먹임회로의 계획들이 실험적으로 연구되었으며 다른 경우에 대해서도 재검토되었다.[6-8] 지속적인 되먹임회로에 대한 한 가지 대안으로 몇 번의 시도후에 요약된 형태로 되먹임회로를 제공할 수 있다. 또다른 대안은 되먹임회로가 움직임이나 실행정도가 주어진 오류범주를 벗어났을 때만 주어지는 '거리를 둔 결과에 대한 지식(Bandwidth KR)' 이다. 결과에 대한 지식(KR)이 없다면 아동의 움직임이 받아들여진다는 정보를 주는 것이다. 실례로 치료시간에 아동이 W자 모양 앉기 자세로 있는 경향을 보인다면 물리치료사는 무릎으로 앉는 것은 수용하나 발이 밖으로 빠지면서 고관절은 내회전되고 엉덩이가 바닥에 닿는 것은 받아들일 수 없다는 것을 가르쳐 줄 수 있다(그림 3-4와 3-5). 치료사는 아동이 30초 이상 적합하지 않는 자세로 앉을 때마다 W자 모양 앉기 자세를 회상시키도록 해야 한다. 이러한 되먹임회로가 없다는 것은 아동이 바른 자세로 앉아 있다는 정보가 된다. 또 다른 예는 소파에서 무릎서기에서 서기로 이행하는 과정에서 지지면 밖으로 발이 놓여질 때 아동에게 발의 위치를 회상하게 하는 것이다. 비록 아

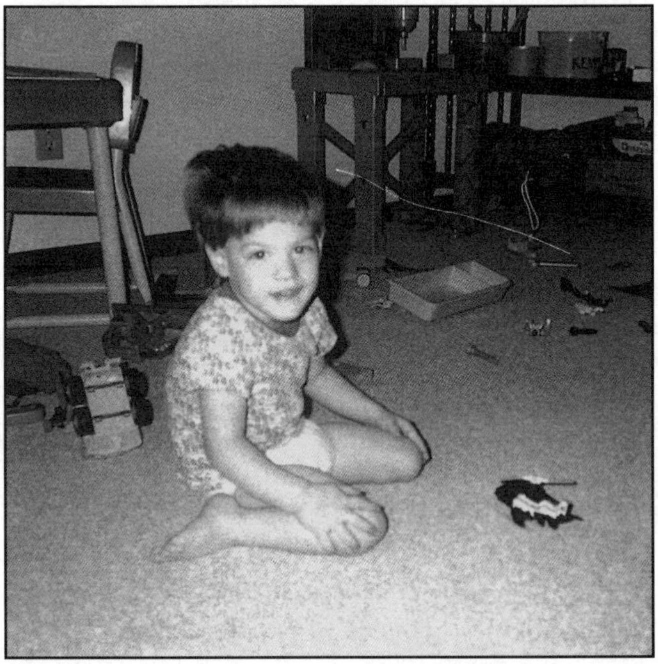

그림 3-4. 고관절은 내회전되고 엉덩이를 바닥에 대고 앉는 'W자 모양 앉기'

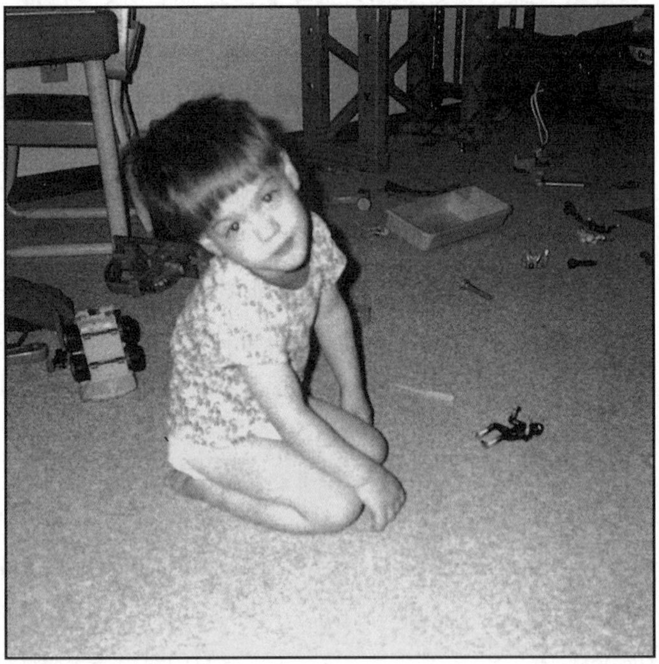

그림 3-5. 고관절은 정상위치에 있고 엉덩이는 발 위에 올려있는 '뒤꿈치 앉기'

동이 여러 번의 시도 동안에 발의 위치가 다양하겠지만 잡고 서기에 적절하게 체중을 이동할 수 있는 한 되먹임회로를 받지 않는다. 거리를 둔 결과에 대한 지식(Bandwidth KR)은 이러한 움직임의 다양성을 허락하고 매 시도마다 너무 자주 되먹임회로를 제공하는 것을 방지하며, 아동의 움직임을 관찰하는 내적 되먹임회로에 집중할 수 있게 한다.

실제적용 (application to pediatrics)

결과에 대한 지식(KR)의 몇가지 원칙이 아동의 치료에서 특정하게 적용된다. 결과에 대한 지식(KR)이 제공되었을 때, 움직임이나 작업이 완성된 후에 즉각적으로 혹은 그 사이에 제공되어야 한다. 움직임의 완성과 치료사로부터의 되먹임회로 사이의 시간 간격은 없어야 한다. 다시 말해서 아동에게 다른 움직임을 요구해서는 안 되며 치료사나 다른 환경에 의해 주의를 돌리지 않게 해야 한다. 이것은 아동이 움직임과 관련된 운동학적 정보에 대한 단기기억을 획득하게 하고, 이러한 과정이 방해 없이 이루어져야 한다는 가정으로부터 출발한다. 치료사는 불필요한 말을 걸거나 장난감 혹은 환경에서의 다른 사물들로 인해 치료에 방해가 되지 않도록 주의해야 한다.

단시간에 결과에 대한 지식(KR)이 이루어질 때나 움직임이나 작업이 반복될 때 만들어지는 부수적인 시도가 이루어질 때 방해를 받는다고 보고하고 있다.[6] 운동 문제에 대한 새로운 해결방법은 이것에게 필요한 적절한 양의 시간과 과정이다. 아동은 스스로 결정한 속도로 움직임과 반복을 시작하도록 해야 한다.

물리치료에서 운동 학습 규칙을 적용하는데 한 가지 제한점은 우리가 손상 상태에서 유아와 아동들이 다양한 개념들을 받아들이는 방법을 모른다는 것이다. Seeger[15]는 자세 조절 과정에서 완성되는 인지 과정을 언급하는 무능을 가진 성인의 연구를 요약하였다. Hsiang와 동료들[16]은 5~7세 정상 발달 아동들에게 보행 특징에 대한 세 가지 다른 동시 인지 수행의 영향을 조사하였다. 보행 속력은 홀로 걸을 때 보다 세 가지 일을 동시에 할 때 좀 더 느렸다. 보행 주기와 걸음 폭은 두 가지 일을 하는 상태에서 감소하였다. 이들 연구의 결과는 아동이 동시적으로 인지 정보를 제공하면 운동 수행력을 유지하는 것이 어렵다는 것을 언급한다. 정상 발달 아동과 무능 아동에서 인지 방해와 관련한 추가적인 연구는 임상 결과를 판단하는데 필요하다.

지침 (guidance)

여기서 지침이란 촉진이나 핸들링과 같은 신체적 도움을 통한 움직임부터 작업을 수행하면서 아동에게 적용되는 언어적 이야기와 같은 과정들을 말한다.[6] 일반적으로 지침은 아동이 실수하는 것을 예방하는 경향이 있다. 촉진과 핸들링을 지지하는 한가지 가정은 움직임의 질적 향상이 산출되며, 부정확한 움직임을 덜 학습함으로써 원하지 않는 움직임을 학습하거나 반복하지 않는다는 것이다. 반대의 관점에서 보면 운동학습이 시도와 오류 상황에서 가장 효과적으로 나타난다는 것이다. 아동은 효과적이거나 비효과적인 결과들을 이끄는 내적 명령을 배워야 하고 이것을 배우는 유일한 방법은 시도와 오류를 인식하고 잘못된 것을 수정하려고 노력하는 것이다.

비록 연구들이 제한되어 있지만, 지침은 새롭고 친숙하지 않은 작업의 초기 연습 시에 가장 효과적인 것으로 나타난다. 또한 지침은 되먹임회로가 조절과 관찰을 위해 사용되는 느린 움직임에서도 효과적일 수 있다.

신체적 지침은 아동에게 무엇을 해야 하는지를 보여주며 아동이 새로운 운동기술을 시도하려할 때 두려움을 감소시키는 잇점이 있다. 물리치료사는 초기에 아동이 연습으로 향상될 수 있는 움직임이나 반응을 산출하는데 도움이 되며, 적은 지침은 움직임을 산출하는데 더 많은 반응을 만들어 내기 위해서 사용된다.

어쨌든 너무 많은 지침은 오류를 경험하는 것을 방해하고 스스로 움직임을 배우려는 것을 방해한다. 중추신경계가 손상되었을 경우 '정상' 움직임을 촉진시킬 수 있다는 것이 가장 이상적인 것이다. 물리치료사의 목표는 아동이 독립적인 기술을 수립하기 위해 가장 효율적이며 효과적인 움직임을 생성하도록 하는 것이다. 물리치료사는 움직임의 질을 향상시키는데 바람직한 촉진기술을 버려야 할 때를 결정해야 하고 운동작업을 수립하기 위한 대안을 구해야 한다. 물리치료 분야에서 운동학습 원리를 적용하는데 한 가지 제한점은 인지 손상이 있는 영아와 아동에게 다양한 개념을 어떻게 적용할 수 있는가를 알지 못한다는 것이다.

운동학습-요약 (motor learning-summary)

운동학습에서 가장 본질적인 요소는 되먹임회로이다. 그러나 되먹임회로를 적게 적용하는 것이 움직임의 시도 때마다 즉각적인 되먹임회로가 따르는 것보다 더 이익이다. 언어적 되먹임회로와 수동적인 움직임의 촉진을 줄이는 것은 아동의 실행정도가 치료시기 동안에 실제로 더 나쁘기 때문에 물리치료사에게는 혼란을 줄 수 있다. Schmidt[7]는 물리치료의 목적은 치료시기 동안에 최상의 운동실행 정도를 보이는 것이 아니라 최대로 학습시키기 위한 연습을 이루는 것이라고 제안했다.

치료의 구성 (organizing treatment)

배경 (context)

소위 생태학적인 심리학이라고 불리우는 인간행동을 이해하기 위한 Gibson[17]의 접근방식에서 아동과 환경은 연결되어 있다. 환경에서 사물은 "산출(affordances)" 혹은 움직임과 지각적 관찰을 제공하는 것으로 묘사된다. 예를 들어 18인치 높이의 소파 위에 장난감을 놓고 배밀이를 하는 7개월 된 아동이 어떻게 반응하는지를 관찰해 본다(그림 3-6). 아동은 장난감을 보고 그것에 관심을 보이지만 장난감을 잡으려고 시도하지는 않는다. 만약 소파의 쿠션을 바닥에 내려 놓아 6인치 높이에 장난감이 있게되면 아동은 소파 쿠션을 잡고 무릎으로 일어나 장난감을 잡으려 할 것이다(그림 3-7). 아동이 엎드린 자세에서 소파의 쿠션 위는 아동이 잡기에는 너무 높아서 바닥으로부터 밀고 일어나기 어렵다. 바닥 위에 있는 소파 쿠션은 적절한 높이이며 장난감을 획득하기 위해 무릎서기로 일어날 수 있는 기회를 줄 수 있다.

물리치료사는 아동에게 기능적인 움직임을 유도하기 위해 주어진 환경속에서 가능성을 제공하는 것이다.[18] 또한 기능적 장기목표와 관련하여 다양한 환경(집, 학교, 지역사회)에서 기술을

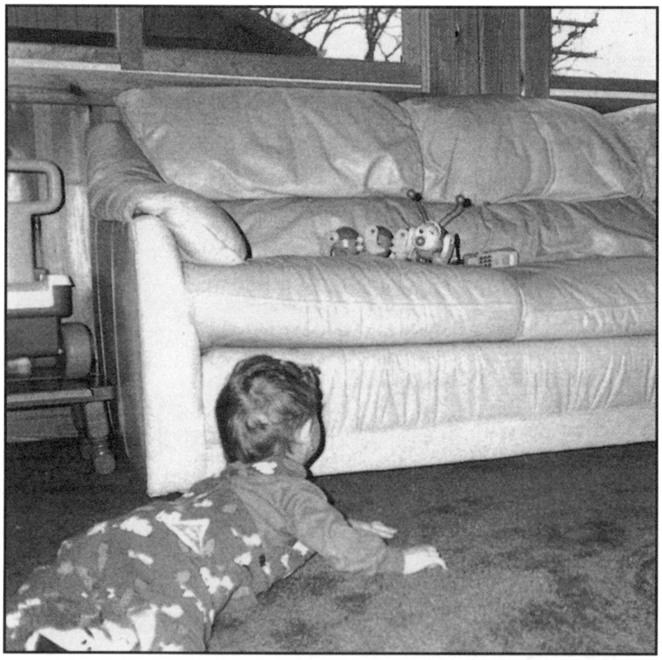

그림 3-6. 엎드려 누운 자세에서 아동은 소파를 끌어당기면서 무릎서기를 할 수 없다.

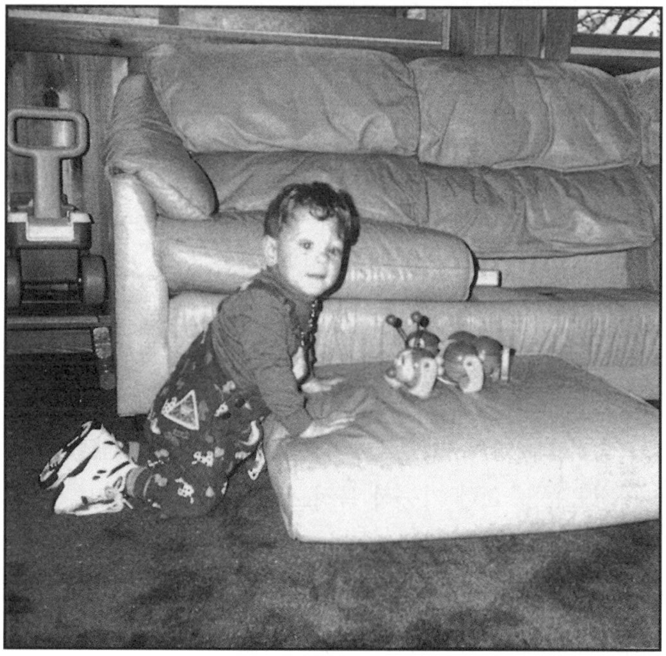

그림 3-7. 엎드려 누운 자세에서 아동은 소파쿠션에서 무릎서기를 할 수 있다.

익힐 수 있는 연습이 중요하다는 것을 인식해야 한다. 물리치료사는 다양한 환경에서 보행과 같은 특정한 기술을 시행해야 한다. 아동이 타일이 깔린 치료실에서는 안전하게 보행할 수 있지만 방해물이나 장애물이 있는 곳에서는, 즉 시끄럽고 시각적 장애물이 많은 교실의 카펫 바닥에서는 아동은 안전하게 걸을 수 있을 것이라고 확신할 수 없기 때문이다.

다양한 상황에서 같은 기술을 확실하게 사용하기 위해 물리치료사는 각각의 환경에서 기술을 연습해야 하고 필요하다면 수정하거나 훈련을 바꿔야 한다. 이것은 제3 지불인에게는 어려운 개념이며, 병원이나 의학적 개념의 능숙함을 기초로 외래 환자로 이행시키는 상환치료서비스(reimburse therapy services)를 더 좋아할 것이다. 아동의 기능과 중요한 환경에는 가정, 학교, 이웃 등과 교회나 쇼핑몰, 운동장과 같은 지역사회 등이 포함된다. 여러 가지 물리치료 과정을 운동장에서 보내는 것은 제3자 지불인(third party payer)에게 시시하게 보일 수도 있다. 그러나 이것은 아동이 운동장에서 그의 동료들과 효과적으로 안전하게 움직이고 상호작용할 수 있는 기술을 학습하게 하는 가장 좋은 상황이다.

정상발달순서 (the normal developmental sequence)

물리치료사는 전통적으로 중추신경계 병변을 가진 아동의 평가와 치료를 위해 정상 발달 과정을 사용한다. 정상 발달은 움직임에 대한 기준점 "황금률(gold standard)"로 여겨졌고 전통적 신경 병리학자들의 대부분은 그들의 접근에 기본 규율로서 정상적 발달의 결과 "정상 발달 연속성(normal development sequence)"이라는 단어를 사용하였다. 그러나 최근 연구는 운동 발달에 맞는 단지 하나의 정상 발달 과정은 존재하지 않는다고 보고하고 있다. Botto와 그의 동료 연구자들[19]은 424명의 아동들(신생아 집중 치료를 받는 270명의 소아와 대조군으로 분만 후 합병증이 없는 154명을 대상)을 대상으로 사전 연구를 완성하였고 독립 보행을 하기 전에 사용한 이동 전략을 문서화 하였다. 두 그룹에 사용한 결과는 다양하였다. 예를 들어, 9%의 아동은 결코 손과 무릎으로 기지 못하였지만 바닥 쪽으로 shuffling이 가능하였고 단지 12%만이 서거나 걸었다. 그러므로 운동 발달의 결과는 전형적이거나 전형적이지 않는 두 가지 경우가 모두 공존했다. 아동이 5세가 될 때까지의 자료에 다르면 bottom shuffling거나 단지 걷는 대체적인 패턴을 선택한 아동은 배로 걷기 전에 배나 손과 무릎으로 기어가는 아동보다 지적, 언어 발달 지연을 보이지는 않았다. Adolph의 연구[11,20,21]에 따르면 운동 발달은 의무적이나 별개의 단계로 확실히 구분되어 있느 것은 아니라고 하였다.

초기 운동 기술(예, 구르기, 배로 구르기, 앉기, 네발기기, 일어니 서기, 돌아다니기, 걷기)는 전형적인 발달 과정에 있는 아동에게 움직임과 패턴의 구성요소로서 고려되어야 할 정보를 물리치료사에게 제공한다. 이들 발달 운동 이정표는 중요한 기능적 목적으로 여겨진다. 그러나 특별한 결과를 만들어 낼 필요는 없다. Karel과 Berta Bobath[22]는 오래전에 이것을 인식하고 있다. : 다음은 1984년에 언급한 내용이다.

> *"그러나, 우리는 최대한 정상 발달 과정에 접근하려고 노력하는 것만으로 충분하지 않다는 것을 알았습니다. 우리는 앉기, 옆으로 앉기, 무릎 서기, 반 무릎 서기, 기어가기, 그리고 마지막으로 서는 것으로 각 단계 후에는 순차적으로 단계를 밟아가야 한다고 생각했습니다. 그러나 이러한 연속적인 과정은 정상 아동들에게는 적합하지 않습니다. 정상 아동 발달은 동시적으로 발생하고 이정표로써 목표에 도달하기 위해 상호 영향을 주는 것이라고 생각합니다."*

기술 획득의 발달순서는 다양하게 묘사되어 있다. 이것은 치료에서 일관적이며 규칙적인 형식으로 발달순서를 사용하지 않는다는 것을 보여준다. 수직계층 발달이론에서 아동은 특정단계(구르기 다음 앉기 그리고 네발기기)의 기술을 연습하고 낮은 단계의 기술을 하지 못하는 경우 높은 단계의 기술은 연습하지 않았다. (즉 앉기에서의 균형이 이루어 질 때까지 보행 연습을 미루었다.) 아동과 성인에서의 치료 형식에서 발달과정에 대한 찬반이론은 II STEP 회의에서 토론되었다.[25-28]

발달순서를 사용하는 대안은 수행할 수 있을 것으로 보이는 연령에 적합하고 다양한 기능적 작업을 연습하게 하는 것이다. 예를 들어 2세의 경직성 양하지마비 아동은 슬괵근의 긴장과 증가된 근육 활동으로 바닥에 앉아 유지하는 것이 어렵지만 워커(walker)를 사용하면, 서서 균형을 잡을 수 있을 것이다. 이러한 아동은 결코 독립적으로 바닥에 앉는 것이 불가능 할 수 있으며, 만약 우리가 발달과정을 그대로 따른다면 아동에게 보행 연습을 시킬 수 없을 것이다. 대안적인 접근으로 동시에 다양한 운동기술을 사용하게 하여 신경학적, 생화학적, 인지적, 그 외 다른 요소들에 따라 다양한 비율로 기술을 획득하여 진전되게 해야 한다.

기본 운동 기술을 이루는 방법은 정상에 비추어 생각할 필요는 없다. 관절 구축을 가진 아동에게 특정한 근육의 부족과 일부 관절 제한 때문에 그는 어떻게 움직이고 어떠한 제한이 있는지 고려해야 한다. 이러한 아동은 장애가 없는 아동에 비해 같은 근육과 관절가동 범위를 사용하는 정상 움직임을 만들어 낼 수 는 없을 것이다. 그러나 이용 가능한 관절 가동범위와 같은 근육을 사용하여 관절 구축을 가진 아동은 독립적으로 기능을 수행하는데 필요한 운동 기술을 이룰 수 있을 것이다. 그들이 전형적인 발달 과정의 모습을 보여주지 못하기 때문에 우리는 거의 움직임의 질이 낮다고 결론 내릴 수 있을까?

Latash와 Anson[31]은 움직임 장애를 가진 이들에게 움직임 패턴을 고려하는 현재의 가정에 의문을 표시하였다. 그들은 현재 다음과 가정을 포함한다고 언급하였다. "1) 평범한 이들에게 나타나는 수의적 움직임 패턴은 단지 정확한 것이다. 2) 정상적 움직임 패턴으로부터 편차는 "정확하게" 행동하는 CNS의 실패를 반영한다. 3) 우리는 CNS 환자 보다 좀 더 많은 것을 알고 있다."

이들 저자는 대체 가설은 어떤 상태 특히 운동 손상을 가진 아동에게서 CNS가 우선시 재고려되어야 한다는 것이다. 아마도 병리적이라고 고려되지 않는 변화된 운동 패턴은 오히려 주요 질환에서 받아들여지고 주어진 주장에 대한 적합한 관점일 수도 있다. 각 부분의 운동 수행에서, Latash와 Anson은 이 주요 표준은 기능적 성공이라고 제안하였다. 아마 움직임은 첫 번째로 일을 수행하는 효율적으로 판단되어 진다. 예를 들어 뒤꿈치 닿기, 입각기, 발가락 떼기와 유각기의 용어로 설명되는 보행 측정이나 각 단계에서 수행되는 특정한 근육 평가보다 주된 기능적 구성의 용어로 평가되어야 한다. 즉 기능적 구성은 유각기, 유각기 동안 발 떼기, 유각기에서 모멘트의 이동 등과 같은 것들의 지지와 추진력이 포함된다.[32]

만약 발달 장애를 가진 아동이 이동에서 기능적 구성들을 이룰 수 있다면, 얼마나 전형적임 움직임 패턴과 가깝게 할 수 있는가 보다 그들의 움직임의 질은 좋다고 고려될 수 있다. Moor와 그 동료들[33]은 산소 소비가 요추 척수 수막염(low lumbar myelomeningocele)를 가진 사춘기의 swing-through 보행보다 교대 보행에서 더 높게 나타난다는 것을 발견하였다. 즉 저자들은 실험군인 swing-through gait 좀 더 효율적인 보행 패턴이 일어난다고 제안하였다. 에너지 소비는 운동 수행동안 고려되는 비판적 변수이다. Franks, Palisan, Darbee[34]는 보행의 높은 에너지 소비(휠체어 사용과 비교해서)는 myelomeningocele을 가진 세명의 학생(9, 10, 15세)의 학교 수행의 여러 면에서 악영향(반대로?)을 미친다고 증명하였다.

움직임의 질을 평가하는데 또 하나의 중요한 요소는 이차적인 문제로 발전될 것인가에 대한 잠재력을 결정하는 것이다.[35] 'W자 모양 앉기' 와 같은 자세가 과도하게 사용되었을 때 고관절의 외회전과 무릎의 불완전성, 발목관절의 외전과 서 있을 경우 지지면의 부족 등을 초래할 것이다. 회내상태에서 팔뻗기를 지속할 경우 능동적인 전완의 회외와 근육의 단축을 일으킬 것이다. 아동과 가족은 이차적인 문제의 위험성에 대해 정보를 갖고 물리치료사와 함께 수용 가능한 움직임의 패턴을 결정해야 한다.

치료순서 (sequencing treatment)

일반적으로 발달장애를 가진 아동은 동시에 많은 장애를 동반한다. 예를 들어 경직성 양하지마비 아동은 감각처리 능력, 운동조절, 근력, 집중력 등에 장애가 있을 수 있다. 동시에 다양한 문제에 접근하기 위해 조직화된 치료와 시도로써 일반적으로 두 가지 치료과정이 고려되고 있다. 첫 번째로 3개월이나 학교 생활 동안의 장시간에 걸친 전반적인 치료 과정이다. 주의깊게 이루어진 장 · 단기 목표는 치료사가 강조해야 할 필요성을 정신적으로 심도있게 획득할 수 있게 도와준다. 두 번째로 고려해야 할 것은 30분 혹은 1시간 동안 다양하게 개개인의 치료시간 내에서의 치료과정이다.

개개인의 치료시간 동안 내용의 결정은 아동의 정신 능력, 동기, 연령, 지구력에 달려있다. *'놀이'* 와 *'과제'* 접근 방식은 아동의 연령, 개인차, 관심도에 따라 다양할 수 있다. 장난감들은 어린 아동에게 동기를 부여하고 치료 동안 관심을 유지하기 위해 효과적으로 사용될 수 있다. 만약 아동이 복근 강화와 같은 어떤 활동 동안에 저항하거나 피로를 느끼면 복근을 강화시키기 위해 설계된 3-4가지의 치료기술을 각각의 개인치료 동안 적용할 수 있다.

행동치료를 위한 기술은 특정 운동이나 감각 작업을 도와주고 치료 동안에 부정적인 행동을 수정하는 방법으로 적용할 수 있다. 보상이 완성되었을 때 운동 목록은 아동에게 동기를 주는데 도움이 되며, 치료동안에 아동이 더 잘 수행하도록 도움을 준다. 시계를 이용하여 '과제(15분)' 과 '놀이(3분)' 를 같이 설계하거나 '울지 않고 치료하는 시간' 15분 후에 특별한 보상을 제공할 수 있다.

마지막으로 가장 근본적인 것은 치료를 수행하는 보호자의 능력이다. 가능하다면 언제든지 물리치료사는 가족, 학교 선생님, 그 외의 아동의 치료프로그램에 참여하는 모든 보호자를 참여시킨다. 명확히 정의된 행동목적은 이러한 과정에서 도움을 줄 것이며 치료사는 치료활동과 관련있는 아동의 환경 속에서 훈련을 통해서 혹은 필요하다면 도구를 사용하여 아동의 발전을 촉진시킬 수 있을 것이다.

진행과정의 기록 (documenting progress)

물리치료사는 아동의 기능적 목적을 결정하는 것뿐만 아니라 어떻게 그 목적에 도달할 것인가를 결정해야할 책임이 있다. 기록을 위한 몇 가지 방법들이 설명되었다.[37] 중요한 요소는 운동실행 정도와 운동 학습을 구분하는 것이다. 기능적 목적들이 학습되는지를 결정하기 위한 한가지 방법은 치료시작 전에 아동의 수행정도를 기술하기 위해 치료 시작시 아동을 관찰하는 것이다. 또 다른 방법은 치료시간 사이에 특정 움직임이나 작업을 부모나 선생님에게 기록하게 하는 것이다. *Standards of practice for Physical Therapy*와 *Guidelines for Documentation*을 포함하는 참고 자료들은 APTA를 통해 이용가능하고 문서의 적절한 구성요소들로 고려되는 이해가능한 정보를 제공한다.

요약 (summary)

치료의 계획과 과정의 발달전략은 치료사가 이러한 과정에 영향을 끼치는 변수들을 조직화하는 것이다. 비록 각각의 치료사가 다른 이론적 기준을 가질 수 있지만 잘 정리된 장 · 단기 목표의 사용은 아동의 현재 기능과 물리치료 개입, 진행과정에 대해 전문가와 부모, 제3 지불인 사이에서 의사소통을 향상시킬 수 있다.

참고문헌 (references)

1. Montgomery PC, Connolly BH. Norm-referenced and criterion-referenced tests: use in pediatrics and application to task analysis of motor skills. *Phys Ther*. 1987;67:1873-1876.
2. Pellegrino L. Cerebral palsy: a paradigm for developmental disabilities. *Dev Med Child Neurol*. 1995;37:834-838.
3. Horak FB. Assumptions underlying motor control for neurologic rehabilitation. In: Foundation of Physical Therapy. *Contemporary Management of Motor Control Problems: Proceedings of the II STEP Conference*. Alexandria, Va: American Physical Therapy Association; 1991:85-87.
4. American Physical Therapy Association. *Guide to Physical Therapist Practice*. Alexandria, Va: Author; 2001.
5. Connolly BH, Montgomery PC. Framework for examination, evaluation, and intervention. In: Montgomery PC, Connolly BH, eds. *Clinical Applications for Motor Control*. Thorofare, NJ: SLACK Incorporated; 2003:1-23.
6. Schmidt RA, Lee TD. *Motor Control and Learning. A Behavioral Emphasis*. 3rd ed. Champaign, Ill: Human Kinetics; 1999.

7. Schmidt RA. Motor learning principles for physical therapy. In: Foundation for Physical Therapy. *Contemporary Management of Motor Control Problems: Proceedings of the II STEP Conference.* Alexandria, Va: American Physical Therapy Association; 1991:49-64.
8. Schmidt RA, Wrisberg CA. *Motor Learning and Performance.* 2nd ed. Champaign, Ill: Human Kinetics Publisher, Inc; 2000.
9. Winstein CJ. Designing practice for motor learning: clinical implications. In: Foundation for Physical Therapy. *Contemporary Management of Motor Control Problems: Proceedings of the II STEP Conference.* Alexandria, Va: American Physical Therapy Association; 1991:65-76.
10. Winstein CJ. Knowledge of results and motor-learning—implications for physical therapy. *Phys Ther*. 1991;71:140-149.
11. Adolph KE. Learning in the development of infant locomotion. *Monogr Soc Res Child Dev.* 1997;62:1-158.
12. Shapiro DC, Schmidt RA. The schema theory: recent evidence and developmental implications. In: Kelso JAS, Clark JE, eds. *Development of Movement Control and Coordination.* New York, NY: Wiley; 1981.
13. Gentile AM. A working model of skill acquisition with application to teaching. *Quest.* 1972;17:3-23.
14. Thorpe DE, Valvano J. The effects of knowledge of performance and cognitive strategies on motor skill learning in children with cerebral palsy. *Pediatr Phys Ther*. 2002;14:2-15.
15. Seeger MA. Balance deficits: examination, evaluation, and intervention. In: Montgomery PC, Connolly BH (eds). *Clinical Applications for Motor Control*. Thorofare, NJ: SLACK Incorporated; 2003:271-306.
16. Hsiang H-J, Mercer VS, Thorpe DE. Effects of different concurrent cognitive tasks on temporal-distance gait variables in children. *Pediatr Phys Ther*. 2003;15:105-113.
17. Gibson JJ. *The Ecological Approach to Visual Perception*. Boston, Mass: Houghton Mifflin Company; 1979.
18. Fetters L. Cerebral palsy: contemporary treatment concepts. In: Foundation for Physical Therapy. *Contemporary Management of Motor Control Problems: Proceedings of II STEP Conference.* Alexandria, Va: American Physical Therapy Association; 1991:219-224.
19. Bottos M, Dalla Barba B, Stefani D. Locomotor strategies preceding independent walking: prospective study of neurological and language development in 424 cases. *Dev Med Child Neurol.* 1989;31:25-34.
20. Adolph KE, VereiJken B, Denny MA. Learning to crawl. *Child Dev*. 1998;69:1299-1312.
21. Adolph KE. Specificity of learning: why infants fall over a veritable cliff. *Psychol Sci.* 2000;11:290-295.
22. Bobath B, Bobath K. The neuro-developmental treatment. In: Scrutton D, ed. *Management of the Motor Disorders in Cerebral Palsy. Clinics in Developmental Medicine #90*. London, England; 1984:6-18.
23. Bottos M, Puato ML, Viancello A, et al. Locomotion patterns in cerebral palsy syndromes. *Dev Med Child Neurol*. 1995;37:883-899.
24. Cintas H. Cross cultural variation in motor development. *Phys Occup Ther Pediatr.* 1988;8:1-20.
25. VanSant A. Motor control, motor learning, and motor development. In: Montgomery PC, Connolly BH, eds. *Clinical Applications for Motor Control*. Thorofare, NJ: SLACK Incorporated; 2003:25-50.
26. Attermeier S. Should the normal motor developmental sequence be used as a theoretical model in patient treatment? In: Foundation for Physical Therapy. *Contemporary Management of Motor Control Problems: Proceedings of the II STEP Conference*. Alexandria, Va: American Physical Therapy Association; 1991:85-87.
27. Atwater SW. Should the normal developmental sequence be used as a theoretical model in pediatric physical therapy? In: Foundation for Physical Therapy. *Contemporary Management of Motor Control Problems: Proceedings of the II STEP Conference*. Alexandria, Va: American Physical Therapy Association; 1991:89-93.

28. VanSant AF. Should the normal developmental sequence be used as a theoretical model to progress adult patients? In: Foundation for Physical Therapy. *Contemporary Management of Motor Control Problems: Proceedings of the II STEP Conference*. Alexandria, Va: American Physical Therapy Association; 1991:95-97.
29. Bleck EE. Locomotor prognosis in cerebral palsy. *Dev Med Child Neurol.* 1975;17:18-25.
30. Molnar GE, Gordon SU. Cerebral palsy: predictive value of selected clinical signs for early prognostication of motor function. *Arch Phys Med Rehabil.* 1976;57:153-158.
31. Latash ML, Anson JG. What are "normal" movements in atypical populations? *Behav Brain Sci.* 1996;19:55-106.
32. Oatis CA. Perspectives on examination, evaluation, and intervention for disorders of gait. In: Montgomery PC, Connolly BH, eds. *Clinical Applications for Motor Control.* Thorofare, NJ: SLACK Incorporated; 2003:335-363.
33. Moore CA, Nejad B, Novak RA, et al. Energy cost of walking in low lumbar myelomeningocele. *J Pediatr Orthop*. 2001;21:388-391.
34. Franks CA, Palisano RJ, Darbee JC. The effect of walking with an assistive device and using a wheelchair on school performance in students with myelomeningocele. *Phys Ther.* 1991; 71:570-577.
35. Gudjonsdottir B, Mercer VS. Hip and spine in children with cerebral palsy: musculoskeletal development and clinical implications. *Pediatr Phys Ther.* 1997;9:179-185.
36. Byl NN. Neuroplasticity: applications to motor control. In: Montgomery PC, Connolly BH, eds. *Clinical Applications for Motor Control.* Thorofare, New Jersey: SLACK Incorporated; 2003:79-106.
37. Effgen S. Systematic delivery and recording of intervention assistance. *Pediatr Phys Ther.* 1991;3:63-68.

제 4 장 아동: 병력과 시스템 재검토 (The Children: History and Systems Review)

학생과 이제 막 학교를 졸업한 졸업생 또는 아동발달 치료에 경험이 없는 치료사들이 경험하는 가장 큰 문제들 중 하나는 이론을 실제에 적용하는 것이다. 문제해결 접근법은 발달하고 있는 치료 기술에 대한 평가 및 치료 방법의 실제적 적용에 유용하다. 문제해결 접근법을 촉진하기 위하여 치료사가 일반적으로 접할 수 있는 문제들을 대표할 수 있는 4가지의 임상 사례연구를 선별하였다. 저자들은 이들 아동들에서 관찰된 발달학적 문제들을 추가하였고, 이상적인 치료프로그램을 위한 목표 및 목적을 개발하였다. 각각의 아동의 임상 사진을 이 장에서 제시하고 다음 장으로 진행시키기 전에 간략하게 검토한다.

사례 연구 #1. Jason

- 실전 패턴: 5C: 중추신경계의 비진행성 질환과 관련된 운동 기능과 감각 통합의 손상- 유아나 아동에서 유전적 요인
- 의학적 진단: 우측 편마비, 소아마비
- 연령: 24개월

검사 (examination)

병력 (history)

Jason은 1600g의 몸무게로 이란성 쌍둥이로 태어났다. 그의 apgar 점수; 7점/9점(1분/5분): 인공호흡기 사용 안함; 모유 시 서맥으로 인해 미숙아 무호흡치료제를 투여 40일 후 퇴원; 2개월 재태 기간 추적 관찰 시 이상 없음: 접촉에 대한 방어행동이 두드러짐; Jason은 초기 중재 서비스로 고려되었고 어떠한 약물이나 수술을 적용하지 않음

현재 상태/주 호소: 부모들은 일반적 발달 지연과 놀 때나 자조-활동 시 오른쪽 손을 사용하지 않는 것을 걱정하고 있다. 현재 그는 선생과 작업 치료사들로부터 지역 학교에서 일주일에 한 번씩 집에서 서비스를 제공받는다. 부모들은 그가 넘어지지 않고 걷기를 원하고 다른 이들과 의

사소통이 되기를 원하고 있다.

시스템 재검토 (systems review)

- *신체 특징(신체 면):* Jason은 오른쪽 상지가 좀 더 작다.(왼쪽과 비교 가능) 그는 나이에 적합한 평균 키와 체중을 가지고 있다.
- *각성, 관심, 인지(발달 목록 작성):* 평균보다 감소한 IQ를 테스트를 통해 알 수 있었다. 그는 과도한 언어 지연 발달로 인해 몸짓에 주로 의존하고 있다. 테스트 동안 촉각 자극이 활동 수준을 증가시키는 것을 알 수 있었다.
- *보조 장치(테스트 동안 관찰):* 필요한 보조기는 없음.
- *환경적, 가정, 일(직업/학교/놀이) 장벽(관찰과 인터뷰):* 가정: 층 사이에 6개의 계단, 바닥에는 세라믹 타일, 위층으로 올라가는 계단에 금속 레일. 그네 아래에 나무 칩과 모래 박스 부근에 나무 timber. 공원은 불규칙한 지면으로 아스팔트 보행 길로 걸어가야 된다.
- *보행, 이동, 균형(ADL scale, 관찰):* 무능 목록 작성(PEDI)의 소아 평가의 결과는 Jason이 욕조를 들어가거나 나오는 것이 어렵고, 방향이 바뀌거나 물건을 들고 갈 때 실내 이동, 거칠고 울퉁불퉁한 표면에서의 실외 이동, 기립 자세에서 계단 오르내리기
- *피부 상태관찰, 인터뷰:* 정상
- *운동 기능(운동 조절과 운동 교육)(ADL scale, 관찰):* PEDI에서 Jason은 움직임 시작은 가능하지만 오른쪽에서 특별히 움직임을 조절하고 멈추는 것이 어려움. 움직임의 타이밍과 연속성이 어려움은 자조 활동 동작으로 그의 오른쪽 팔과 손을 사용할 때 주로 발생한다. 2-3가지 단계의 명령은 이해하는 것은 가능하지만 일의 운동구성을 실행하는 것을 어렵다.
- *근수행력(기능적 근육 테스트):* 오른쪽 상지에서 약화가 뚜렷이 나타나고, 구체적으로 전완의 세갈래근과 회외근에 주로 일어난다.
- *운동신경 발달과 감각 통합성(발달적 목록 작성):* 12~15개월 사이의 범위에서 운동 기술. 단지 달리기를 시도하는 것만 가능.
- *보조기, 보호적, 지지 기구(관찰):* 없음.
- *통증(인터뷰):* 없음.
- *자세(관찰):* 골반의 과도한 전방경사의 오른쪽 어깨의 과도한 전인으로 선 자세에서 비대칭성을 보임. 선 자세에서 팔꿈치, 손목, 손 그리고 손가락 굴곡의 자세 오른쪽 팔.
- *관절가동범위(기능적 테스트와 관찰):* 수동적 움직임에서 정상 제한이 있지만, 뻗기 쥐기, 고관절 신전, 상체의 회전과 굴곡에서 오른쪽의 능동 움직임에 제한을 보임. 능동 움직임의 제한은 오른쪽 손의 사용이나 양손을 동시에 사용하는 것을 방해한다.
- *반사 통합(반사 테스트):* 과도한 신장 반사가 오른쪽 발목(저측 굴곡근), 무릎(대퇴사두근), 팔꿈치(상완이두근)에 나타남. 오른쪽에서는 정상 반사를 보임.
- *자조 관리와 가정 관리(ADL scale, 관찰, 인터뷰):* PEDI의 결과는 가정용품, 양손으로 씻

기, 옷 입기, 화장실 사용에 어려움을 보임. Jason은 가끔 활동에 집중할 때 침을 흘린다. "서투르게" 먹고 음식을 입에서 흘린다. 그는 입에서 입식을 흘리는 것을 인지 못하는 것처럼 보인다.

- *감각 통합(관찰):* PEDI의 관리 동안, 자조 관리 동작 동안 오른쪽 팔에 대한 인지와 사용이 부족한 것으로 보임
- *환기와 흡기/가스교환(관찰):* 말하는 동안 무호흡으로 인한 제한이 있다. 그는 물을 마신 후에 숨을 헐떡거린다.

사례 연구 #2: Jill

- 실전 패턴 5C: 비진행성 중추신경계 질환과 관련된 운동 기능과 감각 조절 손상-유아나 아동의 유전적 원인
- 의학적 진단: 소아마비, 강직성 사지 마비, 정신지제, 발작, 소두증
- 연령: 7세

검사 (examination)

병력 (history)

성장과 발달: Jill은 성상적 임신, 만삭아(Fullterm); 아프가 점수 5점/8점(1분/5분); 신생아 경련; 뇌전도(EEG) 비정상; 며칠간 인공호흡기 사용; 초기에 식이 곤란; 항경련제와 병을 이용한 식이 해쇠 4개월에 추적 관찰 시 머리 성장의 감소; 눈 검사와 뇌간 청각 유발 반응(BAER) 정상; 항 간질제 처방에도 불구하고 일시적 발작. 그녀는 5살에 정형외과 수술(hee cord와 내전근 제거)을 하였다. Jill은 그녀가 6세에 정규 학교 프로그램에 들어 가기 전까지 NICU로부터 퇴원의 하는 시기까지 개인 단체를 통해 매주 중재 서비스(작업, 언어, 물리치료)를 받았다. Jill은 특수 교육 반에서 교육을 받고 있다. 그녀는 매일 다른 아동들과 차별 교육을 하지 않았다. 프로그램은 다른 학생들의 도움으로 교실에서 수행되어졌다.

시스템 재검토 (systems review)

- *신체 특징:* Jill은 작은 머리가 작고 그녀의 또래보다 키와 몸무게가 10% 정도 작다.
- *각성, 관심, 인지:* IQ는 50보다 아래에 있다.(심한 정신 지체) 그녀는 기면성이 있어서 발달 약물과 관련이 있어 보인다. 그녀가 명료할 때는 쉽게 흩뜨리고 집중력이 저하되어 있다. 그녀는 사회적 아동이지만 쉽게 동기가 부여된다. Jill은 발성 패턴의 변화를 통해 단어와 의사소통이 거의 불가능하다.
- *보조 장치:* Jill은 수동 휠체어를 가지고 있고 학교와 집에서 복와위 stander를 쓰고 있다.
- *보행, 이동, 균형:* Jill은 이동이 불가능하다. 모든 자세(예, 앉기, 기기, 네발자세, 서기)에서

균형을 유지하는 것이 불가능하다.

- *피부 상태:* 정상이지만 능동 움직임 부족과 장기간의 앉은 자세로 인해 피부 문제의 위험이 있다.
- *관절 상태와 가동성:* 갈비대와 견갑대의 비가동성
- *운동 기능(운동 조절과 운동 학습):* 운동 조절은 매우 제한적이다. Jill은 모든 자세에서 머리 조절이 저하되어 있다. 쥐는 것을 시도하지만 물건을 잡기 전에 손이 불수의적 수축을 한다. 수의적 놓기는 힘들고 손가락으로 물건을 조작하는 것이 불가능하다. 그녀는 사지의 수의적 움직임이 제한적이다. 그녀는 안구 조절과 아래로 보는 시선이 저하
- *운동 수행력:* Jill은 제한된 운동 조절과 능동 움직임의 부족으로 인해 약화가 일어났다. 낮은 근 발달은 사지 전반에 걸쳐 일어났다.
- *운동 신경 발달과 감각 상태:* 대운동 기술은 대략 3개월 수준이다. Jill은 앙와위에서 순간적으로 머리를 들 수 있지만 반대로는 불가능하다. 그녀는 수직으로 유지할 때 중립 위치로 머리를 유지할 수 있지만 점점 머리 조절능력이 떨어진다. 그녀는 지지 없이 앉을 수 없고 옆으로 눕기에서 앙와위로 구를 수 있지만 완전히 구를 수는 없다. 바닥 움직임이 독립적이다. 보호적이고 평형 반사는 나타난다. 공간에서 움직임은 자극에 대해 일어난다. 그녀는 입을 뒤로 움직이는 것과 머리 신전에 과민성을 보인다.
- *보조기:* Jill은 스탠더로 서 있을 때 사용하는 발목-발 보조기(AFO)를 가지고 있다.
- *자세:* 머리와 목은 과신전되어 있고 상부 등은 후만 자세를 보이고 있다. 약한 척추측만증과 움푹 들어간 흉골을 가지고 있다.
- *관절가동범위:* 수근 신전근과 대흉근, 견관절 근육, 고관절 굴곡근, 요추 신전근의 단축이 있다. 능동 뻗기는 어깨 외전의 60° 정도이고 수동적 범위는 90°에서 제한된다.
- *반사:* 상지와 하지에 건반사가 과도하게 일어난다.(+3~+4). Jill은 사지와 체간에 수동적 움직임에 대한 저항의 증가를 보인다.
- *학교/놀이, 공동체/여가 통합:* Jill은 놀이나 수업 활동에 참여하는데 성인의 보조가 필요하다. 그녀는 비디오와 아동 텔레비전 프로그램을 보는 것을 좋아하지만 머리 조절을 위한 도움이 필요하다. 그녀는 치료적 말 타기와 수영 교실에 참가하고 있다.
- *자조 관리(ADL):* 구강 운동 기술은 낮고 Jill은 먹고 마시는데 어려움이 있다. 그녀는 심각한 입/볼 후인과 턱 돌출을 보여준다. 그녀의 혀는 윤곽이 두껍다. 먹는 동안 호기 협동성은 낮아서 기침과 사례를 자주 한다. 화장실 훈련을 하지 않았다.
- *감각 상태:* 시각은 정상이지만 안구 운동 조절이 낮다. 청각은 정상 범위에 있고 움직임(전정 자극)과 입 주위와 안에 촉각 자극에 과민성을 보인다.
- *환기와 흡기:* Jill의 갈비 대는 비가동성이고 호흡 패턴의 비협동적이다. 그녀는 상지 호흡기의 감염이 의심된다.

사례연구 #3: Taylor

- 실전 패턴: 5C: 중추신경계의 비진행성 질환과 관련된 운동 기능 손상과 감각 통합- 유아나 아동에서 유전적 요인
- 의학적 진단: 수막 척수류, 요추 1-2번
- 연령: 4세

검사 (examination)

병력 (history)

만삭아, 분만 시 태아 곤란과 둔위로 인하여 제왕절개; 수막척수류의 일차 문합술; 생후 5일에 뇌실 복강 션트; 무호흡, 인공호흡기 사용; 원인불명의 간질, 뇌전도(EEG) 정상: 후두와의 외과적 해리, 아놀드-키아리 기형 의심; 발 기형에 대한 석고 고정; 4개월의 입원과 퇴원 후에도 계속된 무호흡으로 심호흡계 모니터; 그는 양쪽 탈구된 고관절로 수술을 하였다. taylor는 일주일에 세 번 아침에 취업 전 프로그램에 참여한다. 그는 일주일에 한 번 작업치료와 일주일에 두 번 물리치료를 받는다. 다음해에 taylor는 정규 유치원으로 들어가기를 고려하고 있다.

시스템 재검토 (systems review)

- *신체 특징:* Taylor의 하지는 상지와 체간에 비하면 작은 편이다. 그의 머리는 뇌수종으로 인해 보통 보다 약간 더 크다(95%)
- *각성, 관심, 인지:* Taylor는 지각 인지 문제로 인해 인제 테스트를 하는 것이 힘들다. 그의 수행력은 그의 인지 기술이 평균 범위라는 것을 보여준다. 그는 좋은 관심을 가지고 있고 항상 반에서 협동적이고 동기를 부여한다.
- *보조적 장치:* taylor는 현재 전방 워커와 freestadning 보조기(parapodium)을 사용한다. 그는 수동 휠체어로 이동하고 이용 가능한 loaner와 휠체어를 가짐.
- *보행, 이동, 균형(ADL scales, 관찰, 운동 기술, 기능적 평가):* 서기 위해서는 외부적 도움 필요. taylor는 워커를 사용하여 swing to gait로 이동하지만 장족보조기용 목발을 사용할 준비가 되어 있다. 균형 반응은 앉기와 서기에서는 느리다. 그는 앉은 자세에서는 보호 반사를 좋지만 선 자세에는 약하다.
- *피부 상태:* 천골 부위와 발/발목에 자주 피부 문제가 유발된다.
- *관절 상태와 가동성:* 발에서 운동성은 제한되지만 발목은 90° 정도 배부굴곡이 가능하다.
- *운동 기능:* taylor는 하지에 운동 기능이 소실되었다. 그는 좋은 머리 조절을 가지고 있고 상지의 협응성도 좋은 편이다.
- *운동 수행력(기능적 근육 테스트, 관찰, 촉진):* 상지와 체간에 주로 약화를 보이고 특히 복부근이 심하다.

- *운동신경 발달과 감각 통합(관찰, 운동 기능 테스트):* 그는 독립적으로 사지를 앉거나 설 수 있다. 그는 무릎 기기를 시도하고 앉거나 사지로 설 때, 근육 활동보단 오히려 거의 "인대에 의해 안정성"을 얻는다. 그는 정상 잡기와 조작 기능, 놓기를 할 수 있다. 그리고 그는 시각 문제로 안경을 착용하고 있다. 손가락 주위의 식별 능력이 어렵고 목이 균형을 방해하는 아래쪽으로 기울어져 있다. 그는 평균 세 네 개로 이루어진 문장을 구사하고 정상 한계 안에서 소리를 낼 수 있다. 말하기와 언어 서비스에 대한 평가가 필요하다.
- *보조기:* Taylorsms 서는 동작을 위해 발목 AFO를 사용하지만 장족보조기가 적합하다.
- *자세:* 모든 사지에서 그의 견갑대는 "걸려" 있고 전만 자세를 보여준다. 앉기에서 기립자세로 서는 것은 근육 활동 보다는 오히려 구부정한 자세를 보여준다.
- *관절가동범위:* Taylor의 가동범위는 기능적 한계 내에 있다. 그는 약간 고관절 굴곡근과 내전근에 단축이 있다.
- *반사 상태:* 하지에 건반사가 소실되지만 상지에서는 정상이다.
- *학교/놀이, 공동체, 여가 통합:* Taylor는 나이에 맞는 놀이와 여가 활동에 흥미가 있는 사회적 아동이다. 그는 가정이나 교실에서 동료와 같이 있는 것을 좋아한다. 모든 아동을 포함하는 공동체인 Saturday karate class에 참석한다.
- *자조관리(ADL):* Taylor는 티셔츠를 벗거나 입을 수 있다. 그는 하지 옷 입기만 도움이 필요하다. 구두 운동 기술은 정상적이고 먹는 것도 문제가 없다. 그는 화장실과 같은 다른 자조 활동에만 도움이 필요하다.
- 감각 상태: Taylor는 T12아래 피부와 고유수용성 자극의 소실을 보여준다.
- *환기와 호기:* Taylor는 무게 지지나 재채기 등으로 상지를 사용할 때 숨을 멈추는 경향이 있다. 그는 호기를 유지하는데 지지하는 부적절한 복부 근육을 가지고 있다. 신체 동작에서 전체 지구력은 또래에 비해 감소되어 있다.

사례 연구 #4: Ashely

- 실전 패턴 5B: 근운동 발달 손상
- 의학적 진단: 다운 증후군
- 연령: 15개월

검사 (examination)

병력 (history)

Ashely는 26살의 초산을 하는 부모에게서 만삭아로 태어났다. Ahsley는 태어난 지 얼마 후 다운 증후군이란 진단을 받았다. 그녀는 식도 폐쇄로 치료가 불가능하였다. 6개월 째에 위 절개술을 시행하였다. 그녀는 전정 기관 이상으로 8개월 정도에 수술을 하였다. 경한 전도성 청각 소실과 만성 이염을 병력을 가지고 있다. 병원에서 퇴원할 때 부모들은 초기 지역 프로그램에 참여하도록 권유했으나, Ashley가 10살 때까지 서비스를 받지 못했다. Ashley와 어머니는 일주일에 두 번 정도 물리치료와 작업치료 상담과 부모/보호자-유아 초기 중재 프로그램에 참여한다. 가족은 가정 서비스를 줄이길 원한다.

시스템 재검토 (systems review)

- *신체 특징:* ashley의 키와 몸무게는 다운 증후군을 가진 또래와 비슷하다. 얼굴은 다운 증후군의 전형적인 특징을 가지고 있다.
- *인지, 관심, 인지:* IQ 테스트는 Ashley에게는 적합하지 않았지만 그녀는 경한 정신 지체를 보였다. 그녀는 수동적이고 운동과 인지의 수행을 촉진 하기위해서 격려와 자극이 필요하다. 그녀는 결합된 단어보다 한 단어로 주로 말한다. (예; 좀 더, 엄마, 아빠)
- *보행, 이동, 균형:* Ashley는 가구를 잡고 설 수 있다. 그녀는 두 손으로 최대 보조 시 걸을 수 있다. 그녀는 앉기, 네발 자세, 서기에서 보호반사와 평형 반응이 느리게 나온다.
- *관절 상태와 운동성:* 수동적 움직임에서는 정상 범위 내에 있다.
- *운동 기능(운동 조절과 운동 학습):* 비록 Ashley는 다양한 움직임의 패턴을 보여주지만, 움직임은 배우 느리고 자세 반응이 지연되어 있다. ashley는 기술 성취와 획득을 위해서 인지와 운동 수행에서 많은 반복이 필요하다.
- *근육 수행력:* Ashley는 신체 전반에서 근력이 저하되어 있고 특히 어깨와 고관절 쪽에 약화가 있다. 그녀는 움직일 때 팔을 외회전하고 주관절을 신전하는 경향이 있다. 그녀는 무게 지지에서 안정성이 낮다.(예; 네발 자세, 무릎 기기)
- *근운동 발달과 감각 상태(발달 목록 작성, 운동 평가, 관찰):* Ashley는 모든 위치에서 머리 조절이 양호하다. 그녀는 독립적으로 구르고 앉거나 손과 무릎을 자세를 취할 수 있다. 그녀는 또한 무릎으로 당기면서 가구를 붙잡고 설 수 있다. 그녀는 상체 회전을 없이 직선으로 움직이는 경향이 있다. 그녀는 촉각 입력에 과민성을 보이고 움직임을 대체적으로 이해하고 물건을 잡을 수 있지만 다시 놓을 수 있는 조절 능력이 없다. 그녀는 pellet-sized 물건을 들어 올릴 수 없다.
- *관절가동범위:* 양쪽 근위와 원위부 사지에 과운동성, 단축된 수근 신전근을 사용할 때 어깨를 위로 올리는 경향이 있다.
- *반사 상태:* 상지와 하지에 건 반사(저긴장증) 감소, 상체는 근긴장도 저하
- *자가 관리와 ADL:* Ashley는 낮은 구강 운동 기술을 가지고 있다. 음식을 먹을 때 빨기 패턴을 사용한다. 그녀의 혀는 윤곽이 짙고, 돌출되어 있다. 그녀는 간식 시간에만 컵으로 물을 마시고 식사하기가 힘들다. 그녀는 다른 자가-관리의 보조를 받지 않는다.
- *감각 상태:* 시각은 정상이다. 경한 청각 소실이 있고 움직이는 것을 싫어한다.
- *호흡과 환기:* Ashley는 감소된 청각 기능과 입으로 숨을 쉬고 가끔 침을 흘린다.

사례 연구 #5: John

- 실전 패턴 5B: 운동 신경 발달 손상
- 의학적 진단: 발달 협응 장애. Attention deficit hyperactivity disorder
- 연령: 5세

검사 (examination)

병력 (history)

John은 퇴원하기 전에 NICU에서 짧은 기간을 머문 미성숙 소아였다. 그는 약간의 운동지연 발달(9개월에 앉고, 18개월에 걸음). 그는 매우 활동적 아동이지만 운동 수행 시 쉽게 화를 내고 울화가 종종 발생한다. 그는 다른 또래에 비해 "서투르고" 대단위나 소단위 운동 수행을 하기 싫어한다. (예, 훈련 휠이 없는 자전거를 타지 않고: 낮은 글쓰기 능력). 그는 소아 발달학자와 신경학자들에 의해서 평가되었고 ADHD와 DBD 두 개의 진단을 받았다. John은 유치원을 다니지만, 특수 교육 서비스를 받지 않는다. 그는 개인 병원에서 한 달에 두 번 물리치료와 작업치료를 받는다.

시스템 재검토 (systems review)

- *신체 특징:* 평균 키와 몸무게
- *각성, 관심, 인지:* John에게서 주의 사항은 약물 치료 후에 최대한 기능을 향상시키는 것이다. 그는 관심을 집중하기 어렵고, 여러 번 집중 대상을 다시 각인시켜 줘야 된다. Stanford-binet의 IQ 테스트는 평균 지적 수준을 보여준다. John은 언어 발달이 심한 지연을 보이고, 단어에서는 자음을, 문장에서는 단어를 주로 빠트린다.
- *보행, 이동, 균형:* John은 독립적으로 걷지만, 가끔 발가락으로 걷는다. 그는 생각하고 있을 때 주로 heel-toe 보행으로 이동한다. 그는 낮은 균형감각으로 빨리 걷기 때문에 주변 물건이나 사람들과 자주 부딪힌다. 그는 넘어지지 않고 4 inch 균형 판을 걸어 갈 수 없고 1~2초 동안 한쪽 발로 균형을 유지할 수 있다.
- *운동 기능(운동 조절과 운동 학습):* john은 항상 "서투른"으로 특징된다. 그는 뛰는 것처럼 움직임의 다양한 속도와 상지/하지의 협응이 필요한 동작을 하기 힘들다. 그는 운동 계획 문제와 새로운 운동 수행을 학습이 힘들고 각 운동 기술을 습득하는데 많은 연습이 필요 하다.
- *근수행력:* 상지 근력 저하, 예를 들어, 그는 "wheelbarrow" 자세에서 팔로 체중을 지지하는 것이 어렵다. 지구력은 또래에 비해 감소되어 있다.
- *운동 신경 발달과 감각 통합:* John은 독립적으로 이동 가능하다. 그는 달릴 수 있지만 낮은 협응적 패턴을 가지고 있다. 그는 건너 뛸 수는 없지만 대신에 빨리 갈 수는 있다. 그는 공

기술(볼을 잡기, 던지기, 드리블)과 눈-손 협응적 동작이 어렵다. 그는 색깔과 인쇄에 대한 수정된 외측 잡기를 사용한다. 그는 촉감의 경우에 방어 징후를 보인다.

▶ *자세:* john은 뻣뻣한 다리로 걷고, 팔 흔들기가 감소되어 있다. 그는 걷는 것처럼 앞으로 기울 일 수 있다.

▶ *관절가동범위:* 관절 가동범위는 정상 범위

▶ *자조관리와 가정 관리:* John은 식사 때 도구를 사용하는 것이 어렵고 주로 손가락으로 먹는다. 그는 독립적으로 옷을 입을 수 있지만, 단추나 지퍼를 잠그는 것이 힘들다. 그는 화장실을 독립적으로 사용하지만 씻거나 이를 닦을 때 적절한 관찰이 필요하다.

▶ *감각 상태:* 시각과 청각은 정상. 식별, 운동감각, stereognosis

결론 (conclusion)

앞서 본 사례 연구는 나머지 장에서 정보를 찾을 수 있다. 각 장은 발달 장애를 가진 아동의 평가와 중재를 위한 특수한 전망을 나타내도록 구성되어 있다. 15장에서는 5가지의 사례를 통해 다양한 전략들의 포괄적 검토가 포함되어 있다.

제 5 장 물리치료사 실전 가이드 (Applying the Guide to Physical Therapist Practice)

이 장의 목적은 *물리치료 실전 가이드 두 번째 판*을 임상에 적용해서 제공하는 것이다.[1] 이 *가이드*는 물리치료사 실전을 제공하는 정보 문서이다. 이 *가이드*는 물리치료사들이 실전을 구성하는 개념과 기본 틀을 제공할 것이다.

*가이드*의 발달 (development of the *Guide*)

*가이드(guide)*는 입법자들이 주장하는 물리치료의 정당성을 판단하기 위한 구성원들의 필요로 인해 미국 물리치료 협회에서 발달되기 시작했다. 이 과정은 Board-appointed task force로 1992년에 시작되어, 1995년 8월에 화제가 되었던 *물리치료 실전가이드 volume I: 환자 관리의 설명*이란 간행물에서 절정에 이르렀다.[2] 이 과정에서 APTA는 Volume I의 개념적 틀과 RC 32-95의 내용을 채택으로 더욱 다듬어 져서 결국 Volume II를 발달시키는데 기여 하였다.

Volume II 는 물리치료와 연관된 환자/의뢰인 그룹과 관련된 치료 패턴을 설명하고 있다. Volume II이 만들어진 과정은 전문가들의 합의와 Project Adbisory Group, Board Oversight 위원회 그리고 4개의 Pannel의 참가로 이루어졌다. Volume II는 또한 현재 APTA의 표준, 정책, 가이드 라인 등을 반영하고 있다. 600명이 넘는 임상 물리치료사들과 여러 APTA 후원 포럼에서 일반화된 결론들을 바탕으로 membership review도 함께 제공되었다.[1] 1997년에 Vol I, Vol II는 가이드의 1장과 2장으로 재구성되었고 1997년 6월에 나온 2장의 개념적 틀을 입증하는 자문위원회와 함께 2장의 발달로 얻어진 정보를 더욱 다듬었다. *가이드*의 첫 판은 *물리치료 저널*에 1997년 11월에 인쇄되었다.[3]

*가이드*는 물리치료사들에게 지식의 저변에서 일어나는 변화를 반영하기 위해 최신의 문서들을 바탕으로 발전하였다. 1997년 11월에 출판 된 이후 이 *가이드*는 APTA 정책에서 구성원들의 의견과 변화를 반영하기 위해 공식적으로 두 번 교정하였다.[4,5] 게다가 이 *가이드*는 실전을 좀 더 구체적으로 설명하기 위해 노력하였다. 1998년에 APTA에서는 물리치료사들이 사용하는 특정한 테스트들과 측정들을 4개의 시스템 분야와 결과, 삶의 건강과 관련된 질, 환자/의뢰인 만족도(이 용어는 *가이드*의 특수성에 맞게 이 장 전반에 걸쳐 언급될 것이다.)으로 분류된 3장과 4장

을 시작하였다. 추가적인 목적은 환자/의뢰인 관리 과정에 맞는 표준화된 문서 형태를 만드는 것이었다. 차츰 이들 *가이드*가 더 발달되면서 전문가들과 임상의 재고, 구성원들의 의견수렴(input)등을 APTA 포럼을 통해 수용하였다. 외래와 내래 환자 설정에서 서류화된 틀이 발달되고 *가이드* 부록 6에 첨가되었다.[1] 또한 APTA는 *가이드*의 부록 7에 환지/의뢰인 만족도 평가틀을 발전시켰다.[1]

1999~2001년 동안 테스트와 측정 방법들에 대한 재검토가 이루어졌다. 4부은 테스트와 측정 목록을 포함하는 3부와 연관되어 있다. 3장은 테스트를 설명하는 참고 문헌과 신뢰도와 타당성에 대한 데이터를 제공한다. 3장은 또한 CD-ROM에서도 사용가능하다. 이 장은 특정한 패턴처럼 2장에서 찾을 수 있고 서로 링크되어 있다. CD-ROM은 1장에서 3장까지의 전체 *가이드*를 포함하고 있다. 1999년과 2000년도에 *가이드*는 구성원들의 의사를 좀 더 반영하도록 개정되었다. 이 개정은 물리치료사 저널, 2001년 1월에 두 번째 판인 *물리치료사 가이드*에 포함되어 있다.[1]

이 *가이드*는 물리치료 공동체와 정책자, 감시위원, 재정적 지원자, 관리자, 그 외 다른 전문가들을 포함하는 물리치료사의 실전을 설명하였다. *가이드*에서 물리치료사 실전의 일반적 설명은 다음과 같은 구성으로 되어 있다.

- ▶ 무능 모델
- ▶ 예방, 건강/웰니스, 피트니스에서 물리치료사의 역할을 정의
- ▶ 전문 용어의 표준화
- ▶ 테스트와 측정 그리고 중재의 설명
- ▶ 연관된 실전 패턴을 설명[1]

*가이드*는 또한 다음과 같은 사항들은 포함되지 않는다.

- ▶ *가이드*는 치료에 대한 특정한 프로토콜을 제공하지 않고 가이드에 포함되는 실전 패턴들은 임상적 기초로서 제공된다.
- ▶ *가이드*는 물리치료사들이 법적으로 특정한 케이스에 책임감을 가지도록 표준화된 치료를 제공하지 않는다.[1]

*가이드*의 구성 (organization of the *Guide*)

*가이드*는 책자(3부는 포함되어 있지 않다.)와 CD-ROM(모든 장이 포함)로 구성되어 있다. 이 *가이드*는 소개, 부록, 색인으로 총 세 가지 부분으로 나누어져 있다. 소개는 *가이드*의 개념, 발달, 전체적 리뷰를 포함한다.

1부: 환자/의뢰인 관리에 대한 설명
(part one: a description of patient/client management)

1부에서는 실전에 대한 기초를 제공한다. 1부는 물리치료사들이 환자/의뢰인 관리의 5가지 구성요소에 관한 설명을 포함하고 물리치료사들이 임무를 개괄적으로 포함하고 있다. 2부은 24가지의 테스트와 측정 카테고리로 구성되어 있고, 11가지의 중재 카테고리로 구성되어 있다.

2부: 관련된 실전 패턴 (part two: preferred practice patterns)

2부는 4가지 구성의 실전 패턴으로 되어 있는데 주로 신체 시스템에서 그룹화 된 환자/의뢰인 관리 과정을 설명한다. 이들 시스템은 다음과 같이 구성되어 있다.

- ▶ 4장:근골격계
- ▶ 5장:근신경계
- ▶ 6장:심혈관계/호흡계
- ▶ 7장:피부계

3부 (part three)

3부은 각 툴(tool)의 신뢰도와 타당성을 바탕으로 문헌 고찰과 물리치료사들이 주로 사용하는 특정한 테스트와 측정으로 분류되어 있다.[6] 이들 특수 테스트와 측정은 2부와 패턴 전체와 연결되어 있다.

부록 (appendices)

- ▶ *가이드*에서 사용하는 용어
- ▶ APTA 표준화, 윤리적 개념, 문서화된 가이드라인
- ▶ 외래, 내래 환자 치료에서 APTA 문서화된 틀
- ▶ 환자/의뢰인 만족도

부록은 ICD-9-CM 코드로 숫자와 알파벳 순으로 구성되어 있다.

*가이드*의 개념 (concepts of the *Guide*)

*가이드*의 기초로 중요한 세 개의 개념이 있다. 이들 개념은 무능 모델, 모든 치료에서 사용되는 지속적 서비스, 환자/의뢰인 관리의 다섯 가지 요소로 구성되어 있다.

무능 모델 (disablement model)

이 첫 번째 개념은 물리치료사 실전에 기초한 무능 모델이다. 이 무능 모델은 물리치료사 실

표 5-1
가이드에서 사용되는 정의

병리/병태생리(질환, 질병, 상태)

징후, 증상의 특수한 형태로 특징되어 지고, 환지/의뢰인과 의사 모두가 비정상적이라고 인지하는 비정상. 주로 세포 수준에서 정의 된다.

손상

해부학적, 생리학적, 정신적, 심리적 구조나 기능의 손실이나 비정상

기능적 제한

효율적이고 적절한 상황에서 신체적 동작, 일, 활동 등을 수행하는 능력의 제한

무능

개개인의 관례적인 특정한 사회적 역할이나 사람의 상태 또는 특정한 사회문화적 구성에서 역할 물리적 환경에서 기대되는 동작, 일, 활동을 하는 것이 불가능하거나 제한된 상태. 가이드에서 역할의 범주는 자조 활동(self-care), 가정 관리, 일(직업/학교/놀이) 또는 공동체/여가로 분류되어 있다.

Adapted from American Physical Therapy Association. Appendix 1: glossary. Guide to physical therapist practice. 2nd 3d. *Phys Ther.* 2001; 81: S677-683.

전에서 구조를 제공한다. 무능은 병리/병태생리의 연속이고 사회에서는 역할로 언급되는 과정이다.

무능의 일부 모델은 계속적으로 발전해 왔다.[7-9] 이 개념은 처음에는 심리학자인 Nagi,[7,10,11] 그 후 국제 건강 기구(WHO),[8,12] 그리고 마지막으로 재활 의학과 리서치의 국제 센터(NCMRR)[9]에서 발달했다. 무능을 설명하는 전문용어는 많이 있지만 개념은 동일하다. *가이드*는 S19-S21쪽에서 이들 모델에 대한 개념과 비교를 제공한다.[1] 이 *가이드*에서는 Nagi의 모델에 따른 용어를 사용하고 무능 과정의 개념은 물리치료사 실전에 대한 기초를 제공한다(표 5-1).

무능 과정은 4가지의 구성요소 되어 있다: 병리, 손상, 기능적 제한, 그리고 무능(그림 5-1). 무능은 직접적인 것이다. 손상을 유발하는 병리, 기능적 제한을 유발하는 손상, 무능을 유발하는 기능적 제한이라고 규정지을 수는 없다. 4가지 구성요소의 관계는 변화 가능하고 상호 영향을 주는 요소들이다. 이들 요소들은 개인적 요소와 환경적 요소들을 포함한다. 개인적 요소들은 다음과 같은 것들을 포함한다.

- ▶ 유전적 인자(예, 생리학적, 인구학적)
- ▶ 선택(예, 건강 습관, 개인적 행동 습성, 삶의 형태)
- ▶ 심리적 상태(예, 동기, 사회적 지지, 운)
- ▶ 사회적 지지(사회적 상호 영향과 관계)
- ▶ 건강-관리
- ▶ 물리치료 서비스

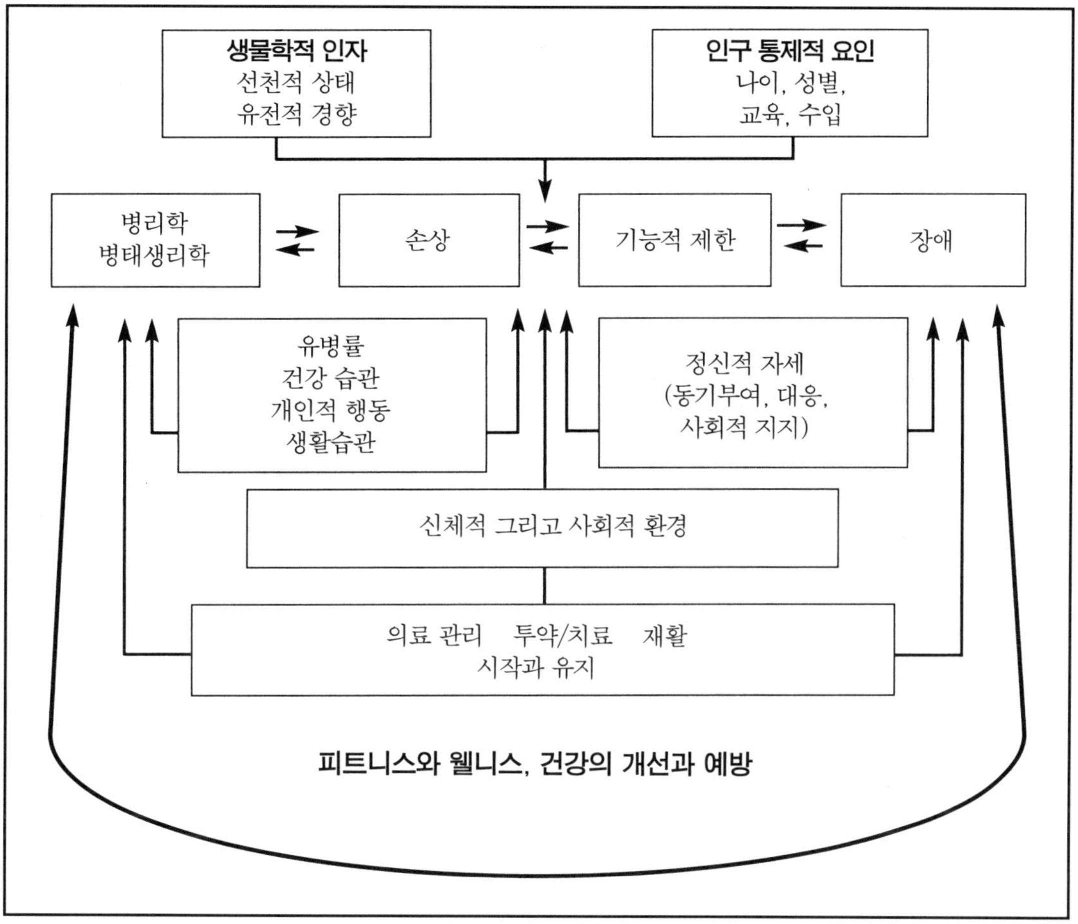

그림 5-1. 확장된 무능 모델, 개개인과 환경적 요인, 건강, 웰니스 그리고 피트니스의 개선과 예방의 상호작용. (reprinted with permission from the American Physical Therapy Association. Guide to physical therapist practice. 2nd ed. *Phys Ther*. 2001;81:S24, as adapted from Guccione AA. Arthritis and the process of disablement. *Phys Ther*. 1994:74;410).

▶ 의학

▶ 다른 치료

▶ 물리적, 사회적 환경[1]

의학협회(IOM)은 1991년에 무능 모델에 영향을 준 예방에 대한 개념을 소개하였다.[13] 이 무능 모델에서 예방은 구성의 수준(예, 병리, 손상, 기능적 제한, 무능)나 개개인에 긍정적인 영향을 주는 위험 요소 수준에서 무능 모델 과정 전이나 안에서 중재를 제공하는 역할이다. 1997년도에 IOM에 의해 널리 퍼짐에 의해 이러한 개념은 무능 과정에 영향을 주었고 무능을 예방하는 방법으로 개개인의 "가능성"을 열었고 그 과정에서 무능을 재검토하는 결과를 이끌어 내었다.[14]

이 무능 모델은 개개인을 환경 안에서 상호 영향을 주는 방법과 삶의 질과 관련된 웰빙이나 건강과 관련된 개개인의 감각에 영향을 주는 방법의 물리치료 모델이다.[15-30] 물리치료사 실전에서 주된 핵심으로 가이드는 무능을 다음과 같은 개념으로 통합시켰다.

1. 무능과정의 4가지 주요 요소: 병리/병태생리, 손상, 기능적 제한, 무능
2. 개개인의 요인: 위험 제거/예방; 건강, 웰니스, 피트니스; 그리고 환자/의뢰인의 만족도
3. 환경적 요인들: 사회 활동의 자원

이들 요소들은 환자/의뢰인 관리 모델 안에서 서비스의 연속성을 통해 언급되었고 전체적 결과로써 마무리되어 진다.

서비스의 지속성 (continuum of service)

이들 *가이드*의 두 번째 개념은 "물리치료 실전은 전체적으로 서비스의 연속성을 통해 환자와 의뢰인의 필요에 중점을 둔다."라는 것이다.[1] 서비스의 지속성은 물리치료가 모든 환자와 의뢰인들에게 삶의 건강과 관련된 질에 중점을 둔다. 이것은 이들 요소에 영향을 주는 모든 요소들(개인적, 환경적)과 무능의 4가지 구성요소들에 중점을 두고 있다. 이들은 다음과 같은 것들을 포함한다.

- ▶ 위험 요소 제거/예방(123)
- ▶ 건강, 웰니스, 피트니스의 증진
- ▶ 급성 관리
- ▶ 습성
- ▶ 재활
- ▶ 만성 관리
- ▶ 특수화된 유지

전달 방법은 환자/의뢰인이 집/주거, 공동체/여가 생활, 일(직업/학교/놀이)등 도처에 분포해 있다.

이 *가이드*는 관련된 실전 패턴(주로 예방)의 환지/의뢰인의 진단적 분류의 넓은 범위와 환자/의뢰인 관리 과정을 통한 실전 패턴 안에서 서비스의 지속성이 이루어져야 된다고 강조하고 있다.

환자/의뢰인과 관련된 다섯 가지 요소 (five elements of patient/client management)

물리치료사 실전은 환자/의뢰인 관리 모델을 포함하는 것이 세 번째 개념이다. 이 모델은 검사, 평가, 진단, 중재에 따라 적절한 결과를 도출하는 다섯 가지의 필수적인 요소들을 포함한다. 그림 5-2는 환자/의뢰인 관리 과정에 대한 5가지 요소들의 간단한 도식을 보여준다. 환자/의뢰인 관리 과정은 동적인 과정으로 물리치료사는 그 과정 안에서 중재를 제공한다.

환자/의뢰인 관리 과정은 5가지 요소와 결과 속에서 무능모델이 강조하고 모든 치료에서 서비스의 지속성을 유지한다. 이것은 물리치료사의 임상적 의사 판단 모델이 될 수 있다.

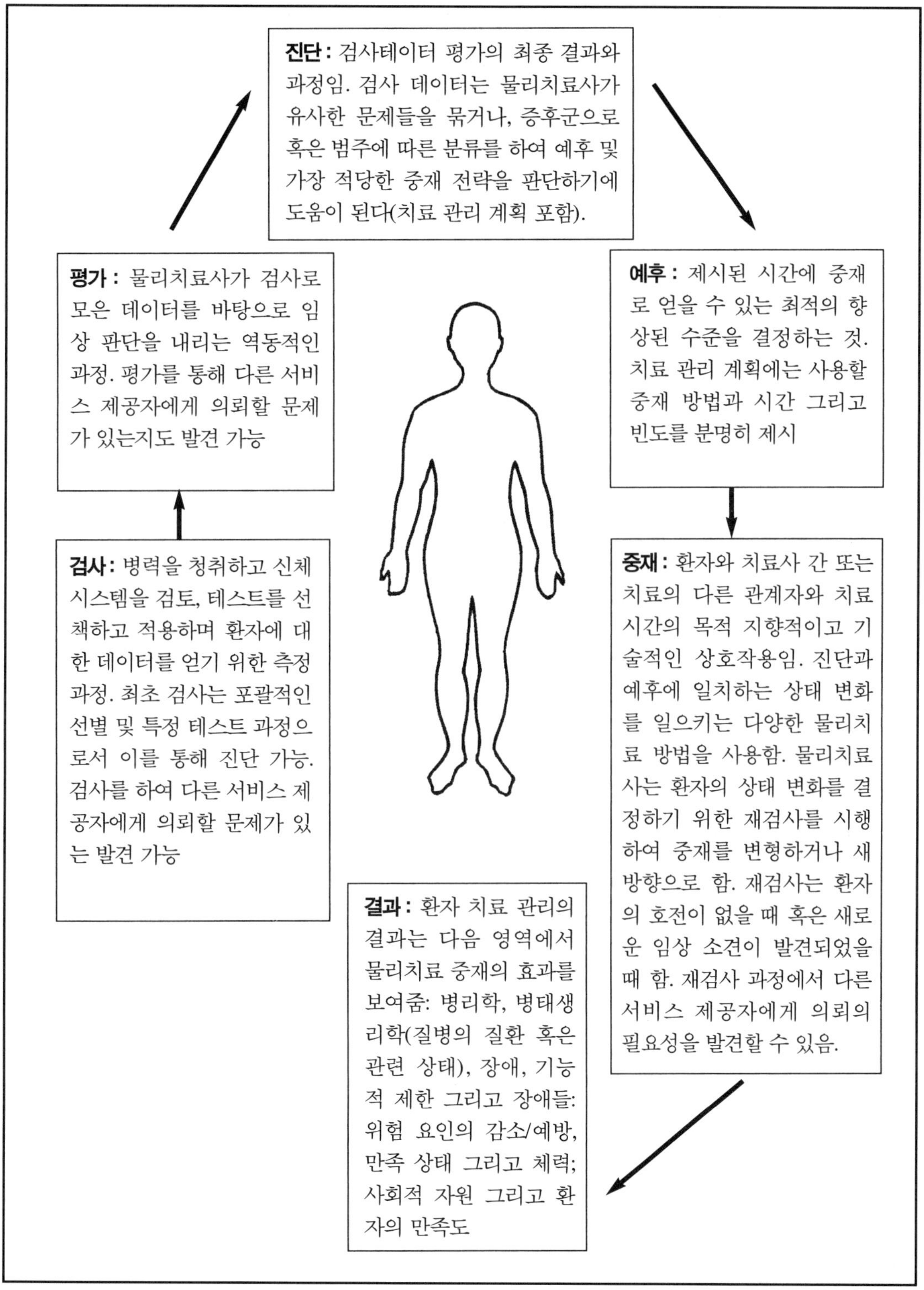

그림 5-2. 적절한 결과를 도출하는 환자관리의 요소들. (reprinted with permission from the American Physical Therapy Association. Guide to physical therapist practice. 2nd ed. *Phys Ther*. 2001;81:S24, as adapted from Guccione AA. Arthritis and the process of disablement. *Phys Ther*. 1994:74;410).

이 *가이드*의 1부에서 환자/의뢰인 관리의 다섯 가지 요소에 대한 설명을 제공한다. 2장에서 관련된 패턴들은 환자/의뢰인 관리의 다섯 가지 요소들로 구성되어 있다. 부록 6에서는 APTA에 의한 입원환자, 외래 환자 치료에서 환자/의뢰인 관리에 사용되는 용어를 정리하고 있다.[1]

임상 실전에 *가이드*의 적용
(application of the *Guide* to clinical practice)

이 *가이드*는 여러 가지 방법으로 적용할 수 있다. 우리는 2부에서 관련된 패턴의 구조를 살펴봄으로써 *가이드*의 적용을 설명할 것이다. 우리는 당신이 환자/의뢰인 관리 과정과 무능모델을 1, 2, 3부에서 구체화시키는 방법을 볼 수 있을 것이다. 치료사는 4부에 나오는 사례 연구에 대한 *가이드*의 적용의 예를 볼 수 있을 것이다.

*가이드*의 좀 더 세부적인 설명을 *세 번째 판의 가이드*나 관련된 기사를 통해 좀 더 알아 볼 수 있다.[1,6,31]

우리가 사용할 수 있는 적용의 목적으로, 5장: 근골격계, 개념 표(p, S305)그리고 패턴 5C: 비진행성 중추신경계의 질환과 관련된 운동기능과 감각 상태 손상-소아나 아동에서 선천적, 후천적 요인

구성 표 (table of contents)

S305 쪽은 근골격계의 패턴을 정의하고 있다. 패턴은 4가지의 신체 시스템으로 그룹화되어 있고 물리치료사는 모든 환자/의뢰인의 중재를 결정하는 손상(들)이 위치한 시스템을 판단하는 것이 필요하다. 물리치료사는 환자/의뢰인과 관련된 병리나 상태를 분류할 필요는 없을 것이다. 예를 들어 심혈관계 질환으로 병리적 진단을 받은 환자/의뢰인의 경우, 병리학의 시작은 심혈관계이다. 병리로 인해 근신경계에 주된 손상이 발생하고 연이어 근골격계와 심혈관계/호흡계, 피부계 등에 차례로 영향을 줄 것이다. 더불어 물리치료사는 정의된 병리나 상태를 한 가지 시스템으로 적용하는 것이 힘들다.

위의 예처럼, 이들 측정한 환자/의뢰인의 중재를 결정하는 주된 손상 시스템은 심혈관계(산소수용량), 근신경계(운동조절), 근골격계(근수행력), 피부계(주된 예방/위험요소제거)일 것이다. 검사, 평가, 진단을 통해 물리치료사는 특정한 환자/의뢰인의 중재를 결정하는 주된 손상을 결정할 수 있다. 만약 물리치료사는 환자/의뢰인의 기능적 능력에 영향을 주는 주된 손상을 분류한 후에 적절한 패턴으로 환자/의뢰인을 분류할 수 있다.

제목 (title page)

제목은(p S339)은 이들 특정한 패턴에 대한 제목과 환자/의뢰인 진단적 분류 특정이 정의되어 있다. 제목은 이 패턴으로 묶여져 있는 환자/의뢰인에 대한 물리치료사들에 의한 진단적 분

류나 진단을 포함한다. 이들 제목은 환자/의뢰인 그룹의 중재를 결정하는 손상이나 상태를 포함할 수 도 있고 아닐 수도 있다. 제목에 포함되어 있는 손상이 있을 때, 환자/의뢰인은 관련된 상태나 병리/병태생리와 관련 여부가 있다. 상태나 병리/병태생리가 패턴에서 설명된 환자/의뢰인 관리를 변화시킬지, 환자/의뢰인을 포함하는 결정 여부는 물리치료사의 몫이다. *가이드*에서 물리치료사는 관련된 상태나 병리/병태생리가 아니라 중재를 하고 있는 손상 여부에 따라 환자/의뢰인을 분류하고 진단하는 것이 필요하다.

이들 제목은 또한 연령대와 특수한 관련이 있다. 만약 나이에 따라 특수화되지 않는다면 이들 패턴은 모든 연령대에 적용 가능하다. *가이드*에서 소아 환자/의뢰인에게 두가지 적용 가능한 패턴이 있다: 패턴 5C: 운동 기능 손상, 비진행성 중추신경계 질환으로 관련된 감각 통합-유아나 아동의 선천적 원인, 패턴 6C: 신생아의 호흡 장애로 인한 환기 손상, 호흡/가스 교환, 유산소 능력/지구력. 사춘기에 시작하는 패턴은 패턴 5D: 운동 조절 손상과 비진행성 중추신경계와 관련된 감각 통합–사춘기나 성인에게 요구되는. *가이드*에 있는 29 패턴은 연령에 상관없지만 소아 환자/의뢰인의 경우에 주로 고려될 수 있는 방법이다.

환자/의뢰인 진단적 분류 (patient/client diagnostic classification)

이 부분(p S339)은 다양한 패턴에서 포함, 제외나 분류를 지지하는 검사 방법의 설명이다. 이 포함은 두 가지 카테고리로 구성되어 있다.

▶ 병리/병태생리의 위험 요소나 연속

▶ 손상, 기능적 제한, 무능

제외나 다양한 패턴 finding은 두 가지 서로 다른 분류로 구성되어 있다.

▶ 다른 패턴으로의 분류가 필요한 연구결과들

▶ 추가적인 패턴으로의 분류가 필요한 연구결과들

모든 패턴은 환자/의뢰인의 제외나 패턴의 수정이 필요한 병리/병태생리 관련성이나 위험 요소를 언급하는 "주의사항"이 꼭 포함되어 있다.

ICD-9-CM 코드

이 부분은(p S340)은 패턴에 대한 환자/의뢰인 진단적 그룹과 관련된 코드 사례를 제공하고 있다. 이것은 포함되거나 제외되는 목록이 아니다. 환자/의뢰인은 만일 할당된 ICD-9-CM 코드에 목록이 없더라도 이들 패턴에 항상 주된 손상이 포함되어야 한다.

예를 들어, 소아마비의 병리를 가진 환자/의뢰인은 343명의 소아마비의 할당된 ICD-9-CM 코드를 가지고 있다. 물리치료사는 환자/의뢰인의 기능적 능력이 근수행력과 근 수행력 손상인 패턴 4C로 환자/의뢰인을 분류하여 주된 손상을 판단해야 된다. 그러나 ICD-9-CM 343 소아마비 환자는 패턴 4C(p S162)에 목록이 없을 수도 있다. 환자/의뢰인은 여전이 근 수행력 손상을 관리하기 위해 주된 손상으로 패턴 4C로 적절하게 적용해야 한다.

검사 *(examination)*

검사(p S341)은 최초 중재를 시작하기 전에 모든 환자/의뢰인에서 적용된다. 검사의 3가지 구성요소는 각 패턴 안에 묘사되어 있다. *환자/의뢰인 병력*, 환자/의뢰인 병력으로부터 나오는 모든 데이터의 형태인 모든 패턴에서 별견된다. 1장의 S36에서도 찾을 수 있다. *시스템 재검토*(p S342)는 시스템 재검토가 포함될 전체 목록을 포함한다. 시스템 재검토의 구성요소들은 챕터 1의 S34~S35 쪽에서 찾을 수 있고 모든 패턴의 목록에 포함되어 있다. S342~S344 쪽은 *테스트와 측정* 범주와 패턴에서 특수한 것들을 언급하고 있다. 2장은 다음과 같은 테스트와 측정에 대한 세부사항을 설명하고 있다.

- ▶ 일반적 정의와 목적
- ▶ 임상적 적응증
- ▶ 테스트와 측정 방법과 기술
- ▶ 테이트를 수집하는데 사용된 틀
- ▶ 수집된 테이타

각 테스트와 측정에 포함된 임상적 적응증은 특정한 테스트와 측정 카테고리(p S48) 특수화된 사용의 필요를 언급하는 특수한 병력의 발견과 시스템 재검토를 포함한다. 임상적 적응은 다음과 같은 무능 분야에 제공 된다: 병리/병태생리(질환, 질병, 상태), 손상: 기능적 제한; 무능; 위험 요소; 건강, 복지, 피트니스. *가이드*의 3장에서는 각 툴의 심리측정 도구에서 관련된 문헌과 함께 특수한 테스와 측정의 카타로그를 제공한다. 특수한 여러 테스트 방법들에 정보를 얻을 수 있을 것이다. bullet과 연결된 테스트들은 총 24 카테고리들로 테스트와 평가(S49쪽)라는 제목 아래에 목록을 구성하고 있다. 따라서 테스트 카테고리에서 중재에 적절한 테스트와 측정의 전체 목록들을 찾아 볼 수 있다. 각 테스트는 테스트와 측정 bullet을 통해 패턴에 연결되어 있다. 그러나 이들 테스트들은 패턴에서 특수화되어 있다. 3부를 클릭하면 그 툴과 관련된 문헌과 특수한 테스트를 볼 수 있다. 그러므로 툴은 특수한 환자/의뢰인에게 선택적으로 사용가능할 것이다. (노트 : 테스트와 측정과 문헌은 CD-ROM에 언급된 시점에서 현재 사용되고 있는 정확한 것들이다.)

스스로 적절한 방법을 찾을 수 없는 소아 환자/의뢰인이나 일부 환자/의뢰인의 경우에는 부모/보호자들이 아동이나 환자/의뢰인의 측면에서 반응하기 위해 책임감 있는 구성원이 될 수 있다. 또한 환자/보호자의 능력이 아동을 관리하는데 중요한 영향을 준다. 만약 당신이 보호자로 판단한 보호자의 능력이 관리의 과정에서 필요할 수도 있고 당신이 보호자의 분리된 검사를 권유해야 한다.

검사, 진단, 예후(관리 계획 포함)
〔evaluation, diagnosis, and prognosis(including the plan of care)〕

이들 부분은(p S345)은 각 패턴으로 쪽에 함께 그룹화되어 있다. 이 페이지는 측정과 진단적 과정의 설명과 과정에 영향을 주는 요소들로 구성되어 있다. *평가* 동안 검사 데이터는 분석되고 치료 과정에서 환자/의뢰인의 잠재성과 기대정도를 파악한다. 기능적 제한에 영향을 주는 손상의 정도를 판단하고; 무능; 건강, 웰니스, 예방은 환자/의뢰인에게 필요하다. 대부분 소아 환자/의뢰인들은 일생 그러한 상태로 병리/병태생리 상태를 가진다. 결론적으로 그들은 항상 손상; 기능적 제한; 무능; 웰니스, 건강 예방이 필요하다.

환자/의뢰인의 진단은 환자/의뢰인 관리 과정에서 이러한 지점에서 결정되어 진다. 패턴 제목은 패턴의 진단적 분류이다. 신은 특정한 환자/의뢰인의 진단을 결정하고 중재를 결정하는 주된 손상을 결정해야 한다. 진단은 병리가 아니고 환자/의뢰인의 기능적 능력에 영향을 주는 손상이라는 점을 기억하라. 그 후에 당신은 만약 환자/의뢰인들이 수정을 할지 안할 지 결정해야 한다. 만약 또 다른 패턴이 이러한 과정에서 필요하다거나 다른 패턴이 좀 더 적절한지를 결정해야 한다.

필요한 시간의 양처럼 기능적 능력과 손상에서 적절한 향상을 이루기 위한 진단 언급 S345쪽에 포함되어 있다. 평생 그러한 상태를 가진 환자와 의뢰인을 포함하기 때문에 진단 언급은 환자/의뢰인이 늘 기능의 수준에 영향을 줄 수 있는 손상의 수준 정도를 가지는 것처럼 "손상, 기능적 제한, 무능의 구성요소 안에"[1] 향상을 제공한다. 진단은 관리의 가간에 많은 방문의 기대되는 범위를 결정하는 주된 중심을 포함한다. 범위는 모든 치료에 걸쳐 서비스의 지속을 통해 환자/의뢰인의 기초를 두고 있다. 이들 패턴에서 적절한 20%의 환자/의뢰인들이 치료 기간 동안 이들 범위 밖에 있을 것으로 예상하고 있다. 진단은 다양한 치료 기간에 필요한 패턴을 "note"라는 부분에 언급되어 있다. 개개인이나 환경인지에 따라 이들 요소들은 방문의 수준과 빈도 정도를 결정한다.

중재 (intervention)

*중재*의 세 가지 구성요소들은 각 패턴으로 기술되어 있다. 그 중 두 가지: *협응, 소통, 문서, 환자와 관련된 교육이 요구되어 진다.* 세 번째 구성요소; *9개의 순서로 중재가 특정한 패턴에 대해 선택되어져 있다.*

S346~S355쪽은 중재 카테고리, bullets, 예상되는 목적과 결과들이 포함되어 있다. 23장은 일반적 정의, 임상적 적응증, 중재, 예상 목적과 기대되는 결과들에 대한 세부사항들이 포함되어 있다. 그러나 무능 범주로 묶여져 있지는 않다. 9개의 순차적 중재 카테고리에 대해 중재에 제공되어 지는 임상적 적응은 임상 적응은 "중재의 특성과 직접적인 형태를 발견하는 검사"[1]의 예로써 다음 무능 범주로 나누어진다.

▶ 병리/병태생리(질환, 질병, 상태)

▶ 의학/수술 상태나 징후, 증상의 병력
▶ 손상
▶ 기능적 제한
▶ 무능
▶ 위험 제거/예방
▶ 건강, 복지, 피트니스의 필요(p S104 참고)

중재와 관련된 기대하는 목적과 예상되어지는 결과의 예는 다음 무능 범주로 나누어져 있다; 병리/병태생리; 손상; 기능적 제한; 무능; 위험 제거/예방; 건강, 웰니스, 피트니스; 사회적 자원; 환자/의뢰인의 만족도. 당신은 환자/의뢰인이 이들 패턴으로 관리되어질 수 있는지 여부와 기대하는 목적과 예상되는 결과를 선택하는데 도움을 줄 수 있는지 여부를 판단할 때 이용가능하다.

이들 패턴에 대한 환자/의뢰인의 재검사, 전체적 결과 그리고 물리치료 서비스의 종점 기준 *(reexamination, global outcomes for patients/clients in this pattern, and criteria for termination of physical theraphy services)*

이 패턴의 마지막 쪽인 S356은 이들 sesstion들이 함께 묶여져 있다. *재검사*는 관리 기간에서 최초 검사 후에는 시기에 관계없이 수행될 수 있다. 다음과 같은 결과를 포함한다:

▶ 기대되는 결과, 목적 관리의 빈도 기간 등의 수정
▶ 환자/의뢰인을 다른 패턴으로 재분류, 다른 패턴의 추가, 물리치료 서비스의 종료

이 패턴에서 *환자/의뢰인에 대한 전체적 결과*는 치료의 기간의 끝에 측정하고 다음과 같은 목록들에서 물리치료 서비스의 영향을 평가할 수 있다.

▶ 병리/병태생리
▶ 손상
▶ 기능적 제한
▶ 무능
▶ 위험험 제거/예방
▶ 건강, 웰니스, 피트니스
▶ 사회적 복지
▶ 환자/의뢰인의 만족도

중재에서 정의되는 기대하는 목적과 예상되는 결과에 대한 같은 분야가 있다. 이 *가이드*는 "환자/의뢰인 관리 결과와 건강, 웰니스, 피트니스, 기능적 제한, 무능의 변화, 관리 계획을 이행 결과로써 건강, 웰니스, 피트니스 필요의 변화".[1] 목적과 결과는 환자/의뢰인에게 의미 있고 측정 가능하고 시간에 관련된 것이다.

이들 *물리치료 서비스의 종료*의 두 가지 과정은 퇴원과 치료 중지이다. 퇴원은 기대되는 목적과 예상되는 결과가 이루어 졌을 때 일어난다. 치료의 중지는 서비스가 끝나지만 기대 목적과

예상 결과가 서로 맞지 않을 때 일어난다. 다른 경우에, 환자/의뢰인은 개개인이나 환경적/경제적 요인, 환자/의뢰인이 더 이상 현재의 치료 기간에는 이익이 없을 것이라고 결정으로 인해 결과에 대해 만족할 만한 결과가 없을 수도 있을 것이다.[1]

사례연구 #1: Jason

- 실전 패턴: 5C: 비진행성 중추신경계의 질환과 관련된 운동 기능과 감각 상태 손상-소아나 아동의 후천적, 선천적 요인
- 의학적 진단: 우측 편마비, 소아마비
- 연령: 24개월

환자/관리 모델이 당신이 Jason에게 잘못된 것이나 필요한 것을 어떻게 판단할 수 있을까? 검사 동안, 당신이 어느 특수한 테스트와 측정을 사용해야 할지 어떻게 알 수 있을까? 당신은 실전 패턴 5C의 적용이 Jason에게 적합한지 어떻게 알 수 있을까? 이들 사례는 *가이드*에서 환자/의뢰인 관리와 관련된 요소들을 적용하는 방법을 보여 줄 것이다.

검사 (examination)

병력 (history)

Jason에게 처음 받는 첫 번째 정보는 병력이다. 당신은 부모로부터 의학 정보, 물리치료 차트/노트, 정보를 받을 것이다. 당신은 Jason의 엄마와 아버지에게 검사의 병력 과정에서 필요한 모든 정보를 인터뷰해야 한다. 병력에 기초하여 당신은 거의 부모들의 관심과 Jason의 능력에 영향을 주는 손상, 그리고 Jason이 원하는 것을 그려 볼 수 있다. 당신은 의학적 상태의 개관을 가지고 Jason의 예후나 관리 계획에 영향을 주는 방법과 당신의 검사가 영향을 주는 방법을 가지고 있어야 한다.

- 일반적 특성: Jason은 영어를 사용하는 24개월 된 남아
- 사회적 병력: Jason은 어머니, 아버지가 주된 보호자로 살고 있다.
- 노동/일(직업/학교/놀이): Jason은 나이에 맞는 놀이를 즐긴다.
- 성장과 발달: 6개월에 신장 반사가 비대칭성으로 나타났고 그의 사지는 수의적으로 사용가능
- 생활환경: 그는 split-level 집에 살고 있고 뒷뜰에 작은 놀이 공간과 2 블럭 건너 공원이 있다.
- 일반적 건강 상태(자가-보고, 가족 보고, 보호자 보고)
  - 일반적 건강 상태: Jason은 15개월 정도에 걷기 시작했고 밤에 잘 잔다.
  - 심리적 상태: Jason은 행복하고 건강한 2살이다.
  - 역할 기능: 아들, 형, 손자
  - 사회적 기능: Jason은 나이에 적절하게 놀지만 유지할 수 없거나 그의 형이나 친구들이

이해할 수 없을 것이라는 걱정이 있다.

- 사회적/건강 상태(과거와 현재): 가족 중에 담배 피는 사람은 없다.
- 가족 병력: 없음.
- 의학적/수술적 병력: Jason은 1600g의 몸무게로 이란성 쌍둥이로 태어났다. 그의 apgar 점수; 7점/9점(1분/5분): 인공 호흡기 사용 안함; 모유 시 서맥으로 인해 미숙아 무호흡치료제를 투여 40일 후 퇴원; 2개원 재태기간 추적 관찰 시 이상 없음: 접촉에 대한 방어행동이 두드러짐; Jason은 초기 중재 서비스로 고려되었고 어떠한 약물이나 수술을 적용하지 않음.
- 현재 상태/주 호소: 부모들은 일반적 발달 지연과 자조-활동 시 오른쪽 손을 사용하지 않는 것을 걱정하고 있다. 현재 그는 선생과 작업 치료사들로부터 지역 학교에서 일주일에 한 번씩 집에서 서비스를 제공 받는다. 부모들은 그가 넘어지지 않고 걷기를 원하고 다른 이들과 커뮤니케이션이 되기를 원하고 있다.
- 기능적 상태와 활동 수준: 부모들은 Jason이 옷을 입고 벗는 동작을 시작하고 또한 화장실 사용을 연습할 때 약간 흥미가 있었다고 한다. 그는 "더럽게" 먹는다. 그는 매우 활동적이지만 다른 형제들과 같이 하기에는 어려움이 있다. 가족은 공동체에서 활동적이고 밖에서 활동하는 것을 좋아한다.
- 약물: 없음.
- 다른 의학적 테스트: Jason은 개개인 가족 서비스 계획(IFSP)에 속해 있다–*당신은 IFSP가 목적이나 객관적으로 잠재성을 겹치는 것을 강조하는 리뷰가 필요하다*(14장 참조).

시스템 재검토 (systems review)

당신은 다음과 같은 관찰과 측정을 통해 Jason의 시스템에 대한 재검토를 할 수 있다.

- 해부학적 심리학적 상태
- 심혈관계
  - A. 혈압: 75/130
  - B. 부종: 관찰되지 않음
  - C. 혈압: 100 bpm
  - D. 호흡률: 25bpm
- 피부계
  - 반흔 정보: 없음
  - 피부 색깔: 양호
  - 피부 감각성: 양호
- 근골격계(ROM; 왼쪽을 제한할 때 오른쪽에서 약간의 제한을 보임.)
  - 전체 근력: 오른쪽이 약간 저하
  - 대칭성: 오른쪽이 비대칭적 자세와 움직임

▶ 근신경계(협응적 움직임; 불규칙 운동; 인지, 타이밍, 연속성이 어려움)

▶ 의사소통, 영향, 인지, 언어, 습득 형태

- 언어는 과도하게 지연되어 의사소통에서 몸짓에 의존
- 어머니는 Jason이 동생과 함께 배우거나 집에서 쓰기 활동을 하는 가정 프로그램을 선호한다고 한다.

테스트와 측정 (tests and measures)

특정한 테스트와 측정 (specific tests and measures)

병력과 시스템 재검토를 통해 얻어진 정보들을 바탕으로 물리치료사는 어떠한 특정한 테스트와 측정을 쓸 것인지 결정해야 한다. 병력과 시스템 재검토는 특정한 테스트와 측정에 도움을 줄 수 있는 병리/병태생리, 손상, 기능적 제한; 무능; 위험 요소; 건강, 웰니스, 예방의 필요에 대한 임상적 적용자를 정의할 수 있을 것이다.

당신은 특정한 테스트와 측정처럼 테스트와 측정 카테고리를 구분하는데 *가이드*의 도움을 받을 수 있다. *가이드* CD 3부에서 테스트 범주나 패턴 두 가지 모두를 찾아보는 것이 가능하다. 당신은 Jason에 적합한 툴을 결정할 때 특정한 기사들에 링크되어 있는 것처럼 특정한 툴을 재검토 하거나 검색하는 것이 가능하다. 당신이 선택한 테스트와 측정에서 발견을 기초로 다음 카테고리를 결정할 수 있다.

이 패턴의 테스트와 측정은 다음과 같이 특성화되거나 질적으로 구분을 포함한다.

▶ 인체 계측 특성(신체 면): Jason은 오른쪽 상지가 좀 더 작다(왼쪽과 비교해서 상지에 충분히 볼 수 있는). 그는 나이에 맞는 평균 키와 체중을 가지고 있다.

▶ 각성, 관심, 인지(발달 목록 작성): 그는 과도한 언어 지연으로 몸짓에 주로 의존하고 있다. 테스트 동안 촉각 자극이 활동 수준을 증가시키는 것을 알 수 있었다.

▶ 보조 장치(테스트 동안 관찰): 필요한 보조기는 없음.

▶ 환경적, 가정, 일(직업/학교/놀이) 장벽(관찰과 인터뷰): 가정: 층 사이에 6개의 계단, 바닥에는 세라믹 타일, 위층으로 올라가는 계단에 금속 레일. 그네 아래에 나무 칩과 모래 박스 부근에 나무 timber. 공원은 아스팔트 보행자로로 걸어가야 된다.

▶ 보행, 이동, 균형(ADL scale, 관찰): 무능 목록 작성(PEDI)의 소아 평가의 결과는 Jason이 욕조를 들어가거나 나오는 것이 어렵고, 방향이 바뀌는 부분과 물건을 들고 갈 때의 실내 이동, 거칠고 울퉁불퉁한 표면에서의 실외 이동, 기립 자세에서 계단 오르내리기

▶ 피부 상태(관찰, 인터뷰): 정상

▶ 운동 기능(운동 조절과 운동 교육)(ADL scale, 관찰): PEDI에서 Jason은 움직임 시작은 가능하지만 오른쪽에서 특별히 움직임을 조절하고 멈추는 것이 어려움. 움직임의 타이밍과 연속성이 어려움은 자조 활동 동작으로 그의 오른쪽 팔과 손을 사용할 때 주로 발생한다. 두 가지 단계의 명령은 이해하는 것은 가능하지만 동시에 동작을 하는 것은 힘들다.

- ▶ 근수행력(기능적 근육 테스트): 오른쪽 상지에서 약화가 뚜렷이 나타나고, 구체적으로 전완의 세갈래근과 회외근에 주로 일어난다.
- ▶ 운동신경 발달과 감각 통합성(발달적 목록 작성): 12~15개월 사이의 범위에서 운동 기술. 단지 달리기를 시도하는 것만 가능
- ▶ 보조기, 보호적, 지지 기구(관찰): 없음
- ▶ 통증(인터뷰): 없음
- ▶ 자세(관찰): 골반의 과도한 전방경사의 오른 어깨의 과도한 전인으로 선 자세에서 비대칭성을 보임. 선 자세에서 오른쪽 팔의 팔꿈치, 손목, 손 그리고 손가락 굴곡의 자세
- ▶ 관절가동범위(기능적 테스트와 관찰): 수동적 움직임은 정상이지만 , 뻗기 쥐기, 고관절 신전, 상체의 회전과 굴곡에서는 오른쪽의 능동 움직임에 제한을 보임. 능동 움직임의 제한은 오른쪽 손의 사용이나 두 개의 손을 동시에 사용하는 것을 방해한다.
- ▶ 반사 통합(반사 테스트): 과도한 신장 반사가 오른쪽 발목(저측 굴곡근), 무릎(대퇴사두근), 팔꿈치(상완이두근)에 나타남. 오른쪽에서는 정상 반사를 보임.
- ▶ 자조 관리와 가정 관리(ADL scale, 관찰, 인터뷰): PEDI의 결과는 가정용품, 양손으로 씻기, 옷 입기, 화장실 사용에 어려움을 보임. Jason은 가끔 활동에 집중할 때 침을 흘린다. 더럽게 먹고 음식을 입에서 흘린다. 그는 입에서 입식을 흘리는 것을 인지 못하는 것처럼 보인다.
- ▶ 감각 통합(관찰): PEDI의 관리 동안, 자조 관리 동작 동안 오른쪽 팔에 대한 인지와 사용이 부족한 것으로 보임.
- ▶ 환기와 흡기/가스교환(관찰): 말하는 동안 무호흡으로 인해 질적 제한이 있다. 그는 마신 후에 숨을 헐떡거린다.
- ▶ 일(직업/학교/놀이), 공동체, 여가 통합(ADL sacle, 관찰, 인터뷰): Jason은 나이 적절한 놀이를 즐기고 다른 형제들처럼 24개월 된 아동의 전형적 행동을 보여준다. PEDI 결과에 의하면 사회 정의 기준은 과도한 공동체에 적응하고 힘들고, 자기 정보(이름)를 말하는 능력, 공동체 안에서의 안정성을 하기가 힘들다. 부모들은 공원이나 뒤뜰에서 움직임이 힘들다고 한다.

측정(임상적 판단) 〔evaluation(clinical judgment)〕

당신은 손상이 Jason의 기능적 능력에 영향을 주는 지를 결정하는 검사로부터 데이트를 조직화 한다. 당신은 만약 가족들의 기대가 현실적이라면 진단, 예후 그리고 관리 계획을 결정할 수 있다.

Jason은 오른쪽에 운동 기능, 손상, 약화, 낮은 감각 인지를 가지고 있다. 거의 전체 운동 기술은 지연되고 있고 특이 언어에 지연이 심하다. 그는 의사소통에서 몸짓에 주로 의존한다. 그는 거칠게 먹고 화장실 훈련에 흥미를 약간 가지고 있고 옷 입기에서 보조를 시작했다. 그러나 방향 전환이나 움직임을 멈추는 것이 어려워 자주 넘어진다.

진단 (diagnosis)

평가에 기초하여 당신은 운동 조절이나 감각 통합성 손실이 Jason의 기능적 능력에 주된 손상을 주는 것이라는 판단을 하였다. 근수행력의 중요성은 운동 기능이나 감각 통합성에서 두 번째 손상에서 주로 보일 수 있다. 의사소통의 장애는 운동 기능이나 감각 통합성에 손상과 관련한 것처럼 보이고 언어 치료사에 의한 검사가 필요하다고 판단 할 수 있다.

수집된 데이터는 중재를 결정하는 주된 장애를 결정하는데 도움을 준다. Jason은 실전 패턴 5C에 속한다.: 비진행성 중추신경계 질환과 관련한 운동 기능 손상과 감각 통합성-소아나 아동에서의 선천적 요인

예후(관리 계획 포함) 〔prognosis(including plan of care)〕

패턴 5C를 사용할 때, 당신은 예상 방문 빈도, 기간을 구성하는 진단 언급에 대한 재검토를 할 수 있다. 그 후 당신은 서비스의 빈도와 기간에 따라 가족들의 기대 수준을 파악하고 Jason의 예후를 결정한다. 관리 계획의 부분으로 당신은 Jason의 가족의 기대 결과와 예상 결과를 결정한다.

Jason은 그의 기능적 제한, 손상과 장애를 12개월 과정 안에서 적절한 운동기능과 온전한 감각, 최고의 기능수준을 사회와 집안에서 나타낼 것이다. 이 치료에 대한 특별한 예후 상태는 다음 장에 기능적 결과 제안과 연계 하였다. Jason은 3개월 동안 개인적 물리치료를 받을 것이다. 매주 한번은 가정교육이 있을 것이며 그 후 물리치료는 2주에 한번으로 줄일 것이다. 이 계획에 가족들은 동의하였고 정보동의 하였다. Jason은 예정된 목표와 기대되는 결과가 나타나면 퇴원할 것이다.

중재(의학적 고려를 위한) (for clinical consideration)

예상 목표와 기대결과를 이용하여 치료계획의 일부로 발전시킬 수 있다. 중재결정과 중재의 복습이 특별하게 될 것이다. 우리는 예를 들어 단지 2가지 협동, 소통과 문서, 환자/의뢰인과 관계된 교육을 필요로 한다. 완벽한 치료계획의 치료중재가 선택될 것이다.

협동, 전달과 문서(coordination, communication, and documentation)

▶ 중재: 학교에서 협동과 소통은 학교준비자, 언어병리사가 관련된다.

▶ 예상되는 목표와 예견된 결과: 가족구성원은 Jason s의 건강에 관한 의사결정 기술에 용기를 주어야 하고 그것을 소통의 원칙으로 삼아야 한다.

환자/의뢰인 관계의 교육(patient/client-related instruction)

▶ 중재 :Jason과 가족은 집에서 프로그램과 최신 지식에 대한 교육과 지시사항을 받아야 한다. 추가적인 서비스는 요구를 충당했을 때 새로운 정보를 받을 것이다.

▶ 예상되는 목표와 예견된 결과 :Jason의 부모는 이해된 목표와 결과에 더 이해를 하게 되고 독립적인 가정교육을 실시할 것이다.

순서의 중재(procedural interventions)

치료의 완벽한 Jason 계획의 안내라는 3장에서 설명한 9가지 절차로부터 추가적인 중재를 선택할 필요가 있다. 중재의 예상되는 목표, 예견된 결과의 범주 안에서 표현된 패턴 정보를 이용하며 3장의 정보는 Jason에 대한 예상되는 목표와 예견된 결과, 적당한 중재를 결정하는데 도움이 된다. 다음은 Jasson에 대한 가장 적당한 중재의 예이다.

▶ 치료적 운동
▶ 자기관리 및 가정관리
▶ 일하는 것에 대한 기능적 훈련(학교/직업/활동), 소통, 여가의 통합, 재건
▶ 수기치료기술
▶ 개인적인 처방, 적용, 기구나 도구의 제작
▶ 전기치료 기구

재평가(re-examinatiion)

환자의 전체적인 결과 (치료에 대한 끝)

물리치료 서비스의 전체적인 결과는 다음 영역에 대한 중재의 결과에 의해 측정된다.

▶ 병리학/ 병리물리학(질병, 혼란 또는 상태)
▶ 장해
▶ 기능적 결과
▶ 장애
▶ 위험감소/ 예방
▶ 건강, 웰니스, 피트니스
▶ 사회적 자원
▶ 환자/ 의뢰인의 만족

물리치료 서비스 결과에 대한 표준(criteria for termination of physical therapy services)

▶ 퇴원 : 예상했던 목표와 예견된 결과를 달성하면 치료에 대한 물리치료 서비스는 끝낸다.
▶ 중단 : Jason이 물리치료에 대한 더 이상의 이득이 없을 때, 더 이상 극복할 수 있는 결과가 없거나 가족들이 중재를 거절하면 물리치료를 끝낸다.

사례연구 #2 Jill

▶ 실전패턴 5C : 운동기능과 감각통합과 관련된 중추신경계에 신경발달 장애로 운동기능과 감각통합 손상-유아나 아동기에 선천적 또는 후천적 요인

▶ 의학적 진단 : 뇌성마비,강직성 사지마비, 소두증, 정신지체, 간질 장애

▶ 나이 7세

이 사례는 치료와 예방의 변화에 대한 안내를 이용하는 예이다.

검사(examination)

병력(history)

▶ 일반적 인구통계 : 7세 백인 여아

▶ 사회적 병력

- 가족/주보호자 : 아버지, 어머니, 학교 보조사
- 사회적 활동 : 수영반, 말 뒤에 타기, TV나 비디오 시청

▶ 고용/일(직업/학교/놀이) : Jill은 학교에 특별교육반 교실에서 하루를 다른 아이들과 대부분 보낸다. Jill은 교실의 조수이며 직업강의, 언어와 물리치료를 받는다.

▶ 성장과 발달: Jill은 정상적 임신, 만삭아(Fullterm); 아프가 점수 5점/8점(1분/5분); 신생아 경련; 뇌전도(EEG) 비정상; 며칠간 인공호흡기 사용; 초기에 식이 곤란; 항경련제와 병을 이용한 식이 해쇠 4개월에 추적 관찰 시 머리 성장의 감소; 눈 검사와 뇌간 청각 유발 반응(BAER) 정상. 항 간질제 처방에도 불구하고 일시적 발작. 그녀는 5살에 정형외과 수술(hee cord와 내전근 제거)을 하였다.

▶ 생활환경: 농장 형태 가정에서 살고 가족들은 경사를 올라가야 된다.

▶ 일반적 건강:(부모, 가족, 보호자로부터 정보를 얻음): 가끔 발작

- 지각: 그녀는 대체로 건강하다.
- 물리적 기능: 그녀는 ADL과 IADL이 독립적이다.
- 역할: 딸, 손녀, 학우

▶ 사회적 기능: 공동 단체가 운영하는 수영 반에 참여하고 치료적 말 타기

▶ 사회/건강 습성(과거와 현재): 적용 불가

▶ 가족력: 없음

▶ 의학적 수술적 병력: Jill은 5살 때 정형외과 수술(heel cord, 내전근 제거)을 하였다.

▶ 현재 상태/ 주호소: 부모들은 집에서 하는 Jill의 능력에 관심을 가진다. 부모들은 Jill이 자라면서 필요한 적절한 의학, 적응, 도구들을 알고 싶어 한다.

▶ 기능적 상태나 활동 수준: Jill은 이동하지 못하고 앉은 자세에서도 균형을 유지할 수 없다. 흔히 앉은 시스템을 가진 수동 휠체어를 가지고 있다. 그녀는 전체적으로 standing pivot에

대한 옷 입기나 무게 이동에서 팔로 지지를 제외한 자조 관리 동안 보호자에게 전체적으로 의존한다. 그녀는 수영 교실과 치료적 말타기에 참여하고 있다.

- 약물: 항 간질제

시스템 재검토 (systems review)

- 심혈관계: 78/128
  - 부종: 없음
  - 심박동률: 102bpm
  - 호흡율: 25bpm
- 피부 상태
  - 반흔 정보: 왼쪽 팔에 오래된 반흔
  - 피부 색깔: 양호
  - 피부 통합성: mild irritation on ishchial tuberosities
- 근골격계
  - 전체 ROM: 제한된 뻗기
  - 전체 근력: 일반적 약화
  - 대칭성: 비대칭성
  - 키: 50%
  - 몸무게: 50%
- 근신경계: 3개월 수준의 운동 기술
- 의사소통, 인지, 언어, 습득 형태: Jill은 가족들에게 음성화된 패턴으로 다양하게 전달이 가능하다.

테스트와 측정 (tests and measures)

4장의 사례 연구에서 나타는 정보를 바탕으로 손상; 기능적 제한; 무능; 위험 요소; 건강, 복지, 피트니스를 정의할 수 있다. *가이드*의 2부에서 (테스트와 평가)는 각 범주에서 병리/병태생리; 손상; 기능적 제한; 무능; 위험 요소; 건강, 웰니스, 피트니스 필요의 예를 보여준다. 정보는 손상, 기능적 제한, 무능을 정의하는 것처럼 적절한 테스트와 측정을 선택하는데 도움을 준다.

선택적 카테고리와 임상적 적응
(selected test categories and clinical indications for use)

- 각성, 관심, 인지(발달 목록 작성)
  - 병리/병태생리: 근신경계(소아마비, 발작)
  - 손상: 각성, 인지, distractibility, 의사소통, 운동 기술

- 기능적 제한: 자조 관리, 일, 공동체/여가(도움 없이 참가 불가능)
- 위험 요소: 습득의 정도가 느림, 관심, 발작, 이행하는 것과 환경을 이해하는 것이 불가능, 의사소통 불가능
- 건강, 복지, 피트니스; 피트니스 필요 인식의 부족, 상호 활동, 건강, 복지, 피트니스에 대한 보호자의 교육 부족

▶ 보조적과 적응적 장치(관찰, 보고)

- 병리학/병태생리: 근신경계(소아마비, 발작), 근골격계(근신경게 병리에 따른 이차적 손상)
- 손상: 운동 조절(자세 조절), 자세, 관절가동범위, 관절 감각성과 운동성, 피부계, 보행, 이동, 균형, 근 수행력, 감각 통합성, 환지, 흡기
- 기능적 제한; 자조 관리, 일, 공동체/여가(자세에 제공되는 보조기에 의존)
- 무능; 자조 관리, 일, 공동체/여가(활동에 참여하는 자세를 제공하는 장해에 의존)
- 위험 요소: 비활동, 구축, 피부 저하, 골형성증, 소화 기능, 대소변 기능
- 건강, 복지, 피트니스: 비활동성 건강을 유지하는 장치 사용, 복지 피트니스 필요

▶ 환경적, 가정, 일(작업/학교/놀이) 장벽

- 병리/병태생리: 근신경계(대뇌 마비, 발작)
- 손상: 이동(휠체어 pivot 이동을 서 있는 것 보조), 보호자의 인간공학, 신체 메카닉(부모는 물건을 들다가 등의 상처)
- 기능적 제한: 자조 관리, 놀이, 공동체/여가(이동에 휠체어와 자세 유지 장치가 필요)
- 무능: 자조 관리, 놀이, 공동체/여가(보호자에 의존, 환경 조절하는 것 불가능)
- 위험 요소: 가정, 일, 공동체/여가, 소변 계획의 감소된 수영
- 건강, 복지, 피트니스: 보호자의 건강, 복지, 피트니스

▶ 인체 공학이나 신체 메카닉: 호보자의 검사

- 병리/병태생리: 알려진 것 없음
- 손상: 근수행력, 신체 메카닉
- 기능적 제한: 자조 관리(들기, 씻기, 옷 입기, 화장실 사용), 놀이와 공동체(환경 적응)
- 무능: 딸을 돌보는 것이 불가능
- 위험 요소: 반복적 스트레스, 보호자의 등의 상처
- 건강, 웰니스, 피트니스: 신체 메카닉의 중요성의 이해 감소와 들 때의 근력
- 보행, 이동, 균형(ADL scale, 관찰)

▶ 피부 상태(관찰, 위험 측정 scale)

- 병리/병태생리: 근신경(소아마비, 발작)
- 손상: 이동(비활동), 피부(결절에 홍조), 의심되는 순환
- 기능적 제한: 자가 관리, 놀이, 공동체/여가(비활동과 의사소통의 불가능)
- 무능: 자가 관리, 놀이, 공동체/여가(앉기 불가능)
- 위험 요소: 피부 문제, 비활동

- 건강, 웰니스, 피트니스: 보호자 자세의 중요성에 대한 이해와 피부를 유지하는 장치

▶ 운동 기능(운동 조절과 운동 교육) (관찰, ADL scale)
- 병리/병리적 생리: 근신경계(소아마비, 발작)
- 손상: 운동 기능(제한된 수의적 운동, 머리 조절, 안구와 입의 운동의 저하), 이동(비활동), 관절가동범위, 근수행력, 균형, 자세
- 기능적 제한: 자조 관리, 일, 공동체/여가(다른 사람에게 의존)
- 무능: 자기 관리, 일, 공동체/여가(활동, 일, 활동에 참여 시 의존성)
- 위험요소: 비활동성, 안정성, vulnerability
- 건강, 웰니스, 피트니스: 비활동성, 움직임에 대한 안정성을 제공하는 장치의 중요성에 대한 이해

▶ 보조 장치(관찰, log 보고)
- 병리/병태생리: 근신경계(대뇌마비)
- 손상: 관절가동범위, 운동 기능
- 기능적 제한: 조조 활동, 일, 공동체/여가(서는 것과 보호적 선 자세 pivot 이동기 필요)
- 무능: 자조 활동, 일, 공동체/여가(충분 역할을 수행하기 위해 발목-발 보조기 필요)
- 위험 요소: 구축, 서 있는 능력의 손상(소화, 대소변 기능, 골형성증), 피부 문제
- 건강, 웰니스, 피트니스: 비활동성, 건강, 복지, 피트니스를 보호하는 기구의 사용

▶ 관절 가동범위(관찰, 인체 공학, 구축 테스트)
- 병리/병태생리: 근신경계(대뇌마비), 근골격계(소아마비로 인한 이차적 손상)
- 손상: 관절가동범위, 관절 감각성, 운동성, 피부, 자세, 근수행력, 운동 조절
- 기능적 제한: 자조 관리, 일, 공동체/여가(의존적 움직임)
- 무능: 자조 관리, 일, 공동체/여가(활동, 일, 동작에 참여 의존성)
- 위험요소: 구축, 피부 문제, 자세 편위, 호흡 기능
- 건강, 웰니스, 피트니스: Jill 나이에 따른 적절한 자세를 위한 근육의 길이와 관절 움직임 유지의 중요성

평가 (evaluation)

검사로부터 얻어진 정보를 바탕으로 손상, 기능적 제한, 무능, 위험 요소, 웰니스, 건강, 피트니스를 어떻게 정의할 것인가?

Jill의 경우에 다음과 같은 묶음으로 정의될 수 있다.

▶ 병리/병태생리: 소아마비, 정신 지체, 발작

▶ 손상: 운동 기능, 관절 가동 범위, 이동, 인지, 보호자의 신체 메카닉

▶ 기능적 제한: 자조 관리, 일, 공동체/여가 운동성, 환경 평가, 의존성

▶ 무능: 딸, 학생, 친구, 아동의 역할에 맞도록 독립성 증진(가정, 배변 계획의 장애)

▶ 위험 요소: 비활동성, 구축, 환경 제한, 피부 문제

▶ 건강, 복지, 피트니스: Jill을 보조하는 보호자의 건강과 복지, 보호자의 상처 예방, 관절 가동범위를 유지하는 장치와 자세의 중요성에 대한 이해 필요, 피부 통합성, 관절 과민성, 운동성, 근육 길이, 환경과 상호 영향을 주는 안정적 자세

진단 (diagnosis)

평가를 기초로 중재를 결정하는 손상은 운동기능이다. 가장 적절한 운동 패턴은 5C이다: 비진행성 중추신경계의 질환과 관련한 운동 기능과 감각 통합성의 손상-유아나 아동의 유전적 요인

예후(관리 계획을 포함) (prognosis(including plan of care)

당신은 또한 Jill에 대한 예후를 결정하는 측정을 사용한다. 5C에 대한 예후는 "Jill은 가정, 학교, 놀이, 공동체, 여가 환경 안에서 가장 높은 수준의 기능과 감각 통합성 운동 기능을 적절하게 설명해야 할 것이고 손상, 기능적 제한, 무능의 구성 내에서 Jill의 경우 "손상과 기능적 제한 무능 안에서"라는 구절은 직접적으로 그녀의 배우고 이동하는 능력에 영향을 주는 손상을 평생 가지고 있기 때문에 의학적 진단으로서 중요성을 나타내는 것이다. 연령에 기초한 인지 수준(심한 정신 지체), 변화율(3개월 수준의 운동 기술), 운동 조절(제한된 수의적 운동, 머리, 안구운동, 구강 운동 조절의 낮은 수준), 기능적 기술(의존성)을 기초로 당신은 그녀에게 필요한 자세를 제공하는 적절한 도구를 결정할 수 있을 것이다. 당신은 또한 필요한 약물과 보호자들이 매일 안전하게 Jill을 관리하는 방법을 훈련하는 것도 필요할 것이다.

Jill이 첫 단에는 한 달에 두 번 정도의 예상 빈도 안에서 얼마만큼의 효율을 가져 올지 판단해야 한다. 기대 목적과 예상 결과는 약물, 도구, 대소변에 다른 가정환경을 평가하고 적절한 신체 메카닉을 보호자들에게 교육해야 한다. 가정 프로그램은 또한 Jill의 위험요소와 건강, 웰니스, 피트니스 필요에 따라 결정할 것이다. 보호자에게는 그녀의 프로그램에 적합한 이해와 전략을 설명해 줄 것이다.

기대 목적과 예상 결과의 따른 성취에 다라 Jill은 치료 기간에서 변화를 줄 것이다. 예방 기간 동안 Jill은 전화나 6달 동안 방문을 통해 관찰될 것이다. 부모들은 물리치료사들이 필요하다고 판단되면 면담을 실시한다. 예방 기간의 목적은 가정 프로그램, 대소변 계획, 보조기와 도구의 관찰, 보호자의 문제, 가족들에 대한 조언을 향상시키는 것이다. 만약 새로운 이슈나 의학적 중재가 없다면, Jill은 물리치료를 중단할 것이다.

사례연구 #3: Taylor

- 실전 패턴: 5C: 비진행성 중추신경계 질환과 관련한 운동 손상과 감각 상태-소아나 아동의 선천적, 후천적 요인
- 의학적 진단: 수막 척수류, 요추 1-2번
- 연령: 4세

이 경우는 이들 실전 패턴의 재분류에 대한 *가이드*를 사용하는 실례를 보여준다. 만약 당신이 같은 상황에서 이들 두 가지 실전 패턴을 사용하는 법을 설명할 수 있을 것이다.

Taylor는 관리 기간 중에 있고, 실전 패턴 5C로 분류되어 있기 때문에 중재를 결정하는 주된 손상은 운동 기능과 감각 통합성이다. Taylor는 만약 그의 주된 손상이 변화 여부와 또 다른 실전으로 재분류가 필요한 지에 대한 재검사를 하게 된다.

재검사 (reexamination)

병력의 요약과 최조 검사로 부터의 시스템 재검토 (sumary of history and system review from initial examination)

- 일반적 특징: 4살로 그는 일주일에 세 번 취학 전 프로그램에 참가하고 있다.
- 노동/일(직업/학교/놀이): 일주일에 세 번 취학 전 프로그램에 참여
- 생활 환경: 목장 형태의 집에 부모와 함께 살고 있다.
- 건강 상태: 부모들은 대체로 좋은 건강을 유지
- 역할: 아들, 급우

의학적/수술적 (medical/surgical)

만삭아, 분만 시 태아 곤란과 둔위로 인하여 제왕절개; 수막척수류의 일차 문합술; 생후 5일에 뇌실 복강 션트; 무호흡, 인공호흡기 사용; 원인불명의 간질, EEG 정상: 후두와의 외과적 처치, 아놀드-키아리 기형 의심; 발 기형에 대한 석고 고정; 4개월의 입원과 퇴원 후에도 계속된 무호흡으로 심호흡계 모니터; 물리치료 의뢰

현재 상태/주호소 재검사 (reexamination current condition/chief complaint)

Taylor는 그가 유치원에 들어가기 전에 Taylor의 필요 도구의 평가가 요구되는 물리치료사의 견해. 그는 하루에 세 번 옷을 갈아 입어야 하는 천골에 피부 문제를 가짐

테스트와 측정의 재검사 (reexamination tests and measures)

- 각성, 관심, 인지(발달 목록 작성): Taylor는 인지 문제로 인해 테스트를 하는 것이 힘들다. 그의 수행력은 그의 인지 기술이 평균 범위라는 것을 보여준다. 그는 좋은 관심을 가지고 있고 항상 반에서 협동적이고 동기를 부여한다.
- 보조적 기구(관찰, ADL scales, IADL scales): Taylor는 현재 전방 워커와 freestadning 보

조기(parapodium)을 사용한다. 그는 수동 휠체어로 이동하고 이용 가능한 loaner와 휠체어를 가짐

- ▶ 보행, 이동, 균형(ADL scales,관찰, 운동 기술, 기능적 평가): 서기 위해서는 외부적 도움 필요. Taylor는 워커를 사용하여 swing to gait로 이동하지만 장족보조기오목발을 사용할 준비가 되어 있다. 균형 반응은 앉기와 서기에서는 느리다. 그는 앉기에는 좋은 보호 반사를 보이지만 선 자세에는 약하다.
- ▶ 운동 기능(운동 조절과 운동 학습)(관찰, 운동 손상 테스트, 물리 수행력 테스트): Taylor는 하지에 운동 기능이 소실되었다. 그는 좋은 머리 조절을 가지고 있고 상지의 협응성도 좋은 편이다.
- ▶ 운동 수행력(기능적 근육 검사,관찰,촉진): 상지와 체간에 전체적인 약화를 보이고 특히 복부근이 심하다.Taylor는 무게 이동을 위해 상지를 사용할 때 호흡을 멈추는 경향이 있다.그는 호기를 위한 복부의 근력이 부적절하다.전체적인 지구력은 또래에 비해 감소되어 있다.
- ▶ 운동신경 발달과 감각 통합(관찰, 운동 기능 테스트): Taylor는 낮은 다리 분열을 보인다. 그는 독립적으로 사지와 앉거나 설 수 있다. 그는 무릎 기기를 시도하고 앉거나 사지로 설 때, 근 활동보단 오히려 거의 인대에 의해 안정성을 얻는다. 그는 정상 잡기와 조작 기능, 놓기를 할 수 있다. 그리고 그는 시각 정확도에 문제와 안경을 착용하고 있다. 손가락 주위의 식별 능력이 어렵고 목이 균형을 방해하는 아래쪽으로 기울어져 있다. 그는 3-4 개로 이루어진 평균 문장 길이를 구사하고 정상 제한 내에서 소리를 낼 수 있다. 말하기와 언어 서비스에 대한 평가가 필요하다.
- ▶ 자세(관찰) :카드놀이 시 Taylor는 요부전만 자세와 어깨는 구부러져 있다. 앉은 자세는 곳 바로 세우는 근육을 사용하기 보다는 구부리고 있다. 보호자도 앉은 자세가 기울어져 있는 것을 알고 있다. 그는 천골을 아래로 해서 앉아 있다.
- ▶ 관절각(구축검사, 관찰, 관절측정): 관절각은 기능적 한계에 있다. Taylor는 약간의 엉덩관절 굽힘과 바깥벌림의 제한이 있다.
- ▶ 자조동작과 가정활동(관찰, 동일시 장애, ADL, IADL 표에 대한 물리적 수행검사): Taylor는 티셔츠를 벗고 입을 수 있으며 하의는 보조가 필요하다. 구강운동 기술은 정상이며 식사의 문제는 없다. 대, 소변 같은 자조동작은 보조가 필요하다.
- ▶ 감각통합(감각검사) : TAaylor는 T12 아래 근피신경과 고유수용성 신경을 잃었다.
- ▶ 일(직업/학교/놀이), 지역사회, 여가의 통합(관찰과 면담) : Taylor는 나이에 맞는 놀이와 여가활동에 관심이 있는 사회적 어린이이다. 그는 집안과 학교에서 동료들 간에 상호관계에 관심이 있고 바깥 쪽이나 운동장에서는 관심이 없다. 그는 지역사회에 있는 토요 태권도반에 등록하였다.

평가 (evaluation)

재검을 통하여 결정한다. Taylor의 기본적 손상이 운동기능과 감각통합에 영향을 주지 않으나 근육실행과 외피에 손상을 줄 수 있다. 실행 패턴을 복습하고 Taylor을 실행 패턴 4C에 분류

한다: 근육구성의 손상과 상처 발생과 부분적으로 두꺼워진 피부와 연관이 있는 외피의 손상에 적용되는 실행 7C 패턴이다.

적용되는 패턴을 결정할 때 패턴의 첫 페이지(환자/의뢰인, 진단적 분류)가 포함되어 있든 있지 않든 간에 주석분야를 다시 공부하는 것이 중요하다. 복습을 하면 만성적 신경근 장애와 근골격계의 기능장애에 대한 상태를 포함하고 있는 패턴4C에 대한 이 페이지를 볼 수 있다. 이 패턴에 대한 기록을 계속하면 어떠한 환자/의뢰인에게도 가장 기본적인 근육수행에 관한 손상에 대하여 상태와 병리에 대하여 부주의하는 일이 없을 것이다. Taylor는 피부손상이 있는 패턴7C에 속한다. 손상이 하나의 패턴에 속하지 않는 중재일 때 2가지 패턴을 생각해야 한다.

진단 (diagnosis)

Taylor의 기능적 능력은 패턴 4C에 속한다는 것이 가장 중요하다. 손상의 구성과 부분적으로 두꺼워진 피부는 외피보전의 손상 7C가 관련이 되어 있다.

예후 (prognosis)

두 가지 패턴을 사용할 때 중요한 점은 두 가지 패턴 치료에 대한 예상 방문 횟수를 정하는 것보다 각각의 패턴에 대한 방문 횟수를 주요 요인으로 생각하는 것이 좋다. Taylor의 상황에 대한 예후상태는 다음과 같다.

3개월 안에 Taylor은 기능적 제한과 장애를 가지고 장해가 포함되어 있던 집과 여가, 지역사회에서 가장 최고의 기능적 수준의 근육수행을 할 수 있다.

4주 안에 Taylor는 집, 학교 놀이에서 최고 수준의 기능과 적절한 외피 보존을 가질 수 있다. 이 치료에 있어서 Taylor의 손상된 피부에 대한 예후를 위해 좋은 피부 보존을 유지하기 위한 과정을 가족들과 학교 관계자에게 알려 줄 것이다. Taylor는 차후에 피부손상을 방지함으로서 하루에 의자에서 종종 스스로 상체의 적당한 힘으로 앉은 자세를 고쳐서 앉을 것이다.

사례연구 #4 : Ashley

▶ 실행 패턴 5B : 신경운동 발달 손상
▶ 의학적 진단 : 다운증후군
▶ 나이 : 15개월

이 경우에는 순차적 중재에 대한 안내서를 이용하여 시험, 평가, 진단과 예후를 기초로 한다.

검사 (examination)

병력(history)

▶ 일반적 인구학 : Ashley는 15개월된 여아이다.

▶ 사회적 이력 : Ashley는 엄마, 아빠를 주보호자로 같이 살고 있다.
▶ 고용/일(직업/학교/놀이) : Ashley는 다른 아이들과 어울려 놀지는 못하지만 보는 것을 좋아한다.
▶ 성장과 발달 : Ashley는 생후 6주에 퇴원을 했다. 태어나서 바로 다운증후군 진단을 받았다.
▶ 거주환경 : 2층에 자기침실이 있는 2층 집에서 산다.
▶ 일반적 건강상태 (본인기록, 가족기록, 보호자 기록)
- 역활 : 딸, 손녀
- 사회적 기능 : Ashley는 일주일에 두 번 모자 유아 조기 중재과정에 참여를 한다.

▶ 의학적/ 외과적 병력 : Ashley는 26세 임신 합병증이 없는 초산엄마에게서 만삭으로 태어났다. 태아난 후에 바로 다운증후군을 진단 받았다. 그녀는 식도 폐색이 있었으며 바로 처치가 가능하지 않았다. 6개월 후에 위절재술을 받았으며 8개월 때에는 심실격벽 손상으로 외과적 수술을 받았다. Ashley는 만성 중이염으로 가벼운 전도성 청력 손실이 있다 12개월에는 PE tube를 삽입했다.
▶ 현재상태/ 주증상 : 그녀와 엄마는 조기중재 과정에 참여하여 현재 그녀는 물리치료, 작업치료, 언어치료를 일주일에 두 번 받는다.
▶ 기능적 상태와 활동수준 : Ashley는 동작 패턴이 다양하나 천천히 하면 자세반사가 지연된다. 그녀는 구강운동 기술이 부족하며 옷은 보조없이 입는다. 그녀는 다른 아이들을 보는 것을 좋아하지 같이 하지는 않는다.
▶ 투약 : 없음

시스템 재검토 (system review)

다음과 같은 것들이 포함된다.

▶ 해부학적 심리적 상태
- 심혈관계: 심박동률-WNL; 호흡율-WNL

▶ 피부 상태
- 반흔 정보: 심장 수술로 흉곽에 반흔
- 피부 색깔: 정상
- 피부 과민성: 정상

▶ 근골격계
- 전체 가동 범위: 양쪽 원위부와 근위부 쪽에 과움직임

▶ 근신경계
- 전체 협응적 움직임: Ashley는 모든 자세에서 머리 조절이 가능하다. 그녀는 독립적으로 구를 수 있고 앉기 이동 가능, 손 무릎 자세 가능. 그녀는 가구를 잡고 설 수 있다.

▶ 의사소통, 영향, 인지, 언어, 습득 형태
- 구도 의사소통을 시작하고 부모들은 표와 함께 가정프로그램을 쓸 수 있기를 원한다.

테스트와 측정 (tests and measures)

- 특징(scales, 관찰): Ashley의 키와 몸무게는 다운 증후군을 가진 아동의 나이의 정상적 범위에 있다. 얼굴 특징은 다운 증후군을 가진 아동의 특징과 비슷하다.
- 인지, 관심, 인지(발달 목록 작성): 정형적 IQ 테스트는 Ashley에게는 적합하지 않았지만 그녀는 의학적 진단과 관련된 경한 정신지체를 보였다. 그녀는 수동적이고 운동과 인지 일을 하기 위해서는 격려와 자극이 필요하다. 그녀는 결합보다는 하나의 단어를 주로 사용한다.(예, 좀 더, 엄마, 아빠)
- 보행, 이동, 균형(ADL scale 관찰): Ashley는 가구를 잡고 설 수 있다. 그녀는 두 손으로 최대 보조 시 걸을 수 있다. 그녀는 앉기, 네발 자세, 서기에서 비효율적 보호나 평형 반응이 느리다.
- 관절 통합과 운동성: 수동적 움직임에서는 정상 범위 내에 있다.
- 운동 기능(운동 조절과 운동 학습)(ADL scale, 관찰): 비록 Ashley는 다양한 움직임의 패턴을 보여주지만, 움직임은 배우 느리고 자세 반응이 지연되어 있다. Ashley는 기술 성취와 획득을 위해서 인지와 운동 수행의 여러 번의 반복이 필요하다.
- 근육 수행력(ADL scales, 관찰): Ashley는 신체 전반에 낮은 근력으로 특히 어깨와 고관절 쪽에 약화가 있다. 그녀는 움직일 때 팔을 외회전하고 주관절을 신전하는 경향이 있다. 그녀는 무게 이동 자세에서 낮은 안정성을 보여 준다.(예, 네발 자세, 무릎 기기)
- 근운동 발달과 감각 통합성(발달 목록 작성, 운동 평가, 관찰): Ashley는 모든 위치에서 좋은 머리 조절. 그녀는 독립적으로 구르고 앉거나 손과 무릎을 자세를 취할 수 있다. 그녀는 또한 무릎으로 당기고 가구를 붙잡으면서 설 수 있다. 그녀는 상체 회전을 없이 직선으로 움직이는 경향이 있다. 그녀는 촉각 입력에 과민성을 보인다. 그녀는 움직임 동작에 대한 대체적으로 이해를 하고 있고 물건을 잡을 수 있지만 다시 그것을 놓을 수 있는 조절 능력이 없다. 그녀는 pellet-sized 물건을 들어 올릴 수 없다.
- 관결 가동 범위(관찰): 양쪽 근위와 원위부 사지에 과운동성이 있고 짧아진 수근 신전근을 사용할 때 어깨를 위로 올리는 경향이 있다.
- 반사 통합성(반사 테스트): 감소된 건 반사(저긴장증)이 상지와 하지에 나타나고 상체에는 낮은 근긴장도를 보이고 있다.
- 자가 관리와 ADL(물리적 수행력 테스트): Ashley는 낮은 구강 운동 기술을 가지고 있다. 음식을 먹을 때 빨기 패턴을 사용한다. 그녀의 혀는 윤곽이 짙고, 돌출되어 있다. 그녀는 간식 시간에만 컵으로 마신다. 그녀는 입에서 음식을 넣는 것이 어려운 경향이 있다. 그녀는 다른 자가-관리의 보조를 받지 않는다.
- 감각 통합: 시각은 정상이다. 약한 청각 소실, Ashley는 움직임에 기초한 동작을 피하는 경향이 있다.
- 호흡과 환기: Ashley는 감소된 청각 기능, 입으로 숨을 쉬고 가끔 침을 흘린다.

▶ 일(작업/학교/놀이), 공동체, 여가 통합이나 재통합(무능 목록 작성, 관찰): Ashley는 다른 아이들을 관찰하지만 그것들을 통합할 수 없다. 그녀는 물건이나 장난감을 날리는 경향이 있다. 놀이는 직접으로 가끔 목적에 맞게 한다.

평가 (evaluation)

검사에 기초하여 다음과 같은 판단을 할 수 있다: Ashley는 신체 전반에 낮은 근력을 가지고 있고 체중 이동 자세에서 안정성이 저하되어 있다. 그녀는 양쪽 근위와 원위 사지에 과동작을 보여준다. 낮은 근육 긴장을 가지고 있다. 그녀는 가구를 잡고 일어 설 수 있지만, 걸을 수는 없다. 그녀는 앉기, 네발 자세, 서기에서 낮은 보호 반사와 평형반응을 보인다. 그녀는 물건을 잡을 수는 있지만 좋을 수는 없다. 입으로 숨을 쉬고 가끔 침을 흘린다. 그녀는 약한 청각 손실이 있다.

진단 (diagnosis)

모아진 데이터는 중재를 결정하는 주된 장애를 결정하는데 도움을 준다. Ashley를 실전 패턴 5B에 놓을 수 있다: 근운동 발달 손상

예후 (prognosis)

Ashley는 손상, 기능적 제한, 무능 내에서 가정과 공동체에서 가장 높은 수준의 기능과 적절한 신경운동 발달을 보여줄 것이다. 가정에서의 독립적 이동의 Ashley의 예후는 좋고, 다운 증후군을 가진 다른 아동과 비슷한 이동 패턴을 보이고 있다. 가족들은 가정 서비스를 줄이지만 작업, 물리, 언어 치료들로부터 상담 서비스에 동의하였다. 그녀의 어머니는 일주일에 두 번 제공되는 초기 중재 프로그램을 선호하였다. Ashely는 기대 목적과 예상 결과와 일치될 때 물리치료를 중단할 것이다.

중재(임상적 고려) 〔interventions (for clinical consideration)〕

협응성, 의사소통, 문서화 (coordination, communication, and documentation)

▶ 중재: 작업치료, 언어치료, 초기 중재 프로그램의 협동성과 의사소통(선생, 급우들의 도움)

▶ 기대 결과와 예상 결과: 이용가능 것들은 최대한 이용하고 관리는 가족과 다른 보호자들과 협동적으로 한다.

환자/의뢰인 관련된 교육 (patient/client-relate instruction)

▶ 중재: 가족들은 가정 프로그램에서 교육, 강의, 훈련을 받을 것이다. 그들은 추가적인 서비스를 찾는데 적절할 때 정보를 받을 것이다.

- 예상되는 목적과 기대 결과: Ashley의 부모들은 인지 능력을 충분히 가지고 공동체 자원을 사용하고 있다. 부모들과 보호자들은 Ashley의 예후에 대한 인지가 증가되어야 한다.

순차적 중재 (procedural interventions)

기대 목적과 예상 결과를 이루는데 도움을 주기 위해서 순차적 중재의 한 과정으로 치료적 운동을 선택해야 한다. 순차적 중재를 선택할 때, *가이드*의 3장에 제공되는 정보를 재검토해야 한다. 각 순차적 중재는 병리/병태생리, 손상, 기능적 제한, 무능, 위험 요소, 건강, 웰니스, 피트니스의 카테고리에서 중재에 대한 임상적 적응의 예를 제공한다.

각 순차적 중재는 또한 사회적 자원과 환자/의뢰인 만족도처럼 병리/병태생리적, 손상, 기능적 제한, 무능, 위험요소, 건강, 웰니스, 피트니스에 영향을 주는 기대 목적과 예상 결과의 특정한 중재와 예의 카테고리로 목록화되어 있다. 적절한 목적과 결과를 결정하는데 도움을 받을 수 있다.

Ashley에게 적합한 운동 치료를 선택하고 그것은 신경운동 발달 훈련이 필요하고 이동, 보행 그리고 근력 강화 훈련에 중점을 두어야 한다.

사례연구 #5: John

- 실전 패턴 5B: 운동신경 발달 손상
- 의학적 진단: 과동작 질환, 발달 협응 질환
- 나이: 5살

이 경우는 재검사와 치료기간의 종료 시점에 대한 *가이드*의 사용의 예이다.

재검사 (reexamination)

최초 검사에서 병력과 시스템 재검토의 요약
(sumary of history and system review from initial examination)

- 일반석 특징: John은 5살 여자 아이
- 노동/일(작업/학교/놀이): 그는 일주일에 5일 동안 낮 유치원을 다닌다.
- 일반적 건강: 건강은 최상
- 역할: 아들, 손자
- 의학적/수술적: John은 집으로 퇴원하기 전에 NICU에서 단기간 소비한 미성숙 소아였다. 그는 약간의 운동지연 발달(9개월에 앉고, 18개월에 걸음). 그는 매우 활동적 아동. 그는 운동 수행에 쉽게 화를 내고 울화가 종종 발생한다. 그는 다른 또래에 비해 서투르고 대단위나 소단위 운동 수행을 하지 않을려고 한다. (예, 훈련 휠이 없는 자전거를 타지 않고: 낮은 글쓰기 능력) 그는 소아 발달학자와 신경학자들에 의해서 평가되었고 ADHD와 DBD 두 개의 진단을 받았다.

재검사: 현재 상태/주호소 (re-examination: current condition/chief complaint)

John은 자조관리의 분야에서 기능적 상태에서 향상을 보여주고 훈련 휠이 없는 자전거 타기를 배웠다. 그는 물리치료할 때 비협조적이고 부모들은 물리치료와 작업치료를 그만두고 가정 프로그램을 지속하고 싶어 한다. 그들은 공동체 자원들에 대한 정보에 관심이 있다.

재검사: 테스트와 측정 (re-examination: tests and measures)

- 각성, 관심, 인지(관찰; 안전 체크리스트): John의 관심은 약물 치료를 시작한 이후에 향상시키는 것이다. 그는 여전히 선택적 관심이 어렵고 수행을 다시 방향을 설정해야 한다. Stanford-binet에서 공식 IQ 테스트는 평균 지적 수준을 보여준다. John은 과도한 언어 지연을 보이고 단어에서 자음과 문장에서 단어를 빠트린다.
- 보행, 이동, 균형(ADL scales, 관찰, 기능적 측정): John은 독립적으로 걷지만, 가끔 발가락으로 걷는다. 그는 생각할 때 hee-toe 보행으로 이동할 수 있다. 그는 낮은 걸음걸이로 너무 빨리 걷는 경향이 있고 주변 물건이나 사람들과 부딪힌다. 그는 넘어지지 않고 4 inch 균형판을 걸어 갈 수 없고 1~2초 동안 한쪽 발로 균형을 유지할 수 있다.
- 운동 기능(운동 조절과 운동 학습)(관찰, 협동적 장면, 움직임 평가 scale): John은 항상 "서투른"으로 특징되어 진다. 그는 뛰는 것처럼 움직임의 다양한 속도와 상지와 하지의 협동적 동작에 어려움이 있다. 그는 운동 계획 문제와 새로운 운동 수행을 학습하는데 어려움이 있다. 그는 각 운동 기술을 습득하는데 많은 연습이 필요하다. 기술을 쉽게 습득할 수 없다.
- 근수행력(시간 활동 테스트, ADL과 IADL scales): 상지 근력은 나이에 비해 감소되어 있다. 예를 들어, 그는 "wheelbarrow"로 그의 팔로 체중을 지지하는 것이 어렵다. 나이에 적합할 활동 지구력은 또래에 비해 감소되어 있다.
- 운동 신경 발달과 감각 통합(활동 표, 운동 기능 테스트, 운동 신경 측정): John은 독립적으로 이동가능하다. 그는 달릴 수 있지만 낮은 협동적 패턴을 가지고 있다. 그는 건너 뛸 수는 없지만 대신에 빨리 갈 수는 있다. 그는 공 기술(볼을 잡기, 던지기, 드리블)과 눈-손 협응적 동작이 어렵다. 그는 색깔과 인쇄에 대한 수정된 외측 잡기를 사용한다. 그는 촉감 방어 징후를 보인다.
- 자세(관찰): John은 딱딱한 다리로 걷는 경향이 있고 감소된 팔 흔들기. 그는 걷는 것처럼 앞으로 기울 일 수 있다.
- 관절가동범위: 관절 가동범위는 정상 범위
- 자조관리와 가정 관리(ADL과 IADL scales, 인터뷰, 관찰): John은 음식을 먹는 동안 도구를 사용하는 것이 어렵고 주로 손가락으로 먹는다. 그는 독립적으로 옷을 입을 수 있지만, 단추나 지퍼를 잠그는 것이 힘들다. 그는 화장실을 독립적으로 사용하지만 씻거나 이를 닦을 때 적절한 관찰이 필요하다.

평가 (evaluation)

John은 개인 병원에서 한 달에 두 번 정도 물리치료와 작업치료를 받아 왔다. 그는 유치원을 다니지만 다른 특별한 교육을 받지는 않는다. 그는 자조 관리와 큰 운동 기술로 특별히 치료를

그림 5-3. 회전 운동 프로그램동안 trampoline을 점프하고 있는 아동

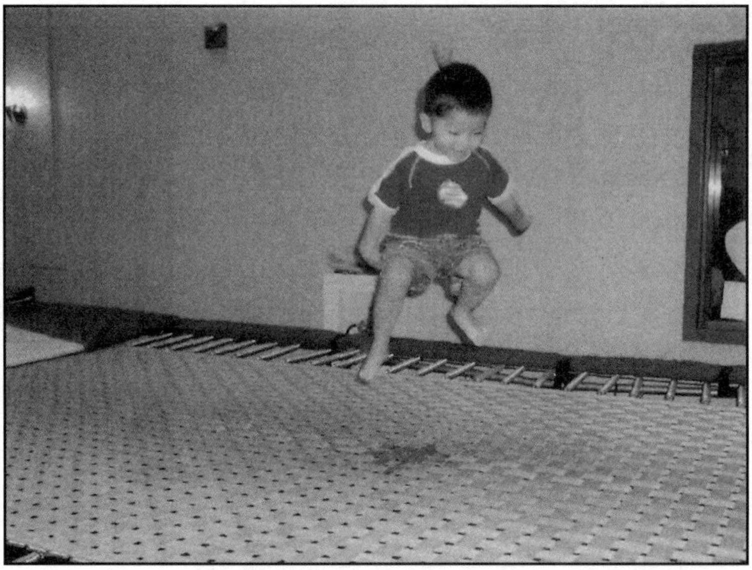

그림 5-4. 서커스단 프로그램 동안 기울어진 바닥에서 trapeze 스윙과 착지하는 하는 아동

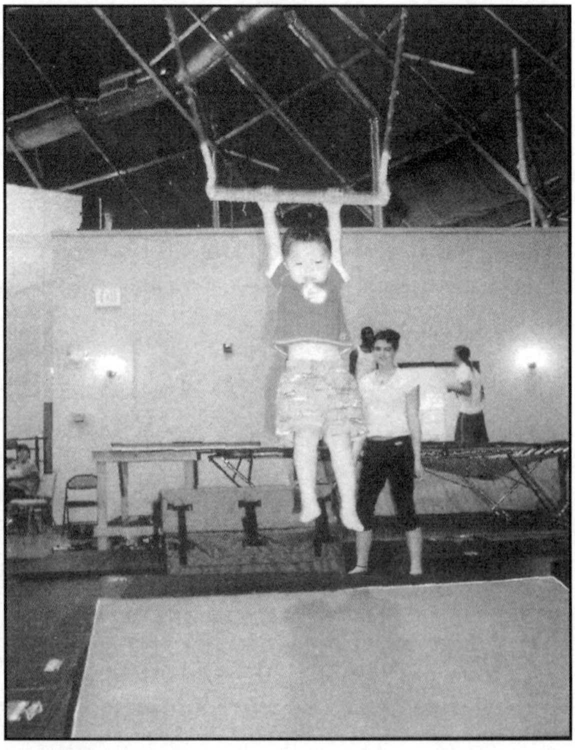

진행하고 있지만 치료를 거부하고 모든 기대 목적과 예상 결과가 일치하지 않았다. 부모들은 John은 틀의 한 부분으로써(그림 5-3에서 5-6) 협응성과 운동 기술을 수행할 수 있는 서커스단 프로그램에 기초를 둔 공동체에 참여해서 즐기고 싶어 한다고 한다. 부모들은 John과 치료사들은 서커스단 동작에서 협동하면서 치료를 한다고 생각하고 있다.

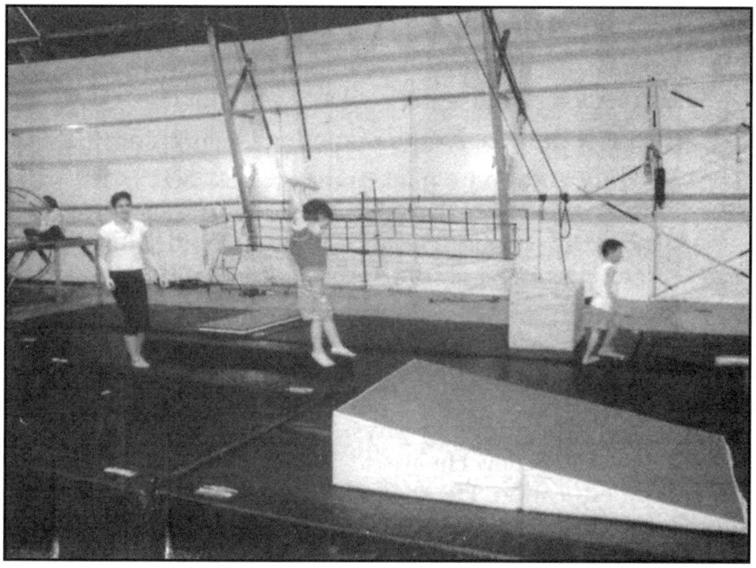

그림 5-5. 서커스단 프로그램 동안 기울어진 바닥에서 trapeze 스윙과 착지하는 아동

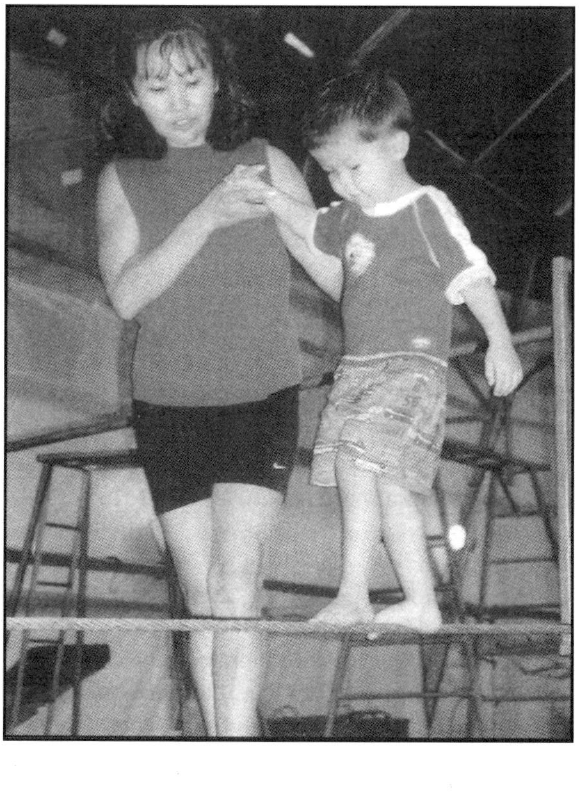

그림 5-6. 서커스단 프로그램에서 보조받으며 높은 줄 걷기

진단 (diagnosis)

John의 기능적 상태에 영향을 주는 주된 손상은 패턴 5B: 운동신경 발달 손상

예후 (prognosis)

John은 언제 퇴원하고 치료를 중단할 수 있을까? 퇴원은 치료 기간 동안 제공되어 왔던 물리치료 서비스를 종료하는 과정이다. 기대 목적과 예상 결과가 이루어 졌을 때 발생한다. Discontinuation은 환자/보호자, 부모나 법적 보호자가 중재를 거절하면 치료 기간 동안 제공되어 왔던 모든 물리치료 서비스가 종료되는 과정이다. 물리치료 서비스가 기대 목적과 예상 결과가 이루어지기 전에 종료된다면 환자/의뢰인의 언급과 사유가 기록되어야 한다.

John의 치료 동안 협동적 부족으로, 부모들은 치료를 끝나기를 원했고, 공동체에 기초한 아동의 서커스 프로그램에 참여했다. 당신은 John이 공동체 기반을 둔 서커스 staff와 상담을 통해 치료 기간을 정할 것이고 가정 프로그램을 여부를 결정해야 한다. 부모들은 이 계획에 동의하였고 John은 2달 동안 한 달에 두 번 지역 서커스 장소를 찾아 공동체 staff와 상담으로 가정 프로그램을 설정하고 향상시킨다.

참고문헌 (references)

1. American Physical Therapy Association. Guide to physical therapist practice. 2nd ed. *Phys Ther*. 2001;81:9-744.
2. American Physical Therapy Association. Guide to physical therapist practice. Vol I: a description of patient management. *Phys Ther.* 1995;75:707-764.
3. American Physical Therapy Association. Guide to physical therapist practice. *Phys Ther*. 1997;77:1163-1650.
4. American Physical Therapy Association. Guide to physical therapist practice. Revisions. *Phys Ther*. 1999;81:623-629.
5. American Physical Therapy Association. Guide to physical therapist practice. Revisions. *Phys Ther*. 1999;81:1078-1081.
6. Bernhardt-Bainbridge D. What's new: guide to physical therapist practice. 2nd ed. *PTmagazine*. 2001;9:34-37.
7. Nagi S. Some conceptual issues in disability and rehabilitation. In: Sussman M, ed. *Sociology and Rehabilitation*. Washington, DC: American Sociological Association; 1965:100-113.
8. World Health Organization. *International Classification of Impairments, Disabilities, and Handicaps*. Geneva, Switzerland: Author; 1980.
9. National Advisory Board on Medical Rehabilitation Research. *Draft V: Report and Plan for Medical Rehabilitation Research*. Bethesda, Md: National Institutes of Health; 1992.
10. Nagi S. *Disability and Rehabilitation*. Columbus, Ohio: Ohio State University Press; 1969.
11. Nagi S. Disability concepts revisited: implications for prevention. In: *Disability in America: Toward a National Agenda for Prevention*. Washington, DC: Institute of Medicine, National Academy Press; 1991.
12. World Health Organization. *International Classification of Functioning, Disability, and Health* (ICIDH-2). Geneva, Switzerland: Author; 2000.
13. *Disability in America: Toward a National Agenda for Prevention*. Washington, DC: Institute of Medicine, National Academy Press; 1991.
14. Brandt EN Jr, Pope AM, eds. *Enabling America: Assessing the Role of Rehabilitation Science and Engineering*. Washington, DC: American Sociological Association; 1965:100-113.
15. Guccione AA. Physical therapy diagnosis and the relationship between impairments and function. *Phys Ther*. 1991;71:499-504.
16. Jette AM. Using health-related quality of life measures in physical therapy outcomes research. *Phys Ther*. 1993;73:528-537.
17. Jette AM. Physical disablement concepts for physical therapy research and practice. *Phys Ther*. 1994;74:380-386.
18. Guccione AA. Arthritis and the process of disablement. *Phys Ther.* 1994;74:408-414.
19. Rimmer JH. Health promotion for people with disabilities: the emerging paradigm shift from disability prevention to prevention of secondary conditions. *Phys Ther*. 1999;79:495-502.
20. Gill-Body KM, Beninato M, Krebs DE. Relationship among balance impairments, functional performance, and disability in people with peripheral vestibular hypofunction. *Phys Ther.* 2000;80:748-758.
21. Bartlett DJ, Palisano RJ. A multivariate model of determinants of motor change for children with cerebral palsy. *Phys Ther.* 2000;80:598-614.
22. Palisano RJ, Hanna SE, Rosenbaum PL, et al. Validation of a model of gross motor function for children with cerebral palsy. *Phys Ther*. 2000;80:974-985.
23. Ketelaar M, Vermeer A, Hart H, et al. Effects of a functional therapy program on motor abilities of children with cerebral palsy. *Phys Ther.* 2001;81:1534-1545.
24. Shumway-Cook A, Patala AE, Stewart A, et al. Environmental demands associated with community mobility in older adults with and without mobility. *Phys Ther*. 2002;82:670-681.

25. Fragala MA, O'Neil ME, Russo KJ, et al. Impairment, disability, and satisfaction outcomes after lower-extremity botulinum toxin A injections for children with cerebral palsy. *Pediatr Phys Ther.* 2002;14:132-144.
26. Steiner WA, Ryser L, Huber E, et al. Use of the ICF model as a clinical problem-solving tool in physical therapy and rehabilitation medicine. *Phys Ther*. 2002;82:1098-1107.
27. Kott KM, Held SL. Effects of orthoses on upright functional skills of children and adolescents with cerebral palsy. *Pediatr Phys Ther*. 2002;14:199-207.
28. Kim CM, Eng JJ. The relationship of lower-extremity muscle torque to locomotor performance people with stroke. *Phys Ther*. 2003;83:49-57.
29. Jones MA, McEwen IR, Hansen L. Use of power mobility for a young child with spinal muscular atrophy. *Phys Ther.* 2003;83:253-262.
30. Tokcan G, Haley SM, Gill-Body KM, et al. Item-specific functional recovery in children and youth with acquired brain injury. *Pediatr Phys Ther*. 2003;15:16-22.
31. Giallonardo L. Guide in action: patient with total hip replacement. *PT*. 2000;8:76-86.

제 6 장 신생아 집중치료실에서의 물리치료 (Physical Therapy in the Neonatal Intensive Care Unit)

신생아 집중치료실(Neonatal intensive care unit; NICU)은 확실히 21세기로 가는 하나의 창구이다(그림 6-1). 신생아 집중치료실은 고도로 발달된 기술이다. 신생아 집중치료실로 들어가면 밝은 조명과 계속된 소음, 그리고 긴장된 얼굴을 한 사람들의 종종걸음과 마주치게 된다. 자세하게 살펴보면 수없이 많은 모니터들, 전극들, 기계와 호스에 연결되어 있는 아기들(babies)이 보인다. 또한 ABG, TCM, CPAP, BPD 등의 약어들이 물리치료사에게 보다 친숙한 의학용어와 함께 사용되는 것을 들을 수 있다.[4-6]

이상적으로 NICU에서 관리는 신생아와 가족에게 최상의 서비스를 제공하기 위해 팀으로 구성되어 있다.신생아 집중치료실 직원에는 신생아 학자(조산아나 건강상태가 좋지 않은 신생아에 대한 관리를 추가로 2년간 교육받은 소아과 의사)와 출산의료학자(고위험군의 임산부를 관리하는 산부인과 의사)도 있다. 이외의 직원들에는 소아과, 산부인과, 가정의학과 등의 레지던트들이 있다. 신생아 집중치료실의 간호사들은 별도로 수 시간의 실습과 서비스 훈련을 받는다. 몇몇 부서에는 경험이 많고, 특별 트레이닝이 된, 소위 신생아 간호 임상인, 간호사가 배치되어 있다. 이들의 역할은 부서별로 다르다. 어떤 부서에서는 위독한 아기를 먼 장소에서 병원으로 옮기는 이동서비스를 제공하고, 다른 부서에서는 주치의 같은 일차적인 치료와 기능을 제공한다.

병원에는 소아, 산과 등과 같은 여러 전문가들로 구성되어 있다. NICU에서 소아를 돕는 다른 이들은 다음과 같다; 소아의 과정을 관찰하는데 도움을 주는 물리적 보조사, 산소나 호흡기나 산소를 제공하는 호흡 치료사, 퇴원 계획과 같은 문제를 상담하는 사회복지사, 소아의 발달 과정이나 퇴원 후 중재 계획 등을 담당하는 물리, 작업, 언어치료사들. 일부 병원에서는 아동의 영양 관리를 담당하는 영양사가 포함되어 있는 경우도 있다.[7]

NICU에 대한 적응증 (indications for NICU)

신생아 집중치료실에 들어오는 아기의 전형적인 이미지는 아주 작은 조산아의 모습이다. 이러한 이미지는 대중적인 잡지 광고의 효과이다. 또 다른 이유는 병원에 머무는 시간이 길고 많은 비용이 든다는 것 때문이기도 하다. 의료기술의 진보로 3개월 조산한 체중 2파운드 이하의

그림 6-1. 전형적인 신생아 집중치료실 (NICU)

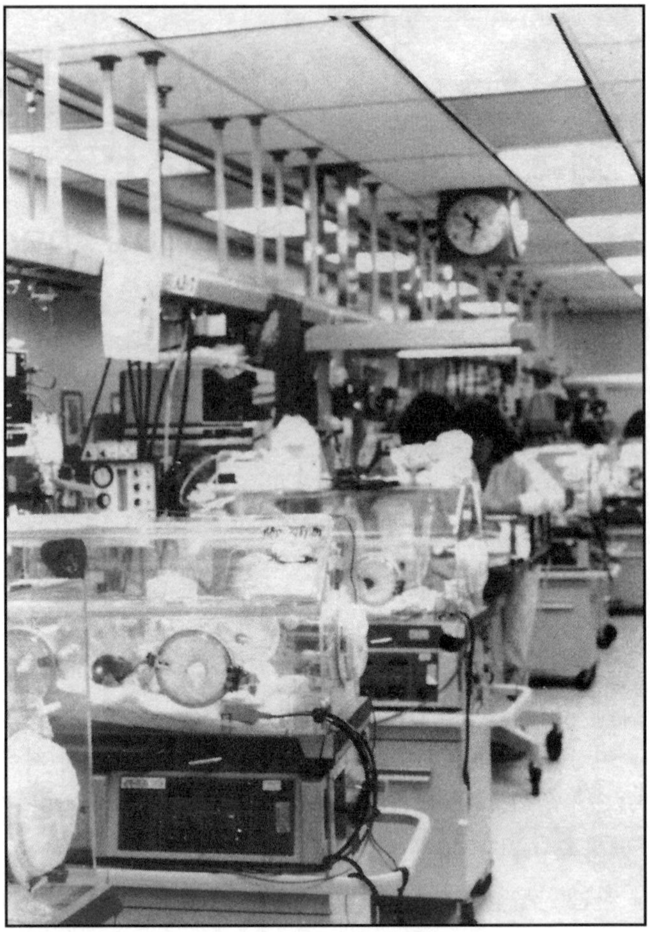

신생아도 살릴 수 있게 되었다. 이러한 아기들에서는 신체 기관들이 손상될 수 있는 위험이 커서, 미숙아 망막병증(ROP), 두개강내 출혈(ICH), 괴사성 소장결장염(NEC), 초자 양막 질환(HMD), 기관지-폐 이형성(BPD), 무호흡증, 서맥, 폐혈증 또는 뇌막염 등이 초래될 수 있다.[8] 또한 장기입원으로 부모와 아동(child)의 정상적인 관계 형성이 방해받을 수 있다. 심박수와 호흡률의 모니터 등 지속적인 의료적 처치가 필요한 경우 부모들은 자신의 아기(baby)가 정상아임을 확신하기가 어렵다.

이러한 영아들의 장기적 예후는 양호하다. 그러나 경제적, 감정적인 비용의 문제가 가족에게 치명적인 상처를 입힐 수 있다. 조산아의 엄마들은 어리고 미혼모인 경우가 많으며, 산전관리조차 받지 않는 경우가 많았다.[9] 모계의 약물 등 다양한 물질의 남용으로 신생아 집중치료실에 수용되는 영아들이 증가하고 있다. 모계의 물질 남용과 출생전 관리의 부재로 인하여 조산아, 자궁내 성장 지연, 위-방광 기형, 저체중 출산, 감염, 심장과 사지의 기형, 인간면역결핍바이러스(HIV) 감염의 위험이 증가된다. 물질 남용의 영향을 받은 영아는 신경행동적 장애가 특징적으로 나타나는 narcotic abstinence syndrome(NAS)의 위험에도 노출된다.[10-11] 출생 전 약물 남용 문제, 인간면역결핍바이러스 감염, 그리고 가족의 경제적 궁핍이 신생아 집중치료실에서 관리되

는 신생아들의 예후를 어렵게 만든다.[12]

조산아의 예후에 대한 가장 좋은 지표는 출생시 체중이나 의학적 문제가 아니라 가족의 사회경제적 상황이다.[13,14] 저체중아나 조산아는 생존하는 반면, 입원하는 신생아의 과반수가 체중이 2.5kg 혹은 그 이상이라는 점은 중요하다. 이들 아기들 대부분이 발달장애의 위험을 갖고 있으므로 치료사들은 조산아뿐 아니라 이러한 영아에게도 시간과 노력을 투자해야 한다.

조산아 외에 신생아 집중치료실에 수용되는 아기들은 신생아 폐혈증 또는 신생아 감염에 노출된 아기들이다. 조산아가 아니더라도 아기들은 감염에 쉽게 노출된다. 출생 전, 출생 중, 또는 출생 후에 감염에 노출될 수 있다. 성인에게는 거의 해롭지 않은 감염이라도 영아들에게는 치명적일 수 있다. 항생제 치료가 크게 발달해 왔으나, 많은 영아들이 혈관계를 통해 감염에 노출되고 결국에는 뇌혈관장벽의 미성숙으로 인하여 바이러스가 뇌로 유입되어 뇌막염을 초래한다.[15] 기술 진보가 이루어진 시대에도 영아들은 "신생아 폐혈증 증후군"으로 사망할 수 있다. 살아남더라도 영아는 신경학적인 장애를 입게 되어 신생아 물리치료사들의 치료 대상이 된다. 모계의 인간면역결핍바이러스 감염으로 인하여 인간면역결핍바이러스에 감염된 영아는 보통의 감염들과 성적으로 전이되는 질환들에 대한 위험이 매우 크다. 이러한 고위험 범주에 있는 영아들은 세밀하게 평가해야하며, 신경학적 장애 또는 발달 지연의 가능성에 대하여 시간을 두고 관찰해야 한다.[17-20]

최초 관찰시, 엄마가 당뇨병 환자인 영아(Infants of diabetic mothers; IDM)는 살이찌고 빰이 불그레하여 건강하게 보여서 매우 건강한 아기로 확신하다. 그러나 이러한 아기들은 일반적으로 재태연령에 비해 크며(large for gestational age; LGA), 선천적 기형의 위험이 있고 당원 대사에 장애가 있다. 만일 이러한 아기들을 즉시 의학적으로 처치하지 않으면 저혈당성 간질이 초래된다. 또한 IDM에서는 전형적으로 식이 장애가 발견된다. IDM 영아들은 보통 처음에는 활발치 못하며, 식이 패턴이 재태기간에 비해 훨씬 미성숙하다.[21] 치료사는 재태기간에 대한 지식을 가지고, 자세와 구강 운동 촉진을 위한 제시뿐만 아니라 활발함을 증가시키는 치료기법을 제공함으로써 간호사들과 부모들에게 큰 도움을 줄 수 있다.[22]

조산, 재태연령에 맞는 아기(appropriate for gestational age; AGA), 그리고 재태연령에 비해 작은(small for gestational age; SGA) 아기를 구별하는 것이 중요하다. SGA는 자궁내 성장 지연 (IUGR)으로도 불린다. IUGR의 원인은 모계의 흡연, 약물 또는 알콜, 자궁내 감염과 태반 부족 등이다. 뇌의 성장에는 출생전 시기와 생후 첫 일년이 매우 중요한 시기이기 때문에, 뇌의 성장을 저해하는 요인들이 신경원의 수와 크기를 감소시킬 수 있다. 이 중요한 시기 이후 신경원의 재생에 대한 증거는 거의 없다. SGA 아기들에 대한 장기간의 연구에 따르면 이들의 성장은 출생 후에도 지연되어 같은 연령대의 아이와 다른 가족 구성원보다 더 작았음이 보고 되었다. 또한 지적 능력은 정상이었으나 학교생활에 어려움을 가졌다.[23,24] 가능하면 성장 지연의 원인을 확인해야 한다. 어떤 형태의 자궁내 감염은 중추신경계에 악영향을 주기 때문이다. TORCH 감염은 소두증(microcephaly)을 초래하고 어떤 경우에는 시각 또는 청각 장애를 유발할 수 있다.

출생 전, 출생 중, 출생 후에 산소공급이 불충분한 경우 주산기 가사(perinatal asphyxia)가 유발될 수 있다. 산소 부족의 정도를 알 수 있는 지표로는 아프가 점수(Apgar scores)[25] 또는 혈액 pH가 쓰인다. 초기 검사에서는 분명한 결함이 나타나더라도 추후 검사시 정상인 것으로 나타날 수도 있으며, 가사 상태의 지표는 낮더라도 심한 뇌손상을 입은 아기도 있다. 만삭아는 가사로 인한 뇌손상의 위험이 더 크다. 이는 성인의 신경가소성의 능력이 아동에 비해 작다는 사실과 마찬가지로 만삭아의 중추신경계가 조산아에 비해 좀 더 성숙되어 있으며, 또한 신경계의 상대적 산소 요구가 크기 때문일 것이다. 임신 중 코카인과 같은 약물들을 복용하였을 때 태아의 저산소증을 유발하고, 심박출량과 자궁동맥의 혈관수축을 감소시키며, 산소 운반 장애와 뇌내출혈 또는 경색의 위험을 높일 수 있다. 그러나 임상 증상은 즉시 나타날 수도 나타나지 않을 수도 있다.[26] 신경학적 손상의 정도는 간질과 같은 이차적 합병증과 인공호흡기의 필요, 신장 손상의 유무 등에 따라서도 평가되어야 한다. 이들 모든 요인들이 의미 있는 신경학적 손상의 지표들이다. 만일 이러한 지표들이 전혀 나타나지 않더라도 식이 곤란, 장기간 문제들이 있을 수 있다.[27]

신생아 집중치료실에 입원한 영아들에서 다양한 증후군과 선천성 기형이 발견된다. 그 예로는 다운증후군(트리소미 21)과 같은 염색체 이상, 다른 치명적인 트리소미(13, 18), 모계의 약물 사용에 의해 나타나는 이차적인 척수 수막염과 구개열, 선천성 심장병과 사지 결손을 포함한 출생시 결함, 그리고 자궁내 공간의 부족에 관련된 관절구축증(arthrogryposis)이나 첨내반족(club foot)과 같은 문제들이다. 이러한 문제들의 여부에 따라서 신생아 집중치료실에서의 치료적 중재, 장기간 수용 문제, 그리고 퇴원후 여러 치료서비스에 대한 필요성이 결정된다. 이러한 아기들은 아마도 서비스 필요의 면에서 가장 쉽게 확인될 수 있을 것이다. 그러나 이들의 일부는 집중 치료를 받지 않을 수 있으며 단기간 동안 신생아 집중치료실에 입원할 수 있다. 다른 여러 가지 전문적인 진찰에 대한 요구로 인하여 물리치료는 잊혀지거나 간과될 수 있다. 상황에 따라 장기간의 치료가 필요하거나, 또는 지역 공동사회 에이전시에 외래로 의뢰하는 것이 더 바람직할 수 있다. 이 경우 지역 공동사회 에이전시에 의뢰된 아동들의 건강, 치료 서비스와 발달 과정이 주의 깊게 관찰되고 세심한 관리가 이루어지고 있는지에 대한 추적 조사가 필요하다.

NICU에서 물리치료사의 역할
(the role of the physical therapist in the NICU)

물리치료사들은 치료를 제공하는데 있어 계속하여 새로운 미개척의 분야를 추구한다. 소아전문 물리치료사는 대개 장애아동에 대한 치료를 조기에 시작했을 때 그 치료 효과가 향상된다고 믿는다. 따라서 신생아 집중치료실을 가장 빠른 형태의 치료라고 생각한다.

NICU에서 물리치료사의 역할은 다른 이들과 비슷하다. 효율적 관리는 임상 과학의 기초한 지식과 신생아와 가족들의 필요를 파악하여 비판적 사고와 문제 해결 의식에 근간을 둔다. 기술, 지식, 도구 훈련의 최고점과 유아의 구체적 진단과 문제들... ; 검사, 평가, 진단, 예후, 관리 계획, 중재 전략, 결과 측정

NICU는 매우 복잡하고 특수한 영역이다. 팀원들과 가족 간의 빠른 협응과 의사소통이 신생

아 관리에서 최고의 결과를 만들어 내고, 검사, 평가, 물리치료 예후와 진단의 성취는 물리치료사들이 팀이 원하는 가장 효과적인 결과를 만들어내는데 큰 역할을 한다.[28] 과도한 핸들링나 자극을 피하기 위해서 다른 팀원들과의 협동심, 관찰, 대화를 통해 극대화 시킬 수 있다. 평가는 신생아나 조산아에게 사용가능한 적절한 발달 틀이 필요하다. 진단은 의학적 진단을 내리는 과정이지만, 물ㄹ치료사는 주로 운동, 감각, 발달 장애만을 판단한다. 예후는 기능 향상의 적절한 수준과 그에 따른 필요한 시간등을 결정하는 과정이다. 예후는 또한 치료 코스 동안 다양한 간격으로 적용 가능하도록 향상의 수준을 예상해야 한다. NICU에 있는 신생아는 예후를 성취하는 것이 정말 힘들고 상태에 따라 빠르게 변한다. 중재는 팀원들과 가족들 간의 협동, 의사소통, 문서화, 교육 등이 요구된다.

물리치료 중재는 신생의 발달 과정을 장려하고 퇴원 후 중재에 대한 가족들의 이해와 관심을 증진한다. 적절한 교육으로 NICU기간 동안 가족들의 스트레스를 줄이고 신생아의 발달과 성장을 증진 할 수 있다. 팀 중재에 따른 물리치료는 아동과 가족들이 문제를 해결 한 후 다음 단계로 넘어 갈 때 필요한 지지, 지식, 기술들을 제공 할 수 있다.

적절한 출생 전 관리가 있었다면, 어머니-신생아 시스템의 평가는 이미 이루어 진 것이다. 산부의사로부터 정보는 출생 전, 중, 후 동안 장애와 스트레스를 해결하는데 도움이 될 것이다. 치료사는 신생아의 지속적 중재에서 가장 최상의 접근을 결정하는데 병력은 큰 도움이 된다.

운동 이상을 평가할 때 태아 초음파 사진도 사용된다. 만일 운동 이상이 의심된다면 열정적이고 힘이 넘치는 물리치료사들은 아기의 발달 과정을 향상시킬 수 있을 것이라는 확신을 갖고 신생아 집중관리실로 몰려갈 것이다. 대부분의 신생아 관리실의 직원들은 아기들의 요구에 방어적이며, 새로운 인력이나 기술에 회의적이다. 그러나 신생아 집중치료실 팀의 중요한 구성원의 한 사람으로서 환자에게 인정을 받고, 의사뿐만 아니라 간호인력의 신임을 얻기 위해서는 치료사로서의 능력을 보여주는 것이 중요하다.

태아 발달을 이해하는 것이 신생아 집중치료실에서의 중재 프로그램을 시작하는 선결요건이다. 생후 30주된 아기에게 인공수유는 무모한 짓이다. 정상아에서 2개월이면 자가 수유(self feeding)가 시작되기 때문이다. 태아 발달의 마지막 3개월에 대해서는 심도 있는 연구가 필요하다. 정상분만아에서 나타나는 선행의 경험에 기초하여 운동 이상 또는 근긴장도 이상에 관련된 부적절한 활동 또는 부정확한 예측이 수정될 수 있기 때문이다.[29] 예를 들어, 조산아일수록 신전 패턴이 강하게 나타나는 반면 만삭아는 보통 굴곡 패턴이 나타난다[30](그림 6-2). 섭취를 위하지 않은 빨기(non nutritive sucking; NNS)는 빨라 임신 후 17주에 시작되지만 섭취를 위한 빨기(nutritive sucking; NS)와 이후의 인공수유(bottle feeding) 또는 모유수유(breast feeding)는 거의 34주 이전에는 이루어지지 않는다. 2개월 된 정상 발달 아동에게 스스로 음식을 먹게 하는 것처럼 임신 30주의 아기에게 젖병을 물리려고 하는 것은 어리석은 시도 일 것이다.

조산아는 체온과 혈압, 심장과 호흡조절과 같은 항상성 유지가 어려울 수 있다. 보통 수면주기는 짧고 장애가 있다.[31,32] 자궁에서 약물이나 알콜에 노출된 아기들에서는 보통 감각자극과 감각상태 조절의 조직화가 방해되거나 손상된다. 치료사가 긍정적 자극을 제공할 것으로 생각

그림 6-2. 조산아에서 전형적으로 나타나는 바로 누운 자세에서의 신전. 조산아에서 피하지방이 거의 보이지 않는다.

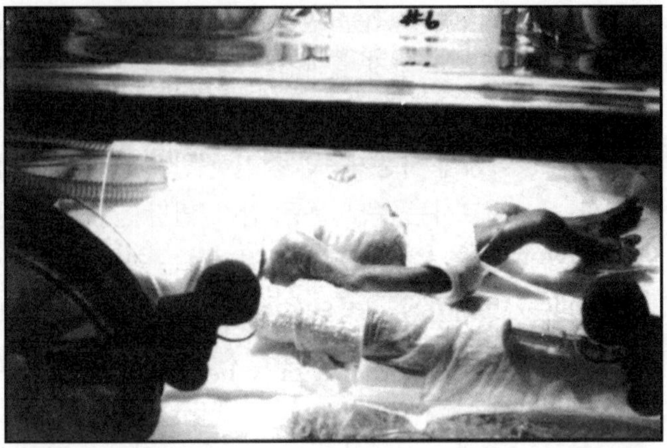

하는 활동이 조산아에게는 생명에 위협이 될 수 있다. "영아 자극(infant stimulation)"이라는 용어는 아기에 대한 치료, 특히 신생아 집중치료실에 수용된 아기의 치료에는 가장 부적절한 개념 중의 하나이다. 신생아 집중치료실의 아기들은 이미 시각적, 청각적으로 과다한 자극을 받고 있기 때문이다. 조산아들이 받고 있는 촉각, 전정감각, 고유수용성 감각 입력은 자궁내 환경과는 비교할 수 없을 정도로 크며, 만삭아가 생후 첫 며칠 동안 받는 자극과는 다르다.[33]

만일 치료사가 신생아의 환경에 영향을 미칠 수 있다면, 부모와 신생아 집중치료실 구성원들이 아기의 감각, 운동의 필요성에 대한 이해를 도울 수 있다. 그리고 가능한 시기마다 감각 경험을 정상화하도록 도울 수 있다.[34-36] 소수의 치료사들만이 일주일에 7일, 하루에 24시간을 모두 유용하게 사용할 수 있다. 앞서 말했듯이 아픈 신생아는 깨어있어 의식이 명료한 시간이 매우 짧다. 신생아 집중치료실에서 치료를 제공하기 위하여 특정 스케줄을 잡는 것보다는 사용할 수 있는 몇 번의 치료시간을 잡는 것이 더 적절하다. 일반적으로 수유 직후나 스트레스성의 의학적 처치 직후에는 아기의 평가나 치료를 피한다.

아기를 위한 최적의 치료시간이 항상 치료사가 사용할 수 있는 시간은 아니므로 부모나 간호사들에게도 치료 원리뿐만 아니라 특정 치료기술들도 훈련시킬 필요가 있다. 일부의 치료사들은 치료사들만이 치료 서비스를 제공할 수 있다고 생각한다. 가장 성공적인 치료 전략은 치료를 아기의 전체 생활 스타일에 통합시키는 것이며, 아기가 깨어있는 시간을 통틀어 치료를 수행해야 한다. 유용한 치료 기술들을 모델링하는 역할뿐만 아니라 연수 교육을 통하여 아기의 감각-운동 및 행동적 환경의 정상화를 향상시킬 수 있을 것이다.

신생아 집중치료실에서 물리치료는 비교적 새로운 방법이다. 단기간 중재기법들에 관련된 긍정적, 그리고 부정적 결과를 보고한 연구들은 있으나,[37-41] 조기의 중재기법들의 아기와 가족에 대한 장기간 효과를 다룬 연구는 비교적 드물다.[42-44] 지침이 되는 치료 원리는 "해롭지 않게 하는 것"이며, 효과가 있다면 더더욱 좋은 것이다. 나이가 많은 아이일수록 치료 결과가 일차적 손상, 중재, 유전적 보체 또는 환경 중 어느 것에 관련된 것인가를 구별하기 어렵기 때문이다.

평가 (evaluation)

NICU의 변화는 좀 더 :신생아와 가족에 친근하게" 접근하는 것이다. 적절한 관리는 신생아의 스트레스와 핸들링을 최소하기 위해 팀 접근을 하는 전략이다.[45] NICU 팀의 구성원들은 최고의 지지와 최저의 스트레스로 정보 수집하고 중재를 제공하는 관리 계획을 설정해야 한다.[46] 게다가, NICU에서 중재는 매우 초기 신생아 관리에서 부모의 역할을 강조 하고 있다.[47] 신생아에 대한 평가는 신생아 집중치료실에 입원하기 훨씬 전에 시작한다. 물리치료사가 직접 이러한 평가를 수행하지는 않으나, 용어에 익숙해지고 삶의 질을 향상시키기 위하여 앞서 무엇을 하였나를 아는 것이 중요하다. 임신 초기에 산과의사는 산모의 체중 증가와 fundiscopic height를 체크한다. 또한 초음파 검사로 태아의 성장을 평가한다. 초음파는 태아의 심장과 신장의 상태를 평가할 수 있으며 수두증이 있는 지를 확인할 수 있다. 양수검사(amniocentesis)로 다운증후군과 같은 유전적 이상을 검사하고, 임신말기에 폐의 성숙을 평가하는 데에도 양수검사 방법을 사용한다. 산모는 태아의 운동을 모니터하는 방법을 교육받고, 의사에게 태아 운동의 패턴 변화에 대한 정보를 주어야 한다.

일단 진통이 시작되면 외부 심박수 모니터와 내부 탐침을 사용하여 태아가 산소를 제대로 공급받고 있는 지를 확인한다. 출생직후 1분, 5분 아프가 점수를 통하여 신생아를 진찰한다. 측정되는 변수는 심박수, 호흡, 근긴장도, 자극에 대한 반사과민도 및 피부색의 5개 항목이다. 각 항목은 가장 낮은 점수를 0, 가장 높은 점수를 2로 하여 0, 1, 2로 평가된다. 아프가 점수는 신생아 건강 상태에 대한 평가이며 장기간의 신경학적 결함을 평가하는 것은 아니다. 아프가는 분만실에서 행해야할 신생아에 대한 즉각적인 간호 처치를 설명한다. 만일 아프가 점수가 낮다면 신생아를 소생시켜야 한다는 하나의 표시이다.[48,49] 5분 아프가 점수가 낮다면 장기간 신경학적 결함의 표시이며, 이 경우에는 신생아를 주의 깊게 관찰해야 한다.

또 다른 초기 평가는 Dobowiz[30]에 의해 기술된 재태기간의 평가이다(그림 6-3). 재태기간의 평가에는 두 가지 범주의 평가를 포함한다; 외적 징후들(부종, 피부감각, 피부색, 배냇머리, 발바닥 주름, 유두 형성, 가슴 크기, 귀의 형태와 경도, 생식기)과 근긴장도와 자세, 핸들링에 대한 반응과 관련된 신경학적 징후들이다. 물리치료사는 재태기간 신경학적 징후의 평가에 관여한다. 신경학적 징후의 평가자료는 근긴장도의 신경학적 성숙도의 지표가 된다.

많은 연구자들이 신생아와 조산아를 위한 평가 도구를 개발하였다[50-54](그림 6-4). 이들 도구들은 안정시 자세 유지와 수동 운동, 반사에 대한 평가를 강조한다. 따라서 상당히 수동적이다. 이들 평가 도구들은 서로 차이가 있으나 유사성도 있다. Amiel Tison[51]과 Korner[53]는 재태기간을 고려한 도구를 개발하였다. Prechtl 검사[55]는 만삭아를 위하여 고안된 방법이다. 그러나 환경 차이로 인하여 정확하게 출산 예정일에 태어난 아기와 같지 않다. 수두증, 공뇌증(porencephaly), 또는 뇌출혈과 같은 구조적 결함을 포함하여 심각한 신경학적 장애를 가지면서도 이들 초기 평가에서 정상으로 나타날 수 있다. 이 때문에 우리는 산전 위험 요인들에 대한 노출정도를 포함한 병력을 주의 깊게 고려하고, 오랜 시간을 들여서 연속적인 평가를 수행하여 정확한

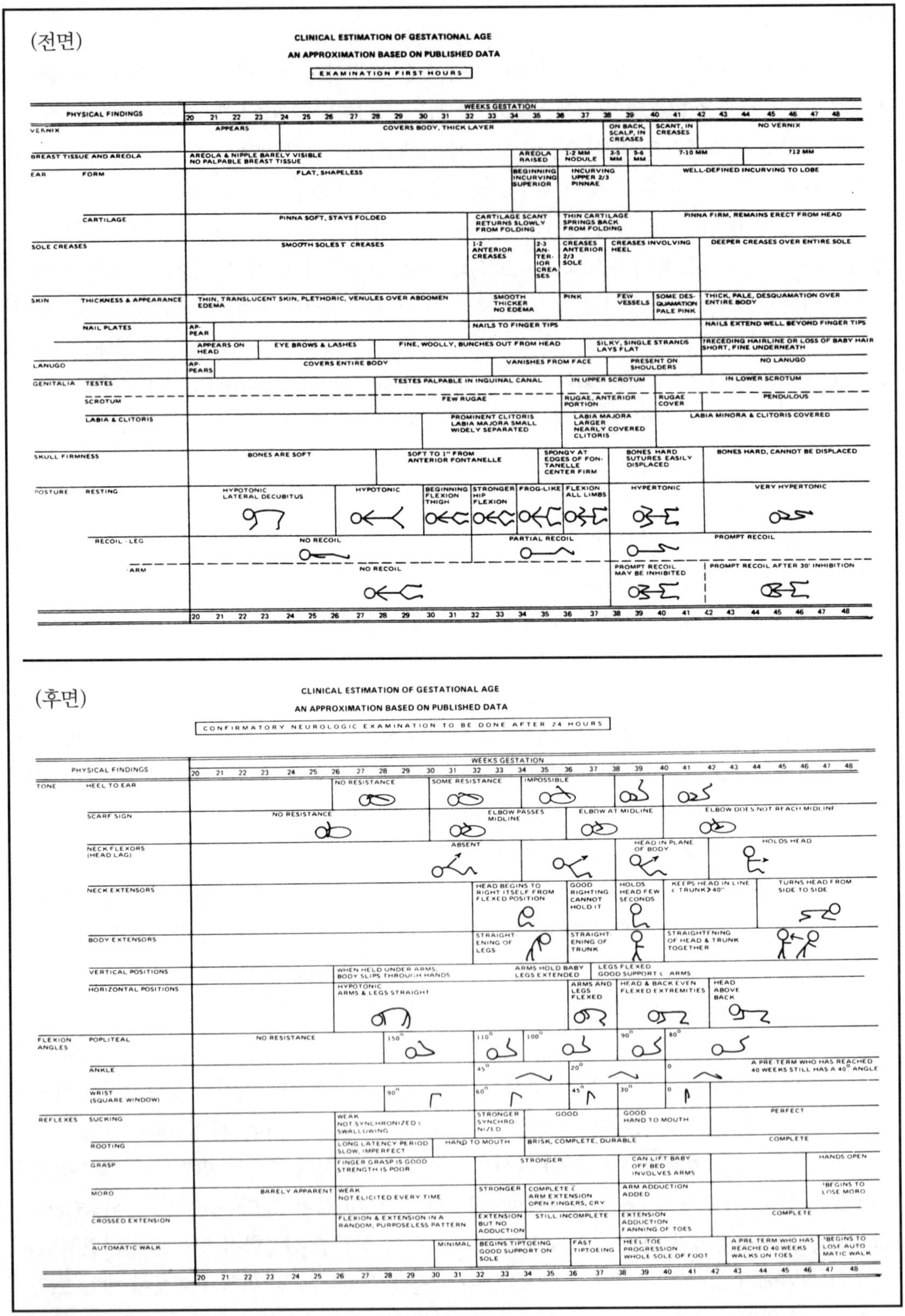

그림 6-3. Dubowitz의 임신 나이 평가(허락하에 게재).

Neonatal Evaluation Form*

Name:__________ Testing Date:__________
D.O.B.:__________ Gestational Age:______ Day of Life:__________
Birth Weight:__________ Present Weight:__________
Type of Birth:__________
Apgar:______ 1 min.______ 5 min. Diagnosis:__________
Parental History: Perinatal History: Neonatal History:

Predominant State:	________
Posture:	N/Ext/Fl/other
scissors	no/yes
lateral preference	no/R/L
strong ATNR	no/R/L
Motor Activity:	
amount	N/↑/↓
symmetry	equal /R > L/L > R
focal twitching	no/R/L
jittery/clonic	no/R/L
tremulous	no/yes
Oral Motor:	
head shape	symmetrical/R/L
rooting	N/↓R L/ab R L
sucking	N/↓/ab/Asym/uncoord
palate	N/nar/high/cleft
gag	N/↑/↓
respiration	N/reverse/shal/ labored/stridor
Pull to Sit:	N/sl.↓/sev.↓/↑tone
Palmar Grasp:	
response	N/↑/↓
symmetry	equal/R /L
cortical thumb	occassional/oblig.
Hip Abduc. Resist.:	N/↑R L/↓R L
Planter Grasp:	N/↓R L/↑R L
Toe Signs:	↑R L/↓R L
Ventral Suspension:	N/floppy/↑
Gallant:	equal/↓R L/ab R L
Upright suspension:	N/slips/flops/R↓L↓

Primary Walking:	
response	N/absent
scissors	no/plantigrade/ tiptoe
symmetry	equal/↓R L/ab R L
Placing:	
response	N/poor
symmetry	equal/R↓/L↓
Eyes:	
visual focus	yes/no
visual tracking-smooth/jerky/__°	
doll eye/nystagmus	yes/↓R L
Auditory:	
response (loud)	yes/no/startle
symmetry (soft)	N/↓R L/ab R L
Moro:	
threshold	N/low/high
symmetry	equal/↓R L/ab R L
Cry:	
amount	N/↑/↓/ab
high pitch	no/yes
monotonous	no/yes
Primitive Crawl:	N/↓/absent
Tactile:	
touch	N/hypo/hyper
pain	N/hypo/hyper
Tone:	
amount	N/↑/↓
symmetry	equal/↑R L/↓R L
distribution	generalized/ UE > LE/LE > UE
State Change:	N/irrit./depr.

Feeding Problems:

Summary:

그림 6-4. 신생아 평가 양식

장기간의 결과를 예측해야 한다.

Prechtl[55]은 신경학적 상태에 대한 전체적인 평가에 신생아의 의식 상태를 결합하였다. Prechtl은 신생아가 깊은 수면 또는 얕은 수면 상태, 각성 상태, 졸린 상태, 의식이 명료한 상태에 있는가 또는 울고 있는가에 따라 반사 특성까지도 달라질 수 있다고 주장하였다. Korner[53]는 자신의 평가를 표준화하기 위한 시도로 각 항목에 대한 상태를 기술하였다.

Brazelton[52]는 직접 개발한 신생아 행동평가척도(newborn behavioral assessment scale, NBAS)에서 의식 상태에 대한 개념을 상세히 다루었다. 비록 신경학적 반사 항목이 포함되어 있긴 하지만, 반사의 항목이 NBAS의 초점은 아니다. 각성-수면 주기에서 적절한 시간에 아기를 평가해야 하도록 관리되어야 한다. 덧붙여 다양한 감각 자극 도구들을 수면 중인 영아에게 제공하여 그에 대한 초기 반응과 감각 자극 입력에 대한 순응 능력을 평가한다. NBAS는 개인차와 환경 자극에 대한 반응을 유일하게 인정하는 신생아 평가 도구이다. 이 평가 도구는 계속적으로 수정되어왔다.

우리는 어떤 형태의 평가에서건 영아의 상태를 고려해야 한다. 비록 평가를 수행하기 위하여 영아를 깨울 수도 있으나, 좀 더 적절한 영아의 능력 평가는 자연스럽게 깨어날 때까지 기다린 후에 이루어진다. 의학적 치료 또는 다른 비침습적인 처치를 위하여 아기가 깨어나지 않은 상태의 연구에서 의료진은 처치를 수행하기 위하여 10분 이상 기다릴 필요가 없다. 또한 깨어나지 않은 상태에서도 체중 증가가 빠른 영아라면 빨리 퇴원시킨다. 재정적인 면에서 긍정적인 치료 효과가 나타나면 빨리 퇴원시킨다.

일란성 쌍생아라도 개인차는 있다. 신생아의 각성 상태, 그날의 시간, 신생아 집중치료실에서의 일반적인 활동, 검사를 수행해온 다른 절차들, 감염이나 빈혈과 같은 의학적 문제, 그리고 재태 기간이 고려되어야 한다. 또한 영아의 문화적 배경도 고려되어야 한다. 몇몇 연구에서 몇 가지 기본적인 차이가 제시되었다. 일반적으로 흑인 아기는 백인보다 근긴장도가 높으며, 동양계 아기는 근긴장도가 낮다. 그러나 근긴장 이상을 문화적 차이로만 일축해서는 안 된다. 근긴장도가 높은 흑인 아기를 인종 때문으로만 생각해서는 안 된다. 또한 높지만 정상의 근긴장도를 나타내는 아동의 부모를 지나치게 놀라게 해서도 안될 것이다.[56] *물리치료 실전 가이드*는 NICU에서 사용되는 측정의 체계적 접근을 제공하고 있다.

검사는 세 가지 구성요소들을 가지고 있다: *환자/의뢰인 병력, 시스템 재검토, 테스트와 측정*

병력 (history)

병력은 신생아가 물리치료 서비스를 받게 된 이유와 관련된 과거와 현재에서 얻어진 체계적인 정보이다. 얻어진 데이터(물리치료사, 간호사, 부모 인터뷰; 유아의 기록의 검토; 다른 정보)는 신체 정보, 사회적 병력, 임신, 출생, 가족력; 성장과 발달; 일반적 건강 상태; 의학/수술적 병력; 약물; 다른 임상적 테스트들을 포함한다.

시스템 재검토 (systems review)

병력을 수집한 후에, 물리치료사는 검사의 'hand-on: 구성을 시작한다. 시스템 재검토는 심혈관계/호흡계, 피부계, 근골격계. 근신경계의 생리적 상태의 짧지만 제한적 검사로 이루어져 있다.

시스템 재검토는 다음과 같은 요소들로 구성되어 있다.

- 심혈관계/ 호흡계: 심박률, 호흡률, 혈압, 부종의 측정
- 피부계: 피부 색깔, 상태, 유연성
- 근골격계: 전체 관절 가동 범위, 근력, 길이, 몸무게
- 근신경계: 협응적 동작과 운동 발달기능 평가

시스템 재검토는 물리치료사들이 다른 팀 구성들과 관련한 상담이 요구되는 문제들을 파악하는데 도움을 준다. 검사 과정에서 물리치료사는 병력이나 시스템 재검토를 통해 밝혀지지 않은 추가적인 문제를 발견하고 평가, 진단, 예후, 중재를 수행하는데 충분한 데이터를 얻기 위해서 특정한 테스트와 평가를 시행할 수 있다. 따라서 검사는 유아의 건강과 물리치료가 아동을 다루는 능력에 따라 결정된다.

테스트와 측정 (tests and measures)

테스트와 측정은 신생아의 정보를 얻는 수단이다. 병력과 시스템의 재검토의 포괄적인 정의와 과정에서, 물리치료사는 신생아의 필요를 판단하고 특정한 테스트와 측정으로 추가 조사를 해야 하는 진단적 가설을 만들어 낸다. 이들 테스트와 측정은 손상과 기능적 장애의 원인과 관

련이 여부를 판단한다; 진단, 예후, 관리 계획을 완성하고 중재를 선택하는 과정. 이 최고 검사에서 테스트와 측정은 단지 필요한 것만 시행한다: 1) 현재 신생아의 수준을 결정하는 요소에 대한 가정을 판단하기 위해 2) 적절한 중재, 기대 목적과 예상결과에 대한 임상적 판단을 지지하기 위해

물리치료사는 검사의 목적, 상태의 복합성과 임상적 결정의 방향에 바탕으로 특수한 테스트의 정도를 결정한다.

타당성과 신뢰도가 있는 특수한 테스트와 측정은 NICU에 있는 물리치료에 의해 사용되도록 구성되어 있다: APIB,[57] NBAS,[58] MAI,[61] BSID,[62] PDMS-2[63]

NICU에서 특수한 테스트를 적용하기 전에, 치료사는 주의사항을 확실히 숙지 한 후에 적용해야 한다. 대부분의 테스트는 특수한 기술이나 훈련이 필요하다. 게다가 NICU라는 특수한 상황에서 적용되기 때문에, 테스트 적용의 적절한 판단 여부와 정확히 적용하기 위해 타당성이 확보되어 한다.

치료기법 (therapeutic techniques)

신생아 집중치료실에서 치료 프로그램을 실행하기 전에 신경근촉진기법(neuromuscular facilitation techniques, PNF)의 원리가 조산아에게도 적용되므로 그 기법을 다시 검토할 필요가 있다. 특히 신경발달치료(NDT)와 루드의 치료 기법이 강조된다. 촉진과 억제의 일반적인 원리에 대한 지식은 신생아 집중치료실의 아기를 치료하는 다른 전문가와 신뢰를 쌓는데 중요하다. 어떻게 실시하는 가에 따라 어떠한 핸들링 기법이라도 촉진과 억제에 이용될 수 있다. 느리고 율동적인 움직임은 아기를 진정시키는 반면 빠르고 불규칙한 움직임은 아기를 각성시키는 경향이 있다. 동일한 감각 자극의 입력에도 불구하고 영아의 체위 변화는 다른 반응을 유발할 수 있다. 만일 물리치료사가 핸들링과 체위 조절에 대한 신경근육의 관련성에 대한 지식을 갖고 있지 못하다면 다른 의료 전문가들에게 특정 치료기법이 왜 유용한가를 설명할 수 없다. Ludington-Hoe는 "자극 (증가된 감각 입력)"을 강조한다. 그러나 "억제" 역시 필수적인 치료 요소이다. 신생아 집중치료실의 병약한 아기를 다루는데 그 두 가지의 기본적인 원리가 고수되어야 할 것이다. **의심되면, 아무 것도 하지 말라!, 그러면 해롭지 않다!**.

많은 연구에서 흔들기, 문지르기, 감싸안기, 체위 바꾸기, 말하기, 그리고 촉각과 시각의 자극에 대한 특별한 기법을 기술하고, 아기 지능검사의 점수 향상을 보고하였다.[64] 한편 치료 효과가 거의 없다는 연구들도 있다. 이렇듯 상반된 연구결과가 보고되는 이유는 이러한 치료 전략들이 동일한 환경적 상황에서 모든 아기들을 다루지 않고, 개별적인 변수들을 다룬다는 사실 때문일 것이다. 물리치료사는 신생아를 위해 유용한 시각, 청각, 촉각, 후각, 미각, 운동감각, 고유수용감각과 전정감각 등 모든 감각과 운동 자극 방법을 고려해야 한다.[65] 감각 입력에 대한 운동 반응을 관찰할 때, 심장과 호흡의 변화, 발한, 피부색의 변화를 관찰해야 한다. Als[50]는 조산아에서 나타나는 과도한 자극에 대한 다양한 도피 반응들을 기술하였다. 그러한 도피 반응들로는 재채

그림 6-5. 침대에 거울을 배치한다.

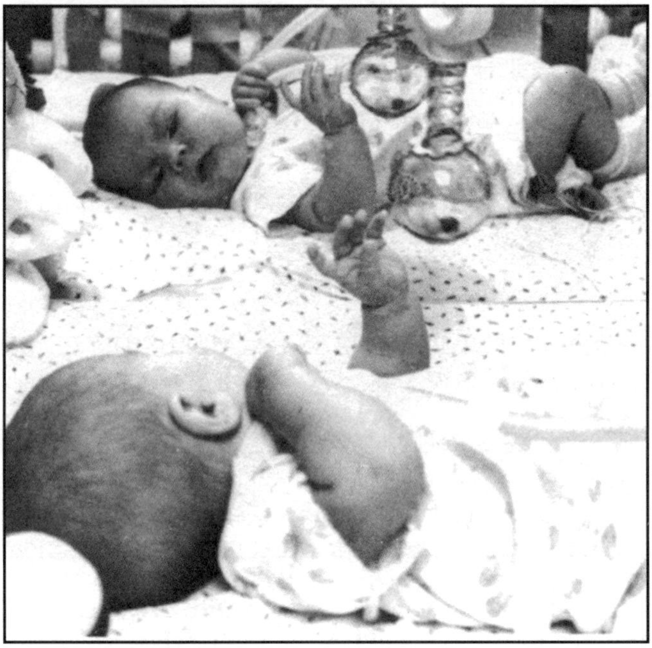

기, 기침, 눈감기와 이로 인한 심한 번잡함, 그리고 무호흡, 서맥, 구토 또는 배변 반응들이 나타난다. 이것은 이러한 반응들이 관찰될 때마다 영아가 과자극된다는 것을 의미하지는 않으며, 바라는 운동 반응이 나오지 않을 때 감각 과부하를 고려해볼 수 있다는 것을 의미한다. 성인이나 나이가 많은 아동을 치료할 때 바라는 반응이 나오지 않는다면, 치료사는 감각 자극을 증가시킬 것이다. 이러한 전략은 신생아에게는 유용하지 않으며, 오히려 해가 될 수 있다.

치료 계획을 세울 때 태내 환경, 신생아 집중치료실과 가정환경을 비교하는 것이 도움이 된다. 자궁내 환경에서는 지속적인 촉각 자극, 감소된 시각 자극, 지속적인 소음(엄마의 심음, 소화음), 그리고 태아에 의해 발생하는 능동적 움직임과 엄마에 의해 발생하는 수동적 움직임 등의 자극을 받게 된다. 신생아 집중치료실에서는 지속적인 밝은 조명과 큰 기계 소음에 노출되고 움직임의 자극은 거의 없다. 가정에는 희미한 조명, 아동들과 동물들의 소음, 음식 냄새, 음악 소리, 여러 가지 움직임의 자극들이 존재한다. 부모들이나 신생아 집중치료실 직원들은 보육기의 상단에 천을 덮어 눈부시게 밝은 조명을 줄이고 보육기 문을 꽉 닫아 소음을 차단시킴으로써 신생아 집중치료실 환경을 자궁내 환경이나 가정 환경과 유사하게 만들도록 힘써야 한다. 영아를 진정시키기 위하여 신체에 가하는 촉각 자극은 손가락 끝보다는 손 전체를 이용하는 것이 좋다. 부모가 같이 있지 못할 때는 거울이나 얼굴 사진, 인형 등을 보육기 안에 넣어 준다(그림 6-5). 물침대를 사용하여 능동 운동을 촉진하고 전정감각 입력을 증가시킬 수 있다.[64] 조산아는 체지방이 거의 없으므로 체온 유지가 어렵다. 또한 체온조절기전 역시 완전히 발달되지 않았으므로 오한이 일어나지 않도록 세심하게 돌봄으로써 열량과 에너지 요구량을 증가시키지 않게 한다. 신생아 집중치료실에 있던 아기들은 퇴원 후 어둡고 조용한 가정에 적응하기가 어렵다. 이러한 경우에는 아기가 감소된 감각 입력에 적응할 때까지 야전등과 라디오를 사용하는 것이 좋다.

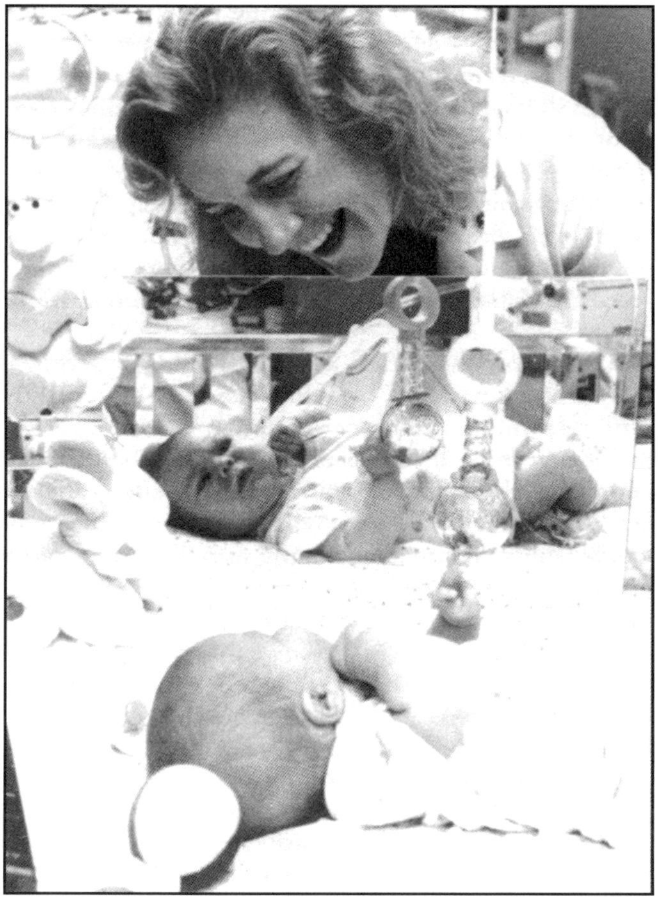

그림 6-6. 아기는 대상물과 마주보기를 좋아한다.

아동 발달에 대한 이론들은 계속 변화를 거듭하였다. 한때는 영아가 특정 기술이나 기호를 갖고 태어나지 않는다고 믿었다. 그러나 이제는 영아가 어떤 능력이나 기호를 갖고 태어난다는 사실이 알려졌다. 시각적인 면에서 영아들은 사람의 얼굴을 좋아한다. 얼굴의 각 요소들이 시각적으로 재배열될 때조차도 아기에게는 얼굴만큼 흥미롭지 않다(그림 6-6). 영아들은 또한 붉은색과 노란색을 좋아한다. 아마도 붉은색과 노란색을 엄마의 뱃속으로 착각하여 출생 전 환경으로 보일 수 있기 때문인 것 같다. 또한 영아들은 색상과 선의 날카로운 대조, 예를 들면 줄무늬나 바둑판 무늬 패턴에 끌린다. 청각적으로 아기들은 다른 소리보다 목소리를 좋아하며, 남성의 목소리보다는 여성의 목소리를 특히 더 좋아한다.[66] 최근에는 어떤 형태의 음악이 신생아들에게 가장 호감을 주는가를 알고자하는 연구들이 시도되었으며, 몇몇 연구자들은 리듬의 발달을 기술하고 있다. 신생아들은 짜고 쓴맛보다는 단맛을 좋아한다.[67] 모유 수유하는 아기는 유방의 냄새로 자기 엄마를 다른 엄마와 구별할 수 있다. 특정 흔들림의 속도를 좋아하는데, 아마도 자신의 심박수와 가장 유사한 속도를 좋아하는 것 같다. 이제 신생아가 세상에 나와 어떤 특정 감각과 운동 시스템으로 세상의 환경과 상호작용 한다는 것을 이해할 수 있게 되었다. 그러나 조산아의 감각 능력에 대한 연구는 아직도 크게 부족하다. 우리는 조산아에서도 만삭아에서 나타나는 확실한 감각적 선호 형태가 유사하게 나타날 것이며, 감각 과부하를 유발하지 않도록 조심하면서

그림 6-7. 옆으로 누운 자세에서 손을 모아 입으로 가져가는 행동의 촉진

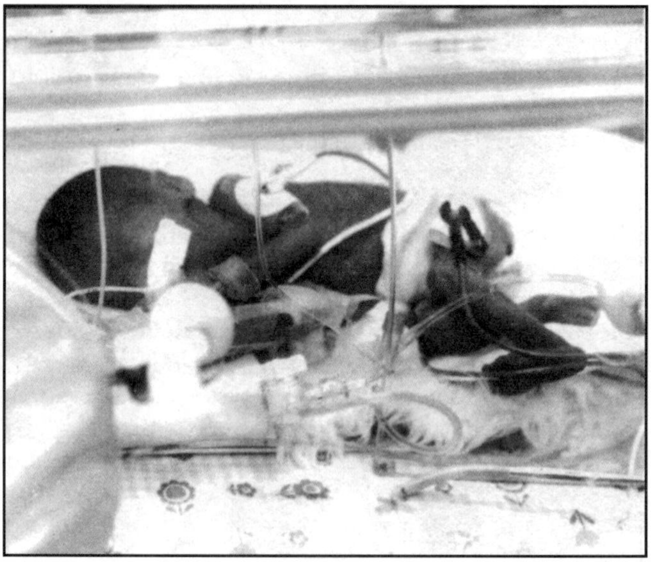

강화된 환경을 제공한다고 가정할 수 있다. 연구는 이들 영아들이 세심하게 조절되고 관찰되지 않는다면 시각, 청각, 그리고 전정감각에 의해 과민되고 혼란을 입게 되는 것과 마찬가지로 약물에 노출된 영아를 위한 감각 자극에 대한 특별한 관심에 우리를 경계시킨다.

다양한 치료기법들을 사용하기 전에 먼저 영아들에 대하여 안정 시 상태를 관찰한 후, 간호관리나 다른 조치들이 행해질 때 어떻게 반응하는가를 관찰해야 한다. 아기가 심박수와 호흡을 유지하는가? 만지면 놀라지 않는가? 움직임이 부드럽게 일어나는가 아니면 갑자기 일어나는가? 보통 등을 대고 누워 있는가 또는 한 방향만 보고 누워 있는가? 눈은 언제 뜨는가? 아기를 핸들링하기 전에 이러한 질문들과 기타 다른 질문들을 해야 한다. 수유 직후 바로 물리치료를 해서는 안된다. 아기가 적절한 반응을 보이지 않을 수 있다. 만일 아기가 치료 후 구토를 한다면 간호사들은 물리치료사의 치료 서비스를 달가워하지 않을 것이다.

가능하면 아기를 옆으로 눕게 하여 아기가 자신의 손을 모아 입으로 가져가 스스로 조용해지게 한다(그림 6-7). 옆으로 누운 자세는 굴곡과 신전의 균형을 향상시킨다. 일반적으로 피부와 피부의 접촉이 영아에게 긍정적 경험으로 작용하며 양손을 모아 입으로 가져가는 것은 입속에 고무젖꼭지나 손가락을 넣는 것보다 정상적인 감각 입력을 제공하는데 더 유용하다. 피부와 피부의 접촉은 영아를 진정시키는 역할뿐만 아니라, 각성시키는 데도 사용될 수 있다. 아기가 더 이상 인공호흡장치를 착용하지 않아도 되거나 의학적으로 안정적이게 되면 시각적 반응을 이용하여 아기를 바로 서게 한다. Sweeny는 매우 과민한 영아에게 미지근한 물에서 능동적 활동을 하게 하는 수치료를 제안하였다. 이러한 치료기법들을 적용할 때는 매우 세심한 주의가 필요하다. 앞서 말했듯이 손가락 끝보다는 손 전체를 치료에 이용하는 것이 좋으며, 아기의 과민반응을 덜 일으킬 것이다. 마지막 3개월에 태아의 생리적 굴곡이 발달된다. 이러한 굴곡 패턴의 발달은 일부 좁은 공간에 대한 반응으로 일어나며, 일부는 신경학적 발달의 능동적 과정으로 일어난다.[34,35] 생리적 굴곡이 발달되기 전에 출생하는 영아 또는 신전의 과활성을 보여 장시간 바로누운

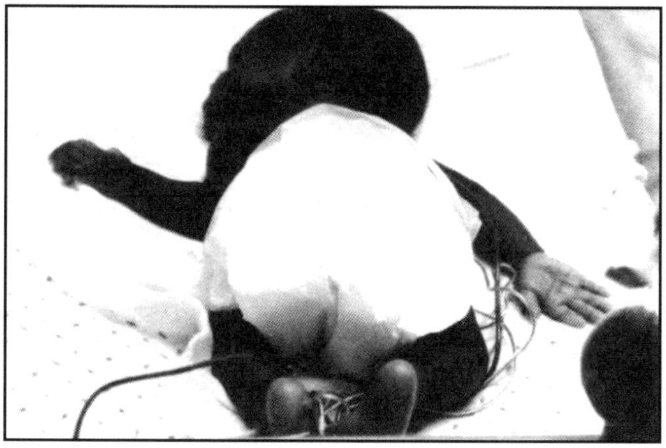

그림 6-8. 엎드려 누운 자세에서 굴곡 패턴의 촉진

자세를 취하고 있는 아기는 굴곡 패턴을 발달시키기 어렵다. 이는 바로 누운 자세가 신전을 촉진시키고 또한 이들 아기들이 중력에 대항하여 굴곡 자세를 취할 수 없기 때문이다.[69] 의학적으로 문제만 안 된다면 엎드려 누운 자세를 만들어 주어 정상적인 운동패턴을 발달시킬 수 있도록 도와준다(그림 6-8). 또한 영아를 옆으로 눕히고 전면에서 촉각 자극을 주는 방법도 굴곡 패턴을 촉진시킬 수 있다. 굴곡 반응을 촉진시키는 다른 방법은 비영양적 빨기(nonnurtitive sucking)를 사용하는 것이다. 또한 영아를 천으로 감싸주는 것도 촉각을 자극하고 굴곡 패턴을 향상시켜 주는 좋은 방법이다.

물리치료사는 자주 아기의 수유를 평가해야 함으로 정상적인 구강 운동반사와 가능한 병리적 패턴에 대한 지식이 있어야 한다. 비영양적 빨기는 임신 후 17-18주로 빠르게 시작되지만, 성공적인 수유를 위해 필요한 기술인 영양적 빨기는 재태 34주 또는 정상분만 6주 전까지도 출현하지 않는다. 빨기 반응은 인공수유가 시작되기 전 비영양적 빨기를 촉진함으로써 강화시킬 수 있다.[70] 재태기간에 태아가 준비되기까지 수유 시작을 기다리는 것에 덧붙여 빨기 능력의 강도와 리듬을 평가하는 것이 중요하다. 영아가 협응된 빨기 능력과 혀의 전방, 후방 운동을 사용할 수 있고 입술을 충분히 젖꼭지에 붙여 젖이 흐르지 않게 할 수 있는가, 그리고 수유할 때 숨을 쉬는가에 대한 평가가 중요하다.

수유하기 전에 근긴장도와 각성 상태를 평가해야 한다. 기운 없이 늘어지고 졸리운 아기 또는 흥분하고 울고 있는 아기에게는 수유하는 것이 좋지 않다. 빠르거나 느린 흔들기와 같은 촉진 또는 억제성의 자극은 아기를 준비시키고 빨기 능력을 촉진시키는 데 사용한다. 기계적 문제들이 수유를 곤란하게 할 수 있다. 실제로 구순열 또는 구개열은 독특한 문제를 일으키며 그로 인하여 특수한 젖꼭지나 우유병이 고안되었다. 구개열이 있는 많은 아기들에서 턱이 좁아 혀가 기도를 막고 더 큰 문제를 갖게 된다. 이들 영아들은 옆으로 눕힌 자세나 엎드려 눕힌 자세가 좋다. 경우에 따라서 그러한 기도 폐쇄가 생명을 위협할 수 있고 외과적 처치가 필요할 수 있다.

일반적으로 식이 곤란을 가진 아동이나 성인의 식이를 위한 원리가 신생아에게도 잘 적용된다. 기도가 열릴 때 목의 신전을 피해야 한다. 흡인을 초래할 수 있다. 구순열이 있는 영아들은

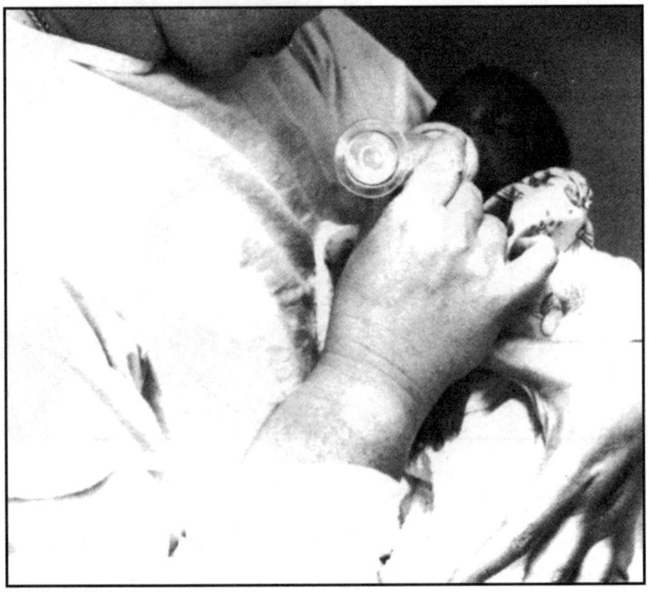

그림 6-9. 빨기를 촉진하기 위한 자세

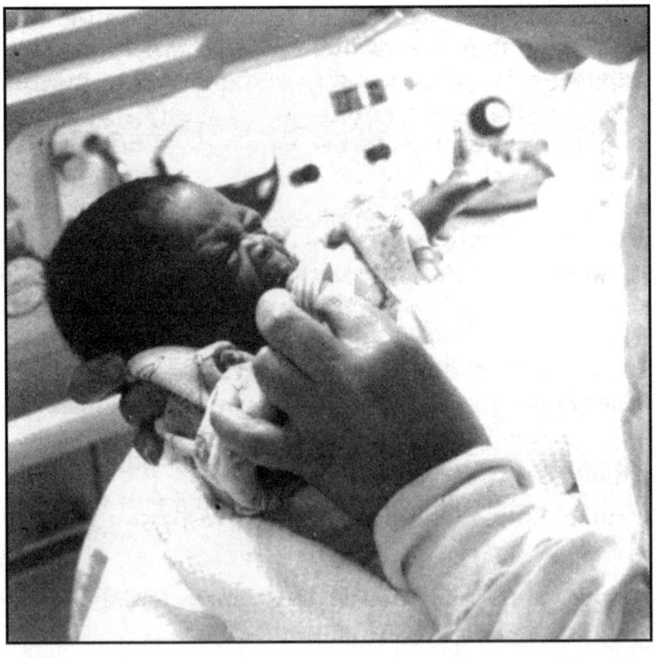

그림 6-10. 빨기의 평가. 빨기 평가시 구토 반사와 서맥이 초래된다.

턱의 조절이 필요하다. 약간 견인하여 목을 늘이면 삼키기를 촉진할 수 있다. 천으로 감싸거나 다른 자세를 취하게 하여 굴곡을 향상시키면 빨기를 촉진할 수 있다(그림 6-9). 빨기를 촉진하기 위하여 흔들기 기법을 사용할 수 있다. 조산아는 수유하는 동안 줄곧 깨어있기가 어렵다. 그러한 경우에는 아기를 단단히 싸지 않고 느슨하게 감싸고서 주기적으로 적당한 속도로 단시간 동안 흔들어 줌으로써 아기를 깨어있게 한다.

수유하는 동안 아기를 주의 깊게 살펴야 한다(그림 6-10). 수유하는 동안 무호흡 또는 서맥이 흔히 일어날 수 있기 때문이다.

특히 구강주위 청색증과 같은 피부색의 미묘한 변화 또는 창백한 표정도 알아채야 한다. 수유하는 동안 무호흡 또는 서맥이 일어나는 원인으로는 신경학적 미성숙과 빨기, 삼키기, 숨쉬기의 협응 능력 장애를 포함하여 여러 가지를 들 수 있다. 수유시 서맥의 다른 원인으로 수유를 위한 튜브가 목구멍 아래로 내려가 미주 신경을 과민하게 하는 경우를 들 수 있다. 만일 비정상적인 수유 패턴이 지속된다면 빈혈 또는 전신형 감염과 같은 좀 더 복잡한 의학적 문제를 유발할 수 있으므로 의료진에게 정보를 주는 것이 중요하다.[71]

신생아 집중치료실에서 사용되는 수유용 젖꼭지에는 여러 가지 다양한 종류가 있다. 아주 작은 아기들에게는 가장 부드러운 젖꼭지를 사용한다. 그러나 경험상 그러한 방법이 항상 최선책은 아니다. 딱딱한 젖꼭지로 좀 더 강한 빨기 패턴을 유발하는 것이 좀 더 성숙한 패턴을 촉진하여 목과 구강 운동영역의 근력을 향상시킬 수 있다. 유아식은 부드러운 젖꼭지를 사용하면 급하게 흘러 입안에 가득 차서 아기가 넘기기 어려워 호흡을 막아버린다. 평가를 통하여 영아의 발달 단계에 맞고 영아가 가진 수유 문제를 해결할 수 있는 젖꼭지를 선택하도록 한다.

물리치료사에게 왜 수유문제를 관찰하는 것이 중요한가? 가장 중요한 이유는 전인적인 아동(the whole child)을 추구하기 때문이다. 신생아 집중치료실에 있는 아기들은 일반적으로 4시간마다 수유시킨다. 만일 수유하는데 한 시간 이상이 걸린다면 부모에게는 전업이나 다름없을 것이다. 수유의 어려움은 부모와 아동의 상호작용을 저해하고, 또한 엄마가 성공적으로 아기에게 영양을 제공할 수 없다고 느끼게 되어 자아 존중심이 저하될 수 있다. 이러한 문제에 덧붙여 미성숙에 관련되지 않은 원인불명의 수유 곤란이 있는 아기들은 부가적인 신경학적 장애의 위험에 처해질 수 있다. 대부분의 신생아에 대한 신경학적 검사가 장기간의 효과를 예측할 수 없기 때문에 수유가 신경운동 기능화를 평가하는 데 있어 중요한 인자가 된다. 수유가 곤란한 영아는 큰 운동 장애를 발달시키지 않더라도 구어와 언어 장애를 갖게 된다. 이는 성공적인 수유에 필요한 근육들이 발성에도 사용되기 때문이다.[72]

신생아 집중치료실의 물리치료사들은 그들 자신을 교사로 생각하여 직원이나 부모의 역할 모델이 되어야 한다. 치료를 위한 이론적 기초뿐만 아니라 치료 전략들의 실제 예를 포함하는 부모나 간호사들을 위한 연수교육 프로그램을 만들고, 레지던트 의사들을 입문교육 시키는 것이 신생아 집중치료실에 있는 물리치료사의 필수적인 임무이다. 덧붙여 적절한 포지셔닝과 핸들링 기법을 설계하는 것 역시 필수적이다. 만일 연수교육과 입문교육 프로그램이 성공적이라면 직원들이 물리치료 상담의 가치를 인식하고 신뢰함으로써 물리치료에 대한 의뢰가 증가할 것이다.

부모들은 영아를 위하여 어떤 장난감을 사주어야 할 지를 질문하곤 한다. 신생아 집중치료실에서 보육기 안을 가득 채운 장난감들, 뮤직 박스, 사진들 때문에 아기를 제대로 보기가 어려울 수 있다. 만일 부모와 신생아 집중치료실 직원이 아기의 일반적인 감각 능력을 알고 있다면, 좀 더 적절한 장난감을 선택할 수 있을 것이다. 예를 들어 밝은 색상의 인형이 좋다. 부모들이 아기와 같이 있어주지 못할 때는 가정에서의 자연스런 가족들의 녹음 테잎이나 어떤 특별한 음악이 좋다. 아기가 깨어있을 때는 거울로 항상 얼굴을 볼 수 있게 하고, 대상물을 보려고 할 때마다 볼 수 있게 한다. 아기는 7~10인치 정도의 거리에 있는 대상물을 가장 잘 본다. 아기가 누워서 아래를 본다면 그 자리에 사진을 놔두어 바라보게 한다. 그러나 장난감을 아기의 발아래 놓아서는 안된다. 대상물을 눈보다 약간 아래에 둠으로써 몸의 굴곡 패턴을 유도한다. 아기를 행복하게 하거나 영리하게 만들어 줄 수 있는 마술적인 장난감은 없다. 좋은 장난감은 아기의 의식을 명료하게 하는 데 도움이 될 수 있을지는 모르지만 가장 좋은 것은 사람의 접촉, 목소리와 얼굴이다. 장난감은 아기와 상호 작용할 사람이 없을 때 유용한 것이지 장난감이 사람을 대신할 수는 없다. 값비싼 장난감이 반드시 좋은 것은 아니다. 잘 만들어지고 안전하고 흥미로운 감각 경험을 줄 수 있는 장난감이 좋다.

신생아 집중치료실에서 신경근 이상을 가진 아동을 확인하는 것이 항상 가능한 것은 아니다. 이 때문에 장기간의 불능 위험이 높은 아동에 대한 주기적인 추적조사를 제공하는 체계적인 방법이 만들어져야 한다. 많은 신생아 집중치료실의 추적조사 기준을 검토해보면,[73,74] 유사한 기준들이 사용되고 있음을 알 수 있다. 신생아 집중치료실에 수용된 모든 영아들을 추적조사할 필요는 없다. 전형적인 추적조사 기준은 다음을 포함한다:

- 저체중 (2000g 이하에서 1250g 이하까지)
- 보통 아프가 점수로 결정되는 주산기 가사
- 기계적 호흡장치가 필요한 영아 (호흡 장치에 의지하는 시간)
- 자궁내 발육 지연
- 신경학적 이상(간질, 근긴장도 이상, 뇌출혈, 선천성 또는 후천성 수두증)
- 뚜렷한 패혈증 또는 뇌막염
- 선천성 기형, 출생시 결함, 염색체 이상
- 시각과 청각 장애
- Neonatal abstinence syndrome (NAS) 또는 narcotic withdrawal
- 성장에 문제가 되는 위장관 이상 또는 장기간의 식이 장애
- 잠재적인 HIV 감염의 높은 위험 지표

이러한 기준들은 일반적으로 신생아 집중치료실에 수용된 40~50%의 아기들에 해당한다. 많은 병원에서 아기의 출산예정일을 기준으로 하여 조산을 결정한다. 병원마다 이러한 기준이 약간 다르다. 만일 아동이 2세까지 "따라잡음(catch up)"을 보이지 않는다면 장기간의 지연이 의심된다.

사례 연구 #1: Jason

- 실전 패턴 5C: 비진행성 중추신경계 질환과 관련된 운동기능과 감각 상태의 손상-유전적 요인
- 의학적 진단 대뇌 마비, 오른쪽 편마비
- 연령: 24개월

병력 (history)

Jason은 8주 조기에 제왕절개로 태어난 이란성 쌍생아이다. 아프가 점수는 7점/9점(1분/5분)이다. 출생시 체중(1660g), 머리 둘레와 신장은 재태연령에 일치하였다. 출생시 인공호흡기는 사용하지 않았다. 생후 3일에 머리 초음파 검사상 뇌실의 크기는 정상이었으나 좌측 배아기질 출혈(germinal matrix hemorrhage)의 소견을 보였다. 그러나 일주일 후 재검사 소견에서는 응혈이 완전히 흡수되었고 양측 뇌실의 크기 역시 정상이었다. Jason이 3주 되었을 때 Brazelton이 신생아 행동 평가척도(Brazelton Neonatal Behavior Assessment Scale)를 사용하여 검사한 결과 Jason은 NNS 또는 손을 입으로 가져가는 행동 등의 자아 진정(self-calming) 전략들을 거의 보여주지 않았으며, 건반사는 대체로 강하게 나타났다. 척주만곡은 우측에서 약간 감소되어있었으며, 양측으로 족간대성 경련(ankle clonus)이 나타났고 전신의 경직(jittery)이 있었다. 모유시 서맥으로 인하여 무호흡을 조절하는 데 사용하는 조산아 무호흡 치료제(caffeine-citrate)를 투여받고 있었다. 이 약물은 영아에서 전신적인 경직을 유발하고 근긴장도를 증가시킬 수 있는 것으로 보고 되고 있다.

Jason은 생후 7주에 물리치료사의 평가를 받았다. 생후 7주에 Jason은 더 이상 비대칭은 보이지 않았으나, 여전히 경직은 계속되었다. Jason과 Jason의 다른 쌍생아 형제는 생후 40일에 caffeine-citrate 투여를 중지하였다. 신생아 집중치료실에서 Jason은 초기에 경미하고 일시적인 비대칭과 경직이 있었지만, 물리치료는 받지 않았다. 무호흡과 서맥을 조절하기 위하여 사용하는 theophylline 또는 caffeine-citrate는 근긴장도를 증가시키고 경직을 초래할 수 있으며, 아기들의 신경학적 상태에 대한 정확한 평가를 어렵게 한다. Jason과 같은 병력을 가진 대부분의 아동들은 정상적으로 발달한다. 치료적 용량의 카페인의 효과를 평가한 포괄적이고 장기적으로 이루어진 연구는 아직까지 없다.

생후 4개월에 Jason에 대한 추후평가가 이루어졌다. Jason은 여전히 과민하고 머리를 우측으로 기울이고 있었으나, 다른 면에서는 "정상"이었다.

다음 평가는 생후 6개월에 이루어졌다. 이때 Jason의 엄마는 Jason이 왼손잡이임을 알았다. 신경학적 평가결과, 엄지를 손바닥으로 굴곡시킨 채 주먹을 쥐고 있고 우측으로 5~7 박자의 족간대성 경련을 나타내며, 우측으로 비대칭성 긴장성 경반사를 보이는 현저한 비대칭의 소견을 보였다. 물리치료사는 소아발달에 대한 Bayley 척도(Bayley Scales of Infant Development)를 이용하여 검사를 실시하였다.

Jason의 비정상적인 신경학적 소견을 부모에게 이해시키고 좀 더 정밀한 신경학적 검사를 받도록 권고하였고, 집 근처 병원에서 물리치료를 받도록 의뢰하였다. Jason과 같은 아동에게서 보이는 신경학적 비정상성은 6~9개월이 되어야 분명하게 나타난다. 그때까지는 진단이 내려지지 않기 때문에 이러한 위험군의 아동에게 조기의 치료서비스를 실시하기 어렵다. 이러한 이유로 인하여 추후검사로 이러한 유아를 가까이서 모니터하고 비정상성이 분명해지면 치료받게 하는 신생아 집중치료실의 역할이 중요하다.

사례 연구 #2: Jill

- 실전 패턴 5C: 비진행성 중추신경계 질환과 관련된 운동 기능과 감각 상태의 손상-유전적 요인
- 의학적 진단: 소아 마비, 강직성 사지마비, 소뇌, 정신지체, 발작
- 연령: 7세

병력 *(history)*

Jill은 임신기간에 산모에 이상이 없었고, 만삭아였다. Jill의 엄마는 30세로 Jill이 첫 아이였다. 출산은 빠르게 진행되었고 아프가 점수는 5점/8점(1분/5분)이었다. 초기에 문제는 없었으며 정상의 신생아실에 있었다. 신생아실의 간호사들은 Jill이 생후 4시간 되었을 때 약간의 비정상적인 안구 움직임과 팔다리가 경직되어 있음을 관찰하고 신생아 집중치료실의 직원을 호출하였다. Jill을 즉시 신생아 집중치료실로 옮겼으며, 페노바르비탈을 투여하였다. 그러나 Jill의 경련은 계속되었으므로 몇 가지 다른 항경련제를 추가하고 아동신경과 전문의에게 의뢰하였다. 약물로 인하여 호흡이 곤란해졌으며, 생후 12시간에는 호흡기를 착용시켰다(그림 6-11). EEG 검사상 비정상적인 소견이 현저하였다. 며칠 후 경련은 서서히 사라졌으며 따라서 약물도 줄였으며, 호흡기도 뗄 수 있었다.

물리치료 평가는 생후 5일에 Brazelton와 Dubowitz 척도를 사용하여 처음 실시하였다. 그 결과, Jill은 빨기 반사가 없고 구역반사가 감소되고, 전신적인 저긴장도를 보이는 움직임이 없는 아동이었다. 한 주가 지나 식이 패턴이 향상되었으며 Jill은 젖병을 사용할 수 있게 되었다. 물리치료사가 부모와 간호사에게 식사하기 전이나 식사하는 동안 전정감각 입력을 위한 빠른 rocking, 입주위 stroking, 약간 고개를 숙이고 머리를 중앙에 오게 하거나, 식사 사이에 고무젖꼭지를 사용하여 빨기를 강화시키고, 또는 가능한 한 바로세워 민첩함을 향상시키는 등의 식사기술

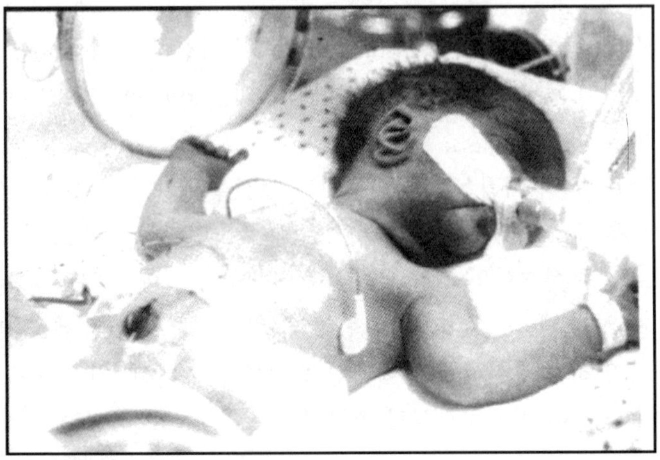

그림 6-11. 호흡기를 착용하고 있는 Jill

을 교육하였다.

물리치료사는 Jill의 부모와 아동신경과 전문의, 신생아전문가를 만나 장기간 예후와 치료 프로그램을 논의하였다. 간질을 검사하기 위하여 BAER(뇌간 청각 유발) 검사를 실시하였고, 그 결과 반응시간이 약간 지연되었다. 생후 2개월에는 눈 검사를 의뢰하였다.

퇴원하기 전, Jill의 부모는 자세와 핸들링 기술을 교육받았다. Jill은 처음에 근육의 긴장도가 낮았으나 시간이 지나면서 긴장도가 증가하여 Jill의 부모는 가정프로그램을 모니터하여 병원에 알려야 했다. 또한 시각과 청각 기술을 향상시키기 위한 장난감의 사용에 대해서도 논의하였다. Jill은 신생아 집중치료실에서 단기간 입원하였으나 장기간의 프로그램이 필요하였다. 따라서 신생아 집중치료실의 물리치료사와 Jill의 집 근처 병원의 물리치료사와는 긴밀한 연락이 유지되어야 했다. Jill이 가진 장기간의 경련 병력과 초기 식이문제 때문에 Jill은 신생아 집중치료실에서 퇴원하면서 집 근처의 병원 물리치료사에게 의뢰되었다.

생후 4개월에 추후검사를 실시하였으며, 이때 Jill은 전신의 긴장도가 증가되어 있는 매우 과민한 아동이었다. 신생아기의 손상으로 인하여 머리 성장이 감소되어 있었다. 눈 검사와 반복된 BAER 검사는 정상이었다. 장래의 교육과 치료에 대하여 논의하고, 부모는 가족지지 서비스를 위해 지방행정단체에 의뢰되었다.

사례 연구 #3: Taylor

- 실전 패턴 5C: 비진행성 중추신경계 질환과 관련된 운동 기능과 감각 상태의 손상-유전적 요인
- 의학적 진단: L1~2 척수뇌수막염
- 연령: 4세

병력 (history)

Taylor는 임신기간에 산모에게 이상이 없었고, 만삭아로 태어났으나, 분만 시 태아 곤란과 둔위로 인하여 제왕절개로 태어났다. 출생시 요추부의 수막척수류이 있었으므로 신생아 집중치료실로 옮겨졌다. 신경학적 검사를 실시한 후 신경외과의사는 부모에게 수막척수류의 증상들을 설명하였다. 수막척수류의 증상들로는 마비와 잠재적인 정신지체, 뇌수종, 배변 및 방광 이상 등이 있으며, 장기간 치료와 많은 외과적 수술이 필요하다. 신경외과의사는 수막척수류의 일차 문합술을 즉각적으로 권하였다.

수술 전에 물리치료사가 먼저 Taylor를 검사하였다. 90° 고관절 굴곡 구축과 60° 슬관절 굴곡 제한이 있었다. 또한 Taylor는 양발에 심한 내반첨족이 있었으며, 하지에서 촉각, 압박감각과 통각이 없었다.

수막척수류의 일차 문합술 후, 물리치료사는 부모와 만나 장기간의 재활치료에 대하여 논의

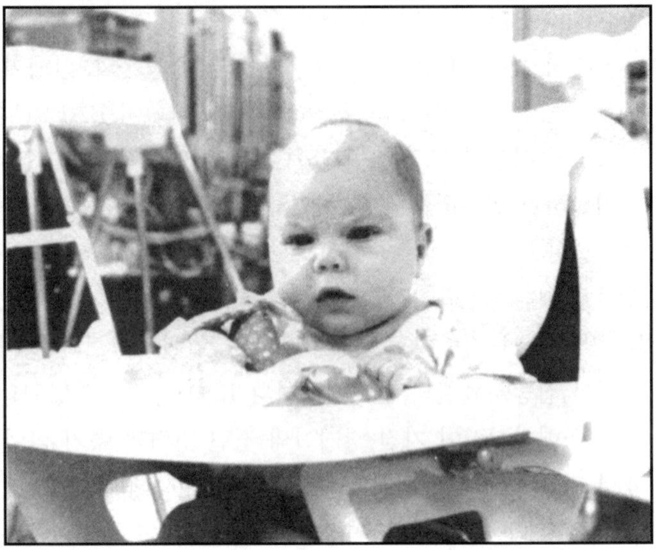

그림 6-12. 신생아 집중치료실에서 4개월된 소아가 정상 정위자세를 연습하고 있다.

하였다. Taylor의 재활치료의 목적은 보행이었다. 부모는 관절가동운동 방법과 감각 소실로 인한 피부욕창을 관리하는 방법을 교육받았다. 머리와 체간 조절, 하지의 가동성을 유지하면서 상지 기술, 인지 기술에 중점을 두었다. 치료사는 부모에게 병원 도서관에 비치된 정상 아동 발달에 대한 책 목록을 주었고, Taylor의 장애뿐만 아니라 발달의 긍정적인 면도 깨닫도록 격려하였다. 같은 장애아를 둔 부모간 지지망이 형성되는 척추이분증 협회에 의뢰하였으며, 또한 장애아를 위한 정형외과 장비나 이송장비뿐만 아니라 계속된 약과 수술로 인한 장애아 부모들의 재정적인 부담에 도움이 되는 주 서비스단체에도 의뢰하였다.

수막척수류의 일차 문합술을 받은 3일 후, 천문 돌출(fontanelle bulging)이 발견되었다. 두개 초음파검사로 뇌실 팽대가 관찰되었으며, 따라서 일차 문합술 5일 후에 V-P 문합술을 실시하였다. Taylor는 심각한 무호흡을 지속적으로 나타내어 호흡기를 착용하였다. 신경외과 전문의는 뇌전도(EEG)를 사용하여 간질을 배제시킬 것을 권고하였다. 운좋게 뇌전도에서 정상으로 나왔다. 뇌간의 압박을 일으켜 무호흡을 초래하는 아놀드-키아리 기형(Arnold-Chiari deformity)이 의심되었다. 생후 2주에 후두와를 외과적으로 해리하는 수술이 실시되었다. 무호흡이 개선되었으며 인공호흡기를 떼었다. 그러나 Taylor는 하루에도 몇 번 무호흡이 나타났으므로 계속된 심호흡계 모니터가 필요하였다.

Taylor에 있어서 의과적 문제가 컸으므로 재활서비스에 대한 관심은 그만큼 축소되었다. 그러나 정형외과의는 몇 차례의 석고 고정으로 발 기형을 치료하고 있었으며 물리치료사는 하지의 수동관절가동운동을 실시하고 부모와 간호사에게 고관절 굴곡 구축을 감소시키기 위하여 운동범위와 엎드려 누운 자세에 대한 교육을 실시하였다. 정상적인 감각 입력을 위한 장난감들이 추천되었다.

무호흡은 계속되었으며 4개월간 신생아 집중치료실에 입원하였다. Taylor의 나이에 적절하고 의학적 상태에 문제를 일으키지 않는 다양한 감각 운동 경험을 제공하였다(그림 6-12). 신생아

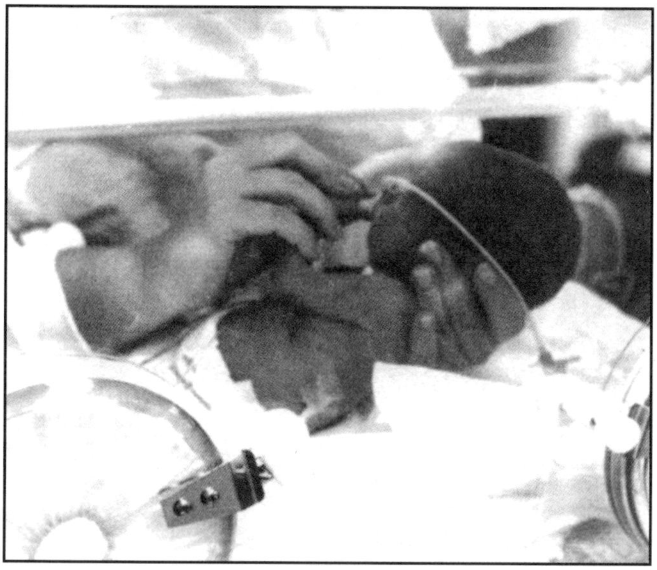

그림 6-13. 손을 입으로 가져가기 촉진

집중치료실에서 퇴원후에도 심호흡계 모니터가 계속 이루어졌으며, 일주일에 한 번 정도 집 근처 물리치료실과 수막척수류 전문 병원에 의뢰되었다. Taylor의 가족에게 많은 자치단체서비스들이 유용하였으므로 Taylor는 신생아 집중치료실 추후 병원에 복귀할 필요는 없었다.

사례 연구 #4: Aslhey

- ▶ 실전 패턴 5B: 운동 신경 발달 손상
- ▶ 의학적 진단: 다운 증후군
- ▶ 연령: 15개월

병력 (history)

Ashley는 26세 여성에서 태어난 첫째 아동이었다. Ashley의 임신기간에 산모에 이상이 없었고, 만삭아로 태어났으나, 분만 시 다운증후군의 증상이 발견되었고, 다소 넓어진 심실공간 결함으로 인한 심잡으로 NIUC으로 이송되었다. 이후 검사에서 식도 폐쇄증이 발견되었다. 식도 폐쇄증의 일차 치료가 불가능하여 위를 절재하였다. 음식섭취가 금지되어 누크 젖꼭지를 상당히 많이 빨았으며 이것이 자극이 될 수 있었다.

Ashley의 부모에게 머리와 체간조절을 향상시키기 위한 약간의 지지로 직립자세, 머리와 상체 무게를 자극하기 위해 누운 자세, 양손조절과 구강활동을 위해 옆으로 눕기와 같은 다양한 자세를 교육하여 Ashley에게 적용하게 하였다(그림 6-13). 위 절재한 아기에게 누운자세에는 금기사항은 없다. 수술후 첫 일주일 후에, 안전하게 엎드릴 수 있었다. 대부분의 아동들은 누운 자세를 유지하기 위한 특별한 도구가 필요하지 않지만, 제대로 하지 못하는 아동에게는 거품고무덩이에서 작은 cut-out이 필요하다. 이러한 아동들이 엎드린 자세를 빠르게 유지할 수 있을수록, 아동, 부모, 간호사에게 이것은 더 쉬워진다. Ashley 부모에게 제시된 다른 것들에는 딸랑이와 종을 애기 손에 들려주어 동작 장려, 물장난감으로 물에 대한 저항력을 장려, 흔들의자에 앉혀주고, 전정입력을 위해 아기 흔들기, 후각입력을 위해 달콤한 방향물 제공 등이 있었다.

Ashley는 생후 6주에 퇴원했다. 의학적 합병증에 대한 우려로 인해 가족은 영아 치료프로그램을 거부했었다. 운동발달을 위해 제시된 활동프로그램을 따르려 하지 않았다. 이들은 Ashley에게 많은 장난감을 주었으나 이것들은 시각적, 청각적 자극을 주는데 사용되었을 뿐 동작에는 이용되지 못했다.

생후 6개월에 식도 폐쇄증이 치료되었다. 8개월에는 심장결함이 수술로 치료되었다. 10개월째, 부모가 마침내 영아 치료 프로그램을 승낙하였다. 10개월째 물리치료사들이 처음 Ashley를 관찰하였을 때, Ashley는 보통의 다운증후군 아동들보다 근육이 더 저긴장상태였다. Ashley는 버팀목의 도움을 받아 앉을 수 있었고, 앉도록 손을 끌어 당기면 머리가 약간 처졌으며, 하체에 체중을 지탱하기가 힘들었다. Ashley는 많은 청각감염이 있어, 12개월째에 압력조절튜브를 받았고, 약한 전도성 청각손실을 지니고 있다.

복잡한 의학적 문제를 지닌 Ashley와 같은 아동에게, 가족은 스트레스가 없는 치료활동 조차도 참여하려 하지 않는다. 이들 에너지의 대부분은 아동의 급성 의학적 요구에만 집중된다. 경험으로 보았을 때 이러한 부모들은 결국 물리치료에 대한 필요성을 인식하게 되고, 이 아동이 커질수록 다루기는 더 어려워진다. 따라서 치료에 대한 지속과 강화가 중요하다. 이것을 위한 최고의 방법은 물리치료사나 전문가가 가족에게 프로그램을 제시하는 것이다. 왜냐하면 이들이 지속적으로 아동을 관찰할 수 있기 때문이다. 신생아 집중치료실에 있는 물리치료사는 지속적으로 발달 물리치료와 이것의 이용에 대한 필요성과 관련되어 외과적 정보를 가져야 한다.

사례 연구 #5: John

- 실전 패턴 5B: 운동신경 발달 손상
- 의학적 진단: 발달 협응 장애, 집중력 결손 과행동 장애
- 연령: 5세

병력 (history)

존은 34세의 어머니에서 임신주수 36주에 태어났다. 그의 Apgar점수는 1분에서는 8이고 5분에서는 10이었다. 그는 병원에서 퇴원하기 전에 신생아 중환자실에서 잠시 있었지만, 태어난 직후에 중요한 의학적 문제가 있지 않았다. 나중에 DCD 진단을 받은 많은 아이들은 미숙아로 태어나긴 하지만, 신생아 때 비정상적인 신경학적 징후가 있지 않다. 그는 신생아중환자실에서 퇴원할 시기에 조기 중재가 필요하진 않았다.

용어정리 (glossary)

A와 B의 철자

무호흡: 20초 동안 호흡이 없는 것

심서맥: 분당 심박수가 90번 미만으로 청색증이 동반된다.

AGA: 임신 나이에 적당한 성장

산소결핍: 산소가 없는 상태

질식: 세포와 혈액에 산소가 부족하고 이산화탄소가 증가되는 상태이다. 임신기간 중 질식은 태어나기 바로 전, 태어날 때, 태어난 후 바로 산소가 부족한 상태이다.

흡인: 태변, 유아용 조유, 또는 위 내용물 같은 이물질이 호흡되어 폐로 들어가는 경우, 이것은 흡인성 폐렴의 원인이기도 하다.

확장 부전증: 폐의 폐포 내에 공기가 결여 되어 있는 상태

베타메타손: 태아의 폐 생성을 돕고 사산을 하기 전에 산모에게 주는 스테로이드제

빌리루빈: 적혈구가 파괴되어 노란색을 유발하는 물질, 황달의 원인일 수 있으며 많은 양은 핵황달과 기저핵의 손상, 무정위형의 뇌성마비의 원인이다.

혈액가스: 산소, 이산화탄소, 산도 등이 얼마나 포함되어 있는지를 검사하기 위한 혈액 표본

ABG: 동맥혈액가스, VBG: 정맥혈액가스

뇌간 청력을 불러내는 반응검사(BAER): 신생아의 청력손실을 조기에 발견하기 위하여 소리의 수준을 다양하게 정하여 뇌파의 반응을 보는 검사.

폐기관 이형성(BPD): 일반적으로 인공호흡기로 오랫동안 치료 후에 폐와 폐세포의 공기 흐름이 정상발달로 교체되거나 변화가 온 상태

연화: 구역질로 인하여 위와 식도 사이의 괄약근이 미숙되거나 이완된 상태, 위 식도 반응(GER)과 관계가 있다.

호흡기의 계속되는 양압(CAPD): 인공호흡기에 의해 폐 안으로 공기의 계속된 흐름을 불어 넣어 주는 것

혈액 내의 응고작용 확산(DIC): 저산소, 다른 질환이나 손상으로 혈소판이나 혈액 응고인자를 다 사용한 상태, 결과로 과출혈이 생기며 수혈이 필요하다.

동맥관: 대동맥에서 폐동맥까지 연결된 치명적 혈관, PDA-특별한 동맥관(Patent Ductus Arteriosus):태어난 후에 혈관이 막히는 것이 실패하여 산소교환의 불량이 있으며 봉합하는데 외과적, 의학적 중재가 필요한 상태

자간(어린아이의 경기): 고혈압, 단백뇨, 감뇨 등이 동반되는 임신 중독증에서 긴장성, 간대성 경련과 의식 혼수가 분만 전, 분만 도중, 분만 후에 발생할 수 있다.

기관내 삽관법: 조그만 플라스틱관으로 된 통로를 성대 밑에 있는 기관에 넣는 것, 기관지 가지에 호흡을 돕는다.

태아 적아구증: 혈액형이 산모아 아기 사이에서 상반되게 나타난다. 이유는 산모의 항체가 태아

의 혈액세포를 공격한다. 신생아의 빈혈, 황달 원인이 되기도 한다.

위관 영양식사: 젖병으로 식사하기 미숙 하거나 입으로 식사할 수 있는 능력이 없어서 위나 입이나 코에 관을 통하여 식사를 주는 것.

인간면역 결핍 바이러스 감염(HIV): 온몸에 치명적인 감염으로 면역체계에 중요한 감염이다. 신경학적 발달학적 결함이 원인이며 광범위하게 여러 임상증상이 나타난다.

유리막질환(HMD): 호흡기 질환으로 미숙아에게 영향을 미친다. 표면 활성제나 폐포의 붕괴를 방지하는 물질의 부족이 원인이다.

과영양: 정맥으로 포도당, 단백질, 미네랄과 비타민을 주입하는 것, 입으로 식사를 시작하지 못할 때 사용한다. 이것은 '종합 비구경적 영양(Total Parenteral Nutrition; TPN)' 이라고도 한다.

인도메타신: 특별한 동맥관(PDA)를 막는데 사용하는 약이다.

당뇨임산부의 유아(IDM): 임신기간이 길어진 것(LGA)으로 인하여 태어나기 전, 태어난 후에 합병증의 위험이 높다.

부하정도: 치료적 혈액수준을 얻기 위하여 투약하는 충분한 양

LS 비율: 양수에 있는 두 가지 물질(레시틴과 스핀고마이엘린)의 비율을 말하며 이 비율은 태아의 폐형성을 나타내는 데 사용한다.

모계물질의 오용: 임신 3개월 이내에 헤로인, 코카인, 술과 담배 등을 포함하는 약품인 해로운 효과가 있는 잠재적 기형물질을 임신기간 동안 사용하는 것.

태변: 태어나기 전 태아의 내부에 있는 검은 녹색 물질을 말하며 태어난 후에 며칠 사이에 배설된다. 태어나기 전에 태아의 스트레스로 자궁으로 배설이 된다면 태변을 흡입하게 된다. 질식이나 심각한 호흡기계 합병증을 유발한다.

괴사성 소장 결장염(NEC): 신장과 대장의 점막이나 점막하에 괴사가 확산되거나 괴사부위가 누더기 처럼 붙어 있는 상태로 조산이나 허혈에 의한 가능성이 있다.

신생아 절제 증후군: 태어나기 전에 마취제 계열의 약품에 노출되면 신생아의 신경행동학적 후유증이 인지된다.

신생아: 태어난지 4주 이내의 어린이

무영양빨기: 고무 젖꼭지나 손가락을 빠는 것으로 입으로 영양 섭취를 위한 것은 아니다.

이마뼈와 뒤통수뼈 둘레선(OFC): 머리 크기 측정선

양수과소증: 양수의 양이 많이 줄어드는 것

$PaCO_2$: 동맥혈의 이산화탄소 부분압

PaO_2: 동맥혈의 산소 부분압

파블론: 신경근 접점에 작용하는 약으로 일시적인 마비를 발생시킨다. 가끔 호흡기의 다툼으로부터 아이를 보호하기 위해 쓴다.

간헐적 호흡: 10초 전후로 호흡이 멈추어 지는 것, 일반적 조산아

신생아 순환유지(PFC): 혈액이 대동백관에서 폐로 계속하여 흐르는 상태로 출산이나 출산 후에 저산소증이 온다.

태반박리: 출혈과 함께 자궁으로부터 태반이 조기에 분리되어 출생 전 질식사가 된다.

태반프리비아: 태반이 자궁경부 위로 비정상적 위치에 있는 상태로 정상적인 질 분만을 막는다.

호흡운동도: 자고 있거나 깨어 있을 때 어떠한 비정상적인 것을 발견하기 위하여 어린아이의 심박수와 호흡패턴을 모니터링하는 것

다혈구혈증: 느린 순환이 원인이 되어 적혈구가 비정상적으로 증가된 상태로 '과점조도' 라고도 한다.

양수과다증: 양수의 양이 많아 지는 것

양성호기압력(PEET): 폐의 확장을 유지하기 위하여 호흡기에 가해지는 일상적인 압력의 양

막의 조산파열(PRONM): 산고가 시작되기 전에 태아를 싸고 있던 막이 찢어지는 것, 결과로 감염의 가능성이 증가한다.

호흡기 스트레스증후군(RDS): 유리막 질환과 바꾸어 쓸 수 있는 단어

조산아망막증(ROP): 눈에 산소가 집중되거나 다른 인자가 집중이 되어 눈 혈관에 영향을 미쳐 결과적으로 장님을 만든다. 전에는 리트로렌탈 섬유증식증(RLF)라 불렀다

패혈증: 혈액흐름을 타고 박테리아 감염이 확산되며 신생아에게 감염을 국소화하거나 보호하는 능력을 적게 만드는 일반적인 감염을 특징한다.

중격손실: 선천적인 심장근육손실. VSD는 좌심실과 우심실 사이가 열려 있는 중격 손실, ASD는 좌심방과 우심방 사이의 중격손실, 이러한 손실은 일반적으로 외과적 수술이 요구된다.

성적으로 전염되는 질환: 산모가 감염되어 있으면 태아에게도 임신 중이나 분만 시 감염이 된다. 예를 들면, 매독, 헤르페스, 임질 등

작은 임신기간(SGA): 임신기간 동안 성장요소(키, 몸무게와 머리둘레)가 15% 이하에 속하는 아기로 태반내 성장지연(IUGR)이라 부른다

티오필린: 무호흡을 치료하기 위한 자극적인 약, 카페인, 넝쿨손 또한 이러한 목적으로 쓰인다.

산과적인 약: 분만 고통 시 사용되는 약(예:디토트린)

횃불적정: 주혈원충병, 홍역, 거대세포 바이러스(CMV) 와 헤르페스 등의 확실한 바이러스 요소가 있는지를 결정하는 혈액검사

경피성모니터(TCM): 피부도자에 의해 혈액에 산소 포화도를 모니터하기 위한 도구

신생아 일시적 빈호흡(TTN): 제왕절개나 난산에서 태어난 태아에게 볼 수 있는 빠른 호흡상태, 폐용액의 흡수가 나쁜 것과 관련이 있으며 젖은 폐라고도 부른다.

가칠: 자궁안에 있는 태아 피부를 보호하기 위한 백색 지방물질.

참고문헌 (references)

1. Anderson KN. *Mosby's Medical, Nursing, and Allied Health Dictionary*. 5th ed. St. Louis, Mo: Mosby-Year Book; 1998.
2. Lawson K, Daum C, Turkewitz G. Environmental characteristics of a neonatal intensive care unit. *Child Dev*. 1977; 48:1633-1639.
3. Bell PL. Adolescent mothers' preconceptions of the neonatal intensive care unit environment. *Journal of Perinatal and Neonatal Nursing*. 1997;11:77-85.
4. Harrison H. *The Premature Baby Book*. New York, NY: St. Martin's Press; 1983.
5. Klaus MH, Fanaroff AA. *Care of the High Risk Neonate*. Philadelphia, Pa: WB Saunders Company; 1973.
6. Korones SB. *High Risk Newborn Infants*. 2nd ed. St. Louis, Mo: CV Mosby; 1976.
7. Thompson M, Price P, Stahle D. Nutrition services in neonatal intensive care: a national survey. *J American Dietetic Association*. 1994;94:440-442.
8. Philip AGS. *Neonate Sepsis and Meningitis*. Boston, Mass: GK Hall; 1985.
9. Johnson SH. *High Risk Parenting: Nursing Assessment and Strategies for the Family at Risk*. Philadelphia, Pa: JB Lippincott; 1979.
10. Frank DA, Augustyn M, Stuart DG. Review: prenatal exposure to cocaine does not independently affect physical growth, cognition, or language skills. *Evid Based Ment Health*. 2001;4:121.
11. Neuspiel DR, Hamel SC. Cocaine and infant behavior. *Developmental and Behavioral Pediatrics*. 1991;12:55-64.
12. Bryson YJ. *Perinatal Acquired Immunodeficiency Disease. Report of the 100th Ross Conference in Pediatric Research*. Columbus, Ohio: Ross Laboratories; 1991.
13. Lewis M, Wilson CD. Infant development in lower class American families. *Hum Dev*. 1972; 15:112-127.
14. Newberger CM. The cognitive structure of parenthood: designing a descriptive measure. *New Directions for Child Dev*. 1980;7:45-67.
15. Philip AGS. *Neonate Sepsis and Meningitis*. Boston, Mass: GK Hall Company; 1985.
16. Connor E, McSherry G, Yogev R. Antiviral treatment of pediatric HIV infection. In: Yogev, Connor, eds. *HIV Infection in Infants and Children*. St. Louis, Mo: Mosby-Year Book; 1992:505-532.
17. Belman AL. AIDS and pediatric neurology. *Neurologic Clinics*. 1990;8:571-603.
18. Grosz J, Hopkins K. Family circumstances affecting caregivers and brothers and sisters. In: Crocker AC, Cohen HJ, Kastner TA, eds. *HIV Infection and Developmental Disabilities*. Baltimore, Md: Paul H. Brookes; 1992:43-52.
19. Cohen HJ, Diamond GW. Developmental assessment of children with HIV infection. In: Crocker AC, Cohen HJ, Kastner TA, eds. *HIV Infection and Developmental Disabilities*. Baltimore, Md: Paul H. Brookes; 1992:53-62.
20. Harris MH. Habilitative and rehabilitative needs of children with HIV infection. In: Crocker AC, Cohen HJ, Kastner TA, eds. *HIV Infection and Developmental Disabilities*. Baltimore, Md: Paul H. Brookes; 1992:85-94.
21. Cowett RM, Schwartz R. The infant of the diabetic mother. *Pediatr Clin North Am*. 1982: 29:1213-1231.
22. Morris SE. *The Normal Acquisition of Oral Feeding Skills: Implications for Assessment and Treatment*. New York, NY: Therapeutic Media Inc; 1982.
23. Babson S, Kongos, J. Preschool intelligence of undersized term infants. *Am J Dis Child*. 1969; 117:553-169.
24. Fitzhardinge PM, Steven EM. Small for date infants: neurological and intellectual sequelae. *Pediatr*. 1972;50:50.

25. Apgar V, Beck J. *Is My Baby All Right*. New York, NY: Trident Press; 1973.
26. Zuckerman B, Frank DA, Hingson R, et al. Effects of maternal marijuana and cocaine use on fetal growth. *N Engl J Med*. 1989;320:762-768.
27. Gluck L. *Intrauterine Asphyxia and the Developing Fetal Brain*. Chicago, Ill: Year Book Medical; 1977.
28. American Physical Therapy Association. *Guide to Physical Therapist Practice*. Alexandria, Va: Author; 1998.
29. Moore KL. *The Developing Human*. 2nd ed. Philadelphia, Pa: WB Saunders; 1977.
30. Dubowitz LM, Dubowitz V. Clinical assessment of gestational age in the newborn infant. *J Pediatr*. 1970:77;1-10.
31. Barnard KE. The effect of stimulation on the sleep behavior of the premature infant. *Commun News Res*. 1973:6;12-40.
32. Dreyfus-Brisac C. Organization of sleep in prematures: implications for caregiving. In: Lewis M, Rosenblum LA, eds. *The Effect of the Infant on Its Caregivers*. New York, NY: John Wiley; 1974.
33. Ludington-Hoe S. *Parents Guide to Infant Stimulation*. Los Angeles, Calif: Infant Stimulation Education; 1983.
34. Blackburn S. Fostering behavioral development of high risk infants. *J Obstr Gyn Nurs*. 1983;12(Suppl):76-86.
35. Long JG, Lucey JR, Philip AG. Noise and hypoxia in the ICU. *Pediatr*. 1981;65:143-145.
36. Martin RJ, et al. Effect of supine and prone position on arterial oxygen tension in the preterm infant. *Pediatr*. 1979;63:528.
37. Korner AF, Kraemer HC, Haffner ME, Cosper LM. Effects of waterbed floatation on premature infants: a pilot study. *Pediatr*. 1975;56:361-367.
38. Korner AF, Schneider P, Forrest T. Effects of vestibular proprioceptive stimulation on the neurobehavioral development of preterm infants: a pilot study. *Neuropediatr*. 1983;14:170-175.
39. Orgill AA, Astbury J, Bajuk B, Yu VY. Early development of infants 1000 grams or less at birth. *Arch Dis Child*. 1982; 57:823-827.
40. Scarr-Salapatek S, Williams ML. The effects of early stimulation on low birth weight infants. *Child Dev*. 1973; 44:94-101.
41. VandenBerg K. Revising the traditional model: an individualized approach to developmental interventions in the intensive care nursery neonatal network. *Journal of Neonatal Nursing*. 1985;3.
42. Clark D, Ensher G, LeFever J. From newborn nursery to public school: comprehensive services for high risk infants. Presented at: Contemporary Issues in High Risk Infant Follow-Up; October, 1982; Madison, Wisc.
43. Kitchen WH, Ryan MM, Richards A, et al. A longitudinal study of very low birth weight infants: an overview of performance at 8 years of age. *Dev Med and Child Neurol*. 1980;22:172-198.
44. Weiner G. The relationship of birth weight and length of gestation to intellectual development at ages 8-10. *J Pediatr*. 1970;76:694.
45. Buehler D, Als H, Duffy FH, McAnulty GB, Liederman J. Effectiveness of individualized developmental care for low-risk preterm infants: behavioral and electrophysiologic evidence. *Pediatrics*. 1995;96:923-933.
46. McGrath J. Developmentally supportive caregiving and technology in the NICU. *Journal of Perinatal and Neonatal Nursing*. 2000;14:78-90.
47. Als H, Lawhon G, Duffy FH, et al. Individualized developmental care for the VLB preterm infant: medical and neurofunctional effects. *JAMA*. 1994;272:853-864.
48. Daksha P, Zdzislaw HP, Merwyn RN, Robert S. Effect of a statewide neonatal resuscitation training program on APGAR scores among high-risk neonates in Illinois. *Pediatrics*. 2001;107:648-656.

49. Casey BM, McIntire DD, Leveno KJ. The continuing value of the APGAR score for the assessment of newborn infants. N Engl J Med. 2001;344:519-520.
50. Als H, Lester BM, Brazelton TB. Dynamics of the behavioral organization of the premature infant: a theoretical perspective. In: Field T, ed. *Infants Born at Risk*. New York, NY: Spectrum; 1979.
51. Amiel-Tison C, Grenier A. *Neurological Evaluation of the Newborn and the Infant*. New York, NY: Mason Publications; 1983.
52. Brazelton TB. Neonatal behavioral assessment scale. *Clinics in Developmental Medicine*. 1973; 50.
53. Korner AF, Thom A, Forrest T. Neurobehavioral maturity assessment for preterm infants (NB-MAP). Presented at: Sensori-Motor Integration seminar; July 1985; San Diego, Calif.
54. O'Doherty N. Neurological examination of the newborn. In: Drillion CM, Drummond MB, eds. *Neurodevelopmental Problems in Early Childhood*. Oxford, England: Blackwell Scientific; 1977.
55. Prechtl H, Beintema D. The neurological examination of the full term newborn infant. *Clinics in Developmental Medicine*. 1964;12.
56. Freedman DG. Ethnic differences in babies. *Hum Nature*. 1979;Jan.
57. Als H, Lester BM, Tronick EC, Brazelton TB. Towards a research instrument for the assessment of preterm infants' behavior (APIB). In: Fitzgerald HE, Lester BM, Yogman MW, eds. *Theory and Research in Behavioral Pediatrics*. Vol 1. New York, NY: Plenum; 1982:85-132.
58. Brazelton TB. Neonatal behavioral assessment scale. 2nd ed. *Clinics in Developmental Medicine*. 1984;88.
59. Piper MC, Pinnell LE, Darrah K, Byrne PJ, Watt MJ. Construction and validation of the Alberta Infant Motor Scales (AIMS). *Can J Pub Health*. 1992;83:46-50.
60. Campbell SK, Kolobe THA, Osten ET, et al. Development of the test of infant motor performance. *Phys Med Rehabil Clin North Am*. 1993;4:541-550.
61. Chandler LS, Andrew MS, Swanson MW. *Movement Assessment of Infants: A Manual*. Rolling Bay, Wash: Child Development and Mental Retardation Center; 1980.
62. Bayley N. *Bayley Scales of Infant Development*. 2nd ed. San Antonio, Tex: The Psychological Corporation; 1993.
63. Folio R, Fewell R. *Peabody Developmental Motor Scales*. 2nd ed. Austin, Tex: Pro-Ed Publishing; 2000.
64. Keller A, Arbel N, Merlob P, Davison S. Neurobehavioral and autonomic effects of hammock positioning in infants with very low birthweight. *Pediatric Physical Therapy*. 2003;1:3-7.
65. Mueller CR. Multidisciplinary research of multimodal stimulation of infants born premature: an integrated review of the literature. *Matern Child Nursing J*. 1999:24:18-31.
66. Bower TGR. *A Primer of Infant Development*. San Francisco, Calif: WH Freeman and Co; 1977.
67. McCall R. *Infants: The New Knowledge*. Cambridge, Mass: Harvard University Press; 1979.
68. Nilsson L. *A Child is Born*. New York, NY: Dell Publishing; 1966.
69. Georgieff MK. Abnormal shoulder girdle muscle tone in infants born premature during their first 18 months of life. *Pediatrics*. 1986;77:664-669.
70. Measil CP, Anderson GC. Non-nutritive sucking during tube feedings: effect upon clinical course in premature infants. *J Obst Gynec Neonatal Nurs*. 1979;8:265-272.
71. Kamitsuka MD, Horton MK, Williams M. The incidence of necrotizing entercolitis after introducing standardized feeding schedules for infants between 1250 and 2500 grams and less than 35 weeks gestation. *Pediatrics*. 2000;105:379-392.
72. Illingworth R. Sucking and swallowing difficulties in infancy: diagnostic problems of dysphagia. *Arch Dis Child*. 1969;44:238.
73. Wisconsin Association for Perinatal Care. *Contemporary Issues in High Risk Infant Follow-up*. Madison, Wisc: Author; 1985.

74. Division of Neonatal/Perinatal Medicine and the Office of Continuing Education-School of Medicine, University of California, San Diego. *Tomorrow: A Follow-Up On Perinatal Care*. San Diego, Calif; 1980.
75. Prechtl HFR, Einspieler C, Cioni G, Bos A, Ferrari F, Sontheimer D. An early marker for neurological deficits after perinatal brain lesions. *Lancet*. 1997;339:1361-1364.
76. Cohen SE, Sigman M, Parmelee AH, Beckwith L. Perinatal risk and developmental outcome in preterm infants. *Seminars in Perinatology*. 1982;6:334-339.
77. Hunt JV, Tooley WH, Harvin D. Learning disabilities in children with birthweights 1500 grams or less. *Seminars in Perinatology*. 1982;6:280-287.
78. Grunwald P. Family-centered care in the NICU: from vision to reality. *Exceptional Parent*. 1997; 27:58-59.
79. McNab T, Blackman JA. Medical complications of the critically ill newborn: a review for early intervention professionals. *Topics in Early Childhood Special Education*. 1998;18:197-198.
80. Scull S, Deitz J. Competencies for the physical therapist in the NICU. *Ped Physical Therapy*. 1989;1:11-14.

추천도서 (suggested reading)

Banus BS. *The Developmental Therapist*. New York, NY: Charles Slack Publishing; 1971.

Bly L. *The Components of Normal Movement During the First Year of Life and Abnormal Development*. Chicago, Ill: Neuro Dev Treatment Assoc; 1983.

Bobath B. The very early treatment of cerebral palsy. *Develop Med Child Neurol*. 1967;9:171-190.

Brown CC. Infants at risk: assessment and intervention: an update for health care professional and parents. *Pediatric Round Table Series*. No. 5. Calverton, NY: Johnson and Johnson Pediatrics; 1981.

Connor FP, Williamson GG, Siepp JM. *Program Guide for Infants with Neuromotor and Other Developmental Disabilities*. New York, NY: Teachers' College Press; 1978.

Crocker AC, Cohen HJ, Kastner A. *HIV Infection and Developmental Disabilities*. Baltimore, Md: Paul H. Brookes Publishing; 1991.

Dickson JM. A model for physical therapy in the neonatal intensive care nursery. *Phys Ther*. 1981; 61:45-48.

Drillien CM, Drummond MB, eds. *Neurodevelopmental Problems in Early Childhood: Assessment and Management*. Oxford, England: Blackwell Scientific Publications; 1977.

Egan DF, Illingworth RS, MacKeith RC. Developmental screening: 0-5 years. *Clinics in Developmental Medicine*. 1969;30.

Erickson M. *Assessment and Management of Developmental Changes in Children*. St. Louis, Mo: CV Mosby; 1976.

Espenschade AS, Eckert HM. *Motor Development*. Columbus, Ohio: Charles E. Merrill Publishing; 1967.

Finnie NR. *Handling the Young Cerebral Palsy Child at Home*. 2nd ed. New York, NY: E.P. Dutton; 1975.

Gabel S, Erickson MT. *Child Development and Developmental Disabilities*. Boston, Mass: Little Brown; 1980.

Holle B. *Motor Development in Children*. New York, NY: JB Lippincott; 1977.

Holt K, ed. Movement and child development. *Clinics in Developmental Medicine*. 1975;55.

Illingworth RS. *The Development of the Infant and Young Child: Normal and Abnormal*. 4th ed. Edinburgh: ES Livingstone; 1971.

Illingworth RS. *The Normal Child: Some Problems of the Early Years and Their Treatment*. Edinburgh: Churchill Livingstone; 1983.

Kaback MM. *Genetic Issues in Pediatric and Obstetric Practice*. Chicago, Ill: Yearbook Medical Publications; 1981.

Klaus MH, Kennell JH. *Parent-Infant Bonding*. St. Louis, Mo: CV Mosby; 1983.

Lewis M, Taft LT. *Developmental Disabilities: Theory Assessment and Intervention*. New York, NY: SP Medical and Scientific Books; 1982.

Lowrey GH. *Growth and Development of Children*. Chicago, Ill: Medical Publishers; 1978.

Paine RS, Oppe TE. *Neurological Examination of Children*. London: Wm Heineman Medical Books; 1966.

Papile L, Burstein J, Burstein R, Koffler H. Incidence and evaluation of subependymal and intraventricular hemorrhage: a study of infants with birth weightless than 1500 grams. *J Pediatr*. 1978;92:529.

Ramey CT, Trohanis PL. *Finding and Educating High Risk Handicapped Infants*. Baltimore, Md: University Park Press; 1982.

Van Blankenstein M, Welberger UR, LeHaas JA. *The Development of the Infant*. London, England: Wm Heineman Medical Books; 1978.

Volpe JJ. Perinatal hypoxic ischemic brain injury. *Pediatr Clin North Am*. 1976;23:383.

Wilhelm JJ. The neurologically suspect neonate. In: Campbell SK, ed. *Pediatric Neurologic Physical Therapy*. New York, NY: Churchill Livingstone; 1984.

Wright JM. Fetal alcohol syndrome: the social work connection. *Health and Soc Work*. 1981;6:5-10.

제 7 장

치료적 중재에서 감각의 사용 (Sensory Considerations in Therapeutic Interventions)

실험 연구에서 학습된 움직임은 감각입력의 부재에도 계속 수행될 수 있음을 제시하고 있는 한편,[1,2] 발달장애 아동들은 감소되거나 변형된 감각정보를 가지고 움직임을 배우고 수행하는 과제들에 직면한다. 중추신경계의 운동조절 중추로 원심성 정보를 소통시키는 신경해부학적 경로의 크기는 감각입력의 중요성을 말해 준다. 그러므로 치료사들은 감각 과정을 포함하는 여러 요소들을 검사하고 평가를 가능하게 하고 아동이 움직이는 방법을 배우는데 영향을 주는 동적 시스템과 같은 수직 이론 모델에 의존하고 있다.

감각계는 치료사가 발달장애 아동의 운동 행동에 영향을 주는 일차적 매체를 제공한다. 만지는 것, 목소리, 그리고 아동의 움직임들은 다양한 감각정보들을 받아들이고, 처리하고, 그리고 실행할 수 있는 아동의 중추신경계를 준비시킨다. 치료사의 핸들링 기술의 효과는 부분적으로 아동의 중추신경계에 도달하는 감각정보의 통합력에 좌우된다. 치료사의 치료기술은 하나 이상의 감각계를 통한 감각입력의 조작에 기초한다.

이 장에서는 전반적인 발달장애를 다룬다. 아동의 운동문제는 중추에서 시작되며, 감각정보의 처리와 반응 기전에 영향을 받는다는 가설이 제시되어 왔다. 말초신경손상 또는 하위 운동신경원 기능이상을 가진 아동들은 다른 접근 방법이 필요하다. 우리는 해부학과 신경해부학의 기초 지식을 결부시켜 볼 때, 최신 이론이 어떤 방법으로 치료적 중재를 가이드하는데 사용될 수 있는 방법을 설명하는 동적 시스템 인지에 문제점을 가지고 있다. 비록 다른 치료 접근이 말초신경 병변이나 하위 운동 신경원 장애를 가진 아동에게 필요할지라도, 치료의 이론적 기초는 항상 동일하다는 것이 우리의 전제이다.

동적 시스템 이론 (dynamic systems theory)

동적 시스템이론의 규칙과 개념은 발달 무능을 가진 아동에게 좀 더 효율적으로 움직이는 것을 보조하는 것처럼 우리의 중재를 가이드하는데 사용된다.[3] 이 접근의 지지자들은 운동 기술이 신경로 틀이 아니라 *자가-조직화*의 과정을 통해 습득된다고 주장한다. 이것은 아동이 생산하는 움직임들은 감각 정보의 질, 수행의 인지 같은 여러 내재 시스템 하부구조와 손 테크닉과 보조

그림 7-1. 요추나 천추 이분증을 가진 유아를 위해 특별히 고안된 의자.

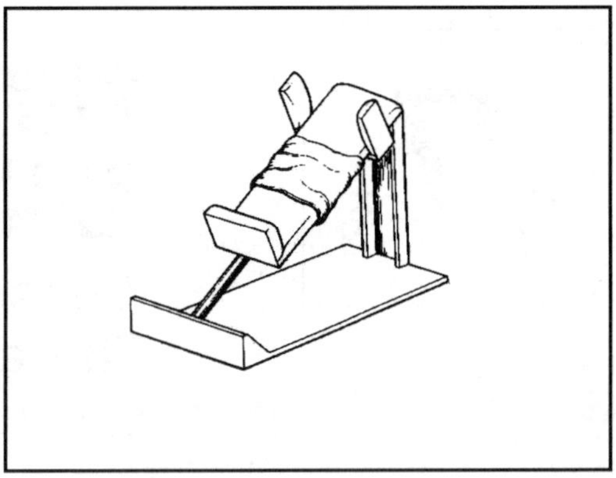

장치와 같은 외부 요소들과의 "현실" 상호작용의 결과로 이루어 진다는 것을 의미한다.[3,5]

동적 시스템 이론의 추가적 규칙과 개념은 *조절 매개변수*, *rate-minitner*, *attractor* 같은 것들을 포함하는 치료 과정을 가이드하는데 사용된다. 조절 매개변수는 아동이 좀 더 기능적이고 효율적인 방법으로 움직이는데 도움을 주는 구성요소이다. 예를 들어, 요추나 천추 이분증을 가진 유아가 특별히 고안된 의자에 앉을 때, 편안 유아 의자에 앉을 때 보다 고관절과 슬관절에서 다리를 신전하고 굴곡시킨다(그림 7-1).[3,6] 차는 것(kiking)은 차기가 가능한 아기는 좀 더 일찍 걸을 수 있기 때문에 중요한 행동이다. 이러한 예는 외부적 요소인 환경적 상황이 특수한 움직임 패턴을 촉진하는데 사용되는 조절 변수라는 것을 보여 준다.

추가적으로, 이러한 예처럼 움직임이 일어나는 상황은 *rate-liminer*로써 기능을 할 수도 있다. rate-limiter는 주어진 움직임을 설명하는 아동의 능력을 제한하는 요소이다. 이 경우에서, 일반 유아 의자는 고관절과 슬관절을 굴곡하면서 신전하는 차는 감각 정보가 없는 아동의 능력을 억제한다. 결과적으로 환경적 상황은 다리와 무릎 차기에서 rate-limiter로써 볼 수 있다- 차기와 걷기를 학습하는 아동 경험을 지연하는 역할[6]

*조절 매개변수*와 rate-limiter는 치료 환경이나 움직임 상황에 항상 적용되는 것은 아니다. 예를 들어, Ulritch와 동료들은 다운 증후군을 가진 아동이 여러 달 동안 유아용 트레드밀을 사용할 때, 대퇴와 종아리 skin-fold 측정은 감소하고 몸무게 지지율을 증가시켜 좀 더 다른 걸음을 보였다.[5] 이들 조사들은 이들 두 개 변수에 존재하는 관계를 설명한다. 그들은 하지 근력의 증가는 아동이 몸무게 지지가 감소하거나 대퇴 종아리 skin-fold 측정이 증가할 때 트레드밀에서 대체 걸음걸이를 만들어 내는 것이 충분히 가능 하다는 것 것을 보여준다.

*Attractor*는 효율적 치료 전략을 설계하는데 도움을 주는 구조로 동적 시스템 이론의 마지막 개념이다. 동적 시스템 접근에서, attractors는 안정적 행동 패턴이나 움직임 패턴의 사고를 보여준다.[8-10] Attractor는 주어진 환경 안에서 아동의 내재 하위시스템의 협응으로 움직임 패턴을 만들어 내는 역할을 한다.[9,11] 발달에서 주어진 지점에서 구체적인 상황은 선호하고 제한된 범위의 운동 패턴으로 "만들어 질 것이다."[9] 이것은 행동들은 수행의 요구, 아동의 상태, 여러 하위시스템들, 움직임 상황에 적응한다는 것을 의미한다.[10,12] 예를 들어, 7~11개월의 정당 발달 아동의

경우, 아동 트레드밀을 걸을 때, 걸을 패턴의 다른 형태 대 한쪽 발로 걷거나 옆으로 걷는 대체 걸을음 생산하기를 선호한다.[5,11,13,14]

Attractor는 아동이 특수한 상황에서 시간을 준다면 안정적인 움직임 패턴을 설명할 수 있다. 중재에서 변하를 위한 특수한 attractor의 안정성을 기대할 것이다. 안정성의 소실은 변수의 증가로 설명된다.[9] 치료사들은 움직임 패턴에 대한 변수를 파악(예, 표준 편차)해야 한다. 예를 들어, 아동 걸음 보폭의 일관성이나 변수는 주어진 상황(reverse 워커로 부드러운 실내 표면에서)에서 어떤 방법으로 안정적 보행 패턴을 얻게 되는지 알 수 있다. 우리는 아동이 reverse 워커 없이 표면에서 걸을 때의 보폭과 reverse 워커로 유사한 표면을 걸을 때의 보폭을 비교하여 아동의 과정을 측정할 수 있다.

안정적 attractor의 소실은 치료 과정에서 부정적인 영향을 줄 수 있다. 발달 장애가 있는 아동은 효율적 기능을 위해 안정적 움직임 패턴의 발달이 필요하다. 그러나, 발달 장애 아동이 만약 성공적으로 환경의 변화와 여러 상황의 특수성을 직면한다면, 움직임 패턴에서 적응력 발달이 필요할 것이다. 그러므로, 변수의 증가는 내재 시스템의 변화나 주어진 환경에서 새로운 방법을 발달시키기 위한 노력하는 징후로써 보여 진다. 주어진 환경 안에서 좀 더 기능적으로 아동 발달을 촉진하기 위한 변화를 알기 위한 치료사의 책임감이 필요하다.

동적 시스템의 운동 조절 이론 규칙과 개념은 장애 발달 아동에게 감각 입력이 얼마나 중요한지를 알게 해주고 그에 따라 치료사는 좀 더 효율적인 움직임을 찾아야 한다. 운동 학습의 개념적 모델은 감각 정보가 기능적 움직임 패턴에 중요한 역할을 한다는 것이 핵심이다. 예를 들어, 운동 학습의 Adam의 닫힌 고리 이론에서 감각 피드백은 숙련된 기술을 생산하기 위해 필수적이다.[15] Schema 이론의 Schmide는 움직임의 감각 지속성(느끼고, 보고 듣고)이 움직임 학습에 중요한 부분이라고 언급하였다.[16] 최근에, 운동 학습에서 생태 이론(ecological theory)활동과 인지의 연관을 시도를 한 Newell은 감각 정보의 인지가 주어진 일이나 환경에서 적절한 움직임 전략을 찾는데 중요한 역할을 한다고 강조하였다.[17]

이들 이론에서 아무도 효율적으로 발달 장애 아동들에 직면해 있는 복잡한 일들을 설명할 수는 없다. 그러나, 각 이론들은 발달 장애 아동들의 잘 협응된 동작들을 만들어 내는 방법들을 배울 때 이용 가능한 감각 정보의 중요성을 강조하였다. 따라서 치료사들은 안정적 기능 움직임 패턴의 발달에서 감각 정보의 중요성에 관심을 가져야 한다.

감각 정보 (sensory information)

운동 학습의 정상 과정에서, 감각 정보를 사용하는 능력은 아동이 협응된 움직임을 어떻게 만들어내는지 영향에 관해서는 비판적 구성요소(중요한 하위스스템)이다. Edelman은 *TNGS*에서 주어진 범주(예, 차기)에서 움직임이 반복적으로 수행될 때, 이들 움직임을 만들어내는 구심성 정보와 원심성 감각 지속성은 항상 국소 신경 그룹사이나 안에 서로 관련되어 있다고 언급하였다.[18,19] 따라서 움직임 패턴이 반복 돌릴 때, 정보의 계속되는 흐름은 대뇌 피질 안에 있는 신경원의 국소적 그룹 사이의 신경 연결을 강화시킬 것이다. CNS의 다른 위치의 관련된 신경 그룹 사이의 연결(예, 시각과 체성감각 지역) 또한 강화될 것이다.

Edelman 이론은 좀 더 자주 차기를 하는 아동(다운 증후군 여부를 떠나)은 차기를 덜 하는 아동에 비해 좀 더 빨리 걷게 된다는 것을 발견한 Urich 등[7]에 의해서 지지되고 있다. 이들 결과는 CNS에 신경 연접이 강화된 아동은 걷기 패턴과 유사한 패턴을 반복적으로 연습할 때, 걷기 패턴의 안정적 활동 패턴을 생산한다는 것을 지지한다.

만지기, 음성, 오구, 가정 프로그램을 통해 치료적 환경을 만들어내는 치료사들은 치료와 치료 사이 대체 걸음(alternating step)과 같은 움직임 패턴으로 수행할 수 있고 이러한 치료 사이에는 대체 걸음에 따라 신경 연접이 강화되도록 도움을 줄 것이다. 대체 걸음으로 안정적 attractor의 발달을 유도할 것이다. 다른 말로 아동은 시스템에 주어진 유사한 감각에 대체 걸음을 만들어 낼 것이다. 아동과 CNS에 이용가능한 감각 정보에 대한 필요를 인정하지 않는 치료사들은 안정적 움직임 패턴에 따른 신경원 연접을 좀 더 강화는 것이 힘들 것이다. 이것은 아동이 주어진 움직임 패턴을 만들어내는 방법을 교육과 "재교육"이 필요한 상황의 아동에게 강조될 수 있다.

움직임 동안, CNS는 움직임에 관련된 정보 인지를 구별해야만 한다. 우리가 감각 정보의 과정을 고려 할 때, CNS는 움직임의 결과(피드백)을 통해 데이트를 수집하는 것처럼 움직임 전에 이용 가능한 감각 입력을 분석한다는 것을 기억하고 있어야 한다. 그림 7-2 그림은 감각 입력을 분류 시켜 놓았다. 3장에서는 결과적 지식과 수행적 지식 둘 다를 형성하는 내재, 외재 피드백

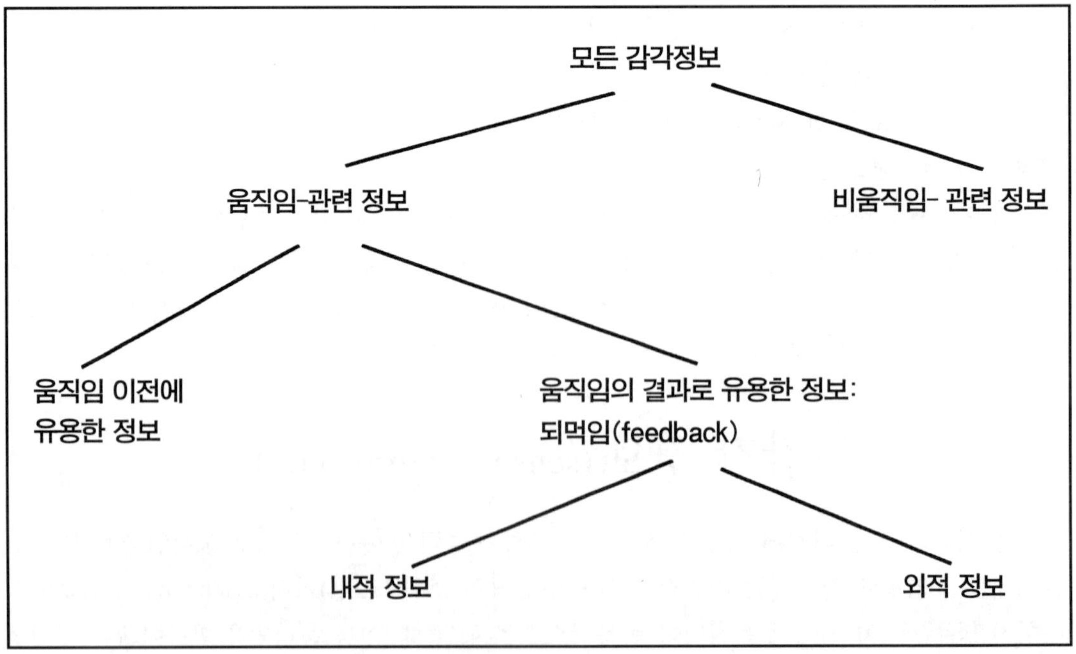

그림 7-2. 운동 조절의 과정에서 감각정보의 이용 (adapted from Schmidt RA. Motor Control and Learning. 2nd ed. Champaign, Ill: Human Kinetics Publishers; 1988).

이 운동 학습에 미치는 영향을 언급할 것이다.

말초의 되먹임은 중추신경계에 움직임의 결과에 대한 정보를 제공한다. 팔을 움직여 컵을 잡을 잡기 위해 성공적으로 손을 적절한 자세에 놓는가? 아동의 무게중심 이동을 멈추기위해 충분한 보호 신전 반응의 움직임인가? 아동은 자신의 내적, 외적 정보로부터 움직임의 결과에 대한 지식을 얻는다. 되먹임의 내적 정보원에는 근방추, 골지건 기관(움직임의 느낌을 인지), 그리고 전정기관(공간내의 위치감각을 인지)과 같은 감각 수용체로부터의 정보가 포함된다. 되먹임의 외적 정보원으로는 시각과 청각 입력이 포함된다. 시각과 청각 입력의 특성은 오류-탐색 기전을 제공하는 학습된 정확한 기준과 비교되는 내적 되먹임으로 이용되거나, 또는 내적 되먹임을 제공하거나 증강시키는 외적 되먹임으로 이용될 수 있다.[2] 임상에서 치료사는 내적 되먹임 또는 외적 되먹임 또는 그 둘을 사용할 수 있다.[18,19]

만약 치료사가 움직임 패턴에 의도된 저항을 제공해 주면, 내적 고유수용성 감각정보가 증대된다. 또한 치료사가 운동과제의 질에 대해 구두의 독려-“잘 잡아!” (수행에 대한 지식) 또는 운동 결과에 대한 구두의 독려-“잘했어!” (결과에 대한 지식)를 제공함으로써 외적 되먹임을 증대시킬 수 있다.

말초의 되먹임이 운동학습에 중요한 역할을 하는 한편, 학습된 움직임은 움직임에 대한 중추의 모니터링(central monitoring)에 중요한 역할을 하게 된다. 피아노 연주와 같은 운동 패턴을 처음 학습할 때, 다양한 종류의 말초 되먹임이 손가락 움직임의 결과에 대한 정보를 제공한다. 당신은 움직임의 느낌, 움직임에 의해 발생되는 소리, 그리고 건반을 잘못 눌렀을 때 선생님의 야단에 정신을 집중한다. 그러나 손가락의 움직임이 학습되면, 움직임들은 다음 움직임을 만들기 전에 각 움직임의 정확성에 대한 지연된 내적, 외적 진실성에 대한 요구 없이 서로에게 자연스럽게 나타난다. 치료적 핸들링이 이러한 운동학습과 운동 조절 과정을 이끌 수 있다.

아동이 어떤 자세에서 균형능력을 발달시키려면 그 자세에서 감각 경험을 가져야 한다. 중추신경계에서 받아들인 고유수용성 감각, 전정감각, 촉각 그리고 시각 정보는 자세마다 다르다. 팔꿈치를 대고 엎드려 누운 자세에서 머리 조절의 연습은 앉은 자세와 선 자세에서의 머리 조절에 필요한 반응의 동등한 감각 양상을 제공할 수 없다.(제3장의 학습 전이에 대한 논의를 참조.) 치료사가 아동을 다양한 자세에서, 그리고 자세를 바꾸어 가며 핸들링할 때, 핸들링 기술은 그 자세에서 가능한 경험을 방해해서는 안 된다. 치료사의 역할은 아동이 정상적인 움직임을 생성하도록 돕는 것이다. 치료사의 조절 과다 또는 조절 부족 또는 아동의 중추 처리과정의 어려움에 의한 잘못된 감각 되먹임은 변형되거나 부적절한 자세 정렬과 운동을 초래할 수 있다. 이러한 경우에, 치료사는 이러한 문제를 교정하거나 보상하여 효과적이고 효율적인 운동이 가능하도록 해야한다.

정상적으로 기능하는 중추신경계의 다양한 기전들은 과다한 감각정보에 대하여 고위 중추를 방어한다. 몇몇 수용기들, 특히 외부 수용기들은 지속적 자극에 순응한다. 피부수용기는 지속적 자극에 순응하기 때문에 손가락에 밴드를 붙였을 때 그 감각이 빨리 무디어 진다. 다른 수용기에서 순응이 일어나지 않는다는 것이 매우 중요하다. 만일 전정 평형반(macula)이 우리에게 중력과 관련된 우리의 위치에 대한 정보를 지속적으로 주지 않는다면 우리가 움직이기 어려울 것이다.

감각정보가 많기 때문에, 대뇌피질에서 정확한 감각정보를 받아들이기 위해서는 제어 시스템이 필수적이다. 앞먹임, 되먹임, 그리고 국소 시스템은 주행이 긴 신경상행로를 따라 상행하여 대뇌피질과 다른 운동 조절 중추에 정확한 감각정보가 전달되도록 제어한다. 만일 이들 제어 기전들이 적절하게 기능하지 않으면, 대뇌 피질은 혼동된 감각정보를 받게 될 것이고, 결국 부적절한 운동을 초래할 것이다.

감각 신경로는 상행할 뿐만 아니라 하행하며 고위 중추와 시냅스한다. 감각의 하행성 시냅스를 통하여 고위중추는 수용기로부터 오는 상행성 정보를 억제하거나 막는다. 중추신경계는 선택적으로 특정 감각정보에 주목하거나 향상시키며, 한편 다른 감각정보는 무시하거나 억제한다. 이러한 기전으로 학생들은 복도에서 다른 아동들이 떠드는 소리에도 불구하고, 교사의 강의에 집중할 수 있는 것이다. 선택적으로 특정 감각정보에 주목하는 복잡한 기전의 장애는 체계적으로 구조화되어 있지 않은 학교 환경에서 아동이 학습하는데 큰 문제를 가진다.

감각 체계의 특성
(characteristics of sensory systems)

감각 체계는 본래부터 촉진성 또는 억제성으로 구분되지는 않는다. 감각 자극이 전달되는 방법에 따라서 각각의 체계가 중추신경계 활성도를 증가시키거나 감소시킬 수 있다. Rood는 감각입력 전달에 따라 유도되는 운동 반응의 형태를 예측하는데 도움이 되는 일반 지침을 발표하였다.[20] 빠르고 짧은 자극은 돌발성의 운동 활동을 유발한다. 아동의 팔을 가볍게 치면 그 자극에 반응하여 살짝 움츠릴 것이라는 것을 예견할 수 있다. 빠르고, 반복적인 자극은 좀 더 오래 지속되는 반응을 초래할 것이다. 근육을 반복적으로 가볍게 때리거나 진동하게 되면 근육의 지속적인 수축이 유발된다.

느리고, 율동적이며 반복적인 자극은 개체의 반응성을 떨어뜨린다. 부모는 본능적으로 보채는 아동을 진정시키기 위해 흔들어 준다. 단음으로 단조롭게 말하는 강사는 학생들을 집중시키지 못한다. 중력과 같이 지속적인 자극은 지속된 반응을 유도한다. 중력의 영향은 자세유지에 필수적인 자동반응을 지속적으로 유도한다. 지속적 자극에 대한 반응을 고려할 때, 치료사는 그 자극에 대한 수용기의 잠재적 순응을 평가해야 한다. 지속된 피부감각 자극은 수용기의 순응을 초래하고, 따라서 이들 감각 신경로의 발화율을 떨어뜨린다.

치료사는 감각입력에 대한 아동의 반응에 부가적 영향을 고려해야 한다. 자율신경계(ANS)의 설정점(set point)이 중요한 결정 인자이다. 긴장되어 있고 교감신경계가 우세한 아동은 호의적인 가벼운 두드림에 깜짝 놀라 움찔한다. 아동의 교감신경계 또는 부교감신경계의 다양한 설정점은 같은 핸들링 기술에도 다른 반응을 보인다. 어제는 아동에게 효과적이었던 기술이 오늘은 부적절한 반응을 일으키기도 하는데 그 이유는 아동의 자율신경계가 교감성 반응을 활성화하기 때문이다.

과거의 경험 또한 감각 반응의 해석에 영향을 줄 수 있다. 특정 향수나 스킨이 자애로운 부모의 냄새와 연합되었다면 부교감성 반응을 유발할 것이고, 같은 자극이 학대적인 부모의 냄새와 연합되었다면 아동에게 교감성 반응을 유발할 것이다.

치료사는 특정 핸들링으로 자극되는 감각계를 평가해야 한다. 중추신경계의 기능이나 성숙 정도에 따라서 아동은 다양한 자극이 제공되는 기법이나 환경에 적절하게 반응하지 못할 수도 있다. 아동은 치료사의 말과 같은 혼란 요소가 없을 때, 치료사가 자신의 골반을 조절해 주고 있는 상태의 앉은 자세에서 머리 조절을 잘 할 수 있을 것이다. 점차 조절된 방식으로 치료사는 추가적인 감각정보원을 제공하여 아동이 좀 더 일반적인 환경에서도 기능할 수 있도록 돕는다. 치료사는 아동이 받아들이는 자극을 지속적으로 분석하여 감각입력의 정도와 유형을 조절함으로써 부적절한 자극을 피한다.

운동반응은 환경적 상황에 따라 그 반응이 다르다. 감각계 정보는 수행되는 움직임의 부자연스러움을 평가하기 위하여 중추신경계에 내적, 외적 정보를 제공한다. Gentile의 운동과제 분류는(Gentile's Taxonomy of Motor Tasks) 치료사들에게 다양한 운동과제의 난이도를 분석을 위한 시스템을 제공한다.[21] 움직임의 난이도는 환경과 신체운동에 대한 공간적, 시간적 속성의 분석으로 이해할 수 있다. 아동의 신경계에서 받아들여져 처리해야 할 정보의 양과 다양성이 많을수록 처리 과정이 더 어려워진다. 껌을 씹으면서 동시에 걷는 과제가 각각의 단독 활동 시보다 복잡하다. 수행할 목적이 추가되는 것은 과제를 더욱 복잡하게 한다. 여러분이 어떤 아동을 위한 치료를 계획할 때, 설정된 환경에서 적절한 운동 패턴을 만들어 내기 위해 분석되어야 할 감각정보를 고려해야 한다.

감각입력의 선택 (selection of sensory input)

아동의 적응반응을 생성하도록 도와줄 치료기술을 선택해야 한다. 아동의 이전 행동보다 더 높은 수준의 기능을 보인다면 적응반응으로 간주한다. Farber는 감각 자극에 대한 적응 반응을 "자극 전에 나타난 것보다 좀 더 발달되고, 체계화되고, 유연한 또는 생산적인 행동"으로 정의한다.[20] 우리는 아동이 높은 수준의, 좀 더 적절하고 좀 더 기능적인 움직임을 만들어 낼 수 있도록 도와주어야 한다. 이것은 우리가 적절한 치료기술을 정확하게 선택했는지를 결정하기 위한 측정도구이다.

제3장에서는 특정 움직임 패턴을 배울 수 있도록 돕는 기술로서 감각입력을 사용하는 개념을 소개하였다. 안내의 가장 큰 효과는 특정 시도 동안 움직임 패턴의 수행을 변화시키는 것임을 기억하라. 아동이 효과적이고 효율적인 움직임 패턴을 수행할 수 없을 때, 물리치료사는 아동이 더 나은 반응을 만들어 낼 수 있는 치료기술을 선택해야 한다. 향상된 감각입력을 감소시키는 치료사의 안내가 아동의 적응반응과 독립된 움직임을 만들어 내는데 좀 더 책임감을 가질 수 있다.

적절한 기법을 선택하는 과정은 임상 경험이 없는 사람에게는 어려울 수 있다. 일반 지침을 따르는 것은 특정 프로그램에서 사용될 감각 기술들을 선택하는 과정에서 도움이 될 수 있다.

- ▶ 치료사는 인공적인 것보다는 자연스러운 감각 자극을 선택해야 한다. 전기 진동으로도 근수축을 유발할 수 있으나, 아동이 전형적인 운동 상황에서 반응하게 되는 자극의 형태는 아니다. 우선적으로, 근육 활성은 체중지지, 전정 감각입력, 또는 피부 촉진으로 달성될 수 있다. 이러한 감각정보의 형태는 아동이 치료실 외부에서의 반응을 요구한다.
- ▶ 치료는 아동들에게 발달학적으로 적절히 이루어져야 한다. 적절성은 신체적, 정신적, 그리고 사회적 발달 측면을 고려해야 한다. 네발로 기어 이동하는 것은 발달이 지연된 청소년들에게는 품격이 떨어지는 것으로 인식될 수 있다. 비록 네발기기가 발달장애에 치료적으로 적절할 수 있으나, 치료사는 청소년들에게 그 원리를 받아들이게 하거나 다른 자세를 선택하도록 납득시켜야 한다.
- ▶ 감각 자극의 형태는 그 활동에 적절해야 한다. 경부의 자세성 근육들은 전정 감각입력과 경추 접근과 같은 고유수용성 감각정보에 반응한다. 빠른 신장은 경부의 자세성 근육이 일반적으로 받게 되는 자극이 아니다. 접근이나 전정 감각입력에 기초한 치료기술이 빠른 신장보다는 이들 근육을 활성화시키는데 좀 더 적절하다.
- ▶ 만일 아동이 구두적 단서보다는 감각적 단서에 반응할 때, 적응반응의 질이 향상 된다. 일상 활동에서 자세 운동은 내적 감각 단서에 반응하여 달성된다. 우리는 말에 반응하여 머리를 바로 들고 턱을 당기는 것이 아니고, 전정기관, 고유수용성 감각 및 시각정보에 반응하여 머리를 들고 유지한다. 치료는 과제를 달성하려는 상황 또는 바램의 요구에 반응하여 자동자세 적응반응을 이끌어내는 것이다. 많은 자동적 움직임이 가능해질수록 치료실 밖에서의 움직임이 더 가능해 질 것이다.
- ▶ 치료사는 적응반응을 유도하는데 필요한 최소한의 감각자극을 사용하거나 최소한의 조절을 사용한다. 치료 전 과정을 통해 치료사는 치료의 일차적인 목적이 치료를 줄이는 것임을 기억해야 한다. 치료사는 지속적으로 치료전략의 요소들을 하나씩 없앨 수 있는지를 평가해야 한다. 만일 치료사가 모든 움직임에서 아동의 골반위치를 조절하면서 앉은 자세에서 아동의 머리를 조절하고 있다면, 치료사는 굴곡을 요구하고 있는 운동에서 점차 조절을 없애간다. 이러한 조절을 아동이 익혀가기 시작하면 치료사는 다시 점차적으로 신전 조절을 없앤다. 치료사가 전체적인 조절을 유지하고 있는 한, 아동은 감각정보에 반응하여 적절한 움직임을 배울 기회를 갖지 못하게 된다.

평가 (examination and evaluation)

발달장애 아동의 감각계를 평가하는데, 치료사는 기본적으로 감각의 지각을 평가한다. 우리는 정보를 받아들이고, 처리하고, 그럼으로써 적절한 운동 반응을 생성하거나 내적으로 생산된 움직임에 대해 정확한 되먹임을 제공하는 지표들을 찾고 있다. 이러한 목적은 말초신경 손상이나 척수손상 아동들에서의 감각 평가와 다르다. 이러한 경우에 치료사는 감각정보의 해석보다는 감각의 존재에 좀 더 관심을 가진다.

평가의 목적은 감각계가 기능적으로 온전한가를 결정하는 것이다. 그런 후 치료사는 감각계에 기초하여 치료전략을 계획한다. 예를 들어, 아동이 전정감각 입력에 반응하지 않거나 부적절하게 반응한다면, 다른 감각계를 사용하는 기술들을 치료에서 주로 사용한다.

감각계를 과대평가하지 않도록 유의해야 한다. 완전한 신경학적 감각 평가는 많은 시간이 소요되고, 아동을 피곤하게 하고 지루하게 만든다. 포괄적인 평가를 시작하기 전에 특정 감각계에 집중하여 평가하도록 한다. 만일 의사의 신경학적 검사가 유용하다면 그 결과를 검토하여 좀 더 정밀한 검사가 필요한 영역을 밝힌다. 부모, 교사들, 또는 보모들과의 면담은 감각장애의 지표를 제공할 수 있다. 아동이 지속적으로 시각 입력 또는 청각에 주의를 기울이는 것처럼 보이는가? 아동이 입으로 또는 양손으로 동등하게 물건을 찾는가? 아동이 촉각으로부터 몸을 움추리는 촉각 방어를 나타내는가? 아동은 공간에서의 움직임에 대하여 어떤 반응을 보이는가? 아동이 움직임을 좋아하는 것처럼 보이는가 아니면 두려워하는 것처럼 보이는가? 아동이 정확하게 물건에 팔을 뻗는가? 이와 같은 질문에 대한 답은 치료사에게 다양한 감각계 기능에 대한 정보를 제공해 준다.

치료사는 아동의 움직임 평가로부터 유사한 정보를 수집할 수 있다. 아동이 중력에 대해 적절하게 방향을 잡는가? 아동이 자신의 신체 부분을 바르게 인지하는가? 아동이 정확하게 사지를 뻗을 수 있는가? 이러한 과정으로부터 치료사는 정밀 평가를 위하여 특정 감각계에 집중해야 한다. 세밀한 신경학적 검사의 특수성에 대한 정보를 위해 이 장의 끝에서 권고한 글을 참조하라. 치료의 틀에서 각 감각계의 평가에 대한 예는 치료기술과의 결합에서 논의될 것이다.

감각평가는 특정 감각계의 통합성뿐 아니라, 감각 우세를 평가해야 한다. 아동이 피부감각이나 고유수용성 감각에는 불편해 하는 반면 전정감각을 선호할 수 있다. 치료사는 이것이 어떤 감각을 좋아하는 것인지 아니면 싫어하는 것인지를 분별하고 기능장애가 있는지를 알아야 한다. 비록 그 결정이 어렵기는 하지만, 치료사는 아동의 행동적 단서에 주의한다. 예를 들어 촉각 정보에 대하여 활동수준이 지속적으로 증가하거나 싫어하는 반응은 촉각 방어를 나타낸다.

감각계 기능의 평가는 각 감각계를 단독으로 평가하는 것 이상을 포함한다. 아동은 다양한 자극이 입력 되었을 때, 특정 자극이나 또는 신체의 절반에 대한 자극에 집중하게 된다. 청각적 소음이 있는 상태에서, 아동은 시각적 입력을 처리할 수 없을 것이다. 편마비 아동은 환측에 단독으로 피부자극을제시하면 그 자극을 인지할 수 있을 것이다. 만일 동시에 양측에 모두 자극한다면, 아동은 건측에 대한 피부자극만을 인지할 수 있을 것이다. 어떤 감각 양식에 대한 우세적 집중은 몇몇 아동들이 통제된 치료환경으로부터 동시에 여러 정보들이 공존하는 좀 더 전형적인 환경으로 이행하는데 어려움을 가지게 된다.

자세조절 또는 균형은 감각입력의 통합으로 신체의 중력 중심점의 인식을 구조화하고, 적절한 근골격계 반응을 수행할 수 있어야 한다. 시각, 전정, 그리고 체성감각적 정보는 중력, 지지면, 그리고 주변 물체들의 관계에서 방향에 대한 인지로 결합된다.[22] 이들 감각계 중 어느 한 부분의 장애는 균형 조절에 영향을 주게 되며, 특히 기능이 온전한 감각입력이 유용하지 않거나 충돌적일 때는 더욱 그 영향이 크다. 전정감각 기능이 저하된 아동은 시각에 대한 의존력을 증가시켜 자세 조절을 유지하고자 한다. 이러한 아동에 있어 균형과제의 수행은 조명이 어둡거나 눈을 감았을 때 곤란을 느끼게 될 것이다. 치료사는 자세 조절의 관계에서 감각간 통합의 어려움을 알기위하여 평가 과정을 통하여 아동의 반응들을 관찰해야 한다.

인터뷰 평가와 치료기술들
(intertwining examination and intervention strategies)

이 섹션은 주요한 감각계를 경유한 입력에 기초한 치료기술들의 예를 제시한다. 감각 입력에 대한 아동의 반응을 평가하는 방법을 논의한다. 치료사는 치료와 평가를 동시에 수행하므로 이 섹션에서도 치료와 평가를 통합하여 설명한다. 치료사는 치료기술에 대한 아동의 반응을 이용하여 감각계의 기능을 평가할 수 있다.

피부감각입력 (cutaneous input)

피부에 있는 수용기들은 촉각과 온도감각을 인지한다. 치료사들은 운동 활동을 억제하거나 촉진하려는 목적으로 촉각 수용기를 자극할 수 있다. 아동의 피부에 정적이고 지속적인 접촉을 가하면 감각 수용기의 순응과 피부 아래 근육의 억제를 초래할 것이다.[23] 치료사들은 근긴장을 억제하기 위하여 과도하게 경직된 근육 위에 손을 올려 놓는 기술들을 사용한다. 아동의 피부에 지속적이고 고른 압박이 가해지도록 세심하게 주의해야 한다. 압박을 변화시키면 피부 아래 근육의 활성도를 증가 시키게 된다.[21] 이러한 개념은 부목에서 이용된다. 정적인 표면은 과도하게 경직된 근육 윗면에 접촉해야 한다. 스트랩은 경직된 근육의 길항근에 실시한다. 치료사는 아동의 반응을 보면서 억제성의 지속된 촉각을 사용하는 것이 성공적인지를 평가한다. 경직이 감소되었는가? 아동이 좀 더 기능적인 움직임을 수행할 수 있는가?

근육의 반응을 촉진하려면 근복에 도수 접촉을 해야 한다. 변화를 주기 위해서는 비정적인 압박을 가한다. 피부 감각 수용기들은 감마운동신경원과 척수 수준의 시냅스 연결을 만든다.[24] 피부감각입력은 근방추의 민감성을 향상시킴으로 근육의 반응을 활성화시킨다. 억제성 촉각자극에서와 같이, 이 기술의 효과는 아동의 반응의 변화를 평가함으로써 알 수 있다.

온도감각 수용기들은 피부 온도가 변화될 때 발화율을 증가시킨다. 아동의 활동수준이나 사지의 경직성을 감소시키는데 중온(neutral warmth)의 개념이 사용된다. 치료사는 온도감각 수용기나 피부 수용기가 기본 발화율 이상 발화되도록 자극 받지 않는 환경을 만들어 내려고 한다. 이러한 환경은 아동을 외투로 감싸거나 신체의 일부분을 가벼운 타올이나 담요로 감싸면서 만든다(그림 7-3). 중온의 환경은 바라는 반응이 나올 때까지 유지시킨다. 그러나 너무 오랫동안 아동을 감싸게 되면 체온증가로 인하여 활동수준을 감소시키기 보다는 증가시키게 된다. 이는

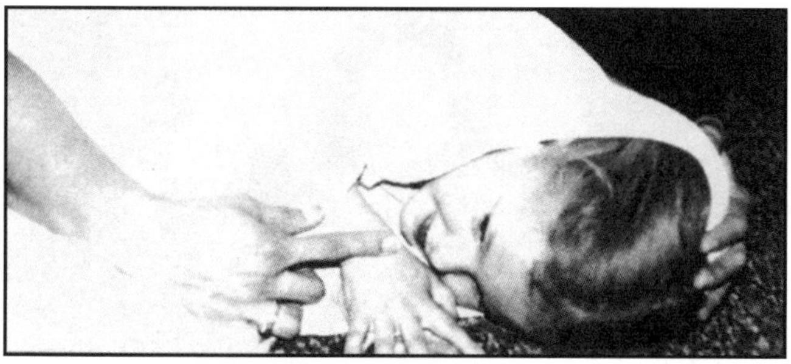

그림 7-3. 중온(neutral warmth)으로 전신의 활동 수준을 감소시키기 위해 담요로 감싸 옆으로 누운 자세를 취함. 치료사는 아동의 손의 위치를 조절하고 머리 위치를 조절하기 위해 접근을 사용하고 있다. (photo courtesy of William D. Porter).

잘 때 너무 더워서 담요를 차내게 될 때 발생되는 불쾌감과 유사하다.

치료사는 치료실의 온도에 관심을 가져야 한다. 최적의 치료실 온도는 아동의 필요를 충족시키도록 조절되어야 한다. 저긴장성의 아동은 약간 서늘한 방에서, 과긴장성 아동은 약간 더운 방에서 치료한다. 적절한 실내 온도를 선택하는데, 치료사는 아동의 기초 피부 온도를 고려해야 한다. 기초 피부 온도는 아동의 건강이나 아동이 이전에 있던 곳의 온도에 따라 달라진다. 온도감각 수용기는 기초 온도로부터의 편위를 인지한다는 점을 기억해야 한다. 따라서 아동이 치료실에 도착하기 전에 따뜻하고 습기찬 환경에 있었는지 또는 바람이 불고 추운 환경에 있었는지 고려하는 것이 중요하다. 이것은 근육 활성도의 기초선과 치료사가 사용하기 위해 선택한 온도 감각입력의 형태에 영향을 줄 수 있다.

아동에 대한 온도 변화의 효과를 고려할 때, 치료사 손의 온도를 고려해야 한다. 치료사와 아동의 공감대는 따뜻한 아동의 복부에 치료사의 찬 손이 올라감으로써 신속히 깨질 수 있다.

일반적으로 움추림 반응을 유발하거나 아동에게 유해하거나 통증성 자극으로 해석하는 감각입력은 적응 움직임을 만들어 내려는 학습의 목적에 역효과를 유발한다. 발달장애 아동은 가벼운 접촉에도 기피 반응을 일으키는데, 이러한 반응을 촉각 방어라고 한다. 치료사는 아동을 치료하기 전에 여러 직물이나 매체를 이용하여 격렬하게 문지름으로써 피부를 탈감각시킨다. 치료사가 아동의 움직임 패턴을 가이드하기 위해 촉각자극을 사용할 때, 단단한 접촉(firm touch) 자극을 사용해야 한다.

전정감각입력 (vestibular input)

전정감각 자극은 자극 특성에 따라서 자세 신전근들의 활동수준과 아동의 경계심을 각성시킬 수도 있고 감소시킬 수도 있다. 느리고, 율동적이고 반복적인 흔들림, 구르기, 또는 좌우 흔들림은 전형적으로 아동을 이완시키고 진정시킨다. 부모는 안달하는 아동을 담요로 싸서 천천히 흔들어 잠재움으로써 중온(neutral warmth)과 반복적인 전정감각 입력의 개념을 결합하여 사용한다. 운동의 중단, 시작, 움직임 방향의 변화와 함께 신속하고 비율동적 자극은 자세긴장도를 각성시키고 증가시킨다. 스쿠터 보드 위에 아동을 엎드려 움직이도록 하면 자세 신전근이 사용되고 동시에 전정감각 입력이 자세근의 활동수준을 강화시키게 된다(그림 7-4).

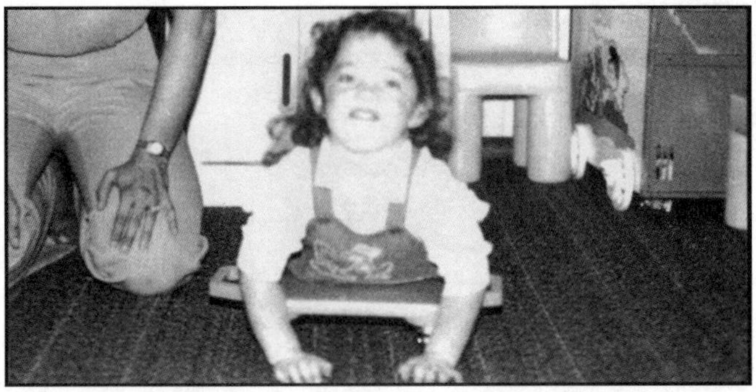

그림 7-4. 자세 신전근을 촉진시키기 위한 스쿠터의 사용. 아동은 제공되는 전정감각 자극의 정도를 조절할 수 있다. (photo courtesy of William D. Porter).

란다우 반응이나 엎드린 자세에서의 축 회전(pivot prone) 자세와 유사한 반응을 유발하기 위해서는 전정감각 수용기를 자극하는 기법으로 거꾸로 세우기(inversion)를 사용한다. McGraw에 따르면, 아동은 거꾸로 세우기에 반응하여 4가지 발달 단계를 통하여 진행한다.[25] 처음에 영아는 굴곡과 감정적 각성을 증가하면서 거꾸로 세우기에 반응한다. 다음 단계는 신전 반응이 나타난다. 이 단계는 치료적 중재로써 사용되는 반응이다. 이 단계는 거의 울지 않는다. 이후 영아를 거꾸로 세우면 수직으로 머리를 바로 세우려는 반응을 보인다. 이러한 노력이 달성되지 않으므로 자주 울음을 터뜨리게 된다. 마지막 단계에서 아동은 자세를 바로 세우려는 것이 쓸데없는 일임을 인식하고 매달린 채로 이완해 버린다. 치료사는 이러한 발달 단계를 알아야 한다. 만일 아동이 거꾸로 세웠을 때 기대되는 신전 반응을 보이지 않고 굴곡 반응을 보인다면, 발달학상 거꾸로 세우는 기술이 적절한 기술이 아닐 것이다. 이때 치료사는 신전 반응을 활성화시킬 다른 감각 자극을 사용하고 나중에 거꾸로 세우는 기법을 사용할 수 있다.

일부 치료사들은 전정계의 통합성에 대한 지표로써 Ayres에 의해 개발된 회전후 안구진탕(Post-rotatory nystagmus) 검사를 사용한다.[26] 이 검사에서 20초 동안 아동을 10번 회전시킨 후 안진이 지속되는 시간을 측정한다. 회전하는 동안 아동의 머리는 30°로 굴곡시킨다. 특히 시각과 같은 다른 감각 자극을 회전하는 동안 통제하여 결과에 영향을 미치지 못하게 한다. 이 검사 결과는 전정-안구 연결의 통합성을 보여주나, 전정계와 중추신경계의 다른 부분과의 연결에 대한 정보는 제공하지 않는다.

고유수용성 감각입력 (proprioceptive input)

고유수용성 감각, 좀 더 일반적으로는 체성감각입력은 치료사의 거의 모든 핸들링 기술에 의해 제공된다. 많은 기술들이 경직성에 영향을 주는 상호 지배(reciprocal innervation)의 개념을 사용해왔다. 경직된 근육의 길항근을 활성화시켜 경직된 근육을 억제시킨다. 치료사는 상완삼두근을 빠르게 신장시키고 저항을 가함으로써 경직된 상완이두근을 억제한다(그림 7-5, 7-6, 7-7). 빠른 신장은 근방추의 가운데 부분을 늘려 Ia섬유의 변화율을 증가시킨다. Ia섬유는 상완삼두근에서 운동단위를 지배하는 알파 운동신경원과 단일 시냅스로 연결되어 상완삼두근의 근섬유를 수축시킨다. 저항은 근육의 수축 반응을 유지시킨다. 그래서 빠른 신장후의 위상성 폭발은 지속

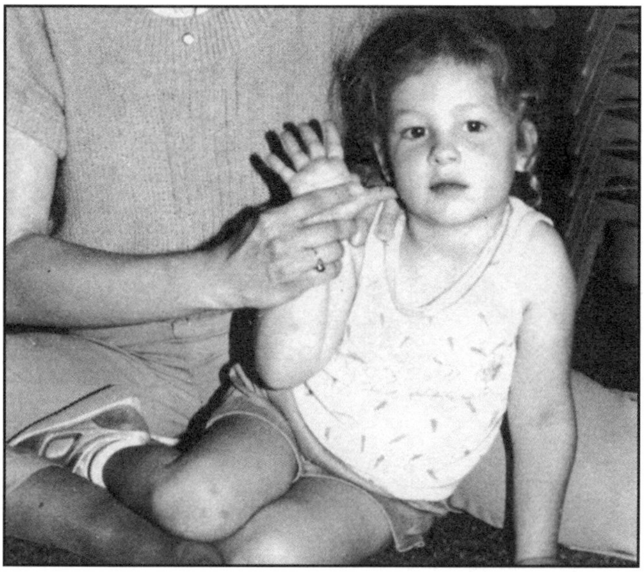

그림 7-5. 상완삼두근의 빠른 신장을 적용한다. (photos courtesy of William D. Porter).

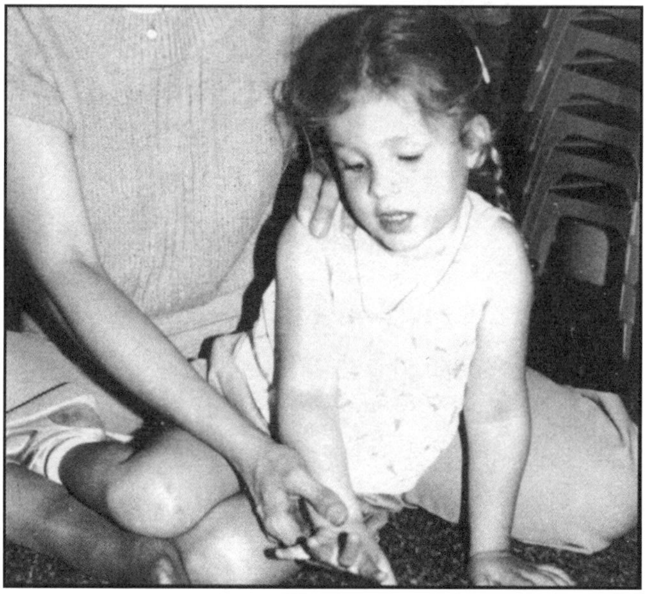

그림 7-6. 치료사는 상완삼두근의 수축을 증가시켜 신전에 저항을 적용한다. (photos courtesy of William D. Porter).

적이거나 긴장성 반응이 된다. 상완삼두근의 활성은 상호 지배적으로 경직된 상완이두근을 억제시킨다. 만일 치료목적이 특정 근육을 촉진시키는 것이라면, 빠른 신장과 그 후의 저항이 저반응성의 근육을 활성화시킬 수 있을 것이다.

적절한 기계적 진동으로 근 수축을 유발할 수 있다. 진동원은 주파수 100~125Hz[23]로 진폭 1~2mm[27]가 되어야 한다. 진동은 근방추의 Ia섬유의 발화율을 증가시켜 근육을 수축시킨다. 진동이 근수축 유발에 효과적일 수 있으나, 기능적인 적응행동을 유발시키는 환경내에서 진동원의 사용이 어렵다. 진동은 움직임 패턴의 정상적인 틀에서 움직임을 유발하는 자극이 아니므로, 다른 기술들이 효과적이지 않을 경우에 사용한다.

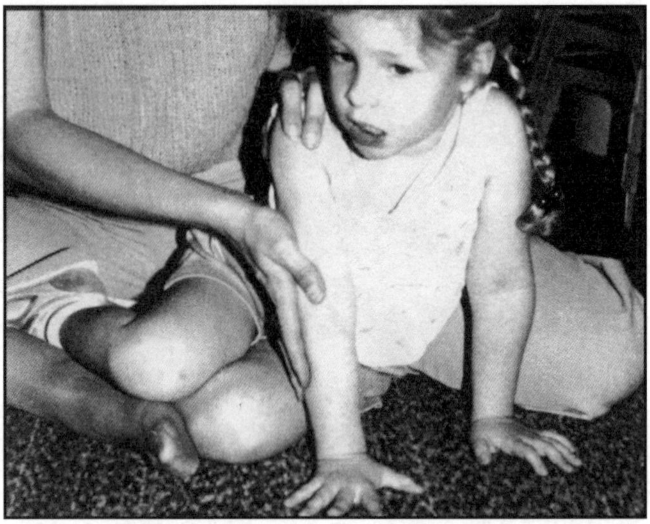

그림 7-7. 이것은 지지 반응에 사용되는 활성화된 삼두근을 포함한 목표 자세를 보여준다. (photo courtesy of William D. Porter).

관절 수용기는 관절을 가로지르는 근육에 의해 발생되는 수축형태에 영향을 준다. 관절간의 접근 또는 압박은 특히 체중지지를 위한 전형적인 관절 정렬에서 지속적인 수축을 유발한다(그림 7-7). 관절간의 견인 또는 분리는 움직임을 돕는다. 아동의 자세와 자세 사이에 움직임을 돕기위해 사지를 견인시킴으로써 이동을 촉진시킨다. 일단 아동이 어떤 자세를 취하면 체중지지 자세에서 사지를 통해 접근(approximation)을 추가하거나 척주를 통해 접근을 추가하여 자세유지에 필요한 지속적인 수축을 강화한다.

치료사는 보조나 저항을 이용하여 아동의 고유수용성 감각(그리고 어느 정도, 다른 감각계 입력)을 변화시켜 움직임을 촉진한다. 보조/저항의 목적은 반응이 일어나는 환경적 상황 내에서 아동이 움직임을 경험하도록 하는 것이다. 이러한 기법은 아동이 움직임 패턴을 세련되도록 시도하지 못하고 학습에 실패했을 때 사용한다.

발달장애 아동에게는 보통 고유수용성 감각 검사가 적절하지 않다. 어린 아동이나 또는 현저한 제한을 가진 아동은 위치 감각을 위해 한쪽 사지를 어떤 위치에 놓게 했을 때, 다른 쪽 사지로 그 자세를 모방할 수 없다. 치료사가 발가락이나 손가락을 상하로 움직일 때(운동감각) 발달장애 아동은 그것을 이해할 수 없다. 이러한 경우에 치료사는 아동이 어떻게 움직이고 사지를 이용하는가를 평가하여 고유수용성 감각정보에 대하여 반응하는 능력을 평가해야 한다. 아동은 한 자세에서 다른 자세로 이동할 때 한쪽 사지의 움직임이 지연되거나, 사지를 움직이는 능력이 있음에도 불구하고 안정된 자세를 취할 때 사지를 적절하게 위치시키지 못할 수 있다. 이러한 경우에 치료사는 아동의 고유수용성 감각입력이 결핍되어있거나, 사지의 위치를 알기위해 입력된 정보를 처리할 수 없는 것으로 의심해야 한다. 치료사의 관찰 능력이 대다수의 발달장애 아동에서 고유수용성 감각을 평가하기 위한 중요한 도구가 될 수 있다.

시각 입력 (visual input)

시각적 정보는 자세조절을 위한 중요한 요인이 되며, 특히 전정감각이 결핍된 경우 더욱 그러하다. 시각의 존재 유무에 따른 정적, 동적 균형과제의 평가를 통하여 아동의 시각 입력에 대한 의존도를 알 수 있다.

Woollacott는 영아의 시각적 정보가 처리되고 있을 때 동요에 대한 반응으로 더 많은 실수를 범한다고 보고하였다.[28] 분명히 영아는 여러 자세에서 운동조절을 숙달할 때보다 긴 시간동안 다른 감각정보와 결합하여 시각적 입력을 사용하는 것을 배운다.

아동이 앉은 자세나 선자세에서 수직의 자세 정렬을 유지하기 어려울 때, 치료사는 거울을 앞에 두고 아동이 자세를 유지하도록 하는 방법을 사용할 수 있다. 이러한 전략은 적절한 자세 정렬을 제시해주는 내적 단서(체성감각과 전정감각 입력)에 대한 주의를 시각적 정보로 대체하는 것이다. 내적 단서에 대한 주의는 거울을 제거하였을 때 자세 정렬을 유지시키는데 필수적이다. 거울 앞에서 활동을 보면서 일어나는 움직임의 반전으로, 처음에 아동들이 움직이기를 주저하고 목표물을 향해 움직일 때 실수를 유발한다. 치료사는 수직 정렬의 자세를 유지하는 것이나 또는 아동들이 다양한 자세에서 움직이는 것을 교육하고자 거울을 사용할 것을 결정할 때, 고유수용성 감각/전정감각 정보 대신에 시각적 정보를 사용할 때의 효과를 고려해야 한다.

청각 입력 (auditory input)

만일 아동이 여러 감각입력을 선택적으로 처리하는데 어려움을 가지고 있다면, 환경에서 주어지는 외부 소음으로 혼란스러워 한다. 이러한 아동에게는 외부의 청각적 자극을 제거한 치료 환경을 만들어 주어야 한다. 일단 아동이 정해진 과제를 마치면, 소음을 추가한다. 치료목적은 결국 분리되지 않은 환경, 즉 자연 그대로의 환경에서 아동이 과제를 수행하는 것이다.

치료사의 목소리는 치료에서 중요한 하나의 수단이다. 목소리의 톤, 크기, 속도나 말의 리듬을 조절하여 아동의 욕구를 만족시키도록 한다. 쉽게 흥분하는 경직성 아동은 부드럽고, 느리며 반복되는 언어 패턴에 가장 잘 반응한다. 둔감한 저긴장성 아동은 좀 더 권위적이고 기운찬 목소리에 잘 반응한다. 치료사는 권위적인 목소리와 큰 목소리를 혼동해서는 안된다. 목소리를 치료에 이용할 때도 앞서 논의된 감각입력의 일반 원리를 적용할 수 있다.

요약 (summary)

능력 있는 치료사들은 핸들링으로 인해 나타나는 아동의 반응을 지속적으로 분석한다. 이러한 분석은 아동이 받아들이는 모든 감각입력을 대상으로 한다. 치료사는 어떤 상황에서 적절하거나 부적절한 반응이 일어나는가를 알아야 한다. 이러한 평가는 효과적인 치료프로그램을 계획하는데 필수적이다. 이러한 주제는 이 장의 끝 부분에서 더욱 자세하게 제시한다.

평가와 치료기법은 이 책의 다른 장에서 논의 되고 있는데, 그 기법의 바탕이 되는 감각의 유형과 질은 고려되어야 한다. 예를 들어, 8장에서 자세반응을 유발하는 감각 자극의 유형이 제시된다. 만일 아동이 감각입력의 유형을 적절하게 처리하지 못한다면, 반응이 나타나지 않거나 반응의 정도가 작게 나타날 것이다. 이것은 근육의 약증 때문에 적절한 반응을 보이지 않는 아동과는 크게 다른 문제이다. 중추신경계에서 다양한 감각계의 입력이 통합되어야 하는 것과 마찬가지로, 이 책을 통하여 얻은 개념을 이 장에서 얻은 정보에 통합시키기를 원한다.

결론 (conclusion)

발달장애 아동을 치료하는 치료사는 움직임의 능력을 향상시키는 일차적인 수단으로 감각입력을 사용한다. 몇몇 핸들링 기법이 감각입력(거꾸로 뒤집기, 재빨리 신장하기)을 크게 바꾸기 위해 사용되는 한편, 다른 기법들은 고유수용성 감각입력을 바꿔 운동 반응을 변화시켜서 미묘한 자세 정렬의 변화를 유발한다. 이 장에서는 핸들링한 아동들에게 고려할 감각 자극에 대해 고찰하였으며 다른 장에서 다룬 정보들도 이러한 논제의 범위 내에 포함시킬 수 있을 것이다. 우리가 해야 할 일은 최고수준으로 독립된 기능이 달성될 때까지 아동의 움직임을 능숙하게 관찰하고, 객관적으로 분석하고, 독창적으로 조작하는 것이다.

사례 연구 #1: Jason

- 실전 패턴: 5C: 중추신경계의 비진행성 질환과 관련된 운동 기능과 감각 통합의 손상- 유아나 아동에서 유전적 요인
- 의학적 진단: 우측 편마비, 뇌성마비
- 연령: 24개월

검사 (examination)

Jason의 놀이를 관찰하면서, 치료사는 Jason이 우측 상지를 사용하여 물건을 조작하지 못한다는 것을 알았다. 치료시간 동안 다른 관찰과 함께 Jason이 마비측 사지, 특히 우측 상지에 감각무시(sensory neglect)가 있다는 결론을 내렸다. 우측에서 Jason을 건드리면 Jason은 머리를 우측으로 돌려 바라본다. 그러나 만일 우측과 좌측에서 동시에 Jason을 건드리면 Jason은 좌측의 접촉만을 알아챈다. 이런 관찰을 통해 Jason에게 감각무시가 있다는 치료사의 결론을 강화할 수 있다. Jason의 엄마는 Jason이 그녀의 무릎 위에 앉아 있는 것은 좋아하지 않는다고 한다. 엄마가 목에 키스하려하면 울거나 불안해 한다. 치료사가 우측에서 가볍게 접촉하면 Jason은 얼굴을 찡그리거나 안달하거나 또는 찌푸린다. 치료사는 Jason의 우측에 촉각 방어가 있다고 결론내린다. Jason의 오른손에 물건이 있을 때, Jason은 그것을 꽉 붙잡고 놓으려 하지 않는다. 마룻바닥에 발이 닿으면 발바닥 파악반사가 유발된다. 치료사가 골반을 조절하면서(우측하지에 접

근기법을 사용하여) 발뒤꿈치에 체중을 지지하도록 치료했을 때, Jason은 선 자세를 잘 유지한다. 정위반응과 평형반응 검사의 결과, 전정계 감각정보는 적절하지만, 운동조절 비기능이 우측에서의 완전한 반응을 방해하는 것으로 나타났다.

일반적인 치료목표는 다음과 같다. 우측 사지, 특히 상지의 감각을 향상시킨다. 촉각 방어를 감소시킨다. 손바닥 파악반사를 감소시키고 수의적으로 손을 느슨하게 펴도록 한다. 그리고 발바닥 파악반사를 감소시켜 선 자세에서 발이 완전히 바닥에 접촉할 수 있게 한다.

기능적 제한 (functional limitations)

Jason은 장난감을 조작하거나 자조 관리 동작에서 오른쪽 팔과 손을 효율적으로 사용하지 못한다. 그는 앉거나 설 때 오른쪽이나 뒤쪽으로 넘어질 때 보호 반사가 일어나지 않고 머리를 자주 부딪힌다. 그는 큰 운동 동작에서 낮은 협응성을 보이고 있다. 그는 종종 걸을 때 자주 넘어지고, 동료들과 같이 뛸 수 없다. Jason은 먹기 동작이 서투르고 입에 있는 음식을 잘 흘린다.

손상 (impairments)

Jason은 신체 오른쪽에 대한 감각 인지가 저하되어 있고 오른쪽 상지의 운동 조절이 낮고 보호 반사가 느리게 일어난다. 그는 입을 잘 못닫고 혀를 외측으로 움직이기 어렵고 씹는 패턴이 미성숙해 있다. 그는 입에서 음식이 떨어져도 인지하지 못한다. 설 때 Jason의 균형은 낮고 보행 동안 시작 자세를 조절하기 위해 왼쪽에 의존한다.

목적 (goals)

Jason의 치료 목적은 다음과 같다.

1. 오른쪽 신체의 감각 인지 증가, 특히 오른쪽 상지와 입
2. 상지 보호 반사의 속도와 효율성 증가
3. 입술과 혀의 조절 능력 향상
4. 균형 반응 향상, 특히 서기
5. 섬세한 운동 조절에서 협응성 향상, 장난감 조작

기능적 결과 (functional outcomes)

중재의 3개월 동안 다음과 같은 것들을 할 수 있다.

1. 양말을 벗을 때 양손 사용하기
2. 12 inch 볼을 던지거나 잡을 때 양손 사용하기
3. 하루에 3번 보다 덜 넘어지기
4. 넘어질 때 잡기 위해 팔을 사용하기
5. 음식물을 흘리지 않고 먹기
6. 동료들과 10~20 feet를 달리고 유지하기

중재 (intervention)

치료목표의 달성 과정을 평가하기 위하여, 치료사는 측정 가능한 기능적 목표들을 몇 가지 만든다. 치료가 끝난 뒤에는 Jason의 과제 수행력을 평가한다. 치료 후 Jason은 다음과 같은 수행과제를 할 수 있다.

1. 앉은 자세에서, 양쪽 상지를 사용하여(우측은 치료사의 도움으로) 직경 8인치의 공을 테이블에서 5인치 들어 올린다. Jason은 발이 바닥에 닿을 수 있는 높이의 의자에 앉는다. 테이블은 편안하게 과제를 수행할 수 있는 높이여야 한다. 우측 하지에 접근기법을 사용하여 발이 바닥에 편평하게 닿게 한다.
2. 앉은 자세로 12인치 떨어진 앞에 직경 8인치의 공에 손을 떼지 않고 좌우로 5번 공을 굴릴 수 있다.
3. 감정적 괴로움의 증상들을 나타내지 않고, 1분 동안 우측 상지에 대한 접촉을 참을 수 있다.
4. 자발적인 놀이에서, 3분 관찰 시 5번 적절한 방법으로 우측 상지를 사용할 수 있다.
5. 테이블에서 선 자세에서 장난감을 가지고 노는 1분 동안 우측 발을 바닥에 편평하게 유지할 수 있다.
6. 선 자세에서, 그의 오른 발을 앞으로 내딛으면서 가벼운 직경 6인치의 공을 8~10 feet 떨어진 목표물을 향해 던지기 위해 두 손을 사용할 것이다(오른 팔/손을 위해 치료사의 보조가 동반). (주의: 치료사는 시각 또는 청각적 신호를 통해 발꿈치 닿기를 강조할 필요가 있다.)
7. 다른 종류의 표면(예를 들어, 높이, 단일 두께 덤블링 매트, 이중 두께 덤블링 매트, 10-발자국 경사 오르고 내리기)에서 긴 발걸음, 행진, 또는 최소한의 손을 이용한 보조를 갖고 달리기 등의 다른 종류의 발걸음 패턴을 이용하여 훈련한다.

Jason이 이러한 목표들을 달성할 수 있도록 치료사는 치료프로그램의 일부에 다음의 활동들을 포함시킨다. 치료는 Jason의 몸 좌측과 우측에 부모나 치료사가 여러 직물이나 다양한 재료를 문지르는 것으로 시작한다. Jason의 피부 접촉은 지속적으로 이루어져야 한다. 처음에는 타올이나 면 담요와 같이 거친 면의 재료를 사용한다(그림 7-8). 손으로 Jason의 피부를 문지르면, 다음 접촉 시 좀 더 편안함을 느낄 수 있다. 또한 면도용 크림을 Jason의 사지에 문지름으로써 접촉을 견디도록 한다(그림 7-9).

치료사는 테이블에 아동의 우측 팔을 적절하게 자리잡게 하고 손을 테이블 바닥에 편평하게 펴게 한 채 팔꿈치로 체중을 지지하게 한다. 이 자세에서 몇 분 동안 놀게 한다. 그런 후 우측 팔을 씻거나 손가락 그림을 그리게 한다. 이러한 활동은 우측 팔의 감각을 증가시키고 촉각 방어를 감소시키려고 계획된 것이다.

부적절한 상지 자세에 대한 구체적 억제방법은 12장에서 논의되겠지만, Jason은 직경 8인치의 공으로 하는 양손 활동을 한다. 치료사는 우측 사지의 위치와 공의 무게를 조절하면서 Jason에게 가슴에서 공을 앞으로 밀어내고, 다시 당기는 것을 반복하게 한다. 몇 번의 반복 끝에,

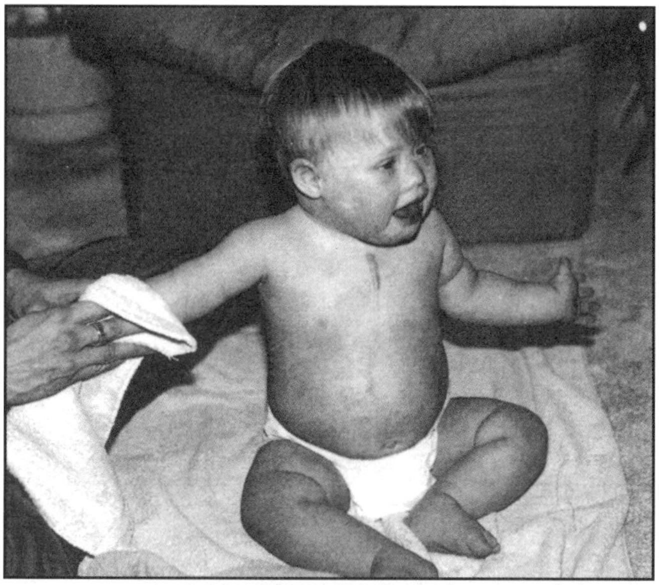

그림 7-8. 치료시간 동안 치료사의 도수 접촉을 찾아 낼 수 있도록 타올을 사용한다. (photo courtesy of William D. Porter).

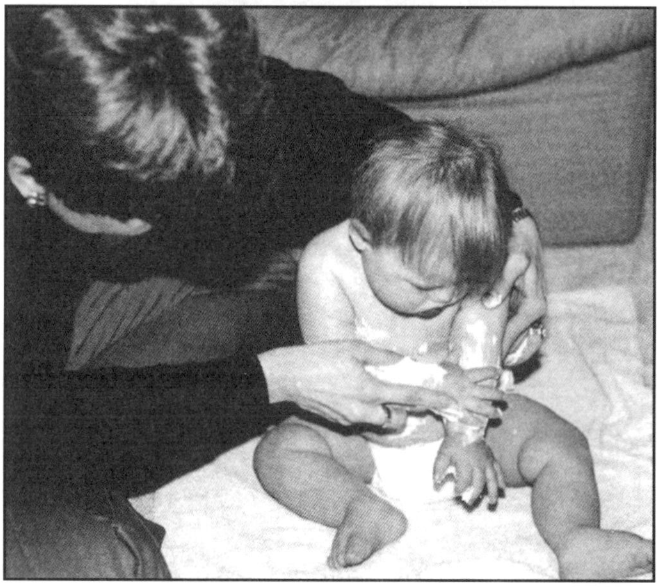

그림 7-9. 체간이나 사지에 거품을 분산시키는 등의 활동에 아동을 참여시켜 이러한 형태의 치료에 대한 아동의 참을성을 증가시킨다. (photo courtesy of William D. Porter).

Jason에게 공을 지면에서 들어올리게 하고 다시 내려놓게 한다(그림 7-10, 7-11, 7-12). 치료사는 점차 도움을 줄여나가야 한다. 또한 Jason에게 공을 양손으로 잡은 채 회외와 회내를 반복하게 한다(그림 7-13). 이러한 활동을 발달학상 좀 더 진전된 운동이므로 치료사의 조절이 더 크게 요구된다. 적절한 관절가동범위는 향상시키고, 부적절한 움직임은 억제시킨다.

제11장은 보행 기술의 발달을 다룬다. 치료 시 제시되는 체중지지 활동들은 발바닥 파악반사의 영향을 억제하는데 효과적인 활동들이다. 적절한 체중지지 자세가 달성되면, 골반을 통한 접근기법이 자세의 유지를 향상시킬 것이다. 체중이동이나 무릎 굴곡, 신전 등의 활동이 이러한 자세에서 Jason의 적절한 운동조절 학습을 도울 것이다.

그림 7-10. 공놀이는 오른쪽 상지의 부적절하게 넘치는 제한을 개선하고 양손 활동을 개선한다. (photo courtesy of William D. Porter).

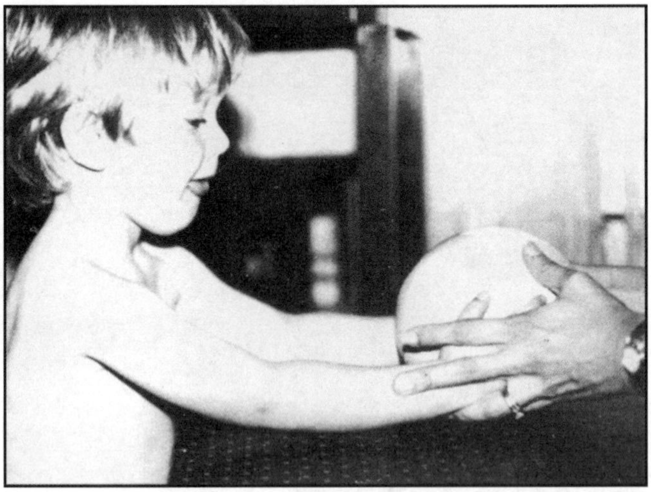

그림 7-11. 공놀이는 오른쪽 상지의 부적절하게 넘치는 제한을 개선하고 양손 활동을 개선한다. (photo courtesy of William D. Porter).

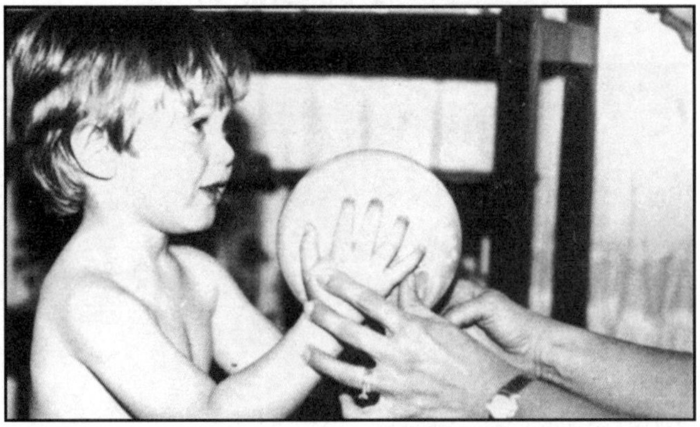

그림 7-12. 공놀이는 오른쪽 상지의 부적절하게 넘치는 제한을 개선하고 양손 활동을 개선한다. (photo courtesy of William D. Porter).

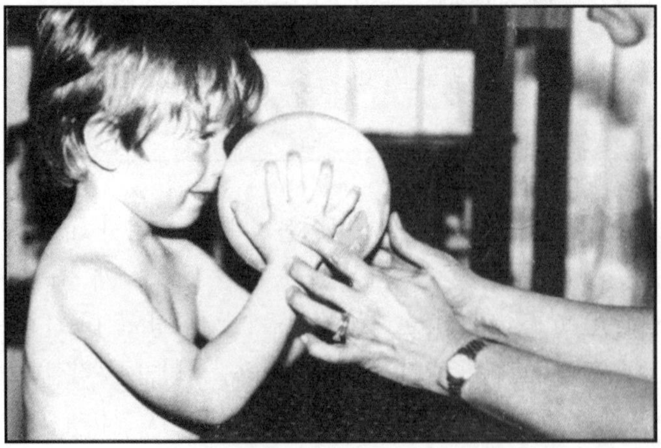

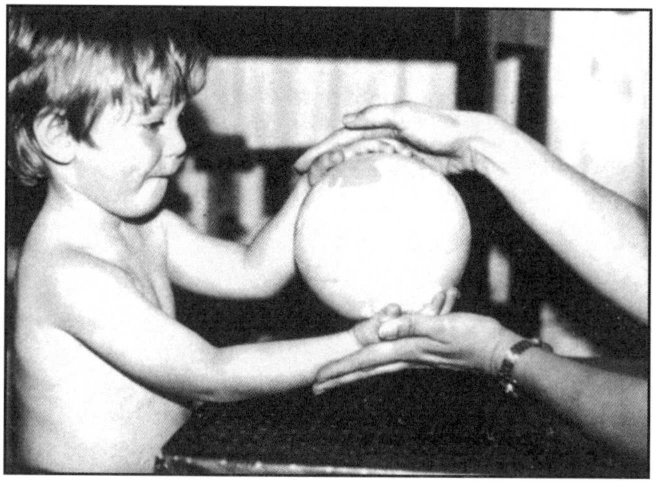

그림 7-13. 우측 전완의 회외 운동범위를 촉진하고 부적절한 자세를 억제하기 위한 볼 운동

사례 연구 #2: Jill

- 실전 패턴 5C: 비진행성 중추신경계 질환과 관련된 운동 기능과 감각 조절 손상-유아나 아동의 유전적 원인
- 의학적 진단: 소아마비, 강직성 사지 마비, 정신지제, 발작, 소두증
- 연령: 7세

검사 (examination)

Jill의 부모는 Jill이 한 자세에서 다른 자세로 움직이는 것을 싫어한다고 말하였다. 치료사는 공간 내의 움직임이 호흡과 심박수 증가, 발한과 울음 증가, 경직성의 증가와 같은 자율반응 곤란 징후를 초래한다고 보고하였다. Jill은 움직이려고 할 때 긴장성 반사가 뚜렷하게 나타난다. Jill을 수직으로 세웠을 때 정위반응이 없어 머리를 들어 유지하지 못한다. 그러나 전정감각 입력에 대한 반응의 평가 결과는 근육 강직 패턴으로 인해 해석이 어렵다. 머리는 신전되고, 입은 벌려져 있으며, 입술과 혀는 뒤로 당겨진 전형적인 경직성 사지마비의 자세를 취하고 있다. 구강 근육을 싸고 있는 입술과 주변 피부를 접촉하면 더욱 입술이 뒤로 당겨지고, 머리는 신전된다.

기능적 제한 (functional limitations)

Jill은 모든 자세에서 균형을 유지할 수 없고 보행이 불가능하다. 그녀는 중립 머리 조절을 유지 할 때 수직으로 유지하는 것을 제외하고는 모든 위치에서 머리 조절이 저하되어 있다. 그녀는 모든 자세에서 균형을 유지할 수 없다. Jill이 앉기 위해서는 보조가 필요하고 구를 수 없다. 그녀는 독립적으로 바닥 동작을 할 수 없다. 보호와 평형 반사가 소실되어 있다. Jill이 수의적인 잡기와 놓기가 어렵고 먹기와 마시는 것도 어렵도. 안구 조절도 낮다.

손상 (impairments)

Jill은 제한도니 인지와 관심의 집중이 저하되어 있다. 그녀의 운동 조절은 소실되었고 이차적으로 근 약화, 특히 상지, 머리,목 조절이 특히 낮다. 등쪽에는 전만 자세를 보이고 경한 척추 측만증도 보이고 있다. Jill은 움직임에 대한 피로가 높고 입주의 자극에 대하 과민감성을 보인다.

목적 (goals)

치료 목적은 다음과 같다.

1. 시각과 청각 자극에 대한 집중력 높이기
2. 머리, 목, 상체 근육의 강화와 운동 조절 향상
3. 움직임에 대한 피로를 견디는 능력 향상
4. 입 주위 자극에 대한 민감성 낮추기

기능적 결과 (functional outcomes)

3개월 후에는 다음과 같은 것들을 할 수 있다.

1. 비디오를 보기 위해 수직 스탠더에서 5분 동안 머리 세우기
2. 피로 없이 휠체어에서 들어올려져서 옮겨지는 것을 견디기
3. 특수 휠체어에 앉아서, 먹는 동안 handler의 보조 없이 1분 동안 입을 다물고 있기
4. 특수 휠체어에서 먹는 동안 handler의 보조 없이 1분 이상 턱을 다물고 입기
5. 특수 휠체어에서 컵으로 마시는 동안 handler의 도움 없이 입과 턱으로 다물고 있기

중재 (intervention)

일반적 치료목표는 움직임에 대한 내성을 증가시키고, 수의적인 움직임의 횟수를 높이고 턱 폐쇄(jaw closure)와 입술 폐쇄를 증가시키는 것이다.

치료 후 Jill은 다음과 같은 과제를 수행할 수 있다.

1. 그물침대에서 Jill은 심박수를 분당 20회 증가시키면서 3분 동안 앞뒤로 느리게 흔들어 주는 것을 참아낼 수 있다.
2. 휠체어에서, 한 번의 도움으로 1분 동안 턱 폐쇄를 유지할 수 있다.
3. 휠체어에서, 한 번의 도움으로 1분 동안 입술 폐쇄를 유지할 수 있다.
4. 휠체어에서 도움없이 물컵에 입술과 턱을 다물고 적절히 닿을 수 있다.
5. 선 자세에서 머리를 3~5분 동안 바로 세울 수 있다.

Jill의 치료프로그램에는 전정기관을 자극하는 활동들을 체계적으로 포함시킴으로써 움직임에 대한 내성을 향상시킨다. 그물침대에 바로 누운 자세에서, Jill을 앞뒤로 천천히 흔든다. 흔들림의 진폭을 처음에는 작게 한다. 점차 진폭과 빈도를 증가시켜 움직임에 대한 내성을 증가시킨다. 평가시 Jill이 나타내는 자율반응 곤란징후를 확인하여 심박수, 호흡률 또는 혈압의 가준치를 설정함으로써 치료에 대한 Jill의 반응을 결정한다. 이외 전정계 활동으로 Jill을 휠체어에서 앞뒤

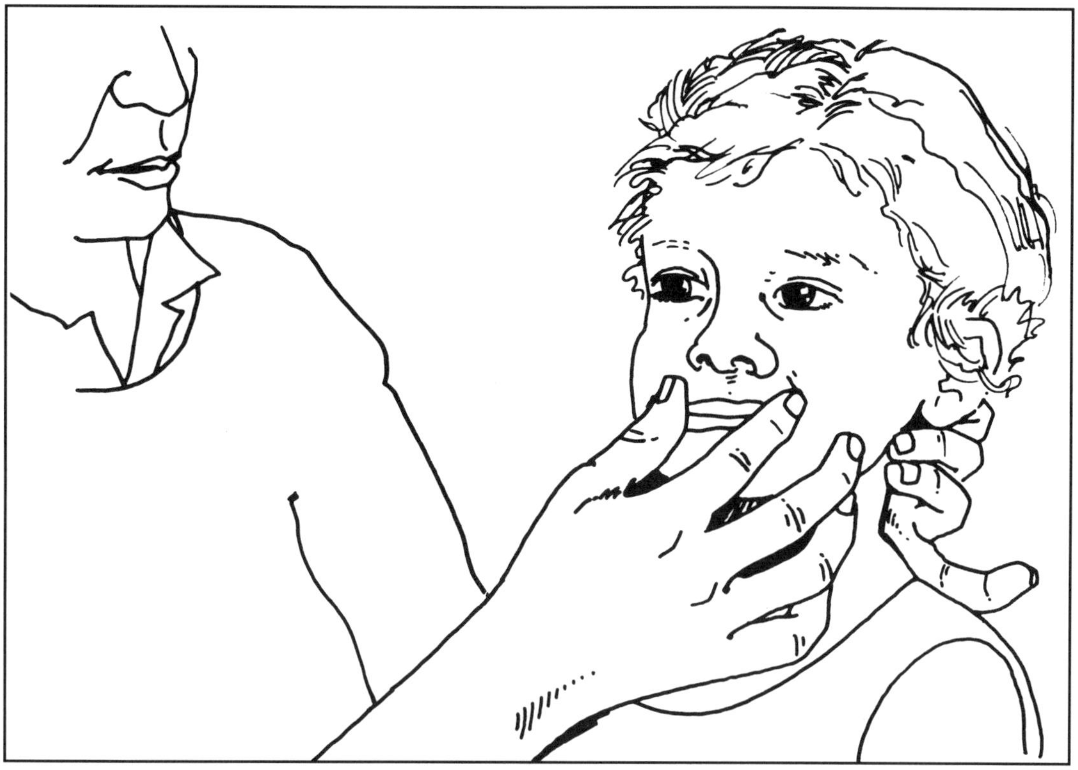

그림 7-14. 입술 폐쇄를 촉진시키기 위한 구륜근에 대한 빠른 신장기법

로 흔들어 주고, 자동차에 옆으로 누운 자세를 유지하게 하는 등의 활동을 포함시킨다. Jill에게 여러 자세에서 움직임을 경험하게 한다. 움직이는 동안 Jill이 안정감을 느끼는 것이 중요하다.

Jill이 앞뒤로 움직이는 것을 참아내면 다른 방향의 움직임을 추가시킨다. 즉 좌우운동과 상하운동, 인체 축을 중심으로 반복되지 않는 회전운동(엎드려 누운 자세에서 바로 누운 자세로 다시 엎드려 누운 자세로 구루는 등), 사선운동, 그리고 마지막으로 회전운동을 추가시킨다. 각각의 새로운 움직임에 대한 내성을 주의 깊게 평가해야 한다.

Jill이 머리와 체간자세의 조절을 향상시키면(제9장), 구강 근육 조절의 문제를 추가하여 살펴본다. Jill이 머리와 목을 신전된 자세로 유지하고 있는 한 턱의 폐쇄를 유지시키기 어렵다. 구강근육을 싸고 있는 피부는 입 주위를 치료사의 손으로 지속적으로 접촉함으로써 탈감각될 수 있다. 이러한 기법은 움추림 반응을 감소시키는데 도움이 된다. 치료사는 시각적인 놀람이나 움추림이 나오지 않도록 조심스럽게 Jill의 얼굴에 접근하도록 한다.

턱과 입술 폐쇄는 해당근육에 대한 재빠른 신장(그림 7-14)이나 손가락 끝 진동으로 촉진될 수 있다. 치료사는 이러한 기법들을 적용하기 전에 피부를 탈감각시켜 놓아야 한다. 빨대로 음료를 마시는 등의 기능적 활동을 통해 Jill의 치료효과는 좋아질 수 있다(그림 7-15). 치료사의 손가락으로 구륜근에 압박을 가함으로써 입술 폐쇄를 촉진할 수 있으며, 또는 유사한 반응을 유발하기 위하여 Farber가 제안한 마우스피스를 끼울 수도 있다.[20]

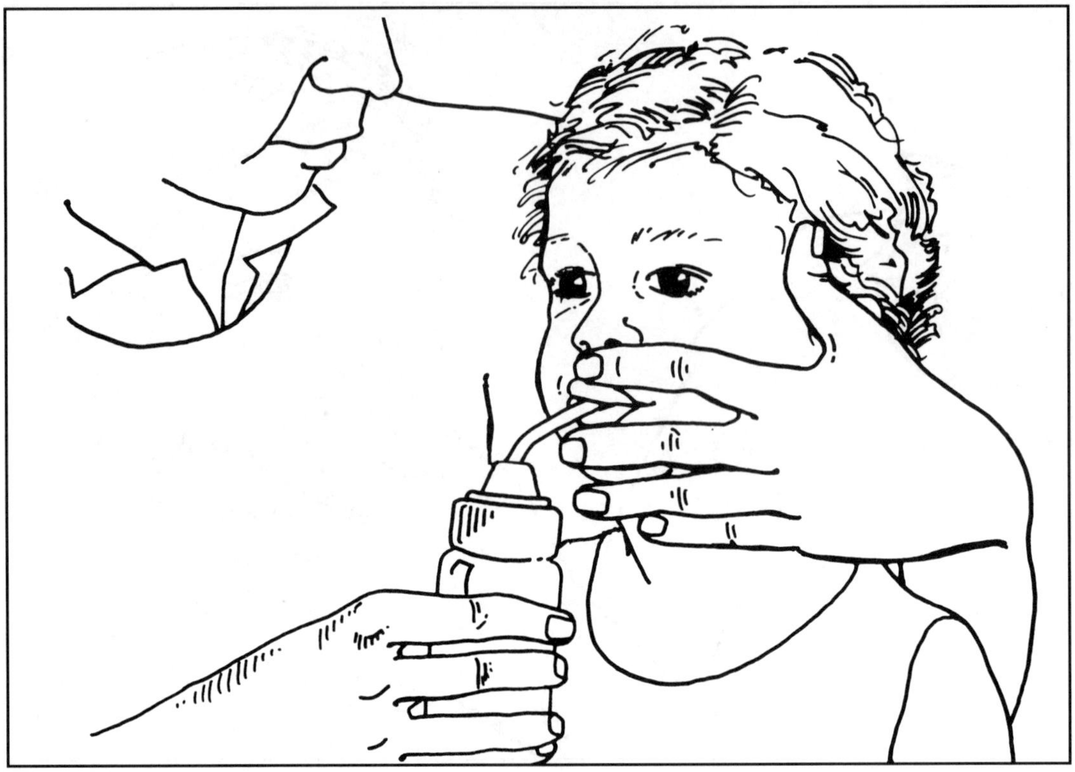

그림 7-15. 빨대로 음료를 마시게 도와주는 활동을 통한 턱과 입술 폐쇄의 촉진

치료사는 구강 외부 근육뿐만 아니라 구강 내 근육을 자극해야 한다. 면봉으로 잇몸을 문지르거나 볼 안쪽을 신장시키거나 혀의 운동에 저항을 가한다(그림 7-16).

깨물기반사가 유발되는 경우에 아동에게 해가 되지 않을 자극 도구를 선택해야 한다. 입과 턱 조절에서의 호전은 머리와 체간 조절 발달과 연결된다. 이 두 영역에서의 활동은 구강 운동 조절에서의 시도를 강화시킬 수 있다.

사례 연구 #3: Taylor

- 실전 패턴: 5C: 중추신경계의 비진행성 질환과 관련된 운동 기능 손상과 감각 통합-유아나 아동에서 유전적 요인
- 의학적 진단: 수막 척수류, 요추 1-2번
- 연령: 4세

검사 (examination)

Taylor의 감각평가 결과, T-12 레벨 이하의 피부감각과 고유수용성 감각이 소실된 것으로 나타났다. 고관절, 슬관절, 족관절 및 발에서 고유수용성 감각이 소실되어 앉은 자세에서의 자세변

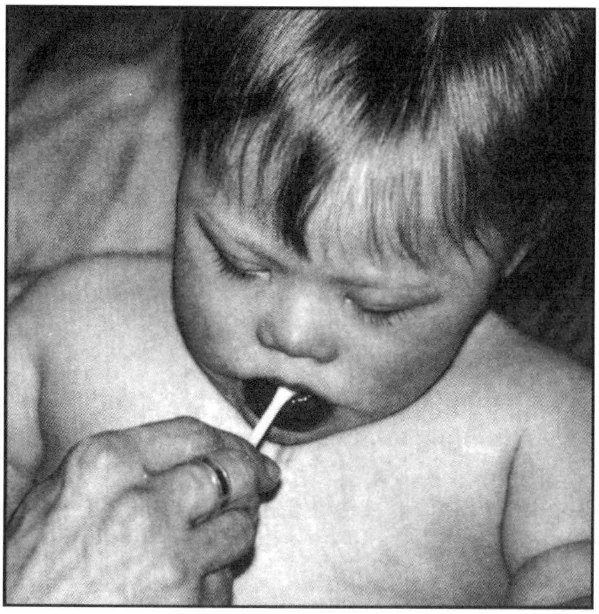

그림 7-16. 구강 내 근육을 자극하기 위해 면봉을 사용. 아동의 머리를 약간 굴곡시킴으로써 아동이 자극으로부터 벗어나지 않게 한다. (photo courtesy of William D. Porter).

화를 유지하기 어려우며, 정적인 네발서기 자세나 보조기를 한 상태에서의 선 자세를 유지하기 어렵다.

Taylor는 시력 명료도(visual acuity problem)로 항상 안경을 착용하며, 전경-배경 추적(figure-ground discrimination)이 어렵고, 시각적으로는 혼란스러운 배경 하에 작은 물체를 찾기 어렵다. 선자세를 취하여 안경을 착용하고 고개를 숙여 지면을 바라볼 때 균형이 무너진다. 이는 지면에 놓여있는 물체들 사이에 목발을 제대로 놓는 것이 어렵기 때문이다.

치료사는 전반적인 평가를 통하여 Taylor가 선 자세에서 아래를 내려다볼 때 생기는 균형 상실의 요인을 찾아야 한다. 하지로부터 체성감각 정보를 받아들이는 것이 결여되었기 때문에 Taylor는 진정감각과 시각정보에 의존하여 균형을 유지하고자 한다. 앉은 자세에서 정상적인 머리의 정위반응과 보호신전 반응은 전정감각 반응이 정상 범위 내에 있다는 것을 의미한다. 치료사는 머리를 움직이면서 서 있는 자세에서 균형문제가 생기는 일차적인 원인이 시지각 문제라고 결론지었다. Taylor는 무게중심이 머리운동으로 이동될 때 적절한 보상적인 움직임을 할 수 있도록 교육받아야 한다.

기능적 제한 (functional limitations)

Taylor는 워커로 swing-to gait로 서거나 이동할 때 외측으로 지지하지만 장족 보조기나 목발을 사용할 준비가 되어 있다. 그는 무릎으로 기기를 시도하지만, Taylor는 앉거나 서는 균형이 낮다. Taylor는 하지에 옷을 입는데 보조가 필요하다. Taylor는 바닥의 정확한 위치에 목발을 놓는 것이 힘들다.

손상 (impairments)

Taylor는 T12 아래 피부와 고유 감각의 소실이 있다. Taylor는 시각 결손과 인지 문제, 특히 앉고 서는데 균형 반응이 느리다. 그는 자주 피부 문제가 있고 하지의 운동 기능의 소실이 있다. Taylor는 상지, 체간, 특히 복부의 지구력이 낮고 근 약화가 있다.

목적 (goals)

치료 목적

1. figure-ground discrimination의 시각 인지 기술의 향상
2. 앉기와 서기에서 균형 반응 향상
3. 피부 문제의 빈도 감소
4. 상지의 체간, 특히 복부의 근력과 지구력 향상

기능적 결과 (functional outcomes)

3개월 후에는 다음과 같은 것들을 할 수 있을 것이다.

1. 매번 가능한 압박 부위를 제거하도록 신발과 양말을 벗을 수 있다.
2. 새 보조기로 신체정렬을 바르게 유지하면서 30초 동안 10회 목발을 교대로 들었다 놓았다를 반복할 수 있다.
3. 눈을 감고(목발로) 15초 동안 새 보조기에서 균형잡고 선 자세를 유지할 수 있다.
4. 머리를 상하좌우로 움직이면서(목발로) 1분 동안 새 보조기에서 균형 잡고 선 자세를 유지할 수 있다.
5. 선 자세에서 80%의 정확성으로 바닥에 놓인 모형에 있는 숫자들을 확인할 수 있다. 이러한 목표는 Taylor가 평면에 놓인 숫자와 모형을 시각적으로 구별할 수 있나를 알아보는 것이다.

중재 (intervention)

표는 Taylor가 평면에 놓인 숫자와 모형을 시각적으로 구별할 수 있나를 알아보는 것이다.

Taylor의 치료프로그램에는 피부관리 기법들에 대한 본인과 부모의 교육프로그램이 포함된다. Taylor와 부모는 신발이나 보조기를 바꿔 신을 때 피부의 상태를 모니터하는 것을 교육 받는다. 치료사는 Taylor의 다리에 대한 부모의 시각적 관찰이 일관적인가를 평가한다. 만일 그러한 목표가 치료실 내에서 달성되면 다른 상황으로 일반화시켜야 한다. 그 목표는 다음과 같이 진술된다. Taylor의 부모는 신발과 양말 또는 보조기를 제거한 후 피부 과민성이나 압박을 확인하기 위하여 시각적으로 Taylor의 하지를 관찰한다.

균형훈련과 전경-배경 추적 훈련은 추가적으로 자유롭게 세워주는(freestanding) 보조기와 새로운 보조기(골반대를 착용한 장족 보조기; long leg braces with pelvic band)에서 실시한다. 마지막으로 Taylor는 한쪽 목발을 사용하여 공을 치는 동안 균형을 유지하는 것을 훈련받는다. 편평한 지면으로부터 시각적으로 혼란시키는 지면까지 다양한 지면을 사용한다. 처음에는 공이

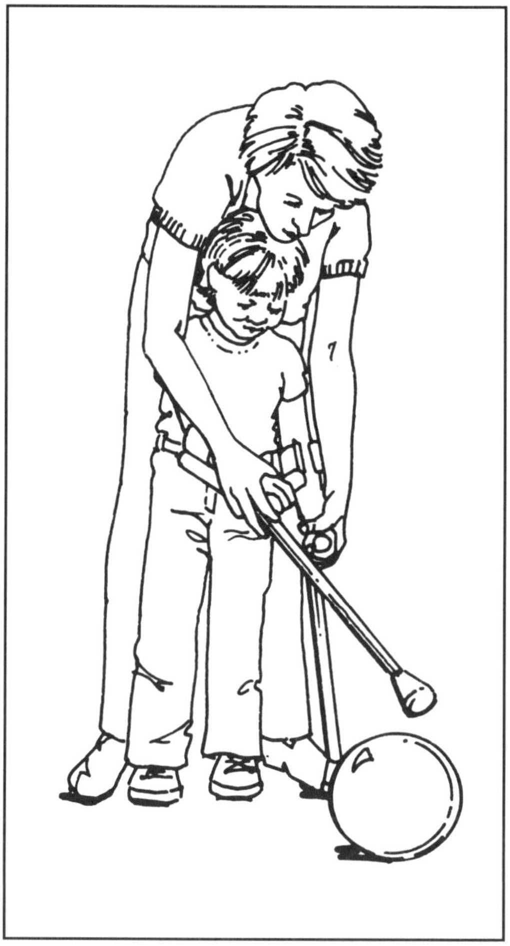

그림 7-17. 한쪽 목발로 서서 고정된 공을 다른 쪽 목발로 치는 선 자세에서의 균형훈련.

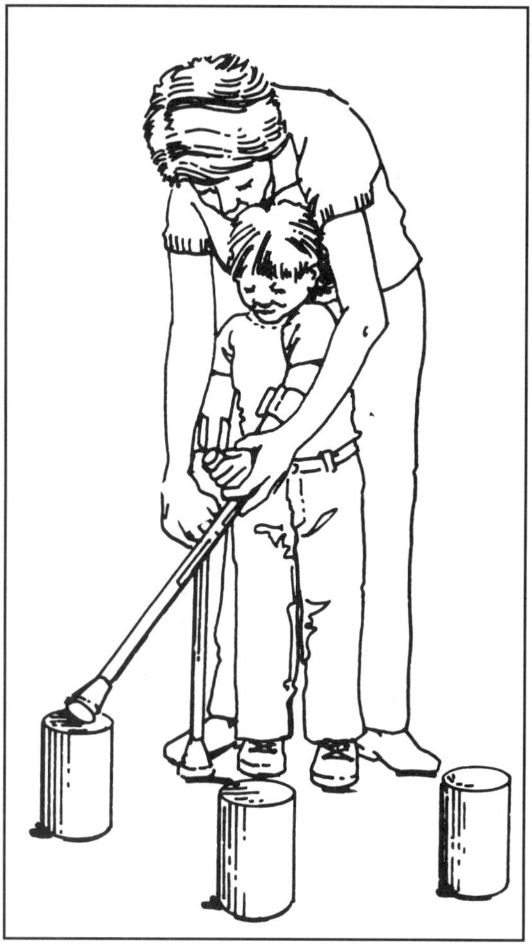

그림 7-18. Taylor 앞에 세 개의 원통을 둘러 세워 원통에 목발을 닿게 함으로써 선 자세에서의 체간 회전을 촉진한다.

놓이는 위치를 바꿔가면서 공을 고정된 위치에 놓고 친다(그림 7-17).

Taylor가 균형과 기술을 향상시켜감에 따라 앞에서 굴러오는 공을 목발로 차게한다. 또한 Taylor 주변에 여러 높이의 물건을 놓고 그 물건을 건드리지 않고 목발로 물건 꼭대기 위를 치게 한다(그림 7-18). 이러한 형태의 활동들은 체간 회전이 결여되어 있는 문제들을 다루는 제9장에서 논의하기로 한다.

Taylor는 방해물이 있는 코스에서 휠체어를 진행시키는 활동으로도 도움을 받는다. 휠체어 조작은 상지와 체간근력과 지구력을 향상시킨다. 이러한 방해물 코스에서의 성공적인 휠체어 진행에는 좋은 시지각 기술과 운동계획이 요구된다. 이러한 활동은 치료시간에 좀 더 어려운 과제를 성공시킬 경우 하나의 흥미로운 보상으로 수행될 수 있다.

그림 7-19. Ashley는 전신의 저긴장증으로 인하여 엎드린 자세에서 앉은 자세로 자세를 변경할 때 고관절이 과도하게 굴곡된다.

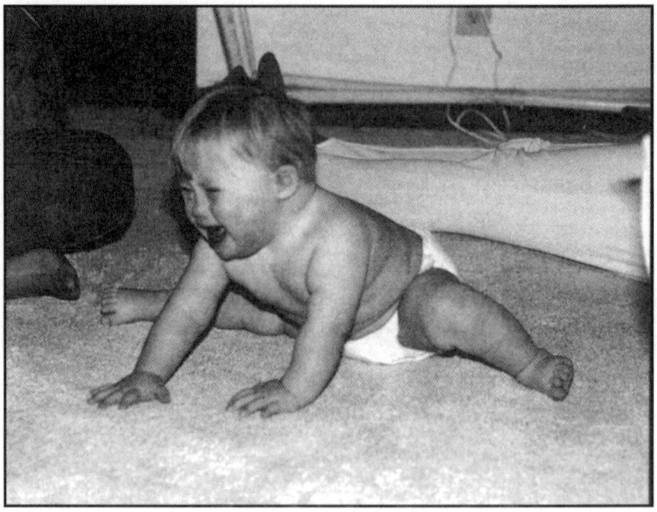

사례 연구 #4: Ashley

- 실전 패턴: 운동 신경 발달 손상
- 의학적 진단: 다운 증후군
- 연령: 15개월

검사 (examination)

Ashley는 전신의 저긴장증뿐만 아니라 모든 자세에서 안정적이지 못하다(그림 7-19). 평가 시, Ashley는 빠르고 불규칙적인 전정감각 입력에 반응하여 좀 더 적절한 자세긴장도와 안정성을 유지하였다. 또한 고유수용성감각과 피부감각입력으로 자세유지 능력이 향상되었다.

일반적인 치료목표는 자세 안정성 증가에 초점을 맞춘다. 네발서기 자세에서 견관절과 고관절의 안정성을 증가시킨다. 두부 신전근육의 신장으로 좀 더 적절한 정위반응과 균형반응을 유도할 수 있다. 치료목표는 선 자세와 앉은 자세에서 신체정렬을 향상시키는 것이다.

Ashley는 전반적으로 운동에 대한 두려움을 가지고 있다. 부모와의 상담으로 Ashley가 의학적인 문제를 계속 일으켜 가족들로부터 "허약한" 아동으로 취급받는다는 것을 알았다. Ashley는 부모들이 아동과 놀아주는 전형적인 놀이의 부분으로써 움직임을 경험할 기회가 없었다. 치료사는 Ashley에게 재미있는 움직임을 알려주고, 그러한 활동이 Ashley에게 필요하다는 사실을 부모들에게 주지시켜 주어야 한다.

기능적 제한 (functional limitations)

일반적으로 Ashley는 움직임을 피하고 자세 반응에 지연이 있다. 요추 전만과 무릎 과신전으로 지지면을 크게 할려고 하고, 설 때 발의 회내가 있다. Ashley는 가구를 잡고 돌아다니지 않을

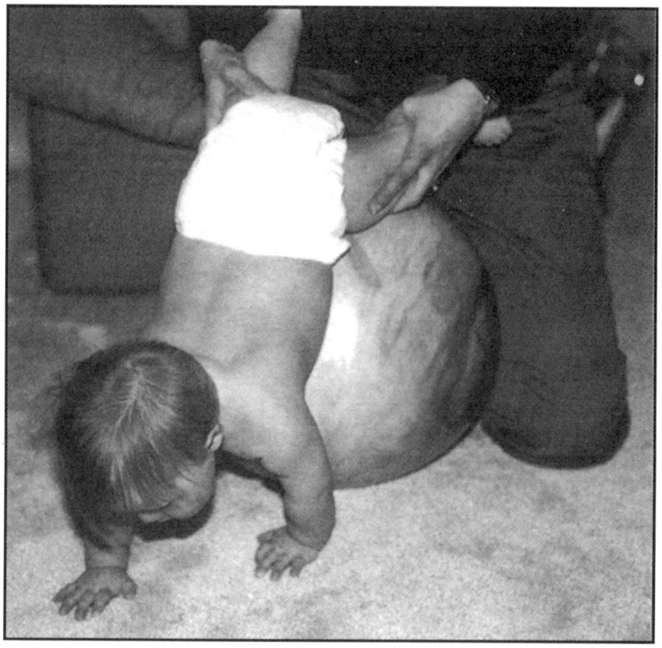

그림 7-20. 상지로 체중을 지탱하면서 견갑대의 안정성을 촉진하기 위하여 큰 볼에 거꾸로 세우기

려고 하고 잡기나 놓기가 힘들고 입 운동 기술에 제한을 보인다.

손상 (impairments)

Ashley는 의학전 진단과 관련한 관절 과운동성, 낮은 근육 긴장(저긴장증), 경한 청각 소실, 정신지체를 보인다.

목적 (goals)

다음과 같은 목적이 있다.

1. 모든 자세에서 안정성 증가, 특히 견관절과 고관절
2. 모든 자세에서(특히, 서기와 앉기)에서 근력과 지구력 증가
3. 움직일 때 부모와 아동의 두려움 감소

기능적 결과 (functional outcomes)

3개월 후에는 다음과 같은 것들을 할 수 있을 것이다.

1. 단지 한 번의 도움으로 30초 동안 네발서기 자세를 유지할 수 있다.
2. 단지 두 번의 도움으로 1분 동안 치료사의 지지에 의해 상지로 선 자세를 유지할 수 있다.
3. 불안해하지 않고, 선 자세에서 앉은 자세로 다시 네발서기 자세로 자세를 변경할 수 있다.
4. 불안해하지 않고, 발달학적으로 다양한 적절한 자세들 사이의 보조된 움직임을 참아낼 수 있다.

중재 (intervention)

치료프로그램의 활동들은 자세 안정성을 증가시키도록 고안된 것이다. Ashley를 공 위에 엎드려 놓은 뒤 거꾸로 세워 팔로 체중을 지지하게 한다(그림 7-20). 또한 공 위에 앉혀 튕겨준다. 이러한 활동은 전정감각을 자극하고 척주의 접근을 유도한다(그림 7-21). 네발서기 자세를 취하게 하고, 척주의 장축을 따라 머리와 골반을 접근하게 하면서 앞뒤, 좌우로 흔든다(그림 7-22). 또한 상지와 대퇴의 장축을 따라 접근시킴으로써 사지를 전체적으로 수축시켜 자세를 유지시킨다. 공위에서 자세를 바꾸는 활동은 Ashely를 선 자세로 움직이도록 한다. 올바른 하지의 정렬을 통하여 힘의 벡터를 가지게 된 골반을 통한 접근은 Ashley의 선 자세를 향상시킨다. 치료사가 올바로 선자세의 정렬을 강화하는 동안 Ashely는 상지의 놀이 활동을 한다(그림 7-23, 7-24, 7-25). 이로써 치료사에게서 배운 움직임의 조절을 치료의 외부 상황에서 통합할 수 있도록 한다.

자세를 바꾸거나, 전정감각 촉진기법을 이용하여 치료사는 발달학적 자세 움직임을 촉진한다. 치료사는 치료시간에 발달시킨 증가된 자세 조절력을 이용하도록 돕는다.

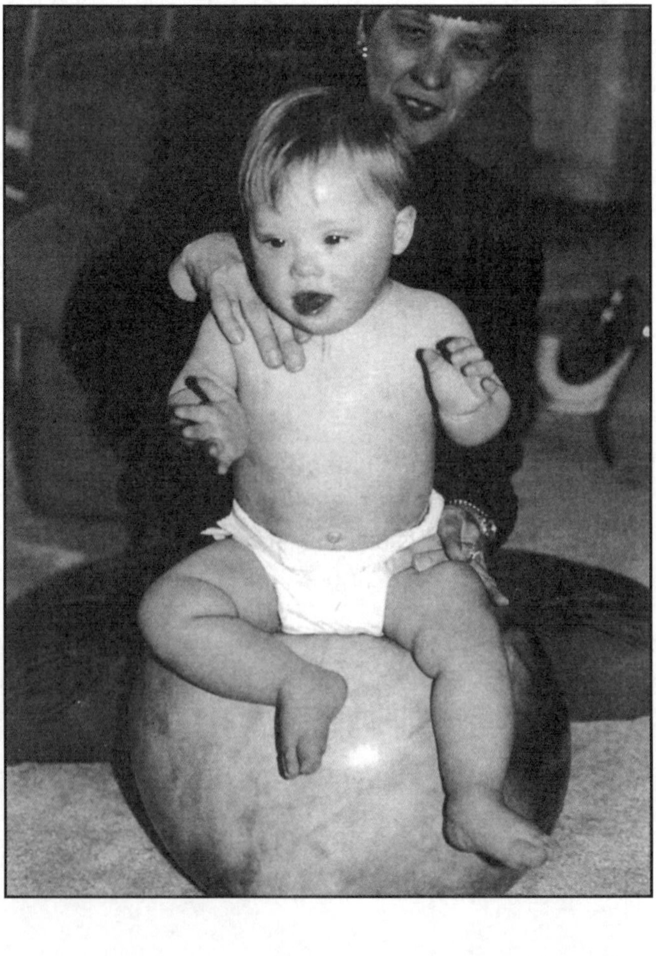

그림 7-21. 치료사의 도움으로 자세 정렬을 유지하면서 볼에서 바운딩하기

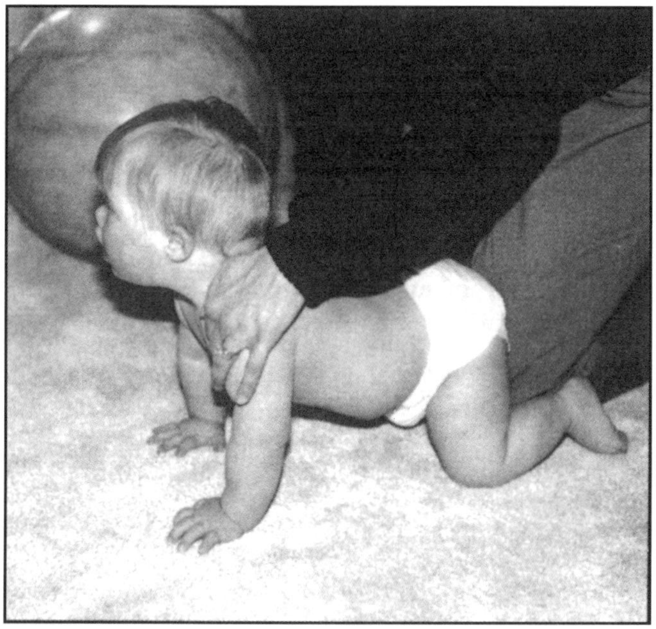

그림 7-22. 자세정렬을 강화시키기 위하여 네발기기 자세를 취하게 하고, 치료사가 척주의 장축을 따라 머리와 골반을 근접하게 하면서 앞뒤 좌우로 흔든다.

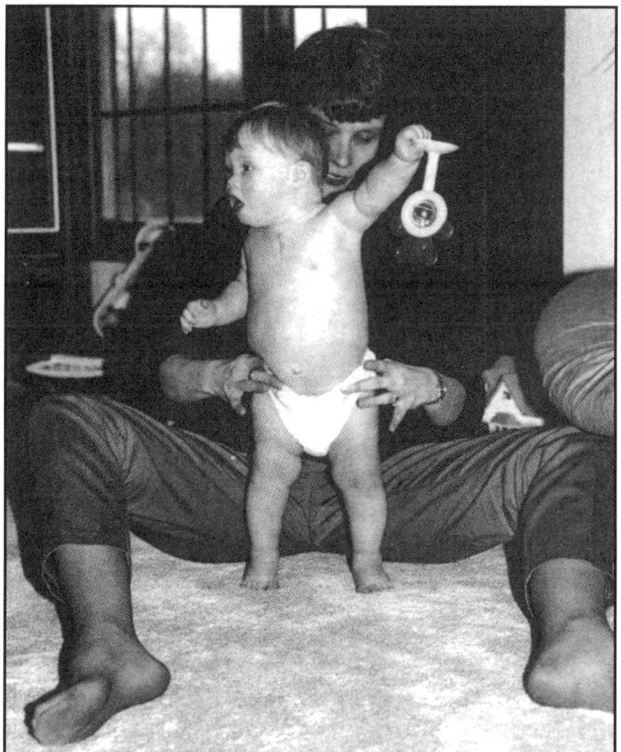

그림 7-23. 상지에 놀이 활동을 하는 동안 서 있기를 실시한다.

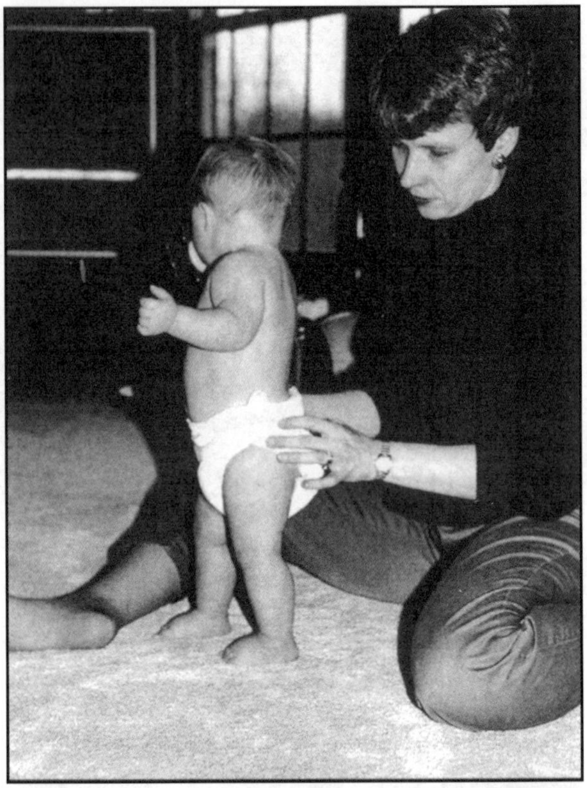

그림 7-24. 상지에 놀이 활동을 하는 동안 서 있기를 실시한다.

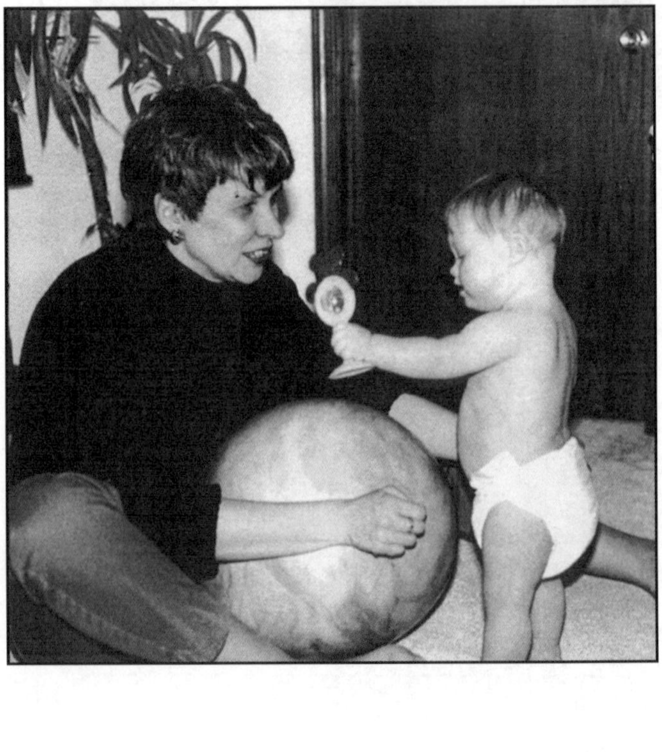

그림 7-25. 상지에 놀이 활동을 하는 동안 서 있기를 실시한다.

사례 연구 #5: John

- ▶ 실전 패턴 5B: 운동 신경 발달 손상
- ▶ 의학적 진단: 발달 협응 장애, 집중력 결핍 과잉행동 장애
- ▶ 연령: 5세

검사 (examination)

John의 놀이를 관찰하고 부모들과 상담한 후에, John이 또래에 비해 매우 빨리 동작이 변화한다는 것을 알 수 있었다. 부모들은 John이 조직화된 큰 운동 활동에 참여하기를 거부하는 것을 걱정하였다. John은 걷기나 뛰기로 이동한다. 빠르게 움직일 수 있지만 hopping과 skipping처럼 한 쪽 다리로 균형을 잡는 동작은 힘들다. John은 8 inch의 가벼운 무게의 볼을 잡기를 두 번 시도 후에 다른 곳으로 이동하여 작은 장난감 동물과 놀기 시작하였다.

John의 부모들은 그가 아직 독립적으로 자전거를 타지 못하고 공원에 있는 놀이 기구를 타기 싫어하는 것처럼 보인다고 하였다. 이 검사 동안, John은 치료사와 Simon Says 놀이를 통해 장애물 코스를 모두 통과했다. 수행에서 John은 정상 관절가동범위를 보였지만 상지로 신체를 지지하는데 어려움이 있었다.

기능적 제한 (functional limitations)

일반적으로 John은 물리치료를 하기 싫어하고 또래처럼 건너뛰기, 볼 던지고 받기, 먹는 동안 도구 사용하기, 버튼 · 지퍼 사용하기 등과 같은 크거나 세밀한 동작들을 또래처럼 할 수 없었다. 그는 또한 서기, 4 inch 균형 판에서 걷기, 오르기 등에서 균형을 유지하는 것이 힘들었다.

손상 (impairments)

John은 언어 발달이 심하게 지연되어 있고 선택적 집중이 어려웠다. 그의 운동 계획 능력은 낮았고, 한 가지나 여러 상황에서 운동 기술을 만들어 내기가 힘들었다. John은 상지 근력이 감소되었고 정상 심혈관 지구력 보다 낮았다. 촉각 인지, 운동감각(kinesthesia), 입체감각인식(stereognosis)은 평균보다 낮게 나왔다.

목적 (goals)

치료 목적은 다음과 같다.

1. 운동 계획 능력 향상
2. 연속적 움직임의 유동성 향상
3. 여러 상황에서 운동 기술 사용
4. 상지 근력 증가
5. 심혈관계 지구력 증가

기능적 결과 (functional outcomes)

다음 3개월 후에 다음과 같은 것들을 할 수 있을 것이다.

1. 10 inch 볼을 던지거나 잡을 때 양손 사용
2. 물리치료실이나 신체 교육이나 이웃 놀이터에서 직접적 신체적 활동의 참여
3. 가벼운 방망이나 라켓으로 가만이 있는 볼을 양손으로 치기
4. 피로 없이 15~20분 동안 신체적 활동 참여
5. 물리치료실, 학교, 놀이터에서 여러 방법(예, skipping, galloping, hopping, running)으로 움직이기

중재 (intervention)

John은 처음에 1:1 치료를 받아야만 했다. 치료 시간에서 John이 사용한 도구는 치료의 초기 단계에 일정하게 유지했다. 시간이 지나면서 치료사들은 다른 도구를 사용하는 것이 필요할 것이다.

동작의 연속성과 활동의 타이밍은 John의 성공에 따라 달라졌다. 치료사는 초기 치료 기간 동안 John의 "리듬"을 아는 것이 필요할 것이다. 이것은 일부 외적이거나 고정된 요소(시간이나 도구가 필요한 다른 사람들)에 비해 준비할 도구와 잘 조절된 치료를 통해 치료사는 John의 요구와 스케줄에 따라서 동작 사이에 이동할 수 있도록 해준다. 이것은 움직임을 계속하게 하는 동기처럼 움직임 수행에 대한 관심을 촉진할 것이고 다른 여러 방법이나 환경에서 즐겁게 배우는데 도움을 주기 줄 것이다. John의 기술 발달과 능력이 성공적으로 이루어지면, 치료사는 좀 더 "필요한" 접근을 시도해서 그의 외내 스케줄/리듬의 외부에서 오는 필요를 만족하기 위해 능력이 발달될 것이다.

John이 기술 발달과 수행에 참여하는 능력이 진전되면, 치료사는 John과 함께 치료에 참가하는 친구나 동료처럼 "조절된" distractor를 소개할 필요가 있을 것이다. 그리고 치료는 John이 무시해야 하는 것을 배워야만 하는 창문이나 문이 있는 곳으로 치료 지역을 이동한다. 좀 더 열린 치료실로 이동하는 것은 John의 발달을 성취하는 다음 단계일 것이다. John의 학교에 있는 물리치료와 의사소통과 협동은 필수적이다. 이 시점에서 John은 그의 과정을 설계하는 학교 서비스와 공동체 활동으로 이동해서 운동 계획 기술을 증가시키는 것을 지속할 것이다.

치료기간 마지막 단계 동안, John은 좀 더 장기간 다양한 신체적 활동에 참여하기를 기대해야 한다. 치료사는 다른 5살된 아동들과 비슷한 수준으로 John의 목표를 설정해야 한다. 예를 들어, 대단위 운동 움직임의 10~15분은 대부분의 5살 아동들이 가능하다. 이 기대는 학교나 공용 놀이터와 같은 좀 더 열린 환경에서 적용하기 전에 최초 치료적 설정에서 발달되는 것이 필요하다.

참고문헌 (references)

1. Polit A, Bizzi E. Characteristics of motor programs underlying arm movements in monkey. *J Neurophys.* 1979;42:183-194.
2. Schmidt RA. *Motor Control and Learning.* 2nd ed. Champaign, Ill: Human Kinetics Publishers; 1988.
3. Chapman D. Context effects on spontaneous leg movements of infants with spina bifida. *Ped Phys Ther.* 2002;14:62-73.
4. Kamm K, Thelen E, Jensen JL. A dynamical systems approach to motor development. *Phys Ther.* 1990;70:763-775.
5. Ulrich BD, Ulrich DA, Collier DH. Developmental shifts in the ability of infants with Down syndrome to produce treadmill steps. *Phys Ther.* 1995;75:14-23.
6. Chapman D. The ability of young infants with spina bifida to generate complex patterned leg movements. *Ped Phys Ther.* In review.
7. Ulrich BD, Ulrich DA. Spontaneous leg movements in infants with Down syndrome and nondisabled infants. *Child Dev.* 1995;66:1844-1855.
8. Abraham RH, Shaw CD. *Dynamics—The Geometry of Behavior. Part 1: Periodic Behavior.* Santa Cruz, Calif: Aerial Press; 1982.
9. Thelen E. Self-organization in developmental processes: can systems approaches work? In: Gunnar G, Thelen E, eds. *Systems in Development: The Minnesota Symposia in Child Psychology.* Hillsdale, NJ: Erlbaum; 1989:77-117.
10. Ulrich BD, Ulrich DA. Dynamic systems approach to understanding motor delay in infants with Down syndrome. In: Savelsbergh GJP, ed. *The Development of Coordination in Infancy.* Holland: Elsevier Science; 1993:445-459.
11. Thelen E, Ulrich BD. Hidden skills: a dynamic systems analysis of treadmill stepping during the first year. *Monographs of the Society for Research in Child Development, Serial No. 223.* 1991; 56(1).
12. Thelen E, Smith L. *A Dynamic Systems Approach to the Development of Cognition and Action.* Cambridge, Mass: The MIT Press; 1994.
13. Thelen E. Treadmill elicited stepping in seven-month-old infants. *Child Dev.* 1986;57:1498-1506.
14. Chapman D, Angulo-Kinzler R. Mechanisms for the Initiation of Infant Treadmill Steps. Paper presented at: North American Society for the Psychology of Sport and Physical Activity; 1995; Clearwater, Fla.
15. Adams JA. A closed-loop theory of motor learning. *J Motor Behav.* 1971;3:111-150.
16. Schmidt RA. A schema theory of discrete motor skill learning. *Psychol Rev.* 1975;82:225-260.
17. Newell KM. Motor skill acquisition. *Annu Rev Psychol.* 1991;42:213-237.
18. Edelman GM. *Neural Darwinism: The Theory of Neuronal Group Selection.* New York, NY: Basic Books; 1987.
19. Edelman GM. *The Remembered Present.* New York, NY: Basic Books; 1989.
20. Farber SD. *Neurorehabilitation—A Multisensory Approach.* Philadelphia, Pa: WB Saunders; 1982.
21. Gentile AM. Skill acquisition: action, movement, and neuromotor processes. In: Carr JH, Shepherd R, Gordon J, Gentile AM, Held JM, eds. *Movement Science Foundations for Physical Therapy in Rehabilitation.* Rockville, Md: Aspen Publishers; 1987:155-177.
22. Nasher LM. Sensory, neuromuscular, and biomechanical contributions to human balance. In: Duncan PW, ed. *Balance: Proceedings of the APTA Forum.* Alexandria, Va: American Physical Therapy Association; 1990:5-12.
23. Umphred DA. Classification of treatment techniques based on primary input systems. In: Umphred D, ed. *Neurological Rehabilitations.* 3rd ed. St. Louis, Mo: CV Mosby; 1995:118-178.
24. Noback CR, Strominger NL, Demarest RJ. *The Human Nervous System.* Malvern, Pa: Lea & Febiger; 1991:160.

25. McGraw MN. Neuromuscular mechanism of the infant. *Am J Dis Child*. 1940;60:1031-1042.
26. Ayres AJ. *Southern California Postrotatory Nystagmus Test*. Los Angeles, Calif: Western Psychological Services; 1975.
27. Hagbarth KE, Eklund G. The muscle vibrator—a useful tool in neurological therapeutic work. In: Payton O, Hirt S, Newton R, eds. *Therapeutic Exercise*. Philadelphia, Pa: FA Davis; 1978:138.
28. Woollacott MH. Postural control and development. In: Whiting HTA, Wade MG, eds. *Themes in Motor Development*. Boston, Mass: Martinus Nijhoff; 1986.

추천도서 (suggested reading)

Campbell SK, ed. *Clinical Decision Making in Pediatric Neurological Physical Therapy*. New York, NY: Churchill Livingstone; 1999.

Campbell SK, Vanderlinden D, Palisano R, eds. *Physical Therapy for Children*. 2nd ed. Philadelphia, Pa: WB Saunders; 2000.

Carr JH, Shepherd R, Gordon J, Gentile AM, Held JM, eds. *Movement Science Foundations for Physical Therapy in Rehabilitation*. Rockville, Md: Aspen Publishers; 1987.

Montgomery PC, Connolly BH, eds. *Clinical Applications for Motor Control*. Thorofare, NJ: SLACK Incorporated; 2003.

Schmidt RM, Lee TD. *Motor Control and Learning: A Behavioral Emphasis*. 3rd ed. Champaign, Ill: Human Kinetics Publishers; 1999.

Umphred D, ed. *Neurological Rehabilitation*. 3rd ed. St. Louis, Mo: CV Mosby; 1995.

제 8 장 발달적 자세 조절 (Developing Postural Control)

소개 (introduction)

아동의 가능적 동작을 위한 구르기, 기기, 걷기 등 다양한 능동 동작들과 자세 판단이 이루어져야 한다. 자세 조절은 아동이 자유롭고 효율적인 움직임으로 환경의 요구에 빠르게 반응하는데 필요하다. 아동의 성숙 단계에서, 많은 명료하고, 기대되고, 반응적 움직임이 필요하다. 게다가 공간에서 머리와 신체의 정위 위치, 넘어질 때 보호반응, 균형을 유지하기 위한 동작들도 필요하다. 넘어질 때 일어나는 자세와 사지의 움직임은 *자세 조절*이란 단어로 표현된다. 자세 조절이란 단어를 *균형이나 안정*과 상호 유의단어로 사용 가능하다. 균형에 대한 정의는 "안정 한계(예, 지지면 안에서의 무게중심) 내에서 신체 위치를 유지하는 능력"이다.[1] 균형은 수행을 하기 위한 신체 분절, 신체, 환경 사이의 적절한 관계를 유지하는 능력으로 설명된다.[2] 안정성과 정위(right)는 자세 조절 시스템의 두 개의 목적이다.[2-4] Seeger는 "구체적인 정위에 필요한 몇 가지 수행들은 안정성으로 이루어진다. 사다리에서 높은 선반을 물건을 찾을 때 좌우로 뻗는 동작과 커브로 기울어진 좁은 코너에서 자전거를 탈 때가 그 예이다. 두 가지 예에서 사람은 중력을 대항하는 위치를 유지하고 불안정성을 극복할 수 있다. 따라서 대부분의 수행은 자세 조절을 요구하지만 안정성과 정위의 변화가 필요하다"고 한다.[3]

환경적 구성처럼 여러 시스템들(예, 근골격계, 인지, 근신경계)은 자제 조절의 발달에 기여를 하고 있다. 아동의 경우 자세조절의 강조되는 메카니즘과 발달은 연구에서 흥미 있는 부분들이다. 물리치료사는 아동에게 적용되는 검사의 틀과 중재 전략처럼 자세 조절을 고려하는 이론적 틀을 수정하기 위한 준비의 사전작업으로 경험적 증거를 평가해야 한다.

자세 조절에 대한 수직 반사 접근 (reflex hierarchical approach to postural control)

1990년 초기 까지, 수직 반사 모델은 자세 조절의 발달을 설명하기 위한 물리치료에서 가장 선호되는 모델이었다. 반사 수직 모델은 Berta Bobath[5](NDT), Margaret Rood,[6] Sidney

Brunnstrom,[7] Margaret Knott, Dorothy Voss[8](PNF)를 포함하는 임상가 들에 의해 제안된 전통적 신경생리적 이론과 치료 전략의 상호 구성요소로 되어 있었다. 이들 개개인들은 중추 신경계의 병리로 환자의 치료에 도움을 주는 기술들을 발견한 경험이 풍부한 물리치료사들이었다. 이들 치료사들은 1950년대와 1960년대에 접근 방법으로 정보에 대한 의견 차이를 시작으로 중재기술에 대한 과학적 이론을 적용하기 시작했다.[9] 이론적 틀을 발달하기 위해, 그들은 1930년대와 1950년대에 행해진 기본 뇌 연구에 대한 언급을 해야 했다.[10] 오늘날 복잡한 조사 기술에 비해, 이 당시 뇌 연구는 상당히 미숙했다. 연구의 대부분은 동물을 대상으로 하였고 뇌의 제거나 자극 부위로 구성되었고 그에 따른 결과를 관찰하였다. 게다가 감각 수용기에 대한 작업의 대부분은 근방추에 대해서 독립적으로 수행되었다. 결국, 신장 반사는 대뇌가 제거된 동물에게서 일어나는 자세에 다른 과도한 연구로 이어졌다. 그 후 중심은 자세 조절의 움직임과 발달의 기본처럼 "반사"와 "태도" 자세에 있었다.

반사는 수직적이고 척수 반사는 대부분 원시적이고 뇌줄기 반사, 그 다음에 중뇌 정위 반사, 마지막으로 대뇌와 평형 반사의 좀 더 상위 수준으로 설명되었다.[11] 자세 조절의 발달은 수직적이고 발달적 과정에 의존하는 것으로 생각되었다. 예를 들어, 유아는 성숙을 통한 통합으로 원시반사를 설명하였다. 결국, 좀 더 높은 수준의 반사가 "나오게" 될 때, 유아는 자세를 조절 할 수 있게 되었다.

자세 조절을 접근하기 위한 시스템 (systems approach to postural control)

1991년에 물리치료 재정과 신경학적 부분과 APTA의 소아 부분을 지원한 II STEP 협회[12]는 물리치료에서 환자 치료에 적용과 시스템의 접근을 최초로 시도하였다. 일시적인 시스템 이론은 뇌가 별개의 조절 모델로서 기능을 하는 것이 아니라 여러 부위를 포함하는 다양한 루트를 통한 좀 더 복잡한 상태라고 설명하였다. (예, 조절 모델의 공헌)[13,14]

시스템 이론과 관련된 정보는 수정된 수직 반사 이론을 제안하였다. 예를 들어, 전통적 모델에서, 발달은 근위부에서 원위부로 이어진다고 하였다.[15] 발달 과정 연구에 의하면, 이 진전은 다양하다. 서 있는 자세에서 자동 자세 반사의 발달 연구에서는 전형적 발달 과정에 있는 아동에서 원위부(발목)에서 근위부로 연속적으로 일어난다고 한다.[16,17] 이것은 소아마비 아동의 반응과는 반대 된다. 소아마비를 가진 아동은 비성숙한 근활동 패턴을 나타내고 근위부에서 원위부로 가는 경우는 드물고 비효율적이었다.[16]

동요에 따른 자세 반응 (postural responses to perturbations)

불안정 표면에서 기울어짐에 대한 아동의 반응은 자제 조절을 평가하기 위해 임상적으로 주로 사용한다. Forssberg와 Hirschfeld[18]는 성인의 경우 움직이는 바닥에서 앉는 동안 동요에 따른 자세 반응을 연구하였고 구성의 기능적 모델을 형성하였다. 조직화의 한 가지 수준은 방향-특정한 반응을 포함한다.(예, 신체를 앞으로 동요하면 뒤쪽 근육의 활성화를 유발한다.) 조직화의 두 번째 수준은 여러 구섬성 감각 입력에 따라 기본 반응 패턴의 "미세한 변화"이다.(예, 체성감각, 시각, 전정) Hadder-Algra 등[19]은 정상 발달 유아에서 앉기 동안 자세 판단의 발생을 연구하였다. 독립적으로 앉을 수 없는 유아는 앉기에서 균형이 동요될 때 이미 특정-방향 근육이 활성화되기 때문에 운동 반응 패턴에 대한 선천적 반응이라고 언급하였다. 아동은 그러한 기술들이 아동이 홀로 경험하기 때문에 "연습된" 앉기가 없다고 추정하였다.

편평한 바닥에서 앉는 경우의 자세 반응은 1살 반에서 4살 반 사이의 정상 발달 아동 21명을 대상으로 측정하였다.[20] 11명의 유아를 대상으로 비교한 데이터는 5~10개월 사이에서 3배 정도 증가한다. 앉은 자세에서 동요가 길항근 근육처럼 특정-방향 주동근에서 높은 활동을 유발하는 9~10개월에서 2살 반에서 3살 사이의 일시적 기간이 있다. 성숙하면서 주동근 활동은 좀 더 다양해지고 길항근 활동은 사라진다.

Hadders-Algra와 동료들[21]은 세 그룹의 아동들(1살 반~ 4살 반)을 움직이는 바닥에서 앉은 자세 반응을 실험하였다. 한 그룹은 임신 중에 뇌의 PWM 손상이 일어난 13명의 조산아와 두 번째 그룹은 정상 뇌를 가진 13명의 미성숙 유아, 그리고 마지막 세 번째 그룹은 만삭아인 13명의 건강한 유아들로 구성되어 있었다. 미성숙 유아들은 자세 반응을 조절하는 능력(예, 바닥판 속도에 더 민감, 최초 앉기 자세에서 EMG 정도를 조절하는데 어려움)의 감소가 있었다. 이들 연구자들은 미성숙 아동(PWM 병변이 없는)과 만삭아들 사이의 자세 판단의 차이를 평가하는데 두 가지 가설을 제시하였다. 첫 번째는 특정-방향 반응을 유발하는 중추 회로가 미성숙 유아에게 발달하지 않았다는 것이고 두 번째 가설은 감각 통로가 효율적으로 필요 시너지에서 활동을 유도하는 통합성이 부족하다는 것이었다. 그들은 자세 조절의 발달의 다양성은 가장 적절한 반응 패턴을 선택하는 것이 중요하다고 하였다.

Brogren과 동료들[22]은 무능이 없는 정상 아동 10명과 경도에서 중증의 강직 반신 마비를 가진 10명의 아동들(3~7세)을 움직이는 판에서 서거나 웅크린 자세에서 앉는 동안의 자세 조절을 연구하였다. 중등 강직 반신마비를 가진 아동은 자세조절의 기본 결손을 보여주는 반응을 억제되었다.

EMG를 사용한 또 다른 연구에서, 여러 크기나 속도의 서기에서 균형을 회복하는 근육반응을 강직 반신 마비 아동 8명(2~10세)을 대상으로 측정하였다.[23] 정상 발달의 대조군에서(하나는 발달 수준, 다른 한 군은 나이를 동일하게 구성), 반응 크기는 동요가 일어날 때 좀 더 크고 빠르게 증가하였지만 소아마비를 가진 아동의 그룹에서는 반응의 크기는 증가하지 않았다. 두 그룹 사이에는 근육 수축 간격에 차이가 없었고 길항근이 동시 수축하였기 때문에 저자는 경직 반신 마비의 아동에서 균형 회복의 주된 제한은 주동근 자세 근육의 수축이 불충분하기 때문이라고 결론지었다.

능동 움직임 동안 자세 조절 (postural adjustments during active movement)

과학자들은 또한 자세 움직임의 발달이나 능동 움직임으로 수행되는 조절을 연구하고 있다. Van der Fits와 Hadder-Algra[24]는 공간, 시간, 질적인 매개변수들을 조절한 복잡한 자세 조절로 인해 수행되는 성인의 뻗기 움직임을 설명하였다. 그들은 앙와위와 앉은 자세를 취할 때 3~18개월의 소아에서 뻗기 동안 자세 판단을 연구하였다. 데이터는 4개월의 경우, 뻗기 패턴은 성인과 유사한 복잡한 자세 판단을 동반한다고 보고 하였다. 이것은 구르기, 앉기, 기기 발달와 같은 운동 기술들이 발달하는 나이인 6~8개월에서 과도한 자세 활동이 덜한 일시적인 기간이 있다고 하였다. 유사한 연구에서, Van der Fits 등[25]은 두 가지 이동 기간을 설명하였다. 첫 번째는 자세 근육들이 뻗기 동안 활성화되는 7개월의 나이가 있다. 8개월에서 자세 활동이 다시 나타나고 소아는 팔 움직임 속도나 초기 앉기 자세와 같은 제한적인 특수한 수행에서 자세 판단을 적용할 수 있었다. 두 번째 이동은 12~15개월에 일어난다. 일정한 "기대되는" 자세 활동은 15개월 전에는 일어나지 않지만, 구체적으로 목 근육에서 그 나이 후에는 일정하게 된다. 12장에서 뻗기 발달에 관한 좀 더 자세한 내용이 언급되어 있다.

기대 자세 움직임 (anticipatory postural movements)

그러므로 연구자들은 자세 "반응"과 자세 "판단" 을 검사하고 전방-피드 운동 조절에서 필수적인 기대되는 움직임도 마찬가지로 정의해야 한다. 예를 들어, 기대 자세 판단의 발달은 전완의 부하가 제거되더라도 전완 위치의 안정성 유지가 필요한 수행 방법으로 4~8세 아동을 연구하였다.[26] 명백한 발달 과정이 관찰되었다. 전완 안정성을 강조하는 효율적 EMG 패턴을 선택하고 그 다음 시간 판단의 숙련 여부를 검사하였다. Grasso와 동료들[27]은 아동의 목적 지향적 이동 동안 기대되는 머리 정위 전략의 출현을 연구하였다. 3세 반에서 8살까지의 8명의 아동들은 밝은 곳과 어두운 곳에서 목적에 도달하기 위해 90°의 오른쪽 코너를 따라 걸었다. 그 결과는 예상되는 머리 정위 움직임이 일어났고, 가장 어린 아동에게서도 일어났다. 연구자는 목적 지향적 이동의 전방-조절은 보행 발달에서 매우 초기에 일어난다고 보고 하였다.

64명의 아동(8~10세) 연구에서 발달 협응 장애(DCD)를 가진 32명의 아동은 빠른, 수의적, 목적 지향 팔 움직임 동안에 32명의 정상 발달을 가진 아동과 비교하였다.[28] DCD 아동의 경우에서 지연도니 활성도를 보이는 전방 체간 근육과 함께 어깨 근육과 자세적 상체 근육의 활성을 포함하는 자세적 근육에서 대체 움직임을 보였다. DCD 아동의 경우에서는, 예상되는 기능은 4개의 체간 근육에서 세 개에서 나타나지 않았다. 연구자는 대체적 자세 근육 활동은 DCD 아동들의 목적 지향적 움직임에서 상지 조절과 근위 안정성의 감소의 기여한다고 가정하였다.

자세 전략 (postural strategies)

과학자들은 건강한 성인 실험자들에게 했던 것처럼 아동의 "자세 전략"의 발달을 연구하기 시작하였다.[29,30] 한 가지 예는 동요가 작거나 딱딱한 바닥에서 사용되는 "족관절 전략"(고관절과 슬관절은 신전되고 발목 부근의 움직이는)를 들 수 있다. 반대로 "고관절 전략"은 발목의 anti-phase 회전과 함께 고관절에서 빠르고 큰 움직임이 일어 날 때 무게중심(COM)을 조절한다. 고관절 전략은 더 크고 빠른 동요가 일어나거나 지지면이 작거나 부드러운 바닥(foam cushion이나 균형 판)에서 지지할 때 사용된다. 기저면(BOS)에서 COM이 벗어나는 좀 더 큰 동요에는 step이나 Hop(stepping 전략)이 BOS 내로 COM을 가져오기 위해 사용된다. Roncesvalles와 Woollacott[31]는 9~19개월 사이의 25명의 아동의 균형 회복을 위해 step을 사용하는 능력을 연구하였다. 걷기 경험이 2주 미만인 아동은 균형이 흔들릴 때 비효율적이고 낮은 빈도로 Step을 사용하였다. 1~3개월 걷기 경험이 있는 아동은 위의 아동에 비해 유의한 증가가 Step에서 볼 수 있었다. 걷기 경험이 3개월 보다 더 많은 아동은 바닥이 앞뒤로 흔들리는 동안에도 넘어지지 않고 step 반응을 사용하여 균형을 유지할 수 있었다. 연구자는 발달로 인한 효율적 step 반응이 필요한 3~6개월의 아동은 보상적 stepping이 출현이 중요한 발달 이동이 있다고 결론 내렸다.

감각 과정 (sensory processing)

물리치료사는 감각 과정이 자세 조절에 영향을 준다는 것을 인지하고 있다. 이것은 감각 입력이 반사 움직임을 만들어낸다는 "자극-반응의 반사 틀이 아니라 오히려 자세 조절을 유지하고 발달하는데 감각 입력의 역할에 대한 틀이라고 할 수 있다. CNS는 감각 환경에 맞게 운동 명령을 생산하기 위해서 여러 감각 시스템으로 오는 정보를 협응적으로 조절한다.[32] 그러므로 감각운동 통합은 유연성과 동적인 과정을 포함한다.

Nudo, Friel, Delia등[33]은 원숭이의 일차 운동 피질에의 손 영역의 허혈성 병변의 연구에서 주된 일차 피질은 운동 수행동안 체성감각 처리에 중요한 역할을 한다고 하였다. 그들은 전에는 순수한 "운동" 결손이 "감각 결손"이나 "감각-운동 연결 장애" 때문이라고 주장하였다.

운동 시스템처럼 감각 시스템에서 일어나는 성숙 과정과 발달적 변화가 있다. Sundermier와 Woollacott[34]는 시각 요소가 독립적 보행으로 발달적 이동을 하는 발달 아동의 자동 자세 반응을 조절하는데 기여하거나 도움을 준다고 하였다. 성인은 서 있는 동안 균형 조절을 주로 체성감각 정보에 의존하고 시각 입력은 중요하게 기여하지 않는다.(90~100 msec 간격으로 자동 조절 근육 반응에서).[29,30] 따라서 발달 단계의 아동은 주로 성인보다 시각 입력에 좀 더 영향을 받는다.

감각 조직화는 균형 유지를 위한 자세 안정성과 전략을 컴퓨터 측정을 가능하게 하는 움직이는 바닥판이나 시야를 가리는 것으로 측정할 수 있다. 테스트는 6개의 상황으로 구성되어 있다: 1)눈 뜨기, 2) 눈 감기, 3) 볼 수 있는 동요, 4) 지지면을 알 수 있는 동요, 5) 눈을 감고 지지면을 알수 있는 동요 6) 지지면을 알고 시야를 볼 수 있는 동요. Rine, Rubish, Feeney[35]는 이 프로토콜을 23명의 정상 발달 아동(3세 반에서 7세)과 11명의 선과 비교하였다. 결과는 아동은 4~6세 사이의 아동은 성인과 비슷한 체성감각 정보를 사용하는 것으로 나타났다. 그러나 전정과 시각 효율성 측정은 7세 반의 아동들은 성인과 유사하지 않았고 감각 통합 메카니즘이 아직 성숙하고 있었다.

Hatzitake와 동료들[36]은 11~13세의 정상 발달 아동에서 정적 동적 균형 수행과 특수한 인지와 운동 기술 사이의 관계를 검사하였다. 정적 상태의 균형(one-legged tasks)은 인지와 시야 정보 처리 과정(피드백에 기초를 둔 조절을 사용)과 관련 있었다. 그러나 동적 균형 상태에서 불안정한 고관절 외전-내전 반응 능력은 운동 반응 속도(내림, 피드포워드 조절 전략의 사용을 제안)와 관련 있었다. 연구자들은 11~13세 아동들은 제한적 수행에 따라 다양한 균형 전략을 선택하는 능력이 있다고 결론 내렸다.

Nashner 등[37]은 소아마비 아동에게 변화하는 감각 상황에서 균형을 심험하였고 정상 발달 아동보다 좀 더 균형을 쉽게 잃었다. 성인처럼 아동들도 신체의 위치처럼 공간에 대한 위치의 정확한 정보를 가져야만 적절한 운동 조절로 효율적으로 이러한 정보를 처리할 수 있었다. 인지는 움직임에 선행되기 때문에 감각 기능은 운동 조절 결손을 가진 아동의 검사에서 필수적인 요소이다. 감각 시스템, 검사, 중재 전략은 7장에 논의되어 있다.

인지 (cognition)

인지 기능은 자세 조절에 중요하다.[38] 주의력, 기억 기능, 조직화, 연속성을 포함하는 인지 과정은 균형을 강조한 신경 처리로 완성된다. 인지 과정의 결손은 파킨슨 병, 축삭경화증, 알츠하이머 병을 가진 환자들처럼 노인의 경우에도 인지를 방해하고 낙상의 위험이 증가한다.[3] Huang와 Stemmon[39]은 성인과 아동의 경우 보행과 자세 안정성의 두 가지 분야의 수행의 방법학과 관련된 문헌을 고찰하였다. 그들은 아동에서 현재 인지하고 있는 수행이 운동 수행력에 영향을 주는 방법에 대한 정보가 물리치료사들이 좀 더 효율적인 중재를 설계할 때 도움을 줄 것이라고 하였다.

근골격계 주의 사항 (musculoskeletal considerations)

관절 가동범위는 자세 조절이 일어나도록 적절해야 한다. 주관절, 손목, 손가락처럼 견관절 굴곡, 신전, 외전은 상지를 보호하는 움직임에 필수적이다. 고관절 신전 굴곡, 슬관절 신전, 족관절 배부 굴곡과 저측굴곡은 선 자세에서 족관절 전략을 위해 필요하다. 아동은 중력과 환경적 동요에 저항하기 위해 근력이 효율적으로 있어야 한다.

Woollacott와 동료들[16,17]은 정상 아동들에게 웅크린 자세(crouched posture)로 서도록 하였다. 이 자세는 소아마비 아동들과 유사한 근육 반응 패턴을 유발한다. 연구자들은 소아마비 아동들의 균형 조절에서의 차이는 CNS 결손과 자세 정렬의 생체역학적 변화에 기인한다고 하였다. 그 질문은 생체역학적 변화가 운동 조절 전략을 대체할 수 있는지와 운동 조절 결손이 다른 자세를 요구하는지에 관한 것이었다. 예를 들어, Brogren 등[22]은 강직성 하반신마비 아동의 경우에 움직이는 판에서 웅크린 앉은 자세는 자세 결함을 일으키는 것이 아니라 불안정한 제성운동 문제에 대한 해결책을 제시하는 것처럼 보인다고 하였다. 아동의 바닥판 동요에 대한 추가적인 수용의 결손은 웅크린 자세와 비교할 때 직립 자세에서 판단을 내려야 할 것이다. 그러므로 웅크린 자세는 앉은 자세에서 안정성을 증가시키기 위해 기능적 적응이라고 할 수 있다.

실전 또는 경험 (practice or experience)

수직 반사 이론 모델은 자세 조절이 반사 통합(예, 원시 반사가 나타났다가 사라지고 좀 더 고수준의 정위 반사와 평형 반사)을 통해 자동적으로 발달한다고 하였다. McGraw[40] 같은 일부 초기 발달 이론가들은 발달 과정에서 단지 영향을 주는 요소로 CNS 성숙만을 고려했다. 다른 말로 기능은 구조를 통해 나타난다는 것이다. 연구는 구조는 또한 구조도 기능을 통해 나타날 수 있다.

연구자들은 일부 경험이 시각, 체성, 운동 피질의 기능과 구조에 거대한 변화를 유발한다고 한다.[41] 경험으로 인한 가소성은 "시야와 체성감각 피질에서 수상돌기의 가지와 묶음, 세포의 기능이 적응적 변화를 하고 신체 표면과 운동 지도의 피질 형태의 변화"를 보여준다. 뇌는 최초 유전적 요소로 결정된 구조의 적응적 변화가 경험을 통해 일어난다.

Plautz등[42]은 운동 학습(반복 운동 동작을 하나만 하는 것이 아니라) 동안 반복 운동 행동의 결과로 성인 원숭이의 운동 피질의 재조직화한다는 것을 보여주었다. 동물을 통한 실험은 시냅스 형성에 따른 학습은 운동 피질 안에서 일어난다는 것을 보여주었다.[43] 뻗기 동작을 훈련하는 쥐의 경우에 운동 피질 안에서 손목과 원위부의 움직임 형성하는 곳이 촉진되었다. 생리학적 변화에 연장선에서 훈련된 동물은 많은 신경원 단위당 시냅스가 있었다.

fMRI를 사용하여 Schaechter와 동료들[44]은 뇌졸중 환자에게 CIMT훈련을 4명에게 적용한 후 운동 피질 재조직화를 측정하였다. 데이터는 운동 향상은 비손상 반구 쪽의 운동 피질 활성도에서 외측의 변화와 관련이 있다고 제시하였다. 유사한 연구에서, MRI는 운동 피질의 지도화하는데 사용하고 PET는 운동 관련 활성도의 변화를 측정하는데 사용된다.[45] CIMT는 1년 이상의 오래된 뇌졸중 환자에게 제공된다. 결과는 CIMT를 받지 않은 대조군과 비교할 때 운동 지도 크기가 침범된 대뇌의 운동 피질에서 증가하였다.

Byl[46]은 CNS에서 구조와 기능의 변화는 높은 관심과 반복 보상적 행동들을 자극함으로 발생할 수 있다고 하였다. 아동은 또한 연습과 경험이 자동적 자세 반응 발달에 역할을 한다고 하였다. Hadders-Algra등[47]은 5~6, 7~8, 9~10개월의 건강한 소아들에게 움직임은 판에서 앉은 동안 자세 반응을 기록하였다. 처음 치료 후에 9명의 부모들은 매일 아동에게 앉는 연습을 시켰다. 다음 치료에서는 앞 뒤 방향으로 흔들리는 판에서 반응을 촉진하는 훈련을 하였다. 연구자들은 이러한 훈련이 반응 조작처럼 운동 모델의 중추 패턴 생성기(예, 직접적-특수적 움직임 패턴)에 영향을 준다고 하였다. Sveistrup과 Woollacott[48]는 스스로 설수 있지만 걸을 수는 없는 36~48주 15명의 소아를 대상으로 연구하였다. 소아들은 지지면이 앞뒤로 움직이는 판에서 서고 균형을 잡도록 하는 자세 수행을 사용하여 테스트하였다. 실험 아동의 절반은 테스트 기간 사이에 하루에 주어진 바닥에서 동요 훈련을 하였다. 6명의 달리와 체간 근력의 EMG는 테스트 기간 동안 측정되었다. 훈련을 받은 소아는 훈련을 받지 않은 소아들에 비해 한 번의 시도로 기능적으로 적절하게 자세 근육을 활성화시키는 능력이 유의하게 증가하였다. 이 연구자들은 발달 동안 자동 자세 반응의 선택적 매개 변수들은 자세 수행에서 경험에 의해 영향을 받는다고 하였다. Roncesvalles, Woollacott, Jensen[49]은 9개월에서 10세 사이의 61명의 아동들의 균형 조절에 중점을 둔 운동학과 운동역학에서 발달 변화를 연구하였다. 아동들은 다양한 크기와 속도의 지지면 변화를 경험하였다. 좀 더 많은 이동 경험을 가진 아동은 넘어지거나 stepping 없이 균형을 유지할 수 있었다. 연구자들은 많은 경험과 근육 토크의 변화가 균형 기술이 좀 더 강화될 것이라고 결론 내렸다.

"반사"의 역할 (role of reflexes)

수직 반사 이론 모델은 자세 발달의 틀로서 역할을 해 왔고 아동들이 더 이상 모로 반사, 원시 stepping, 비대칭성 경 반사가 없는 이유를 설명할 수 있는가? 물론 아니다. 초기 운동 행동은 변화하지는 않지만 운동 행동 표현이 변화하는 것을 개념화할 수 있는 방법은 있다.

원시 척수 반사 (primitive spinal cord reflexes)

"원시 척수 반사"는 반사 모델로 설명되고 있다. 이들 범주에 포함되는 "굴근 회피", "양성 지지" "placing", "stepping"들이 있다.[50] 최근 10년 간의 연구는 CPG의 존재를 증명하고 있다.[51,52] CPG는 감각이나 상위 뇌 중심 입력 없이 자연스럽게 운동 패턴이나 움직임이 생성될 수 있는 척수와 뇌줄기에서 신경원과 사이신경원으로 구성된다. stepping의 CPG는 많은 동물 연구를 통해 척수에 위치에 있다는 것을 증명하였다. 유사한 CPG는 소아의 척수에 있다고 제시되어 왔다. 이들 가설은 stepping 움직임을 생산하는 무뇌증을 가진 아동의 능력처럼 신생아와 초기 소아 stepping[53,54]에 근거를 두고 있다.[55] Lamb와 Yang[56]은 이동에서 같은 CPG는 걷기의 다른 방향을 조절할 수 있다는 생각을 실험하였다. 그들은 2~11개월 52명의 소아들을 다양한 속도로 트레드밀에서 걷도록 하였다. 측방, 후방 stepping처럼 전방 stepping이 시도되었다. 입각기와 유각기 동안과 주기 동안 사이에 관계는 트레드밀의 속도와 stepping 방향과 관련이 없었다. 연구자들은 이 결론이 동일한 이동 CPG가 다른 방향의 stepping도 조절한다는 것을 보여준다.

그 후 하나의 가설은 척수 반사로써 서술되는 많은 움직임들이 척수에 위치한 CPG에서 나타나고, 감각 입력을 통해 유도되고, 초기 차기와 그 후 독립적 보행에서 능동적으로 사용된다는 것이다. 척수 윗부분은 정상적이고 성숙한 보행 패턴(예, 기립 균형 발달, 발가락에서 발바닥으로 이동)에 필수적이다.[51]

원시 반사의 오래된 관점 중의 하나는 경험적 연구에 의해서 지지되지 않았다. 예를 들어, Placing과 stepping과 같은 초기 운동 동작들은 임신이 끝나고 신생아로 나오면서 결정된다는 생각이다. Bartlett 등[57]은 태아의 제안되고 연속적으로 생성되는 모든 신체 움직임은 출생 시 태아 정위에 중요한 영향을 미친다고 하였다.

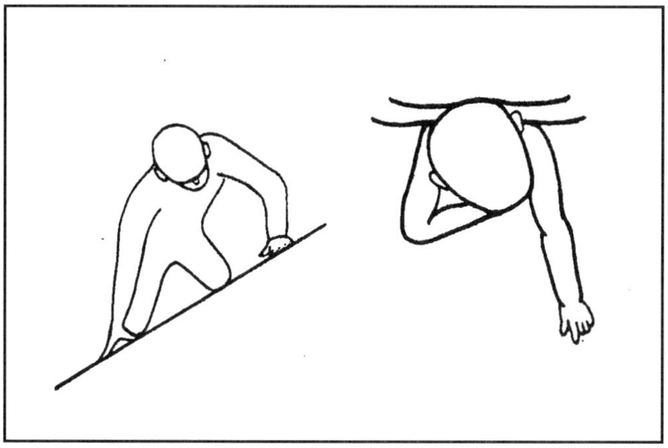

그림 8-1. 비대칭성 목 반사(오른쪽 그림)는 미로기울기반사(왼쪽 그림)의 길항적 관계이다. 코와 머리는 왼쪽으로 돌아갈 때 오른팔은 구부리고 왼팔의 폄은 줄인다. 코가 왼쪽으로 가게 빨리 기울이면 오른 팔에 폄과 왼팔에 구부림이 생긴다. 미로기울기반사는 빠르게 기울어지는 것에 떨어지지 않으려는 반사이다. 머리가 움직이는 미로반사에 의해 목반사는 떨어지는 것을 방지한다.(reprinted with permission from Kornhuber HH. The vestibular system and the general motor system. In: Kornhuber HH, ed. *Handbook of Sensory Physiology*. Heidelburg, Germany: Springer-Verlag; 1974.)

긴장성 목 반사/미로 반사 (tonic neck and labyrinthine reflexes)

우리가 반사 패턴을 어떻게 개념화시키는지에 대한 다른 예는 긴장성 목반사와 미로 정위 반사가 있다. 긴장성 목 반사와 미로 정위 반사의 효과에 대한 검사는 이들 두 자세 메카니즘이 자세 긴장이나 움직임에서 정확히 반대적인 변화를 나타내고 있다.[58] Magnus와 DeKleijn[59]의 예전 연구에서, 대뇌가 없는 고양이의 side-down tliting은 턱이 있는 방향의 사지의 신전근 긴장을 감소 시켰다. 머리와 대뇌가 없는 고양이의 경우에, 기립 기립자세에서 머리의 회전은 턱이 돌아간 쪽의 신전근 긴장이 증가하는 결과를 보여주었다. 얼굴 쪽의 신전근 긴장의 증가와 두개골 쪽의 굴곡의 증가를 나타내는 비대칭성 긴장성 목 반사의 흔한 설명은 정확하지 않은 표현이다. 좀 더 세부적인 정의는 신전근의 긴장이나 신전근 움직임 패턴의 증가는 얼굴 쪽에서 일어나고 두개골 쪽에는 신전근 긴장이 약화되고 결국 굴곡이 일어난다는 것이다.

계통 발생학적으로 목이 없는 초기 동물(예, 물고기)에서 전정은 신체 위치를 판단하는데 충분했다. 머리를 들 수 있는 동물의 경우에는 전정 입력이 신체 위치를 관찰하기엔 충분하지 않았다. 예를 들어, 그림 8-2에서 만약 CNS가 전정 수용기로부터 정보를 받는다면 몸에서 머리를 움직이거나 신체가 공간에서 움직인다고 말할 수는 없고 전정 입력도 마찬가지이다. A 상태에서 목 수용기는 몸에서 신체를 움직이는 CNS에 대한 정보를 준다.(공간에서 몸이 아니라), 상태 B에서는 목 수용기는 몸에서 머리가 움직이는 정보를 줄 수 없다.(그러므로, 공간에서 몸은 움직이여만 한다.) 정상 상황에서 체성감각 정보 변화는 시강 정보가 신체, 머리, 사지의 움직임에 관련한 CNS 정보를 제공하는 것처럼 무게 이동(또는 무게이동 결여)과 관련이 있다.

비록 눈과 손의 협응성에서 ATNR의 역할은 얼굴에만 한정되어 있지만, 미로와 관련한 움직임과 목 입력 사이의 관계는 자세 조절에서 역할을 한다. 1974년에 Kornhuber[58]는 최초로 목 "반사"를 주장했던 Magnus가 미로 반응의 기능적 관계를 설명하는데 실패했고 "정적" 또는" 태도"로써 목 반사의 잘못된 해석을 했다고 주장하였다.

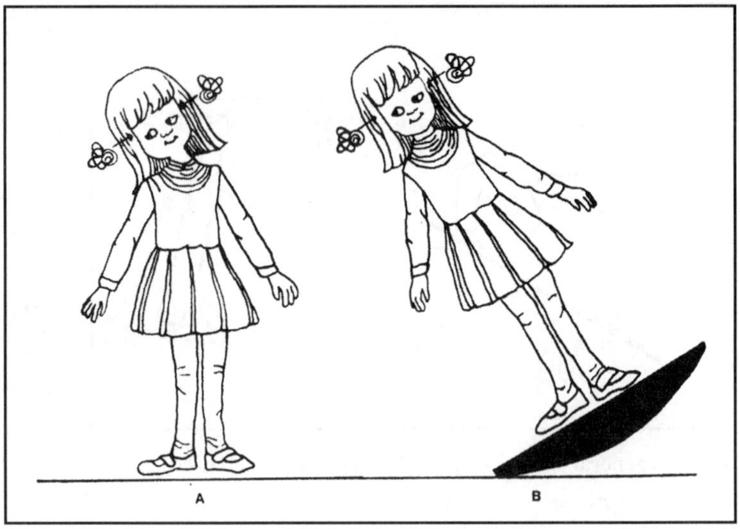

그림 8-2. 만약 신체가 기울어지거나(b) 머리가 체간과 같은 움직임의 면에서 동일한 방향으로 벗어나거나 동일한 움직임의 비율로 움직인다면 미로(labyrinth)는 동일한 자극을 받아들이게 된다. 목의 수용기로부터 오는 정보는 중추신경계에 신체가 공간에서 어떠한 방향으로 움직이고 있는지에 대한 정보를 제공하거나 머리가 몸과 함께 움직이고 있는지에 대한 정보를 제공한다. 체중 지지의 유무에 대한 신호인 신체의 고유수용감각과 시각적 입력 또한 방향 처리과정에 기여한다. (reprinted with permission from the Haworth Press, Inc. Birmingham, NY. From Montgomery PC. Vestibular processing in children. *Phys Occup Ther Pediatr*. 1985;2/3:33-55).

Anderson과 동료들[60]은 네발 동물을 모델로 연구했고 정적 자세에 접근할 때처럼 낮은 빈도의 움직임은 목 반사에서 신전근으로 운동 출력이 우세하다고 결론내렸지만 좀 더 빠른 움직임에서는 미로 반사가 우세하였다. 하지의 H-반사를 관찰함으로써 신체를 옆으로 기울이고 목을 회전하는 건강한 성인 3명을 대상으로 Aiello 등[61]은 긴장성 목 반사와 미로 반사의 상호 영향을 연구하였다. 그들의 데이터는 동물로써 남자는 미로와 목 반사는 상호 조직화되고 자세 안정화에 동등한 영향을 준다는 것을 보여준다.

소아는 그가 손과 머리로 기는 것처럼 공간에서 신체의 움직임과 관련한 신체에서 머리 움직임의 다양한 결합을 분화시키는 것을 학습한다. 만약 소아가 불안정한 표면을 기어가고 왼으로 기울어진다면, 증가된 체중 지지가 기울어진 쪽에서 일어나고 넘어지지 않기 위해 기울어진 쪽을 위로 체중지지를 제거할 것이다. 만약 소아가 기울어 질 때 대칭적으로 무게 지지가 계속된다면 그의 머리는 오른쪽으로 돌아간다면 그는 불안정한 표면으로 넘어질 것이다. 만약 유아가 안정한 표면에서 기어가다가 거의 머리를 오른쪽으로 돌린다면 그는 양손으로 균일하게 무게를 지지해야만 한다.(그리고 움직이는 표면에서처럼 비대칭적 무게 지지를 하지 않는다.) 만약 처음 예에서 기울어진 정도(불안정한 표면)가 안정적 표면에서 오른쪽으로 능동적으로 머리를 돌리는 것처럼 동일한 미로 정보가 주어진다면, 소아는 그가 이동할지 머리를 움직일지 아니면 둘 다를 할지 결정하기 위해서 목 수용기로부터 체성감각 정보를 사용해야만 한다.

이동과 뻗기는 분리된 운동 기술로서 여겨져 왔다. Georgopoulos 와 Grillner[62]는 신경생리학적이고 발달학적 인지에서 그 둘은 상호 밀접한 관계를 가질 수 있다고 주자하였다. 이들 연구자들은 기초적 신경 메카니즘은 척수에서 조직화되어진다고 하였다. ATNR은 인간(기립자세처럼 손가 무릎 자세에서)과 동물에서 균형, 자세 조절, 사지 위치, 뻗기 동안 사용되는 척수에서

CPG나 신경 회로 설명할 수 있다고 가정하였다. 상위 뇌 중추에서 오는 신경 조절 통로는 척수와 뇌줄기 회로에서 의미 있는 운동 패턴을 생성할 수 있기 위해서 필수적이다.[63]

반사와 의학적 진단 (reflexes and medical diagnosis)

신생아 집중 치료실에서 근무하는 물리치료사나 소아 검사를 담당하는 사람은 감각 자극에서 초기 운동 반응에 대한 지식이 필요하다. 예를 들어, 손바닥 쥐기, 쥡기 반사, 빨기 반사, 걷기 반사("stepping"), 모로 반사 등의 감각 자극 반응은 조산아와 만삭아들[50,64]의 신경학적 평가에서 사용된다.[65]

신생아 기간에 모로 반사가 없다면 대뇌 기능 장애의 징후가 될 수 있다. 정상적으로 4개월 정도에 사라지는 반사(잡기 반사)가 6개월 후에도 지속된다는 것은 비정상적 신경발달의 징후로 볼 수 있다. Zafeiriou, Tsikoulas, Kremenopoulos[66]는 204명의 위험 소아, 22명의 발달 지체, 124명의 정상아동을 대상으로 8개의 원시 반사를 검사하였다. 반사 연구의 유지 시간에서 변화는 추적 조사 기간 동안 비정상적 신경학의 각 범주와 관련 있다. 운동 반응에서 비대칭성은 진단을 필요로 한다.[67] 예를 들어, 모로 반응에서 비대칭성은 상완 신경총 손상이나 대뇌마비로부터 올 수 있다.

요약하자면, 초기 운동 패턴의 지속은 CNS의 운동조절 구역과 기능에 병리학적 요소를 의미한다. 만약 상위 뇌 중추에서 오는 신경 조절 영향이 발달 동안 없다면 운동 시너지는 의미 있는 움직임을 효율적으로 사용하지 못할 것이고, 움직임은 수정 되지 않을 것이다. 예를 들어, 소아마비 아동이 12~18개월에 정상 움직임 전략이나 자제 조절 발달을 시작하지 않는다면 보행이 힘들 것이다.[68-70]

자세 조절 발달(본성 vs 양육)
〔development of postural control(nature vs nurture)〕

CPG의 개념화는 신경 회로에서 움직임 패턴까지 다양하다. Friesen과 Cang은 다음과 같이 언급하였다: " 동물의 움직임의 신경 기초 실험... ...중추 oscillators(CPG)는 율동적 움직임의 핵심이다."[71] CPG에 대한 다른 관점은 CNS는 특수한 생체학적 상황에서 적응할 수 있는 기본 특정-방향 시너지의 기능적 조직화를 통해 자세 조절에서 여러 운동 가능성의 문제를 해결할 수 있다는 것이다.[18,19,72] 이들 특정-방향 시너지는 다양하다. 예를 들어, Hadders-Algra와 동료들[19,72]은 움직이는 바닥판에서 앉는 동안 아동의 자세 반응은 뒤로 이동(전방 동요)에서 신전근 반응보다 앞쪽 이동(후방 동요)에서 굴근 반응이 좀 더 다양하다고 하였다. 따라서 연구자들은 신장 반사 같은 척수 메카니즘에 의존하는 항중력근과 비교 할 때 굴곡근이 상위 척수 메카니즘에 의해 좀 더 영향을 받는다는 가설을 세웠다. 다른 연구자들은 굴근 조절은 신전근 조절 보다 더 동적이라고 하였다.[73]

자세 조절 발달의 하나의 모델은 Edelman의 "신경 그룹 선택 이론(neural group selection)"

을 들 수 있다. 이 이론에서 자세 조절 발달에서 기초 단계는(step) 정확히 말해 "wired" 하지 않은 미리 결정된 신경 그룹의 생성이다. 두 번째 단계는 주어진 선택을 수용하고 신경그룹 반응의 시냅스 조절을 통해 선천적 회로의 "조율"이라고 할 수 있다.

Thelen과 동료들[75,76]은 주로 자가-조직화는 "행위의 의한 학습(learning by doing)"의 결과로써 일어난다는 다른 관점을 제시하였다. 그들은 말초 입력이 출생 시 움직임 패턴을 조절할 수 있다는 증거를 제시하였고 소아 근육 패턴에서 CPG라는 단어의 적용을 거부하였다. 그들은 또한 소아에게서 볼 수 있는 가능한 움직임 결합의 타당성을 예증하였다. 동적 시스템은 자세 조절이 구체적 수행과 환경적 상황 안에서 시스템의 구성요소들의 상호 작용으로부터 나온다는 관점이다.

운동 발달에서 본능 vs 양육이라는 토론은 오래되었지만 아직 풀리지 않고 있다.[77] 동적 시스템 이론가들은 "소아는 종족 특유의 신경 해부 특징을 가지고 태어나고 이러한 해부 특징은 좀 더 후천적 변화에 기초가 된다는 사실"을 인지하였다.[76] 특정-방향 반응의 사전 결정되는 레파토리의 중요성을 지지하는 이론가들은 "경험은 명백한 역할을 하고 유전적 정보로 얻어지는 무수한 선택들 사이에서 최상의 연결을 찾는데 도움을 준다."고 인정한다.[47]

동적 시스템 이론은 운동 발달은 연습에 의해서 주어지는 것이라고 주장한다. 이것은 물리치료사들이 운동 행동을 교육시키는 것과 아동이 연습할 방법들(예, 직접 중재, 가정 프로그램, 공동체 기반 활동)과 관련한 결정에 영향을 주는 것처럼 소아 중재와 확실한 관련이 있다고 주장한다. 반면에 유전 운동 프로그램과 CNS 구조가 손상 받은 아동들이 운동 중재를 하는 방법과 신경 메카니즘이 자세 조절을 이루는 것에 대해서는 아직 불분명하다. 우리의 지식은 사제 조절의 발달, 이 과정에 기여하는 변수, 뇌의 신경 가소성, 다양한 중재의 영향에서 일어나는 연구를 통해 확장되어야 한다.

검사와 측정 규칙
(examination and evaluation principles)

치료사들은 자세 조절의 적어도 세 가지 면에서 관심을 가지고 있다. 이것은 자세 동요(예, 사람들과 부딪히는 것)균형을 유지하는 "반응"이다; 능동적 움직임동안 일어나는 자세 "판단"; 그리고 움직임의 피드 포워드 계획에서 일어나는 예상되는 근 활성. 이들 세 가지 자세 조절의 기능적 구성요소들은 독립적이면서도 상호 연관을 가지고 있다. 그것들은 자세 조절에 기여하는 메카니즘의 이해처럼 물리치료 검사, 평가, 중재에서 일시적인 틀을 제공한다.

정위, 보호, 평형 반사의 검사
(examination of righting, protective, and equilibrium reactions)

자세 반응은 세 가지 그룹으로 분류할 수 있다; *정위, 보호, 평형* 또는 *균형 반응*. 그러나 그들은 독립적이고 하위체계에서 상호 영향을 주기 때문에 분리해서 볼 수는 없다.

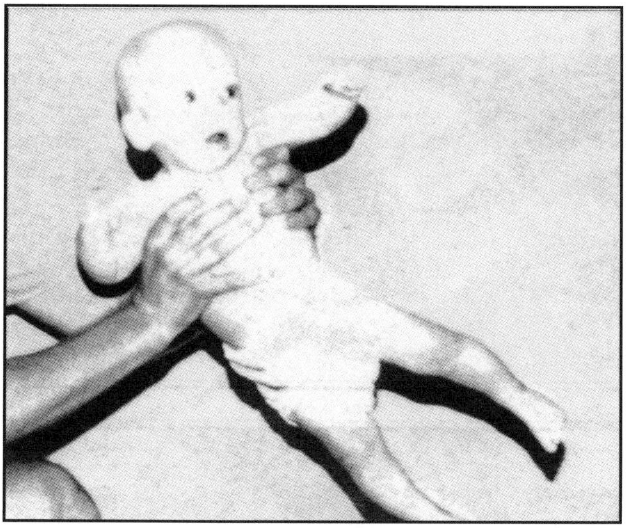

그림 8-3. 신생아에서 직립과 외측 기울기 시의 수직 목 정위 반응(vertical neck righting reaction).

정위 반응 (righting reactions)

정위반응 공간에서 머리의 정상 위치를 유지하여 눈과 입을 수평면 또는 몸의 부분이 어떤 자세로 회전하면 다시 정상 정렬되는 것을 말한다. 정위반응은 자극 수용체에 따라 분류한다. 두뇌의 영역에서의 제안된 조절 또는 주어진 운동으로 분류한다. 정위반응은 시각과 전정기관 체성감각 포함한 다른 자극 수에 따라 달라진다.

수직정위반응(vertical righting reactions)

수직정위반응은 머리를 공간에서 수직으로 정렬하는 것을 말한다. 만약 아이를 바로 잡는 경우에는 측면으로 30~45° 기울인다. 예상 반응은 앞쪽 또는 뒤쪽 방향에서(그림 8-3), 머리를 수직으로 정렬과 함께 입을 수평으로 할 것이다. 머리의 정렬을 유지할 때 몸은 부분적으로 반응할 것이다. 연령 2.5~6개월의 아이는 머리를 바로 할 수 있어야 한다.[11,78-80] 만약 아이의 눈을 가려서 시각적인 입력을 제거한다면 머리는 수직정위로 한다. (전정기관과 체성감각 입력 시 반응). 이 반응은 또한 '미로정위반사' 라 부른다.[11]

수직정위반응은 아이가 엎어져서 머리를 들 때 일어난다. 이들의 나이는 $1\frac{1}{2}$~4개월 때 존재한다(그림 8-4).[78,79,81,82] 45° 로 머리를 들어 올리는 것도 일부의 반응으로 간주한다. 자주 목이 과신전되는 것은 보통 CNS 장애 아이들에게 관찰된다. 3~10개월 아이들은 몸통과 골반의 전체를 펼 수 있어야 한다. 엎드린 자세에서 매달려 있을 때 오목하게 위로 올라간 것을 관찰할 수 있을 것이다.[79,81] 이러한 자세를 '란다우 반응' 이라고 한다. 그러나 Milani-Comparetti 및 Gidoni[79]는 이 반응은 "신체의 시상면이다." 폄 능력은 항중력근의 일정한 표준에 도달할 수 있다고 말했다. 엎드린 자세에서 매달기에 대한 대응이 나타나는 좋은 예는 여러 시스템 간의 복잡한 상호 작용. 6개월이 된 유아는 협조하는 인지능력(또는 협조하지 않는)을 움직임을 갖는다. 유아가 불행하거나 피로한 경우 아이는 엎드린 자세로 매달려 있을 때 몸의 폄을 선택할 수

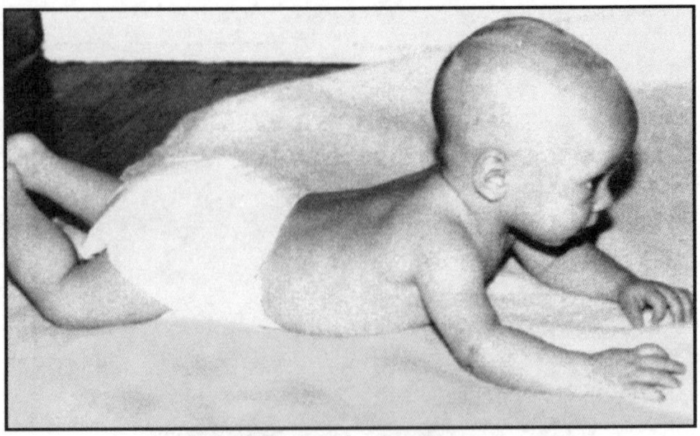

그림 8-4. 엎드린 자세에서의 머리 정위 반응.

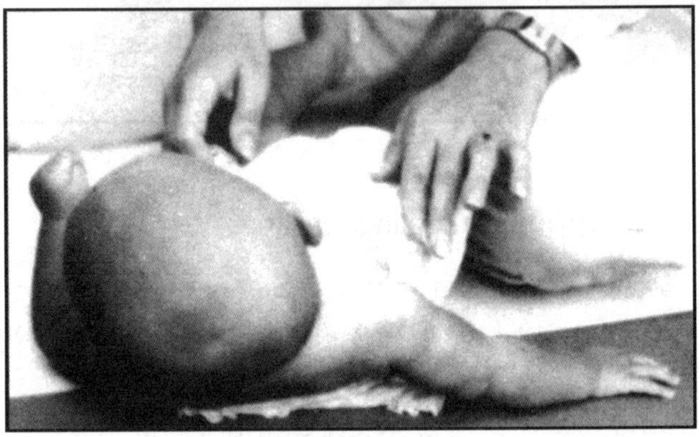

그림 8-5. 바로 누운 자세에서 보이는 머리 정위 반응.

없다. 과체중유아는 중력에 대해 몸을 들어 올릴 정도로 근육 힘을 생산할 수 없을 것이다. Touwen[81]은 포괄적인 연구 또는 51 정도의 낮은 위험의 유아는 란다우 반응은 고도의 일관성과 명확한 발달의 순서를 설정할수 없다고 말했다.

바로 누운 자세에서 아이가 5개월에는 목을 supporting 표면부터 들어 올릴 수 있다(그림 8-5).[79] 자발적인 행동, 부드럽게 당기고 아이들 앉히는 것과 chin tuck은 빈번하게 관찰할 수 없어서 검사가 필요하다. Haley[78]는 이러한 방식으로 검사할 때 장애가 없는 유아 연령 8~10개월의 아이들은 전체 chin tuck에 걸쳐 전체 운동 샘플에서 발생하지 않았다고 보고했다.

head righting은 또한 현재 sidelying과 다른 자세가 되어야만 한다. 아이가 적절한 머리 위치로 앉아 있거나 서 있다면, 정위반응의 발달됐다고 추정되어 검사를 하지 않아도 된다.

회전정위반응(rotational righting reactions)

회전정위반응[83] 또는 몸 정위반응[84]이 가진 다른 많은 혼란스러움, 모순된 이름이다. 그것은 자극을 설명하기 가장좋고 반응의 오해를 방지하는 용어이다. 회전정위반응은 일부 신체 부분의 회전한 다음 신체 부위를 정상 정렬로 복원한다. 신생아에서는 머리를 돌릴 때 또는 다리를 굽히고 내전했을 때, 아기는 통나무처럼 회전한다. 이것은 nonsegmentally 구르기는 6-12개월에 늦게 볼 수 있다.[11,85] 미숙한 반응 후에 고려된다. 머리를 돌리거나 다리를 굴곡과 내전 시 그

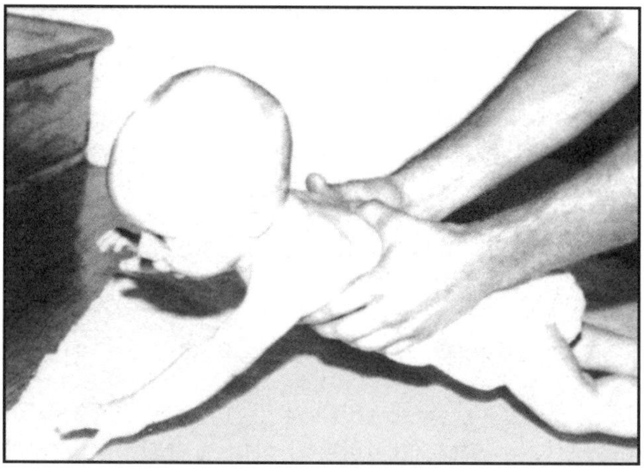

그림 8-6. 신생아가 땅을 향해 앞으로 이동될 때 나타나는 보호적 반응

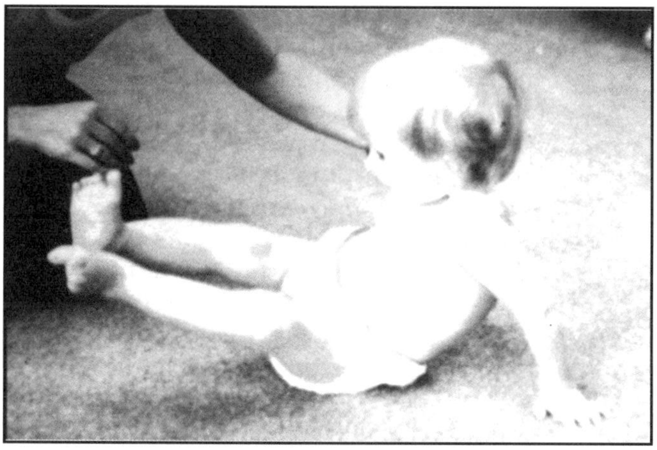

그림 8-7. 앉은 자세에서 나타나는 후방 보호적 반응.

리고 아이가 몸의 축을 중심으로 골반과 견갑대와 함께 머리와 몸통을 회전시킬 때 성숙한 반응의 발생이 뚜렷하게 보인다. 체성감각 입력 결과로는 비대칭 신체 접촉, 관절 고유수용성 그리고 근육 신장과 머리 돌리기, 전정기관과 시각정보를 입력할 때 또한 발생된다.

보호 반응 (protective reactions)

Parachute[79] 또는 낙하산 프로펠러 반응[86]이라고도 불리는데 사지의 확장 움직임으로 이루어져 일반적으로 힘을 바꾸는 같은 방향에서 신체의 COM이 교대하는 안정성의 한계이다. 그들은 체감각이 입력되는 피부표면에 가해지거나 관절각도의 변화와 시각이나 청각에 입력되는 갑작스런 힘의 변화를 공간에서의 움직임을 전정기관에 입력하여 촉진할 수 있다.

보호 반응은 많고 다른 포지션에서 elicite할 수 있다. 아이 몸이 억지로 밀거나 수직 자세에서 첫 걸음을 떼거나 다리가 신전과 벌림이 되는 걸, 4개월 때 일어난다고 예상된다.[79] 만약 모음과 내회전이 발생할 경우, 병적인 것으로 의심된다. 아이 머리가 바닥 쪽을 향하고 움직일 때 팔은 신전과 벌림되는게 6~7개월에 나타나야만 한다(그림 8-6).

앉아 있을 때 아이가 팔을 보호반응을 촉진하기 위하여 모든 방향으로 밀어낼 수 있다. 앉아 있을 때의 보호반응은 경험과 context 의존과 관계있다. 그들은 6개월에서 11개월에는 측면이나 sideway, 그 다음은 앞쪽으로, 그리고 9개월에서 12개월에선 처음으로 뒤쪽으로 발달한다고 제안했다(그림 8-7).[78,79,81] Touwen[81]의 연구에서는 앉아있는 동안에 평행 증가와 함께 측면 보호 반응이 향상된다고 지적했다.

아동의 예측력뿐만 아니라 양, 속도, 힘의 작용점도 보호반응에 영향을 주는 것으로 관찰된다. 예를 들어 COM의 변화에서 골반 보다 어깨에서 더 적은 힘을 필요로 한다. 아이가 자극을 예측하면 보호반응을 발생시키는 대신에 아이는 아마 몸 그리고 평형반응을 발생시킬 것이다. 만약 힘의 속도가 너무 빠르면 보호응답에 필요한 시간이 충분하지 못하여 떨어질 수도 있다. 만약 힘의 속도가 너무 느리면 평형반응이 발생할 수 있다. 평형반응이 이미 발달된 아이에게서 보호반응을 촉진하기는 어렵다. 아이는 대개 처음에 평행 반응을 사용하고 과거에 안정성 한계에 밀렸을 때 오직 보호반응만 나타난다.

평형 반응과 균형(equilibrium reactions and balance)

안정 또는 불안정한 BOS에 대한 자세의 변화와 바른 자세 유지를 구별하기 위해 개인의 능력을 설명하는데 다양한 용어가 사용되고 있다. 자세 고정 또는 균형이라는 용어는 안정적인 베이스를 설명하는데 사용되었고, 몸은 지지면을 지지하여 이동한다.[82] 평형반응,[78] 경사 반응[79] 그리고 균형[87]은 불안정한 표면에서 몸 아래 다른 지지면으로 지지하여 움직임을 설명하는데 사용되었습니다.(예, 경사 보드, ball foam rubber surface, or moving platform)

임상 관찰은 신체의 COM의 변위는 머리, 목, 몸통, 또는 사지의 counter-movements noting으로 구성된다. 움직임은 일반적으로 힘이 같은 방향으로 작용하는 보호반응과는 달리 반대 방향으로 반대의 힘이 나타난다. 뒤에서 밀거나 측면으로 기울어질 때 측면이나 뒤로 척추의 concavity를 포함한다. 아래 몸통이 counter-rotation하면 위 몸통 회전과 머리를 정중선으로 향하고 회전이 발생할 수 있다. 사지의 신전과 벌림은 거상 측면이나 밀기 측면에서 신체 정렬을 중심으로 유지하는 데 도움이 발생할 수 있습니다. 사지의 신전과 벌림은 내림 측면이나 추진의 방향으로 측면에서 안정성의 한계를 능가하는 경우 보호 반응에 대비하여 발생할 수 있다. 밀거나 기울어 질 때 앞쪽에 지지면이 저하되어 다리와 몸통의 신전이 발생한다. 밀거나 기울어질 때 뒤쪽 방향으로 엉덩관절과 몸통의 굽힘이 발생한다. 굽힘과 폄의 양은 다양한 요소, 아동의 자세, 감각의 입력의 양, 그리고 아동의 반응 능력에 따라 변화될 수 있다. 반응은 또한 대각선 평면과 회전반응의 결과로 테스트할 수 있다. 균형반응은 아동을 부드럽게 밀거나, 아동을 안정한 BOS에서 ball, 받침대, moving platform, 성인의 무릎과 같은 불안정항 BOS를 통해 테스트 할 수 있다. 경사 속도와 길이 그리고 반응 시간은 움직임의 패턴을 결정하는데 중요한 변수로 관찰된다.

일반적으로 균형 반응은 안정 BOS 전에 불안정한 BOS의 자세에서 발달한다. 평형 반응은 보통 엎드린 자세(5-9개월)에서 처음 발생하고(그림 8-8), 그 다음 바로 누운 자세(7-11개월),

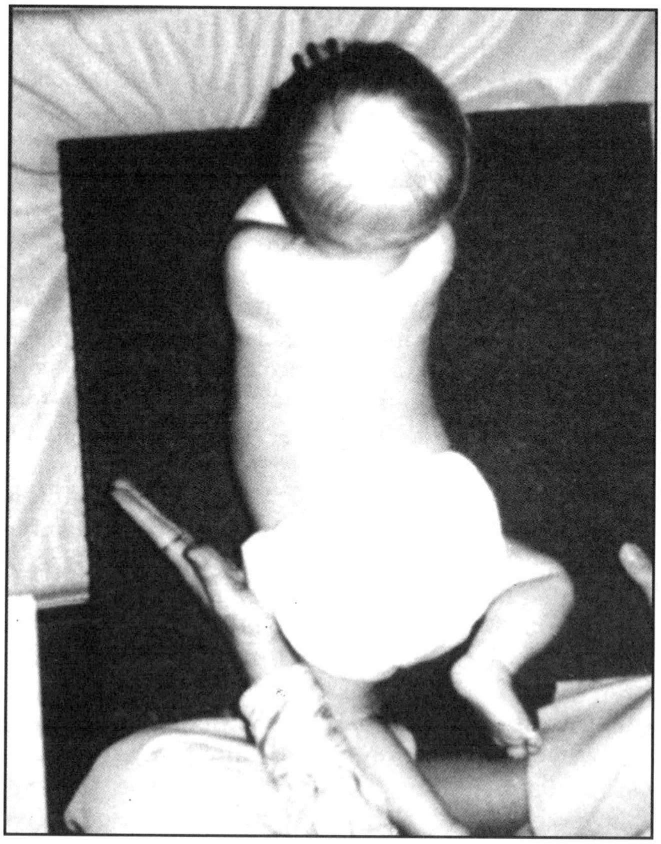

그림 8-8. 엎드린 자세에서 보이는 평형 정위 반응.

앉은 자세(7-8개월), quadruped(8-12개월), 그리고 선 자세(12-21개월)이다.[78,79] Haley[78]는 평형반응은 앉기 전에 엎드린 자세와 바로 누운 자세에서 발생할 수 있다고 제안했다. 나이의 성취, 환경과의 상호 반응과 자세에서 운동 기술의 성취는 연관되어 있다. 그러므로 다양한 예상을 기대할 수 있다.

자세 조정 및 예상 움직임의 검사(examination of postural adjustments and anticipatory movements)

어린이 자기 주도적 자세 컨트롤 구성 요소의 임상 검사는 초기 단계에 있다. 대부분의 물리치료사는 소아 환자 시험에 EMG(근전도) 또는 컴퓨터 제어 플랫폼을 사용하지 않는다.

우리는 현재 아이들이 다양한 환경에서 특정한 크고 작은 운동 과제를 수행하기 위해 움직이거나 움직이려고 시도하는 것을 관찰함으로써, 우리의 임상적 관찰 기술에 의존한다.

우리는 어디서부터 시작해야 하는가? 하나의 결정요소는 아이들의 나이와 기대되는 운동 수행능력일 것이다. 우리가 3개월 된 신생아에게서 보고 기대하는 것은 3년 된 아이에게서 보고 기대하는 것과 확실히 차이가 있을 것이다. 아이들에게서 자세 조절을 평가하는 전통적인 접근 방법은 정적 및 동적 균형 능력을 측정하는 것이었다. 정적 균형 능력은 선 자세나 앉은 자세와 같은 특정한 자세에서 균형을 유지하는 것이다. 능동적으로 움직이는 동안 균형을 유지하는 것은 동적 균형 능력에 속한다. Westcott 등[88]은 자세 조절을 평가하기 위한 현재의 소아 사정 도구들과 관련된 분야(예를 들어, 감각 처리, 생체역학적 요소들)를 고찰하였고 소수의 측정방법만이 인정될만한 신뢰도와 타당도를 보였다. 이 저자들은 단 하나의 평가 방법이 자세 조절과 연관된 분야에서 아이들의 수행을 정확하게 검사할 수 있고 좋은 신뢰도와 타당도를 가진다고 제안하였다(2장 참고). 이러한 검사 도구들은 아이의 기술 수준을 결정하거나 특정한 나이의 아이가 알맞은 운동 수행을 하는지 아닌지를 결정하는데 도움을 줄 것이다. 그러나 아이가 기대되는 운동 기술을 수행할 수 있을 지라도, 이 아이는 자세 조절과 관련된 문제를 갖고 있을 수 있다. 이것은 나이에 적합한 운동 기술이 성립되었지만 서툴다고 여겨지는 경미한 운동 지연 및 DCD 환자에게 특히 적용 가능하다.

그리고 자세 조절의 관찰적 검사는 아이가 환경에 대하여 자발적으로 움직이는 경우 아이가 구르고, 기고, 급히 움직이거나, 걷는지 관찰을 통해 수행될 수 있다. 물리치료사는 보통 전반적인 아이들의 검사에 관찰적 분석을 포함시킨다. 자세 조절에 대하여 특정한 관찰들이 만들어져야 한다. 아이의 움직임이 부드럽고 통제되고 있는가? 아이는 안정 또는 불안정한가? 그의 경로에서 장애물을 탐색할 수 있는가? 그 아이가 조절된 자세의 들쭉날쭉의 변화를 할 수 있는가? 또는 중력에 의해 도움받는 자세를 취하는가? 아이가 앉기, 네발자세, 무릎꿇기, 그리고 서기 등을 포함한 다양한 위치에서 자신의 균형을 유지하는가? 아이들이 지속적인 자세 유지를 위해 근수축을 사용하는가 아니면 인대에 의존하는가?

아이가 사용하는 자세 전략(예를 들어, 발목, 허리 또는 스테핑)의 종류 결정한다. 더 많은 전략은 아이가 다양한 환경 상황이 요구하는 가장 효율적인 전략을 선택할 때 그가 가지고 있는 더 많은 유연성을 제공한다. 어떤 아이들은 균형 유지를 하나의 전략에 주로 의존한다. 예를 들어, 아이는 "계속 서 있기"를 하지 못할 수도 있지만 계속해서 자신의 COM 아래의 "스텝" 또는 BOS(중력중심)을 가져하여 자신의 균형을 유지할 수 있다. 정적 발목에 AFOs를 착용한 아이가 발목 전략을 사용하고, 엉덩이에 의존하는 것을 방지하고, 똑바로 균형을 유지하기 위해 스테핑 전략에 의존해야 합니다.

자세 조절의 "예측(anticipatory)" 구성 요소를 관찰하는 것은 특히 어렵다. 아이가 앉거나, 무릎을 꿇거나 선 자세에서 낙하나 엉거주춤함 없이 자신의 팔을 들어 올릴 수 있는가? 만약 아이가 지속적으로 앞으로 쓰러진다면, 그는 팔의 부하를 예측하지 못하고, 부하의 기대치가 허리신전근에 pre-setting 되지 못한 것이다. 아이가 자리에 서서 자신의 균형을 잃지 않고 방망이를 휘두를 수 있는가? 아이가 멀리 있는 테이블이나 바닥에서 물건을 들어 올릴 때 어색함이나 균형의 상실을 몸으로 보여주는가?

그들은 아마 자세 구성요소 인지의 문제일 것이다. 예를 들어, 만약 아이가 물건을 들어올릴 때 예상 무게를 정확하게 판단하지 못하면 그는 특정 하중을 예측하여 대응하는 허리신전근들을 능률적으로 미리 조정할 수 없다. 아이가 산만할 때 이야기하거나 질문을 할 때 균형을 유지할 수 있는가?(예; 인지 방해) 아이가 익숙하지 않은 위치를 모방하고 자신의 균형을 유지하는

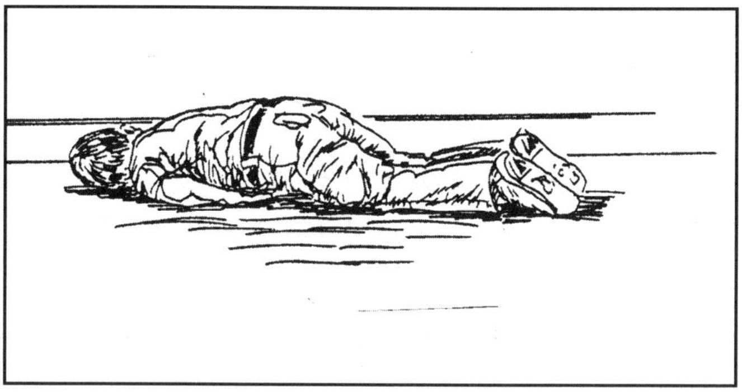

그림 8-9. 과제 : 구르기.
SCORING: (Key: I = most atypical performance; 5 = typical performance). Head righting: Score (1) head touches floor in prone. Antigravity extension: Score (1) flexed posture when prone (hips, knees, arms) (reprinted with permission from Richter EW, Montgomery PC. Sensorimotor Performance Analysis. Hugo, Minn: PDP Press; 1989:97-133).

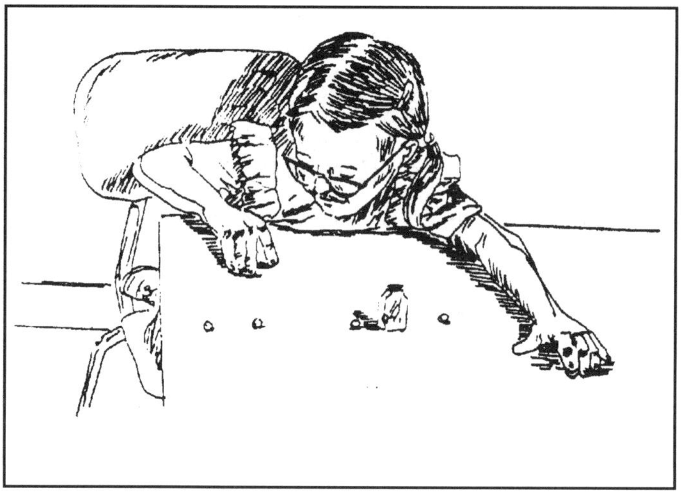

그림 8-10. 과제 : 병 안에 있는 작은 돌.
SCORING: (Key: I = most atypical performance; 5 = typical performance). Trunk stability. Score (1) leans on table. head position: Scores (3) rotates; (3) flexed-eyes close to table. Grasp adequate for age: Score (1). Inconsistent hand usage: Score (1) (reprinted with permission from Richter EW, Montgomery PC. Sensorimotor Performance Analysis. Hugo, Minn: PDP Press; 1989:97-133).

가?(예; 운동 계획)

치료사는 아동의 자세조절에 영향을 미칠 수 있는 추가적인 변수를 참고한다. 예를 들어, 아동의 건강 상태는 어떤가? 아동의 각성과 관심 수준이 어떤 과제를 수행하기에 적절한 수준인가? 각성 상태 균형에 영향을 미칠 수 있는 약물(예를 들어, 항전간제) 등이 있는가?

아동의 일상을 관찰하거나 아동의 기능적인 움직임과 통제를 결정할 수 있는 부모나 보호자를 면담해라. 예를 들어, 트리핑을 하지 않은 발로 장애물을 피해 걷거나 커브의 정도를 판단할 수 있는가? 에스컬레이터, 무빙워크에 올라서서 균형을 유지할 수 있는가? 부모나 교사에게 인지능력이 부족할 것으로 간주되는 아이들에게 어려운 상황이나 과제는 설명하도록 요청해라.

구르기, 손과 무릎의 위치에서 공치기, 병 속에 알약을 투입하거나 앉은 자세에서 하는 종이 작업이나 글씨쓰기에 대한 관찰 분석은 기본적인 움직임을 하는 동안의 자세 조절을 판단하는데 도움을 줄 수 있다.[89] 예를 들어, 구르기를 하는 동안, 아이는 저절로 모든 위치에서 바닥에서 손을 떼거나, 머리를 바닥에 대고 유지할 수 있는가(그림 8-9)? 아동이 항 중력 상태에서 엎드려 누운 자세일 때 폄이나 바로 누운 자세일 때 굽힘을 하는 양상을 띠는가? 일반적인 앉아있는 동작 동안에, 아이들은 자세를 조정해야 하거나, 편안함을 표현하는가? 자신을 안정화하기 위해 아이는 테이블에 의지할 필요가 있습니까(그림 8-10)? 과제와 관계없는, 불필요한 움직임이 있습니까? 아이가 동작 과제를 잘 수행하기 위해서 최적의 말초 기관을 사용하고 조절하는가?

이런 것은 직접 아이에게 시험해보기 어렵기 때문에, 관찰하고 기록하고 녹화한 자료는 평가 목적에 맞게 사용될 수 있다. 이런 연구들은 치료사들이 임상적인 관찰과 정략적인 분석(중추신경계 활동을 측정하는 진화된 방법과 근육 활동을 녹화하는 근전도의 사용) 사이의 상관관계를 파악하는데 도움을 준다. 운동 조절에 대한 임상 관찰과 추론이 정확하고 올바른 지 확인하는 것은 중요하다.

중재의 고려사항
(intervention considerations)

자세를 통제하고 균형을 유지함에 있어서 결함이 있는 아이들을 치료하는 것을 매우 복잡하다. 여러 체계가 포함되어 있고 각각의 체계는 즉시 기능적인 결과를 얻기 위한 여러 체계들의 상호작용의 한 부분으로 다루어져야 한다.

물리치료가 개입되어야 할 범위를 그림 8-11의 개요로 나누어 보도록 하자. 이 부분들은 아마 이 장에서 그 전에 논의되었으며 감각 처리, 인지 기능, 근골격에 대한 고려, 연습/실행과 경험 등을 포함한다. 덧붙여 다른 주제들 또한 조사과정에 있어서 드러날 것이다. 예를 들어, 일반적으로 아이들은 건강상태가 좋지 않으며 악화된 상태이다. 대개 기능 이상 상태는 만성적 질환을 안고 있거나 긴 질병이나 수술후의 회복 이후에 나타난다. 만약 필요하다면 기능 이상 상태의 아이를 위한 재생 프로그램이 시행되어야 한다.

아이들의 감정적 흥분 상태는 고려되어야 한다. 활동적이고 기민한 상태는 그러한 개입에 참여하고 또 그것으로부터 이익을 얻기 위한 최고의 상태이다. 움직일 수 있는 능력의 부재는 분명하게 움직이는 것을 거절하는 것과는 분리되어야 한다. 자세적으로 불안정하고 또 두려움을 느끼는 아이들은 움직임이 수반되는 활동에 참가하는 데 두려움을 느끼므로 활동들은 위협적이지 않은 태도로 그들에게 보여줘야 한다. 일반적으로 활동과 함께 개입을 시작하는 가장 좋은 방법은 아이가 자신이 안전하다고 느끼는 곳에서 시작하는 것이다. 그러면 아마 일부의 성공을 얻을 수 있을 것이다. 활동들은 아마 자세를 통제하는 부식된 요구에 관련된 복잡성에서 점차적으로 증가할 것이다.

운동신경에 있어서의 학습은 특정기간이 포함되어야 한다.(제3장 참고.) 치료사는 대상의 행동이 얼마나 자주 나타나고 아이가 얼마나 자주 결과에 대한 지식을 제공받는지 알아야 한다. 체계의 접근은 치료사가 환경과 치료에 이용되는 재료 및 자료를 고려하는 것을 필요로 한다. 아이의 보통의 환경에서 특정하게 반복해서 행하는 기능적인 일들을 관찰하는 것이 치료에 있어서 가장 최초의 고려사항이 되어야 한다. 아이들 행동의 일반화를 얻기 위하여 관찰은 다른

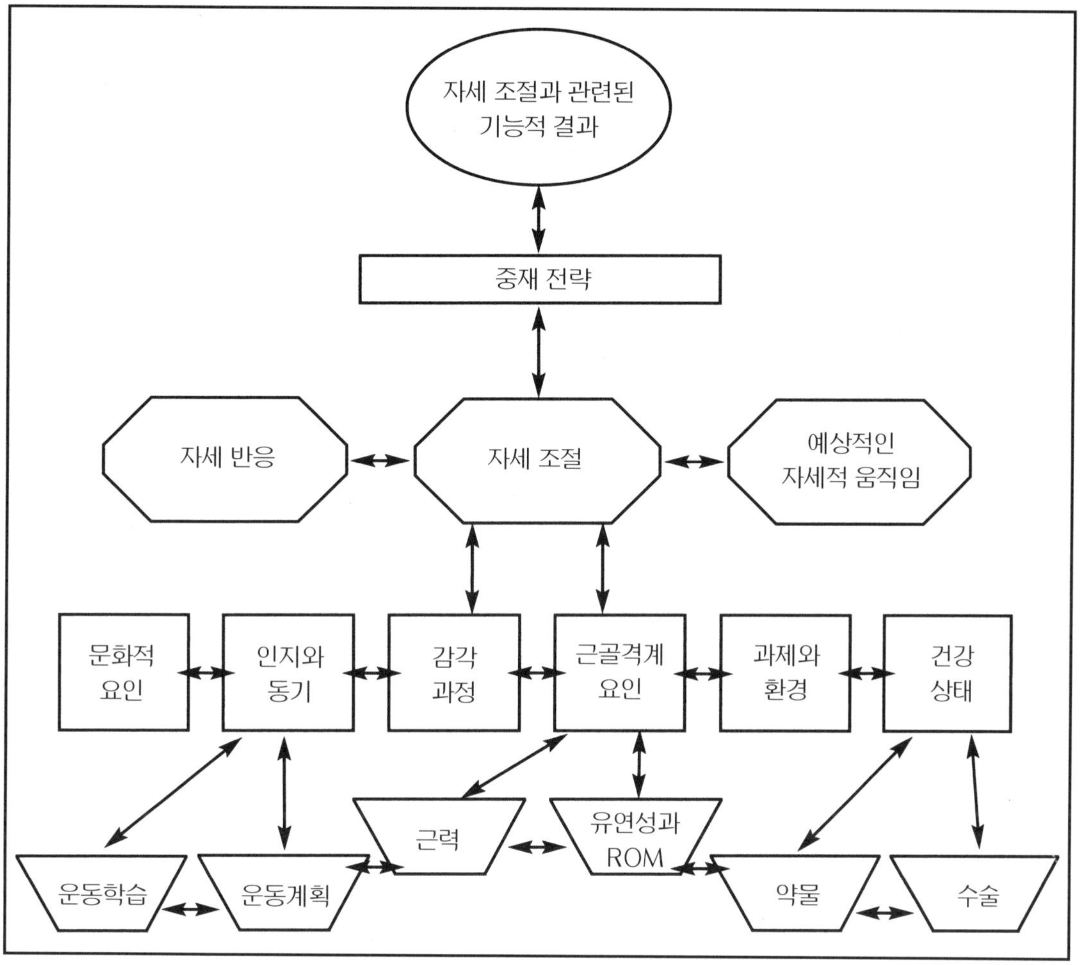

그림 8-11. 체간 조절 훈련을 위한 중재방법 결정 시 고려해야 하는 변수들.

재료 또는 자료 및 개인들을 대상으로 각각의 환경에서 이루어져야 한다. 유사하게, 작은 변화에 반응하는 자세를 행하는 (치료 공에서 경사지게 있는 것) 시간의 백분율은 활동적인 움직임(벤치에 앉아서 장난감을 향해 팔을 뻗거나 공중에 있는 볼에 배트를 휘두를 때)을 하고 있을 때 필요한 자세 수정이나 예상하고 행하는 자세 통제에 비해서 작아야 한다. 이것은 하루 동안에 아이가 작은 변화에 있어서 반응하는 시간과 활동적인 움직임에 있어서의 행하는 시간의 상대적인 양을 반영한다.

예를 들어 다른 자세를 가능하게 하는 것과 같은 특정한 행동들이 사용된다(표 8-1). 자세 통제의 다양한 면에 있어서의 개선을 위한 일반적인 중재 및 개입 전략의 예와 특정한 치료 기술은 다음 사례 연구에서 제공된다.

표 8-1
다양한 자세적 전략을 촉진시키기 위한 활동들

발목 전략

▶ 선 자세에서, 엉덩이와 무릎은 일직선으로 하고, 양쪽 팔을 천천히 몸 앞으로 올리고 5 초 동안 들고 있고, 다시 몸 옆으로 내린다; 양 팔을 천천히 몸 뒤로 펴고 5초 간 유지하고, 다시 몸 옆으로 내린다.

▶ 선 자세에서, 엉덩이와 무릎은 일직선으로 하고, 바람에 흔들리는 나무처럼 앞/뒤로 몸을 흔들거나 음악에 맞춰 춤을 춘다.

▶ 경사판 위에 엉덩이와 무릎을 일직선으로 하고 서서, 몸을 앞/뒤로 천천히 흔든다.

엉덩이 전략

▶ 발 끝으로 서서 균형을 잡는다.

▶ 발 끝으로 서서 앞과 뒤로 걷는다--구두 명령에 맞춰 서고 균형을 유지한다.

▶ 좁은 대들보 위에서 걷거나 바닥 위에 놓인 폭이 4인치인 탄력밴드 위에서 걷는다. (서커스에서 발 끝으로 걷는 것을 흉내내어 걷는다.)–구두 명령에 맞추어 시작하고 서며, 대들보나 밴드에서 발이 나가지 않도록 한다.

발걸음 전략

▶ 음악에 맞춰 행진한다(앞, 뒤, 옆방향으로)

▶ 왼쪽으로 세 바퀴 돌고, 오른쪽으로 세 바퀴 돈다–다양한 속도로

▶ 울퉁불퉁한 바깥 지역을 걷는다. (예를 들어, 잔디, 자갈밭, 조약돌밭)

엉덩이와 발걸음 전략들

▶ 경사판 위에 선 자세에서, 엉덩이 또는 발걸음 전략이 나올 때 까지 판을 빠르게 기울인다.

▶ 얼음 땡 놀이를 한다. (즉, 아이들이 자발적으로 움직임으로써, 어른이 "얼음" 하고 말할 때 그들이 스스로 자세를 유지하려고 시도한다.)

▶ 아이들이 밖에서 공을 튀기도록 한다.

사례연구 #1: Jason

▶ 실전 패턴 5C: 비진행성 중추신경계 질환과 관련한 운동 기능과 감각 상태 손상–소아와 아동의 유전적 요인

▶ 의학적 진단: 소아마비, 오른쪽 편마비

▶ 연령: 24개월

검사와 평가 (examination and evaluation)

동요에 따른 자세 반응 (postural responses to perturbation)

▶ 정위 반응: Jason은 모든 자세에서 정위를 유지한다.

▶ 보호적 반응: 앉은 자세에서 기울어 질 때 좌전방, 외측, 후방 보호 반응일 일어난다. 오른 팔이 기울어 질 때 먼저 움직임이 일어나지만, 무게 지지와 최대 신전은 일어나지 않는다. 오른 팔은 Jason이 후방으로 기울어 질 때 효율적으로 반응하지 않는다.

▶ 평형 반응: 앉은 자세나 선 자세에서 균형이 동요를 받을 때 왼쪽 체간 근육이 적절하게 반응을 보이지만 상체 오른쪽으로 상체 움직임은 지연되거나 없다. Jason은 보호적 steeping 반응을 사용하는 경향이 있다. 이 반응은 항상 있는 것이 아니라서 종종 넘어진다. 그는 느리게 기울어 질 때 좀 더 성공적으로 균형을 유지하고 있다.

능동적 움직임에서 자세 조절 (postural control during active movement)

▶ 운동 기술: Jason은 바닥에서 쉽게 구르고 네발 자세로 일어선다. 그는 네발로 기어갈 수 있지만 오른 팔로 체중지지를 완전히 할 수는 없다. 그는 바닥의 중간에서 독립적으로 서는 자세를 취할 수 있고 걸을 수도 있다. 그는 달리는 시도는 하지만 불안정해서 자주 넘어진다.

▶ 이동: 앉은 자세에서 네발기기 자세나 무릎 기기로 독립적으로 이동할 수 있다. 그는 선 자세에서 움직이는 동안 입각기에서 체중지지를 할 수 있다. 일부는 불안정하지만 보통 Jason은 성공적으로 수행할 수 있고 균형을 유지한다.

▶ 세밀한 운동 기술: Jason은 앉은 자세에서 물건을 들거나 조작할 때, 선 자세에서 물건을 들거나 옮길 때에서 균형 유지가 힘들다. 무거운 물건을 들려고 시도할 때, 그는 무게를 짐작할 수 없어서 전방으로 넘어지는 경향이 있다.

기능적 제한 (functional limitations)

Jason은 체중지지나 체중을 옮길 때 오른 발로 균형 잡기가 힘들다. 예를 들어, 음악을 들으며 춤을 출 때 왼발로 돌 수 있지만 오른발로는 힘들다. 그는 빠르게 걷거나 달리기를 시도한 날은 쉽게 넘어진다. 전방이나 왼쪽으로 넘어질 때 왼손을 사용하여 효율적인 보호 반응이 일어난다. 오른쪽으로 넘어지면 벽이나 물건에 머리를 부딪친다. 장난감을 가지고 놀 때, 왼쪽으로 기울일 때 비대칭적 자세를 취하고 양손으르 모두 사용하는 장난감을 가지고 놀기 힘들다.

손상 (impairments)

Jason은 오른쪽 사지, 특히 오른 상지의 근약화와 운동 기능이 저하되어 있다. 그는 신체에서 오른쪽과 오른쪽 공간을 무시하는 경향이 있고 운동 수행을 신체의 왼쪽으로 주고 사용하고 공간에서 왼쪽으로 물건을 둔다. 그는 오른쪽 상지, 고관절 근육, 외측 상체 굴근의 근육에 단축을 보이고 있다. 앉은 자세나 선 자세에서 균형 반응은 느린 속도의 기울어짐이나 약한 동요에는 정상이지만 빠른 기울어짐이나 동요에는 너무 느리게 일어난다. 자세 판단은 느린 능동적 움직임에는 적절하게 나타나지만 빠른 능동적 움직임이나 물건을 들기, 나르기, 조작할 때 효율적으로 일어나지 않는다.

목적 (goals)

Jason은 다음과 같은 목적이 있다.

1. 오른쪽 상지와 하자의 근력 강화
2. 선 자세에서 균형 향상
3. 오른쪽 공간에 대한 인식 빈도 증가
4. 오른쪽 상지와 상체의 관절 가동 범위 증가
5. 오른쪽 상지의 보호적 반사의 증가

기능적 결과 (functional outcomes)

3개월 후에는 다음과 같은 것들을 할 수 있다.

1. 몇 초 동안 양 상지로 체중 지지를 하는 leapfrog 놀이를 할 수 있을 것이다.
2. rail을 잡고 반대 패턴을 사용하면서 3~5 계단을 위아래로 걷기
3. 하루에 10번에서 2~3번 정도 넘어지는 횟수 줄이기
4. 5번 시도에 2번 정도 놀이 동안 신체의 오른쪽이나 중간에 장난감을 위치하기
5. 5번 시도에 3번 정도 균형을 잃거나 오른쪽으로 넘어질 때 오른쪽 상지 뻗기 시도

중재 (intervention)

근력 강화 동작(목적 1)은 보호자가 보조하면서 "Wheelbarrowing"을 연습하는 것을 포함한다. 문을 밀거나, 주어진 저항(예, 벤치 밀기, 부엌에서 의지 밀기)에 대해 밀 때 양손을 사용하는 것은 주관절 신전, 견관절 전인, 상지 근력을 향상시킨다. 네발자세에서 Jason은 양손을 신전해서 양쪽으로 동일한 체중지지를 유도할 수도 있다. 그는 오른 팔로 체중이동을 하도록 격려하고 왼쪽에 있는 풍선을 차거나 장난감을 잡도록 시도하게 한다.

Bench에서 양팔을 기울여서 신체 지지, 무릎 밴드를 착용하고 치료사의 손을 잡고 있기 등은 하지 근력 강화의 예로 들 수 있다. 교대로 계단 오르기와 내르기는 근력과 오른발에서 체중 이동을 향상시킬 것이다(목적 1, 2). "체중 들기" 게임 동안 손목과 발목 주위에 Velcro 무게 cuff를 사용하는 것은 고유 감각 입력과 근력 증가에 사용될 수 있다.

불규칙한 지형에서 걷기와 달리기는 기립 균형 조절을 향상 시킬 것이다(목적 2). 4 inch 넓은 탄성 밴드가 있는 바닥에서 걷는 것은 오른쪽으로 무게 이동을 촉진할 것이다(목적 2, 3). 카펫에서 종이 footstep을 걷기나 옆으로 걷기에서 분필로 footstep 만들기는 Jason이 오른 다리에 체중 이동을 하도록 시도하는데 도움을 줄 것이다. 신체 오른쪽이나 중앙에서 텔레비전이나 장난감을 놓는 것도 공간에 대한 인지에 도움을 줄 것이다(목적 3).

반대 방향으로 옆으로 눕기, 가볍게 골반과 어깨 돌기와 같은 수동적 움직임 동작을 통해 관절 가동 범위 증가(목적 4)시킬 수 있을 것이다. 오른 골반과 외측 상체 굴곡근에서 단축이 있기 때문에 왼쪽 어깨로 상체를 외측 굴곡과 오른쪽 고관절 신전을 할 수 있다. bolster 위로 "swimming" prone이나 오른 편으로 옆으로 누운 동안에 왼편에 있는 장난감을 향해 뻗기 동작을 시도할 수 있다.

무게이동 증가가 필요한 앉은 자세(쿠션 소파에서 "rocking boat")와 선 자세(음악에 맞춰 "dancing")에서 게임을 하는 것은 균형을 잃고 효율적으로 복귀하는 것을 연습하도록 한다(목적 5). 불안정 면에서 평형을 증가시키는 특수한 활동은 전정판, 치료 공, 시소의 사용, prone on scooter를 포함한다. 치료사들은 오른쪽 상지의 능동적 참여를 증가시키기 위해 오른쪽으로 넘어지는 것을 동작을 강조해야 한다.

사례연구 #2: Jill

- ▶ 실전 패턴 5C: 비진생성 중추신경계의 질환과 관련한 운동 기능과 감각 상태의 손상 - 소아나 아동의 유전적 요인
- ▶ 의학적 진단: 강직성 사지 마비, 소뇌증, 정신 지체, 발작
- ▶ 연령: 7세

검사와 측정 (examination and evaluation)

동요에 따른 자세 반응 (postural responses to perturbation)

- ▶ 정위 반응: Jill은 수직으로 유지될 때 머리를 중립 위치에 유지할 수 있다. 그러나 그녀는 기립 자세에서 30° 보다 더 기울어지면 머리를 바로 할 수 없다. 그녀는 복와위에서 순간적으로 머리를 올릴 수 있지만 앙와위에서는 할 수 없다.
- ▶ 보호 반응: 사지의 보호적 반응은 모든 위치의 움직임에서 일어나지 않는다.
- ▶ 평형 반응: 이들 반응은 모든 위치의 움직임에서 일어나지 않는다.

능동적 움직임에서 자세 조절 (postural control during active movement)

- ▶ 운동 기술: Jill은 바닥에 눕고 앙와위에서 옆으로 누운 자세로 굴러서 위치 이동이 가능하다. 그녀는 모든 자세에서 균형을 유지할 수 없다.
- ▶ 이동: Jill은 독립적 이동을 할 수 없다. 그녀는 다리를 순간적으로 체중지지를 하는 standing pivot transfer로 보조할 수 있다.
- ▶ 섬세한 운동 기술: 잡기를 시도할 수 있지만 물건을 잡기 이전에 불수의적 근수축을 한다. 손가락으로 물건을 조작할 수 없다.

기능적 제한 (functional limitations)

Jill은 모든 자세에서 기능적 균형이나 자세 조절을 발달하지 않았다. 그녀는 머리 조절이 낮고 모든 자세에서, 보호자의 보조나 보조 도구를 사용하여 최대 보조가 필요하다.

손상 (impairments)

Jill은 발작과 소뇌증 등의 CNS 병리로 인해 운동 조절 체계의 심한 손상이 있다. 그녀는 수동적 기울어짐이나 능동적 움직임에서 균형이나 보호적 반사가 일어나지 않는다. 그녀는 관절 가동범위 끝부분에서 단축과 관련한 사지와 체간의 뻣뻣함이 있다. Jill은 운동 활동 동안 이해하고 협력하기 위한 능력을 제한하는 정신지체가 있다. 게다가, 그녀는 자주 기면상태에 있고 능동적으로 움직일 때 심한 피로를 호소한다. 감소된 각성의 기간은 항발작 약물과 관련이 있다.

목적 (goals)

치료의 목적은 다음과 같다.

1. 현재 관절가동범위 유지
2. 선 자세에서 체중 지지 능력 유지
3. 적절한 위치와 보조 장비를 통해 선 자세나 앉은 자세에서 적절한 체간의 지지로 안정성 이루기
4. 보호자가 핸들링하는 동안과 지지된 앉기에서 머리 조절 향상

기능적 결과 (functional outcomes)

3개월 후에는 다음과 같은 것들을 할 수 있을 것이다.

1. 휠체어와 스탠더나 바닥에서 복와위 자세로 있을 때 관절 가동범위를 유지
2. standing pivot transfer에서 보호하는 3~5초 동안 선 자세에서 균형 유지
3. 교실 활동 동안 지지된 앉은 자세에서 5분 동안 머리 조절 유지
4. 집과 학교에서 일상 관리의 부분으로 들거나 이동할 때 수직면에서 머리를 유지하거나 정위 조절 가능

중재 (intervention)

Jill은 관절 가동범위를 유지하도록 하는 학교와 가정 스케줄을 가진다(목적 1). 이것은 고관절과 슬관절의 신전을 유지하기 위해서 바닥에서 복와위로 누워 있거나 prone stander에 있는 것을 포함한다. 복와위에서 그녀는 팔을 머리위로 가져오는 것을 보조해서 주관절 신전처럼 견관절의 전방 굴곡과 외회전을 유지할 수 있다. 일부 교실 활동 동안 그녀는 학우들의 도움(등 기대기)으로 바닥에 오랫동안 앉는다. 집에서는 가족들이 다리를 신전하고 footstool으로 지지대로 해서 매일 저녁에 15분 동안 휠체어에서 앉아 있도록 한다. 앞의 두 가지 동작은 무릎관절의 신전과 슬와근의 관절 가동범위를 유지하는데 도움을 준다.

가장과 학교에서 Jill의 일상 동작에서 standing pivot transfer로 보조를 받는다(목적 2). 그녀는 현재 휠체어에 맞춤형 의자를 사용하고 교술 활동에서 비치되어 있는 lap tray를 사용한다(목적 3).

Jill은 기립 자세에서 머리 조절을 일부할 수 있기 때문에, 머리 조절을 능동적으로 할 수 있는 기회를 제공해야 한다(목적 4). 예를 들어, Jill은 보호자의 무릎에 기대 앉아 상체의 적절한 지지를 제공하면서 수직 머리 위치와 목 근육의 능동 수축을 유발할 수 있다. Jill은 앉아서 관절 끝 범위에서 작업할 때 가장 효과적이고 중력은 최소의 저항을 제공한다. 지지된 앉은 자세에서 느리게 작은 원을 그리는 움직임은 원심성과 구심성 근수축을 유발한다. 의자나 rocking chair, 보호자의 무릎 등으로 지지된 앉은 자세에서 Jill은 좌우로 전방으로 후방으로 기울일 수 있을 것이다. 성인은 느리게 5~10° 정도 기울이면 적절한 반응이 일어난다. 만약 반응이 일어나지 않는다면 Jill의 머리는 움직이고 유지하기 위해 수축이 필요할 것이다. 좀 더 큰 각도의 기울어짐과 더 빠른 움직임이 일어날 수 있다. 창문이나 거울을 보는 것처럼 의미 있고 재미난 동작을 하는 것도 도움이 될 것이다.

사례 연구 #3: Taylor

- 실전 연습 패턴 5C: 비진행성 중추신경계의 손상과 관련한 운동 기능과 감각 통합 손상 –소아나 아동의 유전적 원인
- 의학적 진단: L1~2의 척수 척수막염
- 연령: 4세

검사와 평가 (examination and evaluation)

동요에 따른 자세 반응 (postural responses to perturbation)

- 정위 반응: Taylor는 지지된 기립 자세(치료사에 의해)와 앉은 자세에서 기울어 질 때 모든 방향에서 머리를 오른쪽에 둔다.
- 보호 반응: 앉은 자세에서 보든 상지 보호 반응이 수동적으로 기울어 질 때 나타나고 선 반응은 측정할 수 없었다.
- 평형 반응: 앙와위나 복와위 자세에서 안정적이거나 불안정한 지지면에서 상체는 기울어짐에 반응한다. Taylor는 기울어짐에 느리게 반응하고 근력과 지구력이 기립 자세를 유지하는데 충분하지 않았다. 선 자세에서 평형 반응은 테스트하지 않았다.

능동적 동작에서 자세 조절 (postural control during active movement)

- 운동 기술: Taylor는 연속적으로 구르고 앉은 자세에서 좋은 균형을 보이고 무릎 기기를 시도 할 수 있었다. 그는 자세를 유지하는데 능동적 근육을 사용하기 보다는 오히려 "인대로

거는" 경향이 있었다. 그는 당기는데 팔을 사용하고 기어가기나 "scoot" 자세를 취할 수 있었다.

- 이동: Taylor는 앉은 자세에서 네발 자세로 독립적으로 이동할 수 있었다. 그는 학교 의자에서 앉기나 화장에서 나오와 같은 휠체어에서 이동은 할 수 있었다. 이들 이동에서 상체 불안정성과 균형의 소실을 보였다.
- 섬세한 운동 기술: Taylor는 정상 잡기, 조작, 놓기를 가지고 있었다. 그는 상체를 안정화 시키기 힘들 기 때문에 크거나 무거운 물체를 조작하는데 어려움이 있었다.

기능적 제한 (functional limitations)

Taylor는 독립적으로 걸을 수는 없지만 전방 워커를 사용한다. 그는 교대 보행 보조기(RGO)를 착용하고 전완 목발을 사용하여 선 자세 균형 연습을 시작하였다. 지지면 밖에 있는 물건 뻗기를 할 때 넘어지는 경향이 있다. 만약 그가 앉은 자세에서 옆으로 넘어진다면 그는 팔을 사용하여 앉은 자세로 돌아 올 것이다. 목발로 선 자세에서 균형을 잃을 때, 균형을 회복하기 위해 효율적으로 팔을 사용하지 못한다. 휠체어에서 오르 내리는 이동 동안 균형은 안전을 위해 적절한 도움이 필요하다.

손상 (impairments)

Taylor는 하지에 운동과 감각 기능이 소실되었고 이차적으로 척수 수막염이 발생하였다. 능동적 체간 신전이 낮고 팔과 상체에 근 약화를 보인다. 앉은 자세나 지지된 선 자세에서 수동적 기울짐에 대한 균형 반응은 느리다. Taylor는 시각-인지 문제, 구체적으로 figure-discrimination을 가지고 있다. 게다가 바닥에서 보기 위해서 머리를 구부릴 때 균형에 장애가 있다.

목적 (goals)

치료의 목적은 다음과 같다.

1. 체간과 상지의 근력 증가
2. 이동의 독립성 증가
3. 워커로 선 자세에서 균형 증가
4. 앉은 자세에서 균형 증가
5. 선 자세에서 머리 기울이기에 대한 민감도 감소
6. 워커로 이동하는데 지구력 증가
7. 선 자세에서 보호적 반응 증가

기능적 결과 (functional outcomes)

3개월 후에는 다음과 같은 것을 할 수 있다.

1. 이동 동안 팔로 체중지지를 독립적으로 하기

2. 최소 보조로 휠체어에서 학교 의자로 오르거나 내리는 동작 가능
3. 워커에서 양옆으로 외측으로 기울이기와 보조 없이 균형을 조절 가능
4. 앉은 자세에서 보호적 반응 없이 안정 한계성 안에서 물건을 잡기 위해 외측으로 뻗기 가능
5. 불안정과 균형을 잃지 않고 바닥에서 시작 패턴(trail)을 따라 가는 것이 가능
6. 피로 없이 워커로 10~20분 동안 교실 주변 걷기 가능
7. 선 자세에서 능동적으로 전방으로 기울일 때 바닥에 머리를 부딪치지 않고 팔로 균형을 유지 가능

중재 *(intervention)*

복와위나 휠체어에서 팔로 밀어 올리는 동작과 같은 상지 근력 활동이 Taylor의 프로그램에 포함되어야 한다.(목적 1) 상지 근력을 강화시키기 위해 Pulley, 탄성 밴드, 가벼운 무게를 사용하는 것은 그의 프로그램에 추가 될 것이다. 복와위에서 능동적 체간 신전, 앙와위에서 상지 체간 굴곡, 옆으로 누운 자세에서 외측 굴곡은 체간 근력 강화와 함께 사용할 수 있다. 이러한 항중력 움직임들은 평형 움직임을 위해 필요한 근육들의 근지구력 향상에 도움을 줄 수 있다. 일단 Taylor가 이러한 항중력 움직임들을 수행할 수 있으면, 저항을 추가할 수 있고, 사선 패턴의 움직임을 할 수 있다.

Taylor는 그의 효율성과 독립성을 증진시키기 위하여 집과 학교에서 다양한 이동훈련을 연습해야 한다.(목표 #2) 중간 정도의 보조는 점차적으로 줄여서 약간의 보조만 제공하게 하고, 결국에는 안전을 위해 대기 보조만 주는 것을 목표로 한다.

그의 발 보조기를 이용하여 서 있을 때는, Taylor는 물건을 향해 그의 기저면 밖으로 최대한 팔을 뻗도록 연습할 수 있어야 한다.(목표 #3) 서 있는 상태에서 흔들기 또는 "춤추기"는 그의 균형능력을 증진시킬 것이다. 앉아 있을 때는, 바닥에 놓여있거나 그의 몸 주변에 귀 높이로 걸려있는 장난감을 잡을 수 있도록 팔을 뻗을 수 있도록 해야 한다.(목표 #4) 그가 장난감을 향해 팔을 뻗을 때, 걸려있는 장난감에 탄력 밴드를 부착하거나 바닥에 놓인 장난감을 무거운 것으로 함으로써 저항을 제공할 수 있다. 목표 #3과 #4는 또한 Taylor를 공과 같은 불안정한 기저면 위에서 기울이는 것에 대해 반응하게 하는 것을 이용하여 얻을 수 있다. 기울이는 것은 앉은 자세뿐만 아니라 엎드린 자세와 누운 자세에서 모두 실시할 수 있고, 이를 통해 몸통 근육을 강화할 수 있다. 앞, 뒤 그리고 옆으로 기울이는 것 이외에도 사선으로 기울이는 것을 적용할 수 있다.

선 자세에서 반복적으로 머리를 구부리는 것은 Taylor에게 시각과 전정 자극 입력을 습관화하기 위한 시도의 내성을 위해 실시될 수 있다.(목표 #5) 걷는 동안 그가 바닥을 보게 하는 것과 같은 활동들은 그가 감각 입력에 적응하도록 도와준다. 그의 학교 생활 일부분으로서, Taylor는 장시간 보행을 위해서 보행기를 사용하도록 해야 한다.(목표 #6) 교실에서 그가 보행기를 사용하는 것과 더불어, 학교 내의 다른 장소(예를 들어, 구내식당이나 음악실)로 이동하는 활동이

그의 일상에 점차적으로 추가되어야 한다. Taylor는 넘어질 때 스스로 무언가 잡는 능력을 키우기 위한 특정한 활동들을 함으로써 많은 도움이 될 것이다.(목표 #7) 선 자세에서 조절된 넘어짐은 이러한 움직임들을 경험하게 하고 몸을 보호하기위해 필요한 상지의 반응을 제공한다. 마지막으로, 그는 스스로 앞, 뒤로 몸을 흔들어서 스스로 넘어지지 않도록 해야 한다.

사례연구 #4: Ashley

- 임상 패턴 5B: 신경운동 발달 손상
- 의학적 진단 : 다운증후군
- 나이 : 15개월

검사와 평가 (examination and evaluation)

동요에 대한 자세적 반응 (postural pesponses to pertubation)

- 정위반응 : 모든 수직 및 회전 반응이 나타남
- 보호 반응 : 앉은 자세에서 Ashley는 앞쪽과 옆쪽 반응이 나타나지만, 뒤쪽 방향으로의 기울임에 대해서는 지속적이지 않은 반응을 보임. 그녀의 모든 보호 반응은 느림.
- 평형반응 : 안정된 기저면에서 엎드린 자세와 누운자세에서 평형반응이 나타남. 앉은 자세에서는 앞쪽과 뒤쪽 반응이 나타나지만, 측면의 평형반응은 지연되어 나타난다. Ashley는 모든 네 개의 검사와 선 자세 또는 불안정한 기저면에서의 검사에서 너무 불안해 하였다.

능동적 움직임 시의 체간 조절 (postural control during active movement)

- 운동성 기술 : Ashley 는 돌기가 가능하고, 독립적으로 앉으며, 손과 무릎으로 길 수 있고, 당겨서 무릎을 꿇을 수 있고, 당겨서 설 수 있다. 그녀는 가구들을 지나다닐 수 없고 독립적으로 보행을 하지 못한다. 선 자세에서, 요추 전만증이 있는 상태로 넓은 기저면을 가지며, 무릎은 과신전되고, 발을 회내된다. 그녀는 능동적 근육 수축을 하여 자세를 유지할 수 없지만, 인대에 의존하여 자세를 유지한다.
- 치환 : Ashley는 앉은 자세의 안과 밖으로 치환하고 손과 무릎자세의 안과 밖으로 치환한다. 그녀는 체간의 회전이 없는 곧은 면 움직임을 사용한다. 그녀는 꾸준하지 않고, 특히 빨리 움직이려 할 때 더욱 그러하다.
- 섬세한 운동 기술 : Ashley는 물건을 잡을 수 있지만, 조절된 놓기는 할 수 없다. 그녀는 작은 물건을 조작하는데 어려움이 있고, 무거운 물건을 들거나 조작하는 것을 시도하지 않을 것이다.

기능적 제한 (functional limitatiions)

Ashley는 앉기, 손과 무릎으로 기기, 당겨서 서기 등의 기본적인 몇몇 운동 기술을 습득하였다. 그러나 그녀는 모든 자세에서 불안정하고 동요받거나 빠르게 움직이거나 또는 화가날 때 쉽게 균형을 잃는다. 그녀는 균형을 잃었을 때 손, 몸통 그리고 사지를 이용하여 자세를 바로 잡으려고 시도한다. 자세를 바로 잡으려는 그녀의 시도는 종종 너무 느려서 효율적이지 못하다. 팔과 다리의 보호 반응 또한 균형을 잃을 때 나타나지만, 그녀는 사지를 뻣뻣하게 가만히 두고 넘어지면 화를 낸다. 그녀는 큰 운동 활동을 하는 동안 친구들과의 상호작용하는 것을 회피하고, 특히 친구들의 그녀의 주변을 빠르게 움직이면 더 그러한 양상을 보인다. 그녀가 작은 탁자에 앉아 있을 때, 그녀는 손을 이용해 탁자에 기대려는 경향이 있다. 그녀는 두 손을 이용하여 장난감을 갖고 놀기 위해 체간을 바른 자세로 1분에서 2분 동안 유지하는데 어려움을 갖고 있다.

손상 (impairments)

Ashley는 낮은 근긴장도와 관절의과운동성을 갖고 있다. 그녀는 체중지지 자세에서 관절을 안정화시키는데 어려움이 있다. 그녀는 천천히 움직이려 하고, 움직임 활동에 참여하는 것을 두려워한다. 그녀는 느린 반사적 반응과 균형 반응을 갖고 있다. 그녀는 수동적인 아이이며, 어른들이 그녀가 움직이도록 부추기거나 도와주지 않으면 신체적으로 능동적이지 못하다. 그녀는 일반적인 약화와 좋지 않은 지구력으로 인하여 큰 운동 활동이 어렵다. Ashley는 일반적인 발달 지연이 있고, 다운증후군 진단과 관련된 인지와 언어 결손도 있다.

목표 (goals)

Ashley를 위한 치료 목표는 다음과 같다:

1. 체간과 사지의 근력 증진
2. 모든 자세(앉은 자세, 네발 자세, 무릎 자세, 선 자세)에서의 균형 증진
3. 보호 반응 증진
4. 신체 활동 수준 증진
5. 움직임과 넘어짐에 대한 두려움 감소

기능적 결과 (functional outcomes)

3개월 동안의 중재 후, Ashley는 다음과 같을 것이다:

1. 앉은 자세에서 수동적으로 왼쪽 또는 오른쪽으로 30° 기울였을 때 균형을 유지한다.
2. 네 발 자세에서 고관절이나 어깨에서 약간의 동요가 있을 때 균형 유지하기
3. 균형 소실 없이 네발로 장난감을 잡기 위해 외측으로 뻗기 가능
4. 왼쪽으로 오른쪽으로 3~4 발자국 걷기 시작
5. 보호자의 보조 없이 장난감을 얻기 위해 교실 주위를 움직이기
6. 놀이터 그네에서 흔들릴 때 긍정적으로 반응

중재 (intervention)

치료사는 움직임을 결정하기 위해 학교 교사와 부모들과 함께 치료를 해야 한다. 보호자의 무릎에 기대어 앉아 반복적으로 기울어지게 하는 것과 상체 활동과 근력 강화(예, 복부근육, 등 신전근)를 위해 치료 볼이나 bloster 사용하기 등이 그 예이다. 탄성 밴드 당기기와 풍선 차기와 같은 놀이는 사지 근력을 증가시키는데 도움을 준다.

Ashley의 교실은 놀이 시설에 작은 물침대가 있다. 이것은 앉기, 네발로 기기, 무릎으로 기어가기 등의 균형 기술을 익히는데 안전한 환경을 제공한다. 넘어져도 상처를 입지 않을 것이고 즐겁고 효율적으로 보호 반응과 균형을 조절에 효율적으로 사지와 상체를 사용하는 법을 배우기 시작할 것이다(목적 2, 3). 손과 무릎으로 하는 "chasing" 놀이는 좀 더 빨리 많이 움직이도록 자극한다.

놀이 장소는 작은 그네와 미끄럼틀이 있는 놀이터가 있다. Ashley는 할 수 있는 만큼 그네와 미끄럼틀로 도움을 받을 수 있다.(목적 5) 성인들이 없는 동안에도 "춤추기" "동요(sways)" "bounce", "turns in circle"을 하는 성인처럼 가정에서 움직임에 기초한 동작들에 Ashley가 참여하도록 격려해야 한다. 작은 rocking chair는 조절되고 비위협적인 활동으로 움직이는데 도움을 줄 수 있고 가장과 학교에서 모두 사용할 수 있다.

사례연구 #5: John

- 실전 패턴 5B: 운동신경 발달 손상
- 의학적 진단: 발달 협응 장애, 집중력 결핍 과행동 장애
- 연령: 5세

검사와 평가 (examination and evaluation)

동요에 따른 자세 반응 (postural responses to perturbation)

- 정위 반응: John은 모든 자세와 방향(예, 공 위에 앉기, 손과 무릎으로 기울이기, 무릎 기기, 전정판에서 서기)에서 머리를 바른 위치에 놓을 수 있었다.
- 보호 반응: John은 모든 자세에서 보호 반응이 나타났다.
- 평형 반응: John은 모든 자세에서 평형 반응이 나타났다.

능동적 움직임동안 자세 조절 (postural control during active movement)

운동 기술: John은 독립적으로 이동할 수 있지만 "서투르다." 그는 달리기, hopping, skipping, 자전거 타기와 같은 나이에 맞는 운동 기술을 하는데 어려움이 있다. John은 동시에 말하는 동안 운동에 참여하는 것처럼 동시에 두 가지 일을 하기가 힘들다.

이동: John은 독립적으로 이동하지만 크고 놀이터에 있는 기구들을 타거나 내리는 것과 같은

고난이도의 이동 기술들에 대해서는 느리고 비협응성을 보였다.

세밀한 운동 기술: John은 "tool use"(예, 연필, 칼, 포크)를 하는 것이 힘들었다. 그는 옷 입기는 독립적으로 가능하지만 단추, 지퍼, snap 등을 하는 것은 힘들었다. 크고 무거운 물건을 옮길 때, 가구와 벽에 자주 부딪쳤다.

기능적 제한 (functional limitations)

John은 또래와 비교해서 운동 협응성이 낮았다. 그는 자전거 타기(예, 아직 훈련 바퀴를 사용해야만 한다)와 같은 운동 기술이 힘들었다. 그는 Juming rope, skipping, ball game, jumping jack과 같은 놀이 동작에서 비협응성이나 낮은 지구력을 보여준다. 그는 동료들과 신체 놀이나 게임을 하는 것을 싫어한다. John은 서투르고 환경적 물건이나 사람들과 자주 부딪친다.

손상 (impairments)

John은 쉽게 새로운 기술을 배우는 것을 싫증낸다. 그는 집중력이 낮고 산만하다. 그는 수행력을 향상시키기 위한 반복을 하기 싫어하는 경향이 있다. 그는 대운동 동작에 참여할 때 쉽게 피로해진다. 상지 근력은 다른 또래에 비해 감소되어 있다.

목적 (goals)

치료는 다음과 같은 목적을 가지고 있다.

1. 전체적인 근력 증가
2. 운동 동작의 지구력 증가
3. 대운동 동작과 걷기 동안 균형과 균형 증가
4. 균형 동작과 연결된 손-손 협응 증가

기능적 결과 (functional outcomes)

3개월 후에는 다음과 같은 것들을 할 수 있을 것이다.

1. 팔굽혀 펴기 5회 가능
2. 가족 자전거 여행에서 보조 바퀴를 한 자전거로 5마일을 타기
3. 3번 시도 중에 한 번 jumping jack을 세 번 반복
4. 물건과 사람들과 부딪치지 않고 사람들이 많은 환경(할인점, 마트)을 걷기
5. 10번 시도 중 7번 무릎 서기나 선 자세에서 테니스 공을 잡고 던지기

중재 (intervention)

John의 가족은 전체적 근력, 지구력, 협응성을 증가하기 위해 설계된 가정 프로그램을 수행할 것이다. 자전거 타기, tag 놀이 그리고 같은 가족 활동과 축구, T-ball과 같은 학교 활동에 참여는 John의 참여성을 증가시킬 것이다.(목적 1, 2) 물리치료사는 John에게 적절한 의사소통 활동을

제안해야 한다. 예를 들어, 가족들은 근력, 지구력, 운동 조절을 향상시키는데 "Karate for Kids"에 참여하는 것을 조사해야 한다. 게다가, John은 헬스장에서 아버지가 근력 훈련을 하는 것처럼 작은 무게로 수행할 수 있다.

인지 전략은 환경에 관심을 기울이고 좀 더 느리게 걷는 것을 기억하는데 도움 주도록 사용할 수 있다.(목적 3) 그는 다양한 지형(모래, 자갈, 잔디)과 환경적 도구들(예, 그네, 미끄럼틀, merry-go-around의 놀이터에서 걷는 연습을 할 수 있다. 이들 활동은 다양한 크기의 물건 옮기기와 걷는 동안 대화하기 등을 통해 좀 더 복합성을 증가시킬 수 있다. John은 항상 아버지와 함께 참여할 때 자극을 받기 때문에 아버지는 John과 함께 놀고 다른 크기와 무게의 공을 던지고 잡으면서 놀 수 있다.(목적 4) 물리치료사는 John의 운동 프로그램과 과정을 관찰해야 하고 운동 기술을 향상시키는데 도움이 되는 동작을 찾아야 한다.

서비스의 의사소통과 협응성은 학교와 개인 치료사들 간에 필수적이다. 만약 John에게 학교 물리치료 서비스가 적합하지 않다면 개인 물리치료사들은 신체 교육과 학교 선생님들과 서비스를 협동 할려는 노력을 해야 한다.

참고 문헌 (references)

1. McCollum G, Leen T. Form and exploration of mechanical stability limits in erect stance. *J Motor Beh*. 1989;21:225-238.
2. Horak FB. Assumptions underlying motor control for neurological rehabilitation. In: Lister M, ed. *Contemporary Management of Motor Control Problems. Proceedings of the II STEP Conference*. Alexandria, Va: Foundation for Physical Therapy; 1991:11-27.
3. Seeger MA. Balance deficits: examination, evaluation, and intervention. In: Montgomery PC, Connolly BH, eds. *Clinical Applications of Motor Control*. Thorofare, NJ: SLACK Incorporated; 2002:271-307.
4. Shumway-Cook A, Woollacott MH. *Motor Control: Theory and Practical Application*. 2nd ed. Philadelphia, Pa: Lippincott,Williams & Wilkins; 2001.
5. Semans S. The Bobath concept in treatment of neurological disorders. *Am J Phys Med*. 1967;46:732-788.
6. Stockmeyers SA. An interpretation of the approach of Rood to the treatment of neuromuscular dysfunction. *Am J Phys Med*. 1967;46:900-961.
7. Perry CE. Principles and techniques of the Brunnstrom approach to the treatment of hemiplegia. *Am J Phys Med*. 1967;46:789-815.
8. Voss DE. Proprioceptive neuromuscular facilitation. *Am J Phys Med*. 1967;46:838-899.
9. NUSTEP. *Northwestern University Special Therapeutic Exercise Project*. Baltimore, Md: The Waverly Press; 1967.
10. Payton OD, Hirt S, Newton RA. *Neurophysiologic Approaches to Therapeutic Exercise: An Anthology*. Philadelphia, Pa: FA Davis; 1977.
11. Fiorentino MR. *Reflex Testing Methods for Evaluating CNS Development*. Springfield, Ill: Charles C. Thomas; 1963.
12. Lister M. *Contemporary Management of Motor Control Problems: Proceedings of the II STEP Conference*. Alexandria, Va: Foundation for Physical Therapy; 1991.
13. Newton RA. Neural systems underlying motor control. In: Montgomery PC, Connolly, BH, eds. *Clinical Applications of Motor Control*. Thorofare, NJ: SLACK Incorporated; 2002:53-77.
14. Hikosaka O. Neural systems for control of voluntary action—a hypothesis. *Adv Biophys*. 1998;35:81-102.
15. Gesell A. The ontogenesis of infant behavior. In: Carmichael L, ed. *Manual of Child Psychology*. 2nd ed. New York, NY: John Wiley & Sons; 1954:335-373.
16. Woollacott MH, Burtner P. Neural and musculoskeletal contributions to the development of stance balance control in typical children and in children with cerebral palsy. *Acta Paediatr Suppl*. 1996;416:58-62.
17. Woollacott MH, Burtner P, Jensen J, et al. Development of postural responses during standing in healthy children and children with spastic diplegia. *Neurosci Biobehav Rev*. 1998;22:583-589.
18. Forssberg H, Hirschfeld H. Postural adjustments in sitting humans following external perturbations: muscle activity and kinematics. *Exp Brain Res*. 1994;97:515-527.
19. Hadders-Algra M, Brogren E, Forssberg H. Ontogeny of postural adjustments during sitting in infancy: variations, selection, and modulation. *J Physiol*. 1996;493:273-288.
20. Hadders-Algra M, Brogren E, Forssberg H. Postural adjustments during sitting at preschool age: presence of a transient toddling phase. *Dev Med Child Neurol*. 1998;40:436-447.
21. Hadders-Algra M, Brogren E, Katz-Salamon M, et al. Periventricular leukomalacia and preterm birth have different detrimental effects on postural adjustments. *Brain*. 1999;122:727-740.
22. Brogren E, Forssberg H, Hadders-Algra M. Influence of two different sitting positions on postural adjustments in children with spastic diplegia. *Dev Med Child Neurol*. 2001;43:534-546.

23. Roncesvalles MN, Woollocott MW, Burtner PA. Neural factors underlying reduced postural adaptability in children with cerebral palsy. *Neuroreport*. 2002;13:2407-2410.
24. Van der Fits IB, Hadders-Algra M. The development of postural response patterns during reaching in healthy infants. *Neurosci Biobehav Rev*. 1998;22:521-526.
25. Van der Fits IB, Otten E, Klip AW, et al. The development of postural adjustments during reaching in 6- to 18-month-old infants. Evidence for two transitions. *Exp Brain Res*. 1999; 126:517-528.
26. Schmitz C, Martin N, Assaiante C. Building anticipatory postural adjustment during childhood: a kinematic and electromyographic analysis of unloading in children from 4 to 8 years of age. *Exp Brain Res*. 2002;142:354-364.
27. Grasso R, Assaiante C, Prevost P, et al. Development of anticipatory orienting strategies during locomotor tasks in children. *Neurosci Biobehav Rev*. 1998;22:533-539.
28. Johnston LM, Burns YR, Brauer SG, et al. Differences in postural control and movement performance during goal directed reaching in children with developmental coordination disorder. *Hum Mov Sci*. 2002;21:583-601.
29. Nashner L, McCollum G. The organization of human postural movements: a formal basis and experimental synthesis. *Behav Brain Sci*. 1985;8:135-172.
30. Horak F, Nashner L. Central programming of posture control: adaptation to altered support surface configurations. *J Neurophysiol*. 1986;55:1369-1381.
31. Roncesvalles MN, Woollacott MH. The development of compensatory stepping skills in children. *J Mot Behav*. 2000;32:100-111.
32. McCollum G, Shupert CL, Nashner LM. Organizing sensory information for postural control in altered sensory environments. *J Theor Biol*. 1996;180:257-270.
33. Nudo RJ, Friel KM, Delia SW. Role of sensory deficits in motor impairments after injury to primary motor cortex. *Neuropharmacology*. 2000;39:733-742.
34. Sundermier L, Woollacott MH. The influence of vision on the automatic postural muscle responses of newly standing and newly walking infants. *Exp Brain Res*. 1998;120:537-540.
35. Rine RM, Rubish K, Feeney C. Measurement of sensory system effectiveness and maturational changes in postural control in young children. *Pediatr Phys Ther*. 1998;10:16-22.
36. Hatzitake V, Zisi V, Kollias I, et al. Perceptual-motor contributions to static and dynamic balance control in children. *J Mot Behav*. 2002;34:161-170.
37. Nashner LM, Shumway-Cook A, Marin O. Stance posture control in select groups of children with cerebral palsy: deficits in sensory organization and muscular coordination. *Exp Brain Res*. 1983;49:393-409.
38. Shumway-Cook A, Woollacott M. Attentional demands and postural control: the effect of sensory context. *J Gerontol A Biol Sci Med Sci*. 2000;55:10-16.
39. Huang Hsiang-Ju, Stemmons V. Dual-task methodology: application in studies of cognitive and motor performance in adults and children. *Pediatr Phys Ther*. 2001;13:133-140.
40. McGraw MB. *The Neuromuscular Maturation of the Human Infant*. New York, NY: Hafner Press; 1945.
41. Spinelli DN. Plasticity triggering experiences: nature and the dual genesis of brain structure and function. In: Gunzenhauser N, ed. *Infant Stimulation: Pediatric Round Table: 13*. Skillman, NJ: Johnson & Johnson Baby Products; 1987.
42. Plautz EJ, Milliken GW, Nudo RJ. Effects of repetitive motor training on movement representations in adult squirrel monkeys: role of use versus learning. *Neurobiol Learn Mem*. 2000;74:27-55.
43. Kleim JA, Barbay S, Cooper NR, et al. Motor learning-dependent synaptogensis is localized to functionally reorganized motor cortex. *Neurobiol Learn Mem*. 2002;77:63-77.
44. Schaechter JD, Kraft E, Hilliard TS, et al. Motor recovery and cortical reorganization after constraint-induced movement therapy in stroke patients: a preliminary study. *Neurorehabil Neural Repair*. 2002;16:326-338.

45. Wittenberg GF, Chen R, Ishii K, et al. Constraint-induced therapy in stroke: magnetic-stimulation motor maps and cerebral activation. *Neurorehabil Neurol Repair*. 2003;17:48-57.

46. Byl NN. Neuroplasticity: applications to motor control. In: Montgomery PC, Connolly BH, eds. *Clinical Applications of Motor Control*. Thorofare, New Jersey: SLACK Incorporated; 2002: 79-106.

47. Hadders-Algra M, Brogren E, Forssberg H. Training affects the development of postural adjustments in sitting infants. *J Physiol*. 1996;15:289-298.

48. Sveistrup H, Woollacott MH. Practice modifies the developing automatic postural response. *Exp Brain Res*. 1997;114:33-43.

49. Roncesvalles MN, Woollacott MH, Jensen JL. Development of lower extremity kinetics for balance control in infants and young children. *J Mot Behav*. 2001;33:180-192.

50. Prechtl HFR. *The Neurological Examination of the Full-term Newborn Infant. Clinics in Developmental Medicine. No. 63*. 2nd ed. Philadelphia, Pa: JB Lippincott. 1977:39-56.

51. Leonard CT. Motor behavior and neural changes following perinatal and adult-onset brain damage: implications for therapeutic interventions. *Phys Ther*. 1994;741:753-767.

52. MacKay-Lyons M. Central pattern generation of locomotion: a review of the evidence. *Phys Ther*. 2002;82:69-81.

53. DeVries JIP, Visser GHA, Prechtl HFR. Fetal motility in the first half of pregnancy. In: Prechtl HFR, ed. *Continuity of Neural Functions from Prenatal to Postnatal Life*. Oxford, England: Spastics International Medical Publications; 1984:46-64.

54. Forssberg H. Ontogeny of human locomotor control, I: infant stepping, supported locomotion and transitions to independent locomotion. *Exp Brain Res*. 1985;57:480-493.

55. Andre-Thomas M, Autgaerden S. Locomotion from pre- to post-natal life. In: *Clinics in Developmental Medicine. No. 24*. London, England: Medical Books Ltd; 1966:1-88.

56. Lamb Y, Yang JF. Could different directions of infant stepping be controlled by the same locomotor central pattern generator? *J Neurophysiol*. 2000;83:2814-2824.

57. Bartlett D, Piper M, Okun N et al. Primitive reflexes and the determination of fetal presentation at birth. *Early Hum Dev*. 1997;48:261-273.

58. Kornhuber HH. The vestibular system and the general motor system. In: Kornhuber HH, ed. *Handbook of Sensory Physiology. Vestibular System Part 2: Psychophysics, Applied Aspects, and General Interpretation. Vol VI/2*. New York, NY: Springer-Verlag; 1974:581-586

59. Magnus R (Abstracted by Signe Brunnstrom). Haltung. *Phys Ther Rev*. 1953;33:281-290. Reprinted in: Payton OD, Hirt S, Newton RA, eds. *Neurophysiologic Approaches to Therapeutic Exercise*. Philadelphia, Pa: FA Davis; 1977:64-66.

60. Anderson JH, Soechting JF, Terzuolo CA. Role of vestibular inputs in the organization of motor output to forelimb extensors. In: Granit R, Pompeiano O, eds. *Reflex Control of Posture and Movement. Progress in Brain Research*. New York, NY: Elsevier/North-Holland Biomedical Press; 1975;413-421.

61. Aiello I, Rosata G, Sau GF, et al. Interaction of tonic labyrinth and neck reflexes in man. *Ital J Neurol Sci*. 1992;13:195-201.

62. Georgopoulos AP, Grillner S. Visuomotor coordination in reaching and locomotion. *Science*. 1989;245:1209-1210.

63. Marder E, Bucher D. Central pattern generators and the control of rhythmic movements. *Curr Biol*. 2001;11:986-996.

64. Dubowitz L, Dubowitz V. *The Neurological Assessment of the Preterm and Full-Term Newborn Infant. Clinics in Developmental Medicine. No. 79*. Philadelphia, Pa: JB Lippincott; 1981:334-338.

65. Dubowitz LM, Dubowitz V. Clinical assessment of gestational age in the newborn infant. *J Pediatr*. 1970;77:1-10.

66. Zafeiriou DI, Tsikoulas IG, Kremenopoulos GM. Prospective follow-up of primitive reflex profiles in high-risk infants: clues to an early diagnosis of cerebral palsy. *Pediatr Neurolol*. 1995;13:148-152.

67. Egan DF, Illingworth RS, MacKeith RC. Developmental screening 0-5 Years. *Clinics in Developmental Medicine. No. 30.* London: William Heinemann Medical Books Ltd; Philadelphia, Pa: JB Lippincott; 1969:9–16.
68. Effgen SK. Integration of plantar grasp as an indicator of ambulation potential in developmentally disabled infants. *Phys Ther.* 1982;4:433-435.
69. Sala DA, Grant AD. Review article: prognosis for ambulation in cerebral palsy. *Dev Med Child Neurol.* 1995;37:1020-1026.
70. Montgomery PC. Predicting potential for ambulation in children with cerebral palsy. *Pediatr Phys Ther.* 1998;10:148-155.
71. Friesen WO, Cang J. Sensory and central mechanisms control intersegmental coordination. *Current Opinion in Neurobiology.* 2001;11:678-683.
72. Hadders-Algra M, Brogren E, Forssberg H. Development of postural control—differences between ventral and dorsal muscles? *Neurosci Biobehav Rev.* 1998;22:501-506.
73. Dietz V, Horstmann GA, Berger W. Interlimb coordination of leg-muscle activation during perturbation of stance in humans. *J Neurophys.* 1989;6:680-693.
74. Sporns Q, Edelman GM. Solving Bernstein's problem: a proposal for the development of coordinated movement by selection. *Child Dev.* 1993;64:960-981.
75. Thelen E, Cooke DW. Relationship between newborn stepping and later walking: a new interpretation. *Dev Med Child Neurol.* 1987;29:380-393.
76. Thelen E, Spencer JP. Postural control during reaching in young infants: a dynamic systems approach. *Neurosci Biobehav Rev.* 1998;22:507-514.
77. Hadders-Algra M, Brogren E, Forssberg H. Nature and nurture in the development of postural control in human infants. *Acta Paediatr Suppl.* 1997;422:48-53.
78. Haley SM. Sequential analysis of postural reactions in non-handicapped infants. *Phys Ther.* 1986;66:531-536.
79. Milani-Comparetti A, Gidoni EA. Routine developmental examination in normal and retarded children. *Dev Med Child Neurol.* 1967;9:631-638.
80. Bayley N. *Bayley Scales of Infant Development.* New York, NY: Psychological Corporation; 1969.
81. Touwen B. *Neurological Development in Infancy, Clinics in Developmental Medicine. No. 58.* Philadelphia, Pa: JB Lippincott; 1976.
82. Knobloch H. *Manual of Developmental Diagnosis.* New York, NY: Harper & Row; 1980.
83. Gilfoyle EM, Grady AP, Moore JC. *Children Adapt.* Thorofare, NJ: SLACK Incorporated; 1981:57-77.
84. Tower G. Selected developmental reflexes and reactions—a literature search. In: Hopkins HL, Smith HD, eds. *Willard and Spackman's Occupational Therapy.* 6th ed. Philadelphia, Pa: Lippincott; 1983:175-187.
85. Peiper A. *Cerebral Function in Infancy.* New York, NY: Consultants Bureau; 1963:156-210.
86. Saint-Anne D'Argassies S. Neurodevelopmental symptoms during the first year of life. *Dev Med Child Neurol.* 1972;14:235-246.
87. Barnes MR, Crutchfield CA, Heriza CB, et al. *Reflex and Vestibular Aspects of Motor Control, Motor Development and Motor Learning.* Atlanta, Ga: Stokesville Publishing; 1990;379,451.
88. Westcott SL, Lowes LP, Richardson PK. Evaluation of postural stability in children: current theories and assessment tools. *Phys Ther.* 1997;77:629-645.
89. Richter EW, Montgomery PC. *The Sensorimotor Performance Analysis.* Hugo, Minn: PDP Press; 1989.

제 9 장 머리와 체간의 조절의 발달 (Developing Head and Trunk Control)

치료사는 기능적인 제한, 삶의 질을 방해하고 또는 손상이 있는 아이들의 육성발달과 움직이는 능력개선을 위해 오래된 역사를 가진다. 일반적 문제점이 이 장에서 제8정보에 의하여 언급하고 연구하는 자세 조절에 관련시켰다. 이 장의 제9목적은 명확하게 운동발달과 조절 안에 머리 및 체간의 역할에 초점을 맞춘다. 질적인 평가 전략 및 내정간섭을 위해 현재의 각종 임상의 접근을 제안한다. 실험적 증거는 이 내정간섭의 짧고 긴 효력에 대해 수집한 것을 필요로 한다.

머리와 체간조절의 발달은 아이의 전부근육의 발달에 중요하다. 머리와 체간을 밀접하게 보는 것은 현미경 아래에 소량의 물을 두는 것과 같습니다. 단순한 전체인 것처럼 처음에 보이는 것은 사실 많은 부품으로 구성되는 동적인 시스템입니다. 운동을 통해서 피부, 뼈, 근육과 근막 모두는 자세정렬을 유지하는 기능 향상에 공헌한다. 이 명백한 기계적인 정렬은 물론 신경생리학 조절 시스템과 기본적인 몸과 마음의 기질을 형성한다.[1-3]

반사계층에서 척추운동 및 그들의 근본적인 반사는 충분히 묘사하기에 간단하다. 하지만 운동 조절하기에는 충분하지 않다.[1] 머리, 목, 가슴 및 관계있는 부분의 운동을 전망하는 기능적인 동작분석은 현대 방법이다. 머리와 체간의 굴곡, 신전, 외측 굴곡, 회전 등의 다양하게 할 수 있고 그리고 중력에 대항한 자세를 취할 수 있다.[4] 기본적인 움직임의 완성은 근골격계 시스템과 신경계 시스템의 운동-감각관계에 서로 의존한다.[5,6] 이 관계는 동기부여, 의향, 주의 및 근육긴장상태에 영향을 미치는 감정과 흥분 수준을 포함한다.[7,8] 관련된 신경계 구조, 특히 소뇌, 변연계, 망상시스템과 고유수용성기는 운동 활동을 대비하고, 감시하는 것에 참여합니다.[5,8-10]

머리 및 체간은 복잡하지 않으며 "조절"의 발달은 태아운동의 자궁 내 진행성의 추가 원근법을 요구한다. 유능한 운동을 위한 잠재력은 태아의 운동을 포함하여 많은 요인들이 자궁 내에서 실행된다.[11] 태아 운동은 자궁 내 발달과 관계가 있고 수동적인 근육상태, 머리와 미골방향에 어느 것이 인접하는지 발견된다.[9] 태아 운동의 기술은 운동-감각-운동 기초를 둔다.[11] 체간과 머리 운동은 처음에 일어나고, 머리, 사지, 격막, 및 턱의 고립과 분화되는 운동이 일어난다. 빨고 삼켜서 얼굴의 촉감 탐험을 따라 선행하라고 사지와 머리 운동은 보고 되었다. 자연스러운 운동은 반사성 운동 전에 일어나기 위하여 문서화 되었다.

머리와 체간운동에 목의 관계, 척주 그리고 늑골의 호흡과 자세, 골반의 자세와 운동. 자세유

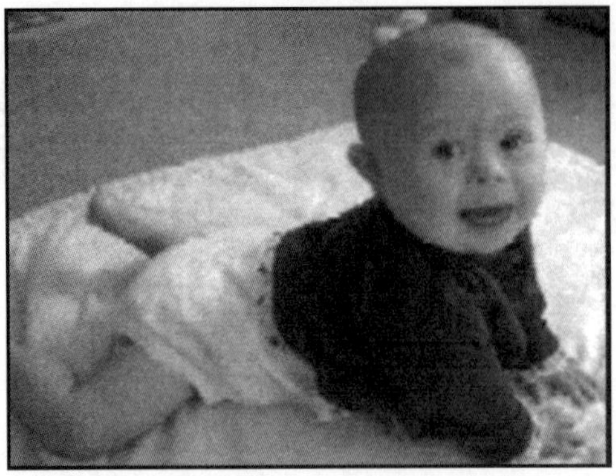

그림 9-1. 허리척추의 뻗기 능력: 팔꿈치 뻗기, 손가락 펴기, 머리이내의 머리와 눈돌리기, 옹알이, 시각 또는 청각 자극 쪽으로 향하기, 어깨보다 위 머리의 자원, 올라가는 선두의 위치 이동.

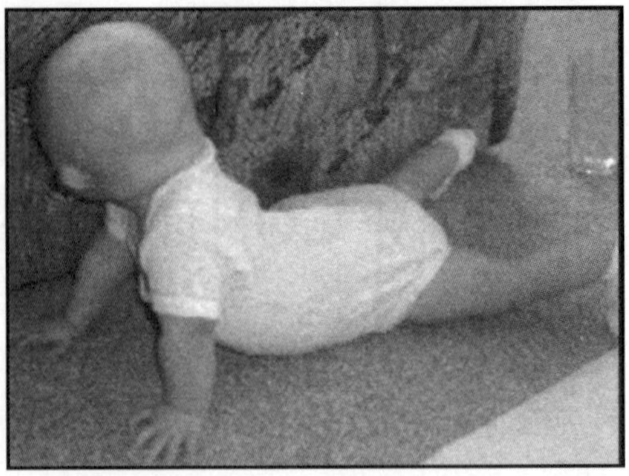

그림 9-2. 발위치를 바꾸는 능력: 머리의 회전과 더불어 어깨 앞으로 이동, 몸체의 한편을 줄이고, 다른 한편을 길게 합니다: 둔부와 무릎을 굽히거나 뻗는다(숫자와 비교하여 9-1).

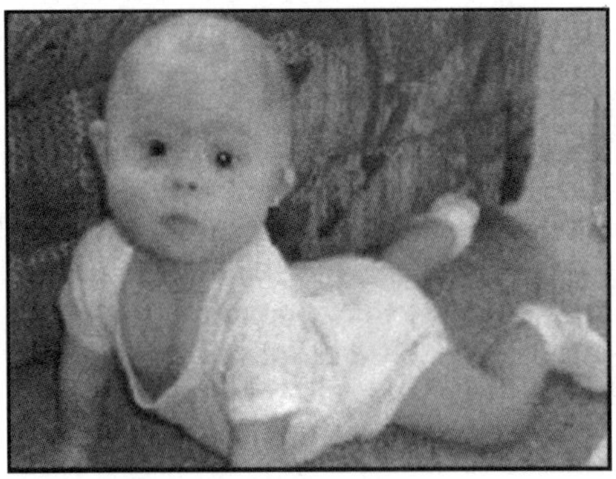

그림 9-3. 갈비뼈를 바닥으로부터 들어올리는 능력, 눈초점, 다른 한편의 다리를 확장하는 동안 다른 다리는 굽힙니다. 다른 한편의 엉덩이를 굽히는 것과 더불어 한편의 엉덩이를 확장하거나 중앙축을 왼쪽에 이동하거나, 노력을 강화하는 것이 없는 중앙축 전부 또는 매끄러운 품질을 잃는 것에서 똑바로 된다.

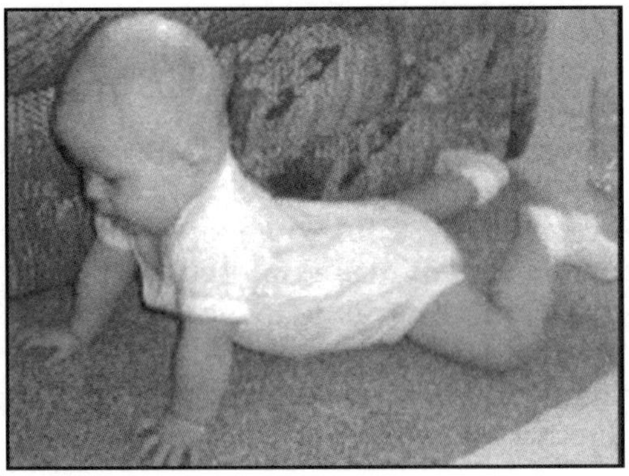

그림 9-4. 눈 응시를 하부로 따르기 위해 턱을 당기는 능력.

지근육 긴장의 상관성의 관계를 가진다. 동적인 안정성 및 운동패턴은 운동 조절에 사려 되어야 한다. 6 개월의 나이까지, 전형적으로 발전하고 있는 어린이는 머리, 목, 늑골, 척추와 골반의 조직적인 움직임과 관계가 있는 다음 움직임을 전시합니다.[3]

게다가 골반과 관계되는 경추, 흉추, 요추의 움직임은 어린아이의 능력을 필요로 한다.[12-16]

1. 지켜보고, 추적하고, 초점을 맞추고, 동쪽으로 향하게 하고, 주요한 운동 빠른 사회적인 상호작용을 위해 눈을 사용한다.
2. 먹고, 호흡하고, 목소리를 내고, 입을 우물거리고, 말하고, 키스하고, 시험하고 의사소통하

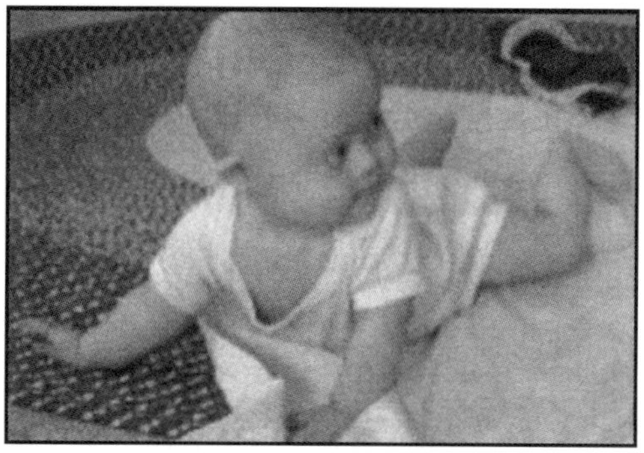

그림 9-5. 양쪽 팔꿈치를 굽히고, 선두의 상기의 어깨를 유지하는 이동능력 준비에서 골반의 대각선 축과 승강기 좌측 위에 중량을 바닥으로부터 떨어져서 이동하는 능력.

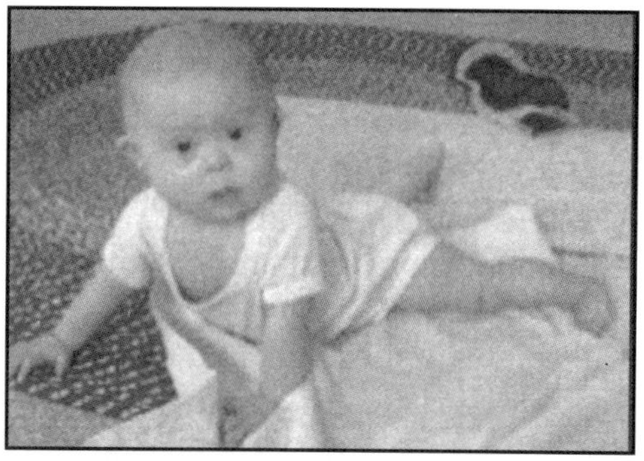

그림 9-6. 목의 한편을 줄이고, 다른 한편의 목을 길게하여 응시와 듣는 능력.

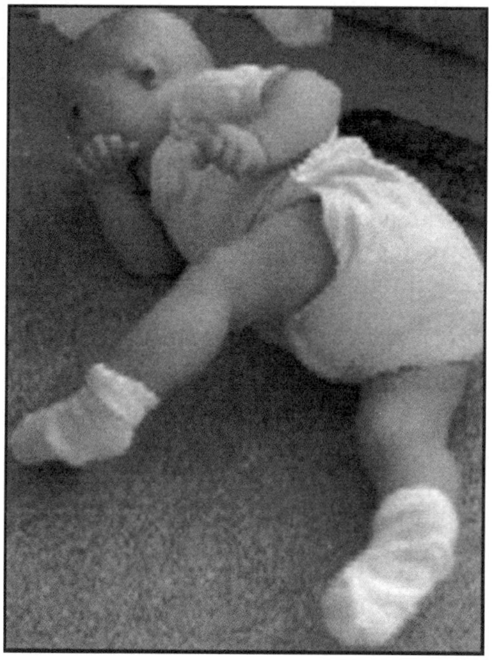

그림 9-7. 움직임을 돕기 위해 구르는 것에 의한 이행 능력이 발바닥 굽힘부터 발등굽힘 사용까지 발 위치를 바꾸는 능력.

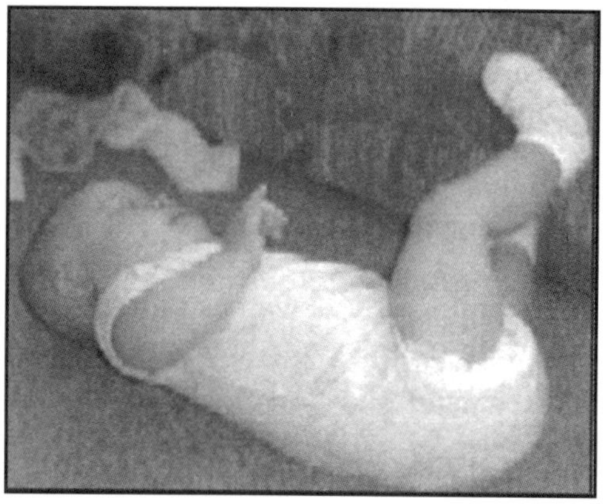

그림 9-8. 모든 척추구성요소를 한번에 길게하고, 둔부를 굽히고, 무릎을 뻗는 능력.

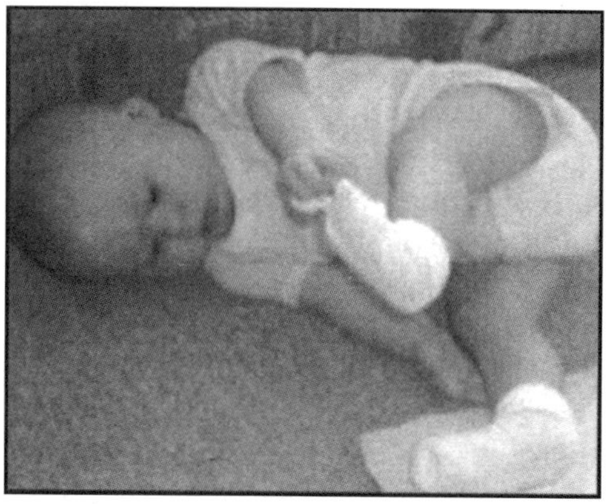

그림 9-9. 턱뒤부터 턱옆쪽까지 구르는 능력, 머리를 지원 표면으로부터 들어올리고 눈으로 안내하고 손은 기능을 수행한다.

기 위해 입을 사용한다.

3. 지탱생활, 변화하는 소리, 기침, 정서표현을 위해 호흡장치를 사용한다.
4. 균형, 기동성, 오리엔테이션, 놀이, 및 탐험을 위해 운동을 사용한다.
5. 놀이, 사회주의화, 일상생활동작 그리고 배우기를 위해 자세와 정렬을 사용한다.

추가로 육체와 충격발달이 필요조건으로 머리와 체간에 포함한다.[17-19]

1. 관절 움직임과 장소 안에 정지의 자유
2. 근력과 각종 관절 힘의 충분한 균형
3. 활동에서 근육긴장 공동작용 안의 정지상태와 활동순서 안의 각종 근육그룹의 변화
4. 어떠한 것의 희망 또는 관심
5. 자극에 적당히 반응하는 능력

이 필요조건은 몸의 부분과 신경장치의 상관성을 포함한다. 충분하게 작용하기 위해서는 아이의 몸이 원심분대를 사용하여 원하는 자세를 자유롭게 유지해야 한다. 아이는 휴식에서 활동상태에서 변화하는 것과 같이 호흡하는 동시에 안정성과 기동성 및 변화시키기 위해서 결합되는 가슴과 늑골운동이 있어야 한다.[20,21] 몸 자세는 지원하고 정좌위 사이 등급을 매겨 조절하고 바꾼다.[22,23] 우아, 힘, 가벼움 또는 조화, 및 속도 변이 이동하는 능력은 움직임의 패턴뿐 아니라 의식, 지각, 균형 잡힌 근력, 긴장에 의존합니다.[24-30]

근육에 반대하는 것은 길어지기 위해 유능할 것임에 틀림 없다. "letting go" 공동의 범위의 충분한 편위 운동을 통해 다른 근육 그룹이 운동이 일어날 수 있는 안정된 점을 제공하는 것을 수축하는 동안, 거기서부터 움직임이 발생할 수 있는 것이다.[31,32] 활동적인 근육 그룹이 원하는 방향 안에서 움직이기 위해서는 수축성 힘이 있어야 한다. 길항근은 신장을 등급을 매기고 조절의 손실을 방지하기 위하여 이동 부분을 감속해야 한다.[31,33] 체간 조절에 관련되는 명확한 근육 그룹은 주요한 굴근 및 신근, 척추 굴근 및 신근 늑간 및 진보적인 굴근 및 신근을 포함한다. 골반기능의 적절한 기능은 후반 2그룹에 언급된다. 균형을 잡기 위해 이 근육이 일한다. 그들은 머리 및 체간을 외측 굴곡과 회전을 가능하게 한다.[8,27]

치료에서, 2가지 중요한 목표가 있다. 감각기관의 토대가 되는 신체의 고유수용성 응답으로부터 첫 번째 목표는 움직임으로 지각과 상호 작용을 확립한다.[2] 움직임 수요가 내부 상태 또는 환경 상황으로부터 발생하는 것에 따라 두 번째 목표는 직무상 적합한 방법으로 응답하기 위해 사용되는 근육 그룹에의 잠재성을 개발한다.[1,34,35] 기능적인 움직임은 밝음의 감각과 편함, 가역성의 요소를 통합하는 것뿐만 아니라 더불어 가능해야 한다.[6,36] 조절의 이 총계는 자세 반응의 표정 및 숙련되는, 학구적인 운동의 실행에 타고 나는 운동 프로그램의 통합 고려한다.[8,27,32,37]

운동조절 (control of movement)

7가지 기본원리는 신장(elongation), 가동술(mobilization), 인체의 생체역학 (body biomechanics), 긴장의 단계적 변화(tonus gradation), 균형 잡힌 근육기능(balanced muscle function),

활성화(activation), 반복(repetition)을 포함하는 운동조절과 관련되어있기 때문에 고려되어져야 한다.

유아의 운동발달에서, 정상운동과 관련된 다양한 자세를 충분히 완수하기 위해 단축된 근육은 생리적인 굴곡을 통해서 반드시 늘어나야 한다.[4] *신장*은 근육의 정지나 긴장을 이완시키고 충분한 관절의 허용범위(excursion)를 통해서 늘어나기 위한 근육의 능력이다. 움직임이기 위한 준비로써 근육을 늘릴 필요성은 일생동안 지속된다.[27] 피부, 인대, 피하조직 모두 자세유지 기능을 할 수 있는 점성과 탄성 성질을 가지고 있다. 낮은 근 긴장, 부적절한 힘 또는 외상은 근기능의 불균형을 초래하고 이런 구조들은 움직임을 제한하고 통증을 유발할지도 모른다.[27] 부자연스러운 근육 유지, 피부, 근막, 인대에 의한 제한된 움직임은 연부조직 *가동성*, 근막 이완 그리고 마사지 기법을 포함하는 전문적인 준비가 필요할지도 모른다.[17,27]

신체의 *생역학적인 영향* 또한 근기능의 변화를 일으키고 무질서한 근기능과 관련하여 종종 부정렬을 야기한다.[2] 만약에 척추가 굴곡됐다면, 흉추의 재정렬은 체간 굴곡근에서 흉곽을 들어 올려서 발생된 elongation(신장)까지 직접적인 영향을 미칠 것이다. 생역학적인 영향은 핸들링과 자세를 잡는 동안은 수동적으로 발생하고 특정 근육군을 촉진하는 동안은 능동적으로 발생할지도 모른다(예- prone이나 sitting에서 등의 신전을 촉진하기).

자세긴장에서 다양한 변화(긴장 단계)를 발생시킬 수 있는 능력은 원하는 치료결과 중의 하나이다. 이것을 얻기 위해서는 신체 긴장을 일으키고 변화시키는 일(event)에 대한 이해를 필요로 한다. 정서적인 상태와 사고 양식은 신체 긴장에 영향을 미친다.[18] 이런 상태들은 흥분, 걱정, 두려움, 화, 우울 또는 수면이나 각성 주기의 다양한 정도에 따라서 매 순간순간마다 다를 것이다. 각 상태들은 근육과 근막을 통해서 느껴질 수 있는 명확한 효과를 신체에 발생시킨다. 신전하거나 자극하는것 또한 신체 긴장에 영향을 미친다.[18,19,27] 아이들은 타진(percussion), 가볍게 두드리기(tapping), 튕기기(bouncing), 뛰기(jumping)와 같은 직접적인 입력에 다양하게 반응할 지도 모른다. 고유수용성 입력을 증가시키기 위해서 어떤 아이들은 차분한 반면 어떤 아이들은 더 활동적일 수 있다. 느린 리드미컬한 흔들림(rocking), 심부 마사지, 근막 이완, 근육 신장, 부드러운 리드미컬한 소리와 같은 기법들은 일반적으로 억제를 가져온다. 그러나, 낮잠을 자거나 조용히 하길 싫어하는 아이들은 억제되는 대신 화를 내거나 긴장할 수 있다. 신체적인 환경과 직접적인 환경에서의 다른 감정들은 신체 긴장과 행동에 직접적인 영향을 미친다. 기압이나 급격한 온도 변화 또는 치료사의 태도나 기대까지도 기분변화, 편안함의 수준, 신체긴장을 설명하는데 도움을 줄 수 있다.[19,20] 근육은 능동운동을 할 때 증가하고 활동이 멈출 때 다시 감소하는 휴식시에 자연스런 긴장 수준이 있다. 이것은 중추신경계(CNS)에 병변이 있거나, 정서적인 각성 문제 또는 유전적으로 근긴장이 극단적으로 되기 쉬운 아이들에서는 종종 보여지지 않는다.

정상적으로, 근육은 최적으로 기능하고 움직임이 가볍게 느껴지고 쉽게 나타난다.[27,36] 머리와 체간을 조절하는데 사용되는 근육들은 반드시 척추정렬을 유지하는데 이런 편안함을 얻기 위해서 공동으로 작용해야한다. 이런 *근육기능의 균형*이 얻어지고 나면, 정위반응의 표현과 자세반응 그리고 능동적인 머리와 체간의 운동은 운동의 모든 면에서 가능하게 된다.[1,2,32]

근원은 모르지만 친숙한 속담에 사용하지 않으면 잃게 된다는 말이 있다. 이것은 신경과 근골격계를 포함한 대부분의 살아있는 세포와 조직에 해당된다.[9] 그것은 초기 태아 발달과 지속적인 성장에도 해당되는 것이다. 활동하지 않는 근육은 움직임을 일으키지 못하고 위축되며 사용하지 않음으로써 그 신체부분의 감각인식 또한 감소될지도 모른다.[38] 움직임은 뇌의 최소 두 레벨에서 시작된다.*(활성화된다.)*[8] 의식적으로 지배되는 레벨에서는 새로운 기술은 분리되어서 학습되고 구성요소로 실행될 수 있다.어린 아동들은 능동적으로 고차원의 기술들을 연습할지도 모른다. 예를 들어, 놀이에서 관찰되는 상호교대적인 발차기는 발차기가 걷는 것과 같은 과제가 아님에도 불구하고 걷는데에 필요한 근육과 같은 근육을 많이 사용한다. 이 발차기가 자동적일지도 모르고 항상 의식적인 노력을 통해서 지시되어지는 것이 아님에도 불구하고 아동은 의식하며 운동 감각에 의해 즐거워한다. 움직일 때 초기의 분리된 시도는 자세 조절이 발달함에 따라 운동패턴으로 통합되게 된다. 체중이동을 활발하게 연습한 후에, 신체는 자세 변화에 더 잘 반응하게 될 것이다.(체중이동은 자세 재정렬을 할 필요를 산출한다.) 자동적이고 반자동적인 반응들은 환경에 적응하고 효율적이고 유연한 수행을 할 수 있는 능력을 제공하기 위해서 요구된다. 능동적으로 산출된 수의적이고 자동적인 이 두 종류의 반응들은 치료에 사용될 수 있다. 첫 번째 목표는 움직일 수 있는 능력을 얻는 것이다. 두 번째 목표는 기능적인 상황에서의 연습을 통하여 움직임의 효율성을 향상시키는 것이다.

운동발달의 과정에서 유아는 특정 움직임을 만들어 내기 위해서 수천번 하는 것을 관찰할 수 있다. 이런 연습(반복)은 신체의 감각과 운동 시스템 사이의 전달을 증진시킨다. 더 자주 동작이 만들어 질수록, 그 동작을 만들어내기가 더 쉬워지게 되고 결국엔 더 복잡한 운동패턴과 통합되게 된다.

검사와 평가 (examination and evaluation)

머리와 체간을 위한 중재 전략을 결정하기 위해선, 현재 기능의 기준선을 반드시 정하고 검사절차의 윤곽이 그려져야 한다. 머리와 체간의 움직임과 상충하는 요인들뿐만 아니라 기능능력과 발달단계에 관련된 요인들을 체계적으로 검토하기 위해서 치료사는 검사도구(2장을 보라)와 방법들을 결합해서 사용할 수도 있다. 아래는 검사와 평가에서 사용되는 방법들이다.

방법 I : 다양한 자세와 활동을 통하여 노력, 근력, 근육긴장의 변화를 관찰한다.
(method I: observe-effort, strength, and muscle tone changes with various positions and activities)

supine, prone on extended arms, side sitting, long sitting, bench sitting에서의 아동의 자세를 관찰해야한다. 검사자는 반드시 다음과 같은 상황은 기록해야 한다:

- ▶ 더 깊이 조사해야하는 비대칭 또는 변하지 않는 골격 변형이 존재하는지,
- ▶ 아동이 운동을 시도할 때, 호흡을 참는다든지, 턱을 쑥 집어넣거나 꾹 다문다든지, 혀를 내

민다든지, 입이나 사지, 어깨에서 불필요한 운동을 한다는지와 같이 노력을 헛되게 하는 어떤 행위를 할 때,

- ▶ 지지된 자세(휴식)에서 지지되지 않은 자세(활동)로 자세를 변화시킬 때 근 긴장의 동요가 관찰될 때,
- ▶ 아동의 호흡 패턴이 움직일 때와 휴식상태에서 같게 나타날 때,
- ▶ 아동의 호흡 패턴이 편안함 또는 곤란함을 나타낼 때,

휴식시에, 수동 운동의 용이성은 분명해야 한다. 아동이 흥분했거나 자극되었을 때 정서적인 긴장은 항진된 근긴장으로 나타날 수 있다. 공간에서 분리된 신체 분절이나 몸 전체의 능동 운동을 하는 동안, 보상적인 긴장이나 안정성 패턴이 기록될지도 모른다.[2,4]

근긴장이나 운동 조절이 자세를 유지하는데 불충분할 때, 예상할 수 있는 보상작용이 초래된다.[4,9] 이런 보상적인 안정성 패턴은 능동운동을 하는 동안 관찰되거나 느낄 수 있다. 예를 들어서, 근긴장의 항진이나 과신전된 자세는 어깨(거상, 후인)와 척추(경추, 요추의 과신전)에서 뚜렷이 나타날 것이다.[2,6,8] 발살바법(Valsalva maneuver)의 사용과 호흡 유지는 허리 상부의 신전근과 체간 굴곡근들이 척추기립을 유지하기에 불충분할 때, 관찰될 수 있다.[8] 골반 굴곡근의 '고정'이나 유지는 부적절한 골반 조절을 대신할 수도 있다. 고정은 또한 어깨의 안정성 증가를 제공하기 위해서 흉근에서도 나타날 수 있다.[4] 이런 근육의 보상작용은 일반적으로 효율적인 움직임을 방해한다.[29] 보상패턴의 사용이 계속됨에 따라 유지하는데 사용됐던 근육들은 단축되고 다른 근육들은 약증(저긴장이나 미사용으로 인해)이 생기는 것과 같은 부가적인 문제점들이 초래된다. 비틀어진 신체 이미지와 움직임의 부적응 패턴은 자세유지를 위한 균형 잡힌 반응 대신에 나타날 수 있다.[2,38,39]

불량한 머리와 체간조절과 연관된 문제점들은 좀 더 큰 아동들과 비교해봤을 때 유아에서는 다르게 나타난다. 체간 불안정성의 초기 표시로 빨기와 호흡의 초기 문제점들이 유아에서 나타날 수 있다.[4,6,8,34] 유아가 가동성을 얻거나 직립자세를 취할 수 있는 조절을 사용하려고 시도할 때, 더 눈에 띄는 이차적인 문제점들이 발달하게 된다. 만약에 머리와 체간 조절의 문제점들이 해결되지 않고 남아있는다면, 노력이 헛수고가 되게 하고 비정상적인 보상운동 패턴을 반복해서 사용하기 때문에 이차적인 문제점들을 더 쉽게 알아차릴 수 있다.[4]

방법 II: 가동성, 안정성, 유연성을 느껴보고 다뤄본다. (method II: handle and feel for mobility, stability, and flexibility)

가동성(mobility)은 두 가지 관점에서 검사되어져야 한다.

- ▶ 첫째, 관절의 실질적인 유연성과 피하조직은 촉진해봐야 한다. 관절이 과운동성인지? 수동으로 완전한 관절가동범위가 나오는지? 특히, 환추-후두관절, 요-천추 관절, 골반, 추간판 관절들은 반드시 자유롭게 움직일 수 있어야 한다. 척추 회전을 검사 시에, 상부체간이 회전할 때 골반은 움직이지 않고 가만히 있어야 하며 머리가 회전할 때 어깨도 돌아가지 않고

가만히 있어야 한다. 척추의 모든 분절이 자유롭게 움직일 수 있을 때, 동작의 일직선 면과 결합한 굴곡/신전 그리고 회전동작은 분절적인 모양을 가질 것이다. 그런 다음 분화된 움직임이 가능하게 되고 흉곽은 그 자체와 그것과 관련된 부분과 쇠사슬 같은 관계를 가진다.

▶ 둘째, 운동근육의 운동학적인 시스템의 능동적인 유연성도 체크되어야 한다. 검사자는 반드시 관절 운동(excursion)이 단축된 근육에 의해서 잠겼는지, 약한 주동근에 의해 제한되었는지, 또는 근육 유지에 의해서 방해되었는지를 결정해야 한다. 검사는 핸들링이나 기능을 하는 동안 움직임을 유도하는 것(예, 옷을 제거함)뿐만 아니라 움직임을 요청하는 것(예, "여길봐라", "뒤집어봐라")을 포함해야 한다. 아동이 머리를 들고 돌리는 것을 쉽고 효율적으로 하는가? 아동이 움직임 촉진에 반응하여 골반과 자세 변화에서 기대되는 변화를 나타내는가? 아동이 모든 노력을 다하여 자유롭게 호흡하고 있는가?

방법 III: 운동기능을 유도해서 관찰한 다음 다양한 표준도구나 체크리스트를 사용해서 동작을 기록한다. (2장을 참고.) (method III: request or elicit motor skills, then observe and record performance using various normative or checklist tools)

효율적인 수행을 위해서 공을 잡거나 차는 것과 같은 자동반응과 숙련된 움직임은 학습된 운동 능력과 정상적인 신경 메커니즘에 달려 있다. 주어진 과제나 기능에서 머리와 체간 조직의 일치 수준을 결정하기 위해서는 숙련된 관찰이 필요하다. 기능(skill)들은 아동의 발달 수준 또는 특정 환경에서의 기능적인 예상수준과 관련하여 관찰되어야 한다.

방법 IV: 중재를 하는 동안 검사를 계속한다. (method IV: continue the examination during intervention)

부가적인 정보는 검사와 중재를 결합시킴으로써 얻을 수 있다. 특별한 의학적 또는 유전적인 과거력이 있는 아동에게 어떤 것이 유익할지를 결정하는 것은 검사자와 함께 다양한 검사에 반응하는 아동과의 경험에서 가장 잘 얻을 수 있다. 복잡한 과거력을 가진 아동에게서, 정서적인 어려움은 정확한 결과를 알기 어렵게 할지 모른다. 검사는 반드시 애정문제, 영양상태, 수면 패턴, 알레르기, 그리고 다른 의학적 검사와 건강요인들의 고려를 포함해야 한다.[16,40-42]

숙련된 관찰은 머리와 체간조절의 질을 결정하기 위해서 필요하다. 구르기를 하는 동안 머리 위치를 충분히 바르게 하는가? 과도한 머리의 움직임 없이 눈이 물체를 가리키고 손의 움직임을 모니터할 수 있는가? 원하는 물건에 도달하거나 컵으로 마실 때 머리와 체간을 위치시키기 위해 움직임이 골반에서부터 일어나는가? 균형을 잡으려고 시도할 때 무질서한 운동기능이 관찰되는가?[2] 체중이동을 조장하는 동안 자동적인 고유수용성 조절이 부족한가? 놀이를 하는 동안 다양한 자세가 관찰되어지는가?[2]

하나 또는 그 이상의 방법을 사용하여 검사를 한 후 치료사는 반드시 목표와 중재 전략과 관련하여 결론을 짜야 한다. 검사 결과는 필수적인 요구와 운동능력 또는 발달 문제와 관련하여 간단하게 필요한 항목의 윤곽을 그려줄 것이다. 모든 결과들이 중재의 필요성을 나타내지는 않을 것이다. 치료준비는 아동의 기능적인 능력과 아동의 발달 잠재성과 운동 잠재성에 필요한 효과들에 의해서 결정되어져야 한다.

중재 전략(intervention strategies)

같은 방식으로 머리와 체간 조절은 기본적인 원리를 조사함으로써 분석할 수 있는 생역학, 운동학, 운동요소, 치료의 기초 하에 상세히 분석되고 정의되어졌다. 만약에 기본적인 원리들이 이해되어졌다면, 치료 기법은 다양한 접근으로부터 선택할 수 있고 최상의 결과를 얻기 위해서 결합시킬 수 있다.

중재의 3가지 측면은 특히 머리와 체간의 구성과 운동학습과 관련성이 있다. 첫번째 측면으로는, 감각 피드백의 기본이 되고 움직임과 상호작용하는 체성 고유수용성 반응을 분명히 확립시키는 것이다. 정확한 체성감각 정보는 최적의 운동조절과 운동학습을 위해서 필요하다. 이 정보는 뇌기능에서 상향식으로 얻어지는 것으로 생각된다.[43] 두 번째 측면으로는, 지각을 움직임의 준비로 생각하는 것이다. 시각적인 입력은 움직임을 학습할 때 아동에게 있어 가장 중요하다. 이 입력은 시스템에서 위에서 아래로 움직이며 밑에서 위로 가는 길과 반드시 연결되어있어야 한다. 언어가 발달할 때, 청각 경로와 운동감각 경로는 리듬을 해석하고 지시를 따르기 위해 필요하다. 이것들은 feed-forward 또는 top down loop(하향식 고리)의 일부이다. 세 번째 측면으로 고려해야 할 것은 기능할 때 사용되어지는 근육군의 실제 전위이다. 분명히 최적의 휴지상태 또는 터거(turgor:피부의 긴장감)가 있으며 과제 요구와 관련해서 힘의 적응성이 있을 것이다.[17,22,23,29] 즉, 근육은 움직임 요구가 내적인 상태 또는 환경적인 상황에서 일어남에 따라 반응할 수 있도록 되어 있다. 이것은 필요한 운동범위가 골반, 척추, 견갑대에 걸쳐서 가능함을 의미한다. 근골격 구조가 기초가 되어 기능을 위한 운동고리(kinematic link)를 만든다.[17]

효과적인 중재를 위한 한 가지 접근으로 아동의 발달 진전과 움직임의 순서를 알아차리고 따르는 것이다. Transdisciplinary Play-based Assessment(교차학문적 놀이기초 평가: TPBA)에서 나온 가이드라인을 사용하면 중재 프로그램은 시작하기 쉽다.[15] 이것은 아동이 중재에서 리더 또는 가이드로써 고려될 수 있음을 의미한다. 중재활동은 아동의 놀이, 상호작용, 또는 호흡패턴을 통해 시사된 기능적인 결함을 관찰한 후에 선택된다. 치료사는 다음을 결정한다:

▶ 어떤 활동이나 핸들링 기술 또는 도구가 아동이 이미 하고 있는 것을 증진시킬 수 있을까?
▶ 어떻게 하면 몸 전체를 과제나 운동패턴에 더 충분히 통합시킬 수 있을까?
▶ 아동이 환경과 성공적으로 상호작용할 수 있도록 어떤 것을 제공해줄 수 있을까?

아동의 신체 부분에 놓인 치료사의 손 위치와 같은 단순한 행위도 CNS의 의식과 잠재의식 수준에 의해 그 신체 부분의 자각을 높일 수 있다. 접촉은 뇌에 의해서 자각되지 않는 경우는 거의 없다. 이 접촉은 근육 노력을 감소시키거나 증가시키고 자각을 높임으로써 그 부분의 기능을 직접적으로 변화시킬 수 있다. 부정적인 접촉의 이력이 있을 때, 만약에 접촉이 아동의 신경계에

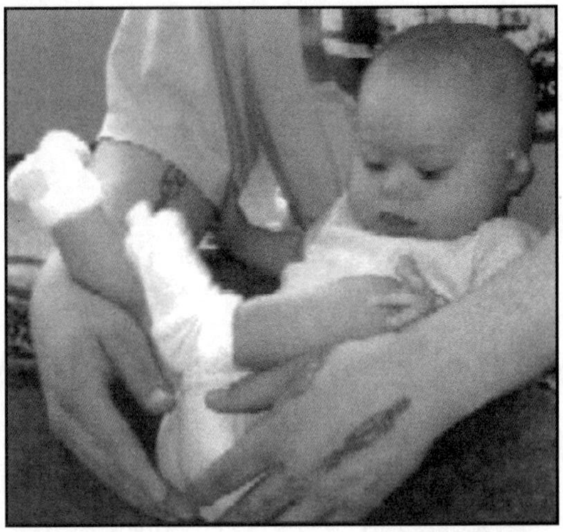

그림 9-10. 척추를 길게 하기 위해, 어린이가 자유롭게 움직이는 것을 허용하면서 친절한 지원과 손 위치 결정은 성인이 주의한다.

서 위협으로 해석되어진다면 회피하거나 방어적인 반응을 초래할지도 모른다. 접촉하기 위해서 아동이 반응을 모니터하는 것은 치료사의 책임이며 동시에 치료사 자신의 각성상태, 신체적인 편안함, 결과의 의도, 신체적이고 정서적인 관계형성 기술의 상태로부터 접촉이 어떻게 나타나는지를 모니터하도록 한다. 시간은 종종 치료사의 정서적인 긴장을 조절하는데 매우 중요한 역할을 하는 요인이다. 서두르는 일은 종종 민감성을 감소시키고 효과적인 중재를 복잡하게 한다. 그러므로, 치료사는 치료시간 할당이 만족스럽게 조화되는 중재계획을 개발할 필요가 있다.

그림 9-10부터 9-23까지는 특정 운동반응을 유도하기 위한 몇 가지 제약을 두는 동안 아동의 능동 운동을 끌어낼 수 있는 가능성을 설명해 주는 사진이다. 이 사진들은 발달을 목표로 삼고 도와주고 머리, 목, 늑골, 흉곽, 요추, 골반과 연관된 기능적인 능력을 향상시키는데 사용될 수 있는 전략을 보여준다. 그림 9-10에서 9-23까지에서 선택되고 제시된 기법들은 주어진 기능을 하기위해 독립적인 근육 활동 최대한 활용하는데 사용되어질 수 있다. 아동은 근력, 협조성, 또는 능력을 발달시키기 위한 필요에 의해 근 노력을 더 많이 또는 더 적게 사용하도록 안내되어야 한다. 이런 전략들은 일반적으로 3개의 범주로 나뉜다: 1) 기법(technique)은 특정 근육이나 운동 패턴을 활성화시키기 위해 사용된다. 2) 기법은 전형적인 운동 반응을 유도하기 위해 사용된다. 3) 기법은 호흡을 증진시키기 위해 사용된다.

가장 최소한으로 제한된 치료 환경에서 단순하게 아동을 동기유발하거나 움직이도록 보조하는 것은 기능을 향상시키는데 충분할지도 모른다. 또한 치료사는 아동의 어떤 운동패턴이라도 받아들어야 한다.(질뿐만 아니라 양적인 면까지.) 이것은 이미 일어나고 있는 것에 대해서는 찬성하고 지지해주며 치료사가 아동에게 무엇이 의미 있는지를 이해한 후에만 변화를 도입해야 한다는 것을 의미한다. 이것은 아동에게 "그런 식으로 움직이지마!"라고 말함으로써 고쳐주는 것을 피하는 대신에 아동이 더 쉽고 의미 있는 방법으로 환경에 접근할 수 있도록 보조하는 것을 의미한다. 또한 치료사는 아동에 의해 이해되어진 것을 말로 설명함으로써 관찰되어진 것을 단순히 말로 나타낼지도 모른다.

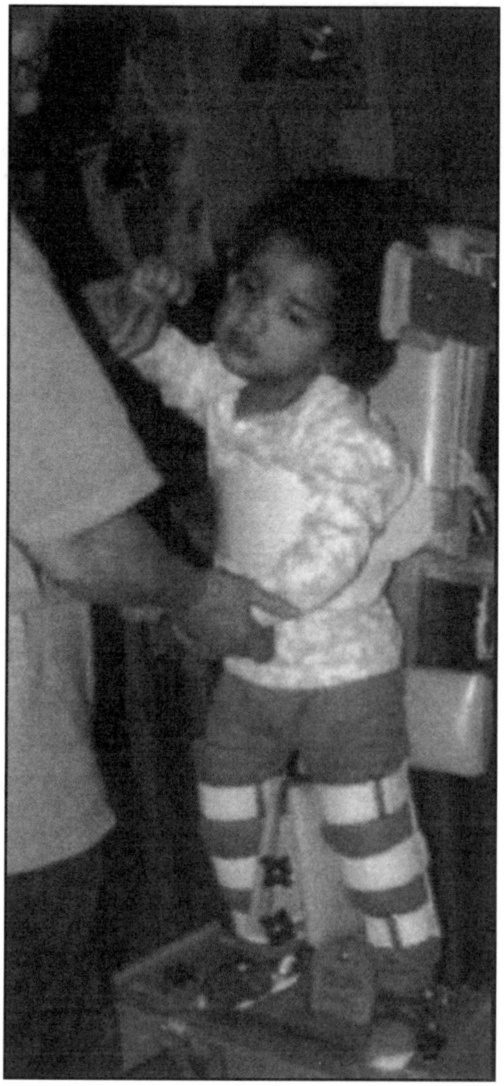

그림 9-11. 머리와 눈이 음악과 함께 활동적인 놀이연습을 위해 도움으로 팔을 움직이고 최대 자원은 신체재킷과 일어설 수 있는 부목을 댄다.

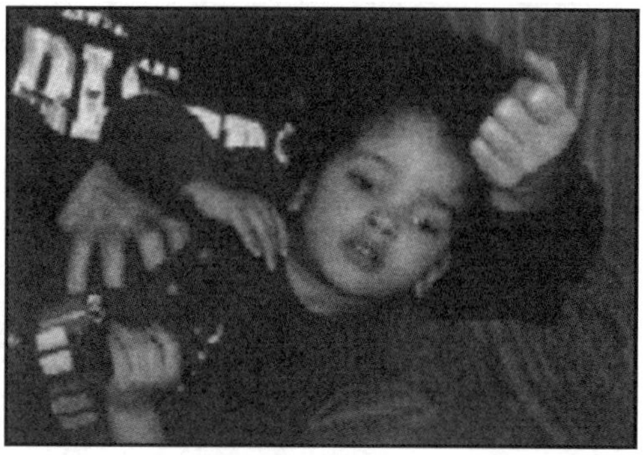

그림 9-12. 활동적인 지원이 있는 쪽에서 자연의 선두 위치를 생산하기 위해 두접점은 안전성을 위한 트렁크 옆의 굽힘을 줄이고, 머리를 들어올리는 움직임 패턴을 소개한다. 팔뚝, 손가락이 아니라 머리에 사용되는 것을 주의한다. 늑골 위에 손과 늑골의 뼈가 피드백을 위해 접촉을 한다.

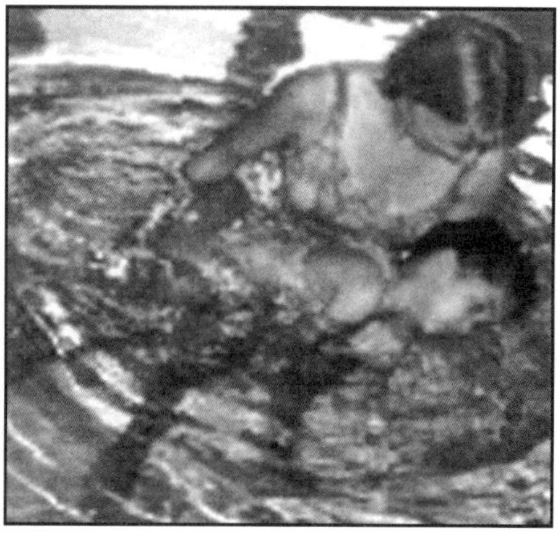

그림 9-13. 활동적인 머리의 회전 연습으로 반듯이 드러눕거나 고개를 숙이는 상태에 있는 쪽에서 안락함을 가질 여유가 있기 위해 부력을 사용하는 것.

더 구조화된 환경일수록 더 구체적인 자세요구가 증가될 수 있다. 예를 들어, 치료사의 손은 근골격계 시스템을 지시하거나 지지하기 위해 감각입력을 적용하고 온도, 잠재적인 근긴장이나 운동에서 어떤 변화가 일어나는지를 감지하는데 사용될 수 있다. 또한, 치료사의 손은 말보다 더 직접적으로 사랑과 자신감을 아이에게 전해줄 수 있다. 이런 손의 사용은 'informative touch'(유익한 접촉)이라고 부르며 bodywork와 마사지 부분에서 잘 입증되어져 있다.

게다가, 치료사는 제지하기 위해서 도구를 사용하거나 이미지를 말하거나 특정 운동을 요구함으로써 특정 상태를 설정할 수 있다.

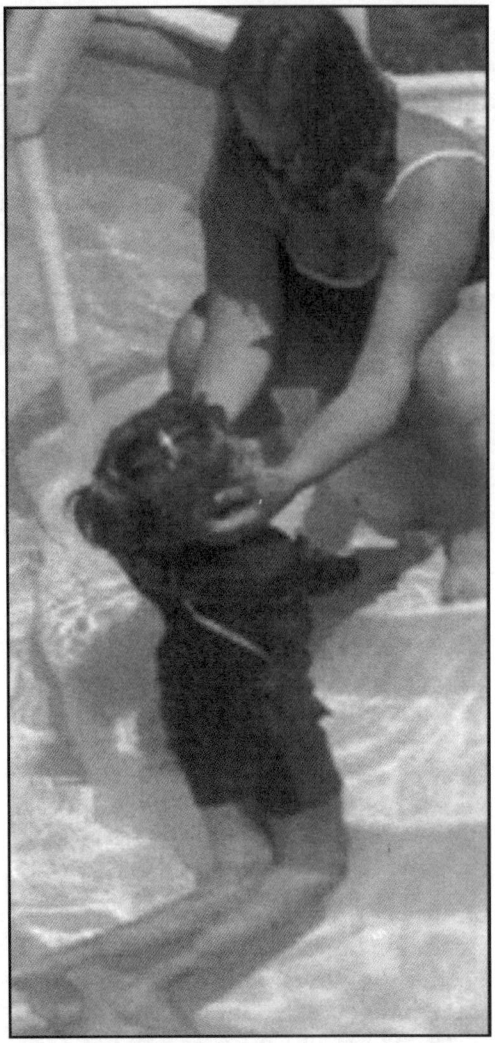

그림 9-14. 단계는 낮은 말단에서 높은 곳 말단에서 이동성이 부족하여 옮기는 것은 무릎 꿇는 어린이 연습을 수용하기 위해 사용된다. 성인이 건네는 것은 움직임 연습의 시작 시간을 재는 것을 돕기 위해 한다.

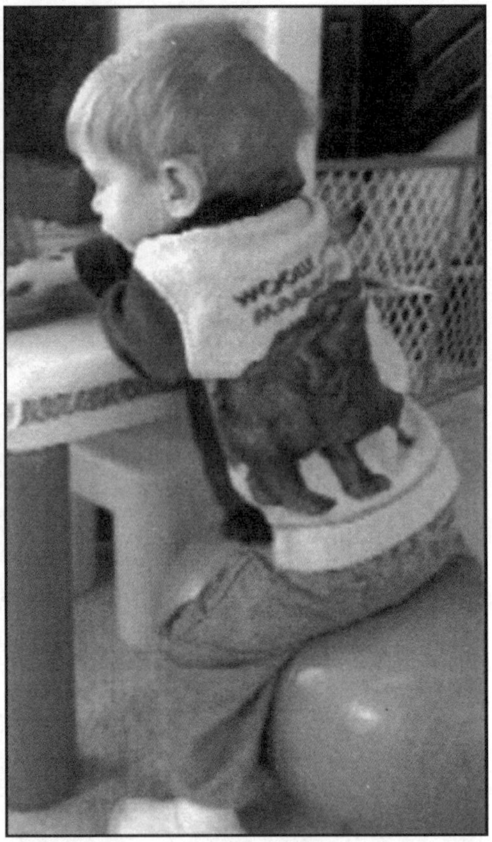

그림 9-15. 기능적인 활동 동안 postural 통제의 연습을 용이하게 하기 위해 땅콩 형태의 치료공을 사용하는 것.

어떤 중재든지 효과의 최종적인 측정은 아동이 운동감각을 가지고 노는 것과 분리된 운동(발차기나 흔들기)을 연습하는 것을 관찰하거나 기능적인 활동이나 기술(구르기, 오르기, 배밀이, 보기)에서 운동패턴을 사용함으로써 할 수 있다.

숨쉬기(breathing), 폐기능, 호흡(respiration), 발성은 체간의 발달과 중재의 측면에 관련되어 있다. 복근의 근력과 자유롭게 움직이는 늑간근은 분비물 청소와 발성 유지를 위해서 기도압력을 높이는데 요구되는 두 가지 요인이다. 호흡패턴을 보조할 수 있는 한 방법은 치료사가 아동의 가슴이나 어깨에 손을 놓는 것이다. 이런 손의 위치는 호흡의 특정 양상을 강화시켜주거나

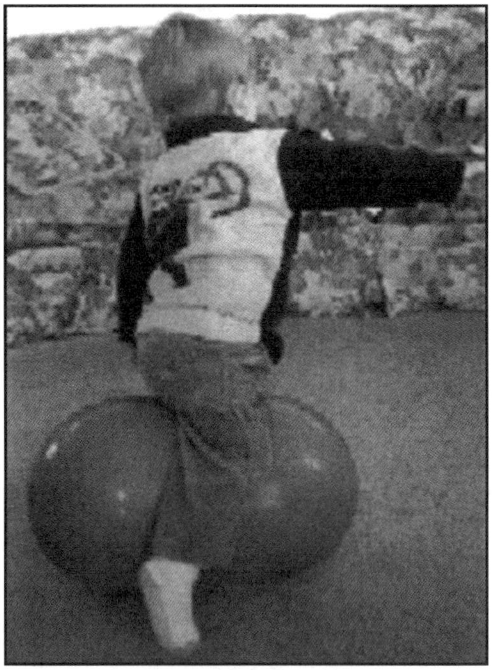

그림 9-16. 동적인 밸런스를 실행하고, 튀는 것으로 옮기는 것을 무겁게 하기 위해 같은 장비를 사용하는 것.

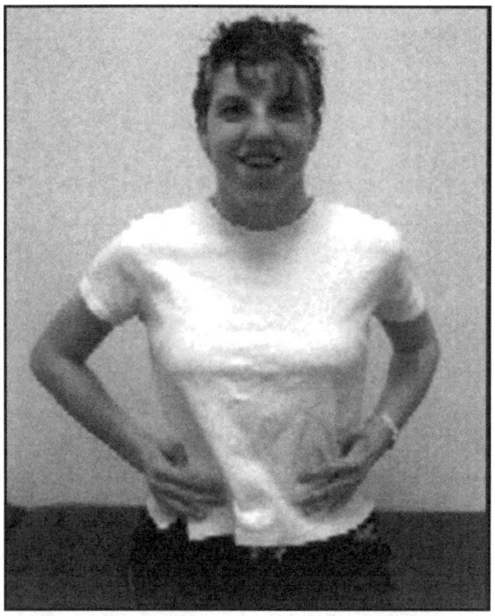

그림 9-17. 갈비뼈를 근거로 자기 피드백과 더불어 흡입. 대체 방식은 피드백을 위한 치료학자의 손을 사용할 수 있고 반듯이 드러눕고, 서 있는 위치를 바꿀 수 있다. 노래하거나 밖으로 읽는 것과 같은 활동 동안 흡인은 의도와 더불어 완성될 수 있다.

단계적인 호기를 촉진시킨다. 그림 9-17에서 9-22는 호흡전략과 운동 패턴 연습이 결합되어 있다는 것을 유념해야 한다.

호흡에 관한 이 짧은 부분은 호흡의 기능적인 결과로써의 중요성뿐만 아니라 치료 시작 장소로서의 유용함을 나타내기 위함이었다. 호흡은 생명을 유지하고, CNS 세포의 산소소비를 통하여 발달이 잘되게 하고, 의사소통을 하는데 있어서 필수적이다. 호흡 변화는 중재를 하는 동안 편안한지 피곤한지에 대한 신호를 보내줄 수 있으며 중재, 핸들링, 관계를 모니터하기 위해서 치료는 늘 사용되어져야 한다.

사례연구 (case studies)

사례연구를 위해서 앞서 시사된 중재계획과 치료적 활동들은 운동 협조성의 질을 향상시키고 기능적인 능력들을 증진시키기 위한 운동학습 기회를 만들어 주기 위해서 최소한의 제한적인 접근법에 기초하고 있다. 이 계획안은 치료계획들을 선택하고 결합시킬 때 제안된다.

- ▶ 아동에게 우선 중요한 사항을 관찰과 대화를 통해서 결정한다.
- ▶ 아동의 어디가 발달되어 있는지 안다.
- ▶ 친구와 가족과의 상호작용에서 아동의 관심사가 뭔지 안다.

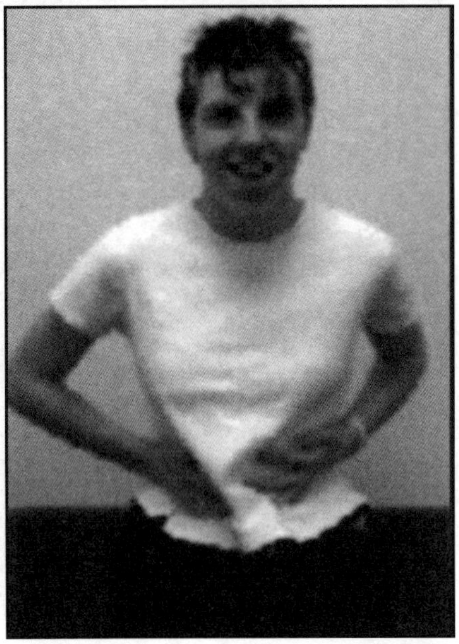

그림 9-18. 건전한 생산과 더불어 천천히 내쉬기 횡격막이 다시 들이마실 준비가 되어 있게 되는 것에 따라 늑골 안으로 미는 것을 돕고, 그들을 수용하기 위해 손바닥은 늑골에 머문다. 보조 근육없이 횡격막을 잘 끌기 위해 서두르지 않는 숨쉬기 연습이다. 그림 9-17의 대체 방식.

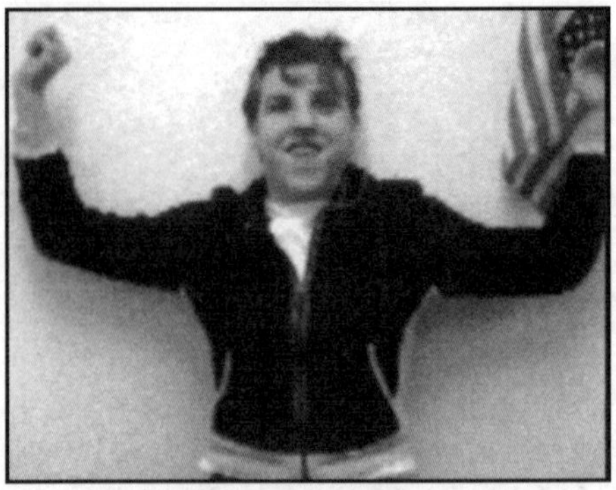

그림 9-19. 지원과 피드백을 위해 벽에 기대기 위해 앉아 있는 것은 무기로 떨어져서 들이 마신다.

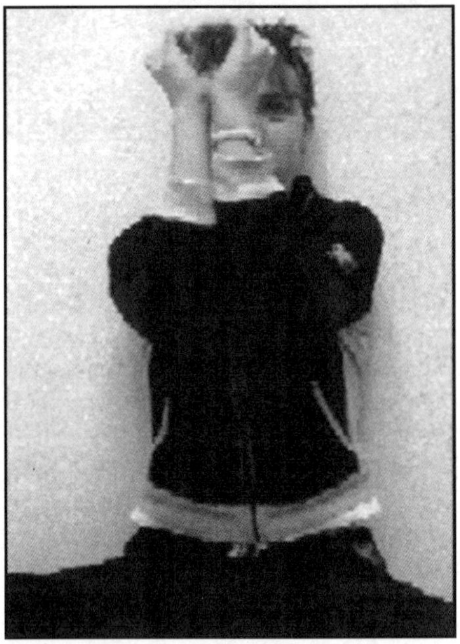

그림 9-20. 팔을 모으면서 숨을 토해낸다. 대체 위치가 반듯이 드러눕는 사용과 지위(또한 벽을 등지고)에 있을 수 있다. 횡격막이 흡입을 자동적으로 시작할 때까지 내쉬기는 다시 들어가게 된다.

- ▶ 소근육과 대근육 운동 놀이 영역에서 무엇이 아동의 흥미를 끄는지 안다.
- ▶ 아동이 만지기, 접촉당하기, 보기, 듣기 또는 이 세 가지 모두의 정보를 어떻게 받아들이는지를 안다.
- ▶ 아동은 항상 생각(성취 이미지)을 가지고 있다는 걸 알아야 하고 이 이미지는 협조성을 향상시키기 위해서 이야기되어질 필요가 있다.

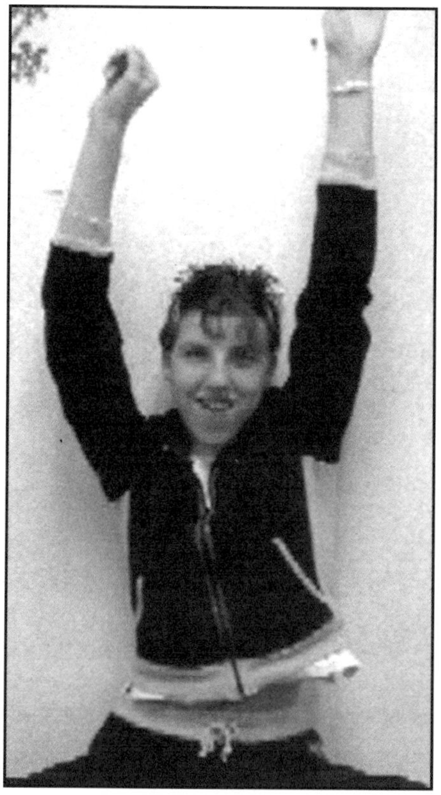

그림 9-21. 반대쪽에서 짧아지는 동안 중량에서 옆의 굽힘근을 길게 하고 있는 연습에 숨쉬는 것과 더불어 협조되게 도착하는 것은 반대쪽 편에 선다. 움직임은 가볍게 되기 위해 실행되고, 자유 속력으로 실행됩니다. 움직임이 잘 협조되면 발성은 더해진다.

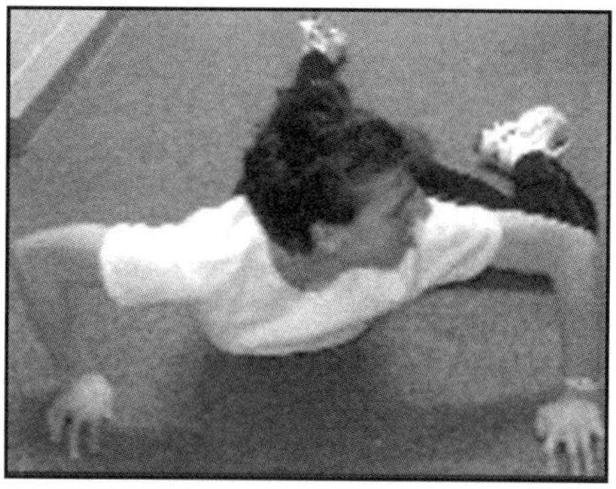

그림 9-22. 복와위에서 "악어"를 하여 활동적인 움직임으로 노는 것. 어린이가 무릎 위쪽에 같은 쪽 어깨를 보는 것에 따라 무릎은 어깨쪽으로 나아간다. 이것은 회전과 옆의 굴곡이 있는 연장 연습이다.

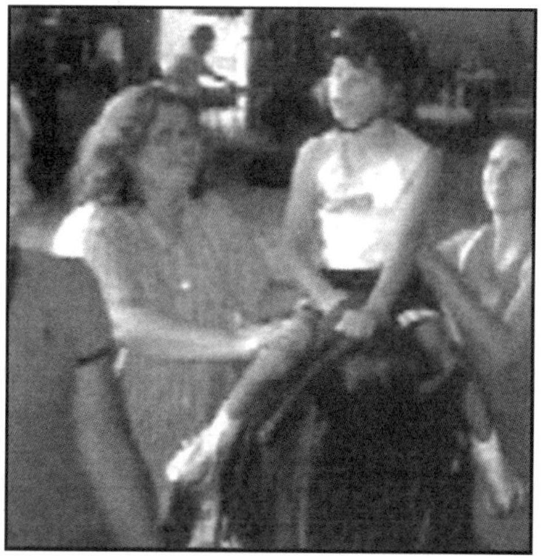

그림 9-23. 말에 의해 하게 되는 움직임과의 관계로 흉추의 움직임을 이끌기 위해 촉각의 입력이 있는 치료 승마, 옆의 보행자는 기수의 양쪽 다리 위치를 유지하여 안전을 확실하게 한다. 말을 다루고 있는 목줄을 이용하여 말이 선도에 따라 이끌린다.

- ▶ 아동이 한 개 또는 두 지점의 접촉을 이용해서 말이나 신체적으로 하는 것을 반영하는 방법을 안다. (이 두 개의 피드백 형태는 뇌에 아주 강력하고 운동학습에 중요하다. 만약에 자신의 성취이미지가 자신의 결과와 같다면 이것은 아동이 학습할 수 있는 하나의 방법이 된다.)
- ▶ 운동학습 수업 동안 무엇을 하면 좋을지에 대해서 창의적이고 생각을 변화시킬 수 있는 방법을 안다.

▶ 아동이 가진 가능성과 흥미를 긍정적으로 대함으로써 아동과의 호의적인 관계 양성을 발달시킬 수 있는 방법을 안다.
▶ 상호 교대적이거나 독립적인 일을 위한 기회를 고려해본다. (처음에 아동은 도구나 환경의 특정한 제약을 받은 뒤에 수업을 이끌 수 있다.)
▶ 이끌어 낼 준비를 하고, 바뀌는 동향이나 복잡한 운동을 선택함으로써 다양하거나, 집중된 움직임을 경험해라.
▶ 자세가 불안정한 아이가 안전하게 움직임을 시작할 때 바닥을 사용하라.
▶ 신체와 운동 기관을 촉진하는 것은 아이들이 기능적으로 되고자 하고, 성취하고자 하는 의욕이 함께 합동해야 한다.
▶ 아이의 의견을 지지하고 떠받들어주면 결과는 더욱더 독립적이고 쉽게 나타난다.
▶ 천천히 움직이는 것을 연습하고 자각하고 지각하기 위해서 패턴의 특별한 측면에 관심을 가져라.
▶ 이미 이루어진 움직임과, 움직임 패턴에 새롭게 변화되는 한 가지를 더 가르쳐 주어라.
▶ 풍선, 비치볼, 바닥, 낮은 테이블, 거품볼, 스티로폼 롤러, 땅콩볼, 탄력밴드, 치료용 관과 같은 단순하고 기초적인 재료를 사용하라.
▶ 간병인에게 올바른 기술을 반복해 확실히 교육하여 운동을 최대한 배울 수 있도록 해라.

사례연구 #1: Jason

▶ 훈련형태 5C : 운동기능 손상과 정상 감각과 관련된 악화되지 않는 중추신경계 장애 선천적이거나 유소년기에 얻은 후천적 장애
▶ 의학적 진단 : 뇌성마비, 오른쪽 편부전마비
▶ 연령 : 24 개월

검사와 평가 (examination and evaluation)

측정을 통해 머리와 체간 조절과 같은 문제들이 드러났다. Jason은 보행을 할 때 골반이 약간 전방굴곡(anterior tilt)되는 비대칭적 자세가 나타나는 것을 관찰했다. 골반이 오른쪽으로 후인(retraction)되었다. 그의 흉곽(rib cage)은 눈에 띄게 비대칭이다. 수동적으로 움직일 때 왼쪽에 비해 오른쪽의 고관절 굴곡근이 단축되어 있었다. 선 자세와 앉은 자세에서 수동적 경사반응을 검사하였을 때와, Jason이 독립적으로 움직이는 것을 보았을 때 부적절한 평형반응이 나타났는데 이는 오른쪽으로의 체중지지가 제대로 이루어지지 않아 체간 조절이 잘 되지 않기 때문이다. 머리 정위 반응은 보호반응에서 적절한 반응이지만 비대칭은 오른쪽 어깨의 후인과 명백한 연관성을 가진다. Jason은 기능적 움직임을 할 때 주된 굴곡근은 혼자 작용하는 것이 아니라 신전근도 함께 작용하면서 균형을 유지한다고 보았다. 체간 회전은 오른쪽보다 왼쪽에서 더 제한되

었다.

기능적 제한 (functional limitations)

Jason은 움직일 때(활동할 때) 머리와 체간 컨트롤에 서로 연관성을 가진 그는 뻣뻣하게 움직이는 경향이 있는데, 특히 체간에서 많이 그러하다. 이것은 선 자세에서 균형 유지하는데 어려움이 있다. Jason은 보행할 때 자주 넘어지는데 특히 빨리 움직이려 할 때나 뛸 때 심하게 나타난다. 오른쪽 어깨와 고관절의 후인은 능동적 움직임을 할 때 균형과 보호반응을 방해한다. 이러한 불안정성은 빠른 움직임과 활동 시에 무엇인가를 보는 것도 어렵게 한다.

손상 (impairments)

Jason은 왼쪽에 비해 오른쪽 체간과 사지의 근육이 더 유연하다고 하면서 비대칭적 근유연성에 대해 논증했다. 단축된 근육군에는 명백한 위축이 있다. Jason은 기능적 운동을 하는 동안 느린반응을 보이는 오른쪽 몸의 운동조절이 힘들면 균형유지가 어렵고, 오른쪽 체간과 사지의 기능적 능력이 떨어진다. Jason은 오른쪽 몸의 부분적 감각 손실이 나타난다. Jason은 호흡조절 또한 잘 안 되는데 가끔 호흡이 멈출 때도 있고, 단순한 노래를 부를 때 음량을 유지할 수 없을 때도 있다.

목표 (goals)

Jason을 위한 치료 목표는:

1. 고관절과 척수 움직임 증가시키기.
2. 오른쪽으로의 체중지지 능력 증가시키기.
3. 경추 부위 근육과, 복근 활성화 능력 증가시키기.
4. 호흡기능 개선시키기.
5. 오른쪽 몸의 신체 인식능력 개선시키기.

기능적 결과 (functional outcomes)

3개월간의 중재 후 Jason이 해야 할 것.

1. 오른쪽과 왼쪽 좌골에 동등하게 체중 부하를 주어서 골반의 대칭적 자세로 의자에 독립적으로 앉을 수 있다. (앉아있는 시간의 80% 시간 동안)
2. 왼쪽으로 체간을 회전시키면서 누운 자세에서 앉기 (수행하는 시간의 25%시간 동안)
3. 하지의 상호간의 움직임을 통해 오르내리기 (운동시간의 100%시간 동안)
4. 등반하기(오르기)와 앉기와 같은 큰 운동을 수행할 때 요구되는 체간, 목, 고관절의 모든 관절에서는 움직임이 관절의 끝범위까지 나타난다. (운동수행 시간의 80%시간 동안)
5. 하루에 3번 이상 넘어지지 않고 10~20피트 달릴 수 있다.
6. 3번중 2번은 보행할 때 넘어지지 않고 재빨리 방향을 바꿀 수 있다.
7. 단순한 노래를 부를 때 음량을 유지할 수 있다.

중재 (intervention)

Jason이 활동할 때 오른쪽 고관절 굴곡근, 외측 체간 굴곡근, 주요 신전근 그리고 견갑골 전인근의 신장이 일어나야 한다. 능동적 움직임이 일어나는 동안 흉추에서 회전과 같은 수동적 움직임이 분명히 가능할 것이다.

근육의 신장이 가능할 때, 주요 굴곡근, 체간 굴곡근, 체간 신전근의 능동적 반응이 촉진되어진다. 치료적 자세는 목과 체간 굴곡 근육 등의 사용을 촉진시키기 위하여 뻗기, 발에 양말신기, 흔들기와 같은 바루 누워서 하는 동작을 포함시켜야 한다. 엎드려 누운 자세에서의 동작은 목과 체간의 신전을 촉진시키는데 사용되는데, 날기(flying)나 물건잡기와 같은 놀이를 할 때 일어난다. 앉은 자세에서의 운동은 체간의 양측 회전을 촉진시키는데 도움이 된다. 동작은 한쪽으로 뻗어 그 조각을 다른 쪽에 위치시키는 동작을 포함할 것이다.

기능적 운동은 흔들고, 오르고, 뛰는 운동 절차를 합동하여 이루어진 것이다. 빈상자 쌓기나, 침상 앞에 머리 올려놓기는 독립적인 오르기와 점핑을 할 수 있게끔 도와준다. 해먹(달아매는 그물침대)에서 Jason은 체간을 지지하기 위해서 머리를 들어 올리고 엎드려 누운 자세를 할 수 있었다. Jason은 양팔을 신전시켜 그의 몸을 전방으로 후방으로 밀었다. 이는 머리와 체간을 신전시키고, 양측 사지 사용을 촉진시켰다.

Jason은 동물과 같은 움직임을 흉내내보라고 요구될 것이다. 점점 더 어려운 장애물 주위를 걷는 것은 체중부하 능력과 방향 전환 능력을 개선시켜 줄 것이다. 배경음악(음악효과)은 동작할 때와 체중부하 운동에 있어 리듬을 제공해 준다.

감각을 입력시켜 주고, 마사지하고, 촉각을 입력시키는 것은 근길이와 신체 인식을 증가시키고 Jason이 자신의 몸으로 관심을 집중시킬 수 있다. 손으로 흉곽을 보조하는 것은 올바른 움직임을 촉진한다. 치료사가 충격이나 진동을 그의 등, 옆구리, 가슴에 가할 때 그는 숨을 내쉬는 것을 강조해야 하며, 소리도 모방해야 한다.

수영장에서 하는 치료적 압박과 물 안에서 걷기나 달리기는 합동되어 Jason의 중재에 들어간다. 트레드밀과 같은 비체중 부하 보행 장치 역시 하지에 체중지지 하는 것을 증가시킬 것이고, 선자세에서 골반의 대칭성을 증가시킬 것이다.

사례연구 #2 : Jill

- 훈련 형태 5C : 운동기능 손상과 정상 감각과 관련된 악화되지 않는 중추신경계 장애 선천적이거나 유소년기에 얻은 후천적 장애
- 의학적 진단 : 뇌성마비, 경련성 사지 부전마비, 소두증, 정신 지능발달 지연, 간질
- 연령 : 7세

검사와 평가 (examination and evaluation)

평가는 목과 체간 조절 같은 문제를 드러냈다. Jill의 상위 척추는 전방으로 미끌어져 머리와 목이 과신전되며 척추후만 자세가 되었다. 수동적으로 움직일 때 움직임의 긴장과 제한은 주된 신전근, 흉근, 견갑대, 고관절 굴곡근 그리고 요추부 근육들에 나타났다. 변형은 가슴에서 주목된다. 수동으로 움직이거나, 능동적 움직임을 시도할 때 관찰해 보면, 어떤 자세에서든지 머리와 체간을 조절하는데 제한이 있다.

기능적 제한 (functional limitations)

엎드린 자세에서 Jill은 머리를 드는 것이 매우 힘들다. 유지하기도 힘들고 시각적으로 경험한 환경에서 지지하지 않는 자세로 바꾸는 것도 힘이 든다. Jill은 구르기도 못하고, 독립적인 이동방법이 없다. 그녀는 그의 환경 내에서 다른 사람과 의사소통이 안 된다.

손상 (impairments)

Jill은 운동범위가 감소하였고, 머리, 체간, 사지의 운동조절에 제한이 있다. Jill은 지적능력과 집중력의 결손, 간질병을 가진다.

목표 (goals)

Jill을 위한 치료 목표는:

1. 등을 신전하고 복부 기능의 자세적 조절, 호흡과 소리를 낼 수 있도록 흉추의 자유로움을 개선시킨다.
2. 견갑대와 고관절 유연성 증가시키기.
3. 머리 조절능력과 대칭적 자세 개선시키기.

기능적 결과 (functional outcomes)

3개월간의 중재 후, Jill이 할 일.

1. 보조받으며 앉아 있는 동안 오른쪽, 왼쪽 동등하게 머리 돌리기와 지지가 가능하며, 원하는 동작을 선택적으로 할 수 있다. (앉아 있는 시간의 50%시간 동안)
2. 팔꿈치 받치고 엎드려 누운 자세에서 머리를 들 수 있고 이 자세에서 앞에 놓여진 장난감을 5초 동안 바라보고 유지할 수 있다.
3. 의사소통위해 2~3초간 모음을 말할 수 있고, 성인들의 주의를 끌 수 있다.
4. 5번 시도해 1번은 엎드려 누운 자세에서 바로 누운 자세로 자세를 바꿀 수 있다.

중재 (intervention)

활동하기 위해 근육을 준비하고, 선 자세를 하고, 경추 신전근, 흉근, 요추 신전근, 고관절 굴곡근, 체간 굴곡근이 신장되어 있어야 한다. 수기적 촉진과 근육의 스트레칭을 하는 동안 지지된 자세가 되어야 한다. 예를 들어 Jill이 등을 펴기 위해 머리 위에서 팔을 펼 때 치료사는 앉은 자세에서 그녀를 지지하는 것을 도와준다. 목과 체간 근육의 활성화를 증가시키기 위해 반동(bouncing) 움직임이 나타난다. 소파와 같은 쿠션, 베개, 공과 같은 이동성이 있는 지면 위에서 앉을 수 있는 것은 가장 효과적이다. sidelyer와 prone stander와 같은 자세 장치는 그녀의 하루 일과 내내 근육이 신장될 수 있도록 도와주었다.

진동, 충격, 촉각을 늑골, 흉골, 척추에 입력시키는 것은 이완과 뻣뻣함이 완화되는데 효과적이다. 입력시킬 때 Jill은 목소리를 내야 한다.

시각적 자극은 여러 자세에서 머리 움직임을 촉진하는데 도와 준다. 소리도 역시 그녀의 머리를 재빨리 다른 방향으로 전환하는데 도움이 된다.

수중치료는 이완하는데 많은 이점이 있다. 물의 부력은 머리와 체간의 움직임을 조절할 수 있게 한다. 부력이 없다면 중력에 대항하여 일을 수행하기가 힘들다. 예를 들어, 부력 장치를 사용하고 물안에서 있으면 머리와 체간뿐만 아니라 사지를 움직일 수 있다. 물 안에서 하는 운동은 가족들이 함께 참여하여 그녀가 운동범위를 유지하는데 도움을 줄 수 있다.

말타기 운동치료는 공간 안에서 하지 관절, 근길이를 유지하는데 유익하다. 그녀는 말을 탈 때 일반적으로 최대 지지를 받지만 이동할 때 몇 번의 기회가 주어지고, 말을 탈 때 그녀의 머리와 체간이 일직선이 되도록 유지한다.

사례연구 #3 : Taylor

- 훈련 형태 5C: 중추신경계의 비진행성 장애와 함께 운동기능과 완전한 신경 연합의 손상-선천적인 원인 또는 유아나 어릴 때 후천적 요인
- 의학적 진단 : 척수막탈출증, L1, 2
- 연령 :4세

검사와 평가 (examination and evaluation)

평가는 Taylor가 버팀대나 지지장치를 이용해 걷기 위해 동기를 부여한다는 것을 나타낸다. 그는 호흡을 유지하고, 인대를 잡아주고, 근긴장을 증가시키는 것처럼 바닥에서 약간의 보상 작용을 사용할 때 필요한 자세들을 변화시키고 유지시킨다. Taylor는 T12 레벨 아래로는 근 기능을 잃고, 그 위의 근육들은 가능한 한 많이 근력을 발달시킬 수 있다. 그는 그의 감각과 운동 능력을 위해 특별한 움직임 작용을 배워야 할 것이다.

기능적 제한 (functional limitations)

Taylor는 그의 또래그룹이나 타이어를 비교해 보면 필요이상으로 걷는 장치들을 사용할 때 느리다. 그러나 Talyor의 휠체어 움직임은 빨리 지치지 않고 쉽게 타고 돌아다닌다.

손상 (impairments)

Taylor는 특히 figure-ground(시야 안에 별로 분명치 않은 배경에 대하여 윤곽이 분명한 것이 돋아나 보이는 지각 특성) 구별에 시각적 지각 문제들을 가진다. 보행기를 가지고 보행할 때, 바닥을 보기 위해 머리를 숙이는 것은 균형을 깨뜨리고, 안전에 지장을 줄지도 모른다. 그는 불량한 활동 체간 신전을 가졌지만, 정상적인 상지의 협응작용과 모든 자세에서의 머리조절은 좋다. 보편적인 약함은 그의 상지와 특히 그의 체간 근육들에서 보여진다. 게다가 Taylor는 고관절 굴곡근들과 내전근들에 약간의 단축이 있다. 그는 T12 이하의 피부와 고유수용성 감각을 잃고, 다리와 발목, 천골 부근에 피부 손상을 자주 일으킨다.

목표 (goals)

Taylor를 위한 치료 목표는 :

1. 모든 활성화 근육들에서 특히, 견갑대 근육조직뿐만 아니라 체간 굴곡근들의 근력을 증가시킨다.
2. 보행의 속도를 증가시킨다.
3. 다리와 발목, 천골부근의 피부 손상을 감소시킨다.
4. 활동하는 동안 지구력을 향상시킨다.

기능적 결과 (functional outcomes)

3개월의 중재에 따라 Taylor는 :

1. 휴식 없이 매일 30분 동안 움직임 놀이에 참여하여 활동한다.
2. 30초 이상 숫자를 세거나 소리치거나 불러서 소리의 협응을 만드는 동안 움직임의 이동을 만들고, 휠체어를 돌리고, 워커를 이용하여 걷는다.
3. 친구와 함께 그룹운동에 참여하여 누운 자세에서 매일 10분 이상, 복부근과 등 신전근과 둔부들을 강화시키기 위해, 요구된 움직임을 반복한다.

중재 (intervention)

시도는 Taylor가 그의 근력을 강화시키기 위한 자기 동기부여가 되도록 이동 경험을 재미있고, 가치 있게 만들 수 있다. 램프를 이용하는 휠체어 레이스를 연출하는 것은 상부체간의 근력을 증가시킬 것이다. Taylor가 속도를 정하여 허락되는 한 계속하게 되면 일반적인 움직임에서 호기심과 자신감을 증가시킬 것이다. Taylors는 그의 보행기를 사용하여 참여할 수 있는 의사소통 움직임인 오락 활동에 포함되어야 한다. 오디오에서 시작하여 바닥 활동들을 장려하는 비디오테이프가 적어도 일주일에 두 번은 사용되어야 한다. *Yogakids*와 *Monkey Moves*와 같은 테이프가 그 예일 것이다. 근력을 위한 집중적인 프로그램은 팔굽혀펴기, 머리 들기, 교각자세, 저항력 있는 뻗기, commando crawling(특공대들이 기는자세)을 하는 것이 필요하다. 일단 Taylor는 학교 프로그램에서 주기적인 집중적 중재가 성장할 때 필요한 근력을 변화시키는 것을 유지시키는데 이용해야 한다고 한다. 테라밴드와 고무 관 같은 저항력 있는 재료들은 활동적인 팔과 호흡운동에서 사용될 수 있다.

사례연구 #4 : Ashley

- ▶ 훈련 형태 5B : 신경운동 발달 장애
- ▶ 의학적 진단 : 다운 증후군
- ▶ 연령 : 15개월

검사와 평가 (examination and evaluation)

검사는 Ashley가 허약한 건강과 의학적 중재를 보여준다. 그녀는 지금은 건강하나 중요한 것은 운동 능력뿐만 아니라 활동이나 인식 기술 등의 면에서 지연된다.

기능적 제한 (functional limitations)

Ashley는 바닥위에서 움직이기를 좋아한다. 그녀는 너무 빨리 움직일 때 불안하고, 스스로의 움직임 능력에서는 우둔하다. Ashley는 장난감을 가지고 놀거나, 친구들과 노는 것을 좋아하는 것 보다 그 이상으로 어떤 것을 던지기를 좋아한다. 그녀는 모든 운동 발달이 늦고, 그녀가 하는 어떤 것에서 다양성이 부족하다. 그녀는 불량한 정렬을 가지고 서 있고, 속도가 있거나 걸을 수 없다. Ashley는 "그녀의 인대를 잡아둠"으로써 낮은 근육 긴장도를 보상한다. 그녀는 운동 협응 작용과 발전적 기술에서 새로운 이동 패턴을 만들기 위해 많은 반복이 필요하다. Ashley는 도우미(간병인)에 의해 잡혀있는 컵으로 마실 수 있다. 그녀는 스스로를 돌보는 것을 하지 못한다.

손상 (impairments)

Ashley는 체간과 사지의 근육 긴장도가 낮다. 그녀는 또한 그녀의 체간-특히 어깨와 엉덩이에 두드러지게 나타나는 것을 통해 불량한 근육의 정의를 보여준다. 과운동성은 모든 상, 하지의 근위부와 원위부 관절에서 나타난다. 그녀는 모든 네발기기 자세와 무릎 꿇고 선 자세와 같은 체중부하 자세에서 불량한 안정성을 갖는다. Ashley는 모든 자세에서 느리고, 대체적으로 비효과적인 보호와 평형반응을 가진다. 그녀는 발성기능의 감소되었고, 때때로 침을 흘리기도 한다.

목표 (goals)

Ashley를 위한 치료목표는:

1. 그녀의 환경에서 더 빨리 움직일 수 있다.
2. 움직임 패턴들의 다양성을 보여준다.
3. 그녀가 체중부하 활동을 하는 동안 그녀의 체간뿐 아니라, 상, 하지의 안정성을 향상시킨다.

기능적 결과 (functional outcomes)

3개월 동안의 중재에 따라 Ashley는:

1. 자유 활동 동안 소파 위 또는 공 위, 물건 위로 올라감으로써 그녀의 환경에서 움직임을 찾을 수 있다.
2. 그네를 흔들고, 의자에서 흔들거나 작은 타는 장난감으로 나아가기, 같이 타기나 이동 활동 동안 소리를 만들거나 웃을 수 있다.
3. 그녀가 양손을 사용하여 장난감을 가지고 노는 동안 체간의 안정성을 유지한다.

중재 (intervention)

Ashely의 가족은 많은 신경 입력을 그녀에게 제공하기 위해 사지 쥐어짜기, 힘차게 문지르기, 유아 마사지, 관절압박 기술들에 관한 다양성을 이용하는 방법을 시행해야 한다. 연극 활동은 촉각 물질들과 이동 자극의 소개를 포함해야 한다. Ashley는 마른 콩 상자, 무거운 플라스틱 공, 베개와 담요가 있는 큰 판지 상자안에 오르도록 요구되어야 한다. 그녀는 베개나 담요로 잘 지지하는 동안 박스나 플라스틱 박스안에서 펼쳐질 수 있다. 게다가, Ashley는 안심이 되는 동안 이동의 참을성을 증가시키기 위해, 담요에 눕는 동안 당겨질 수 있다. 그녀는 또한 안전하게 느껴지는 동안 밀쳐지거나 흔들릴 수 있다. 보행을 촉진시키기 위한 부하를 주지 않는 걷기는 정식 기준에서 가족이 중재의 준비가 되어 있을 때 사용될 수 있다. Ashley의 가족은 다운 증후군을 가진 아이들을 위해 쓰여진 결과와 가능성에 대한 정보를 제공받아야 한다. 비디오테잎과 다른 교육과정 안내자는 특별한 움직임 발달에 대한 정보를 제공할 수 있다.

사례연구 #5 : John

- ▶ 훈련 형태 5B : 운동신경 발달 손상
- ▶ 의학적 진단 : 집중력장애 과활동성 장애, 발달 협응장애
- ▶ 연령 : 5세

검사와 평가 (examination and evaluation)

John은 좋은 상상력을 가지고 있고, 비디오 게임과 같은 시각적 자극 활동을 좋아한다. 그는 뇌성마비와 이분척추 아이들에서 보여지는 특별한 신경운동 장애는 가지고 있지 않다. 그러므로 머리와 체간 움직임의 조절은 운동 활동들을 위해 적당하다. 감각통합과 응용검사는 그의 학교에서 치료사에 의해 관리되었고, 촉각과 운동감각 과정을 포함한 검사들에서 특별한 어려움을 가지고 있었다.

기능적 제한 (functional limitations)

John은 동료와 함께하는 나이에 적절한 많은 운동 활동에 참가하지 않고, 숙련되지 않다고 생각하는 일이나 운동 활동들은 피한다. 그 결과, 그는 운동 기술을 연습하지 않고, 그의 협응 능력은 향상되지 않는다. 그는 다중 활동을 연속으로 기억하는 것에 어려움을 가지고, 새로운 운동 기술을 배우는 것이 느리다. 그는 충동적인 경향이 있고, 좌절에 참을성이 낮다. 그는 또한 동료와 함께 할 때 불량한 사회적 기술을 가진다.

손상 (impairments)

John은 상부 체간에 일반적인 약함을 가진다. 그는 운동 기술의 연습에서 지시를 기억하고 수행하는 것을 방해하는 주의력 장애를 가지고 있다. 그러므로 그는 달릴 때 움직임의 대부분의 변화를 위한 시도와 어떤 일관성에서 더불어 움직임 비율을 조절하는 것에 어려움을 가진다.

목표 (goals)

John을 위한 치료목표는 :

1. 운동 계획을 향상시킨다.
2. 동료와 함께 하는 나이에 맞는 운동 활동에 참여하는 빈도와 지속기간을 증가시킨다.
3. 상부체간과 어깨의 근력을 증가시킨다.
4. 스스로 선택한 운동 활동들의 연습 빈도를 증가시킨다.

기능적 결과 (functional outcomes)

3개월간의 중재를 통해 John은:

1. 모방적인 게임의 일부분처럼 낙타걸음과 게걸음을 위해 그의 팔로 체중 부하할 수 있다.
2. 피로 없이 10~15초 동안 비디오 운동에 참여한다.
3. 성인의 지시 없이 15분 동안 친구들과 운동장에서 놀 수 있다.
4. 15분 안에 독립적으로 유용한 운동장 장비 구조들의 3/5 접근한다.

중재 (intervention)

John은 구조화된 운동 프로그램이나 어린이 요가나 동물처럼 움직이기와 같은 비디오 테잎을 사용한 지각적인 운동 활동들로부터 이익을 얻을 수 있다. 이 활동들은 그의 체간 사용에 능력의 느낌들과 흥미 향상을 위해 활용할 수 있다. 감각 정보는 그네와 공, 터널과 큰 운동 또는 운동장 장비를 사용한 운동활동에서 찾을 수 있고, 체간 인식을 향상시키는데 도움을 준다. 외부의 평탄하지 않은 지면에서 걷기나 뛰기는 고유수용성 입력과 도전을 증가시킬 것이다. 이 활동에서 일어나는 움직임은 머리와 체간 조절의 적절한 사용을 필요로 할 것이다.

참고 문헌 (references)

1. Cohen B. *The Alphabet of Movement: Primitive Reflexes, Righting Reactions, and Equilibrium Responses, Part 2*. Northhampton, Mass: Contact Quarterly; 1989:14.
2. Magrun WM. *Clinical Observation of Posture* [video]. Tucson, Ariz: Therapy Skill Builders; 1985.
3. Nadis S. The energy efficient brain. *Omni Magazine*. 1992:2.
4. Bly L. *The Components of Normal Movement During the First Year of Life and Abnormal Motor Development*. Chicago, Ill: NeuroDevelopmental Treatment Association; 1983.
5. DiJoseph L. *Motor Behavioral vs Motor Control: Holistic Approach to Movement*. Rockville, Md: American Occupational Therapy Association; 1984:7.
6. Dubowitz V. *The Floppy Infant*. 2nd ed. Lavenham, Suffolk, England: The Lavenham Press; 1980.
7. Brazelton TB. *Neonatal Behavioral Assessment*. Lavenham, Suffolk, England: Spastics International Medical Publications; 1973.
8. Casaer P. *Postural Behavior in Newborn Infants*. Lavenham, Suffolk, England: The Lavenham Press; 1979.
9. Gilles FH, Leviton A, Dooling EC. *The Developing Human Brain, Growth, Epidemiology, Neuropathology*. Boston, Mass: John Wright PSG; 1983.
10. Restak R. *The Brain*. New York, NY: Bantam Books; 1984.
11. Prechtl H. *Continuity of Neural Functions from Prenatal to Postnatal Life*. London, England: Spastics International Medical Publications; 1984.
12. Shonkoff JP, Phillips DA. *From Neurons to Neighborhoods. The Science of Early Childhood Development*. Washington, DC: National Academy; 2000.
13. Stokes B. *Amazing Babies. Essential Movements for Babies*. Santa Barbara, Calif: Malcom; 2002.
14. Bricker B, Wadell M. *AEPS Curriculum for Three to Six Years*. Baltimore, Md: Brookes Publishing; 1996.
15. Linder TW, Paul H. *Transdisciplinary Play-Based Assessment (TPBA)*. Baltimore, Md: Brookes Publishing; 1993.
16. Brazelton TB. *Touchpoints—Your Child's Emotional and Behavioral Development*. Reading, Ma: Perseus; 1992.
17. Simons DG, Simons L, Travel JG. *Myofascial Pain and Dysfunction: The Trigger Point Manual, Vol. 1: The Upper Half of Body*. 2nd ed. Hagerstown, Md: Lippincott, Williams and Wilkins; 1999.
18. Banal J. *The Thorax*. Seattle, Wash: Eastland Press; 1991.
19. Brooks-Scott S. *Mobilization for the Neurologically Involved Child: Assessment and Application Strategies for Pediatric OTs and PTs*. Tucson, Ariz: Therapy Skill Builders; 1998.
20. Brazelton TB. *Neonatal Behavioral Assessment Scale*. 2nd ed. Hagerstown, Md: JB Lippincott; 1984.

21. Ginsburg C. Body-image, movement, and consciousness: examples from a somatic practice in the Feldenkrais method. *Journal of Consciousness Studies*. 1999;6:79-91.
22. Boehme R. *Developing Midrange Control and Function in Children with Fluctuating Muscle Tone*. Tucson, Ariz: Therapy Skill Builders; 1990.
23. Boehme R. *The Hypotonic Child*. Tucson, Ariz: Therapy Skill Builders; 1990.
24. Thorpe D. *The Effects of Aquatic Resistive Exercise on Strength, Balance, Energy Expenditure, Functional Mobility, and Perceived Competence in a Person With Cerebral Palsy*. San Antonio, Tex: American Physical Therapy Association Combined Sections Meeting; 2001.
25. Alon R. *Mindful Spontaneity Lessons in the Feldenkrais Method*. Berkeley, Calif: North Atlantic Books; 1996:71.
26. Feldenkrais M. *The Master Moves*. Capitola, Calif: Meta; 1984.
27. Feldenkrais M. *Awareness Through Movement*. New York, NY: Harper & Row; 1977.
28. Hanna T. *The Body of Life*. New York, NY: Alfred A. Knopf; 1983.
29. Kendall F, McCreary E. *Muscles Testing and Function*. 3rd ed. Baltimore, Md: Williams and Wilkins; 1983.
30. Dull HW. *Freeing the Body in Water*. Merrickville, Ontario: Worldwide Aquatic Bodywork Association; 1997.
31. Wells KF. *Kinesiology: The Scientific Basis of Human Motion*. 4th ed. Philadelphia, Pa: WB Saunders; 1978.
32. Campbell S. *Pediatric Neurologic Physical Therapy*. New York, NY: Churchill Livingstone; 1984.
33. Alter J. *Surviving Exercise*. Boston, Mass: Houghton Mifflin; 1983.
34. Massery M. *Respiratory Rehabilitation Secondary to Neurological Deficits: Understanding the Deficits. Chest Physical Therapy and Pulmonary Rehabilitation*. 2nd ed. Chicago, Ill: Year Book Medical Publishers; 1987.
35. Massery, M. Chest development as a component of normal motor development: implications for pediatric physical therapists. *Ped Phys Ther*. 1991;3:3-8.
36. Seifert M. Gerda Alexander's Eutony: its theory, its practice and its teaching. *Somatics Journal*. 1985;Spring-Summer:17-32.
37. Ayres AJ. *Sensory Integration and Learning Disorders*. Los Angeles, Calif: Western Psychological Services; 1983.
38. Upledger JE, Vredevoogd JD. *Craniosacral Therapy*. Seattle, Wash: Eastland Press; 1973.
39. Feldenkrais M. Bodily expressions. *Somatics*. 1988;Spring-Summer:15-24.
40. Lehane L. Neuropeptides, emotion and the bodymind. *Nexus New Times*. 2003;10:39-42.
41. Pert C. *Molecules of Emotion. The Science Behind Mind-Body Medicine*. New York, NY: Touchstone/Simon and Schuster; 1999.
42. Porges SW. *Orienting in a Defensive World: Mammalian Modifications of Our Evolutionary Heritage. A Polyvagal Theory*. College Park, Md: Department of Human Development, University of Maryland; 1995.
43. Ratey MD. *A User's Guide to the Brain*. New York, NY: Vintage Books; 1994.

제 10 장 호흡과 구강-운동 기능 (Respiratory and Oral-Motor Functioning)

말(speech)은 개인 상호간 정보를 상호교환하고 의사소통할 수 있는 복잡하고 고도로 세련된 수단이다.[1] 말은 말의 악센트, 소리의 세기, 울림, 기간, 음질, 발음, 속도, 리듬을 포함한 다양한 특성들의 효과적이고 능률적인 통합작용을 요구한다. 유창한 언어 기능을 위한 이들 특성들의 통합은 기본적인 운동조절 시스템의 발달을 기초로 한다. 이러한 운동 조절 시스템은 광범위한 해부학적, 생리학적, 운동학적, 신경학적, 신경운동, 감각-운동, 지각, 음향, 인지, 그리고 환경적 인자들에 의해 영향받는다.[2,3]

말은 아동의 언어 기능 수준의 전체적인 반영으로 볼 수 없다. Bloom과 Lahey[4]에 의해 기술되었듯이, 언어는 내용의 요소 혹은 의미의 요소로 구성된다(예, 메시지에 대한 어의 발달론). 내용 또는 의미는 언어적인 형태로 나타낸다(예, 특정의 음운학적, 형태학적 및 언어상의 규칙에 따라서 사용되는 의사소통의 표현적인 방법). 언어 사용 또는 기능은 특이적이다(예, 메시지의 목적과 발언의 내용). 비록 말이 우리의 표현적인 언어의 일차적인 형태로서 의미가 있으나, 말은 전반적인 언어능력과 동등하다고 생각하거나 다른 사람과 지식을 의사소통하는 유일한 형태로 인식해서는 안된다.

구강-운동 기능, 섭식/삼킴, 그리고 호흡-발성 기능은 전신의 운동발달과 복잡한 관계를 가지며 영향을 준다. 따라서 이장은 구강-운동 기능, 섭식/삼킴 그리고 호흡-발성 기능의 평가와 치료에 특별히 관련된 정보를 제시할 것이다. 그러나, 이러한 점을 강조함으로써 발달장애 아동을 위한 프로그램을 개발할 때 언어 병리학자에 의해 수용적이고 표현력이 풍부한 언어 기능의 평가와 치료의 중요성을 간과해서는 안 된다.

구강-운동, 섭식/삼킴, 그리고 호흡-발성 기능 (oral-motor, feeding/swallowing, and respiratory-phonatory function)

아동평가 및 치료에서 구강-운동, 섭식/삼킴, 그리고 호흡-발성 기능의 중요성을 이해하기 위해서는 그들의 정상 발달에서 그들의 역할을 이해하는 것이 필수적이다.[5] 전형적으로 만기에 태어난 영아는 출생 시부터 먹고, 숨쉬고, 울고, 소리 내고, 또는 감각 촉진을 위해 인두, 후두, 식도

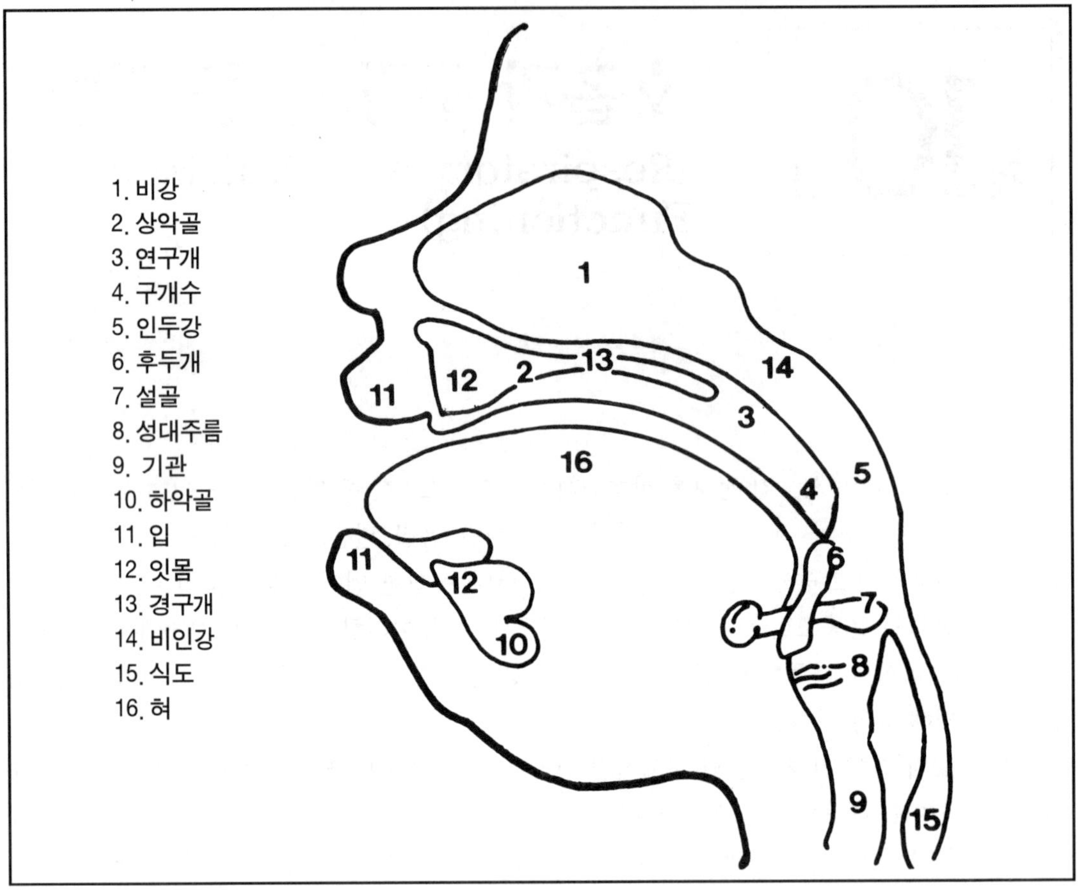

그림 10-1. 만기에 태어난 신생아의 구강과 인두

와 호흡기전을 사용한다. 우유 또는 젖과 같은 액체는 음압을 이용한 빨기 패턴으로 섭취된다. 이러한 빨기 패턴은 턱, 혀, 볼/입술 운동의 결합으로 만들어진다. 이러한 운동 패턴은 신생아의 생리적 굴곡과 작은 구강내 공간과 직접적으로 관련된다.[6] 신생아는 액체가 컵 모양으로 된 혀를 넘어 양측 후두개를 지나 시도로 직접 넘어가기 때문에 코를 통해 숨을 쉴 수 있고 동시에 빨기를 할 수 있다. 이러한 과정은 설골 인두의 근육조직과 구개수와 후두개의 가까운 근접에 의해 보호되는 높게 위치한 후두범위를 피한다(그림 10-1).

일단 영아가 머리를 돌려 중력에 대하여 목은 신전한 채로 머리를 들어올리기 시작하면, 입에 대한 생리적 굴곡의 영향은 감소되고, 턱과 혀 활동의 폭은 더 커진다. 이제 빨아들이기는 영아의 능동적 구강 형태가 되고, 턱에서 위/아래, 전방/후방 움직임과 그리고 얇고 컵 모양으로 만든 혀에서 크고, 리드미컬하고, 전방/후방의 움직임을 구성한다. 최소한의 근육 활동이 볼과 입술에서 일어난다. 여전히 빨기를 위한 구강 운동은 턱받이에 의해 보다 안정된 굴곡자세에서 머리가 유지될 때 발생될 것이다.

신생아의 안정 시 호흡기능은 인두의 기도의 열림과 비부(nasal) 호흡이 특징적이다. 혀 뒤쪽이 연구개(soft palate)에 가까이 근접한다.[7] 흉곽(rib cage)은 체간 내에서 상승되고 상부늑골은

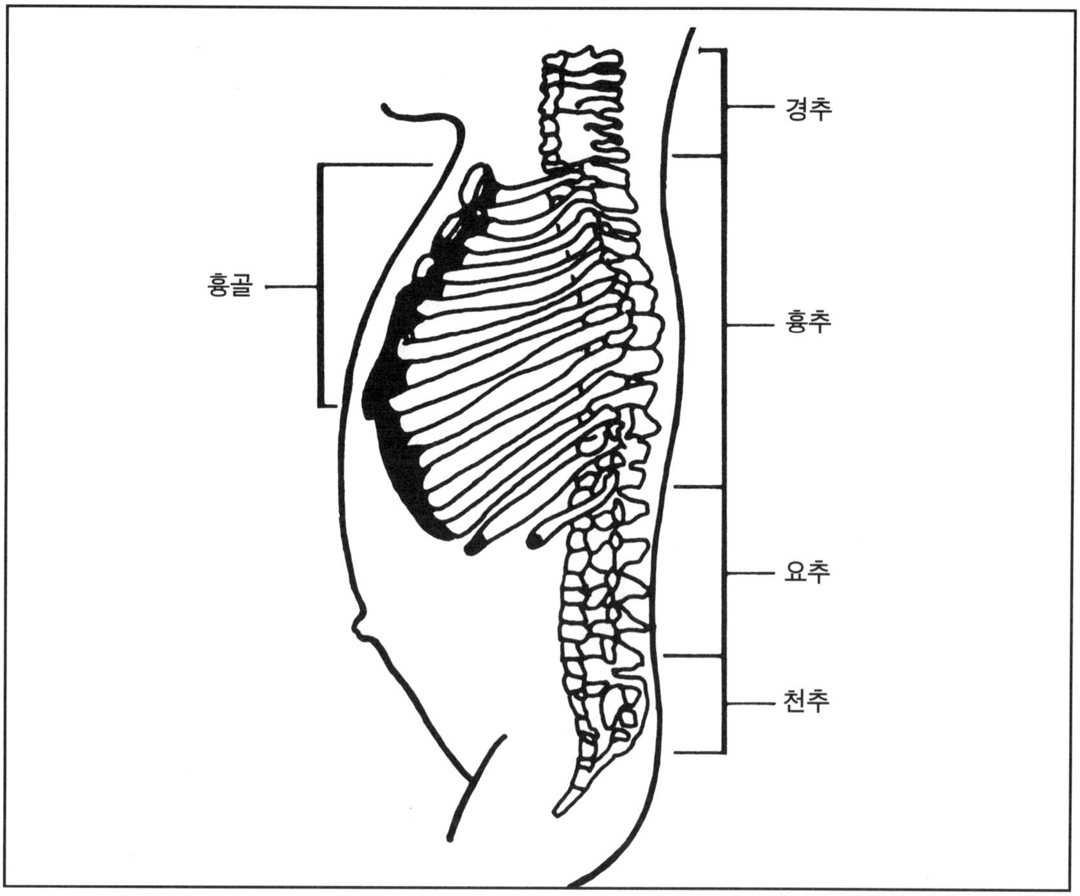

그림 10-2. 만기에 태어난 영아의 늑곽

척추에 거의 90°를 이룬다. 흉곽은 골격의 가동성과 능동적 움직임이 제한된다(그림 10-2). 흡기 시 횡격막이 수축하여 낮아지면 복벽이 팽창되고 늑골이 낮아져 복부호흡이 일어난다. 심하게 울거나 움직이거나 스트레스 시 횡격막이 강하게 수축되면 늑골 전면부와 흉골을 하방 그리고 후방으로 이동시켜 복벽이 팽창되고, 늑골 아래 부분을 밖으로 밀게 된다. 이런 팽창된 하부 늑골은 나팔꽃 모양의 늑골(rib flaring)과 관련된다.

출생시의 발성과 신체 움직임은 직접적인 관련이 있다. 소리는 숨을 내쉬면서 자생적으로 발생하며, 울음은 비음의 음질이다. 영아는 특히 먹는 동안 짧고 낮은 강도의 단조로운 소리를 자율적으로 낸다.

생후 일 년 동안 중력을 이기며 조절된 운동의 발달은 좀 더 기능적인 구강-운동, 구강-인두, 호흡-발성, 그리고 소리 생산활동을 위한 기초가 된다. 구강-운동, 구강-인두, 그리고 호흡기능의 변화는 또한 전신 운동 발달에 중요한 영향을 미친다. 이것은 턱, 혀와 설골 운동에 작용하는 상설골근과 하설골근의 능동적 사용에 의존하는 잘-조절된 머리와 목의 굴곡의 발달에 의해 나타난다.[8]

호흡 시스템의 발달적 변화는 구강-운동, 섭식/삼킴, 그리고 호흡-발성 기능뿐만 아니라 전신의 움직임에도 큰 영향을 미친다. 4-6개월의 영아는 바로 누운 자세에서 복근을 사용하기 시작하고, 중력에 대항하여 앉은 수동적으로 자세를 바르게 유지할 수 있으며 늑골은 하방으로 내려가고 늑골과 척추가 이루는 각은 90° 이하가 된다. 복근에 의해 좀 더 하방으로 이동한 흉곽의 안정화는 흉곽의 정렬과 외형을 변화시킬 것이다. 그 후 늑간근과 늑골거근은 좀 더 성숙된 복부/흉부 호흡 기능의 활발한 사용을 준비한다. 복근 활동은 통합되고 조절된 운동이 발달할 수 있도록 머리, 목, 견갑대, 입과 인두의 근육에 안정성을 제공해 준다.

구강-운동 발달은 성장, 외형, 그리고 정렬 변화를 포함한 다양한 인자에 의해 영향을 받는다; 새롭고 다양한 구강 감각 자극의 제공(예, pureed food, 고형물, 인형); 중력에 대항한 능동적인 협조성 운동; 그리고 호흡 기전에서의 변화. 젖병을 빨면서 좀 더 강한 음압을 위해서 6개월된 영아에서는 볼, 입술과 혀의 사용에 이들 요인들이 상호작용 한다. 그러나 젖먹이(suckling)에게 좀 더 넓은 범위의 운동을 구성하는 것으로는 숟가락으로 먹기와 컵으로 마시기, 얼굴 표정, 발성이 지배적이다. 고형물 음식이 보통 젖을 빠는 운동 시 핸들링되지만 깨물어 먹는 패턴이 발달함에 따라 혀와 턱에서 새로운 운동이 나타난다. 발성은 기간, 큰소리, 억양과 음질의 변화를 가져오고 더 다양한 모음과 자음을 위해 변화될 것이다.

12개월에 영아는 보다 고위의 협응된 일반적인 운동능력이 발달된다. 이러한 기술은 좀 더 협응된 구강-운동 및 호흡 발성 협조성이 형성되고 발달되는 통합된 신경운동적 기초와 감각운동적 기초를 제공한다. 빨기를 위한 턱, 혀, 볼과 입술의 움직임 그리고 호흡과 함께 이러한 움직임들의 섬세한 협조성은 병으로 마시기, 젖 빨기와 숟가락으로 먹기에서 두드러진다. 비록 안정성을 위하여 컵 아래로 혀 내밀기 또는 컵 가장자리 물기(bitting)에 의한 대상작용이 나타날지라도, 좀더 큰 빨기 활동이 컵으로 마시기에서 뚜렷이 나타난다. 혀는 움직일 때 측방운동을 하고, 음식물을 씹기 위하여 볼의 내측 근육 활동과 함께 협조적으로 입의 외측에 음식을 유지시킨다. 턱은 삼키기 좋도록 고형의 음식물을 씹을 때, 상하로, 사선으로 그리고 원과 대각선으로 움직인다. 좀 더 조절된 복식/흉식 호흡 기능과 구강-인두 기능은 장시간 연결되는 소리를 위한 기초를 제공한다. 동시에 자음-모음의 결합과 종종 단일어를 만들어 낸다.

구강-운동과 호흡 협응기능의 손상 (impairments in oral-motor and respiratory coordination function)

전형적으로 발달하는 영아에서처럼, 신경운동학적 장애를 가진 영아도 출생 시 구강-운동과 호흡기전을 이용하기 시작한다. 그러나 그들의 신경병리적 형태와 심각성은 신경근, 근골격계, 감각, 지각/인지, 호흡, 심혈관계 그리고 위장관계의 손상을 초래한다. 그러한 손상은 영아가 머리, 목, 입, 그리고 견갑대의 안정성을 획득하기 위해 비정상적인 머리, 목의 과신전, 혀 오므리기(구두 기전에서 좀 더 후방 위치에서 혀의 당김과 유지), 그리고 내전과 내회전을 동반한 상완의 신전을 사용하게 한다. 과신전된 머리와 목이 나타나고 이와 동시에 볼과 입술이 퇴축되어 뒤로 당겨지며, 턱은 하강되거나 열리고 퇴축된다. 1) 입술 오므리기(예, 입술과 볼을 오므리고 긴장시키는 자세), 2) 혀 내밀기(예, 두껍게 주름 잡힌 혀를 강하게 밀기), 3) 경구개를 밀어내며 앞쪽 혀의 거상과 혀의 퇴축, 4) 턱 내밀기와 퇴축, 그리고 5) 과도한 턱 닫기와 같은 보상적 견관절 거상과 구강 움직임은 영아가 먹고 발성하고 전신적 활동 기능을 시도할 때 발달한다.

이러한 영아들은 볼-입술, 그리고 혀의 퇴축으로 인하여 젖병이나 엄마 젖을 효과적으로 빨 수 없다. 다만 머리와 목의 심한 과신전과 혀 내밀기로 삼킬 수 있으나 그 결과 질식, 기침, 구역질이 일어난다. 턱 내밀기와 과도한 닫힘이 젖꼭지나 수저가 입에 들어가려 할 때마다 턱이 불안정하기 때문에 일어난다. 모음과 자음을 사용할 수 있는 다양한 구강 움직임은 단지 머리와 목의 과신전, 혀의 후인, 턱 내밀기와 볼-입술의 후인이 있을 때 제한될 것이다.

호흡-발성의 협응성은 머리와 목, 견갑대, 혀 외재근의 비정상적이거나 불충분한 발달에 의해 직접적인 영향을 받는다. 발생하는 문제들은 상부 늑곽의 안정성과 가동성, 호기 시 복근의 활발한 사용 및 흡기 시 흉부 팽창의 제한으로 인해 나타난다. 이에 대한 보상작용으로 견갑대의 거상과 단축된 복직근이 사용되어 안정성을 제공하지만, 이로써 흡기 시 하부 늑골이 과도하게 벌어지고 전부 늑골과 흉골의 심한 퇴축이 초래된다. 이것은 음질, 기간, 가락, 리듬, 큰소리 및 발성률과 초기 발성에 음성적인 영향을 미치게 될 것이다. 후두부의 고정뿐만 아니라 흉곽의 고정 혹은 변형이 발생될 것이다. 이러한 고정은 발성을 위한 충분한 호흡지지와 호흡, 후두의 기능, 구강-운동 활동 사이의 충분한 협조성을 제한시킨다.

비록 초기 구강-운동, 구강-인두, 그리고 호흡 협응 기능이 신경운동학적 장애를 가진 일부의 아동에서 충분히 발달하지만, 일반적으로 움직임의 질은 비정상적이다. 이러한 비정상적인 움직임의 질은 씹기, 컵으로 마시기, 말과 같은 활동에 요구되는 *섬세한* 운동 협응성의 발달에 방해가 된다. 고관절 굴곡, 외전 및 외회전(개구리 자세)과 비정상적인 요추 신전이 비정상적 안정성을 위해 유지될 때, 고관절 굴곡근들은 단축된 위치로 남게 된다. 이러한 자세는 골반의 전방굴곡을 만들며, 복근 활동을 방해한다. 따라서 얕은 호흡이 사용될 것이다. 이는 근육들의 활성도뿐만 아니라 흉곽 구조의 형태와 정렬의 변화를 제한할 것이고, 흉부를 통모양으로 변화시킬 것이다. 발성과 말에 필요한 좀 더 길고 조절된 호흡이 발달될 수 없다. 엎드려 누운 자세, 앉은 자세 또는 선 자세에서 상완의 보상성 내전, 신전이 척추 신전을 강화시키게 되면, 머리와 목, 입에서 추가적인 보상작용이 일어나 협응된 구강-운동 그리고 구강-인두 조절의 발달을 방해할 것이다.

충분한 흉부와 요부 신전 및 복근의 활성화가 발달되지 않으면, 고관절 내전근과 슬괵근들을 이용하여 체간을 안정화시키려 한다. 이러한 보상은 비정상적인 고관절 신전과 내전을 초래하게 될 것이다. 앉은 자세와 선 자세에서 중력 중심을 전방으로 이동하기 위하여 상완의 보상성 내전과 신전, 비정상적인 상부 체간의 굴곡, 그리고 머리와 목의 보상성 과신전이 사용된다. 상부 흉추 영역의 확장의 제한과 복직근의 비정상적인 수축이 발생할 것이다. 식사, 발성과 함께 호흡 협응을 위한 흉곽과 복부 근육뿐만 아니라 흉곽의 가동성이 제한될 것이다.

중재의 틀 (intervention framework)

아동의 구강-운동, 섭식/삼킴, 그리고 호흡 협응 기능의 임상적 검사와 평가의 결과로, 다른 평가에 대한 필요에 관한 권고가 만들어진다; 영양 섭취를 위해 사용되는 절차의 적합성; 삼킴 과정의 도구적 검사의 필요성; 진보된 치료 프로그램의 필요성. 포괄적인 치료 계획은 치료사에 의한 직접적인 치료와 식사시간과 이빨 닦기와 같은 나머지 활동 모두에 대한 목표와 목적의 묘사를 포함할 것이다.

식사시간 동안, 첫 번째 목표는 항상 아동에게 가능한 가장 안전한 방법으로 식사하고 영양 섭취하는데 초점을 맞춘다. 식사하는 동안 수정된 아이들의 구강 기능 혹은 머리와 목의 자세를 수정하기 위한 새로운 전략의 완성은 영양 섭취의 감소를 초래할 수 있다. 이것은 이러한 새로운 전략들의 caregiver의 구토를 일으킨다. 이동의 구강, 후두, 그리고 전신 움직임 활동, 호흡과의 협응, 그리고 식사시간에 사용되어질 수 있는 절차를 사전에 변화시킬 수 있는 중재 계획의 구성과 같이 아동의 활동에 영향을 줄 수 있는 다른 요인에 대한 진보된 연구는 필수적이다. 새로운 전략은 아동의 반응이 일차적인 식사 목표에 부정적인 영향을 주지 않을 때, 직접적인 치료동안 그리고 식사시간으로 넘어간 시간 동안에 소개되어질 수 있다.

직접적인 환자치료는 능동적 준비와 핸들링을 통하여 기능을 향상시켜야 한다. 중재 전략은 전형적인 발달과 비전형적인 발달 과정에 대한 지식을 기초로 한다. 치료는 전신 운동, 구강-운동 활동, 구강-인두 기능, 그리고 호흡 협응 발달 사이의 관계에 대한 이해를 반영해야 한다. 과제 성취를 위해 특별히 요구되는 움직임에 대해 분석하는 치료사의 능력과 학습을 위한 반복의 중요성은 또한 필수적인 구성요소이다. 직접적인 치료에서 특정 목표들이 성취되기 시작하면, 이 목표들을 이행 활동으로 결합시킬 수 있어야 한다.

임상적 검사와 평가 (clinical examination and evaluation)

아동의 구강운동, 섭식/삼킴, 그리고 호흡-인두-발성기능을 평가할 때, 식사, 발성 및 전신 운동 동안 아동의 구강 기전에 대한 정보를 알고 있어야 한다. 또한 이들 구강운동의 질과 협응성 그리고 자세조절과 운동의 결과, 구강-운동 기능과 호흡-인두-발성기능에 대한 감각자극의 효과가 평가되어져야 한다. 덧붙여, 식사하기, 발성, 전신운동과 함께 호흡의 협응성을 관찰해야 한다. 움직임과 놀이, 식사활동 동안의 다양한 형태의 아동의 의사소통이 평가의 중요한 요소이다. 이러한 정보는 부모나 아동 돌보는 사람에 대한 주의 깊은 질문, 다양한 활동 동안 아동과 아동을 돌보는 사람에 대한 관찰, 그리고 적절할 때 평가자에 의한 직접 평가를 통해 수집한다.[9-12]

식사활동 동안 아동의 구강-운동과 호흡기능의 분석이 평가 절차의 중요한 부분이 된다. 질문은 식사시간의 길이, 영양섭취, 선호하는 음식, 식기, 식사자세, 및 아동의 식사활동 뿐만 아니라 식사와 호흡력에 대한 정보를 아동을 돌보는 사람으로부터 얻어야 한다. 종종 아동을 돌보는 사람으로부터 획득된 정보는 평가자가 아동의 기능 특히 섭식과 삼킴의 영역에서 식사활동의 관찰 중에는 분명하지 않을 수 있지만 아동의 기능에 영향을 주는 요인을 발견하는 데 도움을 줄 수 있다.

식사하는 동안 아동과 아동을 돌보는 사람과의 상호작용, 사용절차, 그리고 아동의 구강-운동 기능과 호흡기능에 대한 세심한 관찰이 검사과정의 필수적 요소이다. 식사시 아동의 처음 신체 정렬과 시간이 지나면서 일어나는 신체 정렬에 특히 주목해야 한다. 음식과 물이 어떤 식으로 제시되며, 이에 대한 아동의 반응, 식사 시 사용되는 구강운동, 그리고 구강운동과 호흡의 협응성 또한 관찰해야 한다.

아동과 아동을 돌보는 사람에 대한 관찰이 끝난 후에 이미 관찰된 움직임을 분석하고, 핸들링하고, 자세, 음식특성 또는 음식의 제시법에서의 변화를 통한 기능수정을 시도하기 위하여 직접 평가가 적절하다. 좀 더 활발한 항중력 자세조절과 움직임을 자극하기 위한 핸들링이 아동의 구강-운동, 호흡-인두, 발성 그리고 전신 의사소통 기능의 변화 가능성을 평가하기 위해 제공된다. 평가자에 의한 직접 평가는 부모나 아동을 돌보는 사람과의 논의나 쪼는 전신 움직임, 식사, 그리고 의사소통 활동 동안 아동을 돌보는 사람과 아동과의 관찰을 통하여 최대한 많은 정보를 얻어야 한다.

만일 아동의 병력(예, 만성 호흡계 질환, 잦은 기침, 질식, 또는 식사시의 구역질; 지속된 축축함, 꼴깍꼴깍하는 소리, 식사중 호흡곤란의 증가)과 임상적 검사 동안 관찰에 근거하여 기음이 의심된다면, 구강-인두 가동성 연구(예, 비디오 삼킴 검사, 수정된 바륨 삼키기) 또는 삼킴 섬유광학 내시경 검사(FEES)로 연결되어야 할 것이다.[13,14] 만일 어떤 기음이 발생할 수 있는 어떤 상황에서 이러한 검사는 보다 직접적인 평가이다. 이런 기계적 평가에서의 발견은 아동의 식사과정에서 어떤 변화들이 이행되기 전에 획득되어질 수 있다.[15]

식사 중이나 식사 후의 아동의 구강-운동 활동, 신체 자세, 그리고 머리/목의 자세는 위장관계의 문제에 의해 영향을 받을 수 있다. 위 식도 역류(GER)는 위 내용물이 식도로 역류되는 것이다. 식사 후나 식사 중에 과도한 구토의 병력이 있거나 특정량의 영양섭취 후 과민성이 증가되거나, 불량한 체중 증가, 음식 종류 및 재질의 변화에 까다롭거나 폐렴이 있는 아동들이라면 위 식도 역류를 의심해야 한다. 위 식도 역류가 의심되는 아동의 주치의는 정밀검사를 의뢰하거나 아동을 돌보아 주는 위장병 전문의에게 평가를 의뢰해야 한다.[16] 만일 위 식도 역류가 있다면 아동은 음식 재질의 변화를 싫어할 것이다. 이것은 체중증가를 위한 아동의 영양섭취 증가 뿐 만 아니라 식사를 통한 구강-운동 기능 향상 가능성을 제한시킬 것이다.

치료프로그램의 설계 (treatment programming)

구강-운동 활동, 구강-인두 기능, 그리고 호흡-인두 협응성을 향상시키기 위한 치료는 아동들이 먹고/삼키고, 울고, 소리내고, 의사소통하기 위한 구강, 후두, 인두, 식도 및 호흡 기전을 더욱 성공적으로 사용하기 위해 요구되는 운동 요소들을 발달시키는 목표와 전략들을 준비해야 한다.

볼과 입술, 혀와 턱의 기능적 활동과 호흡의 협응성을 발달시키는 데 역점을 둔다. 기능의 점진적인 향상을 이끄는 직접 치료서비스 전략들이 만일 전반적인 영양섭취로 처음부터 방해를 받는다면, 식사하기와 같은 활동은 즉시 결합하여 사용하지 않는다. 따라서 직접치료와 이행활동 모두에서 향상된 기능을 촉진시키기 위해 잘 협응된 치료프로그램을 설계해야 한다.[17-24]

구강, 인두 그리고 호흡 협응성을 향상시키기 위한 기초가 되는 모든 치료는 이들 영역에서의 능동적 움직임과 전신에서의 협응된 움직임 사이의 발달적 관계를 이용한다. 직접 치료시의 동적 핸들링은 머리, 목, 입, 견갑대, 척추, 흉곽, 골반과 고관절의 좀더 정상적이고 능동적인 움직임을 촉진하는 데 필요하다. 적절한 핸들링은 반복될 수 있고, 다양한 활동들로 일반화될 수 있는 능동적 기능운동들을 유발할 것이다.

자세를 통한 적절한 신체정렬은 식사시간과 같은 이행활동 시 더 나은 구강-운동, 구강-인두, 그리고 호흡기능을 위한 중요한 안정화에 기초를 제공할 것이다. 그러나 이러한 정렬은 새로운 운동들을 다른 활동들(예, 전신운동, 발성)로의 통합의 일반화를 위한 기초를 제공하지는 못할 것이다. 포지셔닝을 통한 능동적인 항중력 운동들의 통합과 적절한 신체 정렬을 촉진하는 동적 핸들링 모두는 아동들의 총체적 치료프로그램에 중요한 역할을 한다.[25-26]

기음과 식도역류가 근본적인 문제가 아닐 경우, 식사시간 동안 실행할 수 있는 영양섭취의 일차적 목적을 지지하기 위한 전략이 있다. 이런 전략은 보통 식사를 위한 적절한 자세, 음식 특성과 사용하고 있는 식사에 사용하는 기구의 변경, 그리고 식사준비를 위한 다른 방법이나 절차들의 결합을 포함한다. 모든 아동들에게 좋은 식사자세를 확립시킬 수 있는 성공적인 장비나 방법은 없다. 그러나 식사시간에 더 좋은 기능을 얻기 위한 적절한 자세는 좋은 신체정렬이다. 좋은 신체정렬은 목의 신장과 함께 중립의 머리 굴곡; 대칭적이고 안정된 견갑대 하강과 견갑-상완 분리; 그리고 대칭적인 체간 신장을 포함한다. 좋은 신체정렬은 또한 안정적이고 대칭적인 골반의 중립적인 자세; 중립적인 외전, 회전과 함께 고관절 안정, 그리고 지면 위에 편평한 발의 안정적이고 대칭적인 자세를 포함한다(그림 10-3). 이러한 바람직한 신체의 중심적인 기초로부터의 편위는 기형이나 부적절한 장비에 의해 기인되며 식사동안 기능에 대한 자세의 긍정적인 효과를 제한할 수 있다.

비록 적절한 자세가 식사시간의 음식섭취에 상당한 영향을 미칠 수 있으나, 식사시간 동안 경험할 수 있는 다양한 감각적 경험이 음식섭취를 어렵게 만들 수 있다. 얇고 단순한 식이가 아니라 두껍고 조직적인 식이는 감각운동 신경정보를 제공할 수 있어, 보다 능동적인 구강-운동 기능을 자극하게 된다.[10,11] 적절한 가정용품의 선택은 턱, 입술, 혀의 가장 큰 기능적 활동 촉진에 필수적이다. 식이의 제시를 변화시킴으로서 시각, 청각, 미각적 입력이 비정상적 자세를 유발시키지 않는다. 비정상적인 자세는 영양섭취를 감소시킬 수 있으며, 구강의 활동을 억제 또는 제한시킬 수 있다.

식사시간 음식 섭취에 맞춰진 전략은 중요하지만 편협하다. 식사시간뿐만 아니라 언제나 직접적인 치료를 위한 전략은 전반적인 구강-운동, 구강-인두, 그리고 호흡 협응 기능의 변형에 일차적으로 중요하다. 직접적인 치료를 통하여 기능이 수정되면서 식사 시 사용되는 자세와 절차

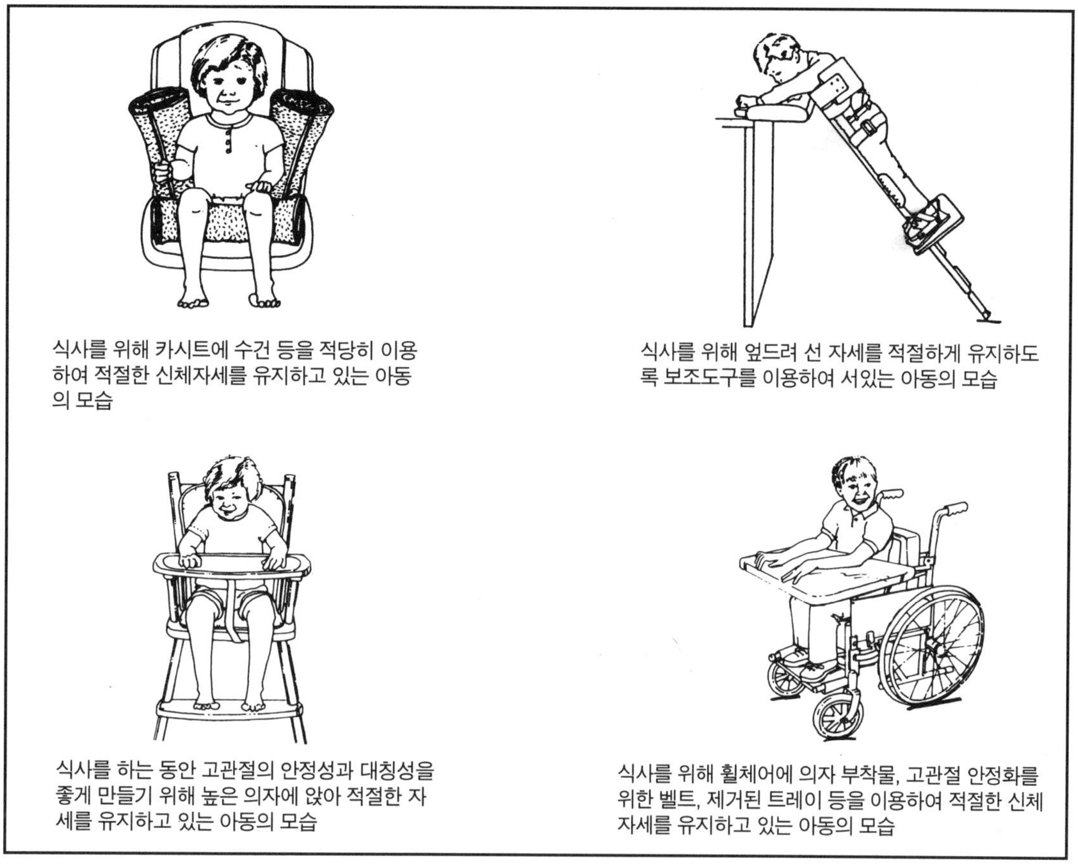

식사를 위해 카시트에 수건 등을 적당히 이용하여 적절한 신체자세를 유지하고 있는 아동의 모습

식사를 위해 엎드려 선 자세를 적절하게 유지하도록 보조도구를 이용하여 서있는 아동의 모습

식사를 하는 동안 고관절의 안정성과 대칭성을 좋게 만들기 위해 높은 의자에 앉아 적절한 자세를 유지하고 있는 아동의 모습

식사를 위해 휠체어에 의자 부착물, 고관절 안정화를 위한 벨트, 제거된 트레이 등을 이용하여 적절한 신체자세를 유지하고 있는 아동의 모습

그림 10-3. 식사하는 동안 구강-운동 기능과 호흡 기능의 향상을 위한 적절한 신체 자세의 예.

를 변화시킬 수 있을 것이다.

핸들링을 통한 준비는 협응화된 구강-운동과 호흡-음성 기능에 필요한 요소들을 개발하는데 필요하다. 핸들링은 특정 활동들과 결합되어 목의 신장과 함께 중립의 머리굴곡의 발달, 견갑-상완 가동성과 함께 안정된 견갑대 하강을 촉진시킨다. 활동적인 흉곽 가동성과 안정성이 복근 활동과 함께 중요하다. 부가적으로, 핸들링은 정상발달 과정에서 사용되는 것과 유사한 방식으로 턱의 능동적인 상하운동, 전후방운동, 사선운동 그리고 원을 그리는 운동뿐만 아니라 능동적인 입술의 닫힘, 둥글게 오므림, 그리고 펴는 동작을 촉진한다.

치료에서 특히 구강기능과 호흡 협응을 향상시키는 핸들링을 강조해야 한다. 바로 누운 자세와 엎드려 누운 자세에서 그리고 이행 동작을 통하여 능동적인 흉추와 요추의 신전 촉진이 견갑대와 복근의 신장을 도울 것이다(9장을 보라). 이로써 흉곽의 가동성과 안정성이 발달될 수 있다. 아동이 낮기 시작하고 앉은 자세와 선 자세에서 움직이게 되면, 복근이 아래에서 흉곽을 잡아주게 된다. 이것은 늑간근과 늑골과 척추 사이의 근육들의 신장을 초래한다. 따라서 흡기시 늑곽이 팽창되고, 좀더 길게 조절된 호기의 기반을 제공한다. 이로써 성숙된 복구/흉부 호흡기능을 가지게 된다. 덧붙여, 능동적인 복근의 작용을 따라 견갑대 및 흉곽의 가동성과 안정성이 협응된 구강-운동과 구강-인두 움직임의 기반을 제공하게 된다.

구강의 촉감 민감도를 변화시키는 것이 치료의 중요한 일면이 된다. 안면과 구강 내에 제시된 심부 압박 촉각 자극은 좀 더 정상적인 감각-운동 활동을 준비시킬 것이다. 안면에서 입술을 향하여 입술을 관통하는 심부 압박 마사지는 볼과 입술 근육들을 신장시키는데 도움이 될 것이다. 그런 후 좀 더 능동적인 볼, 아랫입술과 윗입술의 운동을 시작하고 차차 컵으로 마시기, 병으로 마시기, 수저로 식사하기 또는 양 입술을 사용한 발성을 하게 한다.

잇몸이나 치아로 무는 면에 지속적인 심부 압박 마사지는 긴장성 물기(tonic bite)의 발생을 감소시킨다. 긴장성 물기는 수저나 컵, 자신의 손가락, 또는 고형 음식물이 들어가면 생길 수 있다. 긴장성 물기는 분리되어서 발생하지 않고 일반적으로 체간이나 사지에 다른 촉각 정보를 견디는 문제에 반영된다.

빠는 활동 시 구역질 반응의 강도와 혀의 운동의 정도와 질이 변화될 수 있다. 음식섭취와 발성자극을 제시하기 전에 혀에 대한 리드미컬하고, 단계별로, 혀의 외측면의 중등도의 압박 경찰법이 하나의 기술이 될 수 있다. 이동이 이러한 자극에 긍정적으로 반응함에 따라 촉각입력은 아방으로 그리고 약간 상방으로 이동되어질 수 있고 혀의 상면에 중등도의 압박 경찰법이 직접적으로 적용되어질 수 있다. 이러한 혀에 대한 촉각 자극은 또한 좀 더 협응된 머리 굴곡과 목의 신전의 발달뿐만 아니라 호흡기능에도 큰 영향을 미칠 수 있다.

구강-운동, 섭식/삼킴, 그리고 호흡-인두 기능에 대한 치료는 아동으로 하여금 정상 발달 과정에 요구되는 운동요소들 또는 발달 순서들에 대한 지식에 기초한 기능적 기술을 발달시키게 한다. 직접 치료와 이행활동을 위한 전략들은 아동이 효과적이고 효율적으로 구강-운동, 호흡-인두 그리고 말의 영역에서 기능할 수 있도록 하기 위해 잘 협응되어져야만 한다.

사례연구 # 1: Jason

- 훈련 형태 5C : 운동기능과 중추신경계의 비진행성 장애와 연합된 감각통합 장애-선천적 발생 혹은 유아기 혹은 유년기에 발생
- 의학적 진단 : 뇌성마비, 우측편마비
- 연령 : 24세

검사와 평가 (examination and evaluation)

Jason의 구강-운동, 섭식/삼킴, 그리고 호흡 협응 기능의 임상적 평가는 그의 가정으로 연결되었다. 그는 놀이, 의사소통, 대운동, 그리고 식사활동 중에 관찰되었다.

안정시에 Jason은 우측 볼과 입술이 약간 뒤로 당겨져 있고, 혀의 외형이 비대칭적이며, 턱이 약간 우측으로 당겨져 있다. 놀이와 대운동 활동 시에 볼과 입술의 퇴축과 턱의 우측 편위가 뚜렷한 비대칭과 함께 증가된다. 대운동과 상지 활동의 증가 시 입의 우측으로 침을 흘린다.

Jason은 움직임이나 몸짓에 크게 의지하여 의사소통한다. 그 나이 또래의 대부분의 아동들처럼 Jason 역시 어휘 수가 적다. 의소소통을 위해 제스처와 함께 소리를 내거나 뜻을 알 수 없는 말을 사용한다. 특히 그가 걷고 있을 때는 더욱 그렇다. Jason의 소리는 비음이며 억양과 강세 패턴에서 그의 또래에서 기대되는 것과는 달리 큰 변화가 없다.

Jason은 모음은 다양하게 만들어내는 반면 자음은 수적으로 제한되고, 왜곡되기도 한다. Jason은 볼과 입술이 뒤로 당겨져 있기 때문에 m, b, p, w와 같은 양순음 발음을 할 수 없다.

Jason은 다양한 음식 먹기가 제한된다. Jason은 단지 좌측 입만을 사용하여 쿠기나 케이크와 같은 고형물을 쉽게 씹어 분해시키며, 손을 사용하여 처음에 우측에 두었던 음식물을 좌측으로 이동시킨다. 그의 혀는 우측보다 좌측으로 편위되어 있다. 그의 입술은 음식을 이동시키기 위해 숟가락을 둘러싸고 있으나 그의 입술을 이용하여 숟가락의 음식을 모두 깨끗하게 처리할 수 없다. 숟가락으로 먹을 때, 음식은 그의 입술 위에 남아있는데 특히 오른쪽이다. 컵으로 물을 마실 때 Jason은 컵을 치아들보다 훨씬 뒤로 집어넣고 약간 머리와 목을 과신전하여, 볼과 입술이 뒤로 당겨진 것을 보상한다. 가끔 Jason은 컵을 떼었을 때, 물을 약간 흘린다.

Jason은 구강과 인두 활동을 동반한 호흡의 협응에 있어서 문제를 가지고 있다. 그는 물을 마신 후면 숨이 찬다. 그의 발성에는 다소 길이가 제한된다. 흉곽은 관찰 가능한 비대칭이 있어 가슴 우측이 좀더 편평하다. 늑골의 벌어짐은 분명하며, 복근의 지속적 사용이 어렵다.

기능적 제한 (functional limitations)

Jason은 다른 사람과 의사소통을 위하여 말을 사용하기 어렵고 또래의 아이들보다 훨씬 많은 몸짓에 의존한다. 그는 종종 입술과 볼에 음식이 묻어있는 "구질구질하게" 음식을 먹는다. 그는 피륙이 증가된 음식을 먹기가 어려우며 종종 토해낸다. 그는 열린 컵으로부터 연속적으로 몇 모금 마신 후에 빈번하게 기침하거나 숨이 찬다.

손상 (impairments)

Jason은 오른쪽 신체, 얼굴, 구강 기전내에서 감각 자각의 결손을 나타낸다. 그는 볼과 입술의 후인과 함께 오른쪽에서 더욱 크게 입 다물기의 결손을 보인다. 그는 그의 혀를 외측으로 움직이기 어려운데 특히 오른쪽이며, 일반적으로 두꺼운 혀의 외형을 보인다. 그의 턱은 입을 열 때, 그리고 닫는 중에 오른쪽으로 편위된다. 그는 구강, 인두, 그리고 몇 가지 일반적인 활동과 함께 호흡 협응이 어렵다.

목표 (goals)

Jason의 치료 목표는 :

1. 그의 오른쪽 신체, 얼굴, 그리고 구강 기전 내의 감각 자각을 증가시킨다.
2. 먹기, 마시기, 발성, 상지 활동, 그리고 대운동 활동 시에 볼과 입술의 후인을 감소시켜 입술 다물기를 증가시킨다.

3. 먹기, 마시기, 발성, 상지 활동, 그리고 대운동 활동 시에 혀의 외형을 얇게 하고 혀의 상하, 전후, 그리고 측방 움직임의 사용을 증가시킨다.
4. 먹기, 마시기, 발성, 상지 활동, 그리고 대운동 활동 시에 감소된 턱의 편위를 동반한 단계별 턱의 움직임의 사용을 증가시킨다.
5. 먹기, 마시기, 발성 과제 중에 구강과 인두 활동을 동반한 호흡의 협응을 향상시킨다.

기능적 결과 (functional outcomes)

3개월의 중재 후에 Jason은 다음이 가능할 것이다.

1. 숨 헐떡임이나 숨막힘 없이 호흡이 멈추기 전에 열린 컵으로부터 3-4모금 마시기
2. 대칭적인 입술 닫기를 동반한 자발적 b와 m 자음 소리의 생산
3. 4온스의 음료를 마시는 동안 컵 테두리에 입술의 대칭적 닫기 유지
4. 침 또는 음식 흘림 없이 혀의 외측 움직임을 사용하여 부드러운 고기 먹기
5. 대칭적 입술 닫기와 단계별 턱 열기를 이용하여 숟가락의 음식을 제거하기

중재 (intervention)

치료에서, Jason의 자세조절과 자세정렬의 보다 대칭적인 토대를 확립하기 위해 흉곽과 견갑대를 통한 적절한 촉각과 고유수용성 감각의 직접적 입력을 동반한 움직임 촉진의 결합은 필수적이다. 흉곽내에서 늑골-척추와 늑골-흉골 가동성을 증가시키기 위한 잘-등급화된 감각은 보다 큰 복부 근육 활성을 조장하기 위한 활동(특히 내/외복사근을 통하여)과 혼합되어야만 한다. 움직이는 지면(예, 공, 피너츠 롤) 위에 있는 동안, Jason은 과도기적 움직임(예, 바로 누운 자세에서 옆으로 누워 앉기 혹은 엎드려 누운 자세에서 옆으로 누워 앉기)을 이용한 활동이 조장된다. 반면에 접촉 입력은 흉곽과 복근을 통하여 지지의 기저 방향으로 직접적으로 제공된다. 모음-자음의 조화를 포함한 길고 보다 다양한 음성 생성은 노래와 다른 소리 내기 게임과 혼합된 움직임 활동을 통하여 자극된다.

치료 중에 Jason은 호흡의 깊이 증가가 나타나고 음성이 길게 나타날 만큼 컵으로 액체를 마실 기회가 주기적으로 주어진다. 마시기를 할 때, 안정된 지면 위에 양발로 체중부하를 하고 대칭적으로 곧은 자세를 유지하도록 보조된다.

치아/잇몸의 표면, 경구개 위에, 그리고 혀 두드리기를 통하여 뺨과 입술에 조작된 잘-등급화된 구강 감각 자극은 보다 특이적인 발성, 마시기, 먹기 활동 이전뿐만 아니라 전신 움직임 촉진 활동과 관련하여 제공되어질 것이다. Jason을 돌보는 사람은 구강 감각 자극 절차에 대해 교육되어졌으며, 그로인하여 이빨 닦기와 같은 매일의 일상처럼 이행할 수 있게 되었다.

구강 감각 자극 후에, 컵에 걸쭉한 음료를 담아 입술과 뺨을 이용하여 입안으로 넣게 한다. 우두둑 깨무는 곡물을 치아/잇몸의 무는 면에 위치하게 하고 혀의 능동적 외측 운동을 촉진하도록 하면서 좀 더 우측으로 빈번하게 한다. 능동적인 대칭적 입술 닫기와 턱 움직임은 요구르트를 담은 숟가락에 의해 자극되어질 수 있다. Jason을 돌보는 사람은 집에서 식사하는 동안 음식 제

공을 하는 동안 유사한 절차에 의해 따를 수 있도록 권고되었다.

사례연구 # 2: Jill

▶ 훈련 형태 5C : 운동기능과 중추신경계의 비진행성 장애와 연합된 감각통합 장애-선천적 발생 혹은 유아기 혹은 유년기에 발생
▶ 의학적 진단 : 뇌성마비, 경련성 사지마비, 소두증, 정신지체, 경기(발작)
▶ 연령 : 7세

검사와 평가 (examination and evaluation)

Jill의 구강-운동, 섭식/삼키기, 그리고 호흡 협응 기능의 임상적 평가가 실시되었다. 그녀는 휠체어 안과 밖에서의 활동 모두가 관찰되었다.

Jill은 움직이거나 말을 하려하거나, 먹고 마시기를 시도하려할 때면 견갑대의 거상과 내회전, 혀의 퇴축, 심한 뺨/입술의 퇴축, 그리고 턱의 퇴축을 동반한 밀기와 함께 머리와 목의 과신전을 사용한다.

Jill의 흉곽은 일반적으로 가동성이 저하되어 있다. 복직근은 단축되고 경직되어 흉골이 뒤로 당겨져 고정되어 있다. 늑골 하부는 외형이 편평하지만 늑골 상부는 앞부분은 둥글고, 옆면은 편평하다. Jill은 흡기 시 흉골과 늑골 전면이 퇴축되어 얇은 복부 호흡 패턴을 가진다. 움직이거나 말을 하려하거나 먹으려 하면 늑골 전면에서 퇴축이 더욱 뚜렷해진다. 흡기 시 흉곽은 외측으로 팽창되면서 심각하게 벌어지게 된다.

Jill은 식사를 위해 휠체어에 앉는다. Jill은 계속해서 비대칭적인 머리와 목의 과신전, 상완 신전, 내전 및 내회전, 고관절 신전, 내전 및 내회전을 나타내며, 이러한 자세에서 호흡기능과 협응하는데 어려움을 보인다. 따라서 휠체어에서의 자세정렬은 구강-운동, 구강-인두 및 호흡기능을 위한 적절한 기반을 제공해 주지 못한다.

식사 동안 Jill은 약간 머리와 목을 과신전하고 상완을 신전, 내전, 내회전시키고, 견갑대를 거상한다. 혀는 외형상 두껍고, 퇴축되어 있으며, 수저를 사용할 때나 컵을 사용할 때 소폭의 전방, 후방 운동만이 나타난다. 뺨과 입술의 퇴축은 모든 식사 활동시 나타나며, Jill은 컵으로 음료를 마실 때 보상작용으로 입술을 오므린다. 음식이 나오면, 처음에 턱을 뒤로 당기면서 쑤셔 넣는다. 안정을 유지하기 위하여 수저와 컵 가장자리에 과장된 턱 당기기를 사용한다. 고형의 음식물을 먹을 때는 혀가 좌측으로 약간 수평이동하게 된다. 보통 Jill은 음식과 음료를 마시는 동안 호흡과의 협응이 잘 안돼 기침이나 질식이 나타난다.

Jill은 "Bye", "Hi", "Mom"과 같은 몇 마디의 말을 시도한다. 그러나 이러한 시도는 소리를 내려할 때 과도한 뺨의 비정상적인 신전으로 크게 제한된다.

임상적 평가로부터의 권고는 영양과 폐의 기능 영역에서 부가적인 의학적 평가에 대한 요구

가 포함된다. 먹고 마시는 동안 잘못된 자세정렬과 구강 운동 기능부전, 컵으로 마시기 동안 기침과 숨막힘, 상 호흡기 감염에 대한 Jill의 병력은 구강-인두 운동성 연구과 같은 삼킴 과정에 대한 기계적 평가(예, 비디오 삼킴 연구, 수정된 바륨 삼키기)를 필요하게 한다. 이러한 연구는 구강과 인두의 기능과 관련된 보다 특이적인 정보를 제공할 수 있는 데 특히, 후방 혀의 활동과 삼킴 동안 기도를 보호하는 능력에 관한 정보를 제공할 수 있다. 먹기 동안 머리/목과 신체 자세의 어떠한 변화를 만들기 전에, 구강-인두 운동성 검사로부터 정보를 가지는 것은 매우 중요한 것이 된다. 연구로부터의 정보는 또한 보다 나은 치료 목표와 전략을 발달시키는 데 있어서 도움이 될 것이다.

기능적 제한 (functional limitations)

Jill은 구강 그리고 인두기능과 함께 호흡의 잘못된 협응에 기인하여 먹기 동안 자주 기침을 하고 숨이 막혔다. 그녀는 잘못된 구강 운동 기능 때문에 음식의 종류가 매우 제한되었다. Jill은 이빨 닦기에 저항하였고 이는 치아 문제, 귀 감염, 그리고 상 호흡기 감염에 대한 높은 요인을 가지게 되었다. Jill은 과도한 몸의 과신전을 이용하여 몇 가지 단일 음절만을 생산할 수 있다. Jill의 의사소통은 일반적으로 큰소리와 억양에서 조금의 변화를 가진 발성으로 구성된다.

손상 (impairments)

Jill은 구강 접촉 자극에 대하여 과민한 반응을 나타냈다. 그녀의 흉곽은 움직임이 부족하며 호흡 패턴은 얕고, 비동시적이며 구강기능과 인두기능과 비협응적이었다. Jill은 뺨/입술이 심하게 퇴축되었고, 턱은 퇴축과 함께 내밀기가 심했으며, 혀는 외형이 두껍고 퇴축되었다.

목표 (goals)

Jill을 위한 치료 목표는 :

1. 먹기, 마시기, 발성, 그리고 대운동 과제 시 구강과 인두활동과 함께 호흡의 협응을 향상시킨다.
2. 먹기, 마시기, 발성 과제 시 혀의 외형에서 두께 감소와 혀의 퇴축 감소와 함께 혀의 전후방, 상하, 그리고 외측 움직임을 증가시킨다.
3. 컵으로 마시기, 숟가락으로 먹기, 발성, 상지와 대 운동 과제 시 뺨/입술의 퇴축 감소와 함께 뺨과 입술의 활동을 증가시킨다.
4. 먹기, 발성, 그리고 대운동 과제 시 단계별 턱 닫기와 턱의 움직임 활동을 증가시킨다.
5. 얼굴, 이빨/잇몸, 구개판의 구강 접촉 자극에 대한 내구성을 증가시킨다.

기능적 결과 (functional outcomes)

3달의 중재 후 Jill은 다음이 가능해질 것이다.

1. 몸의 과신전 없이 모음의 발성을 시작할 수 있다.

2. 제공된 컵의 테두리에 입술을 닫게 할 수 있다.
3. 숟가락으로 먹기 하는 동안 구강 내에서 진한 스프 형태의 음식을 뒤로 넘기기 위하여 혀를 얇게 하고 전후방을 움직일 수 있다.
4. 증가된 뺨/입술 퇴축 없이 구개판과 이빨/잇몸의 두드림과 입의 자극에 견딜 수 있다.

중재 (intervention)

치료에서, 활동은 전체적인 골격계 활동과 감각 적응력을 자극하기 위한 접촉과 고유수용성 감각 입력과 함께 흉골과 척추에서 흉곽의 움직임을 증가시키기 위한 촉진 전략과의 협력을 필요로 한다. 앉은 자세에서, 흉곽 외측을 통하여 체중 부하 고관절 쪽으로 체간 내에서 흉곽의 정렬향상과 흉곽의 가동성 향상을 위하여 안쪽으로 아래쪽으로 대각선으로 적용되는 중간정도의 압력이 제공되는 동안, 체간의 느리고 단계화된 외측 움직임과 회전움직임은 촉진된다. 흉곽의 가동성이 증가함에 따라 입력은 복근의 활동을 조장하기 위해 복근 영역과 만나는 하부 전-외측 흉곽쪽으로 이동된다. Jill은 치료사의 다리 사이를 붙잡고 벤취 혹은 롤(roll)에 걸터 앉을 수 있을 것이다. 중간 모음 발성을 촉진하기 위한 활동은 다음에 제공될 것이다.

옆으로 누운 자세에서 흉곽을 통하여 기저면 쪽으로 안쪽으로 아래쪽으로 대각선적으로 중간정도의 압력을 가지고 옆으로 누운 자세의 안과 밖의 느리고 단계화된 움직임의 촉진은 더 큰 흉곽의 자극, 견갑상완리듬 가동성뿐만 아니라 더 큰 체간 근육 활동을 도울 수 있을 것이다. 이것은 매트 혹은 큰 공에서 실행될 수 있고 길고-중간 모음 발성을 자극하기 위해 뒤따를 수 있다.

뺨과 입술의 근육을 통한 길이 연장과 혼합된 잘 등급화된 중간정도의 압력은 보다 나은 뺨과 입술 활동을 위한 감각-운동을 확립할 수 있도록 도움을 줄 수 있다. 이러한 입력은 보다 나은 조직화를 하기 위해 옆으로 누운 자세와 앉은 자세에서 움직임 촉진과 혼합될 수 있다. Jilll의 뺨과 입술은 머리, 목, 그리고 체간 활동과 함께 활동한다. 그 밖의 구강기전 내의 구강 감각 활동들은 치아/잇몸 그리고 경구개판의 표면을 통하여 부드러운 솔질을 이용하는 접촉 입력의 내성을 돕기 위하여 잘 등급화 된 체간 움직임과 혼합된다. Jill을 돌보는 사람은 집에서 구강 감각자극을 위한 절차를 배웠고 가능하다면 식사시간에 앞서 그리고 하루전역에 걸쳐 짧은 기간 동안 입력을 제공할 것이 권유되었다.

구강 감각 입력은 숟가락 윗 입술이 보다 지속적으로 닿게 하기 위해 두꺼운 퓌레 음식이 숟가락으로 먹기에 의해 실행된다. 이것은 도한 보다 음식을 뒤로 삼키기 위한 움직임을 위해 혀의 외형을 더욱 얇게 하고 혀의 율동적인 전/후방 움직임을 조장하기 위해 권장될 수 있다. 컵의 테두리 위에 입술 닿기는 컵으로 마시기를 위한 그녀의 구강 기전을 조직화하는 것을 도울 것이다.(주목; 먹기/삼키기 활동 쪽으로 방향지어진 목표와 전략들은 부가적인 도구 평가 정보와 결합하여 수정되어질 것이다.)

사례연구 #3 : Taylor

- 훈련 형태 5C: 중추신경계의 비진행성 장애와 함께 운동기능과 완전한 신경 연합의 손상 - 선천적인 원인 또는 유아나 어릴 때 후천적 요인
- 의학적 진단 : 척수막탈출증, L1-2
- 연령 :4세

검사와 평가 (examination and evaluation)

숟가락으로 먹기, 컵으로 마시기, 그리고 딱딱한 음식 먹기 중에 Taylor의 구강 운동 활동은 정상 연령 한계 내에서 나타난다. 그는 말을 포함한 다양한 의사소통 방법을 사용한다. 그의 3-4 단어를 사용한 평균 문장 길이와 자발적 말 중에 생산되는 소리는 정상 연령 한계 내에 있다.

Taylor는 지속적인 호기와 좋은 호흡 협응을 지지하기 위한 적절한 복근 활동을 가지지 못한다. 그는 약 3단어 정도를 말한 후에는 공기가 다 빠져 나간 것처럼 보이며, 숨을 끝마치기 전에 컵으로부터 3모금 이상 마실 수 없다.

Taylor의 언어기능은 언어병리학자에 의해 좀 더 철저하게 평가되어야 한다. 수막척수류와 뇌수종이 있는 아동은 구체적 언어반응을 요하는 지적, 어휘적, 이해 검사에서 보통 정상적인 언어기능을 가지는 것으로 종종 나타난다. 아동들은 기계적 기억에 의해 학습된 상투적인 문구표현과 구를 과도하게 사용하여 말한다. 이 아동들은 자발적 언어기능 검사 시 단어를 이해할 수 없을 수도 있다. 이것은 매우 표현적이고 구체적이고 , 그리고 수용적인 언어결핍을 의미한다.

기능적 제한 (functional limitations)

Taylor는 지속적인 호기를 위한 부적절한 호흡 지지에 기인하여 3-4단어 길이를 넘어서는 문장을 말할 수 없다. 그는 그가 숨을 멈추기 전에 컵으로부터 단지 3모금을 마실 수 있다.

손상 (impairments)

Taylor는 일반적으로 그의 상지와 체간, 특히 복근에서 약증을 나타낸다. 늑골의 벌어짐은 복근 약증에 기인한 흡기에 대한 근거이다. 제한된 지속적인 호흡근 활동은 상지활동과 함께 말, 지구력, 호흡 협응에 영향을 미친다.

목표 (goals)

Taylor를 위한 치료 목표는:

1. 말하기와 다른 의사소통 과제 중에 구강과 인두 활동과 함께 호흡의 협응 향상
2. 컵으로 마시기, 빨대로 마시기, 인형 불기 활동 중에 구강과 인두 활동과 함께 호흡의 협응 향상
3. 다른 목표는 Taylor의 언어 기능 평가에 의존될 것이다.

기능적 결과 (functional outcomes)

3개월의 중재 후에 Taylor는 다음이 가능할 것이다

1. 호흡지지 없이 한 번의 호기시 3-4개 단어의 문장을 만들 수 있다.
2. 호흡을 멈추기 전에 3-4 모금의 음료를 마실 수 있다.

중재 (intervention)

말과 나머지 구강/인두 활동을 위한 Taylor의 호흡지지 증가는 물리치료사와 작업치료사에 의해 제시된 활동의 결합을 요구할 것이다. 이러한 활동은 Taylor의 상지와 체간, 특히 복근과 배부 신전근의 근육활동의 강화와 자극에 초점 맞춰질 것이다. 보다 지속적인 호기에서 말의 생산을 권장하기 위한 과제는 이러한 활동들로 통합될 것이다.

벤취 혹은 롤 위에 지지된 앉기를 하는 동안 벽 위에 그의 팔과 손을 펼쳐서 밀기를 할 때 Taylor는 고관절을 넘어 전방으로 오게 할 수 있다. 그의 팔을 통해 밀기를 하는 동안 그는 한 번의 호기 상태에서 치료사에 의해 제공된 3-4단어의 문장을 반복하도록 요청된다. 큰 체간과 복근 활동을 권장하는 활동의 결과, Taylor는 호흡 때문에 입술이 컵에서 떨어지기 전에 4모금을 연속적으로 마실 것이다.

사례연구 # 4 : Ashley

- ▶ 훈련 형태 5B: 신경 운동 발달의 손상
- ▶ 의학적 진단: 다운증후군
- ▶ 연령 :15개월

검사와 평가 (examination and evaluation)

Ashley의 구강운동, 먹기/삼키기 그리고 호흡기 협응 기능의 임상적 평가가 실시되었다. 그 여아의 놀이, 대화, 큰 움직임 그리고 식사 시간 활동을 관찰하였다.

그 여아의 어머니에 의하면, Ashley는 식도 폐쇄증이었고, 생후 6개월 동안 섭식을 위해 G-tube이 필요했다. 그 여아는 경미한 청력소실을 동반한 만성 중이염을 앓고 있다. 등압관은 12개월에 대체되었다. 어머니-아이의 초기 중재 프로그램의 일부로 제공되어지는 상담 언어 서비스에 Ashley와 그 어머니는 매주 2회 참석한다.

Ashley의 일반적으로 낮은 근 긴장도는 구강 운동과 호흡-발성 기능에 낮은 기초를 제공한다. 빠는 형태가 모든 섭식 활동으로 사용된다. 혀는 두껍고 항상 입 밖으로 내민다. 젖병으로 먹는 동안 보다 많은 양의 액체를 섭취하도록 하기 위해 젖꼭지의 구멍은 넓혀지도록 해 왔다. 그 여아는 젖병으로 먹는 동안 자주 호흡을 위해 먹는 것을 멈추어야 했다.

컵으로 마시기가 소개되었지만, 단식 간식 시간 동안이었다. Ashley는 오직 스푼으로 2단계 baby food만 받아들인다. 그 여아에게 약간의 간식(크래커, 쿠키)이 제공되었지만, 긍정적인 반응의 부족으로 그것들에 일관된 표현이 촉진되지 않았다. 매 식사마다 스푼으로 최대 3-4onces를 섭취한다.

Ashley어머니는 Ashley가 G-tube로 섭취할 때 자주 토했다고 말했다. 그 여아의 심장 결합이 회복되고, tube를 제거한 이후로 식사 중이나 식사 후에 토하지 않았다

스푼으로 먹는 동안 주목할 점은 가득 한 스푼을 여러 번 삼킨 후에도 잇몸과 볼 사이에 약간의 음식이 남아 있다는 것이다. 만약 그 여아에게 즉시 다른 스푼의 음식을 주지 않으면 남아 있던 잔여의 음식물을 입 밖으로 흘린다.

Ashley의 흉곽은 편평하고 높게 위치하고 있다. 복식 호흡동안 앞 흉곽 특히 흉골에서 후인은 심하게 울고, 활동 그리고 발성을 시도할 때 증가한다. 그 여아의 발성은 성량이 적고, 비음이며 약하며 짧다. 그 여아는 구강 호흡이고, 만약 닫힌 자세에서 그녀의 입이 열리면 호흡을 위해 애쓴다. 이것은 다운증후군 아동에게서 특별한 것이 아니다. 그들의 작은 구강 기전은 입을 다물 때 구인두와 비인두의 흐름을 방해 없이 구강에 혀를 놓아두는 충분한 공간을 제공하는 것이 나타나지 않는다.

충분한 언어습득 전의/인지의/언어 평가는 Ashley의 현재 목표-지향적 놀이 활동의 부족과 그 여아의 경미한 청각 소실을 가진 만성 중이염의 과거 병력 때문에 필요하다. 게다가 그 여아는 전문적인 청력의사에게 그녀의 청력 상태를 주기적으로 재평가받아야 한다.

기능적 제한 (functional limitations)

Ashley는 식사시간에 스푼으로 섭취하는 음식의 양이 제한적이다. 그 여아는 크래커나 쿠키에 관심을 보이지 않는다. 모든 섭식활동에 있어 두꺼운 혀와 과도한 혀 내밀기는 섭식활동을 하는 동안 액체와 음식을 흘린다. 그 여아의 발성은 성량이 적고, 비음이며 약하고 음량이 짧다.

손상 (impairments)

Ashley는 낮은 구강 감각 인식과 낮은 구강근육 활동을 가진다. 그 여아의 혀 움직임은 전/후로 제한된다. 입술을 다물기가 약한 것이 분명하다. 음식을 삼킨 후나 흘렸을 대 입속에 음식이 남아 있는 것을 인지 못하는 것으로 보인다. 구강과 인후의 움직임을 동반한 호흡기의 협응 문제는 젖병으로 먹는 동안. 소리를 내거나 부드러운 운동 동안 분명히 나타난다.

목표 (goals)

Ashley의 치료 목표는:

1. 섭식활동과 소리내기/말하기 과제 동안 구강과 인후의 움직임을 동반한 호흡기의 협응을 증가시킨다.
2. 섭식활동과 소리내기/말하기 과제 동안 볼과 입술의 적극적인 사용을 증가시킨다.

3. 섭식활동과 소리내기/말하기 과제 동안 위/아래와 외측으로 적극적인 움직임을 증가시킨다.
4. 섭식활동과 소리내기/말하기 과제 동안 구강 감각인지를 증가시킨다.

기능적 결과 (functional outcomes)

중재 3개월 후의 Ashley는

1. 컵으로 마시기할 때 아래 입술을 위로 하고, 컵의 테두리 아래에서 안정성을 준다.
2. 고형과 닿고 물체를 옆의 치아나 잇몸에 두려고 혀를 외측으로 움직인다.
3. 비음을 줄이고 소리응 증가하여 3-5초 길이로 발성을 한다.
4. 서고 앉는 자세일 때 섭식활동을 하지 않는 동안 혀 내밀기를 줄이고 입속에 두도록 한다.

중재 (intervention)

치료에서, 체간, 견갑대, 입술 근육 활동에 중점을 둔 능동적 움직임의 촉진과 체성감각, 전정계, 시각 그리고 청각 감각의 입력을 적절히 결합하는 것은 필수적일 것이다. 자세 변화(옆으로 누운 자세에서 앉기, 안은 자세에서 네발기기자세, 무릎기기 자세에서 서기) 활동의 촉진과 함께 아래 흉곽과 복근의 중간정도의 압력으로 결합하는 것은 호흡 지지 증진을 위해 Ashley의 자세적인 기초 발달을 도울 수 있다. 발성을 크게 길게 하도록 자극시키는 활동은 음성의 상호작용으로 이러한 움직임 활동과 관련하여 Ashley에게 집중하도록 해 줄 수 있다.

움직임 촉진 활동 동안의 짧은 휴식은 잇몸/치아, 경구개 표면에 혀를 무는 것을 통해 볼과 입술 에 체계적인 구강 감각을 제공한다. 먼저 Ashley에게 보다 큰 자세적 활동과 감각 입력의 능동적 반응의 증가. 약간의 섭식 경험을 시작한다. 걸죽한 액체나 퓨레 음식을 컵으로 마시기를 소개하고 표면을 옆으로 깨물어 씹어 쉽게 용해되어 보이거나 스푼으로 음식을 제거를 위해 활동적인 입술 다물기를 촉진한다.

놀이의 일부로 다른 종류 음식(걸쭉한 퓨레, 크래커. 시리얼), 맛 그리고 냄새를 소개 한다. 자세변화, 손, 발, 체간, 얼굴 그리고 입을 능동적으로 움직이는 동안 다른 종류의 음식과 관련하여 새로운 촉각적 경험에 대한 내성 증가를 촉진시킨다. 다른 냄새와 맛은 구강과 인후의 기전에 최고의 활동적이고 적극적인 반응을 이끌어 내는 것을 유도하도록 소개되어진다. 이것들은 Ashley의 일상적 식사시간에 포함될 수 있다.

치료에서 습득된 성공적인 전략과 수행은 Ashley의 영양학적 섭취에 긍정적인 영향을 가지는 한 Ashley의 일상생활에 포함될 것이다. Ashley의 보호자가 일상생활에 이러한 유익한 추천사항을 유도하도록 살펴보는 것이 필요할 것이다. 이것이 고형 음식과 컵으로 마시는 새로운 경험을 소개할 때 특히 중요할 것이다.

사례연구 #5 : John

▶ 훈련형태 5B : 손상된 신경운동 발달
▶ 의학적 진단 :집중 결손 과운동 질병, 발달 협응 질병
▶ 연령 : 5세

검사와 평가 *(examination and evaluation)*

John의 유치원 선생님은 John의 말을 위해 학교의 말 언어 병리학자(speech-language pathologist)를 간주하여 나타냈다. 말 언어 병리학자는 schedul을 짜서 John의 유치원 생활 관찰을 위해 정리했다.

교실 관찰 전에 John의 패턴을 전화를 통해 그의 말 언어 발달 기능에 관련된 주의정보를 얻었다.

비록 다른 성인들은 John이 흥분되고 빠르게 말하는 것을 이해하지 못해도 John의 엄마는 남편은 John이 말하는 모든 것을 이해한다고 보고했다. John은 완전히 이해하지 못할 때 좌절하게 된다. 오랫동안 안면 표현, 손동작, 손짓하기 그리고 웅얼거리고 모음발성으로 하는 표현을 습관해 왔다. 그의 언어는 좀 더 일년 전 보다 좀 더 알기 쉬워졌다. 그는 여전히 오랫동안 앉아서 게임하고 그림그리기에 문제가 있다. Ritalin을 시작 후로 좀 더 괜찮아 졌다.

John의 엄마는 John이 항상 돼지처럼 먹는다고 적었다. 그는 3살부터 병으로부터 마시고 여전히 뚜껑 있는 sipper cup으로 먹는다. 그는 크래커 먹고, 우유 없이 시리얼 먹고, 땅콩버터와 젤리 또는 구은치즈를 넣은 4조각으로 짜른 샌드위치, cheese cubes, raisins, 마시마로와 통조림 스파게티를 즐겨먹는다. 그는 오직 우유만 마시는 것을 좋아하고 물과 쥬스는 싫어한다. 그는 과일을 먹는 것을 싫어한다. 그는 French fries와 간 토마토와 약간의 당근 요리를 먹을 것이다. John의 엄마는 스푼과 포크의 사용이 필요하는 부분에 문제가 나타날 때 John의 저녁을 보조한다. 신경정신학자가 말한 그의 화나는 기분과 말 그리고 발달 협응장애의 진단에 관해 그녀는 매우 걱정했다.

교실에서 관찰하는 동안 John의 장난감 가지고 노는 것을 적었다. 그는 혼자 놀고 학우와 놀거나 대화를 하지 않는다. 그는 다른 아이들이 있을 때 활동적으로 논다.

John은 다른사람과 의사소통을 위해 그의 언어를 부가하기 위해 몸짓을 사용한다. 그는 종종 자기에 무얼 얻고 하는 것이 있으면 어른 뒤에서 사람을 본다. 그의 교실에서 다른 아이들은 이러한 부분에서 싫어한다.

간식시간에 그는 쥬스에 관심이 없고, 엄마가 싸주신 우유만 마신다. 그는 크래커를 먹고 소리 내면서 먹는다.

그의 말은 표현 언어지연을 나타나다. 그는 종종 단어의 중간 또는 끝 자음을 뺀다. 자발적인 말 과정 동안 문장의 단어를 뺀다. 그의 부모는 영양소 먹는 것, 마시는 것과 관련된 추가적인 정

보를 얻을 것이다.

기능적 제한 (functional limitations)

John의 말을 할 때는 항상 어떤 몸짓, 손짓하기를 대화구조를 사용하고, John 성격이 이해를 못할 때 쉽게 좌절을 느끼고 하나의 일에 오랫동안 집중하지 못한다. John 식습관이 조절안됨 자기가 좋아하는 일부 음식에만 관심보인다.

손상 (impairments)

John은 턱, 혀, 입술 움직임의 잘 안되는 것을 알기 쉬운 말로 이야기하고, 체성감각 문제와 환경에서 시각과 청각 정보 조절의 능력 문제보인다. 구강과 인두 움직임과 상지 움직임과 대운동의 호흡협응 제한이 있다.

목표 (goals)

John을 위한 치료 목표는:

1. 먹고, 마시고, 말하고, 고음으로 말하고, 상지 그리고 대운동 과제 동안 구강과 인두 활동과 함께 호흡의 협응 개선
2. 말하고, 먹고, 마시는 과제 동안 입술, 혀, 턱 움직임 협응개선
3. 구강 감각인식과 혀, 입술, 턱의 활동적인 근육 유지

이러한 목표가 광범위한 언어와 언어평가를 변화시킬 것이다.

기능적 결과 (functional outcomes)

John이 시행한 3개월의 중재:

1. 다른 환경에서 시각과 청각자극으로부터 혼란 없이 테이블 앉아 있는 동안 잘 주목한다.
2. Toy Horn 또는 휘바람불기(Whistle) 3~5초 소리 지르기
3. 3~4단어의 문장의 단어 끝에 나타나는 자음 t와 d의 창작하기

중재 (intervention)

현재까지 움직임들이 구강과 인두 기능의 변화를 관련시키는 부분에서 필요하다. 모든 기초적인 전체 감각 운동 기초 움직임들의 변화를 필요하다. 큰 견갑대/상지 또는 고관절/하지근력 큰 활동은 구강과 인두 활동 증가를 위해 도울 것이다. 특히 구강과 인두지역에서 완전하고 조절하는 일반적인 체성감각 정보를 도움받는다. 그밖에 좀 더 특별한 말과 소리 과정 과제를 위한 준비 확립에서 도움을 받는다.

고음으로 소리 음악적인 요소와 고음의 소리가 나는 장난감은 John의 호흡 깊이, 호기 유지와 전체 지구력을 증가시키는데 유용할 것이다. 큰소리보다 소리를 길게 내는 것이 호기유지에 더 낫다. 고음의 소리가 나는 장난감은 전체간벽을 흡입 확산을 제공한다. 어떤 움직임의 시작에서

필요한 큰 운동성은 외측, 비스듬 그리고 회전 늑연골 치수 흡기와 호기과정의 확산의 목적을 알맞게 하다. 일상적인 습관의 부분연습은 성공적인 John의 중재 프로그램의 필요한 부분일 것이다.

참고문헌 (references)

1. Sander E. When are speech sounds learned? *J Speech Hear Disord*. 1972;37:55-63.
2. Netsell R. Speech motor control development. In: Reilly A, ed. *The Communication Game*. Somerville, NJ: Johnson & Johnson Baby Products; 1980:33-38.
3. Lass N, McReynolds L, Northern J, et al, eds. *Speech, Language and Hearing*. Vol 1. Philadelphia, Pa: WB Saunders; 1982.
4. Bloom L, Lahey M. *Language Development and Language Disorders*. New York, NY: John Wiley & Sons; 1978.
5. Alexander R, Boehme R, Cupps B. *Normal Development of Functional Motor Skills: The First Year of Life*. San Antonio, Tex: Therapy Skill Builders; 1993.
6. Bosma J. Introduction to the symposium. In: Bosma J, Showacre J, eds. *Symposium on Development of Upper Respiratory Anatomy and Function: Implications for the Sudden Infant Death Syndrome*. Washington, DC: US Government Printing Office; 1975:5-49.
7. Bosma J. Structure and function of the infant oral and pharyngeal mechanisms. In: Wilson J, ed. *Oral-Motor Function and Dysfunction in Children*. Chapel Hill, NC: University of North Carolina; 1978:33-65.
8. Kapandji I. *The Physiology of the Joints: The Trunk and the Vertebral Column*. Vol 3. 2nd ed. New York, NY: Churchill Livingstone; 1974.
9. Alexander R. Feeding and swallowing. In: Bigge J, Best S, Heller K, eds. *Teaching Individuals with Physical, Health, or Multiple Disabilities*. 4th ed. Upper Saddle River, NJ: Merrill Prentice Hall; 2001:504-535.
10. Arvedson JC, Brodsky L. *Pediatric Swallowing and Feeding: Assessment and Management*. 2nd ed. Albany, NY: Singular Publishing Group; 2002:283-340.
11. Girolami GL, Ryan DF, Gardner JM. Clinical assessment of the infant. In: Scherzer A, ed. *Early Diagnosis and Interventional Therapy in Cerebral Palsy: An Interdisciplinary Age-Focused Approach*. 3rd ed. New York, NY: Marcel Dekker; 2001:139-184.
12. Sheppard JJ. Clinical evaluation and treatment. In: Rosenthal SR, Sheppard JJ, Lotze M, eds. *Dysphagia and the Child with Developmental Disabilities: Medical, Clinical, and Family Interventions*. Albany, NY: Singular Publishing Group; 1995:37-75.
13. Arvedson JC, Lefton-Greif MA. *Pediatric Videofluoroscopic Swallow Studies: A Professional Manual with Caregiver Guidelines*. San Antonio, Tex: Communication Skill Builders; 1998.
14. Willging JP, Miller CK, Link DT, Rudolph CD. Use of FEES to assess and manage pediatric patients. In: Langmore SE, ed. *Endoscopic Evaluation Treatment of Swallowing Disorders*. New York, NY: Thieme; 2001:213-234.

15. Fee M, Charney E, Robertson W. Nutritional assessment of the young child with cerebral palsy. *Infants and Young Children*. 1988;1:33-40.
16. Putnam PE. Gastroesophageal reflux disease and dysphagia in children. In: Arvedson JC, Lefton-Greif MA, eds. *Pediatric Dysphagia II: A Team Approach for Assessment, Management, and Special Problems. Seminars in Speech and Language.* 1997;18(1):25-38.
17. Alexander R. Prespeech and feeding development. In: McDonald E, ed. *Treating Cerebral Palsy: For Clinicians By Clinicians*. Austin, Tex: Pro-Ed; 1987:133-152.
18. Alexander R. Oral-motor treatment for infants and young children with cerebral palsy. *Seminars in Speech and Language*. 1987;8(1):87-100.
19. Alexander R. *Pediatric Feeding and Swallowing: Assessment and Treatment Programming* [self study video and manual]. Rockville, Md: American Speech-Language-Hearing Association; 2002.
20. Alper BS, Manno CJ. Dysphagia in infants and children with oral-motor deficits: assessment and management. In: Arvedson JC, Lefton-Greif MA, eds. *Pediatric Dysphagia: Complex Medical, Health, and Developmental Issues. Seminars in Speech and Language.* 1996;17(4):283-310.
21. Lowman DK, Murphy SM, eds. *The Educator's Guide to Feeding Children with Disabilities.* Baltimore, Md: Paul H. Brookes; 1999.
22. Glass RP, Wolf LS. Feeding and oral-motor skills. In: Case-Smith J, ed. *Pediatric Occupational Therapy and Early Intervention.* Stoneham, Mass: Butterworth-Heinemann; 1993:225-288.
23. Morris SE, Klein MD. *Pre-Feeding Skills.* 2nd ed. San Antonio, Tex: Therapy Skill Builders; 2000.
24. Pinder GL, Faherty AS. Issues in pediatric feeding and swallowing. In: Caruso AJ, Strand EA, eds. *Clinical Management of Motor Speech Disorders in Children.* New York, NY: Thieme; 1999: 281-318.
25. Stamer M. *Posture and Movement of the Child with Cerebral Palsy.* San Antonio, Tex: Therapy Skill Builders; 2000.
26. Howle J. *Neuro-Developmental Treatment Approach: Theoretical Foundations and Principles of Clinical Practice*. Laguna Beach, Calif: NeuroDevelopmental Treatment Association; 2002.

제 11 장 보행 기술의 발달 (Developing Ambulation Skills)

독립적으로 걷는 것이 불가능한 어린이의 부모에게 "물리치료를 통한 당신의 목표는 무엇입니까?"라고 물어보면 대답은 당연히 "나의 아이가 걷기 희망합니다."일 것이다. 아이들이 첫 번째 단계에 설수 있는 능력에 기여한다는 것은 치료사들에게 있어 큰 만족이다. 치료사들에게 있어 몇몇 질문은 심각하게 질문하는 부모들 보다 더 답하기 어려운데 예를 들어 "나의 아이가 걷게 될 수 있습니까?"의 경우 의사와 치료사는 객관적이면서 신뢰할 수 있는 대답을 할 수 있도록 노력해야한다.[1] 걷는 것은 가치 있는 중요한 것이고, 중요한 기능적 기술과 운동 조절에 기초를 두고 늘리게 되는 독립의 지표이다. 이 이유 모두를 위해, 가족과 치료사는 치료법에 개입하면서 결과를 끌어내기 위해 보행에 자주 집중한다. 몇몇 사람들이 자신이 걸을 수 있을 것인가에 대해 인정하는 것은 단순한 작업일지도 모르는 데, 어린이의 걷는 모양 패턴에서 생기는 특정의 기능적인 한계의 보행(걷는 모양의 효율을 제한하는 요인)을 막는 손상을 확인하는 것은 어렵다. 어린이가 걷기 시작하는 것을 효과적이고 효율적인 계획을 수립하여 보행 능력 수행을 훨씬 더 잘 할 수 있게 기능을 확장시키는 것은 훨씬 더 어렵다.

이 장은 이런 중요하고 어려운 질문을 다룬다. 보행의 기초는 표본의 문제를 해결하고 정보를 체계화하기 위해 사용하면서 개설될 것이다. 관련이 있는 발달상의 논쟁 그리고 보행이 유년기를 가로질러 바뀌는 이유는 검토될 것이다; 신경근육적 병태생리와 아동의 보행 능력에 대해 관련된 장애는 토의될 것이다. 검사, 치료 계획, 그리고 치료 절차를 위한 지침은 소개될 것이다. 마지막으로, 안내는 임상적 절차의 묘사를 보여주기 위한 사례연구가 연속으로 적용될 것이다.

정의와 기초 개념 (definitions and basic concepts)

용어 "이동", "걷기", "보행(gait)"과 "보행(ambulation)"은 문헌에서 호환되어 자주 사용된다. 그러나 이 장에서는 *Dorland's Medical Dictionary*[2]에서 사용된 정의를 사용할 것이다.

- *이동*(locomotion)은 한 장소에서 다른 장소로 움직이는 능력이다.
- *걷기*(walk)는 발의 진행이다.

▶ *보행*(gait or ambulation)은 걷기의 형태 혹은 방법이다.

이러한 용어는 해당되는 표본들과 다양하게 묘사된 세계 건강 기구(WHO)의 신경계 발달 치료법(NDT) 표본들에게 유용하다.[3,4] 이동은 분명히 사회에 충분히 참여하는 개인의 능력에 영향을 주는 기능적 활동이다. 그것은 어떤 공간에서 움직일 수 있게 하고, 학교생활 또는 사회생활에 있어서 필요하다. 이런 것들을 훈련하기 위한 방법에는 바닥을 구르거나, 뛰거나, 보행기를 신고 학교 전체를 걷게 하거나 차를 운전하는 방법이 있고 또 휠체어를 사용하는 방법이 있다. 걷기는 개인이 중력과 이동에 수직방향으로 반대하여 발을 움직이지만, 기능적인 문제 또는 시간과 방향, 환경 또는 다양한 표면적인 것들에 제한을 두는 것 등에 꼭 신경을 써야 할 필요는 없다. 보행은 개인의 자세와 움직임을 나타내고, 사람이 걷는 방법을 명확히 하는 것이다. 신경발달치료(NDT) "운동 기능"에 대해 언급했는데[4] 이 관점에서 보면 치료사는 결과물과 목표를 분리해야 한다고 설명하고 있다: 1) 움직임이나 공간의 이동을 독립적으로 수행하는 것이 제한적일 경우. 2) 독립적인 보행이 어렵거나 보조가 필요한 경우 3) 효율적인 보행이나 에너지가 감소한 경우. 이 장에서, 아동의 더 큰 기능적 독립성을 이끌어 내어 보행과 걷기가 되는 것에 초점이 맞추어질 것이다.

이동 (locomotion)

비록 발달의 정도는 다양하지만, 어린이는 구르기 활동과 공간에서 움직이는 과정을 4개월 정도부터 시작합니다. 전형적으로 누운 자세에서 뒤를 밀고 회전하는 것을 5~6 개월이면 가능해진다. 주먹을 이용하여 움직임을 갖는 복부 포복은 7 개월 무렵에 나타난다. 손과 무릎을 이용하여 기기는 8~~9개월에 이루어진다. 어린이가 성장함에 따라 이동의 형태는 여기저기 뛰어 돌아다니고 뛰어넘고 자전거를 타는 등 나이에 적합한 운동성 기술이 계속되는 동안 보행의 발달을 증가시키게 된다. 과거에는, 준비된 학설에 의거하여 임상가들은 한 가지 형태의 이동을 어린이에게 적용시키기 위해 또는, 좀 더 성숙된 다음 단계의 이동을 위해 준비되어야 한다고 가정하였다. 이러한 가정에 바탕을 두면, 보행을 하지 못하는 어린이들을 보는 치료사는 보행과 보행활동을 소개하기에 앞서 좀 더 높고 성숙된 레벨의 이동에 중점을 두어야 할 것이다. 최근에 "발달"의 가정에 대한 많은 의문이 있다. 아마 이동의 각 패턴은 시간, 어린이의 성장, 신체 시스템 상호작용, 환경적 문제와 개개인의 움직임의 요구에 대한 기능적 해결이다. 이러한 틀에서, 이동의 패턴은 이동의 성숙한 형태로서 걷는 우발적인 각성을 위한 미리 필요한 발달상의 활동이라고 간주되지 않을 것이다.[4]

걷기 (walking)

전형적으로 발달하고 있는 아이들은 보조를 받아 8~9개월이면 걷기 시작한다. 첫 번째 생일을 맞이하는 시점에서 어린이는 독립적인 걷기를 시작하고, 13~15개월의 나이가 되면 완벽한 보행이 완성된다. 부모는 어린이를 주의 깊게 관리해야 하고 어린이들은 좀 더 복잡한 환경에서 다양한 것들을 보행을 위해 배우게 된다. 어린이는 다른 방향의 보행을 배워야만 한다; 계단을 오르내리기; 가는 길에서 장애물을 피하기; 멈추기, 출발하기, 방향을 바꾸기; 물건을 운반하면서 걷기; 걸으면서 동시에 말을 하는 것처럼 다소 산만한 환경에 대처하는 방법 익히기. 이 기술의 상황은 발달상의 차트와 시험에서 잘 보고되었다.[5-8] 임상가는 보행의 존재 또는 결여뿐만 아니라 보행의 기능적 능력의 제한에 영향을 끼치는 것과 어린이들의 이런 기술이 집이나 학교 일상생활에 참여할 때 가져다주는 변화 또한 중요하게 관찰해야 한다.

보행 (gait)

Perry[9]는 보행을 체중이 있는 안정 수직의 자세가 지지의 끊임없이 변화하는 기저 위에 나아가게 했던 반복적인 연쇄로서 정의하였다. 보행이 전형적으로 개인에게 작용할 때 율동적이고 안정적이며 예측할 수 있고 아직 개별적이지 않기 때문에 관찰된다. 신경과 신체 시스템에 있어서의 변화가 실시간과 발달상의 시간에 둘 다 일어나는 것에 따라 보행은 각 개인 내에서 다양하다. 보행은 또한 환경의 복잡성에 의해 바뀌게 된다. 신체 시스템은 수직의 안정성을 제공하고, 앞으로 나아가는 추진력의 힘과, 충격 흡수, 에너지 보존으로 조직화된다. 신체 시스템의 분석에 더하여, 치료사들은 개인의 보행에 대한 생물 기계학이나 물리적 공헌을 반드시 고려해야 한다. 보행이 검사를 위해 또는 기초적인 이해를 위해 다른 위상 또는 주기로 분류될 수 있는 동안, 그것도 심포니가 이해될 수 없거나, 격리에서 각 노트를 공부하는 것에 의해 가치가 오르지 않았던 그대로, 보행이 단지 개개의 주기 또는 외관을 공부하는 것에 의해 이해될 수 없다는 것을 깨닫기 위해 위험입니다. 다음의 용어는 보행의 특별한 척도를 묘사하기 위해 빈번하게 사용되는 용어이다:

- ▶ *Step length* : 두 개의 반대 발의 초기 접촉 지점 사이의 거리. 그러므로, 올바른 보폭의 길이는 왼쪽 발뒤꿈치와 오른쪽 발뒤꿈치 사이의 세로거리 일 것이다. 두 번 보폭할 때의 길이는 활보 길이를 더하여 계산할 수 있다.
- ▶ *Stride* : 한 개의 발이 지면에 접촉을 시작하고, 같은 발까지 다시 한번 지면에 접촉할 때까지 보행절차에서 하나의 전체 주기.
- ▶ *Stance phase* : 지면 닿기 단계는 발이 지면과 접촉하고 있는 주기를 말한다. 이것은 전체 주기의 약 60%를 차지한다. 이것은 보행에 있어서 안정성 제공에 중요한 역할을 한다. 지면 닿기 단계는 5개의 하부 단계로 나누어진다. 이것은 initial contact, loading response, midstance, terminal stance, 그리고 preswing이다.
- ▶ *Swing* : 스윙 단계는 발이 전방으로 움직일 때와 지면에 접촉하지 않을 때의 시간을 의미한다. 전체 시간의 약 40%를 차지한다. 신체의 전진을 위해 중요하고, 운동량의 사용과 운동의 효율에 영향을 미친다. 이 단계는 3개의 하부 단계로 나누어진다. 이것은 initial swing, midswing, 그리고 terminal swing이다.
- ▶ *Velocity* : 보행의 속도와 비율은 특정 시간에 횡단한 거리를 확인하기 위하여 측정된다.

표 11-1
보행 매개변수: 성장과 관련되는 변화

나이 (년)	평균 속도 (cm/sec)	평균 운율 (steps/min)	주기 시간 (secs)	단계 길이 (cm)	활보 길이 (cm)
1	64	176	0.68	22	43
2	72	156	0.78	28	55
3	86	154	0.77	33	67
4	100	152	0.78	39	78
5	108	154	0.77	42	84
6	109	146	0.82	44	89
7	114*	143†	0.83	48	97

*거의 모든 나이 그룹을 가로질러 일정한 가변성.
†성인보다 26% 높은 평균값

Adapted from Sutherland DH, Olshen RA, Biden EN, et al. *The Development of Mature Walking*. Philadelphia, Pa: JB Lippincott; 1988.

▶ *Cadence* : 특정시간의 발자국 수. 일반적으로 분당으로 측정된다.

성장과 발달 (growth and development)

생명 주기에 아울러 보행의 척도는 변화한다. 치료사들은 다른 연령의 아동을 평가하고 중재를 제공할 때 이러한 변화를 고려한다. 이러한 척도는 일반적으로 어린 아이들에서 더욱 다양하게 보여진다. 유년기를 아울러, 보폭과 활보의 길이는 나이를 먹어감에 따라 증가합니다. 보폭과 활보 길이가 증가하는 것에 따라 Cadence는 감소한다.[10] 연령 증가와 함께 지지 기저면은 감소한다. 이러한 척도의 변화는 신체 시스템 중의 대다수와 광범위한 신경계 지도의 계속적인 정제의 변화를 반영합니다. 변화들은 또한 총체적인 신체 발육에 바탕을 둔다.

근골격계의 변화 (changes in the musculoskeletal system)

걷는 것이 진행되기 위해, 물리적 골격의 성장의 현저한 이동은 발생해야만 합니다. 영아기의 머리 크기와 체간 지절의 비교는 독립적인 보행이 가능하게 하기 위해 밀접한 관련이 있다. 12개월 이후, 체간 성장과 하지의 상대적 성장은 보행의 생체역학적 이득을 제공한다. 동시에, 보행의 효율성을 변화시키는 뼈의 형태를 변화시킨다. 대표적인 예로는 특이 예는 대퇴의 전경의 양에서 공존하고 있는 이동과 대퇴의 경사의 각의 감소를 포함한다. 이러한 두 가지 요인은 지지 기저면의 크기를 감소시키는 요인으로서 발이 서로에 더 가깝게 배치 되도록 하고, 에너지를 감소시키는 것은 중량 이동과 밀접한 연관이 있다. 무릎은 2.5세 정도까지 외반슬이 점진적으로 증가되는 것으로 나타나며, 그리고 그 후 6살이 될 때까지 감소되는 것으로 나타난다. 또한, 하

지에서 장골의 성장은 증가된 보폭과 활보에 대해 설명할 수 있다.[11]

장골의 성장은 근육의 성장과 연조직과 근육의 길이의 증가와 밀접한 관련이 있다. 근육에서 길이의 증가는 근절을 더하는 것에 의한 적응성 반응이다. 길이를 늘리는 것에 더하여, 근력 또한 이른 시기에 극적으로 증가한다. 어린이는 첫 해에서 신전근력을 획득하고 첫 해에서 보여지는 과도한 굴곡서기가 사라진다. 신근의 길이의 증가는 보폭의 길이를 늘리기 위해 밀어내는 힘을 제공하고, 계단 오르기, 점프하기, 뛰기 같은 발달성 기술은 중요하다. 지방에서 근육의 비율의 증가와 더불어 근육에서 지방의 비율의 변화는 초기에 이루어진다.[13]

신경근계의 변화 (changes in the neuromuscular system)

신경근계는 근육 활동의 제어와 협응에 있어서의 변화를 보여주고 보행 파라미터의 변화에 반영 된다. 초기 걷기 동안, 어린이는 증가된 공동 수축 또는 "고정"을 나타낸다.[14] 이러한 공동 수축의 형태는 경험을 통하여 감소된다. 과회전의 주기를 가지고 축성 회전의 패턴에서의 동원은 점차적으로 증가된다. 체간 회전의 변화는 지절간에 그리고 지절내에서 분리된 조절을 가지고 동시에 발생한다.[15]

감각계의 변화 (changes in sensory systems)

보행의 변화를 반영하는 감각계의 변화에 대한 근거가 있다. 3세 이하의 어린이들은 자세 정렬을 시각에 상당히 의지한다. 4~6세의 연령에서 전정감각, 체성감각, 그리고 시각적인 통합 등 감각 시스템이 명백하게 재편성하게 된다. 어린이의 신체상, 공간의 신체와 운동성 계획의 지각 재편성은 성장 분출에 따라 발생해야 한다.

시스템의 상호작용 (interaction of systems)

어떤 어린이에게서라도 보행의 발달을 공부하고 있는 임상가가 상호 작용하고 있는 시스템 모두를 고려하는 것은 중요하다. 예를 들어, 다리길이의 증가와 보폭의 길이 증가뿐만 아니라 다양한 다음의 변수들을 생각하여야 한다.

- ▶ 관절운동범위의 증가
- ▶ 신전 근력의 증가
- ▶ 지절 사이에서 그리고 지절 내에서 분리된 움직임과 커다란 체간 회전을 허용하는 자세 조절과 움직임 협응의 변화
- ▶ 근협력의 조절의 순화
- ▶ 다양한 감각계의 통합 증가된 관심, 동기 유발, 환경과 기능적 요구.

신체 시스템의 상호작용에 기초를 둔 보행의 분석에서 고려해야 할 부가적인 요인이 있다. 예를 들어, 균형, 자세 조절, 정렬 또는 중간범위 제어는 통합 시스템으로부터의 기여에 기초로 하여 분석되어진다. 이러한 영역에서의 보든 변화들은 아이들의 성장, 성숙, 발달로서 증명된다.[4]

병리적 관계 (implications of pathology)

앞서 토의된 성장과 시스템 성숙의 영향과 더불어 보행의 요인에 대한 병리학적 영향은 고려해야 할 중요한 사항이다. 발달장애를 가진 모든 아이들이 확실하게 독립적으로 걸을 수 있는 잠재력을 가진 것은 아니다. 뇌성마비나, 정신지체 또는 중요한 감각-운동의 손상을 포함한 특이 증후군을 가진 아이들 보다 골수 이형성을 가진 아이들에서 최종적인 보행에 대한 명확한 지침이 있다.

골수이형성증 (myelodysplasia)

L4-5 위의 병변을 가진 골수이형성 아이들은 단지 보조기, 목발, 혹은 보행기를 가지고 보행할 수 있다.[16-19] 골수 이형성이 있는 68명의 소아들에 관한 연구에서, DeSouza and Carroll[17]은 흉추 수준에서의 병변을 가진 아이는 없었으며 또한 고관절을 가로지르거나 원위의 근육이 힘이 부족하여 사회적 보행을 할 수 있는 아이들이 없었다고 하였다. 상위 요추병변을 가지고 고관절 내전근 혹은 굴곡근, 그리고 슬관절 신전근에 힘이 있는 아이들의 10%는 사회적 보행을 하였다. 슬관절 굴곡근, 족관절 배측굴곡근 혹은 고관절 내전근의 힘이 있는 하위 요추 병변을 가진 아이들의 33%와 족관절의 저측굴곡근 혹은 고관절의 신전근의 힘이 있는 천골 병변을 가진 아이들의 50%에서는 사회적 보행이 가능하였다. 최종적인 보행의 상태가 근본적으로 신경분절에 의존적인 것으로 보이지만, 정형외과적 변형의 크기와 정도 또한 유의한 인자로 보여 진다.

Hoffer와 동료들[16]은 56명을 관찰하여 천골 수준의 병변을 가진 모든 아이들이 사회적 보행을 할 수 있었던 것에 반하여, 흉추병변을 가진 아이들은 걸을 수 없다고 보고하였다. 요추 수준에서의 병변을 가진 아이들의 45%가 사회적 보행을 하였다. 게다가 그들은 기능적 보행을 9세 이전에 성취하였다.

정신지체 (mental retardation)

경증의 정신 지체라도 보행을 방해하는 심각한 요인이 될 수 있다. 걷기 위한 정신 연령은 지금까지 결정되어있지 않다.[18,20] Shapiro와 그의 동료들[21]은 만일 또 다른 신경학적 기능부전이 동반되지 않았을 경우, 중증의 정신지체를 가진 아이들의 92%(IQ가 25미만)가 걸었다고 보고하였다. 보행을 했던 뇌성마비와 정신지체 집단의 단지 11%가 평균 20개월이었다. 뇌성마비와 정신지체를 가진 아이들 걷는데 걸린 평균연령은 63.5개월이었다. Donoghue등[22]은 중증 정신지체를 가지고 기간에서 보육하던 36명의 아이들에 대해 보고하였다. 그들은 다운증후군 아동들 중 80%가 3.2세 정도에 걷게 되는 반면에, 중증 뇌성마비 중 9%의 아이들이 보행을 하는데 5.4년이 걸리는 것을 발견하였다. 경증의 정신지체가 있는 집단에서 아이들의 70%가 평균 4.2세에 걸었다. 걷기에 성공한 대다수의 아이들은 평균 5세이었고 나머지 아이들의 대부분은 7세에 걸었다. Melyn과 White[23]는 보육시설에 있지 않는 다운 증후군 아동들에 대해 보고하였다. 이들이 걷는 데 걸린 평균 연령은 남아들은 26개월이었고 여아들은 22.7개월이었다. 이러한 연구에서 보고된 다운증후군을 가진 아이들의 보행 발생의 연령 차이는 아마도 아래의 연구와 관련이 있을 것이다. Donoghue 등[22]은 시설에 수용되지 않았고 스테프의 변화와 높은 스테프의 부재율 그리고 발달에 대한 부적절한 상태를 경험한 아이들에 대해 보고하였다. Melyn과 White[23]에 의해 검사된 아이들은 집에 남게 되었고 발달 관리 프로그램에 참여하였다.

뇌성마비 (cerebral palsy)

발달 장애를 가진 모든 아이들 중에서 독립적 보행 잠재력 혹은 예측에 있어서 가장 난해한 집단은 뇌성마비 아이들이다. 이러한 집단은 다양한 병태생리학, 일차적 손상과 이차적 손상의 심각성 정도와 중재와 회복의 진행에 있어 매우 이질적인 자료를 가지고 있다. Montgomery[24]는 25년에 걸쳐 뇌성마비를 가진 아이들의 보행 예견자료를 확인하고자 7개의 연구를 고찰하였다. 이 연구들은 뇌성마비의 형태, 운동 기준점의 획득 혹은 타이밍, 원시적 반사의 존재 혹은 부재의 영향과, 연령/성숙, 인지, 그리고 수술과 물리치료와 같은 최종적인 중재의 영향 등을 고려하였다. Montgomery는 연구들을 통하여 보행의 일관된 정의가 없음을 주목하였다. 이 고찰연구의 결과는 편마비를 가진 대부분의 아이들은 2-3세에 보조 기구 없이 걸었다고 제시하였다. 양측마비가 있는 대부분의 아이들은 보조 기구의 유무에 관계없이 독립적인 보행을 할 수 있게 되었다; 반면에 사지마비가 있는 아이들은 보행이 불가능한 상태로 남아있었으며, 보행을 위한 보조 기구가 요구되었다. 보조 기구를 사용하여 독립적인 보행을 하는 장애를 가진 아이들이 하루에 몇 발자국 걷는 것은 건강한 신체를 가진 아이들에서 보다 더욱 중요한 것이다. Davis[25]는 독립적인 사회적 보행이 가능한 6급 뇌성마비 아이에서 하루 학교생활 동안 건강한 신체를 가진 학급 동기생의 걸음의 단지 6.1%만을 평균적으로 취한다고 보고하였다.

Molnar와 Gordon[26]은 233명의 아이들을 관찰하면서 그 중 78%의 아이들이 기능적 보행을 달성 할 수 있었다고 보고하였다. 편마비로 진단된 아이들은 2-3세에 걸었다. 실조증을 가진 아이들은 늦게 걸었지만 8세에 모두 걷게 되었다. 경련성 양측마비가 있는 아이들은 보조 없이 65%가 걸을 수 있게 되는 양호한 결과를 가졌으며, 20%는 보조 기구를 요구하였고 그 외 15%는 의자차에 의존하게 되었다.(걸을 수 없었다.) 그러나 보행을 하게 될 수 있었던 아이들은 거의 3살 정도에 걸을 수 있게 되었다. 사지마비 아이들은 가장 다양한 결과를 나타내었다. 25%는 결코 보행을 할 수 없었으며, 33%는 단지 보조 기구를 이용해서 걸었으며, 오직 30%만이 독립적으로 보행할 수 있었다. 무정위 운동증을 가진 어린이들의 75%는 보조 기구의 유무에 관계없이 보행할 수 있는 양호한 결과를 이끌어 낼 수 있었다. 이러한 아이들의 50%는 3세 정도에 걷게 되었다.

Largo와 그의 동료들[27]은 뇌성마비 형태와 긴장도에서의 비정상의 심각성이 이동 기술의 발달과 관련이 있음을 발견하였다. 모든 이동의 형태(눕기, 기기, 걷기 등)를 획득하는 평균 연령은 정상분만 영아 혹은 정상적인 조산아에서 보다 뇌성마비를 가진 조산아 집단에서 높았다. Badell-Ribera[28]는 조산과 관련된 경직성 양측마비를 가지고 있는 아이들에서 1.5세와 2.5세 사이에서 앉기와 기기의 조절은 보행 기능의 최종적인 예견지표라고 하였다. Molnar[29]는 또한 앉기와 보행을 비교하였고 2세 때의 앉기는 경직성 양측마비, 사지마비, 무정위 운동증을 가진 아이들에서 최종적인 보행에 대한 좋은 예견 징후라고 하였다.

Bleck[30]과 Molnar와 Gordon[26]은 걷기를 예측하기 위하여 원시적 반사들의 이용을 권장하였다. 특별한 아이들에게서 보행에 대한 잠재력 예견을 돕기 위하여 이러한 시스템을 사용한 의사들이 있다. 그러나, 치료사가 중재 수단 혹은 계획을 수립하는 데 있어서 돕기 위한 것이라면 조절의 문제에 대한 이해는 거의 없고, 이를 계획하거나 기구계획을 짜거나 기구를 이용 하도록 중재 하는 것이 만약 있더라하더라도 근본적인 문제에 대한 이해는 거의 하지 않습니다. 반사모델은 신경집단선택이론(neuronal group selection theory; NGST)과 같은 최근의 운동조절 이론과 맞지 않다. 치료사들은 현재 이러한 틀에 박힌 운동들(즉, 반사)은 만일 이러한 것들이 지속적이라면 걷기에 필요한 적응적 협력을 생산하기 위한 능력을 방해하는 제한된 근본적인 레퍼토리를 설명하기 위해 고려한다.[4,31]

훈련에 대한 결과 (implications for practice)

특히 뇌성마비를 가진 아이들의 보행의 결과에 대한 연구의 고찰에서, 저자, 제공된 중재의 형태, 분만 모델의 제공, 그리고 환경적 영향 등에 의해 사용된 정의에 대한 일관성의 부족이 있음이 급속하게 증명되었다. 문제는 25년을 아울러 사용된 분만모형 서비스의 변화에 의해 더욱 복작해졌다. 특이적 어린이의 보행 잠재력에 대한 확신을 예견하기는 극단적으로 어려운 것이 명백하지만, 보행 결과를 예견하기 위한 근거를 조사하는 것이 지속되는 것과 가족과 함께 이러한 문제를 다루는 것은 좋은 것이다. 이것은 보행과 관련된 현실적인 기대를 갖는 아이와 가족에게는 매우 중요한 일이다. 가족들은 스스로 그들의 지도자로서 독립적 보행의 실패가 그들 자신의 실패로 여기거나 자신들이 오래도록 충분히 가르쳐 주지 못해 그렇다고 인지 할 지도 모른다. 만일 초점 맞춰진 결과 혹은 걷기에 도달하지 못할 경우 아이와 가족들은 치료에 허비된 시간을 원망할 수 있을 것이다. 아이들의 자존감(self-esteem)은 기대할 수 없는 희망에 의해 손상을 받을지도 모른다. 만일 치료사 혹은 의사를 원망하는 아이들은 이러한 중요한 목표에 도달하기 위하여 모든 것이 불가능하도고 여기는 것과 마찬가지이다.

가족은 또한 이용 가능한 징후가 현실적인 결정을 한다라고 간주하는 동안 이 중요한 목표에 도달하는 것을 도울 보건 전문가가 지식, 기술과 이용 가능한 자원 모두를 사용할 것을 기대할 권리가 있다. 그것은 보행과 관련하여 치료사들이 장기간 기능적 결과와 단기간 기능적 결과를 설립하기 위해 치료사에게 중요하며 치료 과정의 효율성을 평가하는 데 중요하다. 그 아이들에게서 결과에 도달할 수 있는 가장 효율적인 중재를 발달시키기 위하여 보행에 대한 잠재성을 가진 아이들을 확인하는 것은 중요하다. 또한 보행을 할 수 없는 아이들을 확인하여 필요한 보조

기구와 환경의 수정과 같이 변경된 중재를 강구하는 것 역시 중요하다. 또한, 보행을 할 수 없는 아이들의 좌업 생활 형태에서 기인하여 직립자세로 보내는 시간의 감소와 그들의 환경에서의 변이에 대한 의존적이게 되는 2차적 손상을 다루기 위해 적절한 중재를 제공하는 것은 중요하다.

검사 (examination)

일반적인 고려사항 (general considerations)

어린이 보행의 유용한 평가는 광범위한 정보 수집과 특별한 검사의 실행을 포함한다. 보행실험, 비디오 분석의 이용, 발자국분석(footprint), 그리고 임상적 관찰 등 몇 가지 방법이 선택가능하다. 이러한 절차에서 특이적 검사의 방법이 사용되든지 아니든지 간에 검사과정의 절차의 초점과 심도를 결정하기 위하여 아이와 아이의 가족과의 인터뷰가 가장 첫 번째 단계가 된다.

참여/참여제한 (participation/participation restrictions)

치료사는 다양한 설정에서의 아이들의 관찰 혹은 가족과 아이들의 삶에서 의미 있는 사람들로부터의 정보 수집에 의해 아이들의 삶에 대한 "큰 그림"을 획득하는 절차를 시작할 때 가장 효과적이 될 수 있다. 어떻게 집, 학교, 혹은 사회에서 어떻게 보행을 지원하는가 혹은 어떻게 완전한 참여를 방해하는 가를 이해하는 것은 중요하다. 가족은 어린이가 가정생활에 참여하는 방법에 대한 정보를 제공할 수 있다.

아래의 질문의 예는 관련된 정보를 포함하여 제공할 것이다;

- ▶ 만약에 가정 생활내에 관심을 쏟는 것이 있다면 그것은 무엇인가?
- ▶ 어린이는 식탁을 차리거나 침실을 정리하거나 형제와 같이 놀거나 가족의 애완견을 돌보는 것과 같은 나이에 맞는 움직임이 요구되는 활동에 참여할 수 있는가?
- ▶ 완전한 참여에 대한 환경적인 장벽이 있는가? 그리고 환경의 수정은 완전한 참가를 가능하게 하는가?
- ▶ 가정에 참가를 가능하게 하는 꼭 맞는 보조 기구가 있는가?

참여에 대한 평가는 계속 넓은 관점에 초점을 두고 계속된다. 만일 어린이가 학교에 갈 나이가 되면 학교 환경속에서의 참여에 대한 평가는 반드시 포함되어야 한다. 아래의 질문의 예는 관련된 정보를 포함하여 제공할 것이다:

- ▶ 어린이는 근처 학교에 다닐 수 있는가?
- ▶ 학교에서 모든 활동에 참여가 가능한가?
- ▶ 학교 활동에서 발생되는 제한점은 무엇인가?
- ▶ 다른 아이들이 복도, 도서관 등 강의실을 자유롭게 옮겨 다니는 동안 다른 아이들과 마찬가지로 자유롭게 돌아다니는가?

- 어린이는 식사 시간에 모든 다른 아이들과 다 같이 참여할 수 있는가?
- 어린이는 체육이나 여가 활동에 충분히 참가할 수 있는가?
- 어린이는 어떤 특별한 요구를 수용하기 위하여 화장실로 접근할 수 있는가?
- 장래에 학교를 위해 고려해야 할 사항은 무엇인가? 아이는 현재의 친구들과 함께 동일한 학교로 이동할 수 있을 것인가?

마지막으로, 치료사들은 사회 공동체 수준에서의 참여에 대한 능력에 초점을 맞추어 질문할 것이 요구된다.

- 아이들은 스포츠 팀, 여가활동, 교회, 집회, 그리고 사회적 활동과 같은 전형적인 공동체 사회 활동에 참여할 수 있는가?
- 어린이가 정기적으로 참여할 수 있는 다른 핵심 사회 공동체 환경이 있는가?

가족은 참여 제한과 같은 정보를 제공하기 위해 필요하고 아이와 가족은 대부분은 거주지에 귀속된다. 한 어린이는 친구와 작은 가게에서 긴 거리를 걸을 수 있기를 원할 수 있는 반면에, 또 다른 어린이는 공립도서관의 좁은 서가에서 여름 독서프로그램에 참여할 것을 더 선호할 지도 모른다.

기능적 능력과 한계 (functional abilities and limitations)

걷는 능력에 직접 관계가 있는 특정의 기능적인 제한 또는 능력은 확인되어야만 한다. 단지 어린이가 정해진 거리를 걸을 수 있다고 말하는 것은 기능의 보고서가 아니다. 검사는 그 거리를 걷는 기능적인 관련성에 집중해야만 한다. 예를 들면 다음과 같다.

- 어린이는 침실부터 욕실을 위한 거리를 걸을 수 있고, 필요한 회전에 관하여 교섭할 수 있는가?
- 약한 조명으로 밤에 같은 능력을 보여주는 게 가능한가?
- 어린이는 보조 장치 없이 근처 학교에 걸어갈 수 있는가?
- 음식 쟁반을 운반하는 동안 어린이는 카페테리아에서 필요한 거리를 걸을 수 있는가?
- 청년기는 중학교의 복잡한 복도를 통하여 필요한 교과서를 모두 운반하고 친구와 동시에 사회화하며 걸을 수 있는가?

그것이 개인이 유년기와 관련되는 모든 역할에 관여하는 능력을 늘렸던 것을 증명하는 다양한 기능적인 기술을 결합하는 것을 통하여 있다. 다시 한번, 작용하는 것은 다양한 환경으로 조사되어야만 한다. 어린이는 집을 독립하여 걸을지도 모른다. 그러나 재학중이어서 그 같은 기술을 보여주는 것이 불가능하다. 중재에 의해 어린이는 어느 쪽의 새로운 기능적인 능력을 얻는 것에 의해 또는 새롭고 더 많이 복잡한 환경의 이전에 획득한 기술을 일반화하는 것에 의해 진보를 보여줄지도 모른다. 아이는 집에서 독립적으로 걸을 수 있을지도 모르지만 학교에서는 같은 기술을 제시할 수 없다. 중재 이후에 아이는 새로운 기능적 능력을 성취함으로써 또는 새로운 기술을 미리 일반화시켜 성취함으로써 발전이 증명된다.

치료사는 가족으로부터 그들에게 가장 중요한 기능적인 결과에 관한 정보를 모아야 한다. 기능적 결과, 목표는 가족과 아이에게서 설립되어져야 한다. 치료사는 가족에게 아이가 바라는 결과에 실행할 수 있도록 교육과 상담을 해야 한다. 가족들은 기능적인 결과가 명백히 나타나는 기대를 할 수는 없지만 치료중재의 과정을 지도할 수 있다. 예를 들면, 가족은 두 번째 어린이가 있을 바에는, 욕실과 침실에서 독립을 늘리는 것은 in-home 보행 위에서 초점에 있어서 가장 중요한 것을 가리킬지도 모른다. 또 다른 상황에서, 어린이가 매시 학급을 바꾸어야만 할 바에는, 청년기가 학교에서 더 긴 거리(비록, 그것이 보조 장치로 걷는다고 해도)를 걷는 것은 더 중요할지도 모른다.

보행 분석 (gait analysis)

치료사는 또한 아이의 보행과 관련된 자세와 움직임을 검사한다. 이 검사의 일부는 "보행 분석"이 항상 언급되어야 한다. Perry는 다음에서 말하는 검사의 이 부분을 포함시켰다.

▶ 중력에 대항하는 자세와 직립의 자세

▶ 전방으로 추진하는 힘과 함께 전방으로 전진

▶ 충격 흡수

▶ 에너지 유지

Gait Lab 사정 (gait lab assessment)

이러한 사정은 형식적인 gait lab 또는 임상 설정에서 수행될지도 모른다. 치료사를 위한 빠른 결정은 어느 대안이 이번에서의 이 어린이를 위해 최고의 하나인지 정한다. Gait lab은 전국의 많은 주요 도시에서 이용 가능하다. Lab는 매우 특별한 그리고 객관적인 정보의 양을 줄일 수 있다. 그러나 이런 정보를 얻는 것은 가족에 대해 값비쌀 수도 있다. 게다가 Gait lab은 특별한 기능 기술수준과 손, 다리 길이 필요조건과 무게의 필요조건과 전부의 길이와 같은 특별한 전제 요건을 가질 수 있을 지도 모른다.

▶ 동작 분석

▶ 보행 동안 근전도 연구

▶ 힘판 연구

▶ 기본 보행 매개변수의 측정

▶ 에너지 소비의 측정

Lab은 소아 정형외과의사, 물리치료사, 보조기 전문가로부터 중재계획에서 추천을 조성하며 자료의 가치있는 설명을 더할지도 모른다.

임상적 보행 사정 (clinical gait assessment)

임상적 검사도 풍부한 정보를 제공할 수 있고 적은 비용으로 gait lab에서 얻을 수 있는 동일한 정보를 얻을 수 있다. 단지 몇 가지의 기본적인 도구가 필요하다. 스톱워치와 줄자는 기본이다. 비디오카메라와 VCR의 접근은 화면과 화면을 다시 보기에 아주 유용하다. 측정과 기록을 위한 Footprint 시스템 또한 중요하다. Bleck[11]은 이러한 분석시스템을 명확하게 만들었으며 "pedography"라고 하였다. 치료사는 아래의 과제를 포함하여 다양하고 폭넓은 방법을 사용하였다;

- 아이에게 temprapaints에 발을 디딘 후 선반 종이의 길이로 걸어 내려오도록 지시함
- 발에 분필 가루를 뿌리고 어두운 종이 또는 매트를 가로질러 아이에게 걷기를 하는 것
- 발 디딤 매트 위에서 스텝을 기록
- 압력 표시의 보다 명확한 차이와 함께 보다 지속적인 기록을 위해 세 겹 카본지를 이용하는 것

보행 분석에 대한 다음의 측면은 임상적 검사 동안 고려되어져야 한다.

동작 연구(motion studies)

치료사는 어린이의 걷는 형태를 관찰할 수 있고 만일 어린이가 시상면과 전두면에서 비디오 기록이 된다면 관절 위치의 화면-화면 분석을 할 수 있다. 카메라는 정밀한 관찰을 위해서 어린이에 대하여 90° 각도에 위치되는 것이 필요하다. 어린이가 치료사로부터 멀어지거나 치료사 쪽으로 걸어올 때 카메라의 확대/축소를 사용하는 것이 유용하다. 이러한 분석의 형태는 치료사의 시간 소비가 크지만 임상적으로 관찰할 때 기대하지 못했던 패턴 혹은 빠르게 걷는 아이들의 보행 분석에 유용하다. 치료사는 하나의 관절 혹은 신체부분에 초점을 동시에 맞출 수 있고 또한 어린이가 단지 한 번의 보행 과제를 수행하지만 다양한 관찰을 위한 기회를 제공하기도 한다.

이러한 절차 중에 치료사가 검사의 ABCs를 생각하는 것은 유용하다.

- 정렬(A) : 곧추 선 자세에서 신체 정렬을 검사하라. 항중력의 조절이 효과적이기 위한 정렬이 있나? 특정 관절의 관계뿐만 아니라 신체 전체를 관찰하라. 이 시점에서 머리에서 발가락으로 접근하는 것보다 오히려 기저면으로 부터 확인하기를 시작하는 것이 보다 효과적일 것이다. 머리와 목을 포함한 척추, 고관절, 슬관절, 족관절, 발의 정렬을 분석하라. 신체에 대한 위와 아래 각 관절의 영향은 무엇인가? 정렬과 동작에 대한 지면력(ground force)에 대한 영향을 보라. 만일 정렬에서의 관찰된 편위가 구조적 문제 혹은 동적 대상작용의 문제일 경우 종종 체중부하 위치와 비체중부하 위치에서의 검사가 필요하다.
- 기저면(B) : 기저면(BOS)의 크기를 고려하라 그리고 기저면을 확립하기 위하여 필요로하는 신체의 영역이 무엇인지 고려하라. 다수의 어린이들은 안정되기 위하여 상지를 가지고 (보조 기구를 통하여) 바닥면에 접촉해야만 한다. 이것은 기저면의 부분으로서 상지의 자세가 포함됨을 의미한다. 기저면이 크면 체중심(COM)의 이동이 어렵다. 예를 들어, 보행기 자세에서는 기저면이 넓게 나타난다 할지라도 가위 형태의 보행을 가진 아이는 발이 서로 근접하게 하여 걷는다. 두 발이 서로 근접한다 할지라도 기저면의 크기는 크다. 이것은 보행기와 접촉하고 있는 상지를 포함하고 결과적으로 기저면은 보행기 기저내의 전체 영역을 포함한다.
- 체중심(C) : 자세와 정렬의 검사에서, 치료사는 아이의 체중심과 기저면의 상호관계를 고려

해야 한다. 웅크린 보행 형태에서 체중심 낮추기에 의해 아이의 안정성이 증가되는가? 어떻게 체중심의 체중 이동이 성취되는가? 아이의 체중이동이 단지 안정한 기저면을 넘어 상부 신체의 이동과 체중 부하에 대한 단축에 의해 이루어지는가 혹은 회전의 형태의 동원을 통하여 효율적으로 체중 이동이 조절되는가?

Westcott와 coworker[32]는 균형을 자세 안정성을 유지하는 과정으로 정의하였다. 자세 안정성은 넘어지는 것을 방지하거나 요구되는 움직임을 완전하게 수행하기 위하여 기저면을 넘어서는 체중심을 조절하거나 유지하는 능력으로 정의되었다. 이러한 저자들은 어린이들의 균형에 대한 신뢰성 있고 타당한 측정도구 개발이 필요하다는 것을 제안하였다. 균형에 기여하는 변수들의 검사 중에 초점은 감각시스템, 운동시스템, 관절운동범위, 그리고 생체역학적 요인들이 포함된다. Kembhavi 등[33]은 뇌성마비를 가진 어린이들에 대한 균형의 임상적 측정에 Berg balance Scale이 유용한 것을 발견하였다. 그러나 Westcott 등[34]의 소아치료사들을 대상으로한 설문연구에서 소아치료사들의 75%가 균형 평가에 대해 비표준화된 테스트를 선호하는 것으로 나타났다. 이러한 발견은 균형과 같은 복잡한 개념을 일관되고 신뢰성 있는 임상적 평가의 능력과 자작이 감소되었음을 나타내었다.

힘판 연구 (force plate studies)

치료사는 힘판으로 얻을 수 있는 정보를 얻기 위해 Doc-U-Prints의 부분을 사용할 수 있다. Doc-U-Prints를 사용하는 것은 발의 한 부분이 대부분의 무게를 지탱한다는 것을 증명할 수 있다. 또한 발가락 끄는 것도 기록할 수 있다. 뒤꿈치의 접촉이 없거나, 오른쪽보다 왼쪽발에 더 무거운 것을 올려두었다는 것도 명확히 알 수 있다. 실제의 어떤 힘이 가해지는 것아 힘판 없이 계산되지 않는 동안, 이 방법은 현재의 패턴과 시간의 변화에 의해 기록된다.

기초 척도 측정 (measurement of basic parameters)

이것은 step length, stride length, 진행방향선, 발의 배치의 각이 진행방향성과의 차이, BOS 속도의 폭, 그리고 율동적 흐름과 같은 항목을 포함하는 객관적인 자료를 기록할 수 있다. 그것은 치료의 충격을 문서로 하여 변수의 자료를 기록하는 것이 의사에게 중요하다. 그리고 변화는 수술 이전 이후 Botulinum 주입뿐만 아니라 치료사 근무의 준비를 증명할 수 있다.

에너지 소모 (energy consumption)

비록 모든 치료센터가 정상적인 방법으로 에너지 소비 테스트에 접근하지 않지만 유용한 자료를 생산할 수 있는 몇몇 임상의 방법이 있다. 만약, 어린이가 6분 동안 걸을 수 있다면, 특별히 심장건강이 반응하는 에너지 효능을 계산할 수 있다.[34,35] Rose[55]는 발전의 무능한 아이들의 몇 그룹에서 전형적인 문제를 서술하기 위해 이 자료를 사용했다. 확실히, 심장과 호흡율의 이전과 이후를 기록하는 간단한 테스트는 가능하다. 만약 이러한 정보가 운동으로부터 회복하는 시간과 The Berg Perceived Exertion Scale 사용을 측정에 결합이 되어지면 기본적인 자료는 얻어질 수 있다.

시스템 분석 (systems analysis)

시스템 검사 (system examination)

만일 이전의 단계를 따르게 되었더라면, 임상가는 지금 어린이가 걷는 것과 관련되어 할 수 있는 것과 가정에서, 학교에서, 그리고 지역사회에서 이것이 어떻게 참여에 영향을 주는지에 대해 좋은 이해를 가질 것이다. 어린이가 걷는 (질적이고 양적인) 방법에 관한 정보는 걷는 모양 패턴을 기술하고, 상세하게 기록하기 위해 수집된다. 검사의 다음 단계는 이러한 증상 혹은 징후가 왜 나타나는 가에 대하여 개별적으로 다양한 시스템의 주의 깊은 분석에 기초를 두고 질문하는 것이다. 어린이의 환경 내에서 신체 시스템의 상호작용은 관찰된 보행 편위와 기능적 제한을 초래한다. 치료사의 어린이의 임상적 상태의 전체에 제공하는 시스템의 역할에 대해 가설을 설정하기 위하여 각각의 시스템을 평가한다. 시스템의 완전무결 혹은 손상은 확인되어진다.

근골격계 (musculoskeletal)

근골격계의 시스템의 범위내에서 많은 요소들은 아이들의 걷는 능력에 중요하게 영향을 미칠 수 있다. 골격계 요소는 경사각, 대퇴전경, 경골의 염전을 포함하는 관골구와 하지의 적절한 형성과 같은 다리 길이의 대칭성을 포함하고 발의 뼈의 정렬과 형태를 포함한다.

만일 근육을 천천히 연장시킨다면 근육은 완전한 수동범위를 가질 뿐만 아니라 급속도로 기능적으로 유용해질 수 있는 완전한 범위를 성취할 수 있다. 연부조직은 길이는 발을 넘어서 슬관절, 슬관절을 넘어서 고관절 정렬을 이룰 수 있도록 적절해야 한다. 종종 부적절한 연부조직의 길이는 족관절에서 배측굴곡을 방해하고 슬관절에서 완전한 슬관절 신전을 방해하고 고관절에서 완전한 신전을 방해를 보인다.

아이는 걷기 위하여 적절한 근력을 반드시 가져야 한다. 다수의 보행 편위는 최소한 부분에서 부분적인 근육 약화에 의해 나타날 수 있다. 예를 들어 중둔근의 절룩거림(limp)은 고관절 외전근의 감소된 근력을 나타낸다. 근력검사는 신경근 장애를 가진 어린이에서 특별하게 각각의 근육에서 "형태" 뿐만 아니라 "의식적 조절" 두 가지에 대해 초점 맞춰져 검사한다. 두 가지 기록은 약증의 영향을 결정하기 위해 중요하다.[36] 게다가 이러한 검사는 전/후 rhizotomy 평가의 부분으로 제안되어왔다.[37]

신경운동계 (neuromotor)

임상가는 보행과 관련된 어린이의 동원능력, 종말, 그리고 운동 단위 활동 단계를 주의깊게 검사한다. 어린이는 몇몇 영역에서 안정성을 위한 자세근육을 선택적으로 동원할 수 있어야 하며 동시에 추진하는 힘을 제공하기 위한 다른 동적 움직임 근육의 동원이 이루어져야 한다. 원심성 수축뿐만 아니라 등척성 혹은 구심성 수축을 가지는 보행 중에 근육의 수축을 조절하는 어린이의 능력을 고려하는 것은 특히 중요하다. 단지 등척성 수축의 조절을 가지는 한 어린이는 잘 서있을 수 있을지 모르나, 공간을 통하여 움직이는 것은 불가능할 것이다. 구심성과 등척성 수축 두 가지를 가진 한 어린이는 걷는 것은 가능할 것이나 외부 지지의 사용 없이 멈추는 것이 불가능할 것이며 이로 인해 끊임없이 가구 또는 벽 혹은 다른 사람에게 부딪치게 될 것이다.

아이는 안정성을 위한 주동근과 길항근의 동시수축 혹은 동시활동의 형태 사이에서 이동이 가능해야 할 것이고, 조절된 중간 범위 움직임과 보다 탄성적인 넓은 범위의 움직임을 제공하기 위한 패턴이 가능해야 할 것이다. 어린이는 입각기 동안 한 다리는 신전 상태를 유지하는 반면에 다른 다리는 유각기 동안 굴곡되어야 하는 두 다리 사이에서 분리된 움직임이 동시에 가능해져야 한다. 이것은 어린이 다리를 지면에 대하여 슬관절을 신전상태에서 전방으로 밀기와 같이 중요하다. 그러나 족관절 배측굴곡은 아니다.

비효율적인 보행에 기여하는 중요한 요인 중의 하나는 비효율적인 협력의 동원이다.[15] 뇌성마비를 가진 어린이들에서는 그들의 COM이 기대하지 않은 동요에 노출되었을 때 동등하게 부합된 근육과 비교되었을 때, 협력의 기능부전, 불충분한 시간, 역전 등이 나타남을 보고하였다. 체중심이 기저면을 넘어 동요되었을 때, 어린이들의 사용 전략을 고찰하는 것은 매우 중요하다.

어린이는 보행 중에 동적 근육의 뻣뻣함(길이를 변화시키는 힘의 변화)의 전체적인 순준, 조절, 그리고 협응에 대해 관찰되어야만 한다. 어린이는 내재적으로 뻣뻣함을 조절할 수 있는가? 또는 자세 변화 혹은 노력, 감정의 변화에 의해 변경될 수 있는가? 어린이의 하지는 팔의 흔들림을 통하여 상지가 움직임을 허용하는 동안 항중력 자세를 유지하기에 충분히 뻣뻣해질 수 있는가?

부드러운 보행을 방해하는 외재적인 움직임이 있는가? 이러한 외재적인 움직임은 경련(clonus), 진전(tremor), 혹은 무도-무정위형 움직임이 포함된다. 어떻게 어린이를 관리할 것인가 혹은 under-damped system의 이런 징후를 관리하기 위해 어떻게 시도할 것인가?

감각계 (sensory)

감각계는 보행 문제에 잠재적 기여를 위하여 평가된다. 모든 감각계가 보행 비정상에 기여하는 것이 아닐 지라도 단지 빈번하게 방해하는 것들에 대해 토의되어질 것이다.

시각 (vision)

3살 아래의 아이들은 시각이 자세 안정성을 위해 제공되는 일차적 시스템이다. 치료사는 만일 자세 안정성을 위하여 신뢰할만한 시각 입력을 아이들이 가졌는지를 결정해야만 한다.[15] 게다가, 공간을 통하여 움직임과 함께 발생하는 시각적 흐름을 이용하는 것이 가능한가? 주위의 전망과 함께 자세 안정성을 유지하며 계속 걷는 동안 아이는 특정의 시각적인 특징을 환경에 장애를 조사할 수 있거나 주의를 기울일 수 없거나 무시할 수 있나? 심지어 시각적인 시스템이 정상일 때도 신경병리학과 함께 아이를 위한 과제는 어렵다

체성감각 (somatosensory)

아이는 공간에서 각각의 다리와 신체의 정확한 인식을 제공하게 위해 근육수용기, 관절수용기, 피부, 연부조직에서 정보를 통합, 나타낼 수 있나? 아이는 걷는 동안에 긴 걸음길이와 짧은

걸음 길이 또는 속도를 빠르게 그리고 느리게 또는 방향을 바꾸는 것을 걷는 동안 안전하게 함으로 필요하는 선행적인 변화들에 대한 정보를 사용할 수 있는가? 아이는 하지를 기저면과 안전한 자세의 원천으로서 지각할 수 있는가? 보행구간 동안 체중의 부하에서 작은 이동에 대해 아이는 알고 있나? 발에서 유해한 접촉과 유해하지 않는 접촉감각의 과민감성이 있는 아이는 맨발로 표면에 접촉하는 것을 거절할 지도 모르며 양말과 구두를 신는 것을 선호할지 모른다. 아이는 위축, 근골격계 문제 혹은 조절 문제뿐만 아니라, 감각적인 이유에 의해 체중을 유지하기 보다는 지면으로부터 발을 떼려고 할 것이다.

전정계 (vestibular)

아이는 전정 자각의 어려움을 보여주는가? 귀감염의 병력이 있다면 균형 손상이 있을 수 있으며 그 결과 걷는 것은? 아이는 불안정한 자세 혹은 움직임에 대한 공포 혹은 움직이고 있는 것을 보여주는가?

호흡계 (respiratory)

호흡기능의 많은 측면은 보행에 영향을 미칠 수 있다. 아이가 쉬는 동안 그리고 운동 후에 호흡율은 결정되어야 한다. 호흡의 형태는 반드시 관찰되어야 한다. 많은 아이들은 호흡 유지를 통하여 근위부의 자세적 안정성을 확립한다. 이러한 전략이 짧은 에피소드 (무거운 장남감을 집어들기)를 위해 효과적일지도 모르지만, 쇼핑센터를 걷기 위해서는 확실히 효과적이지 않다.

심혈관계 (cardiovascular)

보행에서 심혈관계의 영향을 고려하는 것은 중요하다. 심혈관 지구력이 많은 기능적인 과제를 위해 중요한 구성요소인 것에 대한 근거는 명백하다. 게다가, 다른 심혈관계 요소가 아이들의 보행에 영향을 미칠 수도 있다. 만일, 하지의 순환이 감소된다면, 어린이는 게다가 아이의 Gait의 영향을 줄지도 모르는 심장혈관 요소가 있다. 만약 하지의 순환이 감소한다면 아이는 발에 체중부하를 주저할 것이고, 장거리 보행 때 파행을 경험할 거나 보조기를 신었을 때 tingling , numbness를 경험할 수 있을 것이다.

외피계 (integumentary)

치료사는 반드시 피부의 상태를 검사해야 한다. 피부는 영양학의 상태뿐만 아니라 체중부하의 병력을 반영한다. 만약 아이가 발의 전역에서 매우 망가지기 쉬운 피부를 가지고 있거나 피부경절이나 부서지는 부분이 발달했다면 무게를 신체의 그 일부와 접촉을 피하기 위해 이동할 지도 모른다.

평가 (evaluation)

평가과정은 치료사로서 검사 동안 언급된 중요의 분야의 관계에 관해 가정하는 것으로 시작한다. 아이, 가족과 환경의 결속은 중요 분야와 비교된다. 아이가 기능적으로 걷는 것을 방해하는 장벽에 직면했을 때 걸음을 방해하는 자세와 동작의 문제가 우선되어 고려될 것이다. 마지막으로, 특정 시스템의 손상이 열거되고, 임상가는 후에 중요한 기능손상과 참여 제한이 있는 것에 대한 각각의 요인에 대한 상관관계에 대해 가설을 설정한다. 특정 기능의 결과와 관련된 손상, 자세, 움직임 목적들은 장-단기간 모두에서 확인되어진다.

처치 계획 (plan of care)

평가를 기초해 이것을 포함하여 치료의 계획을 설립한다.

▶ 치료의 기간과 빈도

▶ 필요한 장비

▶ 빠른 진행을 위한 치료부속물.

▶ 가족과 환자 교육을 위한 계획

▶ 특별한 치료를 하는 동안 수행을 더 증진시킬 뿐만 아니라 아이의 기능적 능력에서 더 향상적인 변화와 운동학습을 위한 기초에 전력을 기울인다.[38]

중재 (intervention)

치료사는 *물리치료실무 지침(Guide to physical Therapist Practice)*[38]과 대운동 기능 분류 시스템(Gross Motor Function Classification System)으로부터 선행된 결과를 근거로 하여 중재의 특성에 관해 결정해야 한다.[39] *지침*에 따른 치료사에 의해 제공되는 중재는 3가지 중요한 구성요소를 포함시킬 수 있다. 이러한 구성요소는 1) 협응, 의사소통, 그리고 보고; 2) 환자/고객 교육; 그리고 3) 직접적 중재이다. 협응과 의사소통, 보고와 환자/고객 교육은 모든 중재의 한 부분이기 때문에 이 장에서는 특별하게 다루어지질 않을 것이다. 치료사는 검사, 평가, 그리고 선행된 결과에 근거하여 직접적 치료 전략을 선택할 것이다. 걸음걸이 혹은 보행의 변화에 초점되어질 때 직접적 중재의 형태는 다음과 같다.

▶ 치료적 운동

▶ 자가-관리와 가정 관리를 위한 기능적 훈련

▶ 사회생활에서의 기능적 훈련과 일(직업, 학교, 놀이)의 통합

▶ 도수치료

▶ 전기치료 기구

▶ 물리적 요소와 역학적 도구

▶ 처방, 적용, 그리고 보조, 적응, 보조기적, 보호적, 지지적, 혹은 의지적 도구와 장치

Palisano와 공동연구자들[39,40]은 대운동 기능분류 시스템(GMFCS)을 가지고 문제 해결을 위한 부가적인 틀을 제공하였다. 연령-특정 대운동 활동에 근거를 두고 뇌성마비를 가진 어린이들에서 대운동 기능의 심각성이 5 레벨로 묘사되었다. 레벨 I에서 V는 점차적으로 손상된 기능적 이동 능력을 보여준다. 각 레벨은 6-12세 사이의 어린이에 대해 선행된 운동성의 최고 수치를 반영한다. 더 이른 나이 (출생에서 2세, 2세~4세, 4~6세)의 이동능력의 설명 또한 제공된다. 이러한 분류 시스템에서 레벨 I은 제한 없이 걸을 수 있는 아이들과 제한을 가지고 단지 보다 진보된 대 운동 기술에서 근거를 가지는 아이들이 포함된다(그림 11-1에서 11-3). 레벨 II는 아이들은 보조적인 장비 없이 걸을 수 있지만 일반사회와 집밖에서는 걷는 것의 제한이 나타나는 아이들을 포함한다. 레벨 II에서 아동은 매우 어릴 때 초기에 보조 장치가 요구될 것이고, 달리고 뛰는 능력이 레벨 I(그림 11-4와 11-5)의 아이들보다 훨씬 제한될 것이다. 레벨 III은 보조적인 운동적 장치를 가지고 보행을 하며 일반사회나 집밖에서의 걷는 것이 제한되는 아이들을 포함한다.. 이런 아이들은 전형적으로 보조적 장치나 보조기구에 의한 기능 회복 훈련의 사용이 항상 필요하다(그림 11-6에서 11-16). 레벨 IV는 자가 운동성은 제한을 가지며 항상 수송되어지거나 또는 일반사회에서나 집밖에서 power 운동성을 사용을 포함한다. 이 레벨의 아이들은 전형적으로 앉기에서 기능은 항상 지지해주어야 한다. 독립적인 운동성은 매우 제한되어 있다(그림 11-

그림 11-1. 1단계 : Emma는 꽤 독립적으로 걷는다. 신중한 오리엔테이션을 필요로 하는 항목을 운반하는 동안 기능적인 보행에 있어서의 그녀의 어려움은 그녀의 카페테라아 쟁반과 선로없는 계단을 오르고 내려가는 것을 포함한다. 그녀의 개인 목표는 학교 친구와 로프를 뛰어 넘는 것이다. 그림에서 그녀는 계단을 내려오는 것이 보인다.

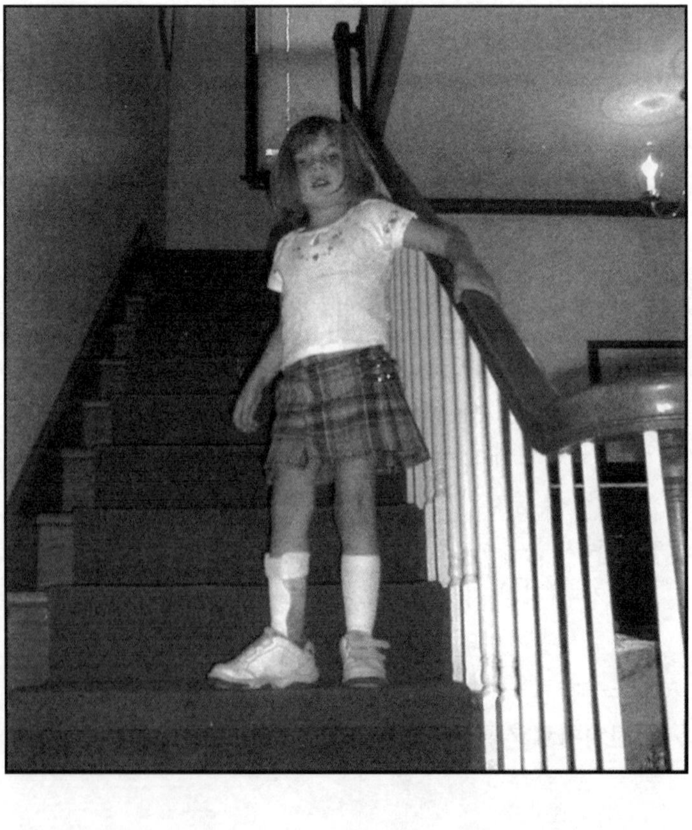

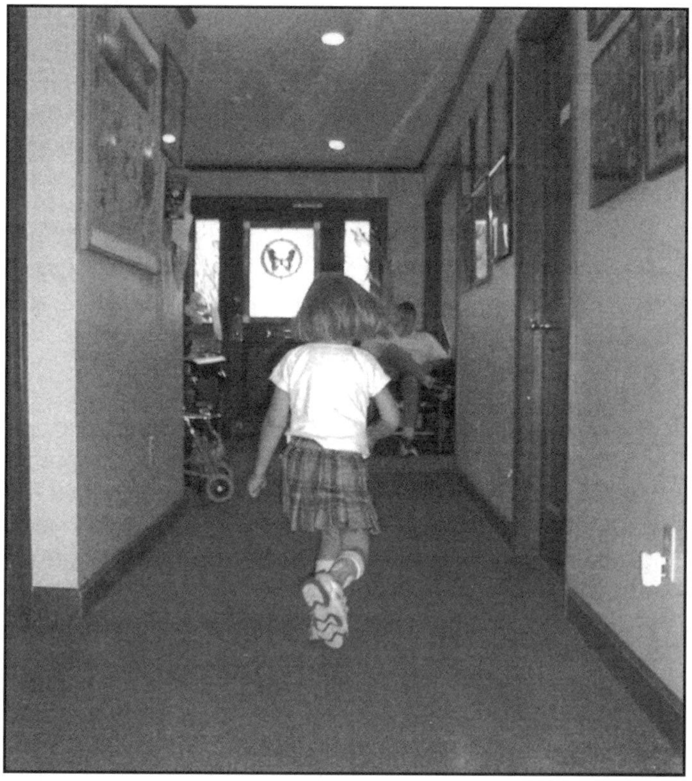

그림 11-2. 편평한 표면의 보행 동안 위의 말단의 비대칭은 명백하다. 보투리눔 독소라면 그녀는 보행동안 AFOs를 입고, 주기적인 주입을 받는다.

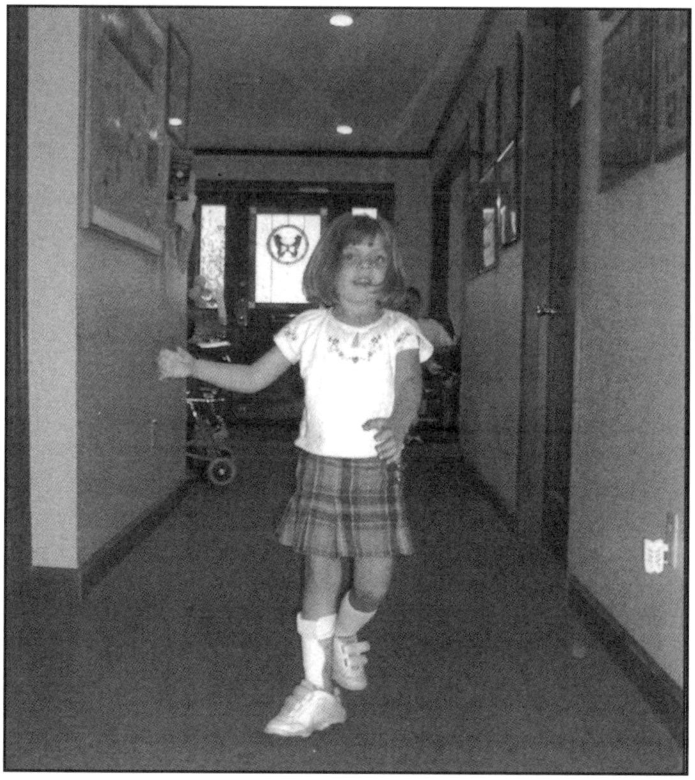

그림 11-3. 달리는 동안, 자세와 움직임에 관련된 손상은 명백하게 나타난다.

그림 11-4. 레벨 II : 이 19살 소녀는 4살 이후에 독립적으로 걸었다. 그러나, 중요한 시각적인 손상에 감소된 신경근육 통제와 조정, 발목에서의 관절가동범위의 감소, 그리고 척추측만증은 공동체의 상황에 그녀의 기능적인 재능이 제한된다.

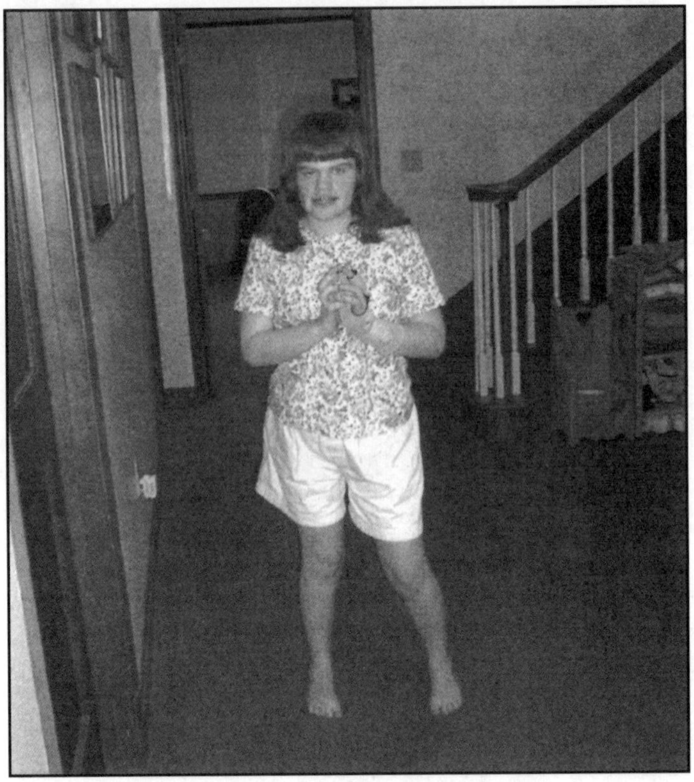

그림 11-5. 그녀는 지금 AFOs를 상호적으로 입고, 그녀의 뒤쪽과 다리에 보투리눔 독소와 테이핑을 주기적으로 한다. 그녀는 치료승마 프로그램과 운동에 참여한다.

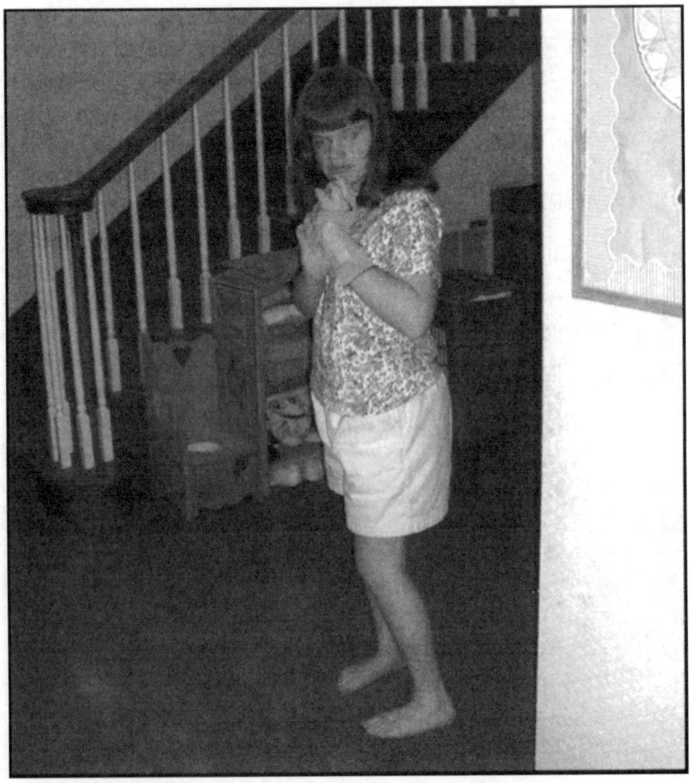

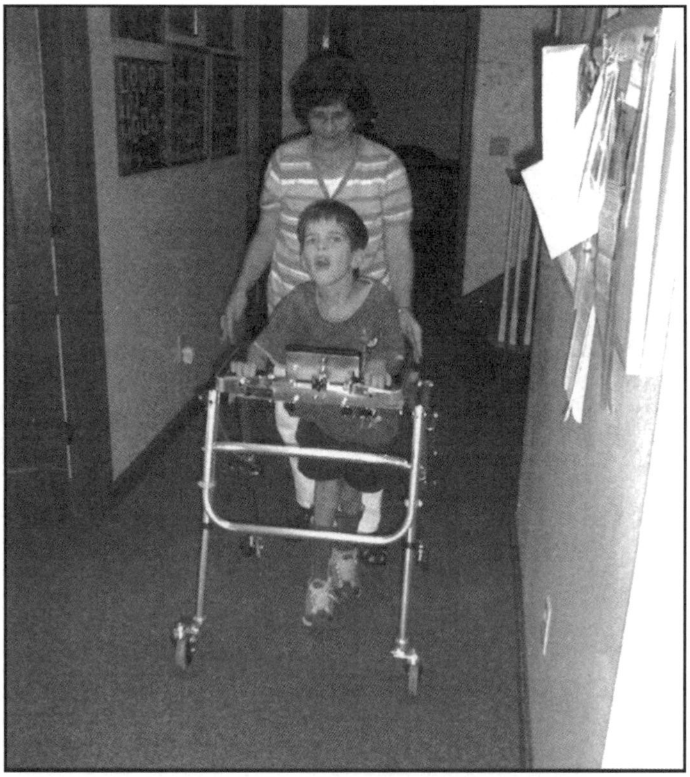

그림 11-6. 레벨 III : 이 11살의 소년은 휠체어와 소형의 지지보행기를 추진시키며 독립적으로 걷고 있다. (기분이 좋은 자세, Matthews, NC) 그는 가정에서 경계하면서 걷고 정지하며 지역사회의 거리에 기초적인 기술을 습득하고 있다.

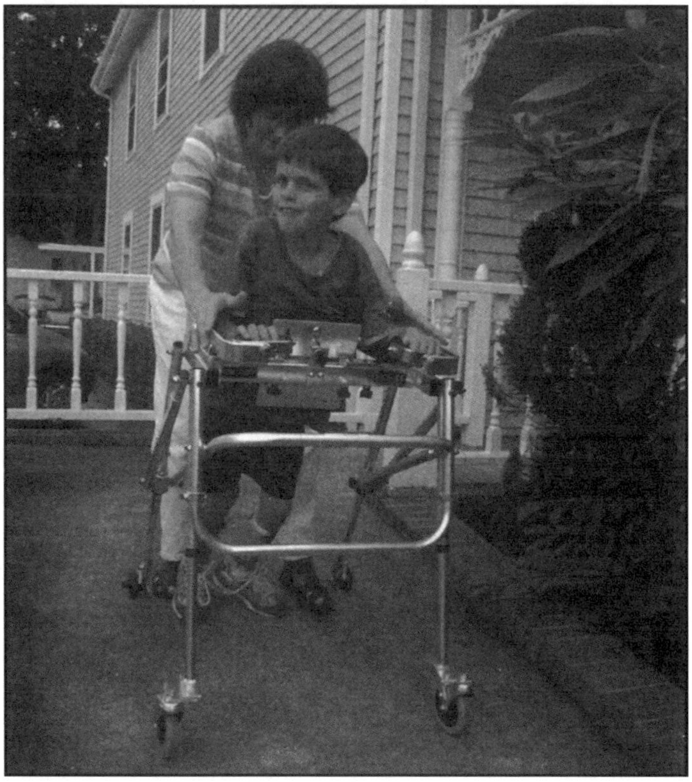

그림 11-7. 그는 경사로를 내려가며 도와주길 요구한다.

그림 11-8. 이 3살 어린이는 "깡충 뛰고 있는 토끼"처럼 바닥 주변을 움직인다.

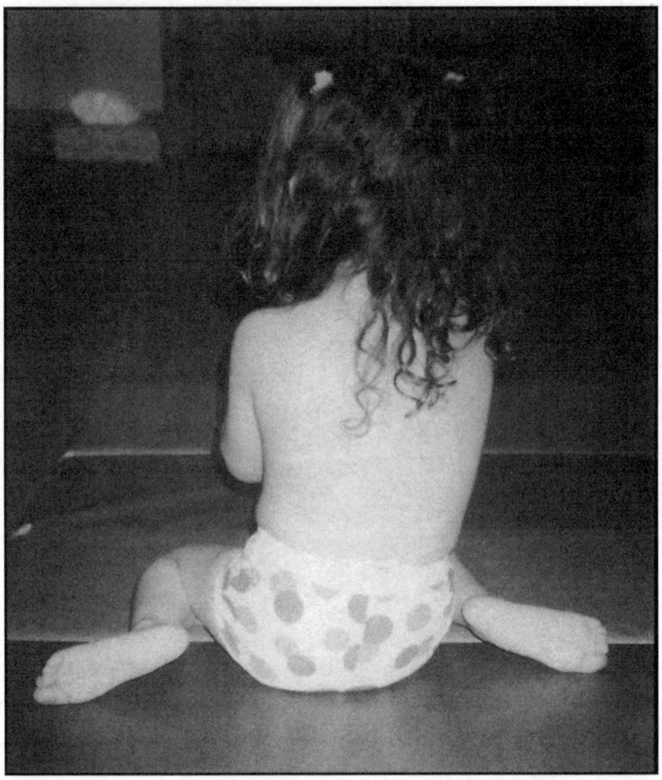

그림 11-9. 그녀는 서 있기 위해 자세보행기를 끌어당기고 자세보행기와 지역사회 거리를 걷는다.

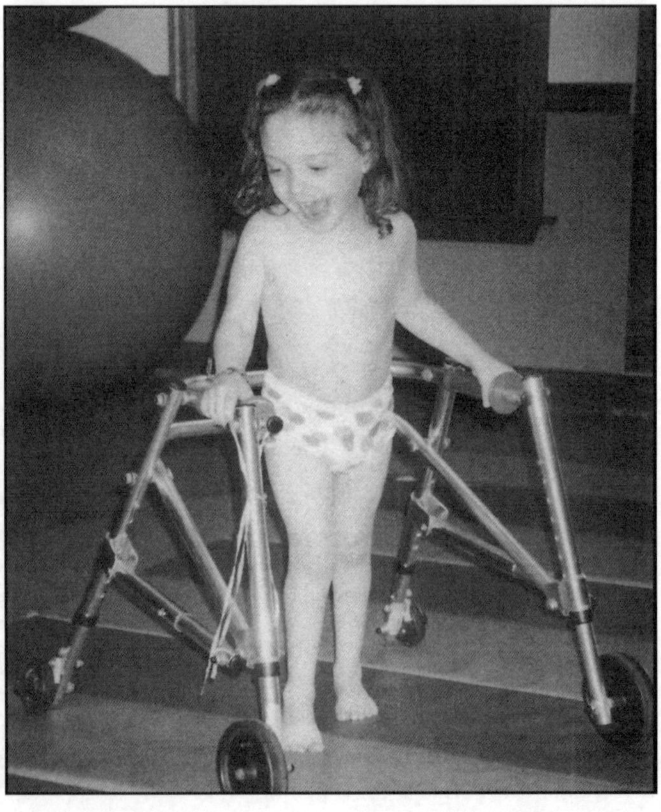

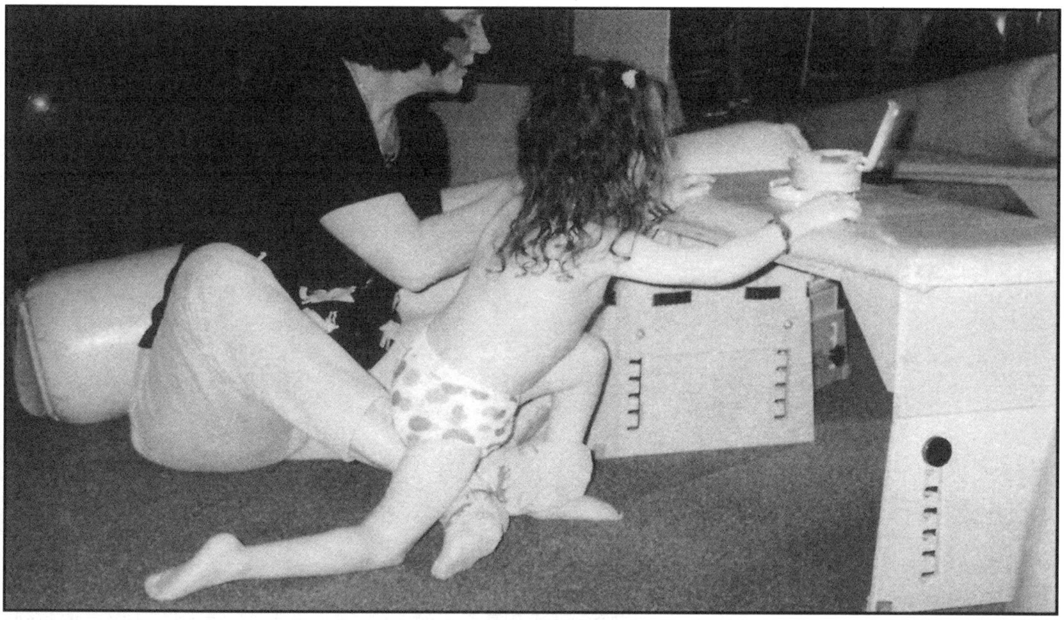

그림 11-10. 바닥으로부터의 이행은 아래 사지에 고립되는 통제를 조절한다. (굽혀지는 한쪽 다리와 확장된 다른 다리)

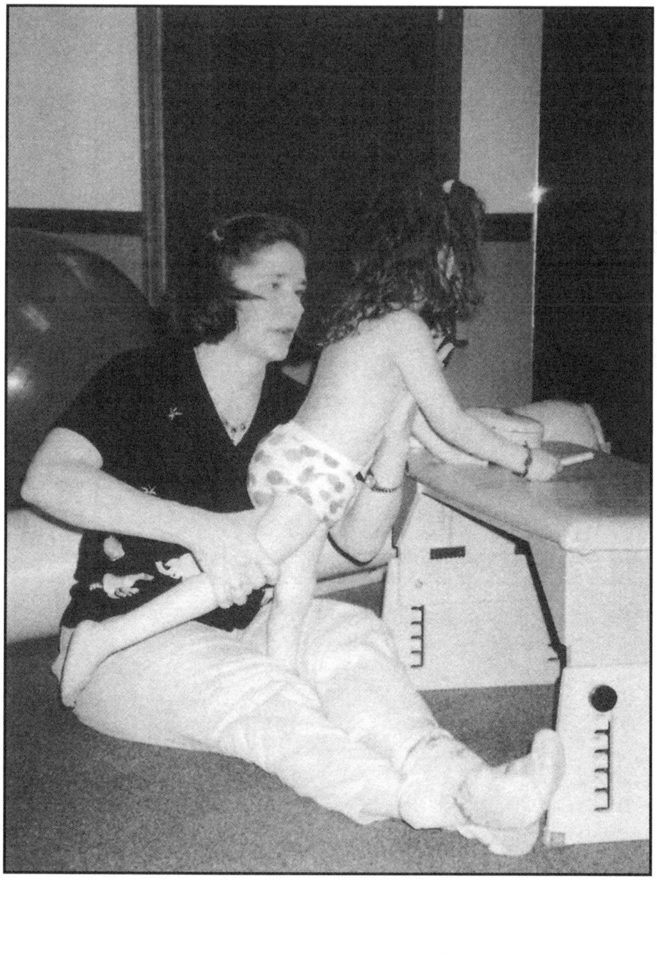

그림 11-11. 바닥으로부터의 이행은 아래 사지에 고립되는 통제를 조절한다. (굽혀지는 한쪽 다리와 확장된 다른 다리)

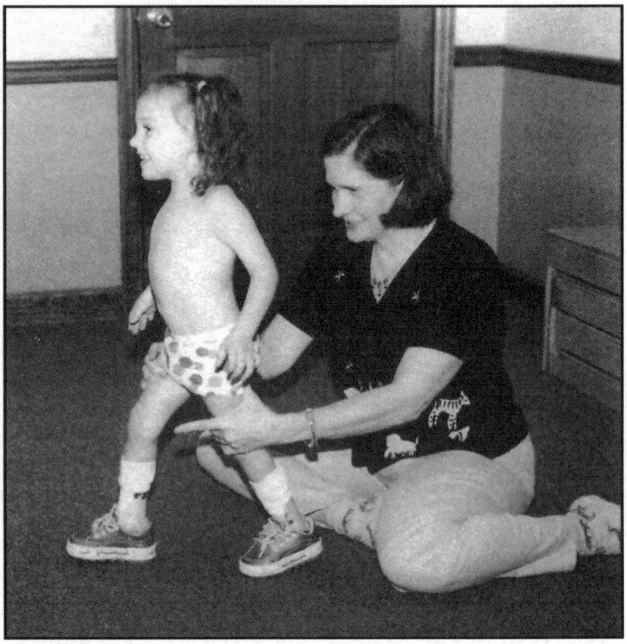

그림 11-12. 보행은 그녀의 단계길이를 늘리고 사지 범위에서 엉덩이와 무릎 신전을 강화하기 용이하다.

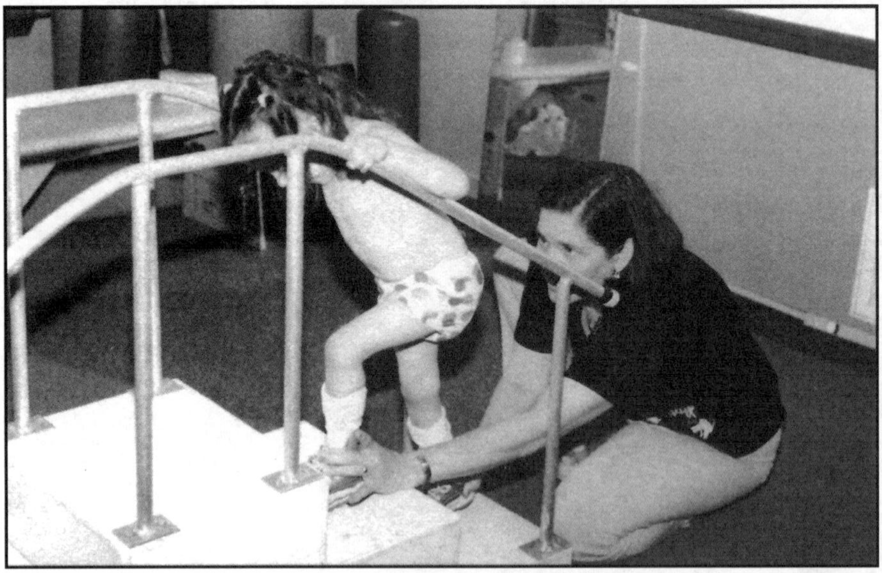

그림 11-13. 계단에 오르는 활동은 아래 사지 근육을 강화하고 발목관절 가동범위에 동적인 주름이 잡힌다.

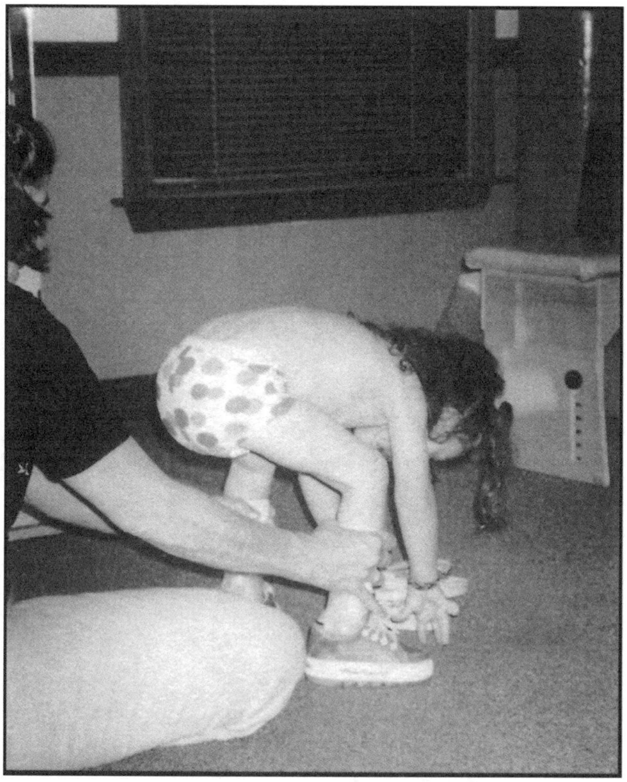

그림 11-14. 그녀의 BOS 위에 그녀의 COM의 통제를 얻기 위해 활동을 점거하는 것에 관한 어린이 연구. 그녀의 내전시키는 경향을 최소화하고 아래 사지를 내부적으로 회전시키고, 발가락만을 접촉해 받기위해 지원은 제공된다.

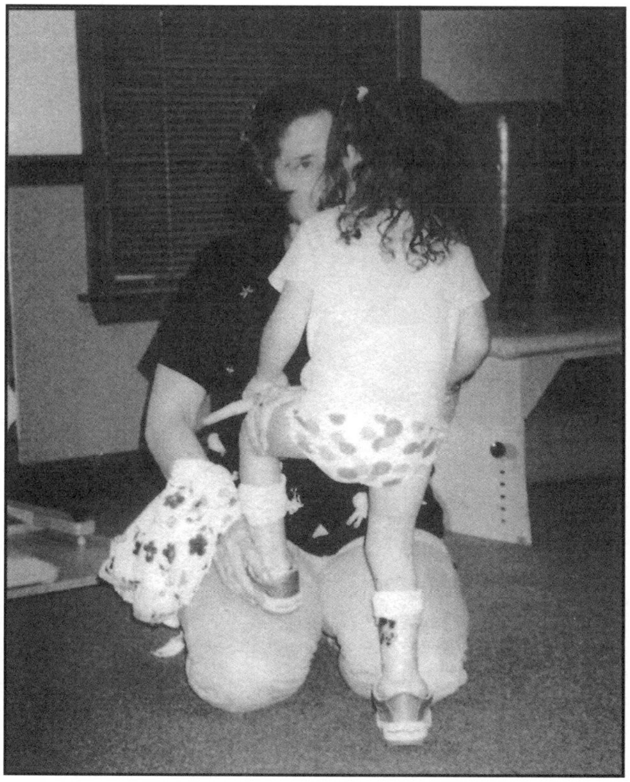

그림 11-15. 또 다른 활동은 운동 신경을 촉진시키기 위해 어떻게 그녀가 서서 옷을 입을 수 있는지 가족들은 가르친다.

그림 11-16. 그녀는 지금 서 있고 가족에게 물건을 주기위해 독립적으로 바닥을 가로질러 걸을 수 있다. 어린이가 한 지점부터 다른 한편에 물건을 운반하기 위해 걷는 것부터 유치원에 다니는 것까지 이 목표는 가족에 있어서 중요하다.

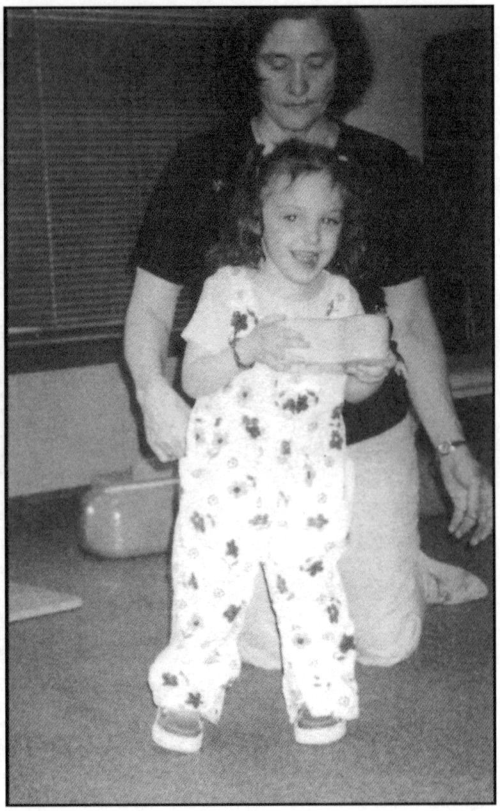

그림 11-17. 레벨 IV : 이 십대는 3년 전에 자동차 사고에 연루되었다. 그는 전동휠체어가 있다.

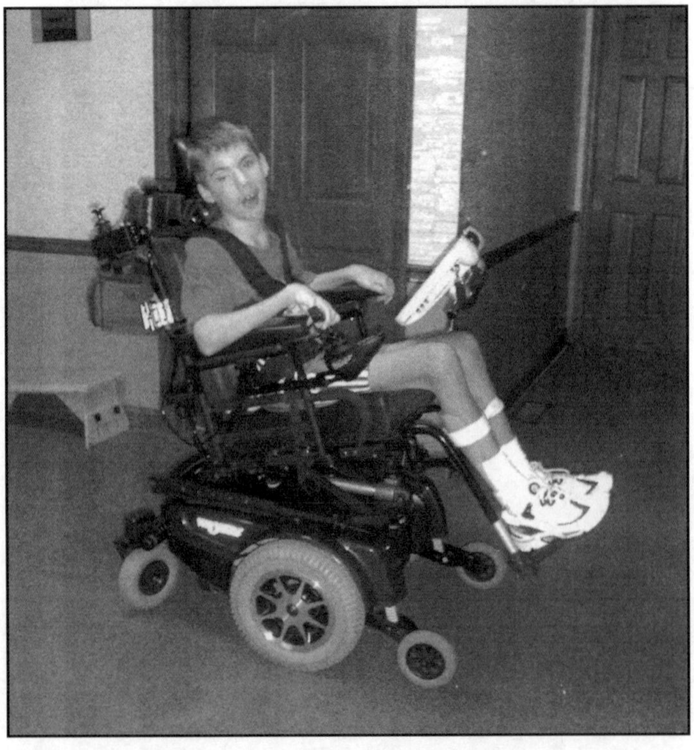

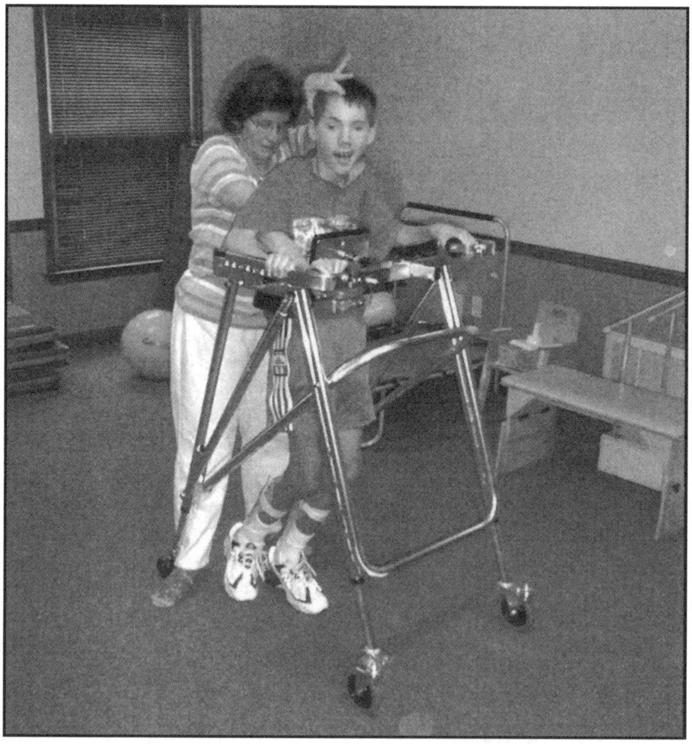

그림 11-18. 최근 몇 달내에 그는 도움되는 장치와 함께 근거리보행에서 늘리는 능력을 보여주었다. 이것은 그가 그의 침실부터 욕실까지 휠체어가 아닌 걸어서 접근할 수 있고, 지역사회에서 화장실에 들어가는 것을 가능하게 한다.

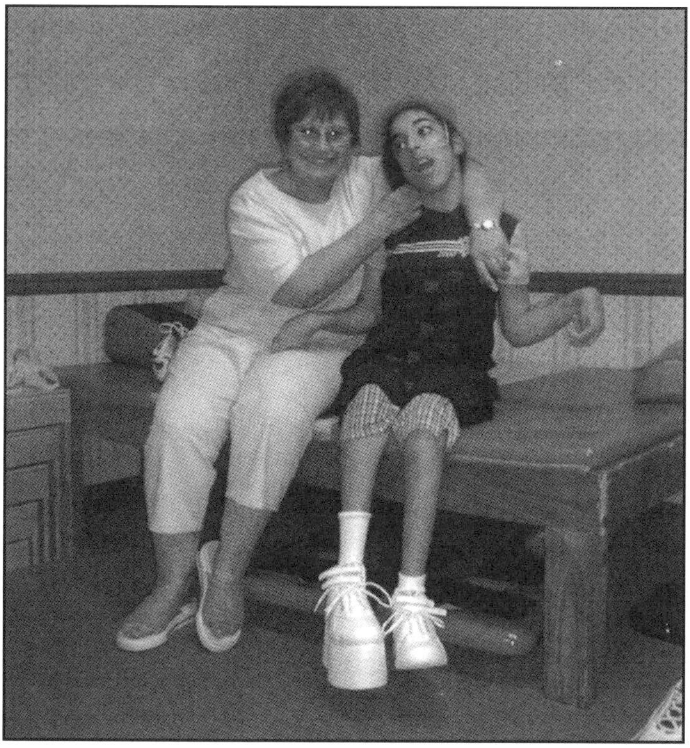

그림 11-19. 레벨 V : 16살의 Michelle과 그녀의 엄마가 앉아있는 것이 보인다. 그녀는 어떤 독립적인 이동성도 없고, 모든 이동은 도움을 주는 것에 의존한다. 그녀는 엉덩이 탈구와 척추측만증이 있다.

그림 11-20. Michelle은 부분적 신체 중량지지(PBWB) 장치에 서 있는 것을 좋아하고, 안전하게 곧은 자세로 배치되고 있다.

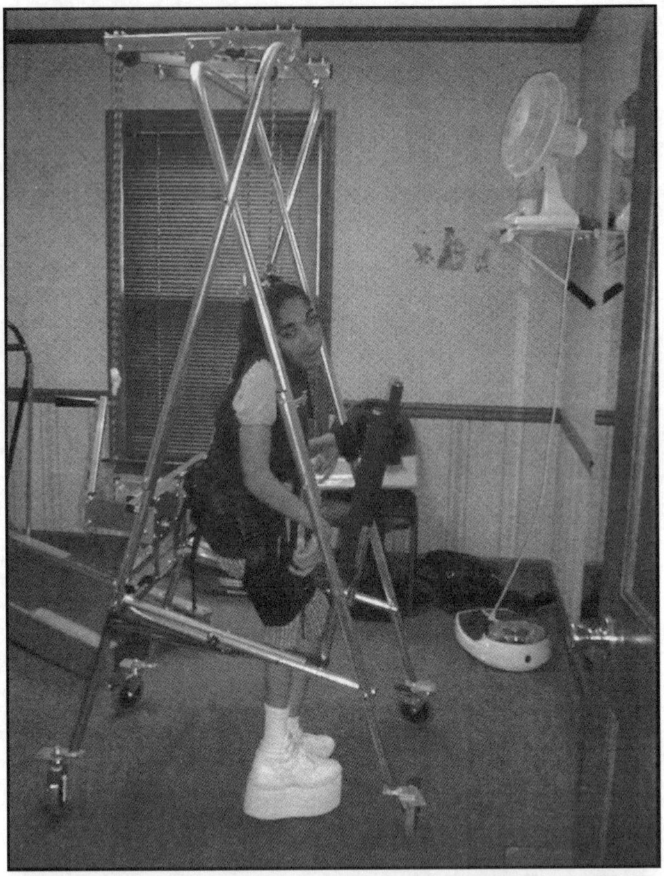

그림 11-21. 그녀는 대략 50% 중량으로 쳇바퀴에서 사방으로 걸어다니는 것을 즐긴다. 그녀 심폐의 인내력은 걷는 10분 에피소드에서 개선되었다.

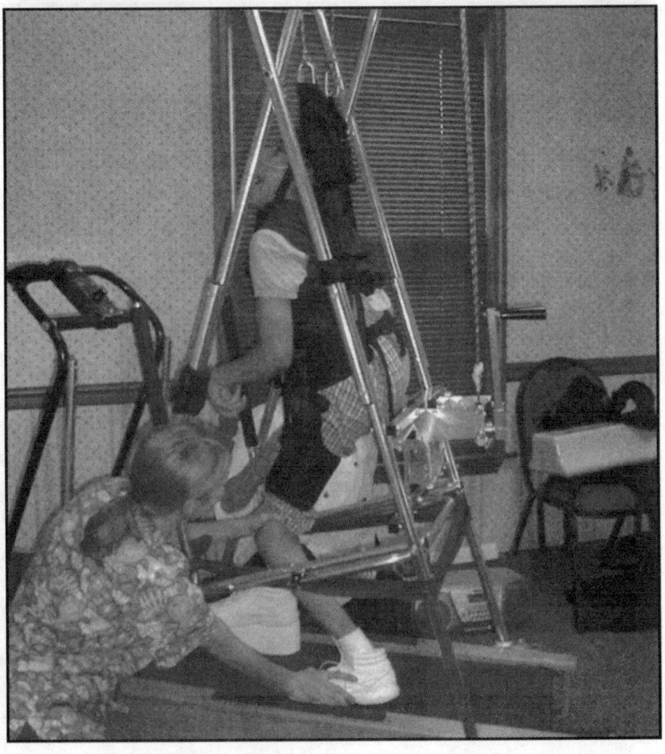

17과 11-18). 레벨 V에서는 아이들은 보조적인 과학기술의 사용에도 자가 운동성이 거의 제한된다. 이 레벨의 아이는 독립적인 운동성과 수송되어지지 못하고 만약 동력을 장치한 휠체어 조절의 경우 제외하고는 광범위한 적응을 지배하지 못한다(그림 11-19에서 11-21).

중재의 설명은 대부분 엄격한 기능이 제한된 그룹(레벨 IV와 V)과 덜 중요한 제한이 진행된 아이를 다루는 것에 의해 시작될 것이다. 비록 이 기능적인 수준의 뇌성마비를 가진 아이들을 위해 기술되었지만 이 장에서는 아이들을 위해 연습의 일반원리의 문제의 진단을 임상인이 특정의 간섭 계획을 확립하는 것에서 이끌기 위해 함께 집중되어야 한다. 게다가 물리치료 범위 밖에 추가 간섭을 위한 다른 건강관리 의사에게 적절한 조치에 관한 간단한 토론을 하게 된다. 이것이 botulinum독소 또는 페놀 주입 같은 걱정 또는 정형외과의 외과의 치료사 계획을 위해 관련성을 포함할 것이다.

레벨 IV or V 아이들에 대한 중재 (intervention for children at level IV or V)

아마도 환경에서 독립적으로 움직이기 위해 기능적인 방법으로 걸을 수 없는 아이를 위한 치료적 중재와 관련하여 몇 개의 질문이 요구된다. 이러한 것은 다음과 같다.

- ▶ 보행을 목표로 일하는 어떠한 이유가 있는가?
- ▶ 다른 사람 또는 대규모적인 보조 장치들에 의하여 도움을 받는 보행이 아이 또는 가족에게 또 다른 가치가 있는가?
- ▶ 이 중재의 결과는 시간 , 돈과 노력에 관해서 비용의 가치가 있는가?

이러한 질문은 대답하기 매우 어렵고 팀 전체의 주의 깊은 고려를 요구한다. 어떤 한 가지의 정확한 답이 없다. 일단 결정이 도달하고 특정 결과 측정이 확립되었으면, 임상가는 그 다음에 손상들과 관계된 결과들의 성공적인 실행을 방해한 운동 성분 문제를 처리하기 위하여 특정 전략을 추진한다.

가족과 중재 팀은 아이들의 보조 기구를 사용하고서도 보행하기 어려운 아리들의 무능력으로부터 초래되는 참여제한의 토의에 의해 시작한다. 동력화된 의자에서의 가동성은 가정뿐만 아니라, 학교와 지역사회에서의 참여를 증가시킬 수 있다. 동력화된 가동성의 사용을 통하여 아이는 밤 또는 오후의 시간을 보내기 위하여 친구나 확대 가족의 집에 갈 수 있을 것이다. 가족은 또 다른 사람의 보조를 가지고 보행할 수 있는 능력이 아이가 보다 자주 지역사회로 나갈 수 있을 것이라고 인식할 수 있을 것이다. 만약 휠체어가 접근하기 쉽지 않은 건물이나 식당으로 신체적 보조와 함께 발을 디딜 수 있게 된다면 보다 많은 지역사회 활동에 참여하는 것이 가능할 것이다. 가족과 아이는 가족침대 혹은 화장실의 안과 밖으로 움직이기 위해 보조된 발디딤이 가능해질 수 있는 기능적 결과가 에너지와 재정상의 비용의 가치가 있다고 믿을 지도 모른다 .

다음으로 팀은 중재 제공이 되지 않은 잠재적인 위험을 고려해야 한다.

- ▶ 만약 어떤 중재도 제공되지 않으면 나타날지도 모르는 두 번째 손상이 있는가?
- ▶ 오랜 좌식 생활 양식에 따른 이차적 손상 발달의 잠재요인은 무엇인가?

- 증가된 심폐계 손상의 위험이 있는가?
- 증가된 구축, 약함, 또는 골다공증과 같은 근골격계에 위험이 있는가?
- 아이의 자부심 또는 행복함에 대한 영향은 무엇인가?
- 만일 이런 손상들이 발생한다면 아이 또는 가족에 비용은 무엇인가?

치료의 활동은 현재의 기능 그리고 휠체어에서 이동을 위해 가장 효과적인 기술을 개발하는 것에 초점을 가지고 있는 것을 계속할 것이다. 운송을 위해 가족을 돕는 추가 장비는(승강기 또는 van) 필요할 것이다. 중재는 다음이 포함될 것이다.

- 보행의 기본적 형태를 확립하기 위해 트레드밀 훈련 후에 부분체중 부하 이용[41-44]
- 지지된 보행에서 보육사의 교육
- 어린이가 동력이 공급된 휠체어를 조절하도록 훈련시키는 것
- 심폐계의 건강에 초점을 맞추는 것
- 근골격계 문제(ROM, strength)를 검사하고 처리하는 것
- 골기질 밀도에 골격의 변화를 다루는 것
- 자부심에 관련된 처리문제

중재의 빈도와 기간은(다음과 같은 것에) 확립된다; 제안받았던 기능적인 결과에 일치하고, 두 번째 손상과 더 큰 기능상의 제한을 방지하기 위해 다루고, 성장에 관한 새로운 문제 또는 신체 시스템에 있어서의 변화에 다루고, 환경요구에 있어서의 변화를 다루고, 개개의 가족의 필요성에 부딪친다. 가족과 Frank 토론은 치료사와 가족이 모두 같은 결과들을 기대한 것을 확실하게 하기 위하여 중요합니다. 예를 들면 중재는 보행을 지지하는 것을 다루기 때문에 가족은 독립적인 보행에 대한 결과를 원해서는 안된다.

기본적인 치료 원칙 (basic treatment principles)

1. 독립적인 휠체어 사용, 동력화된 이동, 혹은 수정된 배터리로 조작되는 승마 모형을 포함하는 이동 혹은 가동성의 모든 선택항목들을 조사한다. 직접 서비스 동안의 중재 전략은 운동성 장치의 조절을 위해 상지를 자유롭게 하여 안지 조절을 강조하는 것이 포함될 수 있다.
2. 직립자세와 안정성 그리고 앞으로 전방 추진력의 생산을 위하여, 치료사는 자세와 움직임 조절 제한을 보상할 수 있는 도구를 제공할 수 있다. 이 선택 항목은 부분체중부하장치, 보행 트레이너, 혹은 조랑말(pony)(안락한 의자, Matthews, NC) 형태의 장치의 사용을 포함할 수 있다. 이것은 보조된 가정 수준에서의 보행을 위해 전방지지 보행기와 같은 보조 도구의 사용을 가능하게 할 것이다. 이러한 도구들은 caregiver를 돕고 그들의 등 손상을 예방하는 데 중요해질 수 있고, 어린이가 의지가 되는 보조를 독립적으로 사용할 수 없을 때조차도 중요해질 수 있다. 치료 기간 동안, 중재는 적은 보조를 가지고 체간과 머리의 유지를 위해 증가된 자세 조절을 다룬다. 활동은 낮은 자세에서의 작업과 비교하여 중력의 영향이 감소되는 만큼 직립자세에서 실행되고 자세적 협력은 덜 분리된 조절을 요구한다. 체간의 신전은 고관절과 슬관절의 신전과 짝을 이룬다. 트레드밀 위에서의 보행은 전방으로의

추진력과 함께 전방으로 전진하는 감각의 발달 초기에 유용할 수 있을 것이다. 이것은 지절 위의 체간의 올바른 정렬 교정을 획득하는 중요한 작업이다. 엎드린 자세, 바로누운자세 혹은 수직 스텐더의 사용은 이러한 정렬을 확립하기 위해 사용되어질 수 있다. 이것은 만일 어린이가 하루의 대부분을 앉아서 보낸다면 중재의 중요한 구성이 될 것이다. 보조기는 어린이가 걷지 못할 때 연부조직의 가동성과 생체역학적 정렬의 유지를 위해 사용되어 진다. 그러나 어린이는 만일 보조기가 제거된다면 보행 중에 보다 성공적일 수 있을 것이다.

3. 충격 흡수 관계는 지절의 보다 적절한 정렬 지지와 아이가 경험하게 되는 체중 부하의 양의 제한에 의해 다루어진다. 부분 체중 부하 장치는 지절에 대한 체중의 양을 제한시킨다. 그리고 보조기의 사용은 지절에 대한 내반 혹은 외반 스트레스를 경감시킬 수 있다. 보조기는 과도한 체중부하의 적응증으로 검토되고 난 후 보행중에 보다나은 체중 분해를 위해 수정된다.
4. 치료사는 이러한 제한되고 보조된 보행에서 에너지 보존이 목표가 되는 것을 기대하지 않는다. 보조된 보행의 목적은 어린이의 심장 그리고 호흡 시스템에 대한 도전이 될 수 있다. 어린이는 심폐계의 건강을 증가시키기 위한 유산소 운동의 형태와 같은 활동에 참여할 수 있을 것이다. 치료사는 첫 번째로 치료 설정에서 주의 깊은 감독을 가지고 이 문제를 다루어야 할 필요가 있다. 그러나 이후의 활동은 교실 혹은 신체 훈련 프로그램에서 직접적인 치료사의 감독 없이 발생될 것이다. 그러나 의사 - 결정 절차 중에 주의하는 것은 중요하다. 이러한 어린이들을 위해 지원된 보행은 즉각적인 손상과 부가적 기능 제한과 함께 이차적 손상의 발달 모두를 위험인자로 포함한다. 거의 모든 어린이들이 골기질 밀도, 정렬, 그리고 연부조직 길이의 문제를 다루기 위해 서기 프로그램이 필요할 지라도 모든 아이가 걷기 프로그램에 참여하는 것이 필요한 것은 아니다.

레벨 III 아이들에 대한 중재 (intervention for children at level III)

치료사는 레벨 III에서 아이들과 함께 다른 문제에 직면하게 된다. 대부분의 치료사와 부모들은 이러한 아이들을 위한 치료의 필요성을 알지만, 문제를 효과적으로 치료하기 위해서는 아이의 참여와 기능에 가장 큰 영향을 미쳐야 한다. 치료사는 가정과 지역 사회에서 아이들의 참여를 다루는 것에서 시작한다. 가족은 특정 참여 제한과 요구된 결과 모두를 확인한다. 치료사는 그 다음으로 중재를 위해 긍정적인 잠재적인 전략을 선택한다. 게다가, 치료사와 가족은 핵심이 되는 환경 내에서 아이들에 의해 사용되어 질 수 있는 잠재적 장치와 보조기를 검토하고 그 후에 가장 적절한 하나를 선택하고 획득한다. 이러한 아이들은 일반적으로 다른 환경 내에서 다른 보행의 형태로 움직이기 때문에, 아이들은 사회에서 보다 집에서 부담이 덜 되는 보조 장치를 사용할 지도 모른다. 치료사는 반드시 그런 특정 기구를 가지고 아이를 훈련시켜야 하고 그 후에 기능적으로 사용할 수 있도록 하기 위하여 중요한 환경에서 장치를 가지고 실행할 수 있도록 허락해야 한다.

가족과 치료사는 치료에서 이루어진 특정한 기능적인 결과들을 확인한다. 일단 이결과 들이 확립되면, 치료사는 자세와 원하는 기능적인 결과들을 방해한다고 가정된 움직임 문제뿐 아니라 손상을 다루기 위한 전략을 확인하고 계획한다. 치료사는 각각의 손상이나 자세, 움직임 문제를 다루기 위한 효과적인 전략을 찾아야 한다. 치료사는 운동학습을 양성하기 위한 활동을 계획한다. 게다가 치료사는 미래에 예상되는 손상의 최소화를 목표로 치료한다. 즉각적으로 기능을 향상시키기 위한 노력과 미래의 기능적 능력과 참여에 영향을 줄 수 있는 손상의 예상과 관리의 필요성 사이에서의 균형은 이러한 아이들에게 매우 중요하다.

중재는 종종 정형외과적 수술, 보툴리눔 톡신 또는 페놀의 주입, 약의 사용 그리고 신경외과 또는 정형외과적 중재를 포함하는 광범위하고 다양한 전문가들로부터의 서비스의 협조를 포함한다. 치료사는 TV, 잡지, 인터넷, 친구 그리고 가족들로부터 중재를 위한 가능성의 폭 넓은 분포에 직면하게 된 가족을 위한 자원이다.

기본적인 치료 원칙 *(basic treatment principles)*

1. 직립자세와 안정성을 위항 치료사는 검사단락에서 묘사되었던 자세의 ABCs를 가지고 시작해야 한다. 치료사는 반드시 효과적인 직립 자세를 위한 정렬을 발달시키기 위한 치료를 해야 한다. 보행중에 환경을 살피면서 머리의 안정성을 유지하는 능력은 중요하다. 정렬을 다루기 위한 활동들은 신체 전역에 걸쳐 연부조직의 길이를 증진시키는 것을 포함한다. 가동성을 제한시킬 만큼 크지는 않지만 안정성을 제공할 만큼 충분히 큰 BOS의 제공은 보조기의 선택뿐만 아니라 주의 깊은 보조도구의 선택 모두를 요구할 것이다. 이것은 COM의 체중 이동을 조절하기 위한 전략을 발달시키기 위한 어린이를 위해 중요하다. 이러한 전략은 균형의 증가를 이끌어 낼 것이다. 자세성 근육의 강화는 짧아진 범위에서 등척성 작업을 포함하여야 한다. 체간과 하지의 신전근들의 강화가 요구된다. 연장된 실무 또는 바닥에서 이동에 대한 경험(예, 포복, 토끼뜀, 무릎 걷기)은 직립자세를 위해 요구되는 협력의 발달에 영향을 주지 않는다. 아이는 독립심의 증진을 위해 가정에서 이런 운동방법들을 사용할지도 모른다. 올바른 자세를 위한 잠재력이 있다고 예상되는 아이를 위한 이러한 이동의 패턴들을 증진시키기 위해 관계되는 비용과 이익은 가족과 아이 양쪽을 위한 교육적인 프로그램의 일부분이다. 팀은 미래의 더 많은 독립을 위태롭지 않게 하고 아이를 즉각적인 독립적 이동으로 허락하기 위하여 다른 환경에서의 보조 장치들의 선택과 사용을 토론하여야 할 것이다.
2. 전방 추진력을 가지고 전방으로 부드러운 진행의 발달은 어린이를 위해 복잡한 운동 조절 문제이고 치료사가 다루는 것이다. 치료에서의 초점은 적은 외측 그리고/또는 위 그리고 상하 움직임을 가지고 COM의 전방 전진의 효율을 발달시키는 것이다. 이것은 보행 주기 중에 COM의 이탈을 감소시키기 위한 축성 회전과 함께 증가된 근위부의 공동수축 혹은 공동활동의 촉진에 의해 증진된다. 제어의 선행조건은 모든 면에서의 척추와 흉곽의 가동성이다(9장을 보라). 전방 추진력은 고관절 신전근뿐만 아니라 저측 굴곡근으로부터 위상성 분출 활동 모두를 포함한다. 만일 아동이 저측굴곡의 움직임을 제한하기 위한 보조기를 신

었을 경우 이러한 힘은 제한될 수 있다. 그러므로 치료사는 직접적인 서비스 동안에 보조기를 신고하는 작업과 벗고 하는 작업 보두를 수행해야 한다. 하지를 통한 구심성 분출 작업은 COM의 발달을 조절하기 위한 원심성 작업 또한 포함되어야 한다. 게다가 아동은 반드시 하지 사이에서 그리고 하지간에 분리된 조절을 발달시켜야만 한다. 움직임을 위해 큰 걸음으로 움직이게 하는 강압적인 방법은 고립되거나 분별된 조절이 포함된 상호작용으로서의 정적인 자세보다 더 효과적이다. 트레드밀 위에서 지원된 보행의 사용은 근위적 조절의 손상없이 증가된 분리 조절과 상호성을 통하여 아동의 보행 속도를 증가시킬 수 있다.

3. 레벨 III에서 아이는 충격흡수와 관련된 어려움들을 나타낸다. 이 문제는 보행의 효율성을 감소시킬 수 있다. 또한 관절 또는 연부조직의 손상 혹은 증가된 관절염과 관련된 변화의 가능성에 기인한 장기간 독립 보행과 관련이 있다. 치료사에게 있어서 가장 중요한 요인은 정렬의 관찰과 수정에 큰 관심을 가지는 것이다. 보조기, 테이핑, 신발, 그리고 보조기구를 이용한 수정은 정렬에 의미 있는 변화를 줄 수 있다. 무릎은 위와 아래의 힘으로 인해 가장 큰 위험이 있기 때문에 무릎 정렬에 특별한 관심을 주어야만 한다. 이러한 문제는 정렬을 향상시킬 수 있는 보조기의 사용에 의해 복잡해질 수 있으나 동시에 발, 족관절, 슬관절, 그리고 고관절 사이에서 그리고 발 내에서의 상호작용이 제한되기 때문에 아이들이 가지는 고유의 충격흡수 기능이 감소될 수 있다.
4. 에너지 보존은 레벨 III에서 가장 중요한 문제이다. 이 그룹의 어린이는 이른 시기에 보행을 잘 할 수 있을 것이나 보행 중 경험한 높은 에너지의 요구 때문에 청소년기와 성인기 에 휠체어 기구를 이용한 이동에 보다 의존하게 된다. 치료사는 보행에 대한 호흡과 심혈관계의 영향을 관찰하고 적절하게 치료 혹은 관리하는 것이 필요하다. 치료는 아이가 청소년기로 성장할 때에 지구력에 대한 문제뿐만 아니라 호흡의 패턴 두 가지 모두를 다루는 것을 포함한다. 자세와 움직임 문제들은 보행 전체의 효율성을 또한 변화시킨다. 치료사는 에너지 효율성을 증가시키기 위한 이러한 문제들을 다루어야 한다.

레벨 I 또는 II 아이들에 대한 중재 (intervention for children at level I or II)

레벨 I 또는 II의 아이들을 치료할 때, 치료사는 다시 걷기를 다루는 것에 대하여 직접적인 치료의 필요에 대하여 질문을 가지고 직면하게 된다. 이 아이들은 독립적으로 걸을 수 있다. 그러나 아이에게 만들어진 문제들의 다른 설정은 다양한 폭의 기능의 요구들을 만나며 걷기에 적응하기 위한 능력이 없는 것이다. 대부분의 이 아이들은 지역사회 학교의 교실에서 역할을 다하고 있다. 그들이 걸을 수 있기 때문에, 예상되는 것은 그들의 가족이 모든 부분에 참여하는 것과 학교생활은 그들이 걸을 수 있는 비현실적인 요구를 만들지도 모른다는 것이다. 이 아이들의 다수는 여전히 중요한 기능적인 규제들과 관계의 제한을 가지고 있다. 예를 들면 아이들은 외측 체간의 굴곡과 함께 상지로부터 무게이동을 함으로써 독립적인 보행을 할 수 있지만, 아이들은 독립적으로 식당쟁반을 운반할 수 없는 것 때문에 학교에서 보조가 필요하다

레벨 I 또는 II에서 아이가 걷는 동안에, 중재는 기능이 제한된 아이의 보행의 질적인 완화를

위해 필요할 수 있다. 치료사는 아이에게 예상되는 기능적이고 환경요구들을 위해 앞으로 계획해야 한다. 이 결과들을 만나기 위해 치료사는 효과적인 보행과 능력이 감소하는 불규칙적인 운동성분들과 특수한 손상의 처리는 필요하다.

추가적인 질문 또는 일어날 수 있는 문제는 치료목표 또는 결과로써 독립적인 보행을 가장 효과적으로 받아들이기 위한 기간이다. 예를 들면 아이가 보행을 일찍 시작했다면, 종종 그 보행은 오랫동안 충격을 가질 수 있는 움직임과 신체 자세의 불균형 특징이 나타난다, 더 큰 자세 조절이 발달 될 때 까지 이 아이의 걸음걸이는 장기적으로 보행의 시작이 미뤄지면 더 기능적이고 효율적일 수 있는가? 보행을 시도하는 아이의 활동의 제한에 의해 바른 독립적인 보행을 격려하는 것 보다 오히려 마루에 기어가는 것에 조절과 협응을 증가시키는 것에 처음 초점을 맞추는 것은 적합할 것이다. 그러나 또 다른 지위의 자세조절을 위해 실시한 위치에서 자세 조절의 많은 이동점이 있을 것인지에 대해서 모를 때 이것은 결말이 지어지지 않는 문제이다(3장을 보라).

레벨 I 또는 II에서 아이를 위한 치료는 전통적인 직접 서비스뿐만 아니라 지역의 바탕 안에서의 활동에 더 많은 관련을 포함할지도 모른다. 만약 물에서, 말 등에서, 또는 karate 체육관 안에서 수행하면 치료는 더 효과적일 것이다.[45] 그룹 활동들은 아이가 부딪치게 되는 기본적인 요구들을 좀 더 정확하게 반영할지도 모른다. 그러나, 이 아이를 위한 유일한 coaching 접근의 치료는 두 번째 손상들과 이후 기능적 제한들의 증가의 결과일지도 모른다.

기본적인 치료 원리 (basic treatment principles)

원리 1 (principle 1)

직립하는 자세와 안정성을 위해, 다른 기능적인 활동과 환경에서 보행하는 동안 치료사는 어린이의 자세 조절의 계속적인 분석과 평가를 수행한다. 비록 이 근육이 움직임에 대해 대표적으로 사용된다고 해도 이 수준에서 작용하고 있는 아이들의 자세 안정성을 위해 두 개의 관절과 긴 근육을 회복시키는 것이 이 레벨에서 아이의 기능을 위한 일반적인 것이다. 그 관계는 신체의 안정성과 보행하는 동안 최대한 자유로운 사용, 그리고 모든 균형의 감소를 요구하는 다기능적인 일을 감소한다, 예를 들면, 골반으로 상지를 안전하게 함으로 체간의 안정성을 증가시키는 광배근을 사용한 아이는 두 상지로 지지하면서 신체 앞으로 큰 물건(예; 큰 상자, 쟁반)을 옮기고 걸을 수 없다. 게다가 아이는 그것이 출발하는 버스에 근거하고 있는 상태거나, 운동장의 불균등한 표면을 가로질러 걷는 것 같은, 예상외의 혼란에 응답하는 것이 불가능할지도 모른다. 자세 조절이 변화될 때 아이는 자주 안정을 위해 정제된 패턴으로 되돌아 갈 것이다. 자세 변화들은 복잡한 일, 더 복잡한 환경의 도입, 또는 성장을 포함할 수 있다. 아이는 좋은 균형으로 집에서 걸을지도 모르고 바닥 표면에 변화를 효과적으로 예상할 수 있을 것이다. 아이들은 좋은 균형과 함께 집에서 그리고 새 유치원의 카펫 주위에서 둥글게 돌다가 헛디딤과 떨어져 바닥의 예상되는 변화를 효과적으로 할 수 있다.

그러므로 치료사의 도움과 보행하는 동안 강하게 하는 것 들은 일하기 위해 움직이는 근육들을 동시에 보충하는 것과 자세 근육들의 보충에 적합하다. 이것은 다양하게 설정된 일과 다르게 기능상 요구되는 결합들은 중요하다. 치료사는 일, 환경 둘 다 정확하게 올바르게 제공해야 한다. 또한 부모들과 치료사는 주요한 성장 후에 나이에 일치한 기술이 준비되어야 한다. 그것은 더 강한 치료의 상황을 위해 되돌아가는 것은 필요할 것이다.

치료사는 또한 보조기 사용과 동시에 배열증진을 위한 깔창, 그러나 자세 조정을 위해 이용할 수 있는 자유의 정도 축소되는 것을 주의 깊게 고려해야 한다. 치료사는 다음과 같은 것의 사용을 고려해야 한다; 치료적 전기자극(TES),[46,47] 신경근 전기자극(NMES),[48,49] 연속된 깁스(cast),[50,51] 주기적인 botulinum toxin or phenol[52]의 주사를 위한 의사의 진찰, baclofen pump 또는 dorsal rhizotomy 선택을 고려함과 같은 외과적인 중재. 그러나 임상의가 치료에 부속물을 추천하기 전에 모든 금기 또는 전략의 잠재력이 있는 사고뿐만 아니라 실행을 지원하기 위하여 모든 근거를 조사하는 것은 중요하다(16장을 보라).

일상생활에 기초를 과제를 통합하기 위하여 가족에게 권고하는 것은 운동 학습의 기회를 제공하는 것이다. 효율적이고 효과적인 전방 전진 또한 아이들에게 문제가 될 수 있다. 이러한 어려움에 기여하는 주요 요인은 다음과 같다;

▶ 보장(step length)을 돕기 위한 체중이동의 관리를 위한 축회전 발달의 무능력

▶ 진행의 속도를 다루기 위한 원심성 조절의 사용의 비효율성

▶ 정확한 타이밍의 부족과 힘과 힘에 대한 환경 변화에 빠르게 적응하는 근육의 연속성의 부족

원리 2 (principle 2)

치료사는 아이들이 기능적 요구뿐만 아니라 환경에 지속적으로 적응하기 위하여 보행의 속도와 방향을 조절할 수 있도록 아이의 COM의 부드러운 전방 진행에 초점을 맞춘다. 아이는 일상생활에 만난 모든 유형적인 환경 장애물을 다룰 수 있어야 한다. 기능적 발달을 방해하는 개별적 시스템 손상과 균형, 기능과 관련된 자세와 움직임의 손상은 기능적 활동 내에서 다루어져야 한다. 특별한 관심은 아이들이 하지 내에서 그리고 하지 간에 분리된 움직임의 능력을 증가시키는 것과 직접 관련된다. 달리고 뛰고 계단을 올라가고 자전거타고 롤러 코스터를 타는 것과 같은 복잡한 활동은 아이들의 더 나은 조절과 협력의 발달을 위한 도움에 도전을 받는다. 보조기는 몸에 적합성과 기능을 위해 규정에 기초하여 재검토되어야 한다. 초등학교 아이들을 위하여 잘 사용되는 보조기는 성장과 사회적인 문제 때문에 중학교 아이들에게 효과가 없게 될지도 모른다. 보조기의 형태의 변화와 스케줄에 따라 입는 것은 아이를 위해 사용되는 보조기의 충격을 변경할 수 있다. 이전에 토의된 근위부 문제에 초점 맞춘 것에 부가하여, 치료사는 또한 변화된 발 위에 체중의 부드러운 전방 진행을 증진시킬 수 있는 발의 3가지 구름활동(rocker activity)에 초점 맞추어야 한다.

치료사는 반드시 아이들의 충격흡수 능력과 관련된 어려움을 다루어야 한다. 아이는 움직임을 분리할 능력이 감소하고 특히 발에서 그렇다. 그리고 신체의 나머지의 전역에 걸쳐 발의 움직임은 시간이 감소된 균형과 관계된 한정된 기능 능력에 이를 수 있다. 또한 치료사는 신경근

조절과 협력뿐만 아니라 운동범위와 근력강화와 같은 근골격계 문제에 대해서도 일을 수행한다. 아이의 성장과 올바른 자세변화의 생체역학과 보조기를 위한 계획의 교정, 구두깔창 또는 심지어 직접 서비스의 준비도 다시 생각되어야 한다.

원리 3 (principle 3)

미국의 어린아이들에서 전형적으로 발달하는 것은 제한된 신체적 건강과 증가된 비만의 위험인자이다. 무능력을 가진 아이들은 두 번째 생활방식에서 가장 큰 문제점이고, 보행하는 동안의 힘의 유지 변화들은 조정할 것이다. 무능한 걸음걸이 패턴들은 점차 기능상 규제들로 이끌지도 모른다. 치료사는 보행훈련 활동 그리고 계단에서 오르거나 달리는 것과 같은 새로운 기능적 활동을 하는 동안에 심장 박동수와 호흡률을 모니터(감시, 검토)해야 한다. 유연성, 조절 그리고 힘의 양상을 포함하는 아이를 위한 규칙적인 건강 프로그램은 공동체 프로그램을 통하여 또는 학교 프로그램 내에 수행 될 수 있다.[53] 치료사는 프로그램을 소개하고, 처음 안전성을 위해 그것을 모니터하고, 프로그램의 제한(한계)또는 경계들을 발전시켜야 하며, 그 후에 아이와 가족에게 진행중인 프로그램 작성에 대한 책임을 전달해야 할 것이다.

요약 (summary)

발달장애 아이들은 지역사회 생활과 학교, 가정에서의 충분한 참여를 위한 그들의 보행기능의 능력을 제한 할 수 있는 많은 문제점들을 가진다. 치료사는 보행의 기초에 대한 이해와 발달을 아울러 발생하는 변화들의 이해가 필요하다. 기능적 능력과 제한들, 자세와 움직임의 강도 문제들, 개인적인 시스템과 손상들뿐만 아니라 예시가 포함된 평가는 중재계획을 위해 공식화된 가설을 위한 기초로 제공된다. 중재계획은 현재 상태뿐만 아니라 보행을 위한 아이의 의학적 진단과 가능성을 평가하기 위해 필요하다. 치료사는 중재를 위해 특정 전략이 기대되는 결과들에 도달하도록 선택해야 한다. 다음 사례연구는 평가를 위한 지침과 이 장에 보여진 중재를 위한 원칙이 설명될 것이다.

사례연구 #1: Jason

- ▶ 훈련형태 5C : 운동기능 손상과 정상감각과 관련된 악화되지 않는 중추신경계 장애-선천적이거나 유소년기에 얻은 후천적 장애
- ▶ 의학적 진단 : 뇌성마비, 오른쪽 편부전마비
- ▶ 연령 : 24 개월

검사 (examination)

부모의 목표 (parental goals)

가족은 형제와 다른 아이들과 떨어지지 않고 함께 밖의 운동장에서 놀고 집에서 잘 걸을 수 있게 되어지는 Jason에게 흥미를 가지고 있습니다.

기능적 능력 (functional abilities)

부모들은 Jason이 짧은 거리를 기어갈 수 있다고 추측한다.

자세와 움직임 (posture and movement)

설 때 Jason은 골반의 바른 수축력과 골반의 전방경사를 가지고 비대칭 자세를 나타낸다. 그는 그의 흉곽의 불균형을 관찰할 수 있다. 주로 오른쪽 상지는 상완골 과신전과 함께 견갑골 내전 , 어깨 거상의 자세를 유지한다. 그리고 내회전과 주관절, 손목관절, 그리고 손가락 자세를 유지한다. 체중은 그의 왼쪽으로 이동되어지고 왼쪽 하지는 약간의 전반슬과 오른쪽하지는 고관절과 무릎의 굴곡의 자세와 함께 저측굴곡을 하고 있다. 그는 오른쪽 하지와 상지 둘 다 독립적으로 분리 되는 것의 감소가 설명되어 진다.

Jason은 중력에 대해서 곧은 자세를 유지할 수 있다. 그래서 그는 회복기 동안 안정성을 위해 근육의 움직임을 지나치게 사용한다. 이것은 그의 체간과 상지의 움직임의 자유를 제한한다. 그는 공간을 통하여 앞으로 추진을 성취하지만 그의 속도를 등급을 매기는 것은 어렵다. 그러므로 그는 오른쪽에 충격의 흡수를 다루지 않고, 그쪽으로 질병에 의한 위험이 있다. 그는 공간에서 그의 몸을 전진시키기 위해 모멘트에 많이 의지한다. 그의 보행은 오른쪽에 short swing phase와 short step length와 함께 minimal right knee and ankle flxion at mid-swing으로 설명된다. mid-stance에서 오른쪽의 전반슬과 오른쪽 발에 valgus position이 있다.

시스템 검사 (systems examination)

인체측정학적 특징 (anthropometric characteristics)

Jason은 왼쪽과 비교할 때 오른쪽 상지는 약간 더 적은 특색을 가진다. 그의 현재 하지길이는 동일하게 측정된다. 그는 사지의 길이가 고관절 안정성의 기준 연구를 위해 정형외과에 의해 평가받을 예정이다.

관리계 (regulatory system)

Jason은 활동적인 아이이고 치료사의 지시를 따르고 할 수 있다.

근골격계 (musculoskeletal system)

Jason은 주요한 회전의 제한과 오른쪽 고관절의 근육들과 옆의 주요한 굴곡근들의 수동적인 뻗기에 뻗뻗함이 나타난다. 그는 오른쪽 사지에 약함을 가지고 있다.

신경근계 (neuromuscular system)

Jason은 신체의 전체에 걸쳐서 운동단위 활동을 시작하고 유지하고 끝낼 수 있다.

그는 오른쪽에 특히 등척성 수축과 등장성 수축에 가장 심하게 의지한다. 그는 근육의 활동을 분리하는 것에 어려움을 가진다. 검사받을 때 그는 오른쪽 발목에 간헐성 경련이 증가되는 것을 설명한다.

감각계 (sensory systems)

Jason는 신체의 오른쪽에 무시를 가지고 있으며 하지보다 상지가 더 심하게 나타났다.

호흡계 (respiratory system)

호흡정지는 달리기 혹은 바닥에서 서기까지 이동과 같은 스트레스를 받는 활동 중에 주목되었다.

평가 (evaluation)

Jason는 반신불수를 가지고 아이를 위해 예기된 것처럼 총체적 운동기능을 발전시키고 있다. 그는 GMFCS의 레벨 1에서 있다. 그가 보조 없이 사회적 보행이 될 것이 기대된다. 그는 복잡한 환경 또는 정밀한 저울과 높은 끝들의 상칭 사용을 요구한 일까지 직무상 규제들이 관련되도록 할지도 모른다. 보행의 기능적인 기술의 더 느린 취득은 자세의 복잡한 상호영향과 움직임 불균형들에 관련된다; 그의 신경근의 상호작용, 감각 기관과 근골격계 손상들, 그리고 그의 성장. 그는 이미 불균형들을 증명하고 있고 제2 결함들을 발생시키는 것을 위해 위험에서 있고, 그렇게 척추 만곡 또는 아탈구이거나 증가된 대퇴골 전경으로부터 올바름으로 엉덩이를 탈구시키고 있다. 비록 이번에 그의 다리길이들이 동일한 것을 잴지라도, 오른쪽에 골 성장이 느리게 될지도 모르는 것은 줄여진 제중부하와 그것이 예상된다. 중재가 이 제2 결함들의 출현을 최소화 할 수 있는 것은 생각된다. 중재는 성장폭발과 언제 새로운 환경 또는 기능적인 요구가 있는지 동안에 가장 필요할 것이다.

기능적 제한 (functional limitations)

Jason은 손과 무릎으로 기어가지만 종종 오른손이 무너진다. 그는 낮에도 자주 넘어진다. 그는 달리는 것을 시도하지만, 꼴사납고 대체로 넘어진다. 그가 넘어질 때, 그는 그의 오른손으로 그 자신을 붙잡을 수 없다. 그는 운동장 또는 언제 균형이 맞지 않은 형세에 바깥쪽에 노는지에 동료들 또는 형제를 따라갈 수 없다.

손상 (impairments)

검사를 기초로 한, 보행에 직접적으로 관련이 있는 몇몇 결함들은 확인되었다. 포함된 사람 : 1) 오른쪽에 엉덩이 근육들과 체간 외측 굴곡근의 타이트함 2) 오른쪽 하지의 분리 운동의 어려움 3) 오른쪽의 편측 무시. Jason은 기립에 그리고 보행 동안에 비대칭 자세를 가지고 있다. 특정한 보행 편위들은 올바르고 짧은 도약 거리에 유각기 면이었다. 또한 중간 자세에서 전반슬과 오른 발의 외번족 위치와 올바름에 짧은 자세는 관찰되었다.

목표 (goals)

Jason을 위한 치료목표는 :

1. 서 있는 자세에 대칭성 증가
2. 능동 운동 동안에 오른쪽 하지에 연부조직 이동을 완수하는 것의 속도를 증가
3. 오른쪽 끝들에 힘을 증가
4. 오른쪽 구두의 갑피와 하지 내에 격리된 지배력을 증가
5. 더 길고 더 같은 도약 거리들.

기능적 결과 (functional outcomes)

중재의 6~9달 다음, Jason은:

1. 놀이공원에서 넘어짐 없이 적어도 4가지 기구에서 타고 내리기
2. 놀이방에서 걸어 두 손으로 물건을 집어올리고 나르고 그 후에 어깨 높이에서 선반 위에 물건 놓기
3. 양 하지를 이용하여 전방과 후방으로 앉은 동안 승마 장난감 몰기

중재 (intervention)

Jason은 물리치료사에게서 직접 서비스를 지속적으로 받을 것이다. 밤에 임시적으로 오른쪽 하지를 위해 슬관절 고정장치와 보조기가 처방될 것이다. 보행 동안 오른쪽 발의 정렬을 돕기 위해 신발내 고정물이 추천될 것이다. 정형외과의사는 고관절 보존과 척추 정렬에 대해 지속적으로 관리할 것이다. 만일 장래에 Jason이 타이트니스가 발달한다면 치료적 절차에 따라 다루어질 수 없게 되며, 그는 오른쪽 슬괵근과 가자미근의 botulinum toxin injection을 위한 검사를 위해 의사에게 보내질 것이다. 또 다른 다른 방도는 연속된 석고고정이 될 것이다. 물리치료사, 작업치료사, 언어치료사의 서비스 조합은 전화대화와 의사소통 적기를 통하여 성취될 것이다.

활동은 높은 신체에 대한 수요 전력을 증가시키고 환경의 더 자유로운 종류의 보행에 숙련을 증가시키는 것에 초점을 맞출 것이다. 회기는 집에서, 공동체 운동장에서, 또는 시작을 허락하는 외래환자 시설에서 트레드밀 위에서 PBWb 활동을 시작할 것을 허락하기 위해 발생할 수 있을 것이다. 근막이완술과 가동술 전략을 이용한 연부조직의 연장, 근력강화 활동, 그리고 우측의 조절과 협응능력의 증가를 위한 활동은 신체의 우측으로 의미 있는 감각 입력의 증가와 함께 강조될 것이다. 부모는 일반화된 기능을 사용하고 보다 큰 운동학습의 기회를 제공하기 위하여 집에서 해야 할 활동에 대해 교육될 것이다.

사례연구 # 2: Jill

- 훈련 형태 5C : 운동기능과 중추신경계의 비진행성 장애와 연합된 감각통합 장애-선천적 발생 혹은 유아기 혹은 유년기에 발생
- 의학적 진단 : 뇌성마비, 경련성 사지마비, 소두증, 정신지체, 경기(발작)
- 연령 : 7세

검사 *(examination)*

부모 목표 (parental goals)

가족은 Jill을 옮기기에 대한 어려움을 보고한다. 그들에게는 욕조와 가족 차량으로의 이동이 최대 어려움이다. 현재 휠체어가 목욕탕으로 들어가는 동안 방에 그것을 한 번에 이동하기엔 공간이 좁다. 그들은 또한 규격화된 휠체어가 문을 통해서 가지 않을 것이라는 점을 예상한다. 어머니는, 그녀가 낙상될지도 모르고 또한 그녀가 통 또는 중앙 이동에서 낙상이 있을까 걱정이다.

기능적 능력 (functional abilities)

Jill은 간단히 그녀의 머리를 들어 올릴 수 있다. 엎드려 누운 자세에서 옆으로 구를 수 있다. Jill은 서서 축회전 이동을 가지고 쉽게 도울 것이다. 그러나 스텐더에서 지지되지 않는 다면 선 자세 유지가 어려울 것이다.

자세와 움직임 (posture and movement)

Jill은 측만증이 드러나있는 고정된 척추 후만증을 보인다. 이러한 자세적 편위는 모든 자세에서 나타나지만 특히 앉은 자세에서 두드러진다. 그녀는 스스로 움직이는 것이 제한되고 BOS 내에서 COM을 유지하는 것을 더 선호한다. 움직임 발생은 시상면에서 체류하고 있다. 그녀의 중력에 대항한 직립자세 안정성은 심하게 제한된다. 그녀는 어떠한 전방 추진도 성취할 수 없다. 그녀는 충격흡수 관리를 위해 어떠한 시도도 하지 않는다. 공간을 통한 독립적인 모든 움직임의 시도는 에너지 보존의 관점에서 매우 희생이 크다.

시스템 검사 (systems examination)

인체 측정학적 특징 (anthropometric characteristics)

Jill은 신장과 체중에 대해 10번째 백분위수 아래이다. 그녀는 작은 머리(소두증)을 가지고 있다.

조절계 (regulatory system)

Jill은 감소된 각성 조절 능력이 나타난다. 그녀는 자주 노곤하고, 이것은 발작(seizure) 약물 치료와 관련이 있을 것이다. 그러나 그녀가 명료할 때, 그녀는 경보일 때 그녀는 마음이 산란하

고 선택적 집중이 부족하다. 그녀는 자율 고통와 함께 전정 입력에 응답한다.

근골격계 (musculoskeletal system)

Jill은 목, 척추, 고관절, 견관절에서 운동범위의 제한이 있다. 그녀의 근력은 전체적으로 감소되어 있고 비슷한 연령대와의 비교에서 그녀의 근육은 크기가 작다.

신경근계 (neuromuscular system)

Jill은 운동단위 활동을 시작할 수 있고 유지할 수 있지만, 때때로 활동의 종료에 어려움을 가지고 있다. 근육수축은 등척성 수축 혹은 구심성 수축이 제한된다. 그러므로 그녀는 종종 지절의 전역의 뻣뻣함의 결과로 과도한 공동 수축을 보인다. 그녀는 그녀가 이용할 수 있는 움직임의 레퍼토리가 매우 제한된다. 그녀는 또한 근육 활동을 분리할 능력이 매우 적으며 이로 인하여 굴곡 혹은 신전의 패턴 전체가 동원된다. 그녀의 하지가 신체의 완전한 신전과 연합될 때 하지가 간단히 굴곡 혹은 신전되는 반면에 상지는 완전한 굴곡의 패턴을 나타낸다.

감각계 (sensory systems)

Jill은 보고서에 의하면 시력이 좋지만 안구운동 조절에 어려움을 가진다. 청력은 정상이다. 그녀는 신체 전체에 걸쳐 감소된 체성감각 자각을 보이는 데 특히 신체 하부에서 더욱 그렇다. 그러나 그녀는 구강 입력에 대해 과도한 반응을 보인다. 그녀의 전정시스템은 동작 입력에 과도한 반응을 보인다.

심폐계 (cardiopulmonary system)

Jill은 빈번하게 얕은 호흡을 나타내며 본질적으로 비동시성이다. 그녀는 항상 다른 기능적 활동과 호흡이 협응되지 않는다. 그녀의 흉곽은 엎드려 누운 자세 또는 스텐더에서 엎드렸을 때 가슴이 확장되는 것이 어렵다. 그녀는 항상 규칙적으로 호흡을 하지 않는다. 그녀는 또한 감소된 말초 혈액 공급과 함께 심혈관계에서 어려움을 보인다. 그녀의 지절은 장기간 의존적 위치에 놓여있을 때 자주 빛을 띠게 된다.

외피계 (integumentary)

피부는 현재로서는 깨끗하지만 능동적 움직임의 결손과 장기간 앉은 자세에서의 자세에 기인하여 손상될 높은 위험인자가 있다.

평가 (evaluation)

Jill은 유의한 기능적 제한을 초래하는 다양하고 심한 손상을 가진 어린아이이다. 그녀는 GMFCS에서 레벨 V에서 기능한다. 이것은 그녀가 보행을 위해 다른 사람에 의존하게 될 것을 예상하게 한다. 그녀는 이동에서 돕기 위하여 보조된 발디딤을 배우는 것이 가능할 것이고 성인에 의해 지원될 때 가정에서 매우 짧은 거리를 움직일 수 있을 것이다. 그녀가 만일 한 명의 보조를 가지고 이동하는 것이 가능하다면 성인처럼 광범위한 삶의 범위를 가지는 것이 가능할 것이고 보조된 발디딤을 가질 수 있을 것이다. 그녀가 보행을 할 수 있을 것이라 예상할 수 없지만 중요한 것은 보다 많은 이동을 도울 수 있는 능력을 성취한다는 것이다. 목욕과 같은 일상생활의 활동 중에 보조하기 위해 몇 가지 보조된 스텝이 최종적으로 할 수 있는 것은 가능해질 것이다. 그녀가 골밀도를 개선하고, 연부조직의 연장을 위해 위치하고, 호흡과 순환을 향상시키기 위하여 규정된 기초하에 선 자세를 취하는 것은 중요하다. Jill은 지속적으로 관찰되는 것이 요구된다. 만일 그녀의 자세적 변화를 다루기 위한 프로그램은 그녀의 일상적인 일들과 통합되지 않는다면, 그것은 그녀가 심각한 의학적 손상과 함께 중요한 이차적 손상으로 발달할 수 있을 것으로 예상된다. 이러한 문제는 그녀의 호흡, 소화 혹은 정형외과적 상태와 관련된다.

기능적 제한 (functional limitations)

Jill은 바닥 이동이 제한되고 보행이 불가능하다. 그녀는 이동과 자기관리를 위해 다른 사람에게 의존적이다.

손상 (impairments)

검사에 근거하여 몇 가지 손상이 확인되었다. 그녀의 보행과 관련한 근본적인 손상은 그녀의 움직임에 대한 제한된 레퍼토리와 체간과 하지의 제한된 운동 범위이다. 그녀는 또한 일반적으로 근력, 지구력, 호흡기능이 감소되었다.

목표 (goals)

Jill을 위한 치료 목표는 :

1. 연부조직의 가동성과 골 무기질 밀도를 향상시킨다.
2. 호흡과 심혈관 지구력을 향상시킨다.
3. 근력을 증가시킨다.
4. 규정된 조절을 향상시킨다.
5. 자세 조절을 향상시킨다.
6. 보조된 발디딤을 획득하기 위한 상호교대가 가능하도록 하지에서 분리된 조절을 향상시킨다.

기능적 결과 (functional outcomes)

Jill은 6-9개월의 중재 후에 다음이 가능할 것이다;

1. 두 개의 조치를 요구하는 같은 높이의 휠체어로부터 교실의자까지 가슴 상부 주의를 지지하는 한 명의 성인의 도움을 가지고 서고 이동할 수 있다.
2. 교실 보조의 도움을 가지고 하루에 적어도 두 번 EZ-stand(EZ-Way, Clarinda, 아이오와주)에 위치될 때 앉기에서 서기로부터 전이되는 자율적 고통의 증상 없이 견딜 수 있을 것이다.

3. 일주일에 적어도 세 번 서기 장치에 위치되는 동안과 보조기를 입고 있는 동안 최소한 30분 동안 교실 활동을 위해 설 수 있을 것이다.
4. PBWB 장치, 보행 훈련기, 혹은 움직이는 스텐더에 위치되거나 그리고 교실 보조에 의해 보조되는 동안 그녀의 동기생들과 유산소 운동 20분에 참여할 것이다.

중재 (intervention)

Jill을 위한 물리치료 서비스는 일주일에 30분 학교에서 지속될 것이다. 대부분의 기간은 간접적일 것이다. 그러나 보다 집중적인 직접 서비스의 부가적인 기간은 Jill과 그녀의 학교 보조ㄱ자에게 새로운 기술을 교육하기 위하여 필수적일 것이라 예상된다. 교육은 신체 교육 강사뿐만 아니라 선생님에게도 제공될 것이다. 현재의 스텐더는 보다 동적인 이동의 교육을 위하여 EZ-스텐더로 교환될 것이다. 이 스텐더는 그녀의 가슴 전면을 통하여 체중부하를 감소시킬 것이고, 이로 인하여 호흡의 깊이를 향상시킬 것이고 순환 자극을 위한 자세 변화를 허락할 것이다. Jill의 적합한 도구에서 위치 교정, 고통의 증상과 징후의 주의 깊은 관찰, 그리고 자세 변화의 타이밍과 스케줄은 스테프에 의해 검토될 것이다. 이러한 계획은 매년 부모와 함께 재검토 될 것이다. 이것은 욕조로부터의 이동뿐만 아니라 자가용의 안과 밖으로의 이동과 관련된 문제 해결을 돕기 위한 가정에 근거한 서비스를 가족이 조정하는 것을 제시한다. 이것은 여름휴가에 걸쳐 다루어질 수 있다.

사례연구 #3 : Taylor

▶ 훈련 형태 5C: 중추신경계의 비진행성 장애와 함께 운동기능과 완전한 신경 연합의 손상 - 선천적인 원인 또는 유아나 어릴 때 후천적 요인
▶ 의학적 진단 : 척수막탈출증, L1-2
▶ 연령 :4세

검사 (examination)

보호자 목표 (parental goals)

가족들은 Taylor가 문밖에서 휠체어를 스스로 추진하여 장거리를 동료들에 뒤떨어지지 않고 가는것과 집이나 교실에서 장하지 보조기와 목발을 사용하여 걷는 것 두 가지 모두를 원한다.

기능적 능력 (functional abilities)

Taylor는 구르기가 가능하고 바닥에 앉기가 가능하며 카드놀이(all fouls)를 위한 움직임이 가능하다. 그는 파라포디움(parapodium)과 보행기(walker)를 이용한 swing to gait를 한다. 그는 그의 휠체어를 자가 추진할 수 있다.

자세와 움직임 (posture and movement)

Taylor는 수술과 관련된 두드러진 전만증이 있다. 그는 후만과 구부정한 자세, 그리고 그의 척추 전역에 걸쳐 인대에 의해 걸쳐진 것처럼 보상한다. 그는 매우 큰 BOS을 선호하고 BOS내에 그의 낮은 COM을 잘 유지한다. 그는 그의 하지에 운동 기능의 손실을 가지고 있다.

보행 분석은 Taylor가 파라포디움과 전방 보행기를 이용하여 swing-to gait를 하는 것으로 나타났다. 그는 지지와 전방 추진 모두에서 효율적으로 상지를 사용한다. 그는 바닥 표면의 변화에 적응할 수 없다. 활동은 아직 에너지 소모가 효율적이지 못하다.

시스템 검사 (systems examination)

인체 측정학적 특징 (anthropometric characteristics)

Taylor의 하지는 그의 나머지 신체와 비교하여 작다. 게다가 그의 머리는 뇌수종 때문에 비율적으로 약간 크다.

근골격계 (musculoskeletal system)

상체의 운동범위는 정상범위내에 있다. 그는 고관절 굴곡근과 내전근에서 약간 타이트하고 족관절을 단지 중립(족관절 90° 배측굴곡)으로 오게 할 수 있다. 족저근막은 매우 타이트하다. 그는 상지와 체간에서 특히 복근에서 근력이 약하다. 하지는 도수근력검사에서 0이다.

신경근계 (neuromuscular system)

Taylor는 상지의 좋은 협응과 조절능력을 가지고 있다. 그는 복근 조절에서 큰 제한을 가지고 축성 신전의 조절이 약간 감소되어 있다. 그는 회전뿐만 아니라 외측으로 체중 이동의 조절이 감소되어있다.

감각계 (sensory systems)

Taylor는 시력과 청력이 좋다. 그는 T12 이하에 체성감각에 대한 자각이 없다. 그는 시각인지 문제를 보인다.

외피계 (integumentary system)

Taylor는 천골과 발 그리고 족관절에서 피부 쇠약이 빈번하게 나타난다.

호흡계 (respiratory system)

taylor는 근위부의 안정성을 증가시키기 위하여 호흡을 정지하는 경향이 있다. 그는 일련의 숨을 내쉬기에 부적절한 복근력을 가지고 있다. 전반적인 폐의 지구력은 그의 동료들과 비교하여 감소되어 있다.

평가 (evaluation)

Taylor는 그를 재활을 위한 특별한 후보자로 만들기 위한 많은 힘과 자원을 가진 협조적이고 매력적인 젊은 남자아이이다. 그러나 그는 항상 걷기 위하여 보조기의 사용과 보조 기구를 요구한다. 그는 운동범위의 감소와 감소된 체성감각 자각과 함께 하지 근력의 손상을 보인다. 그는 대운동 활동을 위한 호흡 지지가 제한된다. 이러한 손상들은 이동에서 그의 동료들과의 속도에서, 휠체어에서, 가정과 교실에서 이동, 심지어 보조 기구를 사용하는 것에서도 그를 방해한다. 그러나 그는 내재적으로 보조 기구를 가지고 보행할 수 있는 것에 대한 동기부여가 되어 있고 가족과 선생님들은 이러한 목표에 도달하기 위하여 지원하고 있다. 진행중인 중재 없이 Talyor는 이러한 타당한 목표를 성취하는 것이 가능할 것이다. 능동적인 생활양식의 발달은 이러한 연령에서 이동을 이해 휠체어에 의존하는 아이들의 좌식 생활양식과 연합된 건강상의 위험인자를 피하기 위해 중요하다.

기능적 제한 (functional limitations)

Taylor는 보행기와 보조기의 사용, 그리고 보조 없이 직립자세를 취하거나 유지할 능력이 있다. 그의 보행을 위한 지구력은 제한된다. 그리고 천천히 움직인다. 그는 그의 휠체어를 그의 동료들을 따라잡을 만큼 빠르게 추진할 수 없다. 특히 문밖에서의 활동에서 그렇다.

손상 (impairments)

검사에 근거하여 Taylor의 보행할 수 있는 능력에 영향을 주는 대부분의 의미 있는 손상은 하지의 근 기능 소실과 감각 소실이다.

하지 근육의 타이트니스와 운동범위 제한은 보조기의 적절한 사용을 방해할 것이다. Taylor는 또한 부족한 호흡기능뿐만 아니라 체간과 상지에서 약증이 있다. 이러한 모든 것은 보행 보조기와 휠체어의 사용에 부정적인 영향을 미칠 것이다.

목표 (goals)

Taylor를 위한 치료목표는 :

1. 상부 신체와 체간의 근력을 증가시킨다.
2. 대운동 활동을 위한 호흡 지지를 향상시킨다.
3. 선 자세에서 외측과 대각선으로 체중 이동의 조절을 향상시킨다.
4. 선 자세에서 나은 정렬을 위하여 하지의 운동범위를 증가시킨다.

기능적 결과 (functional outcomes)

6-9개월의 중재 이후 Taylor는 다음이 가능해질 것이다;

1. 고관절-슬관절-족관절-발 보조기(HKAFO)를 착용한 동안 성인의 감독과 보행기를 가지고 침실로부터 거실 혹은 학교의 아래층 강당에서 교실까지 움직이기 위하여 25피트 걷기

2. 성인의 근접 보조를 가지고 로프스트렌드 목발을 이용하고 HKAFO를 착용한 동안, 그의 교실에서 10발자국 걷기
3. 교실에서 카페테리아까지 점심식사를 위해 가고 오는 동안 그의 동료들과 같은 속도로 휠체어를 추진하기
4. 보행기에서 벤치에 앉고 서기, 그의 보조기 잠그기, 독립적으로 이동하기. 그는 또한 그의 보조기를 열고 벤치에 그의 보행기에서 선 자세에서 안전하게 앉기

중재 (intervention)

Taylor는 그의 유아원 프로그램에서 물리치료를 2주간 지속할 것이다. 서비스는 부모, 작업치료사, 그리고 교육자들과 협응될 것이다. 정형외과의사는 매년 Taylor를 지속적으로 관리할 것이다. 기능적 보행의 증가를 위하여 초기에 양측 장하지 보조기를 가지고 보행기를 이용하여 걷기 훈련을 실시할 것이나, 가능하다면 목발로 전이될 것이다. 게다가, 치료는 Taylor의 빠른 속도에서 휠체어 자가 추진 기술을 증가시키기 위한 활동들을 포함할 것이고 추가로, 치료는 Taylor의 숙련을 증가시키기 위하여 활동을 포함할 것이고 보다 다양한 영역을 아울러 실시될 것이다. 연부조직의 길이 연장을 돕기 위한 자세잡기 프로그램뿐만 아니라 상부 신체 강화훈련도 포함될 것이다. Taylor의 아버지는 가정에서 Taylor와 함께 수정된 체중 훈련 프로그램을 시작할 것이다. 적응적 신체훈련 교육 프로그램은 Taylor가 의자에 앉아있는 동안에 유산소 상태에 자극을 줄 것이고 T-ball과 같은 수정된 스포츠를 할 수 있는 능력을 향상시키기 위한 작업을 수행할 것이다.

사례 연구 # 4 : Ashley

- ▶ 훈련 형태 5B : 신경운동 발달의 손상
- ▶ 의학적 진단 : 다운증후군
- ▶ 연령 : 15개월

검사 (examination)

부모 목표 (parental goals)

부모들은 Ashley가 걷는 것을 배우도록 하는 것에 관심이 있다.

기능적 능력 (functional abilities)

Ashley는 구르기, 앉기를 취하거나 유지하기, 카드놀이를 위한 움직임, 무릎서기, 가구를 당기면서 서기가 가능하다. 그녀는 두손을 잡고 발디딤이 가능하다.

자세와 움직임 (posture and movement)

Ashley는 지지와 함께 많은 서기 위해 많은 항중력 자세를 취할 수 있다. 모든 자세에서 그녀는 넓은 BOS를 사용하고 COM을 낮게 유지하고 기저면의 중앙에 잘 놓이게 한다. 그녀는 자세 시스템의 동적 활동보다는 정렬을 위해 인대에 의지한다. 그러므로 그녀는 카드놀이 혹은 지지와 함께 서기와 같은 체중 부하 자세에서 최소한의 안정성을 가진다. 그녀는 어떠한 항중력 자세에서 지속적인 균형을 보이진 않는다. 움직임은 느리고 축성회전을 포함한 적은 자발적 동원 패턴을 가지고 시상면에서 발생되는 경향이 있다.

시스템 검사 (systems examination)

인체 측정학적 특징 (anthropometric characteristics)

Ashley의 키와 체중은 다운증후군을 가진 어린이를 위해 설립된 범위 내에 있다. 그녀는 다운증후군을 가진 어린이의 전형적인 얼굴 특징을 보인다. 비록 그녀의 어린 나이 때문에 아직 평가되지 않았을지라도, 그녀는 정형외과적 비정에 기인한 경추의 불안정성에 대한 위험요인이 있다.

조절계 (regulatory system)

Ashley는 운동과제 혹은 인지 과제든지 큰 자극이 요구되는 수동적인 아이이다.

근골격계 (musculoskeletal system)

Ashley는 신체의 모든 관절에서 과운동성과 불안정성을 보인다. 그녀는 그녀의 일상적 자세에서 관절인대를 과도하게 신장시키는 것을 지속한다.

그녀는 부족한 근육 윤곽을 가지고 신체 전반에 걸쳐 감소된 근력을 가진다.

신경근계 (neuromuscular system)

Ashley는 그녀의 몸의 전역에 걸쳐서 운동단위 활동을 시작할 수 있고, 유지할 수 있으며, 끝마칠 수 있다. 그녀는 지속된 자세 유지에 가장 큰 어려움이 있고 보다 큰 위상 분출 활동을 나타낸다. 그녀는 느린 연축 운동 단위 보다 빠른 연축 운동 단위의 사용을 보다 많이 한다. 그녀는 거의 등척성 수축 혹은 원심성 조절없이 구심성 근 수축의 사용이 나타난다. 그녀는 단지 동적 뻣뻣함의 하위 레벨을 설정할 수 있고 기능적 과제의 요구에 직면하여 뻣뻣함을 조절하거나 협응할 수 없다. 그녀는 내전근/외전근 조절 혹은 축성 회전을 포함하는 복잡한 협력 동원에서 어려움이 있다. 그녀는 어떠한 외재적 움직임을 보이지 않는다.

감각계 (sensory systems)

Ashley는 시력이 좋다. 그녀는 경한 청력소실이 있고 신체 전반에 걸쳐 감소된 체성감각의 징후가 있다. 그녀는 활동에 기초한 동작을 피하고 전정 기능의 결손 혹은 미숙함이 제시된다.

호흡계 (respiratory system)

Ashley는 운동 활동을 위한 감소된 호흡 기초를 보인다. 흉곽에서의 감소된 조절은 감소된 생명유지 용량에 기여한다. 그녀는 작은 비강 통로를 가지고 있고 구강 호흡을 한다. 그녀는 어려운 동작 이행 중에 호흡을 멈춘다.

심혈관계 (cardiovascular system)

심장전문가가 Ashley의 심장기능이 정상범위내에 있다고 보고하였을지라도, 그녀는 때때로 호흡정지와 함께 푸른색으로 변한다. 그녀는 이러한 행위를 효과적으로 피하기 위한 활동을 사용하고 이로 인해 그녀는 참여를 원하지 않는다.

평가 (evaluation)

Ashley는 다운증후군과 연합된 근골격계, 신경근계, 그리고 감각계의 많은 손상을 나타낸다. 그녀는 이러한 손상에 근거하여 기능적 제한을 나타낸다. 그러나 그녀는 집에서 독립적으로 걷기가 가능하고 최종적으로 지역사회 거리에서 걷기가 가능할 것이다. 그녀는 이러한 기술을 확립하기 위하여 규정화된 서비스를 요구할 것이고 그녀의 성장에 기초한 변화를 다루기 위한 부가적인 서비스가 요구될 것이다. 이 시점에서 직접적인 서비스가 제공될지라도 직접적인 서비스의 에피소드는 보행의 발달을 가속화하기 위한 시도를 고려해야 할 것이다. 중재가 없으면 보행의 발생은 향후 지연될 것이 예상된다. Ashley는 관절 손상에 대한 높은 위험요인을 가지고 있다. 그녀는 또한 연합된 심혈관계 위험요인과 함께 좌식생활양식에 대한 위험요인을 가지고 있다.

기능적 제한 (functional limitations)

Ashley는 가구를 잡고 돌아다니거나 지지 없이 걷는 것이 불가능하다. 그녀는 선 자세에서 물체에 다다르기 위해 체중을 이동할 수 없고 물건에 근접할 수 없으며 그녀의 자세를 변하시킬 수 없다.

손상 (impairments)

Ashley의 제한된 보행기술과 관련된 근본적인 손상은 특히 움직임에서 생산된 제한된 균형과 자세조절 그리고 감각과민이다.

목표 (goals)

Ashley를 위한 치료 목표는 :

1. 증가된 공동활동/공동수축을 통한 자세 안정성 향상
2. 선 자세에서 외측과 대각선적 체중이동 조절의 향상
3. 좋은 정렬(예, 앉기, 카드놀이, 서기)을 가지고 자세 유지하기

기능적 결과 (functional outcomes)

6-9개월의 중재 후 Ashley는 다음이 가능할 것이다.

1. 반대쪽 끝에 놓여진 원하는 장남감을 손에 쥐기 위해 쇼파의 길이 방향으로 순항하기
2. 놀이에서 그녀의 부모 사이에서 5피트 걷기
3. 한 손으로 작은 인형을 잡고 교실 내에서 혹은 가정에서 방 사이를 움직이는 동안 손과 무릎으로 기기

중재 (intervention)

Ashley는 유아 어머니 조기 중재 프로그램에 계속될 것이다. 집에서 제공된 추가적인 직접 서비스는 부모의 판단에서 고려되어질 것이다. 일상생활 중에 그녀의 앉기를 위한 작은 벤치나 의자의 사용은 그녀의 BOS의 크기를 감소시키는데 도움이 될 수 있다고 제시된다. 작지만 무거운 유모차 또는 밀기 장난감는 보행의 격려에 도움이 될 것이다. 치료활동은 다음을 포함한다; 근력강화, 중력에 대항하여 높은 위치에서 자세 근육의 동원을 위한 촉진, 체중부하 활동 중에 관절의 보호, 그리고 모든 자세에서 특히 선자세에서 증가된 체중 외측 이동과 대각선 이동의 교육. 부모는 체성감각을 증가시키기 위한 활동과 휘두르기에 대한 놀이를 가지고 운동장에 정규적으로 방문하고 목욕 후에 별도의 타월질(toweling) 같은 전정 입력이 교육될 것이다. 서비스는 그녀의 소아과 의사뿐만 아니라 작업치료사, 특별 교육자와 협조될 것이다. 다운 증후군과 연합된 일반적인 손상의 후유증들에 관한 교육은 가족들을 위해 제공될 것이다.

사례연구 #5 : John

- 훈련 형태 5B : 신경운동 발달 손상
- 의학적 진단 : 주의력 결핍 과잉행동 장애. 발달 협응 장애
- 연령 : 5 세

검사 (examination)

보호자 목표 (parental goals)

가족은 John이 그들과 다른 사람 또는 물체에 부딪히거나 넘어짐 없이 쇼핑몰에 가거나, 다른 가정을 방문하거나 운동장에 갈 수 있기를 원한다.

기능적 능력 (functional abilities)

John은 걷고 달릴 수 있는 능력이 있다. 그는 대부분의 기초적인 대운동 기술을 실행할 수 있고 전속력으로 달릴 수 있다.

자세와 움직임 (posture and movement)

John는 근위 자세 조절을 대신하기 위하여 지절의 긴 두관절 근육을 동원하는 경향과 함께 감소된 자세 조절을 나타낸다. 그러므로 그의 다리는 종종 뻣뻣해지고 그는 그의 발가락으로 걷는다. 그는 전방으로 기울기와 힘에 의존하여 전방 전진을 취한다. 그는 지절에서 정제된 분리 움직임과 세분화된 움직임을 보이지 않는다. 근육의 협응은 보다 고통적인 과제 혹은 환경의 초래뿐만 아니라 움직임을 감소시킨다. 그는 특이적 과제 혹은 환경에 적합한 움직임을 수정하기 어렵다. 그는 움직임 혹은 다분절 협응(예, 하지와 상지 혹은 손과 눈 혹은 발)을 요구하는 과제에서 매우 어렵다. 그는 또한 구성요소로서 축회전을 요구하는 움직임의 선택에 어려움을 가진다. 그는 뻣뻣해진 다리와 감소된 팔 흔들기를 가지고 걷는다. 게다가 그는 가볍게 뛰는 것 대신에 전속력으로 달리고, 체간 회전없이 던지기를 하고, 균형대 위를 걸을 수 없다. 그는 또한 움직임의 다양한 속도를 요구하는 과제에 어려움이 있다.

시스템 검사 (systems examination)

인체 측정학적 특징 (anthropometric characteristics)

그의 연령에서 평균 키와 체중.

조절계 (regulatory system)

John는 일에 대한 선택적인 집중과 단계적 각성의 어려움이 있다. 그는 쉽게 실망하고 종종 울화를 표출한다. 그의 집중은 그의 약물치료를 시작한 이래로 향상되었다.

근골격계 (musculoskeletal system)

John는 완전한 운동범위를 나타낸다. 그의 근력은 상지뿐만 아니라 하지 모두에서 감소되었다. 가장 큰 결손은 근위에서 발생한다. 지구력은 그의 동료들과 비교하였을 때 감소되었다.

신경근계 (neuromuscular system)

John은 그의 신체 전역에 걸쳐서 운동단위 활동을 시작하고, 유지하고, 끝낼 수 있다. 그러나 그는 기능적 과제에 적합한 근육의 조절과 협응이 어렵다. 그는 대부분 일반적으로 구심성 혹은 등척성 근 수축을 사용하고 원심성 수축을 보인다. 특히 하지에서 더욱 그렇다. 그는 근위에 공동수축 혹은 공동 활동의 패턴 동원이 되지 않고 그 대신에 안정성을 위하여 원위 동작 근육의 지속된 유지를 사용한다. 게다가 그는 동적 활동을 위하여 이러한 근육을 빠르고 효율적으로 동원할 수 없다. 그는 또한 움직임을 완만하게 하는 것이 부족하다. 그는 과제(예, 보행 중에 하지에서의 증가된 뻣뻣함)를 위한 뻣뻣함의 적절한 수준을 정확하게 동원할 수 없다. 그는 보행 중에 하지에 부가하여 상지에서 증가된 뻣뻣함과 함께 부족한 협응을 가진다. 그는 외재적 움직임을 나타내지 않는다.

감각계 (sensory systems)

John의 시력과 청력은 좋다. 검사는 접촉 구별, 운동감각, 입체감각과 관련된 손상이 나타났다. 그는 운동 계획의 제한이 있다.

심폐계 (cardiopulmonary systems)

이 시점에서 John은 이러한 시스템에서 손상을 보이지 않았으나 유산소 활동의 회피에 기인한 전체적인 건강 감소 때문에 위험요인이 있다.

평가 (evaluation)

John은 그의 환경에서 기능하기 위한 능력에 중요한 제한을 주는 복잡하고 상호적인 손상을 가진 5세의 아이이다. 그는 독립적으로 보행할 수 있다. 감소된 체성감각 자각, 감소된 운동감각 자각, 그리고 감소된 신경근 시스템의 조절과 협응의 조합은 부족한 중간 범위의 조절과 감소된 기민성과 협응의 결과를 초래한다. 그는 중재에 대한 특별한 대상자이다. 만일 중재가 제공되지 않는다면, 그는 제한된 기능적 기술의 증가, 커다란 좌절, 그리고 그에 따른 이러한 활동의 회피가 나타날 것으로 예상된다. 이것은 감성적 건강과 well-being뿐만 아니라 일반적인 심혈관 기능에 유해한 것이 된다.

기능적 제한 (functional limitations)

John은 가볍게 뛰기와 같은 적정 연령대의 대운동 기술이 어렵다. 그는 잡기, 던지기, 드리블하기와 같은 공 다루는 기술이 어렵다. 그는 그의 동료들과 비교하였을 때 대운동 기술의 숙련도가 떨어지고 대운동 경기에 참여가 어렵다. 그는 서투르고 종종 다른 사람 혹은 물체에 부딪힌다.

손상 (impairments)

보행 기술과 관련된 근본적인 손상은 운동 계획, 운동조절, 근력 그리고 선택적 집중의 어려움이다.

목표 (goals)

John의 위한 치료 목표는 :

1. 근력 증가
2. 원심성 조절 향상.
3. 측면 체중이동과 회전의 조절을 포함하는 협력의 레퍼토리 증가.
4. 보다 정제된 타이밍과 운동활동의 순서화와 함께 대운동 활동 중에 민첩성 증가

기능적 결과 (functional outcomes)

6-9개월의 중재 후에 John은 다음이 가능할 것이다:

1. 스포츠에 의해 요구되는 모든 기초 기술의 완전함과 규정된 기초 위에 축구, T-Ball, 혹은 수영 팀과 같은 집단 지역사회 스포츠에 참가하기
2. 다른 같이 있는 아이들과 함께 페스트푸드 레스토랑 운동장에서 기구를 안전하고 적절하게 놀기
3. 이웃 가게를 통하여 가게 안의 사람 혹은 장식물에 어떠한 부딪힘 없이 10분 동안 부모의 감독하에 걷기

중재 (intervention)

부모들은 John이 감각 조직화를 증가시키기 위하여 스판형태의 옷을 입히도록 권유되었다. 그들은 또한 치료적 승마프로그램, 혹은 지역사회에서 수영하기에 그를 참여시키도록 권유되었다. 치료는 운동조절과 협응 증가뿐만 아니라 복잡한 운동 과제 중에 감각 인지 정보 조직화에 초점 맞춰질 것이다. 증가된 체성감각 피드백과 함께 자세근육의 강화 활동은 포함될 것이다. 지절에서 구심성과 이후의 원심성 활동 모두를 포함하는 완전한 범위를 통한 빠른 변화 운동이 뒤따를 것이다. John과 그의 가족들은 John의 참여를 증가시키기 위하여 자전거타기, 체조, 축구 혹은 가라데 같은 선호하는 활동을 선택할 것이다. 기간은 운동학습을 위한 증가된 기회를 제공하기 위하여 반복적으로 설계될 것이다. 행위가 향상됨에 따라 비슷한 손상을 가진 다른 소년들과 작은 집단 활동과 관심은 운동과 사회적 기술을 향상시키기 위해 활용될 것이다.

감사의 글 (acknowledgment)

나는 Janet Wilson Howle, MACT, PT.의 작업에 감사드리고 싶다. 그녀는 이전 2판에서는 보행에 관련된 장(chapter)을 저술하였다. 몇 가지 그녀의 독창적인 자료는 3판을 위하여 이 장으로 합체되었다. 그녀의 이 장의 구성에 대한 입력은 매우 감사하다.

참고문헌 (references)

1. Rosenbaum PL, Walter SD, Hanna SE, et al. Prognosis for gross motor function in cerebral palsy: creation of motor development curves. *JAMA*. 2002;11:1357-1363.
2. Doriand WA, ed. *Dorland's Medical Dictionary*. 30th ed. Philadelphia, Pa: WB Saunders; 2003.
3. World Health Organization. *ICIDH-2: International classification of functioning and disability*. [Beta-2 draft, short version.] Geneva, Switzerland: WHO; 1999.
4. Howle JM. *Neuro-Developmental Treatment Approach: Theoretical Foundations and Principles of Clinical Practice*. Laguna Beach, Calif: NeuroDevelopmental Treatment Association; 2002.
5. Bly L. *Motor Skills Acquisition in the First Year: An Illustrated Guide to Normal Development*. Tucson, Ariz: Therapy Skill Builders; 1994.
6. Alexander R, Boehme R, Cupps B. *Normal Development of Functional Motor Skills The First Year of Life*. Tucson, Ariz: Therapy Skill Builders; 1993.
7. Folio MR, Fewell RR. *Peabody Developmental Motor Scales*. Austin, Tex: Pro-Ed; 2000.
8. Russell D, Rosenbaum P, Gowland C, et al. *Gross Motor Function Measure Manual*. Hamilton, Canada: McMaster University; 1993.
9. Perry J. *Gait Analysis: Normal and Pathological Function*. Thorofare, NJ: SLACK Incorporated; 1992.
10. Sutherland DH, Olshen RA, Biden EN, et al. *The Development of Mature Walking*. London, England: Mac Keith Press; 1988.
11. Bleck EE. *Orthopedic Management in Cerebral Palsy*. London, England: Mac Keith Press; 1987.
12. Stout JL. Gait: development and analysis. In: Campbell SK, ed. *Physical Therapy for Children*. Philadelphia, Pa: WB Saunders; 1994:127-157.
13. Thelen E. Learning to walk: ecological demands and phylogenetic constraints. In: Lipsitt LP, ed. *Advances in Infancy Research*. Vol. 3. Norwood, NJ: Ablex; 1994:213-250.
14. Bernstein N. *Co-ordination and Regulation of Movements*. New York, NY: Pergamon Press; 1967.
15. Woollacott MH, Shumway-Cook A. *Development of Posture and Gait Across the Life Span*. Columbia, SC: University of South Carolina; 1989.
16. Hoffer MM, Fiewell E, Perry J, et al. Functional ambulation in patients with myelomeningocele. *J Bone Jt Surg*. 1973;55A:137-148.
17. DeSouza MB, Carroll N. Ambulation of the braced myelomeningocele patient. *J Bone Jt Surg*. 1976;58A:1112-1118.
18. Capute AJ, Shapiro BK, Palmer TB. Spectrum of developmental disabilities: continuum of motor dysfunction. *Ortho Clin North Am*. 1981;12:3-22.
19. Carlson SJ, Ramsey C. Assistive technology. In: Campbell SK, ed. *Physical Therapy for Children*. Philadelphia, Pa: WB Saunders; 1994.
20. Cratty B. *Motor Activities in the Education of Retardates*. 2nd ed. Philadelphia, Pa: Lea and Febiger; 1974.
21. Shapiro B, Accardo P, Capute A. Factors affecting walking in a profoundly retarded population. *Dev Med Child Neurol*. 1979;21:369-373.
22. Donoghue E, Kuman B, Bullmore GH. Some factors affecting age of walking in a mentally retarded population. *Dev Med Child Neurol*. 1970;12:781-792.
23. Melyn M, White D. Mental and developmental milestones of noninstitutionalized Down syndrome children. *Pediatrics*. 1973;52:542-545.
24. Montgomery PC. Predicting potential for ambulation in children with cerebral palsy. *Pediatr Phys Ther*. 1998;10:148-155.
25. Davis S. *Stepping Out: A Science Project*. 2003 (Personal Communication).
26. Molnar GE, Gordon SU. Cerebral palsy: predictive value of selected signs for early prognostication of motor function. *Arch Phys Med Rehabil*. 1976;57:153-158.

27. Largo RH, Molenari L, Weber M, et al. Early development of locomotion: significances of prematurity, cerebral palsy and sex. *Dev Med Child Neurol*. 1985;27:183-191.
28. Badell-Ribera A. Cerebral palsy: postural-locomotor prognosis in spastic diplegia. *Arch Phys Med Rehabil*. 1985;66:614-619.
29. Molnar GE. Cerebral palsy: prognosis and how to judge it. *Pediatric Annals*. 1979;8:596-604.
30. Bleck EE. Locomotor prognosis in cerebral palsy. *Dev Med Child Neurol*.1975;17:18-25.
31. Campbell SK. *Physical Therapy for Children*. Chicago, Ill: WB Saunders; 1994.
32. Westcott SL, Lowes LP, Richardson PK. Evaluation of postural stability in children: current theories and assessment tools. *Phys Ther*. 1977;6:629-645.
33. Kembhavi G, Darrah J, Magill-Evans J, et al. Using the Berg Balance Scale to distinguish balance abilities in children with cerebral palsy. *Pediatr Phys Ther*. 2002;14:92-99.
34. Westcott SL, Murray KH, Pence K. Survey of the preferences of pediatric physical therapists for assessment and treatment of balance dysfunction in children. *Pediatr Phys Ther*. 1998;10:48-61.
35. Rose J, Gamble JG, Medeiros J, et al. Energy cost of walking in normal children and in those with cerebral palsy: comparison of heart rate and oxygen uptake. *J Pediatr Orthop*. 1989;9:276-279.
36. Fragala M, Lewis C. Pediatric physical therapy. In: Dershewitz RA, ed. *Ambulatory Pediatric Care*. 3rd ed. Philadelphia, Pa: Lippincott-Raven; 1999:274-279.
37. Ross SA, Engsberg JR, Olcree KS, et al. Quadriceps and hamstring strength changes as a function of selective dorsal rhizotomy surgery and rehabilitation. *Pediatr Phys Ther*. 2001;13:2-9.
38. American Physical Therapy Association. Guide to physical therapist practice. 2nd ed. *Phys Ther*. 2001;81.
39. Palisano RJ, Rosenbaum PL, Walter S, et al. Development and reliability of a system to classify gross motor function in children with cerebral palsy. *Dev Med Child Neurol*. 1997;39:214-223.
40. Palisano RJ, Hanna SE, Rosenbaum PL, et al. Validation of a model of gross motor function for children with cerebral palsy. *Phys Ther*. 2000;80:975-983.
41. Leonard CT, Hirshfeld H, Forssberg H. The development of independent walking in children with cerebral palsy. *Dev Med Child Neurol*. 1991;33:567-577.
42. McNevin NH, Coraci L, Schafer J. Gait in adolescent cerebral palsy: the effect of partial unweighting. *Arch Phys Med Rehabil*. 2000;81:525-528.
43. Richards CL, Malouin F, Dumas F, et al. Early and intensive treadmill locomotor training for young children with cerebral palsy: a feasibility study. *Pediatr Phys Ther*. 1997;9:158-165.
44. Schindl MR, Forstner C, Kern H, et al. Treadmill training with partial body weight support in non-ambulatory patients with cerebral palsy. *Arch Phys Med Rehabil*. 2000;80:301-306.
45. Winchester P, Kendall K, Peters H, et al. The effect of therapeutic horseback riding on gross motor function and gait speed in children who are developmentally delayed. *Phys Occup Ther Pediatr*. 2002;22(3/4):37-50.
46. Pape KE. Therapeutic electrical stimulation (TES) or the treatment of disuse muscle atrophy in cerebral palsy. *Pediatr Phys Ther*. 1997;9:110-112.
47. Sommerfelt K, Markestad T, Berg K, et al. Therapeutic electrical stimulation in cerebral palsy: a randomized, controlled, crossover trial. *Dev Med Child Neurol*. 2001;43:609-613.
48. Carmick J. Clinical use of neuromuscular electrical stimulation for children with cerebral palsy, part 1: lower extremity. *Phys Ther*. 1993;73:21-29.
49. Carmick J. Guidelines for the clinical application of neuromuscular electrical stimulation (NMES) for children with cerebral palsy. *Pediatr Phys Ther*. 1997;9:128-135.
50. Cusick BD. *Progressive Casting and Splinting for Lower Extremity Deformities in Children with Neuromotor Dysfunction*. Tucson, Ariz: Therapy Skill Builders; 1990.
51. Phillips WE. Use of serial casting in the management of knee joint contractures in an adolescent with cerebral palsy. *Phys Ther*. 1990;70:66-68.

52. Dumas HE, O'Neil ME, Fragala MA. Expert consensus on physical therapist intervention after botulinum toxin A injection for children with cerebral palsy. *Pediatr Phys Ther*. 2001; 12:122-132.
53. Erson T. *Courageous Pacers: The Complete Guide to Running, Walking, & Fitness for Kids Ages 8-18*. Corpus Christi, Tex: Pro-Activ; 1993.

제 12 장 손 기능의 발달
(Developing Hand Function)

팔을 움직이고 손과 관련된 사용 동안 체간을 통한 자유롭고 안전한 체중이동 능력은 삶의 가장 중요한 기술이다. 이러한 일상생활동작(ADL)은 먹기, 옷 입기, 위생과제를 포함한다. 아이들은 자조활동에서 성숙하고 독립함으로써 자아 존중이나 자존감과 관련된 느낌이 강해진다. 옷 입기나 화장실 이용의 자조활동 과제는 논쟁이 되는 작은 문제인 것처럼 보인다. 그러나 모든 아이들은 그들과 그들의 동료를 비교한다. 육체적 도전과 필요한 것의 보조 또는 옷 입기나 화장실 이용을 적응하는 아이는 종종 그들이 이러한 자연스러운 비교 과정을 적용할 때 하위로써 그들 자신을 본다.

아이들이 학교에 들어갈 때 글쓰기를 통한 의사소통에 주요 초점을 둔다. 글쓰기 기능의 능력은 아이들이 그들의 사고로 의사소통하고, 전화 메시지를 받고 친구나 어른들에게 카드를 보내고 예금 계좌에 서명할 수 있음을 의미한다. 불가능한 아이들에서 극소수 적응된 글쓰기는 위엄을 갖춘 의사소통을 할 수 있음을 의미한다. 그러나 발달장애를 가진 몇몇의 아이들에서 글쓰기는 불가능하거나 너무 가중되거나 사용되는 컴퓨터가 최고 사양이다. Rogers와 Case-Smith는 전형적으로 발달된 6학년의 학생은 손 글씨 쓰기와 자판치기가 별개의 다른 기술이 요구되어진다고 하였다. 자판치기는 운동결함을 가진 아이들에게 효율적으로 의사소통하기 위해 바뀐 전략을 제공한다.

또래그룹과 비교는 사회적 기술을 일반화 해줄 것이다. 예를 들어, 얼마나 종종 또래들이 휴식 동안 게임에서 불능을 가진 아이들을 선택하는가? 그들은 항상 마지막에 발탁하는가? 그들은 아이 때 학교에서 놀기 위한 친구들은 가지고 있는가? 매시간 그들은 또래들과 그들 자신을 비교하고, 불능을 가진 아이들은 "다른 사람보다 덜하거나, 다른 사람만큼 좋지 않다"고 그들 자신을 볼 것이다.

발달장애 아동에게 최대한 가능성을 넓히는 것을 허용하고 최적의 기능을 위해 발달된 상지 조절과 손 기능은 치료사들의 일차적 목표이다. 이 장에서는 발달된 상지 기능과 검사, 평가 그리고 중재전략의 제안을 제공에 미리 필요한 것들을 서술하였다.

자세정렬 (postural alignment)

견갑대의 가동성, 안정성, 정렬을 위해, 균형적 골반의 요구가 중요한다. 아이들이 똑같이 양쪽 엉덩이로 앉지 못할 때 흉곽 변화의 외형이 종종 한쪽 면에서 짧아지거나 돌아가게 된다. 견갑대가 흉쇄관절에서 단지 한 고정된 뼈의 부속과 함께 floating system 때문에 견관절 정렬과 근육 활성화가 되지 않는 흉곽의 직접적 충격에서 변화된다. 정렬 문제는 팔의 활동에서 충격받은 힘의 비틀림 선에서 근육에 위치한다. 이것은 보상된 움직임을 사용하는 아이의 원인일 것이고, 시간이 자나서, 이차적 문제에서 재훈련과 종종 결과가 매우 어렵다. 그러므로 상지와 손기능의 평가는 흉곽과 골반의 동등하고 앉고 서기 정렬을 위해 균형적 평가로 시작해야 한다.

사례연구 (case study)

다음의 사례연구에서는 상지 기능에 있어 체간의 구조적 문제의 영향을 기술한다.

위탁원인 (reason for referral)

Hallie는 지난해 동안 측만증의 동일한 각도(약 35°)를 유지하는 12살의 소녀이다. 한 명의 물리치료사는 몇 해 동안 측만증을 위한 보조기를 제안했다. 부모님은 치료와 측만증을 나타내는 활동설계의 6개월의 보조기 착용의 두 번째 의학적 주장을 선택하였다.

병력 (history)

Hallie의 태생력은 예정된 기간보다 15일이 지나서 출산이 유도되어진 어머니에 의해 제공되었다. 2주째, Hallie는 유아기 "성장장애" 진단받았다. Hallie의 어머니는 삼킴 장애를 가진 젖먹이기 전문가와 일했다. 그녀의 어머니는 반경성, 묽은 액체가 가득 발생한 것을 기억한다. Hallie는 초기 주당 1회 구강운동 치료를 받았고 매달 치료로 이어졌다.

6개월에 Hallie는 경미한 대근육, 소근육 활동 지연의 진단을 받았다. 9개월에 Hallie는 현저한 저긴장증의 새로운 진단과 사경으로 발전되었다. 그녀는 물리치료와 작업치료를 외래환자로 참여하기 시작하였고, 그녀의 어머니는 가정 프로그램의 제안을 실행하였다.

Hallie의 발달지연은 그녀의 대근육과 소근육 발달과 호흡에 영향을 주다 결국에는 표현적 언어에도 영향을 주었다. 그녀가 18개월에 낮은 안정성으로 앉은 것은 모든 평면에서 쉽게 비틀거림을 의미한다. 그녀는 양반다리로 앉을 때 엉덩이는 매우 느슨하고, 바닥에 머리와 체간이 닿아 있고, 전방으로 완전히 떨어져 있다.

Hallie는 2살에 테이블을 잡고 일어섰다. 그녀는 arch의 안정성과 족관절 정렬을 향상시키기 위해 보조기를 사용하였다. 그녀는 2살에 후방조절 walker를 사용하여 걸었다. 그녀는 3살 때 미성숙한 균형과 평형반응으로 독립적으로 걷기 시작했다. 그녀가 서서 직립하자마자 그녀는 근력이 점차적으로 증가했고, 그녀의 치료는 모든 평면에서의 균형반응에 초점을 두었다.

Hallie는 단지 3살에 옹알이를 했고, 그녀의 말은 누구도 알아들을 수 없었지만 어머니는 알아들었다. Hallie의 어머니는 그녀의 필요와 선호를 나타내기 위해 간단한 신호 언어를 그녀에게 가르쳤다. 언어치료 5년 후 8살 때 조차도 그녀의 말은 그녀가 일상적으로 보는 사람을 제외하고는 이해할 수 없었다.

Hallie의 어머니는 Hallie의 불능수준을 감소시켰다. 그녀가 말하려고 애쓰는 것을 알지만 이해할 수 없는 것은 매우 고립감을 주고, Hallie는 그녀의 자가 가치에 대해 부정적 느낌을 표출한다. 한 번 Hallie는 아동병원에서 평가되었다. 수면 공부 동안 발작이 발견되었다. 하루의 마지막에 졸음 때문에 Depakote(Abbott Laboratories, Abbott Park, III) 과정 시도 후, 신경근 전문가와 신경학자는 Hallie가 활동적, 눈에 보이는 발작활동을 가지고 있지 않기 때문에 약물을 사용하지 않기로 결정했다. 신경학자는 "발달지연의 넓은 영역의 결과, 저긴장증"이라는 명백한 진단을 Hallie에게 주었다.

Hallie는 그녀의 어린 시절 전체에 걸쳐 중재의 사례를 받았다. 그녀가 초등학교에 들어갔을 때 그녀의 상지 기능과 편안함에 있어 진단된 측만증 영향을 감소시키는 전략을 결정하기 위해 재평가를 참조하였다.

검사와 평가 (examination and evaluation)

기능적 제한 (functional limitations)

Hallie는 시각적 지남력에 상응하는 부분에서 서투르고, 안정성 부족의 경향이 있다. 그것은 머리의 과신전과 직접적으로 관련된 상방이동이다(그림 12-1). 이것은 옷 입고 벗기와 에어로빅, 요가, 연기학원과 같은 여가시간 활동 참여에서 그녀의 자조기술에 영향을 준다. 그러나 초기 치료 session에서 Hallie의 주호소는 neck pain이다.

손상 (impairments)

척추와 흉곽에서 측만증의 영향 때문에, Hallie는 그녀의 팔을 90° 위로 올릴 수 없다(그림 12-2와 12-3). 그녀가 팔을 더 올리기를 시도했을 때 흉곽이 거상되고, 안정성 없이 견관절이 남았고, 머리 위로 손 뻗기(reach)를 위해 필수적이다.

훈련형태 (practice pattern)

검사 발견의 기초로 Hallie는 훈련 형태 4B에 위치한다: 손상된 자세

중재 (interventions)

▶ 협응, 의사소통, 그리고 보고
- 보호계획에 대한 물리치료사
- 가정 프로그램에 대한 부모님
- 신체적 교육에 대한 학교 구성원
- 적절한 활동에 대한 요가 지도자

▶ 부모-환자 교육

그림 12-1. 옆에서 본 전신 평가. Hallie의 중량은 목의 높은 신전과 앞머리 위치를 바꾸어 놓았다.

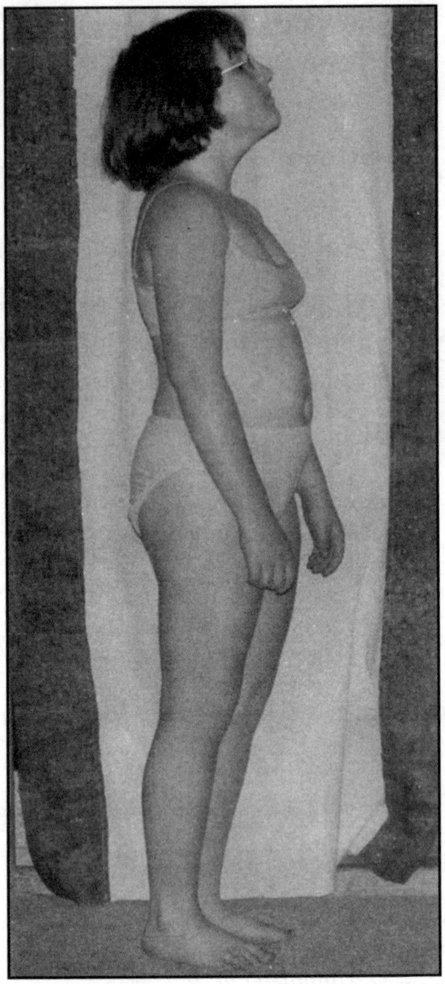

- 건강, wellness, fitness 프로그램에 대한 환자와 부모님에게 정보
- 자가-관리에 대한 부모님에게 정보

▶ 절차적 중재

- 치료적 운동(자세인지 훈련, 신체 조작 훈련, 유연성 운동, 이완 기법)
- 일, 공동체, 여가 통합에서 기능적 훈련
- 도수 치료기법

치료 기간 목표 (treatment session goals)

▶ 치료 테이블에 팔로 체중을 지지하고 서면, 동적 균형이 골반에서 촉진될 것이다.

▶ 흉곽에서 견갑골 가동성과 대칭성은 단축된 쪽을 신장시켜줌으로써 달성될 것이다.

▶ 그녀의 체간 회전 능력은 향상될 것이다.

▶ 액와의 현저한 긴장(대/소흉근, 내회전근, 광배근은 손 뻗기 범위를 위해 더 길어지는 것이 필요하다는 것을 지시)은 감소할 것이다.

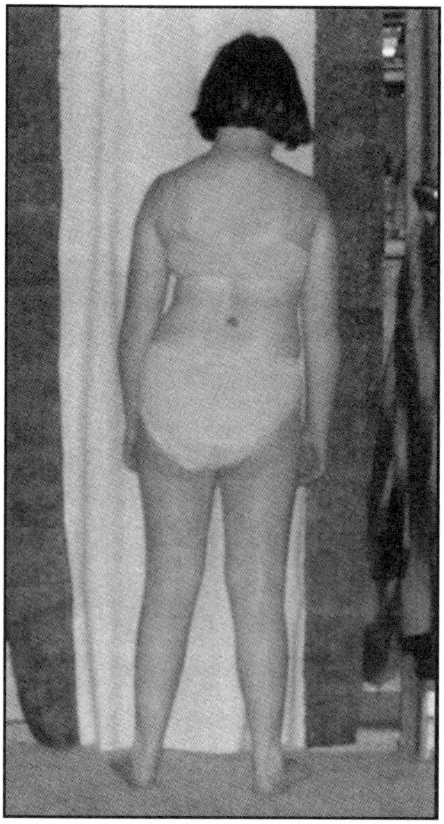

그림 12-2. 뒤에서 본 전신 평가. Hallie의 흉곽 왼쪽은 오른쪽보다 짧다. 그녀가 주로 그녀의 오른쪽 다리로 그녀의 중량을 실기 때문에 그녀의 좌우팔은 다른 길이로 매달리게 된다. 이것은 척추측만증이 그녀의 흉곽에 영향을 주었다는 것을 나타낸다.

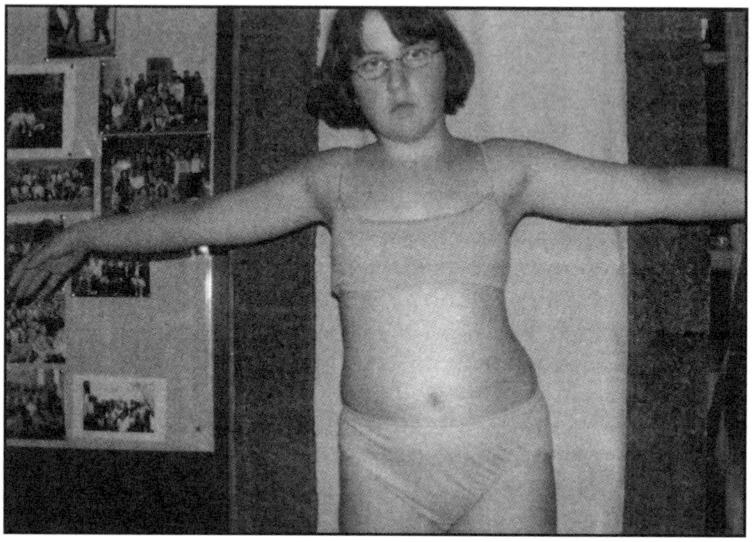

그림 12-3. 그녀의 머리, 그녀의 흉곽 위에 그녀의 팔을 가져오는 것을 늑골사이에서 양쪽 척추에 늑골이 부착 능력을 방해한다. 그녀의 팔을 90° 이상 올리는 능력을 방해한다.

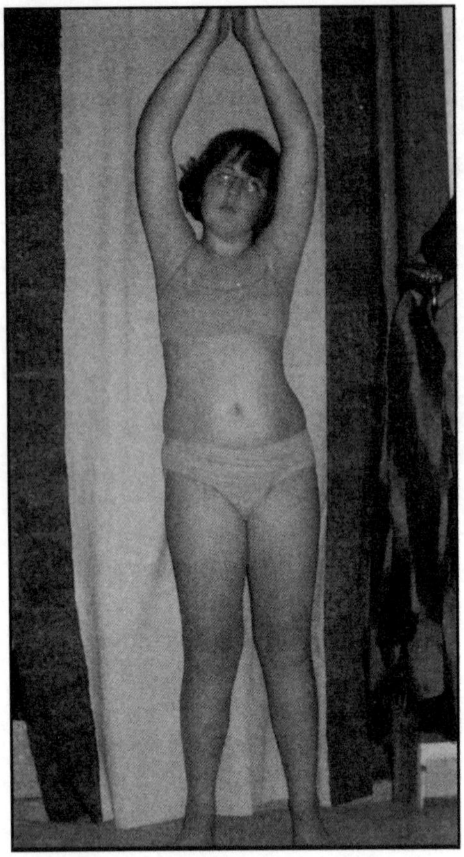

그림 12-4. 가정운동프로그램-머리 위의 팔.

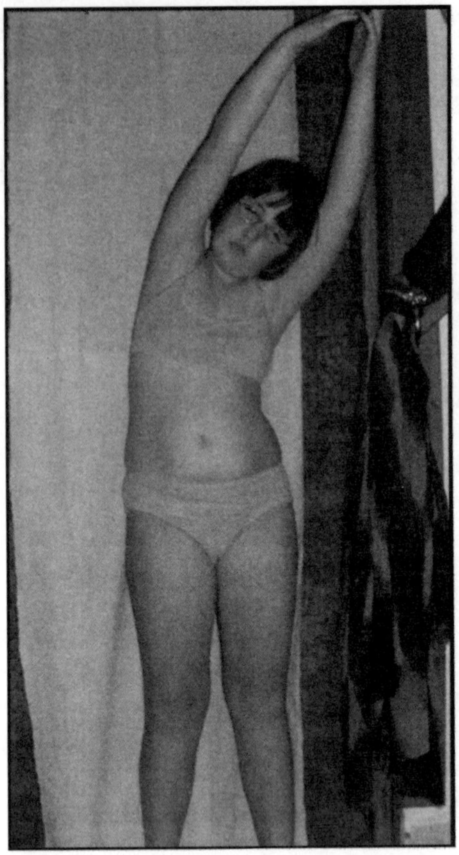

그림 12-5. 가정운동프로그램-외측굴곡

적절한 구조적 정렬은 근력운동과 단계적 근활동을 위한 유리한 자세에서 Hallie의 근육조직에 놓일 것이다. 견갑골과 늑골의 회전은 머리 위 손 뻗기의 미리 필요한 것들이다. 그녀의 경부통증을 감소시키기 위해 전 신체에 걸쳐 큰 균형을 얻는 것이 결정적이다.

가정프로그램 운동(home program exercises)

서있는 동안, Hallie는 하루 3회, 10번 머리 위로 뻗고 고정 자세를 할 것이다(그림 12-4). 서있는 동안, Hallie는 매일 2회, 5번 양쪽으로 측방굴곡한 채 머리위로 뻗고 이 자세를 유지할 것이다(그림 12-5). 전 신체의 치료 전(그림 12-1) 정렬과 치료 후(그림 12-6) 변화를 관찰할 수 있다.

기능적 목적(functional objectives)

앉아서, Hallie는 기능적 활동과 요가 수업 동안 하루에 5번 회전을 하게 될 것이다. Hallie는 컴퓨터 사용, 그녀의 어머니의 책읽기, 캠프에서 일하기, 그녀의 돌 정원에서 돌 수집하기와 같은 그녀의 최근 즐기는 활동에서 그녀는 하방응시를 사용해 배울 것이다.

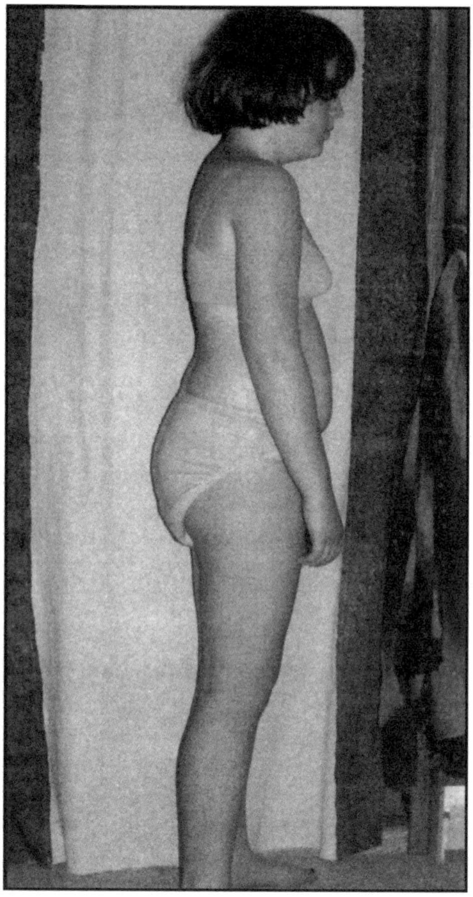

그림 12-6. 치료 뒤에 전신 정렬.

다음 치료 기간에 따라 질문할 수 있을 것이다. 얼마나 기능적으로 변하는가? 다음에 사례에서:

- ▶ 머리 위로 옷을 입는 Hallie의 능력은 더 쉬워질 것이다.
- ▶ 그녀는 공간에서 팔의 움직임에 기초하여 균형과 가동성이 향상되었다.
- ▶ 그녀가 하방응시 사용이 익숙해질 때, 전반적 움직임이 안정될 것이다.

이러한 변화는 전체적으로 신체적 조절을 더하고, 그러므로 춤, 에어로빅, 요가 동안 성취감과 수행을 향상시키는 결과를 가져올 것이다.

- ▶ 무엇을 그녀가 기능을 확장하는데 놓쳤을까?
- ▶ 체간에서의 최대균형
- ▶ 복횡근의 활동성

더 균형적 골반-모든 뼈의 경계점이 정렬될 것이다. 정렬된 상태로 유지하는 것은 그녀의 내전근, 장요근, 복직근, 슬괵근이 신장되고 복횡근과 둔근의 근력강화가 요구되어진다.

자세조절 (postural control)

손 기능은 많은 주요 근위 구성요소에 의존한다. 기능적 과제에서 아이들이 손을 효율적으로 사용하기 위해, 그들은 적절한 자세조절이 필요하다(8장). 견갑대는 흉곽에 붙어있고 한 관절보다 더 침범된다. 견갑대는 팔의 최대 운동가동범위를 허용하기 위해 완전한 유연성을 가져야 하고, 그로 인해 공간에서 큰 범위로 손의 이용이 주어진다. 같은 시간에, 견갑대는 상지기능의 특수한 활동을 위해 강하고 안정된 고정점의 변화가 있어야 한다. 불안정하거나 미성숙한 자세조절로 유연성과 안정성을 놓칠 때, 상지 움직임의 조합된 패턴의 결과이다. 발달학적 전망으로부터, 뻗기의 발달은 자세조절의 발달과 상응한다고 가정하였다.[3,4] Van der Fits와 Hadders-Algra[3]는 전형적으로 발달적 유아는 성공적인 뻗기가 발생할 때, 4개월에 뻗기는 복잡한 자세 조절에 의해 수행된다고 하였다. Hopkins와 Ronnqvist[5]는 약 6개월의 유아는 독립적으로 아직 앉을 수 없다고 하였다. 그들은 골반 부위와 상부 다리를 위해 추가적 지지를 제공하는 설계된 의자에 앉을 때와 뻗기가 가능한 상업용 의자에 앉았을 때 유아의 뻗기 수행을 비교하였다. 최대 자세지지가 제공되었을 때, 유아는 머리 안정성과 더 부드럽게 손 뻗기 움직임을 향상시킬 수 있다고 하였다. 저자는 자세조절의 변화가 유아기에 뻗기 움직임의 조절에서 향상을 유발한다고 제안하였다.

견갑대의 목적 (the purpose of the shoulder girdle)

견갑대의 목적은 공간의 넓은 범위에서 팔과 손을 뻗는 것을 허용하는 것이다. 견갑대로 인해 floating system이 있고, 이것은 신체의 가장 복잡한 단위 중 하나가 될 것이다(그림 12-7). 시스템 속에서 7개의 뼈(견갑골-2, 상완골-2, 쇄골-2, 흉골-1) 각각은 움직임의 유일한 방법이고, 기능동안 팔운동의 synergy에 기여할 수 있을 뿐만 아니라 운동의 상호작용을 방해할 수도 있다. 견갑대의 해부학과 연합된 근육조직은 많은 글상자에서 보여 질 수 있다.[6,7]

쇄골 (the clavicle)

쇄골은 S모양 형태의 편평하고 긴뼈로 투박하게 되어있다(그림 12-8). 쇄골은 둥근 관절 외관으로 되어있고 이것은 오목한 횡단면과 볼록한 수직면으로 만들어진 흉골의 안정된 안장관절(saddle joint)이다. 이러한 안장관절은 굴곡, 신전, 거상, 하강, 제한된 회전을 허용한다. 대부분의 교과서는 쇄골의 움직임을 견갑골의 이차적 움직임으로 설명한다. 그러나 나는 짧은 주변 근조직에 의해 쇄골의 자유로운 운동이 방해될 때, 쇄골은 견갑골 운동을 방해할 수 있는 것을 관찰하였다. 쇄골의 견봉단은 견갑골을 위한 안정된 맞물린 구조가 아니다. 이것은 안정성을 위해 인대에 많이 의존한다(예, 견쇄관절)(그림 12-9).

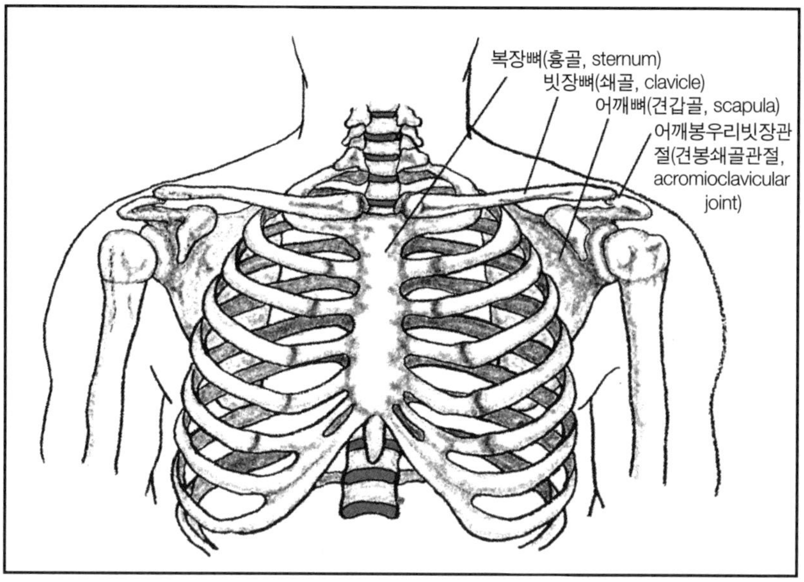

그림 12-7. 견갑대 해부. (adapted by John Boehme from Calais-Germain B. *Anatomy of Movement*. Seattle, Wash: Eastland Press; 1993.)

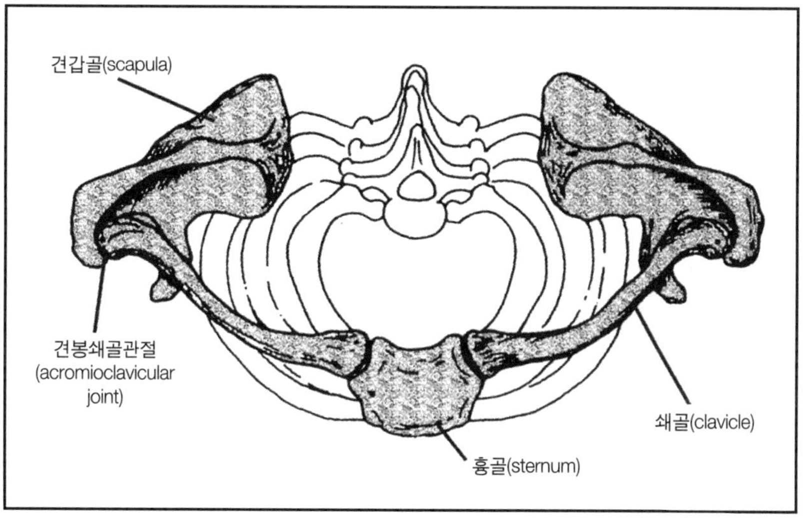

그림 12-8. 쇄골 해부. (adapted by John Boehme from Calais-Germain B. *Anatomy of Movement*. Seattle, Wash: Eastland Press; 1993.)

관절와상완관절 (the glenohumeral joint)

견관절의 주요한 관절중 하나는 관절와상완관절이다. 이것은 상완골두와 견갑골의 상완와의 구 사이에 있다. 관절강(glenoid fossa)은 상완골두의 모양과 관계하여 작고, 편평하다. 상완골두는 생체 역학적으로 관절강에 의해 안정화된다. 이것은 팔을 머리 위 손 뻗기를 할 때 아탈구 없이 안정하게 팔을 떨어뜨리기 위해 상완골이 허용하는 fossa의 하연의 융기이다(그림 12-10). 관절강 안에서 상완골의 안정성 없는 어린 시절 기능은 다음과 같이 감소될 것이다:

- ▶ 머리 위로 손 뻗기
- ▶ 머리 위 손바닥 촉지 능력

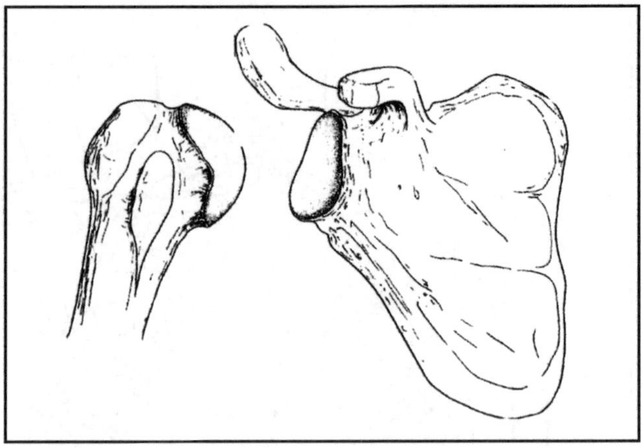

그림 12-9. 견봉쇄골관절. (adapted by John Boehme from Calais-Germain B. *Anatomy of Movement*. Seattle, Wash: Eastland Press; 1993.)

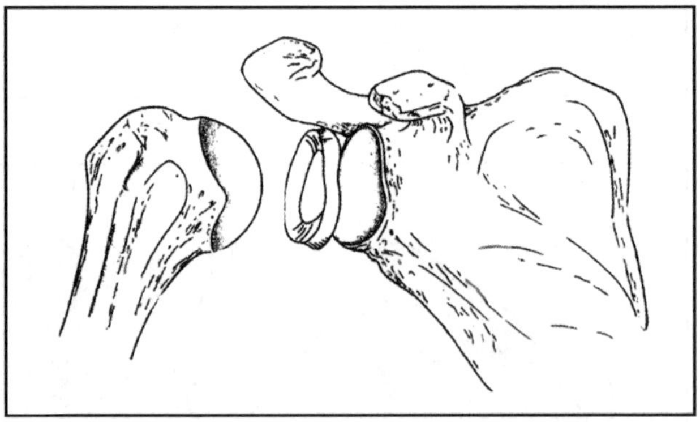

그림 12-10. 위팔관절(상완관절). (adapted by John Boehme from Calais-Germain B. *Anatomy of Movement*. Seattle, Wash: Eastland Press; 1993.)

- ▶ 빗질 위해 머리에 팔을 두거나 머리에 핀 꽂기
- ▶ 높은 공을 치거나 잡기
- ▶ 줄넘기하기

견갑골 운동 (scapular movements)

견갑골은 큰 가동성과 부유된 뼈이다.(예, 근육에 의해 골격 축으로 안정된다.)(그림 12-11) 이것은 신체에서 유일한 뼈의 부속으로 흉쇄관절에서 길고 가는 쇄골을 통해 관절하는 견쇄관절로 통한다. 이러한 관절하는 표면의 형태는 gliding 운동을 허용한다. 이것은 또한 두 뼈에 의해 각의 형태로 opening과 closing을 허용한다.[6]

견갑골이 내전했을 때 견갑골의 하각은 내전하고 척추에서 수평으로 움직인다. 이것이 척추에 가깝게 움직일 때 팔의 외전이 자유롭다. 이것은 의복에 sleeve를 통한 움직임을 위해 손이 허용된다. 이것은 또한 측방 보호반응을 만들기 위해 팔과 손이 허용된다.

견갑골 외전(전인)은 손이 정중위에 오도록 상완골 내전과 결합된다(그림 12-12). 견갑골은 신체의 정중위에 교차된 팔을 허용하기 위해 자유가 충분하고, 그럼에도 안정성이 충분해야 한

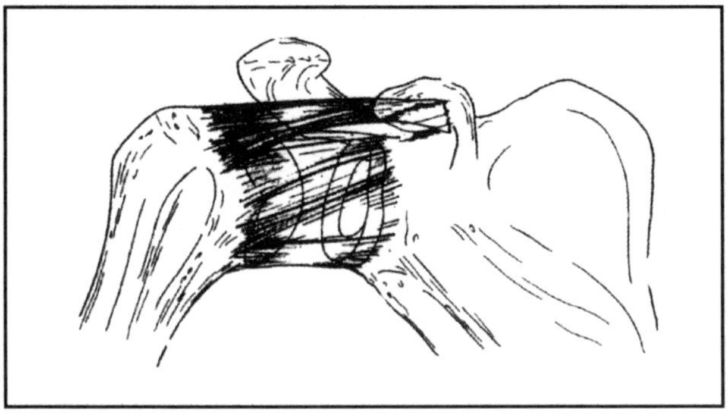

그림 12-11. 견갑골 부착. (adapted by John Boehme from Calais-Germain B. *Anatomy of Movement*. Seattle, Wash: Eastland Press; 1993.)

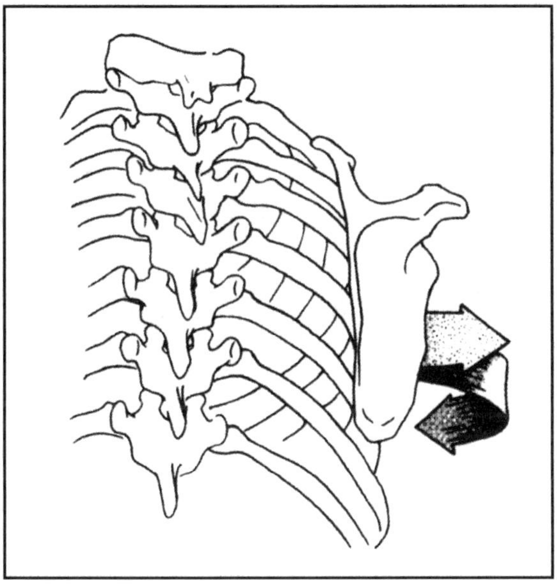

그림 12-12. 어깨 외전/내밈. (adapted by John Boehme from Calais-Germain B. *Anatomy of Movement*. Seattle, Wash: Eastland Press; 1993.)

다. 자유는 흉쇄관절에서 쇄골의 전방전위와 결합된다. 정중위(90° 위 또는 아래로 움직일지라도)에서 교차된 팔 자세에 의존해 쇄골은 회전운동을 수용할 것이다.

하방회전은 흉쇄관절에서 쇄골의 전방/후방 전위와 결합된다(그림 12-13). 하각은 상내측으로 움직이고, 반면 측방각은 하외측으로 움직인다. 자세적으로 척추는 굴곡한다. 이것은 옷을 입고 벗고, 개인위생을 위해 중요하다. 이것은 glenoid cavity가 하방으로 움직이기 때문에 하방회전이라고 부른다. 상방회전은 팔과 손이 머리 위 사물에 도달하거나 잡게 하는 것을 허용한다. 견갑골 하강은 의자를 밀고 나올 때 뿐 아니라 weight bearing에도 중요하다(그림 12-14).

견갑골 거상(그림 12-15)은 어깨를 으쓱일 때처럼 견관절의 꼭대기가 귀에 가까이 가도록 허용한다. 견갑골의 거상은 완전한 쇄골과 견갑골 가동성을 요구하고 상호수축에서 목과 견관절 사이의 multiple muscles가 요구된다. 왜냐하면 이러한 움직임은 glenohumeral joint가 정중위를 향해 운동하는 것이 팔의 뻗기를 허용하고 자세 안정성의 최대 사용을 만들기 때문이다.

견갑골 하강(그림 12-16)은 다른 많은 체중을 부하하는 동안 지표(surface)에 맞서 팔을 밀게 한다. 체중 부하하는 견갑골 하방회전을 필요로 한다. 또한 하방 움직임, 쇄골 회전, 목 위의 머리

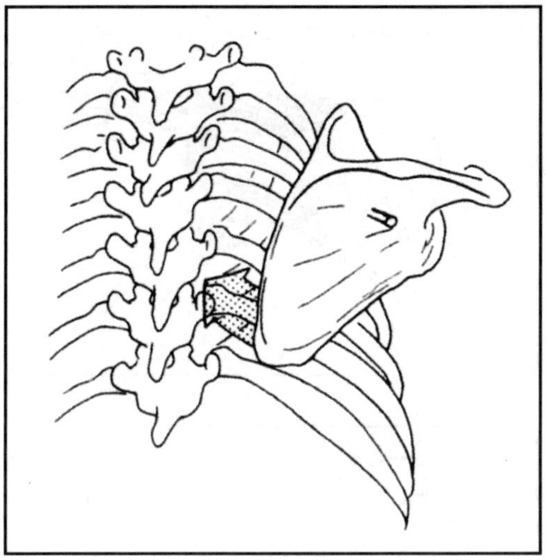

그림 12-13. 견갑골의 하부 회전. (adapted by John Boehme from Calais-Germain B. *Anatomy of Movement*. Seattle, Wash: Eastland Press; 1993.)

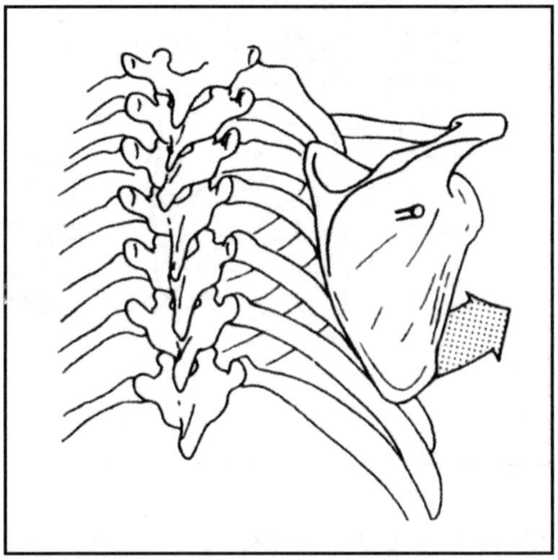

그림 12-14. 견갑골의 내림. (adapted by John Boehme from Calais-Germain B. *Anatomy of Movement*. Seattle, Wash: Eastland Press; 1993.)

의 능동적 안정성, 그리고 광배근뿐만 아니라 삼두근의 적절한 근력이 필요하다.

상완골의 기능적 역할
(the functional role of the humerus)

상완(upper arm)은 우선적으로 손 뻗기(reaching)를 위해 사용된다. 특히, upper arm의 기능은 넓은 공간에서 손을 내밀고 물체를 행하여 손의 방향을 정하거나 체중부하를 위해 지표위에 손을 놓는 것이다. 기능적 상완의 조절은 upper arm을 뻗어 공간 중심에서 reaching 자세를 유지하고 움직이는 동안 reaching 방향을 교정 또는 변화시키는 것을 의미한다. 더 큰 근육들이 상완을 움직임이도록 함에 따라 더 작은 rotator cuff muscles는 관절강(glenoid fossa) 안에서 상완골두를 잡아 약간 하강시킨다. 이러한 작은 rotator cuff muscles는 또한 reaching동안 상완의 회

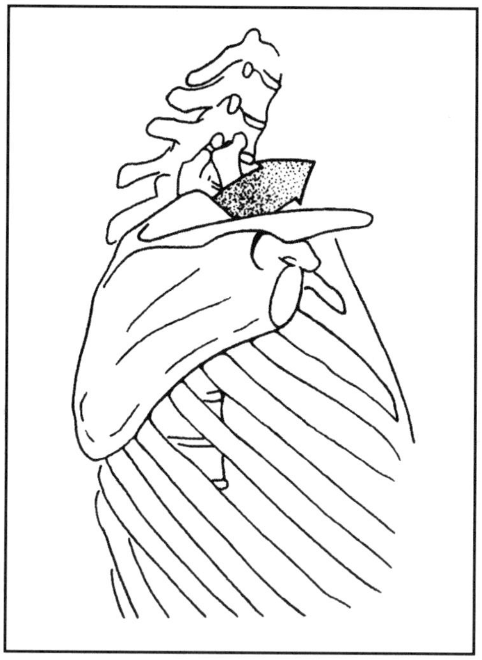

그림 12-15. 견갑골의 거상. (adapted by John Boehme from Calais-Germain B. *Anatomy of Movement*. Seattle, Wash: Eastland Press; 1993.)

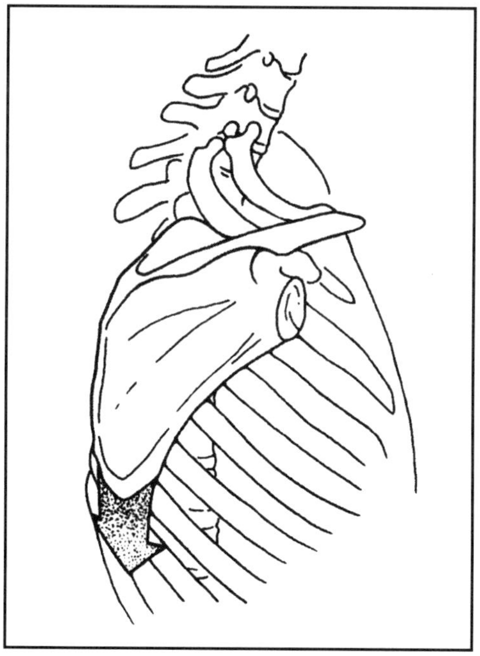

그림 12-16. 견갑골의 내림. (adapted by John Boehme from Calais-Germain B. *Anatomy of Movement*. Seattle, Wash: Eastland Press; 1993.)

전 구조물을 변화시켜 큰 상완골두가 쉽고 편안하게 관절을 정확하게 하도록 한다.

상완은 조절된 움직임을 하기 위하여 glenoid fossa안에서 안정성과 자유(freedom)가 필요하다. 관절낭(joint capsule)이 유순(malleable)하지 않거나 상완골두가 관절에 제대로 위치하지 않을 때 상완의 범위는 제한받게 된다. 그래서 관절낭의 tightness는 능동적 동작의 부족(결핍)을 초래하게 된다. 잘못 정렬된 상완골두는 glenohumeral joint 주변의 근육 활동 불균형으로 인하여 나타날 수 있다. rotator cuff muscles가 단축되거나 tight할 때 상완의 범위는 또다시 제한된다. 아이가 reaching을 시도할 때 상완은 흉곽으로부터 이탈된 견갑골을 당겨서 lateral winging을 유발할 지도 모른다. 이것은 scapular humeral tightness로 주로 묘사되지만 종종 단축된 근육 조직과 scapular-rib cage instability 이 두 가지가 결합된 문제로 보기도 한다.

팔꿈치의 기능적 역할
(the functional role of the elbow)

Elbow는 신체(body)로부터 손을 가깝거나 멀리 가져감으로써 팔이 짧거나 길게 되도록 한다. elbow는 reaching과 변하는(transitional) 움직임 패턴 동안 팔을 짧게 또는 길게 만들 수 있다. 동적인 elbow 조절은 elbow의 최대 범위에 걸쳐 천천히 elbow를 움직일 수 있고 중간 범위에서 멈추어 유지할 수 있으며 부분적인 체중을 실어 팔을 길게 또는 짧게 만들 수 있을 만큼 강한 것을 의미한다. 아이는 reaching동안 elbow를 빠르게 굴곡 또는 신전할 수 있으며 천천히 움직이는 능력은 부족하다.

일반화된 움직임 장애는 약한 triceps로 인해 발달된 transitional 움직임에 대한 경험을 방해받기 때문이다. 아이는 공간에서 팔을 뻗어 reaching하는데 elbow를 사용할 수 있지만 일단 팔이 체중을 싣게 되면 elbow를 사용할 수가 없다. triceps 약화는 대운동 기술(gross motor skill)과 이동(보행) 보조기구를 사용할 수 있는 아이의 능력을 불가피하게 방해할 것이다. elbow 조절의 발달은 glenohumeral의 활동과 뻗은 팔에 효과적인 하중을 위한 적절한 손 두기에 달려 있다. 아이가 팔을 뻗은 상태로 있을 때 elbow를 신전상태로 잠금(locking)으로써 안정성 부족을 보상할 수 있게 되고 그러면 동적 체중이동을 방해하게 된다. 아이 elbow 조절 대신에 팔에 안정성을 증가시키기 위하여 손을 꽉 쥔다. 하지만 이 보상 또한 체중이동을 방해할 것이다.

팔꿈치에서 인대와 관절낭은 굴곡과 신전을 허락하지만 lateral motion은 막는다. 하지만 여러 가지 발달면에서 지연된 어린이들의 경우 인대 이완이 관찰된다. 결과적으로 이러한 어린이들은 단지 elbow를 과신전 상태에서 팔을 외회전시킬 수 있다. 결국 견갑대(shoulder girdle)의 능동적 근육 사용을 불필요하게 만든다.

전완과 손목의 기능적 역할
(the functional role of the forearm and wrist)

전완의 근위와 원위 관절의 구조를 이해하는 것은 중요하다. 근위 끝에서 척골은 요골두보다 훨씬 작아서 덜 안정적이다. 요골은 상완골의 척골면의 원위 끝 위에 미끄러진다(slide). 인대는 느리고 조절된 회내(pronation)를 활성화시키기 위하여 활차처럼 활동한다. ulna와 lunate사이의 공간을 형성하기 위해 요골 편위(radial deviation)시 힘이 요구된다. 많은 발달 지연 아이들은 평균 이하의 지구력을 가진 약한 근육을 가진다. 이러한 근 약화 때문에 그들은 손가락이 척골 편위(ulnar deviation)된 상태로 엄지가 손바닥으로 밀리는 negative coupling으로 척골 편위된 wrist를 유지하게 된다. 팔과 손 위에 체중 부하할 때 부정렬 상태로 힘이 부하되고 결국 wrist와 finger deformities를 가져온다.

Forearm과 wrist는 reaching시 공간에 손을 향하게 하고 체중부하나 체중이동을 위해 준비한다. forearm rotation은 기능에 있어 결정적이고 조절된 상완회전(humeral rotation)과 균형 잡힌 elbow flexion과 extension 그리고 prone에서 체중이동 경험의 결과로써 발달한다. prone play 경험은 상완의 움직임이 체중부하 자세를 통해 제한되는 동안 아이가 forearm 움직임을 고립시키는 것을 허락한다. 이러한 구성요소들 중 어떤 것이 위험에 처하게 될 때 forearm rotation의 발달은 방해되거나 기능적으로 제한된다. pronation 또는 supination과 같은 forearm 움직임의 제한된 자유는 체중이동시보다 손의 기능에 있어서 더 큰 부정적 영향을 주게 된다.

Wrist 조절을 위한 능력은 wrist joint를 가로지르는 장지굴근과 장지신근과의 균형에 달려 있다. 아이들이 wrist 움직임에서 범위가 부족할 때 손 위치는 공간에서와 체중 부하시 모두 제한된다. 아이가 체중을 손에 주기를 시도할 때 보상작용이 분명히 나타난다. 아이는 wrist extension이 제한될 때 손가락 관절(knuckle)이나 손등에 체중을 부하하게 된다. 관절 범위가 어떤 방향에서든지 제한되면 아이는 손의 맨 끝 요골 또는 척골면에 체중을 부하할 것이다. 이러한 보상작용은 체중이동의 질에 영향을 주게 될 것이지만 움직임 변화를 완전하게 막아서는 안 된다.

Wrist range가 적절하지만 wrist 주위 근육의 co-contraction이 약하면(부족하면) 아이는 체중부하 시 불안정함을 느끼게 된다. wrist instability는 다른 보상작용의 필요성을 야기 시킨다. 아이는 수정된 tripod effect를 형성하는 metacarpal head의 손바닥 표면위에 체중을 주게 된다. 이것은 사실상 wrist joint를 locking해서 안정감을 느낄 수 있지만 metacarpalphalangeal tendon

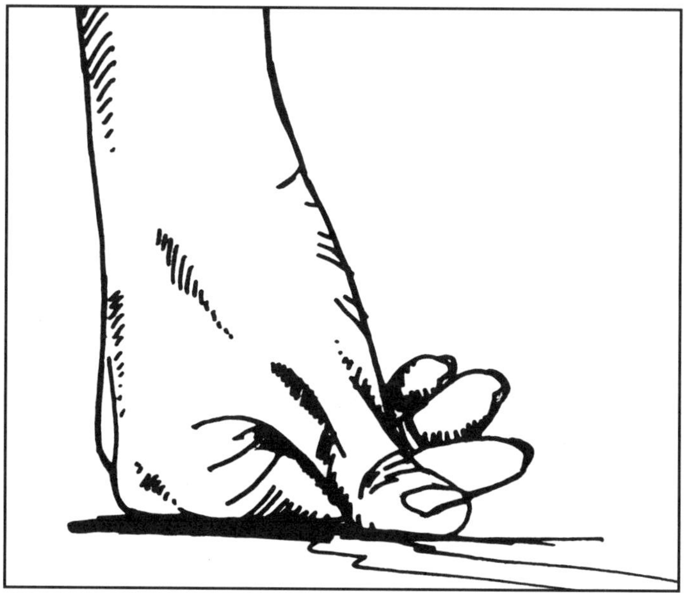

그림 12-17. 주먹의 손가락 관절부 체중 지지.

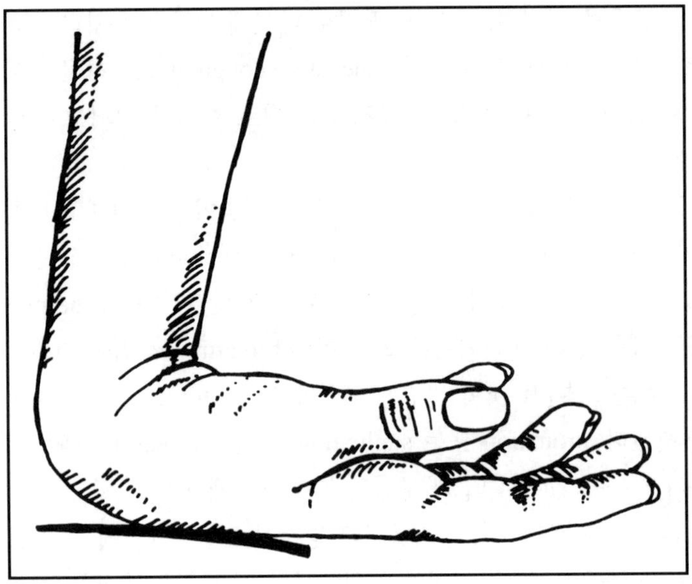

그림 12-18. 손등에 체중 지지.

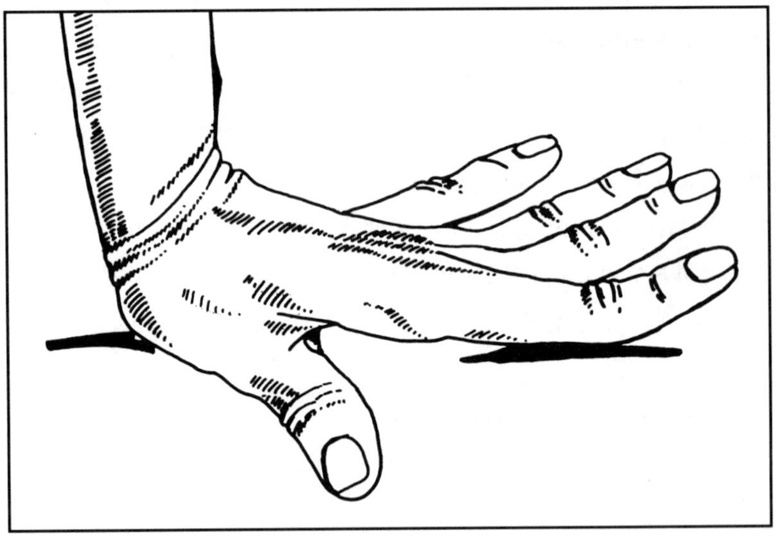

그림 12-19. 중수골 머리의 장측면에 체중 지지.

을 불가피하게 신장시킨다. wrist 불안정성을 가진 다른 아이들은 체중이동시 wrist 조절 대신 원위 안정성을 얻기 위한 노력으로 finger flexion과 thumb adduction을 선택할 것이다.

손의 기능적인 역할
(the functional role of the hand)

손의 발달은 1살 때 생활 감각운동경험의 단계를 통해 일차적으로 나타난다. 발달상의 성장 지연을 가진 아이들과 일하는 것이 불가결 때 전형적인 발달이 있는 숙지는 필요하다. 그것은 치료 학자에게 "전형적인 움직임"를 흘끗 보임을 인정하고, 그들을 기본으로 하고 있으려고 노력하는 것을 허락한다. 또한 치료 학자가 아이들에 의해 전시된 적응이 기능적인 지지, 또는 두 번째의 문제가 생길 수 있는지 결정하는 것을 허락한다. 이 동적인 전망은 발달상의 연기로 아이들과 일하고 있는 치료 학자를 위해 불가결하다.

손은 많은 기능과 중요한 역할을 한다. 일반적으로 물체의 표면을 따라 모양을 만들게 되며 잡고 있는 모양이나 체중지지면의 모양과 외형에 따라 자신의 모양을 변화시킨다. 이렇게 하기 위해선, 체중지지를 위해 편평하게 하는 확장성이 충분해야 한다. 또한 크고 작은 물체 둘 다를 둘러쌀 수 있도록 유동적이어야 한다. 손은 어떨 때엔 강한 힘을 낼 필요가 있고 다른 때에는 쥐기나 조작을 위해 섬세해야 한다. 모든 상황에서 기능적 손의 능력은 손바닥의 다양한 아취 시스템(arching system)에 달려있다.

손의 아치 발달은 손가락 골곡근과 신전근 사이 활동의 균형과 손목과 손 사이의 중립 정렬을 위한 능력, 수근골과 중수골의 움직임, 그리고 내재근의 활동들에 달려있다. 지속적인 감각-운동 경험들은 손의 간단한 움직임과 복잡한 움직임의 패턴 둘 다를 장기적으로 발달할 수 있도록 준비해 준다. 어린 아동의 손과 손, 손과 무릎, 손과 발 접촉 놀이는 손에 잠재적인 적응을 경험하도록 도와준다. 아동의 첫 쥐기 시도 시 고르지 않은 압력은 아치를 유동적으로 만드는데 도움을 준다. 신전된 팔에서 초기 체중이동 경험들은 손을 확장하는데 도움을 주고 아치로부터 평형반응을 발달시킨다. 소아는 손이 손목의 중립 위치에서 사용될 때까지 실제로 조절된 쥐기를 발달시킬 수 없다. 일단 한 손의 기초적 패턴이 성립되면 손가락은 더 섬세한 기능을 위한 원위 조절을 발달시킬 수 있다. 견갑대들의 동적인 기능은 손의 발달에서 중요한 몇 개의 역할을 가진다. 떨어지는 움직임 또는 충격으로부터 신체 중량의 역할을 맡는 안정성은 인접하는 손에 의해 필요 합니다. 손의 기능도 균형 양자 간에 필요하다;

- ▶ 이동성
- ▶ 안정성
- ▶ 동적인 근육 활동
- ▶ 근력
- ▶ 감각의식

전형적인 발달의 개요 (an overview of typical development)

삶의 처음 6개월 동안, 시각에 의해 자극되는 유아가 주위에 환경에 대한 관심이 나타나고 증가하는 것에 따라 견갑대의 가동성, 안정성 및 근력이 발달한다.[8,9] 진보적으로 그들의 관심은 그들의 지원 표면에 대하여 그들의 팔로 미는 것을 요구하는 일의 정도에서 그들의 관심사는 반영된다. 우발적인 옆의 중량 이동과 더불어 이것은 전완에서 첫 번째로 일하는 복와위를 하게 된다. 고개를 받치고 있는 복와위 자세에서 옆의 중량 이동은 그들에게 다른 견갑대로부터 견갑대의 한 편을 고립시키게 한다. 옆의 중량을 옮길 때도 회외근 및 회내근 둘 다를 연장하여 회전을 위한 전완을 준비하고, 손 동안 내내 강화된 감각의 경험을 제공한다.

복와위의 발달진행은 처음 4개월 동안 발생한다. 이 과정에서 어울리게 되는 근육이 앞면의 체간근육이 사용되는데, 특히 대흉근, 그리고 복직근의 각각 사이 근육이 늘어난다. 6개월까지, 아이들은 복와위에서 팔꿈치 신전은 팔을 연장하여 놀이를 하는 데 충분한 힘을 가집니다. 이 기술은 손의 아치가 될 근육을 연장함으로 손 준비의 열쇠입니다.

하나의 뼈대는 아이들이 그들이 앙와위에서 중앙에 그들의 손을 가지고 오는 것은 복와위에서 얻은 힘을 사용한다고 간주한다. 안정성을 위해 옷입는 것을 사용한다. 유아에게 옷을 입힐 때 시각을 자기 감수체 반응을 위해 최초로 사용할 수 있다고 간주한다. 그들의 얼굴과 머리에 그들의 손을 점차 가지고 오면서 이 인식은 그 다음 상완의 굴곡과 함께 내부 회전으로 원시적인 공동작용을 자극할 것이다. 그들의 장래의 기능적인 활동에 대해 회선건판근육 연장하기 위해 그들이 팔 움직임을 여러 가지로 사용하는 것에 따라 아이들은 한층 더 나은 단계가 될 것입니다. 약 4개월에 도달하면 개발하는 것이 시작된다.

Konczak와 Dichgans[10]는 5개월에서 3세까지의 전형적으로 발달하고 있는 유아 9명의 세로 방향운동의 도달을 기록했다. 그들은 손과 근위관절과 팔 구분 사이에서 일시 조화를 분석했다

자료는 아래 내용을 제안했다. 1) 대부분 운동 매개변수 2살이 되기 전 수준은 성인 같이 추측하지 않았다. 2) 유아는 모든 3개의 사지마디에서 가능한 조금의 반전 힘 밖에 속도 측정패던을 얻지는 않으려고 노력하는 것처럼 보였다, 그리고 3) 어깨와 팔꿈치 움직임 사이의 일관된 사이관절 상승작용은 삶의 첫해 내에 달성되지 않았다. 관자놀이 조화(팔마디 중에)의 안정된 패턴은 12～15개월에 나오고, 3세까지 계속 발달했다.

Byl[11]은 두골 경유하는 자기 흥분을 통하여 인간에게서 지금 공부하게 되는 피질척수 시스템의 연결성을 논의했다, 그리고 10살까지의 뉴런의 밀도의 증가인 것처럼 보이는 것을 말한다. 처음에 아이들은 손가락 끝의 매우 변화하기 쉽고 연속하는 조정을 사용한다. 쥐기와 잡는 힘의 자동적인 연결은 확립되지만 10 살까지는 충분히 성숙하지 않다. Kuhtz-Buschbeck와 coworkers[12]는 54명의 건강한 아이들(4～12세)에게서 포착 움직임의 운동학을 분석했다. 아이들은 원통 모양 표적 목표를 위해 반복적으로 도달하고 그들의 지배적인 손의 정밀도 그립에 그것들을 장악했다. 아이들은 반복적으로 원통형의 표적 목표쪽에 손을 뻗치고, 그들의 지배적인 손의 정밀한 잡기로 쥐었다. 그들을 연구한 결과 잡기에 적합한 기술의 발달이 삶의 10년까지 계속되는 것을 나타냈다.

발달 지연의 개요
(an overview of developmental delay)

손의 기능과 멋진 운동 조작은 전형적인 발달의 암시적 양상으로 나온다. 심지어 아이들이 비전형적인 발달로 작용하려고 했을 때도, asthey는 유아기에 도달하기 때문에 놀고 스스로 먹는 것을 계속한다. 아이들은 감정을 초월하여 "나의 몸이 할 수 없는 것"과 "할 수 있는 것" 이 있는

길을 찾고 기능적인 기술을 알고 싶어 한다. 성공적인 움직임 경험에 의해 만들어지는 순수한 기쁨은 치료 동안 늘리게 되는 아이들에게 동기 부여를 한다.

아이들은 성장의 많은 단계를 지난다. 뼈가 오랫동안 성장하는 것에 따라 가늘고 긴 근육과 조직은 형성하는 것이 시작되고 근육섬유는 증가하고, 아이들은 더 강하게 성장한다. 성장 단계 동안 내부 혼돈의 기간이 있다. 동적 체계는 개편하는 것을 시작으로 자라고 있는 아이를 위해 더 중력에 끌리면서 더 큰 균형 상태쪽으로 성장하게 된다.

아이들은 성장의 시간 동안 안정성을 갈망할 수 있다. 그들의 몸은 적응시키면서 계속 변화가 생기거나 오래된 사용에 대한 새로운 방법을 찾을지도 모른다. 그들의 몸은 감각과 지각 혼란을 창조한 것을 생소하게 느낄지도 모른다. 견갑대는 시스템의 구조적 복잡성 때문에 안정성을 찾기 위하여 이용된 주요한 지역 중의 한 개이다. 그것은 T12에 C1이 붙어있는 근육에 의하여 뻗으로 재기 때문에, 다양한 기정 기회를 제공한다. 상완골 천골에 그리고 상완골에서 견갑골에 근육을 구상하십시오. (양쪽 전방과 후방) 전방 간선에 어깨의 근육은 증가된 근육 긴장 상태에 아이들에 의해 수시로 그들의 중심을 낮추기 위하여 사용된다. 이것은 그것들과 지원 표면의 관계되는 차이가 더 작게 되기 때문에 안전의 감각을 창조한다. 더하여, 아이들은 흡입과 날숨 사이 소풍을 고정시키고 감소시킬지도 모른다. 부모한테서 분리될 때 그들에겐 공포가 있고 갑자기 건드리면 다른 어려움이 생길지도 모른다. 아이들의 감각 체계가 "나선식 급강하로" 들어갈 때 능동 성장 기간과 어쩌면 관련되어 있다.

발달 장애가 있는 많은 아이들은 이완인대로 저침투압성이 과도하게 된다. 이것은 활발하지 않은 근육조직 때문에 신체에 중량을 늘리게 만든다. 이 아이들은 안정성의 근원을 발견하기 위한 노력에서 종종 "고쳐"지거나, 특정의 조인트를 단단히 맨다. 다른 수준의 결과는 발달상의 문제로 불구가 된 아이들은 신경학상 상해 또는 경련 또는 태아기 신생아 사건의 영향 때문에 손상을 가진다.

견갑대의 동적인 기능은 위의 말단 통제에서 중요한 몇 개의 역할을 가진다. 변천하는 움직임 동안 신체 중량의 역할을 맡기 위해 충분한 기부에 가까운 안정성이 팔에 필요하다. 예를 들면, 견갑대의 근위 안정성은 체중이 어떤 위치든지에 인접하는 팔에 이동될 때 견갑골이 흉곽과의 연결을 유지할 때 분명하다. 견갑골과 흉곽이 분리될 때, 견갑골은 분명히 중간과 아래에 떠 있다. 견갑골이 비정상적이거나 비전형적일 때 그 자체는 떠 있다. 보통의 아이들과 성인은 상지의 중량를 옮기는 중에 견갑골과 흉곽을 보여줄 수 있다. 견갑골이 떠있는 것은 무게 중심에 있어서의 변화에 의해 만들어진다. 견갑골 및 흉곽은 간단히 분리할지도 모르지만, 운동 중에 적어도 부분 결합할 수 있다. 흉곽에 견갑골의 불안정성이 문제일 때, 아이는 다양한 방법으로 보상할 것이다. 예를 들면, 기계적인 안정성 또는 엉덩이 굴곡을 달성하기 위해 사지 동물에서 어린이는 위팔을 현저하게 내부적으로 또는 외부적으로 회전시킬 수 있고, 다리에서는 팔 대신에 대부분의 신체 중량을 유지하기 위해 사용될 수 있다. 아이는 무게를 이동하는 자세 통제를 위해 위치 사이에서 보다 오히려 빨리 움직일지도 모른다. 어린이는 안정성과 직접적인 움직임에 대해 신체의 한쪽 옆 근육을 항상 움직이는 좋아하는 한쪽에서 근육을 비대칭적으로 "고정시킬 수" 있다. 아이는 과도적인 운동세계를 이동하고 탐구하는 기능으로 시도하기에 충분히 안전하게 느끼지 않을지도 모른다. 그러나, 그것들은 총 운동 움직임 패턴을 개발하는 어린이의 능력을 방해할 때 견갑골의 불안정성은 문제이다.

과제 분석 (task analysis)

치료사들은 치료 시 공통적인 목표를 서로 교환하는데 독립적인 기능의 삶을 향해 아이들을 이끄는 것이 목표가 된다. 아이들 자신의 필요에 의한 능력은 치료사인 우리가 우리의 삶을 제어하고 마침내 우리의 운명을 조절할 수 있다는 믿음이 기초가 된다. 치료사가 아이들을 위한 특별한 기능적 목표를 설정하기 때문에 치료사는 아이들에게 무엇을 해야 할 지를 질문하여 이해하는 것이 필요하다.

우리는 다른 방법으로 같은 기능적 결과를 얻을 수 있다. 예를 들어 양말을 신거나 T셔츠를 입는 방법도 다양하게 있다. 이러한 과제를 위한 기본적인 운동의 필요조건을 결정하기 위해 과제를 아이들 스스로 수행하게 하라. 만약 당신이 운동요소(motor components)를 이해한 것이 잘못된 가설이었다면 당신은 그것을 자동적으로 잘 할 수 있기 때문일 것이다.

천천히 과제를 수행하고 신체 중 어느 부분이 움직이는가를 스스로에게 질문하라. 당신의 신체를 움직이게 하기 위하여 당신은 안정성의 어떤 포인트를 사용하는가? 중력을 이기며 자세를 유지할 때 신체의 어느 부분에서 느껴지는가? 무엇이 낙상의 위험을 막나? 언제 호흡이 곤란한가? 정상적으로 발달하는 어린이들은 2세까지 움직임과 자기 관리를 위해 많은 운동 필요조건들을 발달시킨다. 하지만, 자연스럽고 조절된 동작이 되고 옷 입기나 다른 일상생활을 위한 기술을 숙련하기 위해선 수년간의 연습이 필요하다. 운동 요소들이 이용가능한 후 독립적이고 기능적인 기술은 오랫동안 발달한다. 발달하는 독립성은 운동 계획과 절차, 과제에 대한 집중, 목표지향적인 행동이 요구된다.

검사와 평가 (examination and evaluation)

검사에서 첫 번째 단계는 아이의 기능적인 기술을 명확하게 확인하는 것이다. PEDI와 같은 표준화된 검사가 이용될 수도 있으며 임상적 관찰 또한 이용될 수 있다. 형식과 상관없이 기능적인 기술에 대한 기초적인 질문이 요구되어져야 한다. 예를 들면:

- 아이는 들락날락(in and out) 움직임을 하기 위해 상지를 사용할 수 있는가?
- 아이는 옷 입기, 화장실 사용, 혼자 식사 등이 가능한가?
- 아이는 학교 수업 시 손을 사용할 수 있나?
- 아이는 환경 속에서 물건을 확인하고 놀이하는데 손을 사용하는가?
- 아이는 보행 보조기구나 transfer 시 손과 팔을 사용할 수 있는가?

두 번째 단계로는 아이가 어떻게 기능적 과제를 수행하는가에 대한 질문들이 필요하다. 예를 들어, 아이가 활동할 때 일반적으로 팔을 움직이는가? 근긴장도의 증가, 비정상적인 패턴, 호흡 보전(breath holding) 또는 대상작용이 있는가? 아이들이 제대로 수행할 수 없게 하는 이러한 방해들을 명백히 확인하라. 어떤 지속적인 문제들이 기능을 방해하는 것 같나? 기능적인 독립활동을 하는데 있어서 문제점은 가동성의 부족이다. 아이는 기능적 과제를 수행하기 위한 충분한 관절 범위를 가지고 있지 않다. 또한 바르지 못한 관절의 정렬을 가진다. 예를 들어, 아이는 sitting을 위한 기능적 BOS를 획득하기 위한 적절한 hip의 위치를 두지 못한다. 아이는 중력에 대항하여 자세를 조절하는 능력이 부족하다. 만약 이런 경우라면 기능적인 과제를 수행하기 위해 필요한 체중 이동시 균형을 유지할 수 없다.

만약 근육의 활동성이 부족하다면 아이는 신체를 조직화하고 움직임을 계획할 수 없게 된다. 감각 입력에 관한 혼란 또한 아이의 운동 능력을 방해한다. 감각 조직화는 아이의 능력이 움직임을 계획하고 세계와 상호작용하는데 기여하기 때문이다. 자신을 조직화하고 감각 정보를 처리하는 능력이 부족은 학습 방해를 초래한다. 아이의 팔과 손의 사용을 설명할 때 기능적인 묘사방법을 사용하라. 예를 들어 상지는 다음의 용어로 설명되어질 수 있다.

▶ 뻗기 범위
▶ 중력에 대항하여 뻗기 자세 유지
▶ 움직임 동안 뻗기 교정
▶ 전완에 주어지는 무게
▶ 전완 위에 체중 이동
▶ 엎드린 자세에서 in and out 움직임
▶ 대칭적인 팔과 손 사용 확인
▶ 좌우 양측의 접근 보여주기?
▶ 한쪽 조절 보여주기

팔꿈치에 대한 기능적인 묘사는 다음을 포함한다.

▶ 손을 몸, 얼굴 또는 발에 가져가기
▶ 팔을 뻗어 체중 부하 자세로 움직이기
▶ 잡기를 위한 준비 자세로써 전완과 손을 적절하게 중심에 둘 수 있는 능력 확인
▶ 전완과 손목을 움직이는 동안 다양한 전완 자세 사용 또는 물체 유지

손의 기능을 평가하는 것은 아이의 다음 능력을 다루는 것이다.

▶ 손에 체중 부하
▶ opened hand 체중이동
▶ 두 손 사이에서 물건을 솜씨 있게 다루기
▶ 한 손 안에서 물건 다루기

- ▶ 물체를 날리지 않고 놓거나 물건이 내려놓아지도록 손목 굴곡시키기

세 번째 단계로 검사와 평가과정 동안 수집된 정보는 기능적인 시각으로 분석되어야 한다.

- ▶ 왜 아이는 저렇게 움직일까?
- ▶ 어떤 운동요소가 필요하며 빠져 있는가?
- ▶ 어떤 비정상적인 움직임을 사용하는가?
- ▶ 아이의 신체 제한은 어떤 방법으로 보상되는가?
- ▶ 보상작용은 기능적으로 아이의 움직임 시도를 돕는가 아니면 방해하는가?
- ▶ 아이는 기능적 과제를 위해 인지적/지각적 능력을 가지고 있는가?
- ▶ 아이가 하는 동작이 아이에게 동기 유발된 활동인가?

아이, 전문가, 부모가 함께 토론하고 선택한 기능적인 목표라면 도달하기 훨씬 더 쉽다. 아이에게 전형적인 방법으로 과제를 접근하도록 해서는 안 된다. 아이 스스로의 방법으로 시도할 수 있도록 두어야 한다. 아이는 바닥에 누운 상태로 옷을 벗을 수 있었으나 벤치나 의자에 앉아서 똑같은 과제를 시작할 수 조차 없었다.

중재 (intervention)

많은 기능적 기술들은 인지적으로 학습되고 균형 소실로 인해 사용되어진 자동적인 움직임들을 비교함으로써 수의적 움직임이 시작된다. 수의적 움직임은 노력이 필요하며 이것은 비정상적이거나 바람직하지 못한 근긴장도를 증가시키며 잘못된 자세조절은 종종 뇌성마비 아동에게서 관찰된다. 기술을 연습하기 전에 아이를 준비시키는 것은 더 적은 노력으로 과제를 수행할 수 있고 빠진 운동 요소 몇 가지를 발달시키는데도 도움이 될 것이다. 예를 들어 *견갑상완의 가동성 성취*는 기능적인 움직임 동안 뻗기의 범위를 증가시킬 수 있는 잠재성을 아이에게 줄 수 있을 것이다. 정상적으로 발달하는 유아는 supine에서 side-lying으로 체위를 변경하고 supine에서 prone으로 rolling하는 동안 견갑상완 관절에서 상완골의 자유(freedom)을 획득한다. 체간의 무게가 이런 체위 변경 움직임 패턴에서 상완(upper arm)에 체중이 부하됨에 따라 상완골과 견갑골 사이와 상완골과 흉곽 사이의 근조직의 신장(elongation)은 더 큰 범위에서 상완의 움직임을 시작하기 위한 자유를 아이에게 제공할 수 있을 것이다. prone에서 뻗기는 아이들이 새로운 범위에서 상완을 사용할 수 있도록 자극한다. 견갑상완의 가동성은 3~6개월 사이의 정상적으로 성장하는 아이에게서 발달한다.

어린 아이를 위한 *견갑-흉추 활동의 촉진*은 중간 범위에서 조절하는 뻗기를 위해 필요한 안정성 발달을 도울 것이다. 능동적 흉추 신전은 과도한 익상견갑을 막기 때문에 내측 견갑골의 안정성을 위한 필수 조건이다. 이것은 처음에 유아가 체중부하 표면에 의해 제공된 안정성으로 움직여서 prone play가 발달된다. 적절한 prone play는 체중이 어깨에서 복부와 대퇴로 이동되도록 한다. 후방으로 체중 이동되었을 때 아이는 전완과 척추를 신전시켜 push-up을 시작할 수 있

다. 의지적 또는 부수적으로 체중 이동하는 견갑골은 흉곽으로 유지하기 위해 시작한다. 아이가 척추 신전으로 지구력이 발달됨으로써 손 뻗기가 증가될 수 있다. 공간에서 뻗기 조절은 정상 유아의 경우 2개월 정도에서 발달하기 시작하는 견갑-흉곽의 안정성에 달려 있다.

*견갑대와 팔꿈치 근력을 증가시키는 것*은 변하는 움직임, 기능적 이동(transfer), 그리고 가동성 보조기구의 이용에 있어 팔사용을 위한 아이의 능력에 중요하다. 아이가 한 자세에서 다른 자세로 밀기 위해 팔을 사용하는 경우에 느린 움직임의 촉진이 정상적으로 발달하는 유아가 shoulder와 elbow의 근력과 지구력을 키울 수 있는 방법이다. 이러한 발달적 놀이는 prone자세에서 신전된 팔을 경험하는 5개월 정도에 시작한다. 하지만 조절하는 질(quality)은 옆으로 누운 자세에서 앉기, 앉기에서 네발자세, 그리고 네발로 기기 순으로 움직이는 아이와 관련된다.

*고립된 팔꿈치 움직임을 발달시키는 것*은 자기 관리 기술에 중요하다. hand-to-body play는 손을 가슴 쪽에 가져와 손을 입으로 가져와서 놀 수 있는데 이것은 3개월에 supine자세에서 나타나고 일생에 걸쳐 기능적으로 사용된다. 아이가 5개월쯤 되면 전완으로부터 체중을 이동시킴으로써 prone play에서 고립된 팔꿈치 움직임을 지속적으로 발달시키며 전완(lower arm)은 팔꿈치 굴곡과 신전을 위해서 자유롭고 상완골의 움직임은 체중부하 자세에 의해서 억제된다. 아이는 이때 장난감을 가지고 놀기 위해 팔꿈치를 움직임으로써 다른 자세에서의 감각/운동 경험을 일반화시킨다. 팔꿈치 움직임은 6~7개월쯤 병 들기와, 8~9개월에 손가락을 사용하여 음식을 먹기를 시도할 때 다시 사용된다. 유사한 경험은 움직임을 등급화시키는 동안 동작의 범위에 걸쳐 팔꿈치를 움직임 때 아이를 보조하기 위한 치료에 사용될 수 있다.

*전완과 손목의 고립된 조절*은 5개월에 prone자세에서 elbow play에 의해 촉진된다. 4개월에 전완 회전에 대한 가동성은 전완으로 엎드려 체중 이동함으로써 나타난다. 아이는 팔꿈치 뒤로 체중을 이동시키고 전완과 손목의 움직임을 실험한다. supine과 sitting에서 전완의 움직임은 안정성을 위해서 흉곽에 대항하며 상완(upper arm)을 유지함으로써 처음 나타난다. 하지만 능동적인 전완 회전은 약 8, 9개월까지 기능적으로 사용되지는 않는다. 최후의 조절을 위해 손목을 준비하는 중요한 발달적 경험은 뻗은 팔에 능동적인 체중 이동을 하는 것이다. 이러한 놀이는 손목 주위 근육을 신장시킨다. 어린 아이는 8~9개월에 혼자 밥을 먹고 놀이하는 동안 고립된 손목 조절을 일반화시킨다. 예를 들어, 한 달 후 빵이나 장난감을 놓고 턱으로 장난감을 안정화시키고, 그러면서 손목 움직임으로 놀이를 할 수 있다. 이러한 다양한 경험은 아이가 기능적인 활동 시 전완과 손목을 사용하도록 도와서 치료에 이용될 수 있다.

*손의 기능을 촉진하는 것*은 치료적 활동의 결합이 요구된다. 네발자세와 움직임 변화에서 뻗은 팔에 체중 이동하는 것은 손을 펴는 동작을 돕는다. 그래서 쥐기와 조작(manipulation)하는 동안 능동적으로 arch를 만들기에 충분히 유순(유연)해 질 수 있다. Hand-to-body play는 수용된 감각을 손에 제공한다. 손은 주위 물체들의 형태를 파악한다. 손목이 중립자세로 유지된 손으로 아이가 쥐기 동작을 하는 것은 중수지절관절, 손바닥을 걸쳐 손목의 굴곡과 신전간의 적절한 균형을 촉진할 것이다. 손바닥은 손가락에 대한 조절의 근위 지점(포인트)이다. 손가락 활동은 단지 손바닥 활동을 반영한다. release(손에서 물체 놓기)의 발달은 아이가 안정성의 포인트로부

터 장지신근이 작용하도록 처음 학습한 때를 기초로 한다. 그 때 아이는 처음 잡은 손에 주어진 안정성의 작용으로 물체를 한 손에서 다른 손으로 옮길 수 있고, release 경험은 간단한 hand-to-hand play에서 시작한다. 아이들은 그 때 표면 위에 물체를 둘 수 있게 되고, 그 표면은 안정적 포인트가 된다. 그들은 물체를 안정화할 수 있는 어른들에게 물체를 또한 release한다. 아이는 공간에 물체를 내려두기 위한 충분한 내적 안정성을 가질 때 이러한 과정은 8~9개월에 일반화 된다.

*놀이를 통해 기술을 자극시키는 것*은 실제 과제의 스트레스 없이 아이가 움직임을 사용하고 순차적인 계획을 세울 수 있도록 돕니다. 예를 들어, 큰 인형이나 치료 공을 미는 동작은 목발 보행을 위한 팔꿈치 신전을 경험하도록 하는 것이다. 발 위에 장난감 굴렁쇠(hoop)를 두는 것은 아이가 양말, 보조 장비, 신발을 신기 위한 준비가 될 수 있다.

기술의 연습 (practicing the skill)

아이들은 많은 반복과 함께 연속적인 접근방법을 통한 기술의 발전에 의하여 배운다. 반복은 더 많은 자동단계에 이르기까지의 수의적인 것으로부터 기술을 이끈다. 아이들 스스로 기능적인 기술을 준비하는 것은 만들어 내지 못한다. 기술은 연습을 해야만 하고, 어떠한 문제가 발생하면 아이는 대처하기 위한 도움을 받기위해 의료인이 필요하다. 기능적인 기술은 흔히 작은 부분 안에서 배우게 된다. 아이가 독립적으로 발달을 연속적으로 하지 못한다면, 작은 단계로 나누어 과제를 수행해야 하는 것이 필요하다. 많은 구두적 암시가 필요할지도 모른다. 아이들이 집에서, 또는 학교에서 치료적인 연습 시에 코치를 하는 것이 좋다. 아이들이 성공적으로 가고 있을 때, 그것을 항상 알고 있지는 못할 것이다. 반드시 기술의 향상이나 움직임의 효율 향상을 분간해 내는 것은 아니다. 잠깐 동안의 적응 또한 프로그램 훈련 동안 도움을 주어야 할지도 모른다. seating device에서 예를 들면, 아이들의 상지 움직임 훈련에서 동시에 아이들 몸 전체 조절을 요구하는 것이 없는 과제를 필요로 한다. 아이들이 그들 없이 기능적인 것이 가능할 때, 일시적인 적응은 자주 재평가되어야만 하고, 제거되어야만 한다.

이월 (carryover)

Carryover은 결정적인 개념이다. 이것은 아이들에게 독립을 만들어 내는 가치 있는 감각의 반복을 시킨다. 장애가 있는 아이들이 만일 기능적이지 못한 습관이 발달했더라면, 특히나 더 많은 반복을 필요할지도 모른다. Carryover는 개인적이고 환경적인 요인을 고려하는 합리적인 기대에 의거해야만 한다. 아이들이 아침에 학교에 갈 때, 옷을 입는 것을 그들의 부모님이 해주기를 기대하는 것은 합리적인 것이 아니다. 방과 후, 아이들이 서두르지 않는 방법으로 연습할 때, 저녁에 목욕시간 또는 거실에서 옷을 입거나 벗는 것을 하기 위해 부모님에게 묻는 것은 합리적이다. 학교 점심시간 동안 많은 아이들이 식사를 필요로 하고 시간은 제한적일 때, 독립적인 스푼을 이용한 식사하기를 선생님에게 부탁하는 것은 합리적인 것이 아닐지도 모른다. 그러나 아이들이 스낵시간 동안 선생님에게 부탁하는 것은 합리적이다.

상지 기능과 자기관리 기술의 발달에 관한 중재전략의 부가적인 예는 다음 사례연구에서 설명된다.

사례연구 # 1 : Jason

▶ 훈련 형태 5C : 비진행성 중추신경계 질환의 운동기능과 감각통합연합의 손상-선천적이거나 유아기 혹은 유년기에 얻음
▶ 의학적 진단 : 뇌성마비(CP), 오른쪽 편측 부전마비
▶ 연령 : 24개월

검사와 평가 (examination and evaluation)

Jason은 오른편에 감각 무시를 나타낸다. 편측 부전마비를 가진 아동들의 감각결함은 중추신경계 병리를 말한다. 하지만 어쩌면 몸의 옆 부분을 포함하는 체중부하와 체중이동의 경험 부족의 요인이 기여할 지도 모른다. 가벼운 터치와 그의 과민성 손바닥 잡기를 허용하거나 해석하는 Jason의 무능은 또한 체중부하의 경험부족과 일치한다. 발달상의 활동 동안 체중을 함께 손, 팔과 견갑대에 부하하는 것은 관절, 건과 근육, 피부뿐만 아니라 감각정보를 제공한다.

복합적인 견갑대 전면의 비활동은 편측 부전마비와 같으며, 상지기능 발달을 위험요소에 빠뜨린다. 견갑대 전면의 이 비활동은 최적의 전면과 후면에서 일직선과 대각선 조절을 위한 체간의 완전한 대칭적인 굴곡과 신전 발달로부터 Jason은 예방한다. Jason의 어깨를 포함하는 소실의 반응은 우측을 포함한 손상에 대해 보상하기 위해 활동을 증가시킨다.

흉곽에 접히는 불충분한 견갑대의 안정성은 Jason의 비활동적인 기본적 문제의 결과이다. 가장 뚜렷한 불안정성은 익상견갑을 보는 것이다. 불안정성의 다른 섬세한 부위는 상완관절, 쇄골 그리고 흉곽의 전면과 옆면에서 찾아볼 수 있다. 불안정성은 옆으로 앉은 자세에서 네발기기 또는 앉은 자세에서 바로 눕는 것에서의 움직임과 같은 움직임이 변화할 동안의 팔로써 체중을 지지하기 위한 Jason의 능력을 방해한다.

그의 견갑골/ 흉곽 불안정성의 결과로써 Jason의 손 뻗기는 내회전과 함께 상완골의 외전 각도는 90°로 제한되어졌다. 그가 움직임을 시도할 때 견흉관절의 리듬은 불량이다. 늑골이 견갑골을 연이어 밀기 때문에 그가 손을 뻗으려고 할 때, 오히려 더 상방 회전되어지고, 상완골 기전에서 90°보다 더 높이 되지는 못한다.

현재 해야만 하는 근위부 조절을 제외한 그의 자세와 움직임 조절을 위해 Jason은 시도할지도 모르는 노력 동안 그의 연합반응에 따라서 상완 신전, 내전, 내회전 주관절 굴곡이 팔의 불규칙적인 자세이다. 그의 상지자세는 전략적인 순응적 움직임으로 생각할지도 모른다. tone의 증

가를 나타내는 징후일지 모르는 임상적 기술일지라도 운동조절의 문제에 의해 더 많은 관계를 가질지 모르는 근본적인 손상이다.

주관절 신전의 약화는 몇몇의 요인에 의한다. 주관절 굴곡은 팔의 자세를 굴곡이 우세하는 상황을 만들어 내고, 근위부 조절 대신에 안정성에 중점을 두어 사용한다. 공간에서 그는 주관절 신전을 할 수 있다. 하지만 부분적 체중을 부하할 때, 주관절 신전을 위한 근력과 지구력을 가지진 못한다. Jason의 전완과 손목의 움직임 분리가 결핍되는 것은 중력에 대항하는 움직임에서의 노력이 보이는 손에서의 강직이 연합된 대칭적인 엎드려 누운 자세(prone)에서의 활동경험 부족으로부터 초래된다.

Jason의 손 기능은 이완의 약한 조절력과 함께 큰 잡기에 제한된다. 정상적인 손 확장의 부족은 체중부하 자세에서 팔의 신전 동안 일어난다. 그는 또한 기능적인 과제를 위한 손의 모양과 조절능력에 기여하는 신체에서 손의 활동이 부족하다.

기능적인 제한 (functional limitations)

Jason은 장난감을 가지고 놀이를 하는 동안 조작을 위해 또는 자기관리 과제를 위한 효과적인 팔과 손의 사용을 하지 못한다. 뒤쪽으로 떨어지거나 우측으로 앉거나 설 때, 오른쪽 상지에서 충분히 그 스스로 보호하지 못한다. 바닥에 앉아있는 것에서의 손과 무릎의 이동과 같은 움직임의 변화를 위해 팔을 오른쪽으로 적절히 사용하지 못한다. 그는 또한 물구나무서기를 포함한 게임에서 상지의 대칭적인 체중부하를 하지 못한다. ("wheelbarrowing" 또는 "leapfrog")

손상 (impairments)

Jason은 오른쪽 상지의 감각을 무시하고, 몸 우측의 약한 감각인식을 나타내었다. 그는 미세한 운동과제를 얻기 위한 오른쪽 상지의 약한 운동조절력을 가졌다. 오른쪽 상지의 제한된 능동적인 운동 범위와 견갑골과 흉곽의 불안정성을 동반한 견갑대의 약한 안정성을 가졌다.

목표 (goals)

Jason을 위한 치료적 목표는 :

1. 오른쪽 팔과 손의 감각인식 증진
2. 견갑대의 대칭적인 활동 증가
3. 손 뻗기 패턴의 범위와 변화 증가
4. 이동 동안에 오른쪽 상지의 자세 증진
5. 전완 회전과 손목신전 활동 증가
6. 손의 조절력 증진

기능적인 결과 (functional outcomes)

3개월 동안 계속되는 Jason 해야 할 일

1. 양손에 환경적인 대상에서 온도변화의 인식을 보여 주어라.
2. 양쪽 elbow 신전과 함께 12 inch 직경의 공을 이용하여 전방으로 손을 뻗기 5번의 시도 중 2번
3. 그의 머리의 승간에 대한 양팔을 머리 위로 뻗고, 양손으로 모자를 붙잡기
4. 그가 균형이 소실되었을 때 그가 낙상으로 상처를 입을 때 오른팔을 사용하고 오른팔의 굴곡 소실일 때 걷고 뛴다.
5. sock를 제거하여 양손을 사용
6. 큰 색상마크를 사용하는 오른손의 색상과 서투른 글을 쓰는 것을 시작한다.

중재 *(intervention)*

감각입력의 증가에 의한 중재 전략과 몸의 우측에 인식은 치료 session과 가정에서의 프로그램이 결합되어야만 한다.

전완을 넘어서 체중이동과 팔의 신전은 감각 인식 증가를 위한 중재를 계획 하는 것이 중요한 구성요소이다. 상지에서의 체중부하는 견갑대 안정성, elbow 신전근의 근력 (팔의 신전근도 함께) 그리고 지구력의 증가를 가져온다. "wheelbarrowing"과 "leapfrog"와 같은 게임은 가정에서의 프로그램에서의 부분으로써 사용되어 질 수 있다. 상지에서의 굴곡과 신전의 대칭적인 움직임은 부드러운 쿠션, 긴 베개 또는 공을 이용하는 동안 손과 무릎에서 또는 앉은 자세에서 체중이동의 도움동안 촉진할 수 있다. prone에서 roll이나 wedge 위에서의 활동은 기능적인 팔의 자세와 더 많은 신전의 촉진과 오른쪽 팔의 뻗기 범위의 증가를 촉진할 수 있다. prone에서의 elbow자세와 같은 elbow에 체중을 부하하는 활동은 장난감 조작과 같은 기능적인 활동을 위한 전완과 손목을 자유롭게 올릴 수 있도록 도와줄 수 있다.

오른손에서 손가락을 이용한 feeding은 안정성의 중점으로써 식사에 기능적인 사용의 자극이 될 것이다. 스티커 놀이는 두 손의 사용에 자극을 촉진할 것이다. 스티커의 순위는 왼손, 전완 그리고 상완이다. 예를 들면 스티커의 시작은 오른손에서의 이동이 필요로 할 것이다. 인식의 레벨에 적당한 장난감 조작을 위한 양손의 사용은 양손의 사용과 섬세한 운동조절의 증진 발전을 요구 할 것이다.

사례 연구 #2 : Jill

- ▶ 훈련 형태 5C : 운동기능과 CNS의 비진행성 병변을 동반한 감각 통합연합의 손상-선천적이거나 유아 또는 유년의 얻음.
- ▶ 의학적 진단 : 뇌성마비(CP) 경직성 사지부전마비 이상 소두증, 정신지체, 발작질병
- ▶ 연령 : 7세

검사와 평가 (examination and evaluation)

Jill은 upper body와 neck은 활발한 움직임이 없고 실질적으로 혀의 오므림을 동반한 머리와 목의 과신전을 사용한다. 그녀는 shoulder가 전방으로 밀리는 것에 의해 머리와 목이 과신전되어져 반응한다.

그녀가 유지하는 shoulder 거상은 머리의 지지에 의해 도움 받는다. 하지만 그녀의 약한 머리 조절력에 의해 머리 움직임에 기여할 때 제한된 움직임을 나타낸다. Jill의 시표추적은 그녀의 능률적인 환경을 시작적으로 자세히 볼 수 없기 때문에 부적당하다. 그녀의 하방으로 바라보는 것의 부족은 목의 과신전으로 인하여 일치하지 않는다. 그녀의 눈과 머리가 함께 움직이는 것을 시도할지도 모르지만 그녀의 머리조절은 눈과 머리의 협응시키는 것이 너무 약하다.

견갑대 고정으로 상완의 외전 60°에서 손을 뻗기가 제한된다. spine과 흉곽의 운동성 제한은 동적인 견갑대 기능을 위한 지지의 약한 기초의 결과이다. 견갑상완과 상완-흉곽 고정은 상완신전, 내전, 내회전의 팔 움직임을 제한한다. 자유롭고 변화가 있는 활동에서의 손 뻗기와 환경과의 상호작용이 이것을 예방한다.

Jill은 잡기 동작을 위해 계획을 세웠지만 목표를 이루기 위한 것에 앞서 그녀의 손은 불수의적인 움직임에 가깝다. 이것은 그녀의 손에 수의적인 조절의 발달이 아직 이루어지지 않은 것을 의미한다. 기본적인 손바닥 잡기 패턴을 제외한 이완과 조작(manipulation)의 발달은 억제되어 있다.

기능적 제한 (functional limitations)

Jill은 스스로 식사하거나 장난감 조작과 같은 기능적인 활동으로 인해 상지의 사용에 의해 능력을 제한을 가져왔다. 그녀는 휠체어를 나아가게 하거나 다른 움직임 장치의 사용에 의해 충분한 상지의 조절 능력이 없다. 그녀는 코트의 소매를 통하여 그녀의 팔을 고정하여 뻗는 것과 같은 옷 입는 것의 보조로 인해 능력에 제한을 가지고 있다.

손상 (impairments)

Jill은 spine에서의 움직임 범위와 흉곽, 견갑대에서의 움직임 범위가 일반적으로 감소되어 있다. 그녀는 상지, 체간, 머리 위에서의 약한 운동조절력을 가지고 있다. 시각상의 약한 조절은 눈과 손의 협응의 부족에 대한 원인이다. Jill은 그녀의 환경이 신체적으로 영향을 미치는 것에 의한 그녀의 능력에 영향을 주는 지능적인 결핍을 가지고 있다.

목표 (goals)

Jill을 위한 치료 목표는 :

1. spine과 상지의 Rolu 증가를 증명한다.
2. 하방으로 바라보는 것에 중점을 두는 시표추적의 발달
3. 눈과 머리의 협응을 위한 앉은 자세에서 머리 조절력 증진

4. 상지의 움직임 조절의 증진을 실증한다.
5. 큰 잡기동작은 실증한다.

기능적 결과 (functional outcomes)

1. 구두적 지시에 의해 앉은 자세를 지지하는 데에 5번 중 3번의 시도에서 60°를 넘어서 팔을 뻗음
2. 지지된 않은 자세에서 시각적인 것을 따라서 중심선(midline)으로부터 오른쪽과 왼쪽에서 30° 움직이는 것이 목표이다.
3. 지지된 앉은 자세에서 10번 중 5번의 시도에서 그녀의 손은 공간에서 대상물을 잡았다.
4. 지지된 앉은 자세에서 5번 중 1 번 시도에서 성인의 가까이에서 안정시켜 주는 대상의 이완
5. 힘 있는 가동성 장치의 시도를 위한 수동적인 준비에서 상지의 치기 사용한다.
6. 코트의 소매를 통하여 그녀의 팔을 미는 동안 주관적 신전을 유지하다.

중재 (intervention)

그녀의 체간과 상지의 ROM 증가와 촉진 이완으로 Jill의 매일 일과에서 활동적인 것을 결합해야만 한다. 느리고, 수동적인 누운 자세 또는 앉은 자세에서의 체간회전은 spinal과 흉곽의 움직임을 증가시킬 수 있다. 이것은 전체적인 이완과 강직의 감소를 촉진시킬 수 있다. 손 뻗기의 다양함과 그녀의 가능한 냉위의 증가와 총진 이완을 할 수 있는 것 또한 각각의 GH 관절의 느린 진동 운동이다. 옆으로 누운 자세에서 보였다 안보였다 하는 연합운동은 견갑골과 상완골 사이에서 운동성이 증가할 것이다. 이 중재 방법은 오락적인 과제 또는 기능적인 것을 이루는데 활동적인 손 뻗기의 기화 동안 따라야만 한다. 신체부분 또는 체중부하 된 그녀의 손에서 확장을 보조하는(그녀의 무릎 위에 손의 압박과 같은) 잡기와 이완의 조절과 신체 인식발달을 위하여 도움을 받을지도 모른다.

사례 연구 #3 : Taylor

- ▶ 훈련 형태 5C : 중추신경계의 비진행성 질병에서의 감각통합 연합과 운동기능의 소실-선천적이거나 유아 또는 유년에 얻음
- ▶ 의학적 진단 : L1 - 2손상, 척수막 탈출증
- ▶ 연령 : 4세

검사와 평가 (examination and evaluation)

Taylor는 상지에서의 이완 기술과 조작, 기본적 잡기의 발달을 가지고 있다. 시각과 운동통합의 지연은 자기관리활동과 교육에 방해하는 것을 나타낸다. 공간적이고 지각적인 문제는 운동의 경험에서의 제한으로부터 부정적인 영향을 받을지도 모른다. Taylor의 상지근력과 운동성을

도와주는 이동을 연장하기 위해 필요한 지구력이 부족하다.

기능적인 제한 (functional limitations)

균형 또한 필요로 하는 섬세한 운동 활동 동안 (지지되지 않는 않은 자세에서 장난감을 가지고 놀이) Taylor는 그의 또래들보다 피곤이 더 빨리 온다. 그는 또한 크레용으로 점에서 점을 연결시키고 사각형과 원을 따라 그리는데 어려움을 가지고 있는 것은 어쩌면 시각적. 지각적 어려움을 이야기하는 것이다. 어른의 도움과 지휘가 필요한 하지에서의 옷을 입고 벗는 과제에 도움을 받아야하는 제한된 능력을 가지고 있다. 그는 독립적으로 휠체어를 앞으로 나아가게 하지만 지역사회에서 필요로 하는 멀리 떨어진 거리에서는 또래들보다 유지하지 못한다.

손상 (impairments)

Taylor는 상지의 약한 지구력과 전반적인 약화를 보인다. 척수막 탈출증의 레벨에 관계있는 하지에서 운동조절과 감각통합의 소실을 가지고 있다. 그는 시각 운동의 지각적 문제를 가지고 있다.

목표 (goals)

Taylor을 위한 치료 목표는 :

1. 시각운동 기술의 증진
2. 상지근력과 지구력의 증가
3. 하지에서 옷 입기의 독립적인 발달

기능적인 결과 (functional outcomes)

1. Scooter board를 팔로 미는 동작 동안 3분의 장애코스를 지날 때에 연습한다. (scooter board에서 엎드린 자세로 지지함.)
2. 바닥에서 벽 또는 가구에 대항하여 앉기를 연습하는 동안 최소한의 도움으로 습기 있는 바지를 입고 벗는 것
3. 성공적으로 큰 색의 마크에서 원과 사각형을 따라 그리기
4. 짧은 휴식을 깨뜨리는 3가지의 사회 산책 동안 10분~15분 정도 휠체어를 스스로 앞으로 나아가게 한다.

중재 (intervention)

Scooter board 장애코스의 극복은 계획적인 운동으로 팔을 사용하는 협응과 공간적 인식, 시각운동 통합을 증진시킬 수 있다. 이 활동은 또한 상지의 지구력과 근력의 증가에 기여할 수 있을 것이다. prone자에서 push-up, 휠체어에서의 push-up, 그리고 "tugof-war" 게임과 같은 전체적인 근력강화 활동을 제 것으로 만든다. 손의 근력은 paper punch 또는 pinch 유형의 빨래집개

를 사용하는 활동으로부터 증가할 수 있다. 탁구 라켓 또는 표준 이하의 배드민턴을 사용하는 풍선 테니스는 눈과 손의 협응에 필요할 것이다. mat table 또는 화장실, 벤치, 바닥에서 옷을 입는 기술의 적응연습을 지도하는 것을 하루일과에 결합시켜야만 한다. 신발의 벨크로와 같은 것이 옷에 필요할지 몰랐지만 그것을 경험하여야만 한다.

사례 연구 # 4 : Ashley

▶ 훈련 형태 5B : 신경운동 발달의 손상
▶ 의학적 진단 : 다운증후군
▶ 연령 : 15개월

검사와 평가 (examination and evaluation)

Ashley는 기본적인 손바닥 잡기를 하지만 대상을 놓아주는 조절을 하지 못한다. 그녀는 대상의 배열에 대해 집어던지는 것을 좋아한다. 그녀는 작은 알 크기의 대상을 집는 것을 하지 못한다. Ashley는 목표에 향한 활동의 발달이 아직 이루어지지 않았으나 대상과 장난감을 무작위로 가지고 노는 것을 즐긴다. 주관절은 신전되어 있다. 이 운동의 패턴은 약한 견갑흉추의 안정성으로 보상하여 사용할지도 모른다. 전후면에서의 운동변화의 사용으로 shoulder 제한에서 외회전과 주관절 신전의 사용은 변함없다. 어느 한쪽 팔의 체중에서 필요한 회전의 운동조절 패턴은 가능하지 못하다.

기능적 제한 (functional limitations)

Ashley는 특히, 체간회전이 필요하다면 운동 변화 동안에 느린 움직임을 보인다. 이것은 그녀의 또래들보다 능력이 없는 것이 계속되어지는 것에 기여된다. 학교가기 전의 또래친구와 비교할 때 활동 레퍼토리에 제한을 보인다. 겉보기에 그들의 조작보다 다소 장난감을 거칠게 다룬다. 스스로 식사하는 기술의 연습능력을 제한하는 cheerios것과 같은 작은 대상을 집어 올리는 것이 가능하지 못하다.

손상 (impairments)

전체적인 운동 활동의 지구력 제한과 약화, 저긴장증을 가지고 있는 특징이 있다. 그녀는 약한 균형을 가지고 있다. (자세 조절의 손상) 기본적인 활동의 움직임에 대한 민감성과 가벼운 청력의 소실을 보인다. 그녀의 지능적인 결함을 다운증후군의 진단과 관련지어 생각한다.

목표 (goals)

Ashley를 위한 치료 목표는 :

1. 견갑대에 중점을 둔 큰 관절 주위의 근육의 coactivation 증진

2. 바닥에서 운동 변화 동안 상지의 다양한 자세를 유도
3. 놓아주는 것과 잡는 것의 수의적인 조절 발달
4. 목표에 향하는 활동을 유도

기능적인 결과 (functional outcomes)

1. 운동변화를 깨닫는 6번 중의 3번은 elbow에서 잠김을 제외한 바닥에서 자세의 들락날락하는 움직임
2. 구두적 지기사항에서 대상을 놓아준다. (손가락을 제외한 10번의 시도 중 5번)
3. 대상 또는 cheerio의 작은 알 크기의 것을 집어올림. (계단 쌓기를 제외한 10번 중 3번)
4. 각각의 학교 전 단계의 세션 동안 어른의 격려가 2가지 목표에 향하는 활동에 성공적으로 참여한다.

중재 (intervention)

작은 트램펄린 위에서 손과 무릎의 자세에 대한 치료는 팔의 신전은 bouncing을 도움으로써 전정입력과 고유 감각 입력증가와 관절주위의 근육 coactivation 증가를 도와줄 수 있다. 옆으로 앉은 자세에서 손과 무릎의 도움을 받는 변화적인 활동과 체간 회전의 운동경험의 필요성을 Ashley에게 부여해 줄 수 있다. 치료사는 elbow의 잠김 자세를 도수적으로 예방하고, 이 변화 동안 Ashley는 도움을 받아야 한다. 네발기기 자세에서 대각선 움직임의 활동(horsey 또는 doggie)은 또한 견갑대를 포함하는 운동조절증가를 필요로 한다. Ashley는 향상된 잡기패턴과 감각입력 증가, 악력 증진에 대한 장난감의 무게와 저항을 부여해야만 한다. 스티커놀이와 손바닥 아취의 촉진을 동반한 finger feeding은 잡기능력의 발달에 도움을 줄 수 있다. 다른 두께의 종이훈련은 악력 증가 촉진과 양손의 사용이 필요할 것이다. 목표를 향한 활동은 지각적 학습의 기능적인 촉진에 의하여 학교 전 기간 동안 강조되어야만 한다.

사례 연구 #5 : John

▶ 훈련 형태 5B : 신경운동 발달의 손상
▶ 의학적 진단 : 발달 협응 장애, 주의력 결함의 과활동성 장애
▶ 연령 : 5세

검사와 평가 (examination and evaluation)

John이 상지의 적절한 운동조절이 나타날지라도 그가 그 나이에 나타내는 섬세한 운동기술의 습득에 방해를 주는 일반화되는 운동계획의 어려움을 가진다. 그는 또한 coloring과 printing을 위한 최적의 잡기보다 적은 것을 사용한다. 오른손과 왼손에서 나타나는 것은 일치하지 않는다.

기능적인 제한 (functional limitations)

John은 그의 또래 사이에서 협응이 이루어지지 않을 만큼, 잡는 것과 같은 그 나이에 나타나는 활동에서 참여하는 것을 좋아하지 않는다. 그는 학원 환경에서 종이에 연필로 쓰는 과제의 약한 협응을 나타내는 것과 식기류와 같은 도구사용에 서투르다. John은 옷을 입을 때, 지퍼와 똑딱이(snap), 단추 사용에 어려움을 가지고 있다.

손상 (impairments)

John은 짧은 주의력의 감소가 특징적이었다. 섬세한 운동 활동과 큰 운동 활동에서 약한 지구력과 상지의 약화를 가지고 있다. 자기관리와 학습기술의 섬세한 운동과제 연합의 약한 운동 협응을 가지고 있다. 그는 입체 감각인식과 운동감각, 촉각분별의 범위에서 감각 프로세싱의 문제가 있다.

목표 (goals)

John을 위한 치료 목표는:

1. 촉각 방어 상태 감소와 함께 촉각 정보의 감각 프로세싱의 증진을 나타낸다.
2. 상지의 근력과 지구력의 증가
3. 자기관리 과제와 섬세한 운동 활동에서 상지 협응의 증진
4. 섬세한 운동 계획 기술의 증진

기능적인 결과 (functional outcomes)

1. 버터 빵(knife)과 stab 음식(fork)에 의한 식사시간 동안 도구의 사용
2. printing 과제 동안 연필을 3 손가락으로 잡기가 나타남
3. 셔츠의 큰 단추를 잠그고 여는 것의 독립성
4. 지퍼 여는 것을 도움받기 시작한 후, 재킷을 입을 때 지퍼를 열고 닫는 것의 독립성
5. 시각적인 사용을 제외한 주머니 안에 있는 1센트 동전과 5센트, 25센트를 식별하는 것이 가능
6. 가위로 단순한 모양 (원, 사각형)과 큰 것을 자르는 것이 성공적이다.

중재 (intervention)

섬세한 운동기술의 발달을 위해 반복 연습이 필요할 것이다. 그는 식사시간 동안 스푼과 포크, 나이프를 충분히 사용해야만 한다. 그는 젤리, 버터, 땅콩이 발린 빵의 나이프 사용을 예로 들어 간단한 스낵을 먹는 것은 도움을 받을 수 있다. 매주 2~3시간 사이에 작은 손의 무게와 탄력성 tube 사용의 운동 비디오를 시청하게 하면, 운동을 발달시킬 수 있다. 그의 karate class는 또한 상지 근력의 발달 기회를 제공해 줄 수 있다. 그는 학습활동의 더 효과적인 잡기의 발달을 만드는 것과 크레용, 연필을 적당한 잡는 자세를 취하는데 도움을 받을 필요가 있을 것이다. John의

부모님은 옷을 벗는 것을 증진시키는 그의 기술의 관리가 독립적으로 될 때까지 그를 위해 용이한 옷(셔츠의 큰 단추, 재킷의 큰 지퍼)을 사야만 한다. 종종 촉각분별 문제로 인하여 그의 치료와 가정에서의 프로그램을 포함해야만 하는 게임과 촉각활동(물, playdough, sand)의 중점을 두어 운동계획 문제를 연합시켜야 한다. John은 섬세한 운동 조절과 계획의 증진을 위한 피아노 레슨을 통하여 그가 호기심을 경험하는데 도움을 받을 것이다.

감사의 글 (acknowledgment)

나는 34년을 소아 치료로 근무하면서, 아이들과 그들의 부모님, Boehme 워크숍에 참여하고 있는 학생에게서 가장 가치 있는 수업을 배웠습니다. 난 모든 사람들에게 감사합니다. 우리가 여러 가지 유리한 위치를 필요하기 때문에, 끊임없이 변하는 동적인 시스템으로 전체의 어린이를 만나기 위해 아이들, 부모님과 학생은 나의 전망을 계속적으로 터치의 감각과 아이들에의 진정어린 만남을 강화하며 도전을 만들었습니다. 나는 삽화와 사진작업을 해준 나의 남편, john과 내가 이 장을 작업하는 동안 내 사무실에서 일을 해준 mary boehme, 인내를 가지고 함께해준 Trish Montgomery 그리고 단어작업과 함께 지원해준 Mari Lynn Young에게도 나는 깊이 감사드립니다.

참고문헌 (references)

1. Woodward S, Swinth Y. Multisensory approach to handwriting remediation. Perceptions of school-based occupational therapists. *Am J Occup Ther*. 2002;56:305-312.
2. Rogers J, Case-Smith J. Relationships between handwriting and keyboarding performance of sixth-grade students. *Am J Occup Ther*. 2002;56:34-39.
3. Van der Fits IBM, Hadders-Algra M. The development of postural response patterns during reaching in healthy infants. *Neurosci Biobehav Rev*. 1998;22:521-526.
4. Thelen E, Spencer JP. Postural control during reaching in young infants: a dynamic systems approach. *Neurosci Biobehav Rev*. 1998;22:507-514.
5. Hopkins B, Ronnqvist L. Facilitating postural control: effects on the reaching behavior of 6-month-old infants. *Dev Psychobiol*. 2002;40:168-182.
6. Calais-Germain B. *Anatomy of Movement*. Seattle, Wash: Eastland Press; 1993.
7. Kendall FP, McCreary EK, Provance PG. *Muscles: Testing and Function*. 4th ed. Baltimore, Md: Williams & Wilkins; 1993.
8. Bly L. *Motor Skills Acquisition in the First Year of Life: An Illustrated Guide to Normal Development*. Tucson, Ariz: Therapy Skill Builders; 1994.
9. Alexander R, Boehme R, Cupps B. *Normal Development of Functional Motor Skills: The First Year of Life*. Tucson, Ariz: Therapy Skill Builders; 1993.
10. Konczak J, Dichgans J. The development toward stereotypic arm kinematics during reaching in the first 3 years of life. *Exp Brain Res*. 1997;117:346-354.
11. Byl N. Neuroplasticity: applications to motor control. In: Montgomery PC, Connolly BH, eds. *Clinical Applications for Motor Control*. Thorofare, NJ: SLACK Incorporated; 2003:79-106.
12. Kuhtz-Buschbeck JP, Stolze H, Johnk K, et al. Development of prehension movements in children: a kinematic study. *Exp Brain Res*. 1998;122:424-432.

추천도서 (suggested reading)

Bly L. *The Components of Normal Movement During the First Year of Life and Abnormal Motor Development*. Chicago, Ill: NeuroDevelopmental Treatment Association; 1983.

Boehme R. *Developing Mid-Range Control and Function in Children with Fluctuating Muscle Tone.* Tucson, Ariz: Therapy Skill Builders; 1990.

Boehme R. *Improving Upper Body Control: Approach to Assessment and Treatment of Tonal Dysfunction.* Tucson, Ariz: Therapy Skill Builders; 1988.

Boehme R. *The Hypotonic Child*. Tucson, Ariz: Therapy Skill Builders; 1990.

Charles J, Lavinder G, Gordon A. Effects of constraint-induced therapy on hand function in children with hemiplegic cerebral palsy. *Pediatr Phys Ther*. 2001;13:68-76.

Crocker MD, MacKay-Lyons M, McDonnell E. Forced use of the upper extremity in cerebral palsy: a single-case design. *Am J Occup Ther.* 1997;51:824-833.

Eliasson AC, Gordon AM, Forssberg H. Basic co-ordination of manipulative forces of children with cerebral palsy. *Dev Med Child Neurol*. 1991;22:661-670.

Erhardt RP. *Developmental Hand Dysfunction: Theory, Assessment, Treatment.* Laurel, Md: Ramsco; 1982.

Erhardt R. *Developmental Visual Dysfunction Models for Assessment and Management*. Tucson, Ariz: Therapy Skill Builders; 1990.

Johnston LM, Burns YR, Brauer SG, et al. Differences in postural control and movement performance during goal directed reaching in children with developmental coordination disorders. *Hum Mov Sci*. 2002;21:583-601.

Peloquin S. Reclaiming the vision of reaching for heart as well as hands. *Am J Occup Ther.* 2002;56:517-526.

Pereira HS, Eliasson AC, Forssberg H. Detrimental neural control of precision grip lifts in children with ADHD. *Dev Med Child Neurol*. 2000;42:545-553.

Savelsberg G, von Hofsten C, Jonsson B. The coupling of head, reach and grasp movements in nine month old infant prehension. *Scand J Psyc*. 1997;38:325-333.

Schieber MH, Poliakov AV. Partial inactivation of the primary cortex hand area: effects on individuated finger movements. *J Neurosci*. 1998;18:9038-9045.

Segal R, Mandich A, Polatajko H, et al. Stigma and its management. A pilot study of parental perceptions of the experiences of children with developmental coordination disorder. *Am J Occup Ther*. 2002;56:422-428.

Van der Fits IB, Otten E, Klip AW, et al. The development of postural adjustments during reaching in 6- to 18-month-old infants. Evidence for two transitions. *Exp Brain Res*. 1999;126:517-528.

Von Hofsten C, Vishton P, Spelke E, et al. Predictive action in infancy: tracking and reaching for moving objects. *Cognition*. 1998;67:255-285.

Withers GS, Greenough WT. Reach training selectively alters dendritic branching of sub-populations of layer II-III pryamidals in rat motor-somatosensory forelimb cortex. *Neuropsychologica*. 1989;27:61-69.

제13장 보조 기술 장비의 선택과 사용 (Selection and Use of Assisted Technology Devices)

보조 기술(AT) 장비는 장애를 가진 개인이 직면하는 문제를 개선하는 목적과 장비 또는 도구의 넓은 범위를 가리킨다. 공법 100-407에서는 AT 장비를 "어떤 품목, 장비의 일부 또는 상업적인 규격품을 변경하여 취득하거나 주문에 의해 만드는 생산체계로 장애를 가진 개인의 기능적인 능력을 유지 또는 증가시키기 위해 사용하는 것"이라고 정의한다. AT 장비는 낮은 것에서 첨단기술까지 변화하고, 기능적인 영역의 범위를 넓히는 것을 목표로 한다.[2] 이 단원에서는 휠체어를 포함한 보행기구, 자세 장비 기구(AE)(예; low technology AT)에 적응할 수 있도록 초점을 맞추었다. 첨단기술의 AT는 전산화한 통신망, 전자 환경 관리장치, 그리고 접근하지 않는 교육적인 장치를 포함하는 것이다.

미 공법은 어린이들이 가장 작은 제한 환경에 포함되는 것과 모든 사람들이 공공시설에 접근을 허용하는데 합당한 편의를 가질 수 있도록 지시한다. AT에 관한 조항이 포함된 것이 분명히 나타나도록 1973년 미 국회제정법으로 1998년 더 개정된 것과 함께 확립되었다.[3] 1997년 (IDEA97)[4] 미 교육개정법은 장애를 가진 개인이 적당한 환경과 장비를 선택할 때 모든 어린이들이 공교육을 이용 가능하게 하는 필요조건을 개설하고 어린이들이 필요에 그것이 사려되어야 한다고 명시한다. 더하여, 1998년의 보조기구 관련 안은 AT 프로그램을 지원하는 것을 승인하는 조건으로, AT에 관한 연합적 효과의 협조성을 증가시키는 것과 장애를 가진 사람들이 AT를 위한 자금조달 시스템의 비용을 분배하도록 교육부 장관이 승인할 것을 추가로 요구했다. 1990년[6] 장애 관련 안은 고용, 국가와 지방자치 기관, 대중교통, 공공설비 및 전자 통신에 있어 장애를 가진 개인의 차별을 방지했다. 공법은 장애를 가진 개인의 생활에서 그들의 참여를 안전하게 하기 위한 AT 장비를 포함시키는 중요성과 모든 환경에서 그들의 독립적인 기능적 능력을 증가시키는 것을 강조한다.

AE를 선택하는 것과 복잡한 전체 계획에 이 장비들을 통합하는 것은 치료사와 가족을 위해 종종 시간이 걸리는 과정이다. 역사적으로 가족과 전문가 모두는 특별한 도움을 필요로하는 어린이의 관리와 치료의 불가결한 부분으로 AE를 포함했다. 부모들은 수시로 아이의 식사시간 동안 자세를 도와주기 위해 높은 의자 안에 수건을 말아주거나 간단한 무언가를 선택하여 사용하고, 걷지 못하는 아이가 더 쉽게 방 주위를 이동할 수 있도록 하기위해 오랜 기간 보행기를 사용하는 것을 시작한다. 치료사들은 기능적인 움직임을 증가시키고 자세와 움직임을 개선하거나 조정방법의 유지를 촉진하기 위해 AE를 끊임없이 연구한다.

포괄적 검사를 시작하는 방법은 AE의 철저한 이해와 그것을 사용하는 목적에 기초를 둔다. 가족과 전문가를 포함한 팀은 선택한 기구의 취득, 사용, 변경, 각각의 모니터링을 위한 계획을 세울 때 필수 항목의 선택을 통하여 장비의 자금제공을 위한 승인을 조정한다. 원활하게 일하기 위한 과정으로 클라이언트, 가족, 치료사, 의사, 교육자와 건실한 의료기기 회사(DME)의 대표자들은 명확하게 정해진 목표와 결과를 분담하여 다함께 일해야 한다.

적합한 장비를 사용하는 일반적 목적 (general purposes of using adaptive equipment)

AE를 사용하는 목적은 모든 팀 구성원에게 명확해야 한다. 장비의 일부가 다른 목적에 부합할 수 있는 시간은 다른 상황에서 몇몇 다른 장치가 자세보조 또는 기능적인 목표에 부합하기 위해 필요한 것이다. 예를 들어, 어린 아이의 부모들은 안전을 위한 단순한 장치와 차안에서 아이의 적당한 자세, 공공시설의 좌석에서의 행동, 이웃 또는 상점을 통한 움직임을 할 수 있는 장소에서의 걷는 행위를 발견할 수 있다. 그런데, 더 자란 어린이의 가족들은 야간시의 자세 장비, 서는 자세를 도와주는 장치, 학교에서의 특수한 의자 그리고 근골격계 손상을 설명하기 위한 하지의 자세와 같은 목표를 필요로 할지도 모른다.

"Enablement" 모델은 AT 사용을 위한 목적과 함께 장애의 다양한 범위를 관련시킨 틀을 제공한다.[8] 이 단원은 장애의 4가지 범위를 조사하기 위해 세계보건기구(WHO)[9]의 국제기능분류(ICF) 항목에 기초를 두고 enablement 모델을 사용한다. 4가지 범위에 각각 관련해서 AE의 선택과 사용을 토론한다. 확장된 모델은 자세의 범위를 포함시킬 뿐만 아니라 multisystem에 연관된 움직임과 관련된다.[10]

어린이를 위한 AT의 일반적인 목적 ;

- 환경의 더 넓은 다양성으로 어린이의 참여 촉진
- 기능적 독립성 또는 기능적 능력 수준의 증가
- 자세 조절, 정렬, 움직임의 질적 개선
- 손상을 최소화하고 예방하는 관리 시스템
- 이차적 손상이나 부가적인 병리학적 발생을 방지

참여 촉진 (facilitating participation)

AE는 가족이나 지역사회 안에서 적정 연령이 활동에 참여하기 위한 어린이의 능력을 증가하기 위하여 수시로 이용된다. AE는 움직임의 획득이나 자세유지보다 어린이가 교육적이고 사회적인 프로그램 쪽으로 참여하도록 힘을 쏟을 수 있게 한다. Hulme[11]는 적합한 장비의 이익을 평가하고, 클라이언트가 침실이나 집을 떠나는 시간이 의미 있게 증가하는 것과 AE가 지역사회에서 클라이언트에 의해 방문하는 장소가 증가(그러나 의미 있는 증가는 아니다.)되는 것을 발견하였다. Burt-DuPont[12]는 AE의 사용이 발달 장애를 가진 어린이들을 더 큰 독립성으로 발달을 위한 댄스 프로그램에 참여하도록 허용하는 중요한 요소라고 기술했다. McEwen[13]은 위치와 사회적 통신의 상호작용 그리고 심하고 복합적인 장애를 가진 학생의 자세 사이의 관련성을 설명했다. 관련성은 치료사들이 결정된 자세로 만들기 전에 아이를 개별적으로 주의하여 평가해야 하는 것을 연상하여 예상하지 않아야 한다.

특수한 장비는 전문적인 시스템이나 운동신경 손상 또는 기능적 제한에 접근한다. 그러나 그것이 사용하기에 너무 복잡하거나 신체 조건에 맞추기 위해 너무 크다면 특수장치의 사용이 참여를 감소시킨다. 예를 들면, 트레이 톱과 함께 prone 자세로 서 있는 것은 청소년이 full hip extension하는 이상적인 자세이고 골다공증의 발생을 줄이기 위한 weight bearing을 제공한다. 그런데 prone stander가 작은 교실의 큰 부분을 소모하고, 자주 망가지고, 움직일 수 없거나 반복적인 재정리를 요구하고 또는 안전한 이동을 위해 두 사람의 성인을 필요로 하거나 장치에 있는 아이의 자세와 전체적으로 충돌을 일으키면 교실에서의 십대의 참여를 감소시킬 것이다. 또 다른 예로, 장비가 어린이의 어느 한쪽에 좋은 감각을 보다 적게 인지하게 하거나 친구의 참여를 증가시키기보다 오히려 감소시키는 결과를 가져올 것이다.

어린이들은 의자에 있는 친구들에 의해 바깥쪽을 보게 되어 난처하기 때문에 휴식 시 교실 안쪽에서 휠체어에 좋은 자세로 혼자 앉는 것을 찾을 수 있다. 많은 어린이들은 특수한 사회나 기능적인 조정을 용납할 수 없다고 여기면 휠체어의 abductor wedge 같은 AE의 일부를 버리거나 제거한다. 가장 큰 치료센터에서는 어떤 이유로 가족구성원이나 직원에 의해 어느 쪽이 떨어진 장비의 "부품이나 일부"로 채워진 창고나 방을 최소한 하나는 소유하고 있다. 마찬가지로 치료사가 어린이의 자세를 개선하는데 보조적인 것을 제안할 때 "집의 어딘가" 특정한 부분을 상기하는 가족구성원은 드물지 않다. 중재팀은 AE가 적당한 조정을 한 어린이의 참여에 제한을 최소화 하지 않거나 증가를 기대하는 어린이와 가족의 목적을 수용할 수 있도록 항상 명심해야 한다.

임상적 예 (clinical examples)

가정의 조정에서 Tripp Trap seat(Stokk LLC, Kennesaw, NC)는 어린이가 식사를 위해 가족 식탁에 앉도록 허락하고, 가족의 대화와 사회적인 식사시간의 활동에 참여하도록 한다(그림 13-1). 욕조나 변기는 일상적인 위생활동을 관리하는 어른을 원하지 않는 십대들이 독립성을 증가시킬 것이다. 위치상 장치(예; 코너의자 또는 작은 의자와 테이블)와 장난감이나 컴퓨터 게임을 활성화하는 스위치는 취학 전이나 취학 연령의 어린이를 위한 놀이 활동에 독립성을 증가시킬 수 있다. 아이가 야외로 이동하기 때문에 보행기의 사용, 목발, 개조된 세발자전거 또는 배터리로 작동하는 타는 장난감은 가족과 친구와 함께하는 야외 활동의 참여를 증가시킨다(그림 13-2, 13-3). 끝으로, 지역사회 활동이나 학교에서의 활동을 위한 카시트, 리프트 밴, 강화된 의자, 보

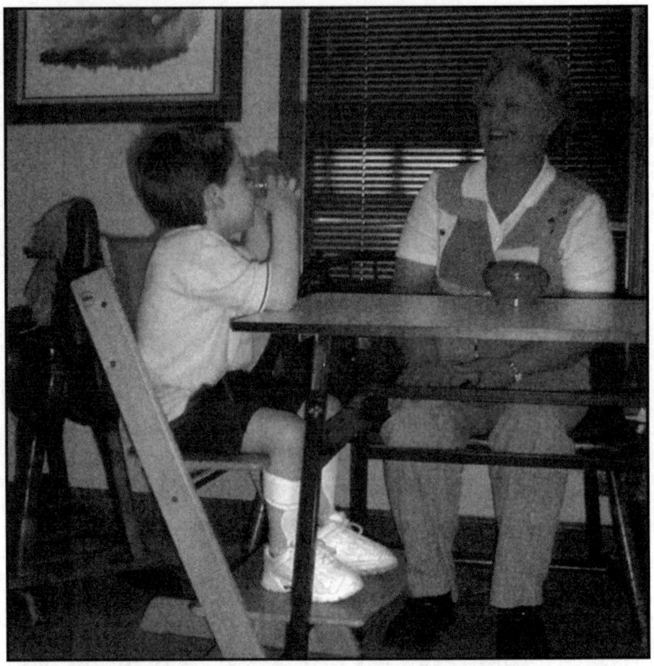

그림 13-1. Angelman 증후군의 젊은 소년은 그의 tripp trapp 의자에 배치된 동안 그의 할머니와 스낵을 즐긴다. 그는 집안 좋은 의자에 안전하게 배치되어 있다.

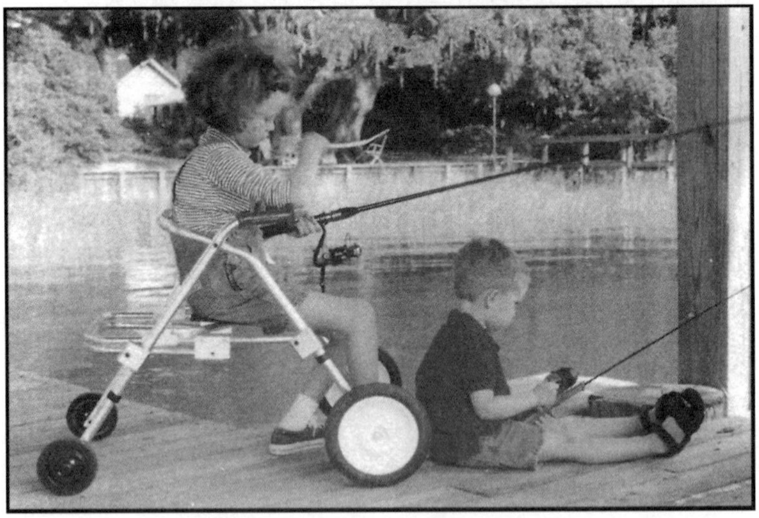

그림 13-2. 이 형제는 여분의 지원을 위한 자석 수정과 보행의자를 함께 이용함으로써 낚시를 함께 할 수 있다. 레크리에이션 활동에 참가는 강화된다.

행기, 목발, 스포츠 장비(예; 스포츠휠체어), 증가된 통신 기구와 교실의 특수한 의자는 더 넓고 다양한 조정과 활동에 어린이가 참여하는 것을 증가시킬 수 있다(그림 13-4~13-6). 적절한 보행기는 비록 가장 좋은 자세를 제공하지는 않지만 스스로 움직이거나 독립된 이동을 허용한다. 또한 그것은 시간이 없거나 날씨가 나쁠 때, 부모들이 아이를 데리고 식품점, 도서관이나 약국으로의 짧은 외출을 하도록 허용한다. 만약 그렇지 않고 부모의 유일한 선택이 아이의 휠체어를 내려서 설치해야 한다면 밴 안에 아이를 남겨두고 싶어질지도 모른다.

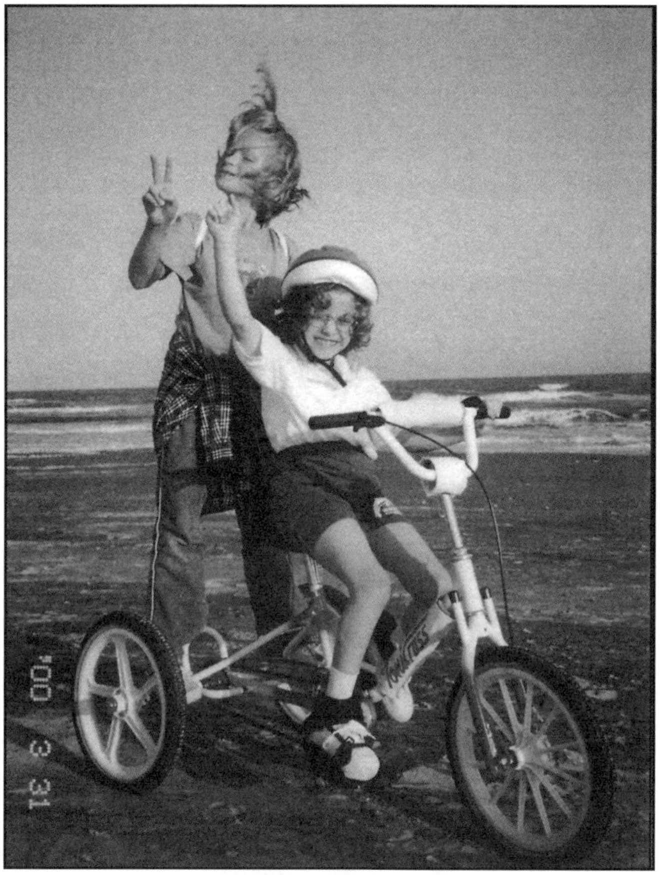

그림 13-3. 그녀의 여동생과 해변에서 수정된 삼륜자전거를 타는 것은 타당하다.

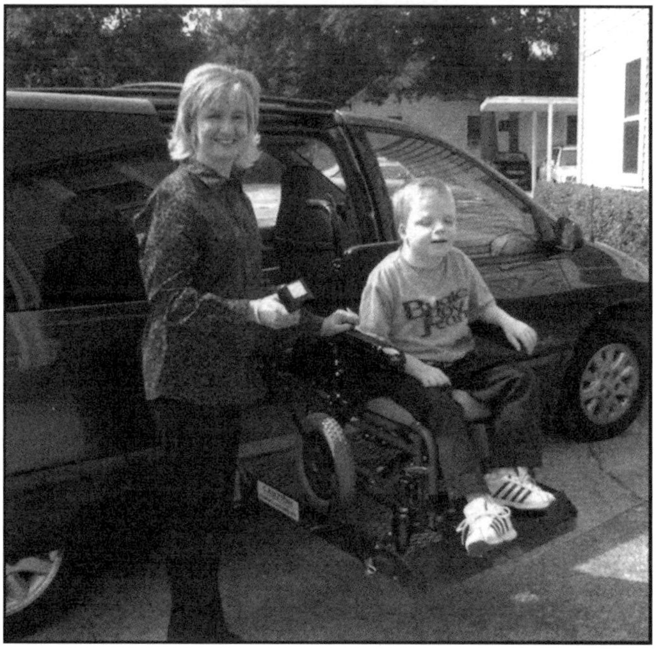

그림 13-4. 이 젊은이는 가족차량으로 학교에 수송되고, 병원예약, 쇼핑몰에 그리고 2명의 어린 아이들이 있는 친구의 집에 어머니에 의해서 옮겨질 수 있다. 비록 그가 아직도 젊지만, 그는 무겁고 가족 차량으로 어렵게 이동시키는 것을 효과적으로 돕지 못한다.

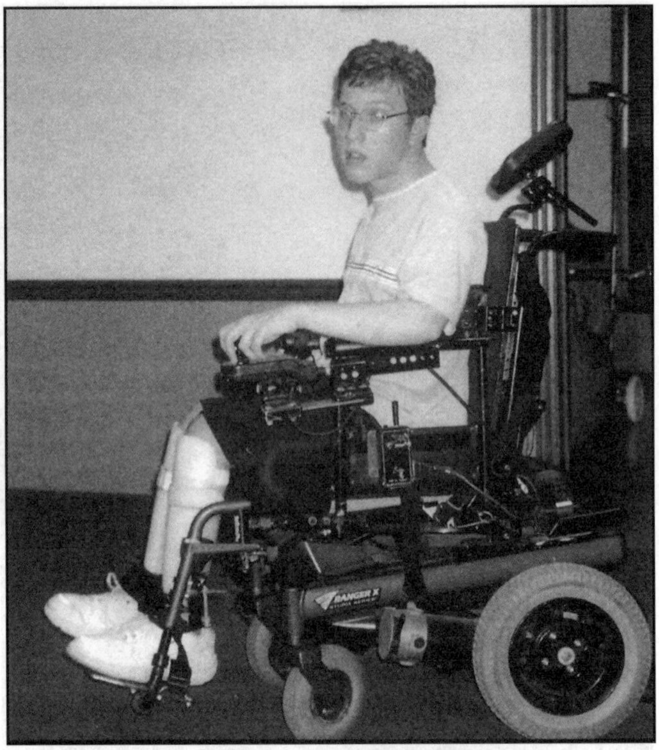

그림 13-5. 이 십대는 전동휠체어 안에서는 현재 제 힘으로 살아간다. 그는 집과 학교를 전동휠체어를 통하여 잘 움직입니다. 현재 그는 오후에 학교로부터 집에 돌아올 수 있다. 그는 부모님께서 일을 마치고 집에 도착하기 전에 그 스스로 집에 돌아오고 숙제를 시작한다.

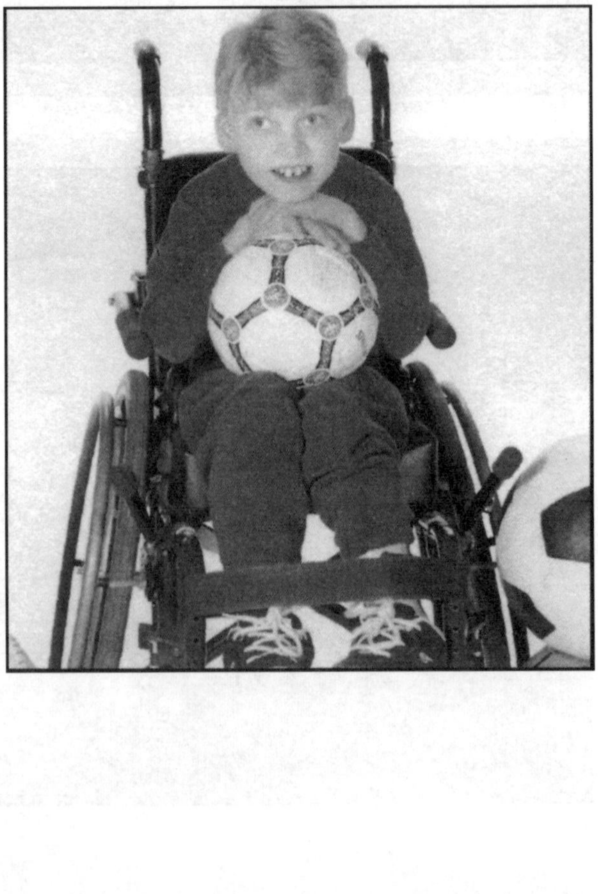

그림 13-6. 이 청년은 농구와 축구 참가와 한층 높은 등받이를 댄 스포츠 요소를 가지는 의자를 사용하는 마음가짐으로 수업일 동안 견뎠다.

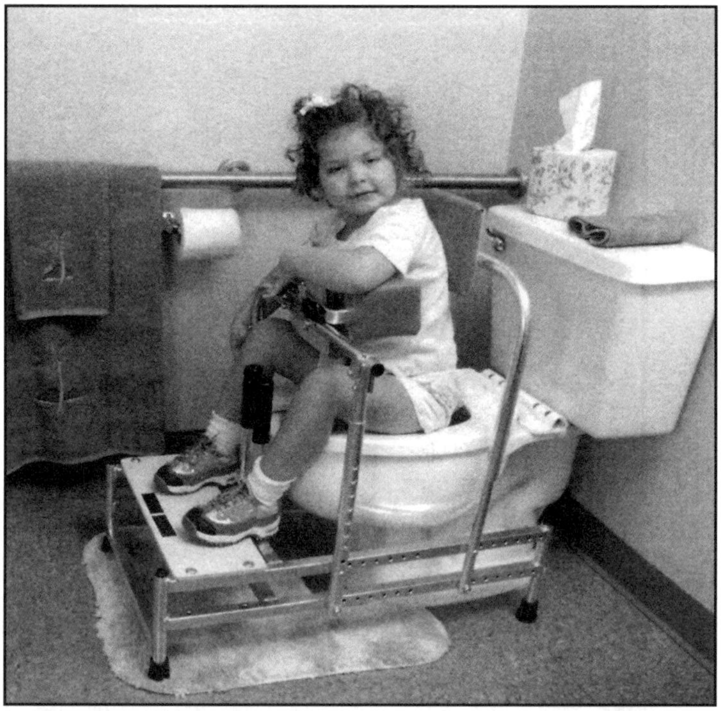

그림 13-7. 화장실에 용변보러 가는 것을 늘리게 되어 독립되면 이 어린 소녀가 학교프로그램에 적절하게 참여하는 것이 가능할 것이다.

기능적 독립성의 증가
(increasing functional independence)

모든 중재에서와 같이 목적은 모든 긴요한 환경에서 어린이의 기능적인 능력을 증가시킨다. 기능적인 이익은 AE의 단순한 품목에 관계하는 복합적인 영역에서 관찰될 수 있다. Butler[14]는 목적, 공간의 탐험, 그리고 간병인과의 의사소통과 함께 자신이 제안한 상호작용의 빈번한 변화를 평가하고, 뇌성마비를 가진 어린이가 움직임을 강화한 독립성을 가진다면 그들은 3가지 행동 모두를 개선하는 것을 발견했다. Haley와 연구자들[15]은 소아평가와 장애지표(PEDI)를 기술하고 AE를 사용했을 때 몇몇 다른 방법을 포함한 어린이들의 기능적인 변화를 시험했다. 기능적 독립성 증가의 예;

- 어린이는 AE 없이 가능하지 않는 기능적 능력을 설명할 수 있다. 예를 들면, 어린이는 적절한 변기를 조건으로 할 때 화장실을 목적으로 사용한다(그림 13-7).
- 어린이는 폭 넓은 문맥 안에서 과제를 수행한다. 어린이는 TV를 시청하거나 Audiotapes를 듣는 동안 집에 있는 벤치에 앉을 수 있다. EZ Vest(EZ On Products, Jupiter, Fla)의 자세일 때 가족 차량에 안전하게 앉을 수 있다(그림 13-8).
- 어린이는 매우 적은 도움으로 잘 알려진 과제를 할 수 있다. 좌석의 양쪽은 오직 샴푸를 위해 어린이가 입욕하도록 보조할 것이다.
- 어린이는 AE의 적은 보조로 동일한 기능을 수행할 수 있다. 어린이는 보행기로 이동하는

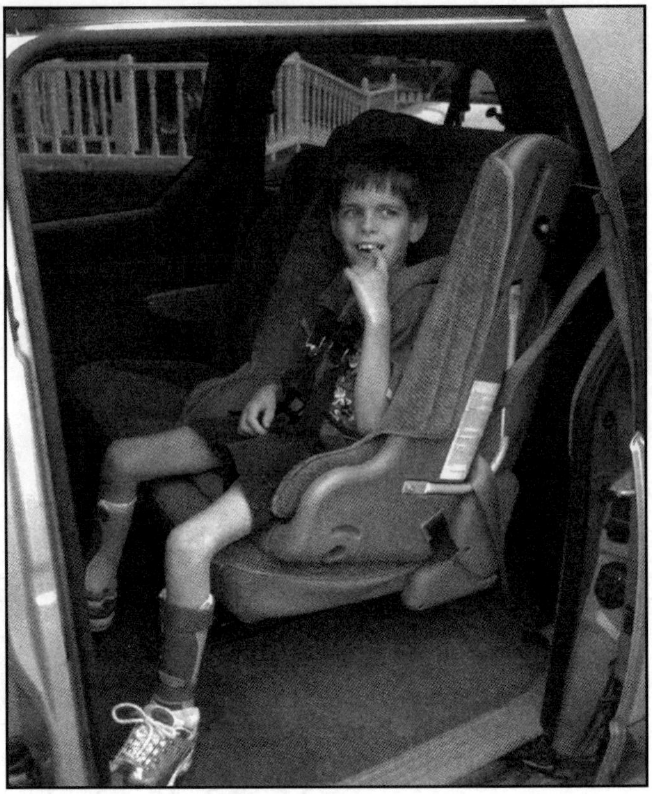

그림 13-8. 이 11살 소년은 그의 특별한 시트가 있는 가족 차로 안전하게 수송된다. 그는 안전하게 차에 연결되는 장치하고 5군데의 안전벨트 의자는 좋은 자세를 만든다.

것에서부터 전완을 사용하는 목발로 이동하는 것을 진행할 것이다. 그리고 장비의 더 넓은 다양성과 이동하기에 더 쉬운 장비를 통하여 이동할 수 있다.

기능적 능력의 변화는 5가지 다른 영역에서 볼 수 있다; gross motor의 기능, fine motor의 기능, 일상생활의 능력, 일과 놀이, 그리고 의사소통.

Gross motor의 기능 (gross motor functions)

이 영역에서는 공간을 통하고 독립적으로 중력에 대항하여 움직이는 능력과 같은 활동을 포함한다. Logan[16]은 표준적으로 앞쪽으로 향하는 보행기와 반대되는 뒤쪽의 자세를 조절하는 보행기를 사용할 때 보행의 요소를 개선하는 것과 똑바로 자세로 개선하는 것을 발견했다.

임상적 예 (clinical examples)

Gross motor의 기능은 침대에서 나가기, 교실의자에 올라가기, 방 가로지르기, 카페테리아의 홀 아래로 내려가기, 공중 또는 개인의 운송수단을 이용하여 도시를 가로질러 이동하는 것을 포함한다. 집에서 가족은 욕조나 침대에서 의자로 어린이를 이동시키기 위해 기계적인 리프트를 사용한다. 휠체어나 보행기는 집안에서이 이동성을 증가시킨다. 학교에서 어린이는 수동식 펌프 리프트 기계로 EZ-Stand(EZ Way, Clarinda, Iowa) 자세를 하는 동안 앉은 자세에서 서는 움직

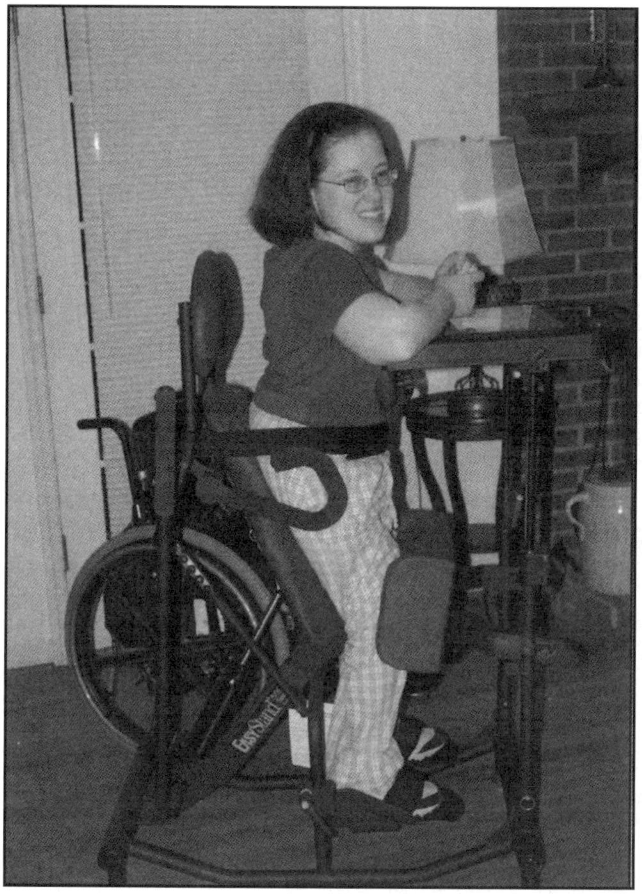

그림 13-9. Joan은 그녀의 휠체어부터 EZ스탠드까지 독립적으로 움직일 수 있다. 그녀는 펌프메커니즘을 사용하여 지원없이 그녀 스스로 서 있는 자세를 취할 수 있다.

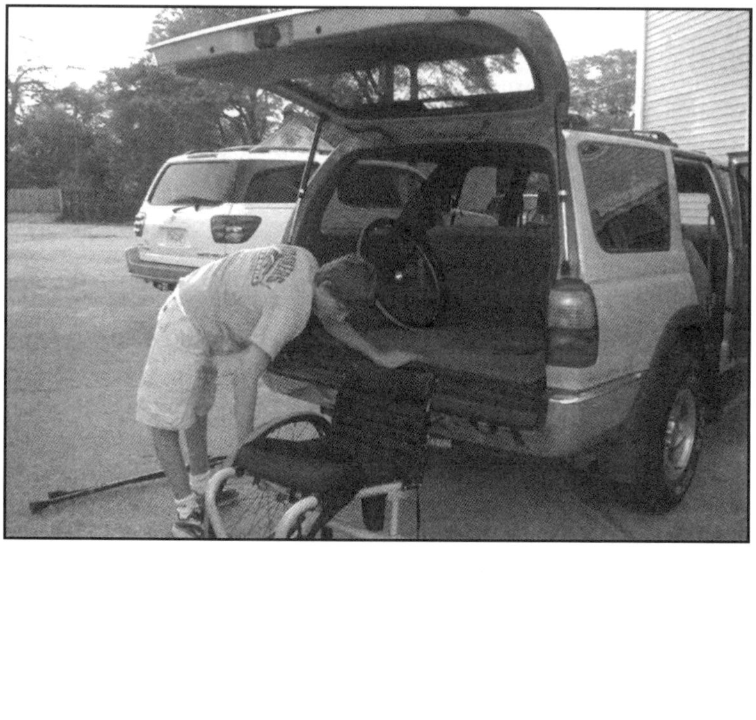

그림 13-10. 이 15살 소년은 운전 사용에 있어 그의 휠체어와 목발을 차례로 채워 넣고, 내리는 것의 전문적인 손동작 조절 배웠다. 그의 목표는 재학 중인 그의 동년배처럼 운전면허증을 가지는 것이다.

그림 13-11. 어린이가 고개 숙이는 스텐더에 배치된 동안 엄마와 딸은 접시 씻는 것을 한다. 어머니와 딸은 어린이가 잘 정렬되어 있는 동안 자유롭다.

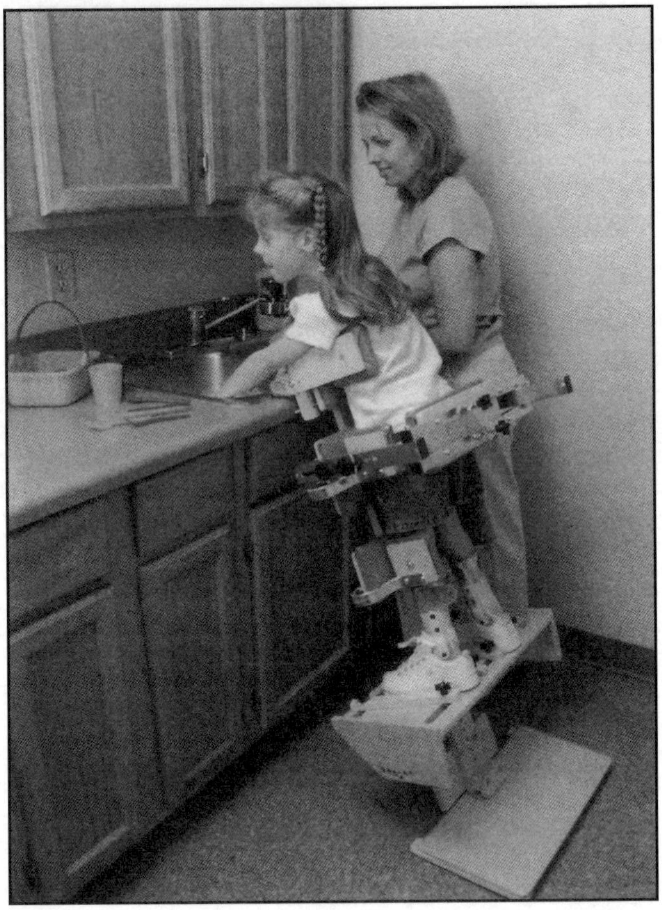

임을 할 수 있다. 다른 어린이는 친구와 함께 학교에서 카페테리아까지 이동할 수 있다(그림 13-9). 그리고 트레이 홀더와 수정한 보행기의 사용으로 독립적으로 점심을 먹는다. 끝으로 청소년은 손을 조절하여 차량을 변경할 때 학교까지 스스로 운전할 수 있을 것이다(그림 13-10).

Fine motor의 기능 (fine motor functions)

이 영역은 관리도구나 환경적인 문제를 해결하기 위한 기구와 같은 활동을 포함한다. 많은 연구자들은 좌석과 상지의 기능 사이의 관련성을 조사했다. Nwaobi와 다른 연구자들[17]은 hip flexion의 각이 상지가 움직일 때 영향을 끼친다고 보고했다. McClenaghan과 동료들,[18] 그리고 Seeger와 동료들[19]은 상지를 사용하기 위한 앉은 자세의 각도와 후방경사의 충격 모두를 연구하고 모순된 결과를 발견했다.

임상적 예 (clinical examples)

집에서 아이가 배터리로 작동하는 장난감의 활동성을 위해 스위치를 사용할 것이다. 크레용으로 수정하는 것은 아이가 손바닥 전체로 움켜쥐는 것과 함께 색을 위해 허용한다. 단추를 잠

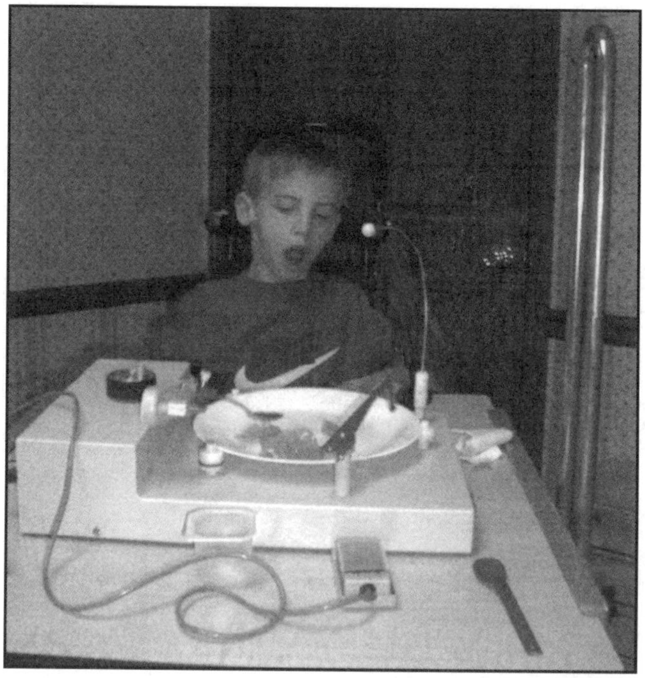

그림 13-12. Justin은 전자 공급장치를 사용하는 동안 그 스스로는 음식을 먹을 수 있다.

그는 벨크로(Manchester, NH)와 같은 특수한 옷은 양손이 사용이 불충분한 아이를 위해 옷 입기의 독립성을 허락한다. 학교에서, 랩탑 컴퓨터는 손으로 쓰는 것이 너무 느릴 때, 교실에서 노트에 쓰는 것을 대신한다. 적당한 가위질은 도와주는 사람의 보조에 의존하는 것 보다 오히려 아이가 독립적으로 목표물을 완성하도록 한다.

일상생활의 활동 (activities of daily living)

이 영역은 실행 가능한 매일의 위생, 음식의 준비와 식사, 옷 입기와 옷 벗기 같은 활동을 포함한다. 일반적으로 이런 활동들은 "multitasking"에 참여하는 개인이나 gross motor가 완전한 활동을 하는 동시에 fine motor가 일하는 것을 필요로 한다(그림 13-11).

임상적 예 (clinical examples)

집에서 아이는 개인위생의 독립성을 증가시키기 위해 목욕의자나 적절한 변기와 같은 장비를 사용한다. 적합한 스푼, 포크, 컵이나 접시는 식사시간 동안의 독립성을 증가시킨다. 학교에서 가로대를 설치하는 욕실의 변경은 몸단장을 하는 동안 아이의 안전성과 독립성을 증가시킨다. 전자 음식공급기와 컵홀더는 음식을 섭취하는 것을 도와주는 어른에게 의지하는 것보다 오히려 아이가 독립적으로 먹을 수 있도록 허용한다(그림 13-12).

일과 놀이 (work and play)

이 영역은 일과 놀이 방법의 기초적 형식의 활동과 독립적인 탐험과 배움, 그리고 여가활동을

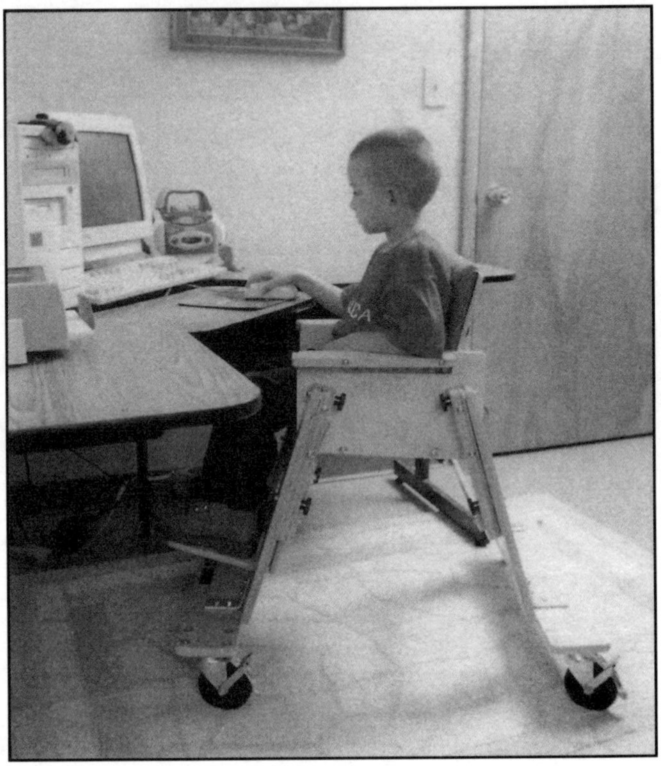

그림 13-13. 친절한 의자(Kaye 제품, Hillsborough, NC)는 표준마우스와 컴퓨터를 잘 사용하기 위해 어린이를 잘 배치해 준다.

포함한다.

임상적 예 (clinical examples)

어린이들은 집에서 음성 활성화되고 특수화된 프로그램을 이용하는 컴퓨터를 사용해 친구들과 놀거나 이야기 할 것이다. 이러한 기능을 적합시킨 의자는 어린이들의 컴퓨터마우스로 어린이들의 자세 지지를 할 수 있다. 배터리로 작용되는 장난감이나 자전거 또는 세발자전거는 여가 활동에서 능동적 움직임을 증가시킬 수 있다. 사회에서 스포츠 휠체어나 물속에 들어가거나 말 등에 타거나 또는 스키 장비를 착용할 수 있는 기회를 증가시켜 줘서 개인이나 단체 여가 활동을 하는데 도움을 줄 것이다.[20]

의사소통 (communication)

이러한 영역은 아이디어를 생각하고, 원하는 것, 필요한 것을 주고받을 수 있는 능력을 포함한다.

임상적 예 (clinical examples)

집에서 어린이들은 간단한 대화단어를 이용해 그날 하루의 삶 동안 선택할 수 있을 것이다. 엄마는 식사 동안 "comminication bib"으로 어린이가 음식을 선택하거나 그 아이가 원하지 않는 물어뜯는 음식을 알고 그 아이가 음료를 원하거나 모든 식사를 끝내는 것도 알게 된다. 사회에서 어린이들은 Dyna Vox를 이용해 레스토랑에서 식사 선택을 하거나 강의실 안에서 시기적절한 패션에 대한 대답을 할 수 있다

개선된 자세 조절, 정렬과 움직임 (improving postural control, alignment, and movement)

AE는 종종 어린이 자세교정과 움직임에 대한 효과를 증가시켰다. 자세교정과 움직임에 대한 효율적인 능력을 다양한 시스템의 상호작용에 의해 결정된다. 그 결과, 통합된 분석에 의해 임상이 요구된다. 그래서 어린이들의 자세, 운동 조절, 균형에 대한 분석을 통해 치료사들은 위기수간의 기능적 활동과 제한을, 구체적 손상에서 협조성을 확인할 수 있다. 이러한 모델을 활용해서 치료사들은 "효과적인 움직임"에 대해서 종종 참고하고 있다.

정렬에서의 손상 (impairments in alignment)

AE는 단순으로 또는 다양한 관절 또는 전신에 적용된다. AE는 보조, 지원, 기능적인 활동에 필요한 구체적인 정렬의 요구를 결정한다.[21] Gibson과 연구자들[22]은 어린이의 휠체어 외부지지뿐만 아니라 통합된 요추지원을 찾아냈다. 개개인의 상당히 중요한 자세나 체구 기형을 위한 전체 접촉 시스템은 좀 더 완전한 지지를 해서 중앙 정렬을 제공할 수 있다.[23]

의자에 앉을 때 의자쿠션의 각과 등받이는 전반적으로 자세와 움직임에 영향을 준다. Nwaobi 등[24]은 대뇌 경련과 마비가 있는 어린이의 아래 척추 신전근의 tonic myoeletric 능력이 의자의 영향에 따른 시험을 평가한다. 그들은 또한 의자를 0° 하고 등받이를 90° 라고 했을 때 신전근 활동이 보다 더 작다고 보고 했다. Reid와 Sochaniwskyj[25]는 먼저 척추 신전근의 중앙 탈선을 감소시키기 위해 의자를 기울여 용이하게 했다. Reid[27]는 대뇌 경직 마비가 있는 어린이들이 자세를 각각 비교했을 때 평평한 벤치와 등받이가 있는 벤치를 언급했다. 등받이가 있는 벤치는 자세 조절을 개선시켜 주었다. Cristarella[28]는 중추 마비가 있는 어린이들의 앉는 자세, 어린이용 의자에 앉을 때와 받침대 있는 의자에 앉을 때를 각각 비교했다. 어린이가 두 발을 벌리고 받침대가 있을 때 좀 더 수평적인 골반과 고관절, 슬관절 90° 굴곡되도록 했다. 자세와 척추 커브가 정상적으로 성장하는 어린이의 자세와 가까워졌다. Hulme와 그의 동료들[29]은 다양한 문제가 있는 어린이들이 적절한 의자에 앉았을 때 앉는 자세에 (P=0.01) 만큼 상당한 효과가 있다고 보고했다. 머리조준 (P=0.01), 그리고 붙잡는 (P=0.003) 것도 향상됐다. 이것은 다소 충돌하고 있는 보고 제안이지만 치료사들은 의자 부분이 어린이들에게 어떤 영향을 주는지 충분히 분석해야 한다.

BOS와 어린이 체중 중심의 관계
(relationship of the child' s center of mass and the base of support)

어린이 체중중심에서 가장 효과적으로 지원하는 것은 어떤 자세에도 BOS를 바로 잡도록 요구해 힘을 최소화하는 것이다.[30] AE의 목표는 자유 활동이나 격동적인 움직임에 제약이 없도록 하는 것이다. 치료사들은 또한 필수적으로 활동을 허락하는 동안 충분히 안정된 안정성을 반드시 고려해야 한다. walker는 보다 큰 안정성을 제공하게 된다. BOS의 사이즈가 증가하고 게다가 어린이들의 보행의 시작을 보조하고 기능을 증가시키기 때문이다. 그러나 이 같은 요인은, 하지의 상호관계와 BOS를 넘어 체중중심이 외측 체중 부분의 조절의 필요성을 고려하지 않는다. walker 후, 다음 천천히 도움 없이 보행을 할 수 있을 것이다.

움직임 협력 (movement synergies)

계획, 대안 그리고 AE를 사용하는 것 또한 움직임의 패턴을 수정할 수 있다. AE를 이용해 좌우대칭에 영향을 주어 기능의 활동을 감소시키거나 증가시킨다. 예를 들면 휠체어위에서 어린이가 경추가 뒤로 밀려 신전되는 경향이 있다. 이러한 패턴은 신전 근육을 수축시켜 머리 움직임으로부터 눈의 움직임을 분리하는 활동이 감소할 것이기 때문이다. 눈을 가운데 초점에 마주고 두 손을 가운데 선에 가져가고 입술을 닫아준다. 머리지원시스템을 이용하거나 후두부에 만나는 시스템을 대체해서 휠체어를 유용하게 이용할 수 있도록 반영하여 보다 불편함을 없애 자세와 움직임 교정에 목표를 이룰 수 있다. 다른 예로 어린이는 PBWB장치를 이용해 일찍 걷는 연습을 하고 구체적인 보행연습을 할 수 있다. 근육의 적절한 보충, 다리 근육이 늘어나는 것을 막고 감소한 근력을 보상할 수 있다.[31,32]

시스템 손상 (system impairments)

AT를 이용해 개인의 시스템 손상을 나타낼 수 있다. AT는 손상을 방해 하지 않는 방법으로 다른 개입으로부터 치료가 가능하거나 제거할 수 있다. 예를 들어 어린이가 렌즈를 착용하고 있을 경우 시각 손실이다. 이와 마찬가지로 어린이는 엎드린 자세에 모서리에서 고관절 굴근 연부조직 길이를 줄이는 것이다. 이때 흔한 근골격의 손상이 온다. 이러한 활식하지 않는 방법은 예측된 준비나 수술로 대비해야 한다.

어린이의 흔한 시스템 손상은 다음을 포함한 AE를 이용해 처리될 것이다.

근골격계 손상 (musculoskeletal impairments)

근골격 손상은 AE로 완전히 처리될 수 있다. 어린이의 위치에서 독립하여 유지하고 태도를 취하지 못하지만 뼈의 기형과 연부조직의 단축을 최소화한다. AE를 이용해 어린이의 습관적인 흔히 있는 자세나 움직임 동안 근육들을 중력이나 균형이 맞지 않는 데에서 변형되게 할 수 있도록 하였다. 신생아의 적절한 보호와 조심스러운 자세잡기에 대해서 유아의 머리와 체간 모양을 만들기에 영향을 준다. Wolff의 법칙에 개요를 따르면 생물적인 근본은 근육활동 영향을 미치고 게다가 개인적으로 기능적인 능력에 영향을 미친다.[33]

근골격 시스템 하에 모든 활동은 흠 없는 뼈, 성장, 모양에 영향을 미칠 수 있다. Stuberg[34]가 증명을 하였는데 보행을 하지 못하는 어린이들이 정기적으로 서기를 하면 뼈의 조밀도가 증가할 수 있을 것이라고 했다. 이러한 영향은 일정기간 장비를 사용하지 않는 것을 바꾸어 놓았다. 근이형성으로 다리와 하지의 적절한 정렬이 되지 않은, 보조기구를 한 어린이들이 서있는 자세시 하지와 발의 뼈 변형에 도움을 줄 수도 있다.[35] 사지마비 강직 있는 어린이 하지 자세(고관절 내전, 내회전)은 증가된 전염전각과 증가된 있음직한 고관절 탈구와 관련되어진다. 이러한 자세는 AE를 이용해 부분적으로 관리될 수 있다. 예를 들어 딱딱한 의자의 휠체어 보다 굴곡 진 의자가 자세에 적게나마 도움이 된다. 게다가 작은 벤치 또는 등받이 의자를 반복 시간동안 이용하거나 활동하는 것은 앉았을 때 부분적으로 좌우 양측 고관절 내회전 슬관절 굴곡되는 'w' 자세 시간 소비를 줄이고 근육의 길이뿐만 아니라 뼈의 변형에 영향을 준다.

근육연장, 성장, 그리고 근육을 이용하는 것 또한 자세요인으로부터 영향을 받는다. Tardiecet 등은 근육 늘어난 자세에서 근육연장을 하루 6시간 동안 하게 해서 보여준다. 이러한 요인은 확실히 잠자리와 학교생활에 장치를 이용하거나 무릎의 비가동성, 외발기를 이용하는데 있어서 언급되어야 하는 것이다.[37]

근육의 근력 제한은 또한 AT를 이용해 나타낼 수 있다. 몇몇의 어린이들은 완전히 엎드린 자세에서 머리를 들어올릴 수 있는 근육 근력을 가지고 있지 않다. 엎드린 상태에서의 수평에서 10° 정도 떨어져야 하는데 어린이는 손의 능동적 사용 동안 머리를 드는 것을 허락한다. 후신경근 절제술을 선택한 어린이들은 하지의 협조성 전략, 약한 근육 동시 근력을 개발하여서 PBWB 가동성 장치를 사용해 일시적으로 약하게나마 트레드밀이나 밖의 운동장을 이용할 수 있을 것이다.[38]

신경근계 손상 (neuromuscular impairments)

대부분의 어린이들은 신경과 근육의 부분적 제한과 기능에 주로 제약을 받으며 장애를 가지고 있다. 적절한 근육 수축과 근육의 활동과 근육의 종류에 따라 손상이 올수 있다. 근육의 균형 조절은 자세와 움직임에 다양하고 연관되게 제한되어진다. 양쪽의 조절과 균형의 요인은 AE를 통해 이루어진다. 의자의 경사는 좀 더 구체적으로 체간 굴근이나 신전근으로 대체하게 한다. 쿠션 결합된 의자는 휠체어에 앉을 때 ASIS 위의 능동적인 고관절 굴곡을 감소를 포함한다. 어린이는 어떠한 몸의 부분을 이용해 의자에 힘을 조절 할 수 있다. 계획된 움직임은 자신감이 생길 수 있고 위치조절 스위치로부터 바람직하지 않은 요인이 제한되어 진다. Walker 자세는 보행동안 흉부신전근을 증가시킬 수 있고 안정성을 위해 흉근을 과도하게 사용할 수 있다.

감각 손상 (sensory impairments)

신경 시스템의 손상은 AT를 이용해 치료하거나 복구할 수 있다. 이러한 문제에는 신경의 제한 대체, 구별정보이다. 신경의 역할 다른 시스템으로 들어가거나 제한된 시스템으로 대체되어 들어가는 것이다. 예를 들어 그네 타기에서는 전정기관을 포함한 어린이의 조절의 원조를 맡게 된다. A NUK브러쉬(Gerber, Parsippany, NJ)을 이용해 음식을 먹기 전 구강의 과민감성을 감소시킨다. 어린이들은 특수화된 프리즘 안경을 착용하여 부정적인 시각의 지각 결손에 편의를 도모한다. 받침 제일 위가 경사진 책상에서 아래로 향하는 시각 응시를 보상할 수 있다. 신호 발신 장치 된 공은 시각손상 어린이들이 공놀이에 참여하도록 해 준다. 청각의 필터는 듣기나 청각 지각의 결손을 보낸다. 피부손상으로 아픈 어린이들이 하지의 체성 감각 인지가 감소될 때 젤로 이루어진 특수화된 쿠션을 앉을 때 압력을 흩어지게 한다.

심폐기계 손상 (cardiopulmonary system impairments)

Nwaobi와 Smith[39]는 어린이들의 대뇌 마비 기능과 함께 폐의 변화를 알아보았다. 굴곡이 진 의자에 앉았을 경우와 시스템이 적용된 의자를 비교해 위의 현상에 대해 조사하였다. 개선된 수용능력과 호기용량을 찾아냈다. 어린이들의 앉았을 때 올바른 위치에 따라 적절히 하였다. 저자는 앉기 시스템 적용할 동안 개선된 목, 흉부, 복부의 정렬근이 관련하고 있다고 하였다.

Stallard와 그의 동료들[40]은 척추파열이 있는 어린이들은 심장 박동의 감소와 속도 증가가 있을 때를 평가했다. Bard와 Ralston[41]는 어린이들의 걷는 모양과 보행기를 사용하는 대뇌의 마비가 있는 어린이들을 평가하고 찾아냈다. 보조장비의 타입의 결정은 반드시 심폐기계 요인을 고려해야한다. 전완 cructches는 강의실과 같은 좁고 어지러운 환경에서 좀 더 충당되어진다. 그러나 높은 에너지가 필요한 겨우, 학교언덕, 운동장, 카페테리아 같이 긴 거리와 보행에서는 walker이 필요할 것이다.

이러한 시간에 특별한 기능, 자세 움직임과 심폐기계 요인은 확연한 관련성을 지닌다. 미국학교 소아과에서 권장하는 부분의 행동은 유아가 잠이 들었을 때 호흡이 막혀 갑자기 죽을 수 있으므로 잠잘 때 척추 위치를 바르게 해주어야 한다는 것이다. 이러한 자료는 충고를 따르는 가족에서 SIDS를 감소되는 것을 제안한다. 그러나 그것 또한 두개골을 편평한 모양으로 하여야 하는 명백한 증거이다. 다양한 손 움직임과 자세는 좀 더 그 어린이에게 맞도록 하고 매년 해가 끝날 때까지 이정표를 작성한다. 그 어린이의 다른 손상이 더욱 지속되지 않게 하기 위해서이다.

외피계 손상 (integumentary system impairments)

외피계 시스템 손상은 장애 있는 어린이에 종종 나타난다. 피부변화가 영양부족과 수포변화, 부정적인 혈압 유지 또는 체중을 견디거나 습기 노출로 침을 흘리고 오줌을 싸거나 외 상성 장애 때문에 피부에 흠집이 나거나 아프게 된다. 적절한 AT를 포함할 수 없고 그것에 제한이 없으며 특수화된 쿠션이나 침상. orthotics의자. 장갑이나 테이핑을 통해 장비의 프로그램으로 모니터 함으로서 어린이의 자세를 하루 종일 바꿀 수 있다. 그러한 각 개인의 특수한 다양한 요구에 따른 변화에 대해서는 개입방법을 이용한다. 한 명의 어린이는 대화장치를 필요로 하고 자세 변화를 요구하고 또 다른 아이는 영양을 공급하는 G-TUBE의 개선을 필요로 한다. 경사진 공간 의자는 머리를 위쪽으로 하게 해주고 침을 흘리는 것을 감소시켜 준다.

AT는 손실시스템에 대한 전략을 제공한다. 그러나 치료사가 자신감이 있을 때 AT 장비는 기능적 또는 환경제약을 고려해야 한다. AT 장비는 전반적이 개입 계획을 포함한다. 치료사들은 어린이에게 편안함을 제공하고 보호자에게 장비 사용에 대한 사용방법 요인을 알게 해주어야 한다.

병태생리학 (pathophysiology)

AE는 기초적인 중추신경계 병태생리학을 나타내지 않고 개발적인 장애를 초래한다. AE의 역할은 기초병리학에 두 번째로 목표를 두었다. 그러나 응급상황을 피하기 위한 두 번째 또는 보조적 병태생리를 막아야 한다. 예를 들면 체중 지지 자세에서의 AE는 응급 상황을 최소로 한다. 골다공증과 같은 두 번째 문제가 있는 어린이들의 보조 이후에 폐에 공기가 들어가는 것을 조심해야 한다.[34] 돌보는 자세 동안에서 느낌 후 폐렴은 피할 수 있도록 도움을 줄 것이다.

환경적 제약 (environmental constraints)

모든 요소를 나타내도록 하기 위하여 기능적으로 필요, 자세 그리고 움직임에 문제가 있거나 손상이 있는 어린이들은 환경요소 또한 간주해야 한다. Palisano[43]는 어린이가 AT장비에서 뿐만 아니라 환경 상태에 대한 기초에 대해 어른에서의 지지 보조가 다른 것을 증명했다. 또 그는 스스로 집으로 가는 제약이 있는 어린이들이 벽이나 가구를 이용하거나 성인의 도움, 보행기, 또는 목발을 짚고 집밖으로 나간다는 것을 찾아냈다. 이와 마찬가지로 어린이들은 장비를 부모님과 대화하여 논쟁없이 장비와 상호할 수 있다. 그러나 다른 경청자나 다른 환경 제약이 있을 때 대화를 하여 요구할 수 있다.

게다가 장비는 하나의 기능을 맞췄을 때 다른 기능을 사용할 수 없을 것이다. 파워 휠체어는 어린이가 넓은 복도, 현관문, 계단 일층 또는 복층을 이동하거나 버스에 이동할 때 완벽한 해결책이 된다. 그러나 만약 3층짜리 집에 어린이가 산다면 다양한 계단을 오를 때 단지 가족 운반을 이용해야 한다. 이런 해결책은 적절하지 않을 것이다. 치료사는 반드시 모든 환경적 요인을 고려해야 한다. 이러한 분석은 즉시 집에서 뿐만 아니라 집안의 가족까지 간주해야 한다. 만약 어린이들이 수업 후 주말에 할아버지 댁에서 지내거나 삼촌 집에서 방과 후 오후를 보낸다면 특이한 환경적 요인과 사람의 요소를 간주해야 한다. 치료사들은 반드시 어린이와 함께 학교, 치료실 또는 사회장소를 방문해 체크 한다. 치료사들은 반드시 AE가 집에 있도록 간주하고 정기적으로 보호자가 어떻게 장비를 이동하는지 숙지해놔야 한다. 마지막으로 장기적으로 볼 때 어린이의 다양한 환경을 중요하다. 만약 지금 입학 전에 완전히 적용할 수 있을 것이라면, 아니면 근처 초등학교가 안 될 때. 치료사들은 장비를 선택할 때 두 가지 환경을 고려하고, 장비를 하루 종일 착용하는 동안 만나는 것을 필요로 한다.

검사, 평가, 그리고 중재
(examination, evaluation, and intervention)

이런 일반적 지침들은 치료사들이 각 어린이의 AT에 필요한 것을 분석하도록 한다. 그러한 문제 처리 과정은 조사, 평가와 장비 제공의 부분적인 방법을 재검토한다. 장비의 핵심 요소가 무엇인지 선택하여 조사하고, 그 과정에서 계획을 세워 장비를 주의해서 사용하고 모니터링한다. 가족, 어린이 그리고 직접전인 전문적인 서비스를 집단이나, 새로 결성된 팀에게 제공한다. Lee 등[44]는 수요자의 feedback은 신경생리학에 어린이에 적용된 배변활동 시스템을 개발하는 것이 중요하다. 가족들의 시도는 전문적인 비교육 디자인에 환자의 경험을 넣은 제품을 개발했다. 게다가 치료사, 선생님 또는 보호자가 학교에 있거나 사적인 자리에 있을 때 지시대로 어린이를 돌보아야 한다. 다른 사람 또한 어린이의 장비 사용에 관계된 질문이나 정보를 통해 유용하게 사용할 수 있을 것이다.

검사 (examination)

사정(assessment)은 항상 어린이의 관점 또는 그 원론에 근거한다. 의학, 사교성, AT에 관계된 교육여건에 관한 역사의 핵심정보 또는 자료를 포함해서 통합된 조사를 한다. 정확한 의학진단과 지시를 이해하면 AT에 관계된 진단을 바로 할 수가 있다. 어린이가 삶에 있어서 제한을 받고 무질서해 지지 않는지 생각해 보셨습니까? 현재의 일시적인 상황으로 6달 이내에 기대하지 않았던 갑작스런 회복을 생각해 보셨습니까? 그러한 오랜 상황에 걸쳐 영향을 받으며 어린이들의 삶을 가로지르거나 하는 작은 변화는 보셨습니까? 수술과 같은 어린이들의 일시적인 건강 변화는 생각해 보셨습니까?

치료사들은 그런 조사를 거친 후 어린이의 부분적인 활동, 제한된 자세나 움직임에 관계된 전체 조직 손상이나 손실을 알아봐야 한다. 어린이의 나이와 성장과정을 기록해야 한다. 전체 조직뿐만 아니라 자세와 움직임에 관해 비판적으로 분석한다. 이러한 분석은 어린이의 AT 장비를 이용해 영향을 줄 것이다. 게다가 다른 문맥 요인과 같은 어린이의 활동 변화를 고려할 수 있다. 예를 들면 어린이를 쉽게 좌절시킬 수 있는가? 반면 어린이의 신체능력 어린이가 좌절하지 않고 장비를 기꺼이 사용할 수 있게 하고 천천히 기다려야 한다. 이러한 문맥상황을 AT 장비를 사용하는 데 드라마적 영향을 보여준다.

어린이의 조사는 필요하다. 치료사들은 반드시 보호자들이 AE장비를 사용하는 법을 이해하는 것이 필요하다. 보호자는 반드시 에이의 어린이 사용에 관해 목적을 알고 장비를 편하게 사용하게 한다. 보호자는 아마 부모,형제. 선생님, 개인치료지원자, 보모, 할아버지 또는 자원봉사자를 포함한다. 치료사들은 보호자의 어린이 활동과 에이의 인식에 대한 이해를 구하고 어린이에게 필요한 것이 무엇인지 알고 만난다. 치료사 들은 나이가 많으신 부모님과 함께 척추의 고통을 기록하고 장비의 큰 부분을 이동하기는 힘이 들므로 가족의 차를 이용해야 한다. 할아버지가 잔비를 들거나 어린이가 선채로 장비를 들게 하지 않아야 할 것이다. 반면 부모님 또는 치료사들은 화장실에서 휠체어로 어린이를 이동할 수 있을 것이다. 학교에 참석할 때는 두 명이서 휠체어를 옮겨야 한다.

치료사들은 또한 환경제약의 요소를 조사 한다. 하루에 어린이들이 어디서 생활하는가? 언제 어린이가 학교를 갈까? 어떻게 어린이들을 이동시킬까? 어린이의 정기적인 다른 준비과정은 없을까? 언제 어린이가 치료실에 들르는가? 보모와 함께 집에 가는지 또는 집에 관계된 장소에 머무는가? 무엇의 환경 제약이 발생할 것인가? 집에 관계된 치료와 학교에 관계된 치료로부터 어린이의 변화에 대한 치료를 할 수 있겠는가? 다가오는 수술에 인내하지 못하고 있는 결과를 만들 것인가? 집에 있는 가구들은 어린이가 어떻게 이동할 것인가? 장비는 학교에서 사용하거나 치료실 또는 반드시 다른 기준으로 안전하고 내구성 있게 한다. 학교나 집에서의 장비를 보관하기 위한 사이즈가 어떻게 되는지 조사한다. 장비는 다른 어린이와 공유하거나 다른 어린이들의 주위에서 사용되는가? 다들 다른 개인성이 있을 것이다. 형제에게 사용되는 장비를 보조할 수 있을 것인가?

평가 (evaluation)

팀, 그리고 어린이 부모님. DME 판매자와 치료사들은 활용적인 결과를 위해 AT 장비를 오랜 기간 또는 짧은 기간 동안 사용한다. 예를 들면, 4세의 어린이들은 파워휠체어를 개인이 사용할 수 있도록 오랜 기간의 결과가 있어야 할 것이다. 기간의 목적은 휠체어를 이동해 복도까지 가는 것이다. 벽에 잡지 않고 이동한다. 왜냐하면 이러한 어린이의 성장 휠체어를 탈 때 내부의 제약, 적절하게 팀을 선택해 조종에 익숙해지도록 한다. 한번 연습하는 것보다 지속적으로 모든 휠체어 훈련을 한다. 두 번째 휠체어는 어린이가 바깥에서 생활 할 때 집 바깥 테라스 학교, 사회에서 사용할 것이다. 이러한 특별한 선택은 기대했던 결과를 가져온다. 가설은 장비의 의견을 조사한 정보와 관련되어 개방시킨다. 예를 들면 조사에 기초를 두고, 집에서 또는 학교가기 이전환경에서 파워 휠체어를 사용한다. 바깥에서 성인의 감독관리 없이 어린이의 시각적 손상 또는 충동적인 습관에서 장비를 사용할 수 없도록 한다.

게다가 결과를 설정하고 치료사들은 또한 보호자들의 어린이들의 성장에 따른 장비 사용의 이해관계를 평가한다. 적합한 장비는 시간이 바뀜에 따라 필요할 것이다. 장비에 대한 계속된 필요한 것과 적합한 모니터링을 하는 것은 필요하다. 그러한 장비는 어린이의 성장과 활동의 변화에 조정이 필요 할 것이다. 장비는 다른 환경이나 다른 임무에서 다르게 머리 지지 장치가 되어있는 휠체어를 타고 버스 위로 이동할 때이다. 그러나 머리 조절 창치 지원 시스템이 없이 사용하는 것은 하루일과 중에 사용될 것이다.

마지막으로 치료사들은 장비를 선택하기 전 생활 습관을 완벽히 집어주고 그러한 가족의 평가는 어린이가 바깥에서 많을 것을 할 수 있도록 하는 데 매우 중요하다. 게다가 가벼운 유모차의 경우 더욱 편리하고 적절히 사용할 수 있을 것이다. 다른 가족의 경향은 어린이가 성인과 함께 집을 나가거나 하는 경우 자세에 따는 장비의 초점을 맞출 수 있다. 그렇게 해서 장비를 들고 다닐 필요가 없어진다. 가능한 어린이에게 필요한 장비는 보호자의 생활수준에 맞게 사용하여야 하고, 아직도 그들은 쉽게 많은 걱정을 한다. 치료학자는 우선권, 가치, 흥미와 윤리를 바꾸는 것과 더불어 기구가 광범위한 문화에서 온다고 생각해야 한다. 필요한 장비의 사용과 AE의 수용의 현저한 차이는 이 차이와 함께 온다.

평가도 추천된 장비들과 장비의 비용과 이용 가능한 자금 조달 출처를 위해 특정의 목적에 집중해야한다. 팀은 특정 장비 하나라도 어린이를 만나기로 되어 있는 목적에 관해 합의에 도달해야 한다. 건설하는 것을 위해 옵션 또는 빌리는 것은 어린이와 가족의 필요성과 자원에 의거하면서 조사되어야 한다. 자금 조달은 직접 가족에게서와 주기간으로부터 의료보험제도 또는 국민의료보조 또는 보험회사로부터 할 수 있다. 이번에 DME딜러의 역할은 점점 중요하게 된다. 이 사람은 종종 다른 시스템 아래에서 지불을 위해 장비의 옵션, 장비의 측정과 장비의 적격에 대하여 지식이 있다. 예를 들면, 어떤 국가에서는 국민의료보조는 일상적으로 한 분류의 치료받는자의 값을 치를 수 있고, 비용에 의거하는 또 다른 하나를 부정할 수 있다. 치료 학자가 DME 대표자의 기술과 특정의 내구성이 있는 의료장비를 결정하는 성향에 뿐만 아니라 장비 옵션에 관해서 정통한 것은 중요하다.

특별 구성 의학 장비 결정 (determining specific durable medical equipment)

- ▶ 첫 번째 결정은 위치 결정 또는 지원의 방법을 선택한다. 어린이의 기능적인 능력을 강화하기 위해 Ward[44]는 3의 옵션을 기술했다. 어린이를 수용하거나, 배치하기 위해 하나의 옵션은 성인의 신체를 사용하고 있다. 부모님과 치료학자와 선생님은 이 시스템을 보편적으로 사용한다. 그것은 동적이고 감각기간 피드백과 인식의 문제를 포함하는 유일한 시스템인 것을 포함하여 많은 이점을 가지고 있다. 그것이 성인의 존재를 필요로 하고, 어린이와 성인의 독립을 제한한다는 것이다.
- ▶ 두 번째 옵션은 표준가구의 사용이다. 적응성 장비에 대한 많은 아이디어는 장비의 표준을 수정하고 있는 가족으로부터 시작되었다. 이점은 장치가 많은 출처로부터 즉시 이용 가능하고, 굳은 의지는 많은 변화에 꼭 맞을 수 있다는 것이다. 가정항목의 특이한 성질은 어린이의 필요성에 딱 맞는 것이 없다는 것이다.
- ▶ 세 번째 옵션은 특화된 제품을 만들거나 구입하는 것이다. 어린이에게 필요한 것을 접할 수 있고 어린이에게 맞게 맞춰지기 위해서는 장비를 만들 능력이 있는 팀이 필요하다. 물질 비용이 비쌀 수밖에 없는 것은 "사람들 중의 특별한 1명"을 위해 집중적으로 만드는 것은 일반적으로 인건비를 포함한다. 종종 가족, 이웃과 사회적 조직 그리고 교회가 지원하여 또는 치료받는자가 보답하기위해 의자를 만들기도 한다. 그러나 최종 제품은 장비를 제작하고

있는 프로젝트를 완료하는데 걸리게 되는 시간은 만드는 사람의 개인적인 스킬을 분명히 근거로 한다. 만드는 것을 앞 당기는 것은 지원자에게도 가능하지 않다. 만든 것은 불 또는 여러 가지 안전 요구사항 때문에 굳어지고 있는 여러 가지 대중에게서 받아들일 수 없다. 또 다른 장비가 어린이의 성장에 적응할 수 있을 수 없고, 그러므로 자주 재건될 필요가 있을 수 있다는 것이다.

▶ 다른 이점은 장비는 구입이 된다는 것이다. 한가지 이점은 종종 구입된 장비가 아이들의 성장과 많은 변화의 사용에 적응할 수 있다는 점이다. 그러므로 의자는 교실을 위해 주문받을 수 있고, 그것과 함께 제조업자의 보증인이 운반한다. 예컨대 장비가 운송에서 충돌이나 사용되는지 조사했다. 또한 장비는 지불인을 통하여 더 많은 제3자에게 공급될 것 같다. 둘 다 시간이 걸릴 수 있는 승인 과정을 거칠 필요와 집중적인 노동과 방해하는 것이다. 끝으로, 여러 가지 장비가 다른 아이들을 위해 사용될 수 있고, 큰 성정에 적응할 수 있는 동안 특정의 한군데 적합하게 수용되는 것은 어려울 수 있다.[45]

중재(처치 계획) 〔intervention(plan of care)〕

처치계획은 제공되는 중재와 그 관계자 그리고 직접적인 서비스와 재가 프로그램에서 AT방안 사용의 빈도와 지속기간에 의한 일정의 개요를 포함한다. 게다가 사용되는 특수요법과 장비, 가족이나 간병인 혹은 피보호자에게 제공되는 지침은 굉장히 단호하게 지켜져야 한다. AT 시행을 위한 특별계획은 전체적인 케어플랜에 포함된다. 아동이 식사시간에 먹기를 마시기를 하기 위해, 몸과 머리의 조화를 돕고 머리와 구강의 자세를 촉진시켜주는 코너체어를 사용하는 것은 개입사례가 될 수 있다. 코너체어는 좌석을 올릴 수 있도록 조정 가능하기 때문에 아이의 발이 발받침대에 편평하게 놓일 수 있는 90° 로 구부려질 수 있다.이는 수직전 골반자세와 정상적 척추곡선을 형성하는데 도움이 될 것이다. 트레이는 반드시 부착되어야 한다. 그렇게 해서 아이가 적극적으로 앞에 닿기 위해 움직이고, 손을 쟁반에 두려고 할 때 의자의 등받이로 억제할 수 있다. 그러면 아이는 자세를 바로잡고, 핑거푸드를 집을 때나 컵의 가운데 부분을 쥘 때 상지를 사용하는 자세를 취하게 된다. (기능적 성과들) 게다가 식사시간에 트레이 위에서 장난감을 가지고 놀면서 같은 자세를 취할 수 있도록 유도하기 위해 하루 중 30분 간격으로 수차례 코너체어를 사용하게 해야 한다. 아이들은 주어진 하루 중 총 4시간 이상 코너체어에 앉아서는 안 되고, 항상 어른에 의해 직접적인 감독이 이루어져야 한다. 그 의자와 사용상 적합성은 재검사의 한 부분으로 6개월 내에 평가될 것이다.

취득 (acquisition)

팀은 선택된 AE를 취득해야만 한다. 혹시 그 가정에 관계된 제 3의 지불인(a third party payer)이 있다면 의료적 불가피성에 대한 문서를 작성하는 것이 요구된다. 그 불가피성에 대한 적합성에 더욱 구체적인 이유를 제시할수록, 더욱 효과적인 의뢰가 있을 것이다. 아동이 뇌성마비이기 때문에 휠체어가 요구된다고 적는 것은 적합하지 않다. 아동이 수직대칭의 골반자세를 잡기위해 움직일 수 있는 팔걸이와 발 받침대가 있는 경량의 프레임과 딱딱한 좌석, sub-ASIS 바가 있는 등받이가 필요하다고 적어야 한다. 이 자세는 엉덩이가 더욱 비대칭적으로 조합되고 척추측만에 대한 가능성을 예방하는데 도움이 될 것이다. 움직일 수 있는 발받침대와 팔걸이는 아이들이 보행기에서 휠체어로 쉽게 옮길 수 있게 할 것이고, 자가용으로 옮길 수 있게 할 것이다. 경량의 구조물은 심폐허약 아동이 독립적으로 계속해서 휠체어를 움직이는 것을 가능하게 해준다. 이 휠체어는 구입 후 3년 동안 혹은 아이에게 실질적인 성장이 일어날 때까지 아이의 요구에 대응해야 한다. 명심해라. 장비는 반드시 아이들에게 의료적으로 필요해야 하는 것이지 단지 돌보는 사람의 보살핌을 좀 더 편하게 해주는 것이 아니다. 전형적으로 승인을 받기 위해 문서를 제출하기 전에 임상병리사와 물리치료사 둘 다의 사인이 요구된다. 양측 중 한 사람만 사인을 했다면 그 문서는 아동의 제3의 지불인과 함께 사례관리자를 만나는데 매우 요긴하게 사용된다. 제3의 지불인은 부가적인 정보들이 요구되는지 혹은 이것이 유용하게 쓰일 것인지를 알아야만 한다. 적합한 정보는 승인요청 거부 소식이나 다음의 재제출을 하기 위해 대기하지 않고 처음에 승인 의뢰 시 함께 제출할 수 있다.

DME승인획득은 아마도 시간이 많이 걸릴 것이다. 임상병리사가 예상되는 일정보다 먼저 가족들에게 알려줄 수 있다면 모두에게 좋을 것이다. 몇 달씩이나 걸리는 것이 다반사이기 때문에 불필요한 시간경과를 피할 수 있는 대표적인 DME로 추가 체크리스트를 개발하는 것은 도움이 많이 될 것이다.

직접적 사용 *(direct use)*

일단 AE가 주문되고 수령되어 조립되어지면, 임상병리사나 DME를 다루는 사람들은 그 장비가 아이에게 적합하도록 만든다. 이 때 임상병리사는 아이를 돌보는 사람에게 자세한 사용법과 케어방법을 제공해 준다. 여기에는 특별한 사용법이 있다. 임상병리사는 그 장비의 적합성과 계속되는 요구사항을 모니터하는 목록을 준다. 만약 급성장이 이루어지기 시작했다면 1월에 적합했던 의자는 7월에 재조정이 필요할 것이다. 임상병리사는 장비를 사용하는 아동을 돌보는 사람들로부터 보고된 연재평가와 분기별 요점을 포함해서 적합화시켜 하고, 가능한 항상 전형적인 환경에서 장비를 사용하고 있는 아동을 관찰해야 한다.

요약 (summary)

종합적인 검사와 평가 그리고 개입이 포함될 때 AT방안은 특별한 요구를 가지는 많은 아동들의 실질적인 자립의 증가 추세 속에서 중요한 역할을 할 수 있다. 아동에게 장비를 골라주는 것에 대해 현명한 결정을 할 수 있도록 Apperdix 567페이지에 AT방안의 제작자와 판매자 리스트가 제공되어 있다. 모든 제작자와 판매자가 이 리스트에 포함되어 있지는 않지만 이 글에 기록될 수 있는 대표적 상업적 상품유형에 관한 것들은 포함되어 있다. 게다가 몇몇의 참고자료들은 자금조성, 제작, 장비 변경에 관해서도 제공하고 있다.

요컨대, 임상병리사는 아동을 위해 아동당사자, 돌보는 사람, 그리고 하루일과가 이루어지는 생활환경을 평가하고 AT방안이 제공 가능한 해결책을 모색해야 한다. 여러 AT방안의 능력과 한계 그리고 그 방안들을 적용하기 위한 조건에 정통해 있는 것을 바탕으로 임상병리사들은 개인적 전략으로서 AT방안을 포함시킬 것인지 아닌지를 결정할 수 있다. AT는 아마도 다양한 차원에서 장애의 목적이라고 할 수 있으며, 아이의 삶의 전반적인 질을 높이는 것이라고도 할 수 있다.

아동에게 AT사용과 관계하여 기능적 제한, 장애, 치료목표, 실질적 결과에 대한 다음 다섯 개의 사례연구의 간략한 검토는 부가적인 임상사례들을 제공해 줄 것이다.

사례연구 #1 : Jason

▶ 훈련 형태 5C : 비진행성 중추신경계 질환의 운동기능과 감각통합연합의 손상-선천적이거나 유아기 혹은 유년기에 얻음

▶ 의학적 진단 : 뇌성마비(CP), 오른쪽 편측 부전마비

▶ 연령 : 24개월

기능적 제한 (functional limitations)

Jason 가족은 그가 독립적으로 활동하며 집에서 잘 걸을 수 있도록 하는 것에 많은 관심을 가지고 있었다. 그는 넘어지지 않고 형이나 다른 아이들과 함께 실외놀이터에서 놀기가 힘들다. 그리고 그의 가족은 그가 옷입기, 화장실가기, 식사하기와 같은 자조기술에 더욱 참여할 수 있게 되길 바란다.

손상 (impairments)

Jason은 비대칭적 자세를 보이고 있으며 비대칭적 사지(상지와 하지)길이 뿐만 아니라 척추측만과 같은 이차적 정형외과적 손상의 발생위험에 놓여있었다. 양측 상지의 사용과 균형기술의 제약은 옷 입기와 옷 벗기 등의 자조기술에 많은 영향을 미친다.

목표 (goals)

치료의 목표는 Jason이 다음의 것을 하는 것이다.

1. 우측 하지의 유연성 증가
2. 앉은 자세, 선 자세에서 대칭성 향상
3. 손을 쥐었다 펴기를 할 때 다른 나머지 손가락과는 반대로 엄지손가락을 사용
4. 몇몇의 다른 앉은 자세에서 양측 상지 운동에 참여

기능적 결과 (functional outcomes)

3~6개월 간의 중재에 따라 Jason은:

1. 바닥 표면에 양쪽의 발꿈치를 편평히 맞대고 서고, 다른 아이와 부딪치거나 밀리더라도 넘어지지 않을 것이다.
2. 오른손으로 1인치 지름의 나무못을 쥘 수 있고, 그것을 나무못 판에 놓을 수 있을 것이다.
3. 벤치에 앉고 티셔츠를 벗는 걸 거들 수 있을 것이다.

중재 (interventon)

가끔씩 밤에 하지에 착용하는 지지대와 무릎 모빌라이저를 통해 Jason의 동작범위를 알 수 있다. 오른쪽 발의 자세잡기를 도와주기 위해 삽입하는 신발 또한 옵션이다. 게다가 Jason이 좀 더 효과적으로 엄지손가락과 반대로 손을 쥐었다 펴기를 할 수 있도록 오른손에 사용하는 다른 형태의 손부목이나 작은 네오프렌은 도움이 될 것이다. 이런 아이템들은 필요한 처방 전과 의료적 필요성에 대한 문서와 함께 판매자를 통해 주문할 수 있다. Jason이 화장실가기에 관심이 있을 때, 가족들이 Jason이 충분한 시간 동안 앉아있을 수 있도록 도와주는 트레이가 부착된 어린이용 변기시트를 구하기를 제안한다. 또한 엉덩이에 더욱 더 높은 대칭성과 안정성을 도모하기 위해서 탁자에 앉는 것도 도움이 된다. 트립트랩의자는 Jason과 그의 형 모두 사용할 수 있다. 마지막으로 놀이, TV시간, 옷입기 활동을 위한 작은 벤치나 의자를 구할 수 있다. 이런 자세잡기 대안들은 Jason을 바닥에서 점점 일어나도록 함으로써 대칭성 증가를 촉진시킬 수 있을 것이다. 이런 아이템들은 야드세일을 통해 상업적으로 구입할 수도 있고, 혹은 친구나 친척들로부터 얻을 수도 있을 것이다.

사례연구 #2 : Jill

- ▶ 훈련 형태 5C : 운동기능과 CNS의 비진행성 병변을 동반한 감각 통합연합의 손상-선천적이거나 유아 또는 유년의 얻음.
- ▶ 의학적 진단 : 뇌성마비(CP) 경직성 사지부전마비 이상 소두증, 정신지체, 발작질병
- ▶ 연령 : 7세

기능적 제한 (functional limitations)

가족들은 Jill을 이동시키는 것에 점점 더 힘들어 하고 있다. 그들은 목욕통으로, 자가용으로 이동시키는데 가장 많이 힘들어 한다. 현재 휠체어가 욕실로 들어가긴 하지만, 욕실 안은 휠체어를 딱 한번 움직일 만큼의 작은 공간밖에 없다. 그들은 다음에 사용될 휠체어가 그 문을 통과하지 못할 거라고 걱정하고 있다. 어머니는 Jill이 목욕통이나 중간운송기구에 있는 동안 발작을 할지도 모르고 그러면 그녀가 혹시나 다칠지도 모른다며 걱정하고 있다. 가족들은 또한 Jill이

자라서 현재 사용 중인 카시트를 사용하지 못하므로 새 카시트를 주문해야 한다는 것을 알게 되었다. 가족들은 Jill의 의자를 제외한 스탠더 혹은 Jill이 오후나 주말에 집에 있을 때 안전한 자세를 잡기 위한 바닥 등의 부가적인 옵션들을 원한다. Jill은 어떤 수정된 형태의 바닥을 가지고 있지 않기 때문에 어떤 지지가 없이는 앉을 수 없다. 그녀는 운송 수단의 추축에 서서 간단히 주위사람들을 도울 수 있지만, 스탠더나 어른의 도움없이는 계속 서 있지 못한다.

손상 (impairments)

Jill은 약간은 자발적으로 운동근육을 조절하지만 현저한 운동근육신경의 결손을 보인다. 그녀의 발작 증세와 약물치료는 그녀의 지능적 결함뿐만 아니라 의사소통하고 자조활동 능력에도 큰 영향을 미친다.

목표 (goals)

치료의 목표는 Jill이 다음의 것을 하는 것이다.

1. 몸과 사지의 운동범위 유지 또는 증가
2. 쐐기모양의 것 위에 엎드리기, 스탠더에 서 있기 등의 다양한 자세를 견뎌 냄
3. 서있을 때의 무게를 견뎌내는 힘을 향상

기능적 결과 (functional outcomes)

3~6개월 간의 중재에 따라 Jill은:

1. 트레이에 있는 물건을 만지는 것을 시도하며 하루에 두 번(한 번은 학교에서, 한 번은 집에서) 스탠더에 설 것이다.
2. 5~10초간 무게를 견딤으로써 운송수단의 가운데 서 있는 것에 도움이 될 수 있다.
3. 목욕통으로 옮겨질 때 머리를 조절하여 도움이 될 것이다.

중재 (interventon)

학교에서는, 현재의 스탠더는 더욱 다양한 이동수단의 도입이 가능하도록 Easy Stander로 교체될 것이다. 이 스탠더는 그녀의 앞가슴으로 무게를 견뎌내는 것을 줄여줄 것이기 때문에 호흡의 깊이를 향상시킬 수 있을 것이다. 그녀에게 알맞은 기구를 통한 바른 자세와 스트레스 받지 않는 신호와 증상들을 주의 깊게 관찰해야 한다. 임상병리사는 학교의 스탭들과 합동으로 자세 변화 시기와 일정을 제공할 것이다.

집에서는, 가족들은 목욕시트, 새 카시트나 EZ Vest, 리프트 그리고 자가용으로 혹은 자가용에서 옮길 때 사용하는 작은 벤치가 필요할 것이다. Jill이 자라서 집에 있는 지금의 앞으로 굽은 스탠더는 사용할 수 없을 때 수직형 스탠더가 좌측 상부자세의 머리조절 향상을 이용될 것이다. 더욱이, Jill은 놀이 활동을 위한 자세를 잡기 위해 부가적 활동의자도 도움이 될 것이다. 이 의자는 당고 가지고 놀 수 있도록 장난감이 매달려 있는 옵션과 함께 트레이가 부착되어 있어야 한

다. 임상병리사는 지역 장비 판매자에게 다른 형태의 리프트 몇 개를 집으로 가져와 시도해 볼 수 있도록 요구할 수 있다. 목욕통이나 다른 운송수단을 위한 리프트는 욕실과 같은 일반적인 방에 알맞은지 확실히 알 수 있도록 집에서 시험해 보아야 한다. 카시트, 목욕시트, 리프트, 스탠더는 제3의 지불인의 선승인으로 구매될 것이다. 개입팀은 몇 개의 아이템을 시험한 후 최고의 옵션들을 추천할 것이다. 활동의자는 양가 조부모님에게도 선물이 될 것이다. 부모님들은 그들의 운송수단과 원활한 수송을 할 수 있도록 질의 휠체어 발 받침대의 높이정도의 플라스틱으로 된 경량의 벤치를 구입할 수 있다. 그 벤치는 여행동안 차에서 Jill의 발 아래에 놓아둘 수 있다.

사례연구 #3 : Taylor

- 훈련 형태 5C : 중추신경계의 비진행성 질병에서의 감각통합 연합과 운동기능의 소실-선천적이거나 유아 또는 유년에 얻음.
- 의학적 진단 : L1 ~ 2손상, 척수막 탈출증
- 연령 : 4세

기능적 제한 (functional limitations)

가족들은 Taylor가 스스로 휠체어를 실외에서 긴 거리를 친구들과 밀 수 있고, 긴다리 버팀목과 목발을 사용하여 집과 교실에서 걸을 수 있게 되길 바란다. 그들은 그가 이웃 친구들과 함께 더 많이 놀 수 있고 그래서 미래에는 정규수업에 참석할 수 있게 되기를 바란다.

손상 (impairments)

Taylor는 L1-2척수 수막류와 관계된 하반신의 감각인식의 저하에 따라 하지의 능력과 움직임의 범위가 감소하는 근골격상의 장애를 보이고 있다. 그는 전체적인 운동근육의 활동을 지원하는 호흡에 제약을 가지고 있다.

목표 (goals)

치료의 목표는 Taylor가 다음의 것을 하는 것이다.

1. 상지의 능력강화와 근육활동을 견디는 능력 강화
2. 긴다리버팀대와 목발로 서 있을 때의 균형기술 향상
3. 전반적 근육운동에 관한 근육계획을 세울 때 공간 기술 향상

기능적 결과 (functional outcomes)

3~6개월 간의 중재에 따라 Taylor는:

1. 짧은 휴식 한 번을 포함하여 2개의 시티블럭을 휠체어로 스스로 밀며 갈 수 있을 것이다.
2. 자주 쉬면서 10~15분 동안 상지를 사용하여 승차용 장난감에 타는 것을 스스로 할 수 있을

것이다.

3. 그룹활동에 참여할 것이다.

중재 (intervention)

Taylor는 그의 수동 휠체어를 계속 사용할 것이다. 새 휠체어 주문을 해야 할 때, 가족들은 더 높은 속도에서 스스로 미는 능력을 강화시킬 수 있도록 보조전략이 있는 것을 고려해야만 한다. 주로 어머니께서 그를 수송하고 또한 그녀는 체구가 작기 때문에 휠체어는 가벼워야 한다. 만약 더 무거운 의자가 요구된다면, 또 다른 옵션으로 가정용 밴에 사용되는 휴대용 램프(경사로)나 tie-down시스템을 구입하여 휠체어와 Taylor의 운반을 쉽게 할 수 있다. 최근에 Taylor는 긴다리버팀대를 받았다. 그는 전방지원 보행기를 사용하고 있지만, 그의 새 버팀대를 사용하기 위해 양쪽 팔뚝부목도 가지고 있다. 상지로 움직이는 세발자전거는 아마 지역자선단체를 통해 구할 수 있을 것이다. 게다가 그의 대가족은 Taylor가 이웃 친구들과 함께 탈 수 있도록 수동배터리전원의 승차용 장난감을 구입해 줄 수 있을 것이다.

사례연구 #4 : Ashley

▶ 훈련 형태 5B : 신경근 발달 손상

▶ 의학적 진단 : 다운증후군

▶ 연령 : 15 개월

기능적 제한 (functional limitations)

부모님들은 Ashley가 걷고 말하고 좀 더 적합한 장난감으로 노는 법을 가르치는데 관심을 가지고 있다. Ashley는 독립적으로 가구에서 돌아다니지 못하고, 어떤 도움없이 걸을 수 없다. 그녀는 독립적으로 장난감을 가지고 놀지 못하고, 대개 던져버린다. 그녀는 다른 친구들과 자주 어울리지 못한다.

손상 (impairments)

Ashley는 모든 자세에서 균형을 잘 잡지 못한다. 그녀는 그녀의 의학적 진단에서 알 수 있듯 그로 인해 지적능력이 부족하다. Ashley는 근육능력이 점점 저하되고 있고, 관절의 과도한 유연성을 보이고 있다. 그녀는 또한 활동적 움직임을 기피하며 불안정한 자세를 보이고 있다.

목표 (goals)

치료의 목표는 Ashley가 다음의 것을 하는 것이다.

1. 자조기술을 함양

2. 모든 자세에 대한 균형감각 향상(예, 앉기. 무릎꿇기. 서기)
3. 발전적으로 적합한 장난감들을 가지고 놀기에 훨씬 다양한 방법을 사용

기능적 결과 (functional outcomes)

3~6개월 간의 중재에 따라 Ashley는:

1. 작은 벤치에 스스로 앉을 수 있고, 넘어지지 않고 매달린 풍선을 배트로 칠 것이다.
2. 바닥에 앉아 있는 동안, (끈이 없는)신발을 스스로 벗을 것이다.
3. 지지대를 사용하여 10~15걸음 떨어진 곳에 서 있는 미는 장난감을 안전보조가 이루어지는 상태에서 누를 것이다.

중재 (intervention)

AE는 Ashley의 기능적 잠재력을 열어주는 것을 돕고 이차적 장애의 발전을 최소화하는데 유용할 수 있지만, 가족들은 그들의 가정에 큰 변화가 있을 수 있기 때문에 구체화하는데 주저하고 있다. 따라서 대부분의 제안은 시장에서 구입할 수 있는 표준적인 가구나 장난감이 될 것이다. 교육은 나중에 가족이 부가적인 수정이나 기구를 시험해 보는 것을 원하게 된다면, 실행 가능한 다른 옵션으로서 제공될 것이다.

일상생활을 하는 동안 주로 앉아 있는 Ashley를 위해 작은 벤치나 의자는 그녀의 BOS 크기의 감소를 돕기 위해 구입해야만 한다. 만약 트레이탑이 가능하다면, 장난감을 던지는 것을 제한시킬 수 있을 것이다. 작지만 무거운 유모차나 미는 장난감은 Ashley가 걸을 수 있도록 도와줄 것이다. 또한 Ashley는 전정기관의 능력을 증가시킬 수 있는 작은 그네도 도움이 많이 될 것이다. 그네는 시내 장난감 가게에서 구할 수 있고 가족들이 근처 공원에 자주 가서 이용할 수도 있을 것이다. NUK 칫솔과 자립성을 향상시킬 수 있도록 Ashley에게 적합한 스푼, 컵, 접시 등에 대한 특별요구도 내릴 수 있다. 개입을 제공하는 임상병리사들과 학교 스탭은 가정에서 AE사용하는 것에 대한 가족의 관심을 계속해서 부과할 것이다.

사례연구 #5 : John

- 훈련 형태 5B : 신경운동 발달 손상
- 의학적 진단 : 주의력 결핍 과잉행동장애. 발달협응장애
- 연령 : 5 세

기능적 제한 (functional limitations)

가족들은 John이 다른 사람이나 물건을 넘어뜨리거나 치지 않고, 가게나 이웃집, 놀이터에 함께 갈 수 있게 되길 바란다. 그들은 그가 좀 더 자랐을 때 정규교육수업에 참여할 수 있기를 바

란다. 그러나 일반학급에서 더욱 더 커지는 좌절감을 맛보면서 열심히 노력하는 것보다 원적학급 혹은 자가학급에 참여하며 좋은 자존감을 발전시키는 것이 더 나을 것이라고 생각한다. John은 육체적 활동과 단체운동을 기피한다. 그는 공기술을 잘 다루지 못하고 트레이닝 바퀴가 없는 자전거를 탈 수 없다. 그는 필기/활자체쓰기를 잘 하지 못한다. 그는 또한 식사를 할 때 식사도구를 잘 사용하지 못하며 ADL에서 완전히 자립적이지는 않다.

손상 (impairments)

John은 운동근육조절능력, 협동력, 적응력이 감소하고 있다. 그는 체성감각과 운동감각 인식도 저하되고 있다.

목표 (goals)

치료의 목표는 John이 다음의 것을 하는 것이다.

1. 운동근육기술의 전반적이고 정교한 향상
2. 언어적 지시만을 통한 자조기술 완성
3. 비슷한 또래의 친구들과 전체적 운동근육활동에 참여

기능적 결과 (functional outcomes)

3~6개월 간의 중재 따라 John은:

1. 식사하는 동안 기구를 사용할 것이고 음식물을 다룰 때 손가락을 사용하지 않을 것이다.
2. 부모님의 감독아래 스스로 양치질을 할 것이다.
3. 근처 놀이터에서 다른 어린이들과 함께 어울려 놀 것이다.

중재 (intervention)

John은 일반적인 장난감가게나 백화점에서 구입 가능한 도구를 신중하게 선택한다면 많은 도움이 될 수 있다. 눈과 손의 협응능력을 향상시켜주는 많은 게임들과 장난감이 있다. John에게 알맞은 아이템을 고르기 위해 동네의 가게에 John과 부모님을 동반시키는 것은 굉장히 도움이 많이 될 것이다. 게다가 그 가족은 John에게 좀 더 일관된 감각신호가 그의 주위에 제공된다면, 그의 태도는 향상될 것이라는 점을 발견했다. John은 감각인식을 증대시키기 위해 점점 더 스판덱스 타입의 옷을 입을 것이다. 더 무겁고 촉각적 반응을 더욱더 이끌어 낼 수 있는 식기도구는 식사시간 동안 John이 섬세한 운동근육을 발전시킬 수 있도록 할 것이다. 식탁에서 그의 자리가 어딘지 가르쳐 주는 표준적 밝기의 식사매트는 John의 자리에 있는 쿠션에 있는 작은 미끄럼 방지 물질로 만들어진 조각과 함께 식사시간에 그의 참여를 유도할 것이다. 전동칫솔은 그가 양치질에 능숙하게 하고, 양치질에 흥미를 가질 수 있게 해줄 것이다. 목욕 장갑도 목욕 중에 사용할 수 있다. 전동가위, 구불구불하거나 진동하는 연필, 스크린 위에 올려져 있는 종이에 글쓰기는 아마도 그의 학습 기술을 향상시켜주는 전략이 될 수 있다.

참고문헌 (references)

1. Technology-Related Assistance for Individuals with Disabilities Act: Public Law 100-407, 1988; reauthorized 1994.
2. Cook AM, Hussey SM. *Assistive Technologies.* St. Louis, Mo: Mosby; 2002.
3. Rehabilitation Act of 1973 and Amendments of 1998 PL 105-220, Sect.508, 29 USC Sec 794 d.
4. Individuals with Disabilities Education Act Amendments of 1997, Public Law (20 USC, SEC 1400 et.seq.) 1997; 105-117.
5. Assistive Technology Act of 1988: PL 105-394, codified at-Title 29 of United States Code at Section 3001 and following (29 USC Sec. 3001 et seq.), amending PL 103-218 (1994) and PL 100-407 (1998).
6. Americans with Disabilities Act of 1990: PL 101-336 Title 42 USC 12101 et seq.
7. Olson DA, Deruyler F. *Clinicians Guide to Assistive Technology.* St. Louis, Mo: Mosby; 2002.
8. Steiner WA. Use of the ICF model as a clinical problem-solving tool in physical therapy and rehabilitation medicine. *Phys Ther.* 2002;82:1098-1107.
9. World Health Organization. *International Classification of Functioning, Disability and Health-ICF.* Geneva, WHO; 2001.
10. Howle J. *NeuroDevelopmental Treatment Approach: Theoretical Foundations and Principles of Clinical Practice.* Laguna Beach, Calif: NeuroDevelopmental Treatment Association; 2003.
11. Hulme JB, Poor R, Schillein M. Perceived behavioral changes observed with adaptive seating devices and training programs for multi-handicapped developmentally disabled individuals. *Phys Ther.* 1983;63:204-208.
12. Burt-DuPont B. Developmental dance therapy. *Clinical Management: Magazine of the American Physical Therapy Association.* 1985;5:20-25.
13. McEwen IR. Assistive positioning as a control parameter of social-communicative interactions between students with profound multiple disabilities and classroom staff. *Phys Ther.* 1992;72:634-644.
14. Butler C. Effects of powered mobility on self-initiated behaviors of very young children with locomotor disability. *Dev Med Child Neurol.* 1986;28:325-332.
15. Haley SM, Costner J, Ludlow LH, et al. *Pediatric Evaluation of Disability Inventory (PEDI) Development, Standardization and Administration Manual.* Boston, Mass: New England Medical Center Hospitals and PEDI Research Group; 1992.
16. Logan L, Byers-Hinkley K, Ciccone C. Anterior versus posterior walkers for children with cerebral palsy: a gait analysis study. *Dev Med Child Neurol.* 1990;32:1044-1048.
17. Nwaobi OM, Hobson DA, Trefler E. Mechanical and anatomic flexion angles on seating children with cerebral palsy. *Arch Phys Med Rehabil.* 1988;69:265-267.
18. McClenaghan BA, Thombs L, Miner M. Effects of seat surface inclination on postural stability and function of the upper extremities of children with cerebral palsy. *Dev Med Child Neurol.* 1992;34:40-48.
19. Seeger BA, Caudrey DJ, O'Mara NA. Hand function in cerebral palsy: the effect of hip flexion angle. *Dev Med Child Neurol.* 1984;26:601-606.
20. Lawton J. Can real sports opportunities make a difference: how does participation in an adapted sports program influence the identity formation of a physically challenged athlete? A dissertation. University of Sarasota; Sarasota, Fla; 2002.
21. Bergan AF, Presperin J, Tallman T. *Positioning for Function: Wheelchairs and Other Assistive Technologies.* Valhalla, NY: Valhalla Rehab Publications; 1990.
22. Gibson DA, Koreska J, Robertson D, et al. The management of spinal deformities in Duchenne muscular dystrophy. *Orthop Clin North Am.* 1978;9:437-450.
23. Hobson DA. Seating and mobility for the severely disabled. In: Smith RV, Leslie JH, eds. *Rehabilitation Engineering.* Boca Raton, Fla: CRC Press; 1990.

24. Nwaobi OM, Brubaker CE, Cusick B, et al. Electromyographic investigation of extensor activity in cerebral palsied children in different seating positions. *Dev Med Child Neurol*. 1983;25: 175-183.
25. Reid DT, Sochaniwskyj A. Effects of anterior-tipped seating on respiratory function of normal children and children with cerebral palsy. *Int J Rehabil Res*. 1991;14:203-212.
26. Miedaner JA. The effects of sitting positions on trunk extension for children with motor impairment. *Pediatr Phys Ther*. 1990;2:11-14.
27. Reid DT. The effects of the saddle seat on seated postural control and upper-extremity movement in children with cerebral palsy. *Dev Med Child Neurol*. 1996;38:805-815.
28. Cristarella M. Comparison of straddling and sitting apparatus for the spastic cerebral palsied child. *AJOT*. 1975;29:273-276.
29. Hulme JB, Poor R, Schillein M, et al. Perceived behavioral changes observed with adaptive seating devices and training programs for multihandicapped developmentally disabled individuals. *Phys Ther*. 1983;63:204-208.
30. Adrian MJ, Cooper JM. *Biomechanics of Human Movement*. Indianapolis, Ind: Benchmark Press; 1989.
31. Richards CL, Malouin F, Dumas F, et al. Early intensive treadmill locomotion training with cerebral palsy: feasibility study. *Pediatr Phys Ther*. 1997;9:158-165.
32. Schindl MR, Forstner KH, Hesse S. Treadmill training with partial body weight support in non weight bearing patient with CP. *Arch Phys Med Rehabil*. 2000;81:301-306.
33. LeVeau BF, Bernhardt DB. Developmental biomechanics effects of forces on the growth, development, and maintenance of the human body. *Phys Ther*. 1982;64:1874-1882.
34. Stuberg WA. Considerations related to weight-bearing programs in children with developmental disabilities. *Phys Ther*. 1992;72:35-40.
35. Knutson LM, Clark DE. Orthotic devices for ambulation in children with cerebral palsy and myelomeningocele. *Phys Ther*. 1991;71:947-960.
36. Tardieu C, Huet de la Tour E, Bret MD, et al. Muscle hypoextensibility in children with cerebral palsy: clinical and experimental observations. *Arch Phys Med Rehabil*. 1982;63:97-102.
37. Cusick BD. *Progressive Casting and Splinting for Lower Extremity Deformities in Children with Neuromotor Dysfunction*. Tucson, Ariz: Therapy Skill Builders; 1990.
38. Leonard CT, Hirschfield H, Forssberg H. The development of independent walking in children with cerebral palsy. *Dev Med Child Neurol*. 1991;33:567-577.
39. Nwaobi OM, Smith P. Effect of adaptive seating on pulmonary function of children with cerebral palsy. *Dev Med Child Neurol*. 1986;28:24-25.
40. Stallard J, Rose GK, Tart J, et al. Assessment of orthoses by means of speed and heart rate. *J Med Engineering Tech*. 1978;2:22-24.
41. Bard G, Ralston HJ. Measurement of energy expenditures during ambulation with special references to evaluation of assistive devices. *Arch Phy Med Rehabil*. 1959;40:415-420.
42. Dewey C, Fleming P, Golding J, et al. Does the supine sleeping position have any adverse effects on the Child? II. Development in the first 18 months. *Pediatrics*. 1998;101:E5-10.
43. Palisano R, Tieman B, Walter S, et al. Effect of environmental setting on mobility methods of children with cerebral palsy. *Dev Med Child Neurol*. 2003;45:113-120.
44. Lee DF, Ryan S, Polar JM, et al. Consumer based approaches used in the development of an adaptive toileting system for children with positioning problems. *Phys Occup Ther Pediatr*. 2002;22:5-24.
45. Ward D. *Positioning the Handicapped Child for Function*. 2nd ed. Chicago, Ill: Phoenix Press; 1984.

제 14 장 교육 환경에서의 물리치료 (Physical Therapy in the Educational Environment)

교육 목표는 아이들이 성인으로서의 삶(adult life)을 준비하도록 하는 데 있다. 교육 환경에 있는 물리치료사는 장애아동이 이러한 목표에 도달할 수 있도록 도와준다. 아이들은 아들 또는 딸, 형제/자매, 친구, 학생 그리고 일꾼으로써의 위치에 있을 수도 있다. 집이나 탁아소(day care), 공원, 가게, 상점가, 직장, 그리고 학교에서 놀고, 배우고, 일하기도 한다. 장애 아동과 함께 있는 물리치료사는 소아 치료사(pediatric therapist)이자 산업 치료사(industrial therapist)이며 장애 아동이 자신의 역할(work)을 할 수 있도록 도와주는 것을 일차적 목적으로 한다.

공교육(pubic education)의 목표는 모든 아이들이 무상의 적절한 교육을 받도록 하는 데 있다. 연방정부와 주정부 법률 및 조례안(federal and state laws and regulations)에서는 일반 교육 및 특수 교육을 위한 최소 기준을 마련했는데, 이는 장애 아동이 성인으로서의 삶을 준비하도록 교육시키는 것이다. 장애가 있는 청년은 그렇지 않은 청년에 비해 고등학교를 졸업하지 못하는 경우가 많고(20% vs 9%)[1], 졸업 후 2년 이내에 고등교육(post-secondary education)을 받는 경우가 적으며(19% vs 56%)[2], 근무율이 유의하게 낮다는 점(29% vs 79%)[1]이 주목할 만하다. 장애가 있는 다수의 학령기 아동들이 졸업이 아닌 수료(certification of completion)로 고등교육 과정을 마치는데, 이는 경쟁사회에서 일자리를 구하기 더욱 어렵게 한다.[3-5] 장애 아동은 교육에 있어 학문적인 부분을 성취하는 능력 뿐만 아니라 고등 교육, 직업과 직업훈련, 독립적인 생활, 그리고 성인으로서의 사회적인 자격을 갖추기 위해 필요한 기능적인 기술도 필요하다.[3-6]

이 장의 목적은 교육 환경에 있는 물리치료사의 역할을 논의하기 위한 것이다. 특수교육 물리치료사(school physical therapist)와 가장 관련 있는 연방법(federal laws)을 통해 교육 환경에서의 물리치료 서비스 유형 그리고 학교 물리치료사(요육실기교사)의 역할과 기능에 관해서도 논의된다. 직업 규정과 근거 중심 치료(evidence-based practice)에 비추어 교육목표를 중심으로 물리치료 서비스 관련성에 대해 특히 강조하고 사례 연구를 통해 아이를 위한 교육 환경에서 물리치료사의 역할을 언급하는 것으로 이야기를 마칠 것이다.

교육법 (education laws)

교육법은 공립학교에 다니는 장애 아동을 위한 서비스 조항의 기초가 된다. 교육 환경에 있는 물리치료사의 역할과 직무를 이해하기 위해서는 교육법의 내용과 함축하는 의미를 이해해야 한다. 또한 교육법의 역사, 연방정부와 주정부간의 상호관계, 물리치료 임상법 및 직업 기준과 교육법의 상호관계를 이해해야 한다.

역사적 개요 (historical overview)

1965년 의회는 초 · 중등교육법안(ESEA; Elementary and Secondary Education Act)을 통과시켰다. 이 법안을 통해 아이들을 위한 공교육 기금과 최소 기준을 제정했다. 1975년 의회는 공법 94-142 즉, 전장애아동교육법(EHA; Education for All Handicapped Children Act)을 통과시켰는데 이는 모든 학령기 장애아동에게 무상의 적절한 공교육을 시행하도록 함으로써, 이전에 교육받지 못했던 중증 장애아동에게 학교의 문을 열도록 하였다. PL 94-142의 목적은 다음과 같다: 1) 모든 장애 아동이 무상의 적절한 공교육을 받을 수 있도록 보장하고, 2) 장애 아동과 그 부모들이 보호받을 수 있는 권리를 보장하며, 3) 모든 장애 아동이 교육을 받을 수 있도록 주정부와 지방 당국을 원조하고, 4) 그러한 아동을 교육하기 위한 모든 노력의 효율성을 평가하고 책임진다.[7]

1986년 전장애아동교육법은 다시 영유아(infant and young children)에 대한 서비스를 대폭 수정하여 공법 99-457로 개정하였다. 의회는 긴급하게 대폭적인 요구사항을 공표했는데, 1) 장애가 있는 영유아(infant and toddler)의 발달을 향상시키고 발달지연의 잠재성을 최소화하며, 2) 장애가 있는 영유아가 학령기에 이르면 특수 교육과 관련 서비스 요구를 최소화 하도록 하여 국가의 교육 및 사회에서 지출할 교육비용을 감소시키도록 하고, 3) 장애 아동을 시설에 수용할 가능성을 최소화하고 사회에서 독립적인 삶을 살도록 그 가능성을 최대화하며, 4) 장애가 있는 영유아의 특수 요구를 가족들이 충분히 받아들일 수 있도록 한다.[8]

공법 99-457을 통해 의회는 재정적으로 주정부를 보조하는 정책을 마련하였는데, 1) 장애 영유아 및 가족을 위한 조기 중재서비스를 주정부 규모의, 광범위하고, 조정된, 여러 전문분야의, 통합된 프로그램으로 개발하고 이행하며, 2) 연방정부, 주정부, 지방당국, 개인부담(공적 · 사적 보험 적용범위를 포함)으로 조기 중재서비스 요금을 지불하도록 조정 및 유도하고, 3) 양질의 조기 중재서비스를 제공하도록 강화하고 장애가 있는 영유아와 그의 가족들에게 제공되는 기존의 조기 중재서비스를 확대 및 개선하도록 하는 것이다.[8] 공법 99-457은 영유아에 대한 서비스를 명령하지는 않으나, 서비스를 제공하는 주정부에 재정적인 지원을 한다.

1990년 전장애아동교육법은 주요개정과 재인가를 통해 장애인교육법(IDEA; Individuals With Disabilities Education Act)으로 명칭을 변경하였다.[9] 장애인교육법은 1997년에 재 인가되고 개정되었으며[10] 1999년 연방법으로 완성되었다.[11] 장애인교육법은 2002년 의회에서 재인가

되었으나, 2003년까지 심리가 지연되었다. 이 장이 작성된 때에는, 장애인교육법이 의회에서 아직 논의 중이었다. 최신 장애인교육법과 법규에 대한 정보를 얻기 위해서는 특수교육 프로그램국(OSEP; Office of Special Education Programs)의 웹사이트(http://www.ed.gov/offices/OSERS)를 찾아보도록 조언한다.

전장애아동교육법, 공법 94-142, 그리고 공법 99-457은 특수 교육의 기초 및 골격이 되었으며, 수차례 개정을 하면서 본질적인 내용들은 오늘날 장애인교육법의 일부로써 여전히 남아있게 되었다.

최신 교육법 (current education laws)

낙제학생방지법 (no child left behind act)

1965년 초 · 중등교육법안을 제정하여 수년에 걸쳐 재승인 및 개정함으로써 2001년 의회에서는 낙제학생방지법 2001을 만들었다.[12] 미국 교육부는 이 법에 대해 "미국 초 · 중등교육을 지원하는 연방정부 노력을 전면적으로 조사하는 것을 의미한다. 네 개의 기본 틀은 다음과 같다: *결과에 대한 책임, 과학적인 연구를 바탕으로 한 교육업무 강조, 학부모의 선택권 확대, 지방정부의 자율성 및 유연성 확대.*"라고 하였다.[12] 낙제학생방지법의 기본 취지는 모든 아이들이 읽을 수 있어야 하며, 주정부의 평가에 의해 읽기, 수학, 과학 과목이 향상되었다는 것을 증명하는 데 있다. 이 법은 장애가 있는 학생들에게 중요한 영향을 미치는데, 그 이유는 특수교육을 받는 학생들이 시험에 참여하여 학문적인 부분이 향상되었는지를 증명해야 하기 때문이다. 네 가지 기본 틀의 개념은 "과학적인 연구를 토대로 한 교육 업무"라는 점으로, 2003년 장애인교육법을 재승인하는 것으로 이어졌다. 또한 특수 교육을 받는 수가 지나치게 많았던 소수민족 학생들이 장애인교육법보다는 낙제학생방지법에 의해 지원을 받을 것으로 기대된다.

장애인교육법 (individuals with disabilities education act)

1997년 장애인교육법의 마지막 주요 개정이 있었다. 2003년 장애인교육법이 재승인 됨으로써 대폭 수정이 예상되나, 핵심 내용과 조항은 남아 있을 것으로 보인다. 다음은 1997년에 재승인되고 1999년 최종 연방법규로 정의된 장애인교육법에 대한 내용이다.[11] 장애인교육법과 조례에 관한 최신 정보는 OSEP 웹사이트를 참조하면 된다(http://www.ed.gov/offices/OSERS/OSEP).

내용 (contents)

장애인교육법은 네 가지 영역으로 되어있다: Part A—일반 규정; Part B—장애아동의 교육 보조(3세에서 21세까지의 특수교육 명시); Part C—장애가 있는 영유아(출생부터 2세 아동의 특수교육 명시); Part D—장애 아동의 교육을 향상시키기 위한 국가 활동(보조금, 연구, 인력 준비,

기술 지원, 정보 제공). Part B와 Part C는 서비스 조항에서 가장 자주 언급되는 부분이다.

목적 (purpose)

1997년 장애인교육법의 개정 목적에 대해서 의회는 다음과 같이 설명했다.

- (1) (A) 모든 장애 아동에게 무상의 적절한 공교육을 보장하되, 이는 특별한 요구에 맞춰 고용과 독립적인 생활을 준비할 수 있도록 설계된 특수 교육과 관련된 서비스여야 한다; (B) 장애 아동과 부모의 권리가 보호되는 것을 보장한다; (C) 모든 장애 아동에게 교육을 제공하기 위해 주 정부, 지방정부, 교육서비스 기관, 연방정부 기관을 보조한다.
- (2) 장애가 있는 영유아와 가족들을 위해 조기 중재서비스를 주정부 규모로, 광범위하게, 조정되어, 여러 전문분야에서, 통합된 시스템으로 실행하도록 주정부를 보조한다.
- (3) 체계적으로 변화하는 활동; 동등한 조사와 직원 준비; 통합된 기술 지원, 보급, 지지; 그리고 공학의 발달과 미디어 서비스를 보조함으로써 장애가 있는 아동의 교육 결과를 향상시키기 위해 필요한 도구를 갖추도록 교육자와 부모에게 보장한다.
- (4) 장애가 있는 아동을 교육하기 위한 노력의 효율성을 평가하고 보장한다.[10]

구성 (constructs)

장애인교육법의 목적을 이행하기 위해, 의회는 법규 내에서 여러 구성내용을 삽입하였다. 이는 다음과 같다: 전체 아동에 대한 접근, 영유아에 대해 가족 중심의 접근, 환경의 최소 제한(LRE; least restrictive environment), 무상의 적절한 공교육의 의무화(FAPE; free appropriate public education), 모든 수준에서의 서비스 협력 및 합당한 진행 절차.

전 아동 (whole-child)

장애인교육법은 모든 아동의 관점이 교육 측면에 초점을 맞추도록 요구한다. 이는 모든 아동이 어른으로써 독립적으로 살고 일하기 위해 필요한 발달과 기술의 모든 영역에 역점을 둔 교육 및 개별화된 교육 계획(individualized education plan; IEP)으로 접근하여 이루어져야 한다는 것을 의미하며 일반 교육과정, 전이활동, 고용 및 독립적인 삶을 위한 준비에 이를 수 있도록 하는 것을 포함한다. 낙제학생방지법과 장애인교육법은 노동력과 성인으로서의 삶을 위해 아동기과 청소년기를 준비할 필요가 있다고 강조했다.[11,12]

가족 중심 (family focus)

Part C(영유아)에서의 중요한 차이는 아동 중심의 서비스에서 가족 중심의 서비스로 바뀐다는 것이다. 가족 중심이란 의미는 현재의 수행수준과 평가에 있어서 아이 뿐만 아니라 가족의 요구에도 초점을 맞추어야 한다는 것이다. 부모 또한 팀의 일원으로써 결정에 앞서 전 과정에서 필요하다.[13,14] 가족에 초점을 맞추는 것은 부모가 아이들을 돌보는 최초의 사람이자 최초의 선생님이기 때문이다.[15] 부모에게 권한을 주고, 아이들에 관해 이해하고, 아이들의 "선생님"이 되기 위한 능력을 인지하는 것이 중재의 중요한 측면이다.[16-19]

최소한의 환경 제한 (least restrictive environment)

장애 아동과 그렇지 않은 아동은 함께 LRE(최소한의 제한적인 환경)에서 교육할 것을 요구한다. LRE의 취지는 모든 아동이 일반 교실에서, 처음에는 도움이나 조정 없이, 그 다음에는 도움이나 조정을 통해 역할을 하도록 시도하는 것이다. 이것이 이루어지지 않으면, 그 다음에는 다른 교육적 대안을 시도해야 한다.

- Part B—"공기관이나 사기관 또는 기타 보호시설에 있는 아동을 포함하여 장애 아동은 비장애 아동과 함께 교육되어야 하며, 장애아동을 특수학급, 분리된 교실수업 또는 기타 일반교육 환경으로부터 옮기는 경우에는 보조적인 도움으로 일반학급에 참여하거나 서비스가 만족스럽지 못한 심각한 장애상태일 경우에만 이루어진다."(US 612[a][5][A])
- Part C—자연환경—"또래의 비장애 아동을 위한 자연스럽고 일반적인 환경"(303.18). 장애가 있는 영유아와 가족들의 요구사항에 의한 서비스는 되도록이면 장애가 없는 아이들에게 제공되는 만큼의 충분한 자연 환경으로 제공되어야 한다. 장애가 있는 대부분의 영유아는 주로 집에 머물러 있지만 탁아소(day care)나 유치원(preschool)에서의 환경도 포함해야 한다.

무상의 적절한 공교육 (free appropriate public education)

전장애아동교육법이 처음 법제화 되었을 때, 주정부는 비장애 학생과 똑같은 재원을 장애 아동에게도 제공하도록 요구받았다. 동일한 대우를 보장하기 위해, 의회는 모든 장애아동이 "특수교육 및 관련 서비스를 포함한 무상의 적절한 교육"을 받도록 명확하게 정하였다.[20] 이는 교육으로 장애 아동의 모든 건강비용을 떠맡는 것을 의미하지는 않으며 기타 기관에서 지속적으로 건강 및 의료서비스를 제공해야 한다. 학교가 건강 서비스를 제공해야 하는 책임 범위에 있어 혼동이 있어왔는데 의회는 이를 명확히 하기 위해 전장애아동교육법과 장애인교육법을 개정함으로써 "주 정부, 지역, 연방정부, 그리고 지원하는 사교육 자원은 어느 부분이든 주정부에서 가능"[11]하며, Part C의 자금을 "기타 공적 · 사적 서비스를 위해 지불된 금액(financial commitment)"으로 사용되지 않도록 하였다.[11] 주정부는 또한 "유용한 의료 및 기타 보조를 줄이거나 주정부의 사회보장법 중 Title V (어머니와 아동 건강 관련) 또는 Title XIX(장애 아동을 위한 의료보조제도 관련)에 속하는 자격규정을 바꾸지" 않을 것이다.[11] 나아가 사적 또는 공적 자원으로 지불되는 자금이 같은 서비스를 위해 사용될 경우 마지막으로 지불해야 할 곳은 교육이라고 하였다. 어쨌거나, 비용을 지불할 때까지 교육 서비스를 지연하거나 거절할 수 없다.

서비스 협력 (collaboration of services)

장애인교육법(IDEA)은 장애 아동 가족의 복잡하고 다양한 요구를 인지한다. 또한 한 기관이 이 모든 요구를 들어줄 수 없다는 것을 인지해야 한다. 가족의 요구를 충족시키기 위해서는, 여러 기관으로부터의 서비스 협력이 필요하다. 3세부터 21세까지의 아동에게 지정된 서비스는 교육이며, 각 주 정부는 아동을 위해 서비스를 실행하도록 선도 기관(교육 또는 기타)을 지정해야 한다. 주정부는 또한 교육으로부터 성인 서비스에 이르기까지 도울 수 있는 협력 관계를 수립해야 한다.

협력 구성은 또한 교육 팀으로 이루어진다. 물리치료사는 각 아이들을 위해 협조하고, 의사소통을 하며, 자료를 제시해야 한다. 교육 환경에서의 이러한 활동은 *임상 물리치료사를 위한 지침*에 관한 정의와 일치하는데, 모든 물리치료사의 치료중재에 필요한 요소이다.[21] 교육 환경에서 근무하는 치료사들은 다른 학교의 치료사뿐만 아니라 의사 및 외부 서비스 제공자와 함께 통합된 치료와 서비스에 대한 책임을 져야 한다. 지역사회나 교육 환경에서 서비스를 제공하는 물리치료사 또한 교육을 담당하는 직원과 함께 서비스를 통합하고 전달할 필요가 있다.

적법 절차 (due process)

장애인교육법은 특수교육을 위한 적법절차와 계획에 대한 자료를 요구한다. 적법절차는 부모와 장애 아동의 권리가 교육 환경에서 지속되도록 보장하기 위해 절차상의 보호조항을 가지고 있다. 적법 절차는 다음과 같다:

- 동의서
- 비밀유지
- 평가, 배치, 서비스를 위한 스케줄
- 개별화된 프로그램의 발달 및 전이 과정
- 갈등 해결을 위한 과정

Part B와 Part C에 적법절차의 자격에 대해 나와 있지만 구체적인 자격과 스케줄은 다양하다.

정의 (definitions)

다음의 정의들은 특수 교육 프로그램과 서비스에 대한 기준이 된다. 공적 해석, 법원 판결, 개정의 결과에 따라, 장애인교육법(IDEA)은 장애 아동의 요구사항을 더 잘 전하도록 다듬어졌다. 가장 최근의 정의에 대한 것은 최신 연방법(http://www.ed.gov/offices/OSERS/OSEP)을 참고한다.

장애 아동 (child with a disability)

법에 정해져 있는"장애 아동"의 정의는 실제 그 포괄성에서 선례가 없다. 정의에서 포함된 용어는 Part B와 Part C 마다 다르며 구체적인 자격 기준을 토대로 교육기준이 참작된다. 교육 환경에서 장애 아동의 정의에 부합되기 위해서는, 법으로 정의된 장애 범주 중 하나의 자격 기준에 부합되어야 한다.

- Part B—정신 지체, 난청을 포함한 청각 장애, 언어 장애, 실명을 포함한 시각 장애, 심각한 정서 불안(차후에 정서 장애로 언급됨), 정형외과적 손상, 자폐증, 외상성 뇌손상, 기타 건강 손상, 특정 학습 장애, 시청각 장애, 복합 장애—특수교육 및 관련 서비스를 필요로 하는 아동(300.7[a][1]). 용어는 주교육기관(SEA; state educational agency)과 지역교육기관(LEA; local educational agency)의 결정으로 "발달 지연이 있는 3-9세의 아동"을 포함한다

(300.7[b]).

- Part C—인지 발달, 시각과 청각을 포함한 신체 발달, 의사소통 발달, 사회적 또는 정서적 발달, 적응 발달, 또는 발달 지연을 야기할 가능성이 높은 신체 및 정신 상태로 진단되는 경우-출생에서 2세까지 조기 중재 서비스가 필요한 아동. "또한 주의 결정에 따라, 조기 중재 서비스가 제공되지 않으면 실제 발달 지연의 위험이 있는 출생 후 2세까지의 아동을 포함한다"(IDEA FR 99)

자격(eligibility)

자격조건은 아동이 특수 교육을 받아야 할 필요가 있다는 것을 확인하는 것으로 이루어진다. 네 가지 요구조건이 있는데, 1) 적절한 나이와 2) 교육 평가를 마치고, 3) 자격 기준에 맞으며, 4) 서비스가 필요하다는 것을 입증해야 한다. Part B와 Part C는 관련 자격 기준으로써 나이와 장애 범주가 다르다. 이 두 Part에서 아이에 대한 평가를 끝내고, 서비스가 필요하다는 것을 입증해야 한다. 이는 교육을 위한 장애정도와 일치하지 않기 때문에 의료 진단으로는 충분치 않다. 예를 들면, 뇌성 마비의 진단을 받았지만 교육을 위한 적격한 장애기준이 되지 않을 수도 있다. 법적으로, 아동이 장애 범주에서 자격이 되어야 하며 특수 교육의 필요성을 입증해야 한다. 또한 아동이 물리치료가 필요하더라도, 장애인 교육법의 300.7(2)(i) 부분에서는 명확하게 다음의 내용을 명시하고 있다. 아동이 장애 범주의 자격 기준이 되더라도 고려되어야 할 관련서비스가 특수 교육서비스가 아니라면 "특수 교육이 아닌 관련 서비스만 필요로 하기 때문에 이 부분에 속한 장애 아동이 아니다"라고 하였다.

- Part B—3세에서 21세까지의 아동으로서, 완전한 개별 조기 평가를 끝내고, 위에 열거된 장애 범주에 자격 기준이 되어야 하며, 또한 특수 교육 및 관련 서비스의 필요성을 증명해야 한다(300.7)
- Part C—출생 후 2세까지의 아동으로서, 조기 평가를 끝내고, 하나의 발달 지연 영역에 자격 기준이 되거나 발달 지연을 야기할 가능성이 높은 신체 및 정신 상태로 진단되어야 하며, 조기 중재 서비스의 필요성을 증명해야 한다(300.7).

특수 교육/조기 중재 서비스(special education/early intervention services)

특수 교육은 교육 환경에서 장애 아동이 이용할 수 있는 프로그램이다. 이는 특정 학습 장애(SLD; specific learning disability), 경도에서 중등도까지의 손상(MMI; mild to moderate impairment)과 중등도에서 중증까지의 손상(MSI; moderate to severe impairment), 신체 손상(PI; physical impairment), 기타 건강 손상(OHI; other health impairment)과 같이 장애의 범주를 토대로 한 일차적인 프로그램을 포함한다. 각 주는 장애인교육법과 동일한 장애 범주를 사용하는데, 각 주에서 서비스를 제공하기에 적합한지를 보기 때문에 자체적으로 구체적인 장애 범주를 규정짓고 용어를 바꾼다.

특수 교육서비스는 Part B의 자격이 되는 아동에게 주어진다. Part C에 자격조건을 갖춘 아동에게 주어지는 서비스는 연방정부에서 허가하는데, 이 연령 집단에 서비스를 제공할지 여부는 각 주에서 결정한다. 출생 후 2세까지의 아동에게 제공되는 서비스 내용을 찾기 위해 자신이 속한 주의 교육법을 보면 된다.

- ▶ Part B—부모의 비용 부담 없이, 교실, 집, 병원, 시설에서 이루어지도록 고안된 지침과 다른 환경 및 체육 교육을 위해 고안된 지침을 포함하여 장애 아동의 독특한 요구를 충족시키기 위해 특별히 고안된 지침. 용어에는 또한 언어 병리 서비스, 여행 훈련, 직업 교육이 포함된다(300.26)
- ▶ Part C—*조기 중재서비스*란 용어는 Part C에서 "특수 교육, 관련 서비스, 무상의 적절한 공교육, 무상의 공교육 또는 교육"의 의미로 사용된다(303.5[b][2]). 이는 "part C 자격조건에 있는 각 아동의 발달 요구 및 아동 발달을 향상시키는 것과 관련된 가족의 요구를 충족시키기 위해 고안된 서비스"로 정의된다(303.12). 이러한 서비스는 비용이 들지 않고 자연스런 환경에서 제공되며 가족을 훈련시키는 것으로 제공된다. 조기 중재서비스는 발달서비스로써 정의되며 다음을 포함한다: 가족 훈련, 상담, 그리고 가정 방문; 특수 교육; 작업치료; 물리치료; 언어치료; 심리서비스; 진단이나 평가 목적의 의료서비스; 건강서비스; 사례 관리서비스; 그리고 조기 확인, 선별검사, 평가 서비스.

관련 서비스 (related services)

관련 서비스는 특수 교육을 통해 도움이 되도록 하는 서비스이다. Part B가 관련 서비스의 목록을 제공하는 반면, Part C는 조기 중재서비스의 정의에 관한 용어를 제공한다.

- ▶ Part B—"운송, 특수 교육이 도움이 되는 장애 아동을 보조하기 위해 필요한 발달, 교정, 기타 지지서비스, 언어 병리 및 청각서비스, 심리서비스, 물리치료 및 작업치료, 치료적 레크레이션을 포함한 레크레이션, 장애 아동의 조기 확인 및 평가, 재활 상담을 포함한 상담 서비스, 오리엔테이션 및 이동서비스, 진단이나 평가 목적의 의료 서비스. 이 용어는 학교 건강서비스, 학교에서의 사회 사업서비스, 그리고 부모 상담과 훈련을 포함한다."(300.24)
- ▶ Part C—"조기 중재서비스"로써 최초의 서비스 제공자는 물리치료가 된다. 연방법은 물리치료를 최초의 조기 중재서비스로 허락하고 있지만, 주 정부는 영유아가 조기 중재 교사로부터 서비스를 받을 수 있도록 다르게 정의할 수도 있다.

물리치료 (physical therapy)

물리치료는 Part B와 Part C에서 다르게 정의되었다. 언급된 정의에 덧붙여, 물리치료사는 "자격을 갖춘 사람"이라는 정의를 만족해야 하는데, 이는 "주교육기관(SEA)의 승인 또는 인정 증명서, 면허, 등록, 또는 기타 특수 교육이나 관련 서비스를 제공하는 지역에서 적용하는 기타 동등한 자격조건"에 충족되는 것을 의미한다"(300.23). 대부분의 주에서는 물리치료사의 라이센스 만을 요구하나, 그 주의 교육법을 재검토할 필요가 있다. 어쨌거나 몇몇 주에서는 학교에서 근무하는 물리치료사에게 추가적인 증명서를 요구한다.

- ▶ Part B—"물리치료는 자격을 갖춘 물리치료사에 의해 제공되는 서비스를 의미한다" (300.24[b][8])

▸ Part C—"물리치료는 근골격계 상태, 신경행동학적 적응, 지각과 운동 발달, 심폐 상태, 그리고 효과적인 환경 적응을 통해 감각운동 기능증진에 중점을 둔 서비스를 포함한다. 이러한 서비스는 다음과 같다:
  (i) 선별검사, 평가, 그리고 운동 기능부전을 확인하기 위한 아동 평가
  (ii) 운동 기능부전과 관련된 기능문제를 예방하고, 경감시키거나 보상하기 위해 프로그램 계획에 적절한 정보를 획득, 해석, 통합
  (iii) 운동 기능부전과 관련된 기능문제를 예방하고, 경감시키거나 보상하기 위한 치료 또는 개인 및 그룹 서비스 제공(303.12[d][9])"

개별화된 프로그램(individualized programs)

개별화된 프로그램은 특수 교육을 받을 자격조건이 되는 각 아동을 위해 쓰여졌다. 아동에게 적절한 시기에, 아동의 부모는 프로그램을 개발하는데 동참해야 한다. Part C 하에서는 개별화된 가족서비스 계획(IFSP; individual family service plan)인 반면, Part B 하에서의 프로그램은 개별화된 교육 계획(IEP)이 된다.

▸ Part B—3세에서부터 21세까지의 모든 아동은 개별화된 교육 계획을, 3세에서 5세까지의 아동은 개별화된 가족서비스 계획을 적용할 수 있다. 개별화된 교육 계획은 확인된 요구사항을 토대로 목표가 있는 아이의 능력과 요구사항을 기술한 보고서이다. 개별화된 교육 계획과 개별화된 가족서비스 계획은 아이에게 적절한 시기에 부모를 포함한 팀에 의해서 진행된다. 표 14-1은 개별화된 교육 계획의 구성요소를 목록으로 만들었다.

▸ Part C—출생 후 2세까지의 아동을 위한 개별화된 가족서비스 계획. 개별화된 가족서비스 계획은 가족의 자원, 우선순위, 관심, 그리고 아이의 현재 발달수준 및 기대 결과에 대한 보고서이다(303.344). 개별화된 가족서비스 계획팀은 부모를 포함하여, 필요하다면 외부 기관의 서비스 제공자에 의해서 진행된다. 표 14-2는 개별화된 가족서비스 계획의 구성요소를 목록으로 만들었다.

여행 훈련(travel training)

여행 훈련은 장애인교육법이 1997년에 재승인 되었을 때 특수 교육서비스로써 포함되었다. 이는 오리엔테이션 및 이동 훈련과는 달리 훈련의 필요성이 입증된 장애 학생 누구에게나 적용된다. 서비스는 특수 교육에서 필수적인 부분이며 성인 프로그램으로의 전이를 준비하는 학생을 위해 필요하다.[22]

여행 훈련의 일반적인 정의는 "뚜렷한 인지 장애가 있는 아이와 지도가 필요한 기타 장애 아동에게 (i) 살고 있는 환경에 대한 인지능력을 개발하고; (ii) 속한 환경 내(예를 들면, 학교, 집, 작업장, 그리고 지역사회)에서 효과적이고 안전하게 움직일 수 있도록 필요한 기술을 배우는 것이 가능하게끔 지도하는 것을 의미한다"(300.26[b][4]).

표 14-1
개별화된 교육 계획 (individualized education plan)

개별화된 교육 계획(IEP)은 다음의 구성요소를 포함한다:

▶ 교육 수행에 대한 아동의 현재 수준 보고

▶ 단기 목적을 포함한 연간 목표 보고

▶ 아이에게 제공되는 특수 교육 및 관련 서비스, 그리고 보조적인 도움과 서비스에 대한 보고와 앞으로 제공될 학교 직원을 위한 프로그램, 수정, 보조에 대한 보고

▶ 만약에 비장애 아동과 함께 정규수업에 참여하지 못한다면, 그 범위를 설명

▶ 주 정부나 전 지역에 걸친 평가에서 개별 수정안 보고

▶ 서비스 및 수정을 시작하는 계획 일자와 예상되는 서비스 빈도, 장소, 기간

▶ 아이에게는 연간 목표 진행상황을 어떻게 측정할지와 부모에게는 어떻게 진행상황을 알릴지(최소한 정상아동의 부모에게 알리는 만큼 자주)에 대한 보고

▶ 최소한 14세 이전에 바뀐 요구상황에 대해 보고

1997년 장애인교육법 개정으로 채택됨. 20 U.S.C. 1400.

표 14-2
개별화된 가족서비스 계획 (individual family service plan)

개별화된 가족서비스 계획(IFSP)은 다음의 구성요소를 포함한다:

▶ 신체 발달, 인지 발달, 의사소통 발달, 사회 또는 정서 발달, 적응 발달에 대한 아동의 현재 수준 보고

▶ 가족의 자원, 우선순위, 관심에 대한 보고

▶ 아동과 가족이 성취하기를 기대하는 주요 결과 보고

▶ 특정 조기 중재서비스 보고

▶ 조기 중재서비스가 적절하게 이루어질 수 있는 자연스런 환경 보고

▶ 서비스를 시작하는 계획 일자와 예상되는 서비스 기간

▶ 서비스 조정자의 이름

▶ Part B의 서비스를 제공하기 위해 아동의 전이(transition)를 돕는 단계(학령기 서비스)

1997년 장애인교육법 개정으로 채택됨. 20 U.S.C. 1400.

보조 공학(assistive technology)

보조 공학 장비와 서비스는 Part B와 Part C 모두에 포함된다. 아이의 요구를 충족시키기 위한 하나의 방법으로써 개별화된 교육 계획/개별화된 가족서비스 계획팀에 의해 고려되는 보조 공학이다. 보조 공학 장비와 서비스는 개별화된 교육 계획/개별화된 가족서비스 계획팀으로부터 무상의 적절한 공교육(FAPE; free appropriate public education)을 보장해야 한다고 결정되면 아이에게 비용부담 없이 제공된다. 보조 공학에서는 관련 서비스 또는 추가 장비 및 서비스가 고려될 수 있다.

▶ 보조 공학 장비—상용으로 된 기성품, 수정품, 맞춤품 어느 것이든 장애 아동의 기능적 역량을 증가시키고, 유지하거나, 또는 향상시키기 위해 사용되는 어떤 항목, 하나의 장비, 또는 제품 시스템(300.5,303.12[d][1])

▶ 보조 공학 서비스—보조 공학 장비를 선정하고, 구입하고, 사용하는 장애 아동을 직접적으로 돕는 서비스(300.6,303.12[d][1])

전이서비스(transition services)

전이 서비스는 Part B와 Part C에서 다르게 정의된다. 두 가지 정의 모두 한 유형에서 다른 유형의 서비스나 프로그램으로의 전이 계획에 대한 요구사항에 역점을 두었고, 특히 Part B에서 전이 영역에 중점을 두었다.

▶ Part B— "통합된 일련의 활동" 즉, "결과-지향 교육과정으로 설계되어, 고등교육, 직업 훈련, 지원 고용을 포함한 통합 고용, 평생 및 성인 교육, 성인서비스, 독립적인 삶, 또는 지역 참여를 포함하여 학교에서 학교-후 활동까지의 활동을 장려하는 것"으로써 "학생의 선호와 관심을 고려한 개별적 요구"를 토대로 한다. 또한 지도, 관련서비스, 지역사회 체험, 고용과 기타 졸업 후 목표, 그리고 일상생활 기술과 기능적 직업 평가의 획득을 포함한다(300.29). 전이서비스는 14세 또는 필요하다면 그 이전에 시작하는 모든 학생에게 필요하다.

▶ Part C— "취학 전 또는 다른 적절한 서비스 하에 조기 중재서비스를 받고 있는 아이를 위해 원활한 전이가 이루어지도록 하는" 활동(303.148)

연장된 학년(extended school year)

연장된 학년(ESY; extended school year) 서비스는 Part B에 속하는 아이들에게 유용한데, 숙련성의 상실이나 퇴행이 나타나며 적정 시간에 그 숙련성이 회복될 수 없는 경우에 적용된다.[18-22] 일반적으로 여름 동안 서비스가 제공되지만, 학기 중 장기간 비어있는 시간에도 제공될 수 있다. 연장된 학년은 3살 이상 아이를 위해 여름 동안 고려될 수 있다.

▶ Part B—연장된 학년 서비스는 아이의 개별화된 교육 계획팀에 의해 개별적인 기준으로 결정된다. 주나 지역교육기관은 특정 장애 범주에 대한 서비스로 국한시키지 않으며, 액수, 유형, 서비스 기간을 제한하지도 않을 것이다(300.309[a]). "아이의 개별화된 교육 계획에 따라, 정상 학년이 지난 장애 아동에게 제공되는 특수 교육 및 관련서비스로서 부모에게 비용

부담이 없도록 하며, 주교육기관의 표준을 따른다"로 정의된다(300.309[b]).

- Part C—아동이 Part C 서비스를 받아왔다면 3살 이상의 아이에게 여름기간 동안 연장된 학년 서비스가 고려된다.[22]

교육 환경에 영향을 미치는 기타 법안들 (other laws that impact educational settings)

물리치료사는 교육법을 이해하는 것 뿐만 아니라, 교육 환경에서 장애 아동에게 영향을 미치는 다른 법에 대해서도 잘 알고 있어야 있다. 이러한 모든 법은 다양한 환경에 있는 장애 아동의 권리를 보호하기 위해 고안되었으며, 교육 환경뿐만 아니라 지역사회, 건강, 그리고 실제사회의 작업 환경에서의 시민권에 초점을 맞춘다. 표 14-3은 장애 아동에게 영향을 미치는 연방법의 개요이다. 장애에 대한 웹사이트 찾으려면 이 장의 마지막에 있는 자료를 보도록 한다.

재활법의 제 504항[23]은 교육 환경에 가장 큰 영향력을 행사한다. 제 504항은 장애가 있지만 아동이 자격이 되지 않거나 특수 교육의 필요성이 입증되지 않는 경우 적용될 수 있다. 이 법은 장애인으로써 법에 의해 정의된 사람은 어느 누구에도 학교가 타당한 편의를 제공할 것을 요구한다. 법은 "중요한 일상동작에 하나 이상의 실질적인 제한을 주는 신체적 또는 정신적 손상을

표 14-3

장애인에게 영향을 미치는 법들*(laws that impact individual with disabilities)*

법안	적용
1973년 재활법 제 504항	미국 교육부로부터 연방재정보조를 받는 프로그램 내에서 권리를 보장한다. 반드시 합당한 편이를 제공해야 한다.
미국장애인법 (ADA; Americans With Disabilities Act)	공적 · 사적 프로그램에서 권리를 보장한다. 반드시 합당한 편의를 제공해야 한다.
1998년 보조공학법 (ATA; The Assistive Technology Act)	보조 공학을 위한 프로그램과 훈련을 제공하도록 주에 요구한다.
가족교육 권리와 사생활보호법 (FERPA; The Family Educational Rights and Privacy Act)	건강 기밀과 교육 정보에 관한 권리를 보장한다.
건강보험양도 및 책임에 관한 법 (HIPAA; The Health Insurance Portability and Accountability Act)	개인적으로 확인할 수 있는 건강 정보의 사적보호를 위해 건강보험 적용 범위와 기준을 위한 권리를 보장한다. 가족교육 권리와 사생활보호법(FERPA)에 의해 보호된 기록 뿐만 아니라, 외부 청구서 발송이나 조사연구를 위해 정보가 사용되는 경우에도 규정을 적용할 수 있다.

가지고 있는 누구나, 그러한 손상에 대한 기록이 있거나, 그러한 손상이 있는 것으로서 생각되는 것"으로써 장애인을 정의한다(34 CFR 104.3[j][1]). 학교나 지역교육기관은 제 504항 계획의 기준에 맞는 사람인 학생과 직원, 개인을 위해 서비스를 확인하고 이행하는 과정을 가져야 한다. 물리치료사는 제 504항 계획을 확인하고 이행하는 과정에 연관되겠지만, 특수 교육이나 관련 서비스를 고려하는 것은 아니다.

물리치료 시행법안 (physical therapy practice acts)

물리치료사와 관리자는 속한 주의 물리치료 시행법안과 교육서비스에서의 영향에 대한 지식이 필요하다. 물리치료사는 종사하고 있는 환경과 관계없이 물리치료 시행법안의 요구조건에 충족할 의무를 지닌다. 보조 물리치료사(physical therapist assistants)는 속한 주로부터 통제될 수도, 그렇지 않을 수도 있다. 또한, 주의 규칙과 조례에서는 물리치료사가 보조 물리치료사와 상호작용해야 하는 방침에 대해 다룰 수도, 그렇지 않을 수도 있다.

보조 물리치료사는 교육 환경에서 일을 하지만, 물리치료사의 지시와 감독 하에 역할을 수행해야 한다. 전문적인 기준과 교육을 토대로, 평가나 진단을 수행할 수 없지만 선택적인 치료중재의 수행에 있어 물리치료사를 보조할 수 있다.[24] 물리치료사로부터 독립적으로 일할 수 없으며 단독적으로 물리치료 제공자가 될 수도 없다. 서비스를 제공하기 전에 자신이 속한 주에서 적용하는 조례를 재검토하는 것이 중요하다.

물리치료 시행 조례뿐만 아니라, 주에는 모든 건강관리 제공자에게 적용하는 조례가 있어야 한다. 특히 물리치료를 적용하는 사람뿐만 아니라 건강관리 제공자에게 적용하는 모든 조례를 재검토하는 것이 중요하다.

학교에서 물리치료사의 역할과 직무 (roles and functions of physical therapists in the schools)

*지침*에서 물리치료사의 역할을 다음과 같이 제시한다:

- 운동 기능부전을 진단하고 관리하며 신체 및 기능적 능력을 향상시킨다
- 운동과 건강을 연계시킴으로써 최선의 신체기능 뿐만 아니라 최선의 건강과 최선의 삶(wellness and fitness)의 질을 회복, 유지, 촉진시킨다.
- 질병(diseases), 질환(disorders), 건강상태(conditions), 또는 손상(injuries)으로부터 발생되는 발병(onset), 증상(symptoms), 손상의 진행(progression of impairments), 기능 제한(functional limitation), 장애(disabilities)를 예방한다.[21]

이는 환경 또는 환자의 수와는 관계없는 물리치료사의 역할이다. 교육 환경에서 물리치료사의 역할은 장애인교육법에 정의된 것처럼, 특수 교육을 통해 도움을 받도록 장애 아동을 돕는 것이다. 물리치료사의 도전은 교육 환경에서 아이의 역할을 결정하고, 그 다음 개별 요구사항이

교육 프로그램에 영향을 미치는지, 물리치료사의 전문의견이 그들의 요구를 충족시킬 수 있는지 교육(개별화된 교육 계획/개별화된 가족서비스 계획)팀과 함께 결정한다. 개별화된 교육 계획 또는 개별화된 가족서비스 계획팀에 의해 개발된 목표나 목적뿐만 아니라 아동이 참여한 특수 교육과 일반 교육 프로그램에 치료의 중요성이 있다. 교육 환경에 있는 물리치료사의 일차적인 초점은 아이의 기능적 가동성 발달을 돕고, 교육 환경에 접근하도록 도우며, 아이의 장애와 이로 인해 건강에 미치는 영향을 이해하도록 돕는 것이다.

교육 환경에서의 서비스 모델은 각 환자에게 직접적인 일대일 서비스가 적용되는 전형적인 의료 환경과 다르다. 학교에 있는 물리치료사는 아이가 특수 교육으로 도움이 되도록 중재 프로그램과 목표를 조절하고 재 정의하는 것이 필요하다.[18,19,25,26] 아이의 개별화된 교육 계획이나 개별화된 가족서비스 계획의 구성원으로써, 공동의 요구사항을 확인하고, 목표와 목적을 발전시키며, 프로그램과 서비스를 결정한다.

일반적인 직무 (general functions)

팀 구성 (teaming)

교육 환경에서 중요한 것은 팀에서 효과적으로 역할을 수행하는 능력이다. 장애인교육법의 기본적인 요소는 아이의 환경을 최소한으로 제한하거나 자연스런 환경에 참여할 수 있도록 요구하는 것이다. 팀을 구성하는 목적은 "전문가" 그룹이 함께 모여 "모든 아동"을 규정짓고, 교육하는 내내 아이의 요구가 무엇인지를 찾는 것이다. 각 아동에게 나이에 맞는 일반 교육 과정, 매일의 수업일과표, 그리고 또래가 갖고 있는 기대를 잘 알 필요가 있는데, 이를 통해서 아이의 특정 장애와 요구로 인해 일반 교육에 참여하고 배울 수 있는 능력이 어떤 식으로 방해 받는지 결정지을 수가 있다. 교육 환경에서 좋은 결과를 얻으려면 어느 장애 아동에게나 팀이 함께 해야 한다. 협력은 개별화된 교육 계획/개별화된 가족서비스 계획의 발달 및 수행을 통해 요구사항을 확인하고 우선순위에서부터 적법절차에 이르기까지 전체적으로 중요하다.[27] 팀 구성은 역동적인 과정으로써, 각 구성원이 서로 다른 시각으로 전문가적인 의견을 제시할 수 있다. Utley와 Rapport[28]은 교사 및 관련 서비스 제공자가 효과적인 팀 구성을 위해 중요하다고 하면서 네 가지 구성요소를 밝혔는데, 문제 해결, 자발적인 역할분담과 통합된 중재 방법, 평가 자료의 중요성, 그리고 의사결정이다. 문제를 해결하는 팀의 능력이 가장 가치 있다고 보고되었다.[27,28]

효과적인 팀의 기본 구성요소는 다음과 같다: 팀을 위한 명확한 목적; 확립된 팀의 목표; 팀 구성원 사이의 충분한 의사소통; 팀 구성원들의 충분한 헌신 ; 자신과 다른 전문가의 역할 이해; 각기 다른 직업에 대한 존중과 평가; 동등한 참여, 권한, 그리고 영향력; 모든 구성원의 참여; 명확한 의사결정과 갈등해결 과정; 그리고 다른 견해에 대한 독려.[26-29] 효과적인 팀 구성을 위해, 관리 및 팀 구성원에 의해 정기적으로 충분한 시간이 주어지고 수용되어야 한다.[27,30] 효과적인 팀 구성 과정과 저해 요인에 대해 기술하는 참고자료는 많다.[26-29, 31-35]

전반적으로 교육 환경에서의 팀 구성은 다전문분야적 접근 또는 범전문분야적 접근으로 보여진다. 두 가지 모델은 개별화된 교육 계획/개별화된 가족서비스 계획을 발달시키고 수행하기 위해 팀 접근과 정기적인 의사소통을 필요로 한다. 범전문분야적인 팀 구성에서는 팀의 구성원이 다른 구성원에게 자신의 학문분야 관점을 가르치고 다른 팀 구성원의 학문분야 관점을 배우도록 한다.[36,37] 이는 역할 분담(role release)으로 정의되면서, 많은 사람들은 "전문성을 포기하는 것"으로 이해하고, 이러한 과정에 의해 위협 받는다고 여겼다. York, Rainforth, Giangreco[38]는 범전문분야적 팀웍과 통합치료에 대한 오해를 해명하려 했다. 그들은 직접적인 학생 접촉이 줄어드는 것을 전문성을 포기하는 것이 아닌, 자연스런 환경에서 생활하는 아이의 능력을 향상시키도록 팀 구성원이 협동작용을 하는 것이라고 하였다. Rainforth[39]는 물리치료사의 역할 포기에 대한 합법적이고 윤리적인 부분에 촛점을 두고 그 활동이 합법적이고 윤리적으로 가능하다는 것을 알았다. 교육 환경에서 역할을 하는데 있어 중요한 관점은 아동이 어떻게 환경을 조성하는지, 기술을 사용하기를 원할 때 어떻게 연습하는지를 다른 사람에게 가르치는 것이다. 보조 물리치료사 또는 보조 직원뿐만이 아닌, 돌보는 사람으로 정의된 교사와 보조 교사가 포함되며, 환자/고객-관련 지도의 일부로써 개별적인 지도와 훈련을 하도록 한다.[21]

다전문분야적 접근 개념이 어느 분야에 대한 접근이나 가능성에 대해서도 제한하지 않도록 신중을 기하여야 한다. 이러한 토론은 물리치료가 물리치료사 또는 물리치료사의 지도나 감독하에 보조 물리치료사만이 할 수 있다는 것을 상기시키기 위해 중요하다.[24] 타 전문가에게 물리치료 활동이나 기술을 가르칠 때, 이들에 의한 활동은 물리치료가 아니기 때문에 아동의 개별화된 교육 계획/개별화된 가족서비스 계획과 같이 문서화 되어야만 한다.

의료 서비스 대 교육 서비스 (medical vs educational services)

여러 해 동안, 법률제정자, 부모, 의사, 물리치료사들은 의료 및 교육적인 물리치료 서비스의 차이를 규정지으려 노력해 왔다.[25] 대부분의 사람들은 교육 분야에서는 교육서비스 만을 제공하고 사보험 및 공보험 회사에서는 의료적 필요 서비스만을 보장해 왔기 때문에 그 차이를 정의하는 것이 중요하다고 믿는다. 교육법과 PL100-360, 제 411(k)(13)항의 통과 및 개정으로 교육 기관에서는 아동의 특수교육 프로그램의 부분으로써 "의료적 필요" 건강-관련 서비스에 대해 요금을 청구할 수 있도록 하였다. 이러한 변화는 혼란을 더해왔는데, 이는 "의료적" 서비스를 이제는 "교육" 환경에서 지불 및 제공할 수 있기 때문이다.

의료 및 교육 서비스 조항의 중복은 있다. 교육은 이제 집, 교실, 운동장, 식당, 버스, 지역사회, 일터와 같이 다양한 환경에서 아이들을 가르치는 것으로 이루어진다. 동시에, 의학적 모델은 병원에서 집, 지역사회, 일터의 환경으로 바뀌어 진다. 물리치료사 업무의 철학적인 부분에 있어 또 다른 중복이 나타난다. 제 4장에서 물리치료사의 업무에 대해 기술한 것처럼, 환경에 관계없이 내용은 같다. 이를 토대로, 물리치료사는 교육 환경과 의료 환경 모두에서 세 가지 지침 개념–*불능 모델, 서비스의 지속, 환자와 아동 관리를 위한 다섯 가지 요소*–을 토대로 업무를 하는 것이 필요하다.[21] 두 환경 모두에서 물리치료사는 "모든-아동"에게, 아동의 기능적 숙련과, 역할에 초점을 맞춘다.

의료 및 교육 서비스는 서비스의 제한과 목적 부분에서 그 차이가 있다. 의료 및 교육 서비스를 제공하는 물리치료사는 속한 주의 물리치료 시행법을 따르도록 한다. 의료 환경에서, 연방 및 주 건강 관리법, 공보험 및 사보험 정책, 또는 직접 보상의 경우 환자/의뢰인의 요구사항이 서비스를 감독하는 추가 규정이 된다. 의료 환경에 있어서 물리치료를 하는 목적은 환자/의뢰인이 가능한 한 기능적으로 독립할 수 있도록 도와주는 것이다. 환자/의뢰인의 병리, 손상, 기능적 제한, 장애, 위험 요인, 그리고 건강/건강관리 요구에 초점을 맞춘다. 한편, 의료의 필요성은 불능과 가능의 과정에 영향을 미치기 위해 필요한 서비스로서 정의될 것이다.

교육 환경에서, 서비스를 감독하는 추가규정은 연방 및 주 교육법이다. 교육 환경에서 물리치료를 하는 목적은 특수교육을 받고 있는 학생들이 교육 프로그램을 통해 가능한 한 기능적으로 향상될 수 있도록 도와주는 것이다. 의료 모델과 같이, 학생의 병리, 손상, 기능적 제한, 장애, 위험 요인, 그리고 건강/건강관리 요구에 초점을 맞추어 이루어진다. 어쨌거나, 이러한 요구사항들이 교육 프로그램에 참여하는 학생들의 능력을 어떤 식으로 방해하는지에 관한 것이다. 다시 말하자면, 교육의 필요성이란 학생들이 교육을 통해 향상되기 위해 필요한 서비스로 정의된다.

의료 서비스와 교육 서비스의 중요한 차이점은 서비스에 접근하는 과정에 있다. 의료 모델에서는, 어느 아동도 물리치료 서비스를 받을 수 있다. 교육 모델에서는, 물리치료 서비스를 고려하기 전에 최소 두 가지 부분을 확인해야 한다. 첫 번째, 아동이 주 및 연방법에 의해 정의된 교육 장애가 있는 경우이다. 둘째, 아동이 특수 교육 및 관련 서비스를 받아야 할 필요성을 증명해야 한다. 3살에서 21살까지의 아동이 이러한 두 가지 부분을 충족했을 때만이 특수교육에 대한 요구사항에 접근할 수 있는 물리치료를 받을 수 있다. 아동은 또한 교육 장애가 있고 조기 중재 서비스의 필요성이 있다는 것이 확인되어야 한다. 어쨌거나, 연방법은 이러한 아동에게 물리치료를 통해 최초의 조기 중재서비스를 받도록 한다.

물리치료 서비스가 의학적으로 필요한지, 아니면 교육적으로 필요한지를 결정하는 것은 각 주, 학군, 그리고 개별화된 교육 계획/개별화된 가족서비스 계획팀에 달려 있다. "특수교육이 도움이 되는" 시점에 물리치료가 제공되어야만 한다고 법에 규정지어 있다.[10] 물리치료사와 함께 개별화된 교육 계획/개별화된 가족서비스 계획팀은 특수 아동에게 교육적으로 필요한 것이 무엇인지, 어떠한 것이 적절한 서비스 인지를 결정해 한다.

적법 절차 중의 역할 (role in due process)

교육에서의 적법 절차 중에 물리치료사는 중요한 역할을 한다. 그림 14-1은 다양한 적법 절차 단계 내에서 물리치료사의 역할과 책임에 대한 어느 한 주(state)의 모델을 나타낸 것이다. 물리치료사가 모든 적법 절차에 참여하며, 9단계 중 7단계인 개별화된 교육 계획/개별화된 가족서비스 계획팀이 조성되어 물리치료 및 서비스에 대한 전문가 요구사항 결정에 대한 토의를 한다.

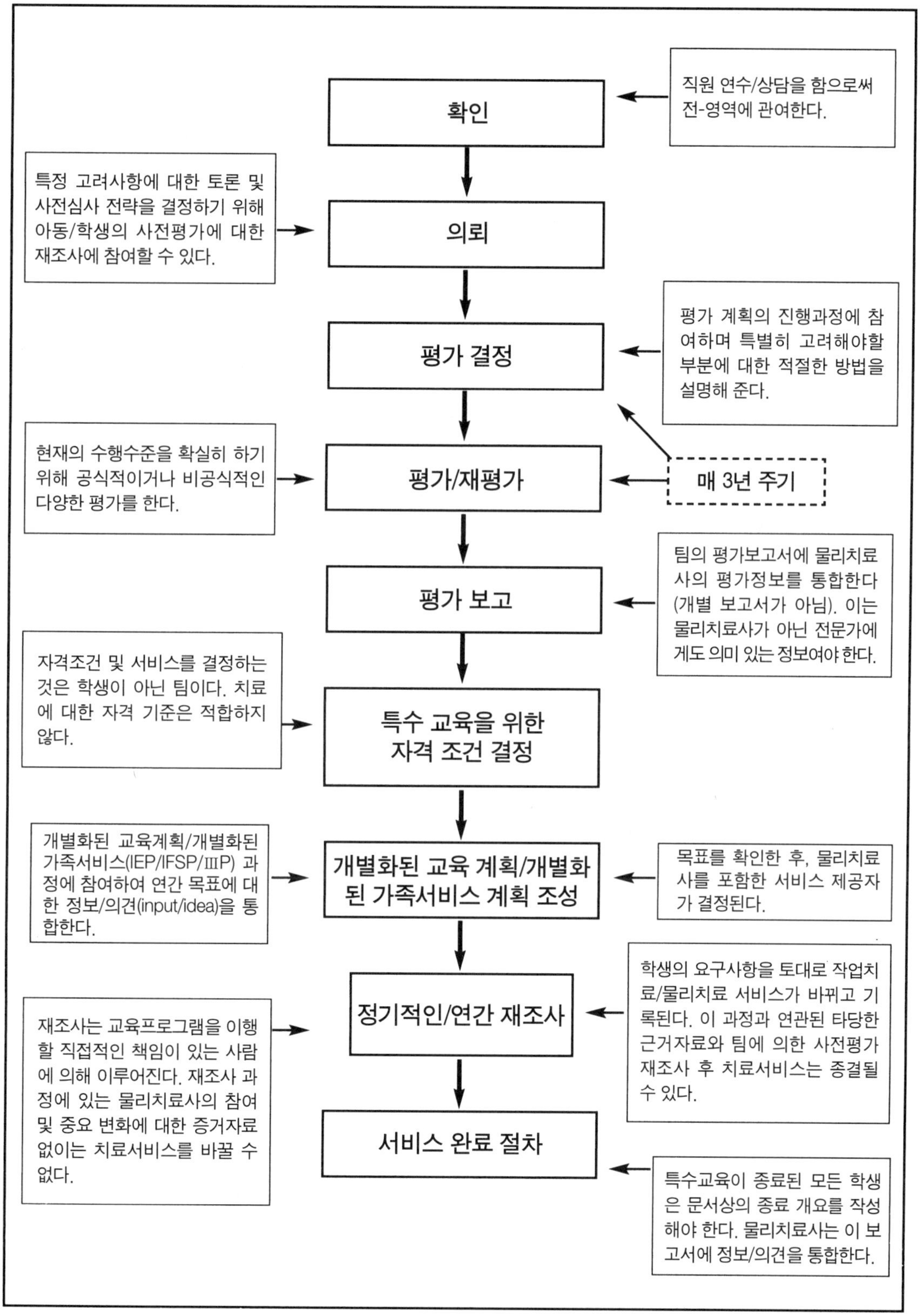

그림 14-1. 적법 절차에 의한 물리치료사의 역할과 책임

확인 (indentification)

특수교육과 관련 서비스를 필요로 하는 21세까지의 아동을 확인하는 절차이다. 이는 심사, 각 기관간의 활동, 사전평가 활동, 직원 상담 및 교육을 포함한다. 지역에서는 사립학교에 다니는 학생을 포함한 지역사회 내에 있는 아이들을 확인하는 계획을 갖는다. 교육 환경에 있는 물리치료사는 모든 확인 작업에 참여한다. 다른 환경에 있는 물리치료사는 자신이 속한 주의 확인 절차 및 지역교육기관의 역할에 대해 충분히 이해함으로써 교육 필요성이 의심되는 아동과 부모가 평가에 의뢰될 수 있도록 한다.

의뢰 (referral)

의뢰는 가능한 평가와 재조사를 위해 교육팀에 의해 장애가 의심되는 아동을 추천하는 과정이다. 의뢰 자원으로는 부모, 교사, 의사, 물리치료사 및 기타 전문가들이 있다. 물리치료사는 아동이 교육 평가를 받도록 추천하고 직원으로부터 들은 운동기술에 초점을 맞춘 사전평가 전략을 교육 직원과 상담함으로써 의뢰 과정에 참여한다.

의뢰 과정은 Part B와 Part C에서 각각 다르다. 물리치료사는 주 및 지역교육기관 뿐만 아니라 법에서의 요구사항들을 재조사할 필요가 있다.

평가 (evaluation)

"장애 아동인지 여부와 교육의 필요성을 결정"하기 위해 평가 한다.(300.320) 평가를 통해 얻은 정보로 아동이 장애 분류에 있어 자격조건이 되는지, 특수교육을 받을 자격이 주어지는지를 결정한다. 이러한 정보는 개별화된 교육 계획/개별화된 가족서비스 계획 구성에도 활용된다. 장애인교육법을 통해 Part B와 Part C의 평가를 위한 구체적인 과정을 확인한다. 그 이상의 자료가 필요하다면 아동의 모든 영역을 재조사하고 평가하도록 요구한다. 선택된 도구와 자료들은 문화적으로 목적에 적합하고 타당해야 한다. 부모와 일반 교육직원에게서 얻은 정보도 평가에 포함된다. 부모로부터 초기 평가에 대한 동의를 받아야 하며 또한 다른 제공자로부터 정보를 얻거나 공개하는데 동의를 구해야 한다. 부모가 수행된 평가와 정보 공개에 대해 거절할 수도 있다. 지역교육기관은 평가를 수행하기 위한 적법절차를 따라야 한다.

물리치료사는 전체 팀과 협력하여 평가 및 도구와 자료들이 사용될 부분을 결정도록 한다. 물리치료사가 평가하는 과정에는 표준검사, 공식적인 평가, 관찰, 인터뷰, 기록을 재조사 하는 것이 있다. 의료적 환경에서와 같이, 학생이 적합한 역할을 하는 데 방해하는 것들이 무엇인지를 물리치료사는 찾아야 한다. School Function Assessment(SFA)[40]와 Pediatric Evaluation of Disability Inventory(PEDI)[41]와 같이 실용적 기능에 초점을 맞춘 검사는 요구사항을 찾고 기능 상태의 기준을 찾는데 도움이 된다. 손상도 평가하지만, 이보다는 교육 환경에서 손상이 아이의 기능에 어떠한 영향을 미치는 지에 관해 평가한다.

특수 교육을 위한 자격조건 결정 (determining eligibility for special education)

평가 후, 팀에서는 아동이 하나 이상의 장애 범주를 갖는 자격조건이 되는지를 결정해야 한다. 일반적으로 다음의 장애 범주를 요구한다:

- 표준검사에서 특정 수준 또는 그 이하의 수행
- 관찰 결과 학업수행의 곤란, 단체생활의 곤란, 진단 결과에 따른 곤란(예, 뇌성마비, 난청 또는 청각 장애, 집중력 결핍)
- 특수교육의 필요성 입증

물리치료를 받기 위한 유일한 기준은 특수교육을 받을 자격이 있고 특수교육 및 관련 서비스에 대한 요구사항이 입증되어야 한다. 각 주 또는 학군에서는 물리치료를 위한 추가적인 기준을 가질 필요가 없다. 물리치료가 필요한 시기는 자격조건을 평가하거나 결정할 때가 아니라, 개별화된 교육 계획 또는 개별화된 가족서비스 계획을 구성하는 마지막에서이다.

특수교육을 받을 자격이 주어진 아동도 매 3년마다 특수교육을 받을 필요가 있는지를 결정하기 위해 재평가 받는다. 물리치료사는 개별화된 교육 계획/개별화된 가족서비스 계획팀의 일원으로써 아동의 재평가에 참여하는데, 아동의 요구사항을 결정하는 전문적 의견을 제시한다.

통합된 팀 보고서는 아동의 현재 수행수준과 요구사항을 요약하여 작성한다. 이 정보는 개별화된 교육 계획/개별화된 가족서비스 계획의 구성에 기초가 된다.

개별화된 교육 계획/개별화된 가족서비스 계획 구성 (IEP/IFSP development)

개별화된 교육 계획과 개별화된 가족서비스 계획은 학군과 아동 및 가족 간에 법적으로 대조를 이룬다. 또한 아동의 특수교육과 모든 지지 서비스 또는 관련 서비스를 위한 뼈대를 이루기도 한다. 표 14-1과 14-2는 각각의 개별화된 교육 계획 및 개별화된 가족서비스 계획에 대한 구성요소들을 나열했다.

개별화된 교육 계획 및 개별화된 가족서비스 계획 구성 과정은 아동의 현재 기능이 자신의 연령에 맞는 영역 내에 있는지를 확인하는 것으로 시작한다. 아동, 부모, 직원, 외부 서비스 제공자 등의 기타 적합한 사람들 및 평가 요약보고서로부터의 정보는 아동의 근력, 능력과 요구사항, 그리고 가족의 관심 및 우선순위를 인지하기 위한 기초로써 활용된다. 요구사항을 토대로, 팀(IEP 및 IFSP)에서는 우선순위를 결정하고 목표 및 목적을 발전시켜 나간다. 교육 프로그램과 연관시켜 확인된 요구사항에 초점을 맞추는 것이 중요하지만 모든 확인된 요구사항이 개별화된 교육 계획과 개별화된 가족서비스 계획에서 수행되는 것은 아니라는 것을 알아야 한다. 팀에서는 확인된 요구사항의 우선순위를 결정하고는 목표 및 목적을 발전시킨다. 개별화된 가족서비스 계획을 발전시키는데 있어서, 기대 결과나 목표 및 목적이 정해지기 전에 가족의 우선 순위과 요구사항에 초점이 맞추도록 한다.[15,16,42] 목표와 목적이 정해지면 바꾸고 발전시킨다.[13] 팀이 결정한 요구사항들이 선택되지 않았다면, 그 이유를 설명해야 한다. 목표와 목적을 선택한 후에, 팀에서는 아동이 이를 성취하기 위해 필요한 서비스를 결정한다. 물리치료사의 소견이 교육 프로그램에 참여하는 아동을 이롭게 하는데 필요한지를 결정해야 한다.

목표와 목적은 아동의 능력 변화를 측정할 뿐 아니라, 선택된 프로그램과 서비스 효과를 입증하는 데 기초가 된다. 의료 환경에서처럼, 목표와 목적은 아동에게 초점을 맞추고, 측정 가능하며, 상황과 관련되어야 한다.[42,43] 교육 환경에서는, 아동의 목표와 목적을 발전시키기 위해서 물리치료사는 팀과 함께 일한다. 전체 팀이 목적을 이행할 의무가 있다면, 물리치료사는 가동과 관련된 목적을 발전시키고 검토하는 데 더 큰 의무가 있다. 교사는 아동이 교실에서 활동하는 동안의 가동목적을 구체화 한다면, 물리치료사는 아동과의 활동 및 상호작용을 통해 의사소통 및 인지 목적을 구체화한다. 아동이 1년 이내 달성할 수 있는 것이 무엇인지, 아동의 상태가 어떤 식으로 교육적 능력에 영향을 미치는지를 반영하여 목적을 설정하고, 확인된 요구사항에 관한 진술과 직접적으로 연결시킨다.[30]

정기적인 재검토 (periodic review)

장애인교육법은 최소한 또래 아동이 일반학교에서 보고 받는 만큼 자주 진행과정을 팀이 재검토 하도록 요구한다. 이는 일반학교 학생들에게 중간 및 학기말 보고서를 집에 보낼 때 장애아동의 진행상황도 제공될 것이라는 것을 의미한다. 새로운 목표를 수정하거나 발전시키기 위해 진행상황 및 요구사항을 결정하도록 일년 동안 자료를 수집한다. 낙제학생방지법 제정으로 모든 아동에게 적용해야 한다. 팀에서 타당하고 도달 가능한 목표와 목적을 수립함으로 인해 아동이 경과를 보여줄 수 있다는 것이 중요하다.

물리치료 서비스를 포함한 목표와 서비스를 바꾸겠다고 결정한 시점에 재검토를 한다. 서비스를 바꾸는 데 필요한 보조 자료로써 재평가가 요구된다. 물리치료사는 물리치료 서비스를 추가하고, 바꾸거나 종결지을 때 영향을 미친다.

서비스 완료 절차 (exit procedures)

서비스 완료 절차는 일반적으로 특수 교육의 종결 시에 적용된다. 주 정부는 학생이 계속적으로 자격조건이 되는지와 특수교육을 원하는지를 결정하는 절차를 규정짓는다. 물리치료 종결을 허가하는 과정은 개별화된 교육 계획과 개별화된 가족서비스 계획 조성으로 통합되어 재평가 및 재검토 과정으로 진행된다. 물리치료사는 물리치료 서비스를 추가하고, 바꾸거나 종결지을 때 영향을 미친다.

치료 서비스 상환 (reimbursement of therapy services)

각 주마다 정부기관과 공적 · 사적 자원의 상환문제를 어떻게 조정할지에 대해 결정해왔다. 전장애아동교육법의 통과 후 몇몇 사적 · 공적 지불자들은 아동이 학교 교육시스템을 통해 서비스를 보상받은 경우 적용범위를 삭감하거나 거절하도록 정책을 바꾸었다. 이에, 의회에서는 Medicare Catastrophic Coverage Act인 PL 100-360을 통과시켰다. 특히 제 411항(k)[13]은 주가 의료보조 서비스(Medicaid service: 65세 미만의 저소득층 및 신체 장애인 대상)에 대한 지불을 거절할 수 없도록 정하였다 "...왜냐하면 그러한 서비스들은 장애인교육법의 Part B에 의해 확립되거나 장애 유아에게 제공하는 아동 교육프로그램에 포함되기 때문이며 또한 Part H에 의해 채택된 아동의 개별화된 가족서비스에 포함되기 때문이다".[26] 이는 의료보조법(Medicaid law)을 개정한 것이기 때문에, 주의 의료보조 프로그램과 관련이 없는 의료보장제도(Medicare: 65세 이상의 고령자 대상)나 민간 보험회사에는 영향력이 없다. 민간보험사에 초점을 맞추어, 주가 최후의 지불 수단이 되어 상환을 요구하도록 장애인교육법이 개정되었다. 어쨌거나 민간 보험 가입자는 참석할 필요가 없고 지불을 거절할 수도 있다. 장애인교육법의 제 300항 142(f)호에 의하면, 민간 보험가입자의 부모는 지역에서 요구할 때마다 동의서(informed consent)를 제공해야 하며 민간 보험회사에 가입을 거절하는 것이 "무료로 필요로 하는 모든 서비스를 제공해야 할 부모의 의무가 줄어드는 것"은 아니라고 구체적으로 정하였다.[10]

Rogers[44]는 학교가 가족의 민간보험과 연결되면서 "가족에게 위협"이 될 수 있다고 하였다. 여기에는 "이용 가능한 종신 보장범위의 고갈, 연간 또는 서비스 비용 고갈, 미래에 보험가입 부적격 판정, 보험료 인상, 또는 보장범위의 종결"과 같은 것이 있다.[44] 지역교육법은 또한 "무상의" 적절한 공교육을 제공하는 의무를 가지면서 민간 보험의 적용에 관해 염려를 표현해왔다. 그들의 걱정은 공동 지불, 보험 혜택을 받음으로 인해 발생되는 보험료 인상 요구, 그리고 현재는 어른이 되었지만 더 이상 서비스를 받을 필요가 없는 아동과 종신보험 총액의 부족으로 인한 잠재적인 소송 등이다.

학교 물리치료사(요육실기교사)는 보험회사, 사전인가, 가능한 청구 거절에 대한 기준을 충족시킬 만한 추가적인 자료를 제시함으로 인해 영향력을 행사한다. 각 주에서는 지역교육법과 치료사가 따라야 할 법, 규칙, 조례를 결정하였다. 중요한 점은, 서비스에 대한 상환 여부와 관계없이 아이의 요구사항을 충족시키는 데 필요하다고 여겨지는 개별화된 교육 계획과 개별화된 가족서비스 계획팀의 결정에 따라 어떠한 서비스도 지연되거나 거절될 수 없다는 점이다.[12]

서비스 규정 (provision of service)

중재 선택 (intervention options)

장애인교육법은 장애 아동에게 유용한 중재 선택의 유형을 자세하게 언급하지 않고 교육법에서 서비스의 유형을 정의하도록 하였다. 일반적으로 두 가지 유형의 서비스가 있는데 특수 교육 및 관련 서비스 또는 보조 서비스이다. 이는 직 · 간접적이다. 직접 서비스는 대개 아동에게 직접적으로 제공되는 서비스를 말한다. 직접 서비스의 초점은 아이를 교육하는 것이다. 간접 서비스는 아동, 직원, 그리고 필요하다면 부모에게 제공되는 서비스이다. 간접 서비스의 초점은 일상에서 학생 요구에 초점을 맞춘 활동을 통합하도록 학생 및 학생과 함께 있는 사람들을 하루 종일 훈련시키는 것이다. 한 가지 유형의 서비스가 다른 유형의 서비스 보다 더 좋거나 나쁘다고 가정할 수는 없다.[26,39] 아동이 받는 서비스는 특수 교육 프로그램과 환경 뿐만 아니라 아동 개개인의 확인된 요구, 목표, 그리고 목적에 따라 다르다.

교육 환경에서의 물리치료사 역할은 아동(손상/기능적 제한/장애/건강상태), 작업환경(집/학교/지역사회/직장), 작업(놀기/배우기/일하기)에 대한 가능성을 검사하고 평가하며, 아동의 상태가 기능과 배우는 능력에 어떤 영향을 미치는 지를 확인하는 것이다. 중재는 환경, 과제, 기대에 대한 적응 또는 변경; 보조 공학 규정; 아동, 직원, 부모의 훈련 및 교육; 적합한 서비스 제공자의 조정 및 연락; 아동과의 상호작용을 포함한다. 아이와의 상호작용에 대한 구체적인 유형은 요인에 따라 다양하지만,[21,45,46] 물리치료사의 초점은 손상을 고착화시키지 않고, 교육 환경에서의 기능 향상에 있다.[30]

특수 교육에서 아동을 효과적으로 도울 수 있는 서비스 종류가 결정될 때, 물리치료사는 어떤 유형의 상호작용이 필요한 지 생각하고, 그 다음에 적절한 분류를 적용한다. 직접, 일대일, 또는 간헐적인 직접(pull-out) 서비스가 유일한 물리치료 방법이라고 생각하는 것은 잘못된 가정이다.[26] 간접 서비스에서는 물리치료사가 아이와 팀에 능동적으로 관여하도록 자주 필요로 한다. 많은 경우 운동학습이론의 원칙(제 3장)과 자연스런 환경 또는 최소한의 제한된 환경 내에서 전체 아동에 대한 교육적 구성을 구체화함으로써 선호하는 상호작용을 만들 수 있다.

서비스 전달 결정을 할 때, 물리치료사는 다음을 고려해야 한다:

- 뇌가 배우고, 조직화하고, 정보 사용하는 방법에 대한 확신
- 학습 시 환경의 역할
- 학습 시 가족과 사회/감정적 요인의 역할
- 자료에 기초한 근거중심의 치료, 자기표현/이해, 환자/의뢰인의 선호도
- 교육 목적
- 평생의 건강상태가 학습에 미치는 영향
- 평생의 건강상태 관리
- 서비스의 지속성
- 서비스 모델
- 서비스의 시간조절과 빈도로써 특징적인 뇌와 몸의 성장, 구체적인 병태에 따른 특징적인 발달, 과제 학습을 위한 뇌와 아동의 준비, 아동이 목표수행을 할 수 있도록 돕기 위해 필요한 전문가 의견의 수준을 고려함

연구를 통합한 근거 중심의 치료, 치료사의 경험, 아이와 가족의 희망사항은 서비스 전달을 결정하는 토대가 된다.[47-49] 치료사는 자신의 확신과 그 확신이 현재의 증거와 어떻게 연관되는 지를 평가할 필요가 있다.[45] 정상적인 운동발달 순서가 소아 치료의 토대로서 적용될 수 있을까? 이것이 특수 교육을 적용하기 위한 자격조건을 결정하는 방법이 되는 반면, 대부분의 사람들은 과제와 환경 속에서 아동의 상호관계를 강조하는 운동학습 접근을 통해 기능적 능력에 초점을 맞출 필요가 있다고 믿는다.[50-56] 많은 연구에서 운동 기술[51,57-59]과 중재 빈도[60,61]에 대한 예측 인자를 연구하였는데, 기능적 능력에 초점을 맞추는 것이 중요하다고 하였으나 이상적인 중재빈도는 알려지지 않았다.[45] 학습에 영향을 미치기 위해서, 아동은 과제 수행에 대한 동기유발이 되어야 하고 자연스런 환경 내에서 이루어짐으로써 반복적으로 과제를 실행할 수 있어야 한

다.[53,62] 운동학습 이론을 토대로, Byl[63]은 학습에 영향을 미칠 만큼 필요한 연습량을 치료사가 제공할 수 없으므로, "좋은 스승이 되고, 지도하고, 동기를 유발시키고, 조절해야 할 신경계의 잠재성에 대해 부모에게 가르치는 것"이 과제가 되어야 한다고 말했다.[63]

또 다른 중요 고려사항은 특수 교육과 관련 서비스에 대한 자격조건이 되는 아동이 일반적으로 평생 동안 병리적인 건강상의 문제를 갖는다는 것이다. 물리치료사의 역할 중 하나는 가족과 아동이 이러한 상태와 나이에 맞는 관리방법을 이해하도록 돕는 것이다. 건강상태가 교육 프로그램에 영향을 미치고, 어른으로써의 독립적인 삶에 영향을 미치며, 고등교육, 고용, 건강보험, 그리고 가능한 삶의 질을 획득하는 데 영향을 미친다는 것에 대해 아동과 가족이 이해하도록 하는 것이 중요하다.[3-6] 아동의 요구, 우선순위, 교육 프로그램의 변화에 따라 물리치료사의 참여내용이 달라진다. 교육 환경에서 "치료기간(episode of care)"은 태어나서 21세까지가 아니라, 물리치료사가 서비스에 개입되거나 제외되는 상황에서의 치료기간이 된다. *지침*을 통해 치료 계획을 발달시키고, 기대 결과와 타당한 예상 목표를 확립시키며 관련된 정보를 제공받는다.[21] 물리치료사는 또한 서비스의 빈도와 기간이 고려될 때 계획을 수정할 요인을 고려해야 한다.[21,46]

제공되는 서비스가 교육적으로 필요한지 여부를 결정할 때 고려해야 할 질문들은 다음과 같다:

- ▶ 아동이 수행할 역할은 무엇인가?
- ▶ 정상발달의 또래아동에 대한 기대치는 무엇인가?
- ▶ 교육 환경에서 아동의 기능향상은 어떤가(집, 학교/지역사회/일터)?
- ▶ 역할을 수행하는 능력을 방해하는 것이 무엇인가?
- ▶ 역할을 하는 능력이 환경으로 인해 촉진되는가 아니면 방해받는가?
- ▶ 보조 기술이 있는가? 있다면 역할을 수행하는 능력을 어떻게 촉진하거나 방해하는가?
- ▶ 재조정, 순응, 또는 변경될 수 있는 것이 있는가?
- ▶ 아동 및/또는 가족에게 우선순위가 있는가?
- ▶ 개별화된 교육 계획/개별화된 가족서비스 계획팀에 의해 결정된 교육적 우선순위가 있는가?
- ▶ 환경에 순응하거나 환경을 변경시킬 필요가 있는가?
- ▶ 보조 기술을 제공할 필요가 있는가?
- ▶ 아동, 가족, 또는 교육 팀을 교육시키거나 훈련시키기 위해서 물리치료사의 전문적 의견이 필요한가?
- ▶ 확인된 요구사항, 목표, 그리고 목적에 초점을 맞추기 위해서 물리치료사의 전문적 의견이 필요한가?
- ▶ 아동의 교육 목표를 충족시키도록 돕기 위해서 물리치료사의 전문적 의견이 필요한가?

서비스 전달 모형 (service delivery models)

서비스 전달 모델은 모든 교육 환경의 장애아동에 대한 인식 및 운동학습의 이해를 바꾸어 왔다. 근거 중심의 치료는 물리치료의 임상기준 뿐만 아니라 낙제학생방지법 제정에 따른 교육의 필요성 및 장애인교육법에서 제안된 2003 개정안이 된다. 이는 모든 아동에게 득이 되도록 하기 위해서 또는 일반 교육의 한 부분으로써 자연스런 환경에서의 학습, 실제 작업과 활동, 법에 의한 압력을 행사하기 위한 근거이기 때문으로, 모든 교육 서비스의 전달 모델은 바뀌어 왔다.

교실 내에서 교사와 물리치료사가 완전히 참여하는 모델, 교실에 있는 직원에게 교사와 물리치료사가 상담을 하는 협조적인 모델로써 좀 더 전통적인 "간헐적인 직접서비스(pull-out)"로 범위를 정한다.[26,65] Massey-Sekerak 등[26]은 서비스 전달의 통합적 모델을 설명하였는데, 이는 물리치료사가 아동의 구체적인 요구를 토대로 선택할 수 있는 서비스 전달 모델의 연속체가 된다. 상담은 각 모델의 중요한 구성요소이다. Massey-Sekerak 등[26]은 취학 전 교실에 물리치료 서비스를 통합시키는 것과 이 통합이 성공적으로 이루어지기 위해 중요 구성요소들을 확인하는 지침을 발전시켰다. 취학 전 환경에서 물리치료사와의 인터뷰를 토대로 이러한 지침이 이루어진다면, 모든 환경에 있는 아이에게 쉽게 구성요소들을 적용시킬 수 있을 것이다.

물리치료의 서비스 규정의 열쇠는 교육 프로그램으로 얼마나 잘 통합되는가이다. 통합 모델에서, 물리치료사는 교실 안 밖에서 서비스를 제공하는 부분, 교실 직원, 간병인, 가족과 일하는 부분, 환자/의뢰인과 관계된 교육과 조정, 의사소통, 외부 서비스 제공자와 기관, 교육 프로그램에 있는 사람들에게 필요한 자료를 제공하는 부분을 선택할 수 있다.

통합모델에서, 물리치료사는 독립된 목표를 갖지는 않지만, 아동이 갖는 목표여야 하며 팀에 의해 발전되고 실행되어야 한다.[18] 아동이나 가족에 초점을 맞춘 목표를 발전시킬 때 그들에게 중요한 것이 무엇인지, 생활방식이 무엇인지, 미래에 중요한 것이 무엇인지를 아동과 가족에게 물어보는 것이 도움이 된다.[29,43] 가족과 함께 일할 때, 물리치료사는 가족마다 다르다는 것을 재인지하고 인정할 필요가 있다. 가족마다 물리치료사의 가치와 다른 가치관을 가지고 있다.[15,66,67] 문화적인 차이는 평가, 기대효과 확인, 조정에 사용되는 재료와 기술면에서 초점이 맞춰진다. 가족의 아동을 받아들이는 정도와 외부서비스 제공자로부터 받는 보조는 개별화된 교육 계획과 개별화된 가족서비스 계획 과정에 참여하는 팀의 능력에 영향을 미칠 것이다. 팀의 의무는 모델과 도구들이 각 가족의 요구에 적절하게 초점을 맞추도록 하는 것이다.

교육 환경에서 물리치료사의 부가적 역할
(additional roles of the physical therapist in educational settings)

지침에서는 장애 아동과 함께하는 것을 포함하여 상담, 교육, 긴밀한 조사, 행정과 같은 물리치료사로써의 많은 역할을 설명하고 있다. 교육 환경에 있는 물리치료사는 이러한 역할에 참여하는 기회 뿐만 아니라 학생, 가족, 직원과 함께 일하는 최초의 역할까지 맡는다. 아래에 나열한 역할들은 미국물리치료 협회(APTA's) *지침*[21] 1990년판과 교육 환경에서의 *물리치료(Physical Therapy Practice in Educational Environments) 정책*,[68] *교육 환경에서의 작업치료와 물리치료: 미네소타 치료사를 위한 소책자(Occupational Therapy and Physical Therapy in Educational Settings: A Manual for Minnesota Practitioners)*를 지침으로 채택됨으로써 교육 환경에서 적용할 수 있게 되었다.[30]

상담 (consultation)

지침에서는 상담을 "물리치료사에 의한 조언, 전문가적 표현, 견해"로써 정의한다.[21] 교육 환경에서는 교사, 관리자, 부모, 의사, 외부 서비스 제공자, 지역사회 일원, 기타 전문가 또는 기관이 있으며, 교실 프로그램 개발, 장애 아동을 위한 일반 교육 프로그램 편성과 장기 계획, 접근성을 위한 건축상의 계획이나 구체적인 위치, 또래 검토, 행정 자원으로써 근무하는 활동들을 포함한다. 교육법 및 개인정보보호법 때문에, 아동 중심의 상담은 물리치료사가 구체적인 아동의 평가과정의 부분으로 참여하거나 개별화된 교육 계획과 개별화된 가족서비스 계획팀의 일원으로써 일 때만 할 수 있다.

교육 (education)

지침에서는 교육을 "정보나 기술을 전하고 지각에 의한 인식, 예, 경험에 의해 교육하는 과정"이라고 정의하며,[21] 직원, 학생, 부모를 대상으로 특정 장애에 대한 일반 교육 연수의 계획 및 실행, 인체 역학, 장애 아동의 이주, 일반적인 치료와 자세유지 법칙, 교사가 직접 교육하는 프로그램을 보강하는 활동들을 포함한다. 물리치료사는 장애 학생을 위한 건축 장벽의 제거, 이동수단 요구, 이주 계획, 특수 장비 요구, 전이 계획, 직업 전 계획 및 직업 계획, 여행 훈련, 직장 분석, 건강(health/wellness)과 체력유지 계획, 장기계획에 관한 정보를 제공할 수 있다. 다시 말해, 교육법 및 개인정보보호법 때문에, 환자/의뢰인과 관계된 교육(education/instruction)은 물리치료사가 구체적인 아동의 평가과정의 부분으로 참여하거나 개별화된 교육 계획과 개별화된 가족서비스 계획팀의 일원으로써 일 때만 할 수 있다.

긴밀한 조사 (critical inquiry)

*지침*에서 정의하는 긴밀한 조사는 "전문 자료를 읽고 해석하고, 참여하고 계획을 짜고 연구하며, 결과 자료를 평가하고, 새로운 개념과 기술을 평가하는 과학 법칙의 방법을 적용하는 과정"이며,[21] 문헌조사, 근거 중심의 치료, 물리치료사 교육 프로그램과 함께 협력 연구, 결과자료 수집 및 분석, 학생 그룹에 참여하는 활동을 포함한다.

행정 (administration)

*지침*에서는 행정을 "사람, 기술, 환경, 재정적인 자원을 효과적이고 능률적으로 계획을 짜고 지도하고, 조직화하며, 관리하는 숙련된 과정"이라고 정의하였으며,[21] "지역, 주, 연방 교육 및 물

리치료 조례와 어느 정도 일치하는 서비스의 조정 및 실행, 도구와 물품 구입, 직원 고려, 직원 선택, 작업장 및 사무실 고려, 보조 물리치료사의 지시 및 감독, 수행 검토, 물리치료 학생의 임상 교육을 포함한다.

근무조건 (employment options)

물리치료사들은 일반적으로 직접 고용과 계약고용의 두 가지 근무조건이 있다. 직접고용의 형태에서는, 물리치료사가 지역교육기관이나 여러 지역교육기관과 연결된 협력 기관에 직접 고용된다. 이러한 시스템을 통해, 물리치료사는 교사의 위치에 있게 되고 교사와 같은 대우를 받는다. 지역교육기관에 고용되었을 때의 장점은 다른 직원과 좀 더 직접적으로 접촉할 수 있고, 활용도가 높고, 일정이 유연하며, 직업상의 책임보험과 건강 및 장애에 대한 장점을 갖춘 지역교육기관 "시스템"에 포함될 수 있다는 것이다. 단점은 교육 직원의 감독, 버스 감독과 같은 교육 관련 의무에 대한 요구, 다른 치료사와의 연락이 제한된다는 것이다.[68]

계약고용의 경우, 지역교육기관의 어떠한 "시스템" 혜택도 받지 않는다면 전문직업인배상책임보험(professional liability insurance) 증서를 제시해야 한다. 계약고용의 경우, 지역교육기관에서 일하는 시간과 환자 부담에 있어서 좀 더 독립적이라는 장점이 있다. 일반적으로 계약고용의 경우, 물리치료 서비스를 받는 학생이 적을 때에는 지역교육기관이 유리하다. 단점으로는 직원과 지불 체제의 상호관계에 있어서 추가적인 만남이나 상호작용의 효율성이 제한되는데 지역교육기관에서는 직접적인 학생 접촉과 필수적인 만남일 때에만 물리치료사가 참여할 것을 자주 요구한다. 교육 환경에 있는 작업치료사와 물리치료사를 위한 *미네소타주 소책자(Minnesota State Manual)*에는 계약 시 다음의 내용을 포함시킬 것을 조언한다: "계약 목적, 치료사의 면허증, 기관으로부터의 치료사 대체 활용, 작업 현장, 예상 자료, 감독 관계의 확인과 직원 수행능력 평가, 모임에서 분쟁을 해결하는 방법 확인, 지불 일정, 서비스 및 이동 비용, 유효일자, 계약갱신 상태, 책임소재."[30]

물리치료사는 최선의 선택을 결심하기에 앞서 모든 대안을 조사해야 한다. 학교중심의 물리치료사에 관한 지침이 있는 주 교육부와 각 주에 있는 미국물리치료사협회(APTA)의 지부를 조사함으로써 추가적인 유용한 정보를 얻을 수 있다.

직원채용 시 고려사항 (staffing considerations)

직원의 요구사항을 결정할 때, 학생과 관련된 시간 뿐만 아니라 행정업무(프로그램 개발과 계획; 평가에 대한 개발과 작성, 개별화된 교육 계획, 개별화된 가족서비스 계획, 학급 프로그램, 제3자의 청구서를 포함한 자료 요구; 평가결정 계획 모임을 포함한 학생 관련 모임과 개별화된 교육 계획/개별화된 가족서비스 계획; 일반적인 훈련과 특정 학생 훈련을 포함한 직원 훈련활동)에 요구되는 시간이 고려되어야 한다.

물리치료 서비스에 대한 요구는 개별화된 교육 계획 또는 개별화된 가족서비스 계획 회의에서 개인의 기준으로 결정된다. 법은 물리치료에 대한 환자의 부담을 제한하는데 초점을 두지 않는다. 물리치료사는 치료사와 학생의 요구에 초점을 맞추기 위해 행정 업무를 볼 필요가 있다.

업무 평가 (performance review)

모든 물리치료 현장에서처럼, 업무수행에 대한 재검토는 질적인 서비스를 보장하기 위해 필수적인 요소이다. 어쨌거나, 물리치료사가 평가 감독자가 되는 대부분의 물리치료 임상 현장과는 달리 학교 물리치료사(요육실기교사)는 교장이나 특수학교 교장과 같이 교육 인사로서의 책임이 있다. 전문 직업의식, 의사소통 기술, 조직 능력, 적응성과 융통성과 같은 수행 기준은 구체적인 검사 또는 중재 기술을 수행하기 위한 물리치료사의 능력과 함께 역점을 두어야 한다. 학군에 종사한다면, 수행평가 과정에 참석해야 한다.

동료 평가는 "유사한 영역에서 전문지식을 가진 동료에 의해 인정된 임상기준과 지침을 사용하여 물리치료의 질을 평가하는 시스템"[69]이며 수행 평가 방법으로써 사용된다. 이러한 과정은 같은 환경의 물리치료사에 의해 서비스를 평가하는 내적 동료 평가와 외부 환경에 있는 물리치료사에 의해 서비스를 평가하는 외적 동료 평가로 이루어진다. 양쪽 평가 모두에서, 제공된 서비스의 질을 검토하기 위해 인정된 전문 기준과 지침을 사용한다. 동료 평가를 위한 핵심 자료는 *미국물리치료사협회(APTA)의 임상 및 척도 기준(Standards of Practice and the Criteria)*[24], *지침(Guide)*[21], *미국물리치료사협회(APTA)의 자료 지침(Guidelines for Documentation)*[24]에 있다. 기타 전문적인 자료는 미국물리치료사협회(APTA)의 웹사이트인 www.apta.org에 접속하면 된다.

결론 (conclusion)

교육의 목적은 아동이 성인으로서의 삶을 살 수 있도록 준비하도록 돕는 것이다. 물리치료사의 역할은 장애 아동이 이러한 준비를 할 수 있도록 도와주는 것이다. 물리치료사는 교육 환경에서 중요한 역할을 한다. 교육 팀에 꼭 필요한 구성원으로써, 장애 아동에게 적절한 교육을 책임지도록 노력해야 한다. 기능에 대한 질병/병태의 영향과 운동학습의 수행과 이해를 갖춘 물리치료사의 노련함은 교사, 부모, 행정관, 그리고 기타 교육진이 장애아동의 요구사항을 알 수 있도록 한다.

교육 환경에서 근무하는 물리치료사는 이상적인 직업이다-의뢰인이 실행하고 싶어하는 실제 환경에서 일을 한다. 물리치료사는 운동학습을 촉진하고 직접적으로 기능에 영향을 미칠 전략을 수행할 아주 좋은 기회를 가진다. 장애를 가진 삶에 도전하는 것에 초점을 맞춤으로써 아이들의 장기적인 삶의 결과에 차이를 둘 수 있다. 이러한 도전에는 고용, 독립심, 인간관계, 그리고 자기결정이 있다.[1-6,70-72] 도전을 실천에 옮기기 위한 아이들의 목표는 "걷는 것" 보다는 효율적인 움직임과 안전함에, "머리조절의 발달" 보다는 1-2 시간 동안 과제를 수행하는 것에, "관절가동범위의 향상" 보다는 일하고 놀 수 있는 신체적 능력을 갖는다는 관점에서 볼 필요가 있다. 우리는 병태로부터의 장애가 아닌 삶의 기능적인 부분에 초점을 두어야 한다. 아이와 부모에게 일생동안 영향을 미치는 병태와 이를 어떻게 조절하는 지에 대한 방법을 교육하는 것이 필요하며 이로써 아이들은 가능한 한 독립적이고 자기 신뢰적일 수 있다. 얼마나 흥미진진한 도전인가!

이 장에서는 교육 환경 내의 법률, 역할, 그리고 물리치료사의 직무에 대한 개요를 제공하였다. 적용에 관한 부분은 다음의 사례 연구에서 소개될 것이다.

사례연구 #1 : Jason

- 환자패턴 5C: 중추신경계의 비진행성 장애와 관련된 운동기능과 감각통합 손상-선천성 원인 또는 유아기(24개월)에 발생된 후천성 원인
- 환자패턴 4C: 근 수행능력 손상(16세)
- 의학 진단: 뇌성마비, 우측 편마비

Jason은 출산에 관한 과거력과 의학 진단을 토대로 의사에 의해 주(state)의 조사팀에 의뢰되었다. 지역 교육구에 의해 평가를 한 후 그 결과를 검토하고 특수 교육을 위한 적합성을 결정하기 위해 가족들과 함께 조사팀 회의를 열었다. 평가를 토대로, Jason은 발달 지연 가능성이 높은 신체 상태라고 진단되어 조기 중재서비스에 대한 적격 기준을 받았고, 의사소통, 적응능력 발달, 운동발달의 영역에서 서비스가 필요하다고 입증되었다. Jason 팀은 학교와 함께 개별화된 가족서비스 계획을 결성하여, 사설 물리치료사를 통해서 의사소통, 자립 기술, 가족 영역에서의 요구와 가동성과 관련된 요구를 전했다. 교육구를 통해 Jason은 매주 가정방문 서비스를 받았는데, 조기 중재 교사와 작업치료사가 번갈아 방문하였다. 또한 학교 물리치료사(요육실기교사)로부터 상담서비스를 받았는데, 이는 사설 물리치료사에 의해 제공된 서비스를 조정받고 Jason이 3살 때 학교중심의 프로그램으로 전이되도록 돕기 위해서이다. 또한 격주로 기관중심 가족지지 및 놀이 그룹에 참석했다. 민간 서비스제공자를 통해, Jason은 3달 동안 일주일에 한 번씩 사설 물리치료를 받았는데, 가정 프로그램을 위한 가족 교육뿐만 아니라 가정과 지역에서의 가동성에 초점을 두었다. 학교 물리치료사(요육실기교사)와 서비스를 조정하여 2주에 한 번씩 사설 물리치료 서비스를 받도록 횟수를 줄였다.

3살 때에는, 특수교육의 도움을 받아 지역중심의 취학전 프로그램에 참석할 자격이 되었다. Jason의 개별화된 가족서비스 계획팀은 기관중심의 프로그램으로 전환하기 시작하였는데, 정상적으로 발달하는 또래아이들을 모델로 하고 특수 교육과 관련 서비스를 조정하도록 하였다.

Jason의 장애로 인해 교육 프로그램에 참석할 수 있는 능력에 얼마만큼 영향을 미치느냐에 따라, 특수교육의 필요성을 지속적으로 입증할 수도, 그러지 않을 수도 있다. Jason은 초등학교에서 특수교육의 필요성을 지속적으로 보일 수도 있지만 물리치료사의 전문가 의견이 필요하지 않을 수도 있다. 몇몇 주정부에서는 Jason의 일반적인 운동 기술과 건강 요구에 역점을 둠으로써 발달/특수 체육교육 영역에서 부가적인 서비스를 제공하였다. 물리치료사가 평가 팀의 일원

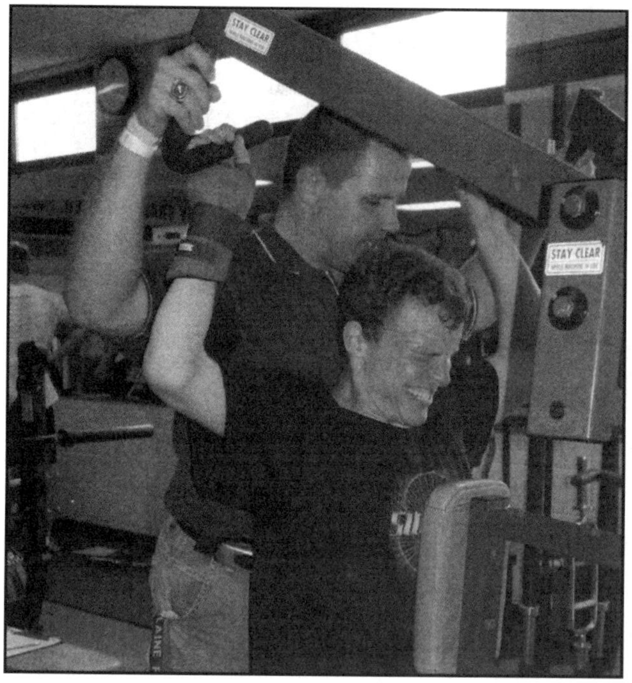

그림 14-2. 청소년의 개인 요구에 맞춘 근력강화 훈련 프로그램.

으로 Jason을 3년마다 재평가한다.

Jason은 현재 16세이며 고등학교 2학년이다. 포괄절인 3년간의 재평가 부분으로, 물리치료사와 작업치료사가 장애로 인해 전이 영역에 미치는 영향력을 알아냈다. 부모는 운전을 하기 위한 적응 또는 변형여부를 판단하는 평가를 할 수 있도록 도움을 요청하였다. Jason은 양손으로 골대에 공을 넣거나 운전을 할 수 있었으면 좋겠다고 말했다. 성장하면서 근육을 사용하지 않아, Jason의 오른 팔은 구축되었고 이로 인해 운전을 위한 조종이 어려워졌고 악수를 할 수 없었다. 팀은 Jason이 (신체적으로 손상된) 범주에 속하는지에 대한 자격 기준 적합 여부를 결정하고, 오른팔과 오른손의 유연성, 근력, 지구력과 함께 운전을 위한 과도기 영역(여행 훈련), 손을 흔드는 능력(직업 및 직업훈련, 의사소통에 참여), 건강(모든 변화 영역에 있는)에 대한 요구를 설명하였다. Jason의 개별화된 교육 계획은 운전을 하고자 하는 목표, 지역사회 또는 직장에서의 사람들과의 적절한 상호작용, 개별화된 건강계획을 발달시켰다. Jason의 프로그램은 장애인을 위한 시설에서 운전능력을 평가(기관과 부처 간 동의로 지역구에서는 평가와 훈련을 위한 시설로 학생을 보낸다)하고 학교에서 근력강화 훈련 교실에 참여하는 것이다. 근력강화 훈련에 대한 목표를 달성하도록 돕기 위해서 고강도 근력강화 훈련 및 부가적인 훈련과 함께 전문 보조원이 매일 Jason과 함께 훈련하도록 배정되고, 첫 3주에는 일주일마다 3-4회 집중 서비스를 받고 남은 7주 동안은 주 1회 부차적인 서비스를 받도록 물리치료사가 참여한다. 물리치료사의 역할은 근력강화 훈련교사와 전문보조원과 함께 Jason을 위해 특별한 건강상태와 요구에 초점을 맞추어 고강도 근력강화 훈련프로그램을 발달, 전이, 수정하는 것이다(그림 14-2).

사례연구 #2 : Jill

- 환자패턴 5C: 중추신경계의 비진행성 장애와 관련된 운동기능과 감각통합 손상–선천성 원인 또는 유아기(7세)에 발생된 후천성 원인
- 의학 진단: 뇌성마비, 경직성 사지마비, 소두증(microcephaly), 정신지체, 발작장애
- 나이: 17세

Jill은 현재 고등학교 3학년이다. 중등도-중증 장애 프로그램에서 기능 교육과정에 참석하고, 매주 네 번 음악수업에, 매주 세 번 발달/적응 체육교육에 출석한다. 기능 교육과정의 한 부분으로, Jill은 매주 한 번 지역사회 산책, 매주 두 번 직업 전 훈련, 매주 하루 아파트 생활을 한다. Jill의 개별화된 교육 계획팀은 주 전체의 대학시험을 면제해 주었고 대안평가를 하였다. Jill의 요구는 주정부의 다섯 가지 변화 영역–직업과 직업훈련, 고등교육, 레크레이션–여가, 지역사회 참석, 가정생활-에 주안점을 두는 것이다.[70,71]

Jill은 맞춤 좌석 시스템을 갖춘 tilt-in-space 휠체어가 있다. 그녀는 휠체어를 앞으로 밀 수는 없지만, 움직임과 함께 보조 도움으로 휠체어 작동을 할 수 있고 최소에서 중간 정도의 도움으로 서서 축 이동(standing pivot transfer) 하는 것이 가능하다. Jill은 머리 조절을 유지하는 것이 좋아지지 않지만 활동을 통해 동기부여가 되면 머리를 들고 조절할 수 있으며, 동시에 5-10분 동안 과제에 집중한 채로 있을 수 있다. Jill이 원하는 것은 건강과 관련하여 교육 프로그램에 참석할 수 있을 만큼의 유연성, 기능적인 근력, 그리고 지구력을 유지하는 것들이다. 발성 및 간단한 확성 장치를 통해 의사소통을 한다. 그녀의 환경과의 상호작용을 위해 스위치를 이용한다. 외곽 지역(off-site community) 활동과 직업 활동에 참여하기 위해, Jill은 3-4시간 동안 앉을 수 있는 인내가 필요하고 10-15분 동안 과제를 할 수 있어야 한다. 또한 직원 한 사람의 도움으로도 잘 해낼 수 있어야 하고 교체 테이블이 있는 사석이 필요하다.

프로그램의 초점은 보조 공학을 제공함으로써 Jill의 요구사항에 역점을 두고 교육 프로그램에 참석하도록 독려하는 것이다. 물리치료사는 Jill이 개별화된 교육 계획팀에 참석하여 자세와 도구 문제를 해결하도록 도움으로써 학교와 작업 활동에 참여할 능력을 향상시키도록 하였다. 유압식 직립 스탠더(hydraulic sit-to-stand upright stander)는 Jill이 작업장에서 서서 일하고, 앉아서 쉬고, 일을 끝내도록 다시 설 수 있게 한다. 발달/적응 체육교육 수업에서 건강 계획의 한 부분으로서 보조 보행트레이너가 있다. 물리치료사는 또한 유연성에 주안점을 두어 Jill의 하루 일과 및 돌보는 일과 운동을 통합할 수 있도록 훈련된 직원을 두도록 하였다. 접근성을 위해 가능한 작업장과 지역사회를 평가하고 철수계획을 위한 요구사항을 도와줄 수 있다.

프로그램의 주요 초점은 고등학교를 졸업하는 것이다. Jill의 부모님은 Jill이 18-21세 이전 프로그램이 있는 지역에서 지속하기를 원했다. 결과적으로, Jill은 졸업식을 할 수 있었으나 졸업증은 받지는 못할 것이다. Jill이 18세가 되면 스스로 보호자가 되기 때문에 부모님은 후견인으로서의 역할에 역점을 두어 요구에 관한 조언을 구했다.[72] 물리치료사는 아동에서 성인까지의 의

료서비스 제공자에 대한 변경 및 장차 사용할 장비 요구에 관한 상담을 한다.

사례연구 #3 : Taylor

- ▶ 환자패턴 5C: 중추신경계의 비진행성 장애와 관련된 운동기능과 감각통합 손상-선천성 원인 또는 유아기(4세)에 발생된 후천성 원인
- ▶ 환자패턴 4C: 근 수행능력 손상 (12세)
- ▶ 의학 진단: 척수 수막류(myelomeningocele), L1-2 손상

Taylor는 이제 인근 중학교에 다니는 7학년이다. Taylor의 중학교는 학년별 평균 250 명의 학생이 있는데, 6-8 학년을 위한 건물은 2층이다. 45분을 진행하는 7개의 수업시간과 매일 15분의 자문 시간이 있는데, 수업마다 5분의 쉬는 시간과 30분의 점심시간이 있다. 승강기가 갖춰진 정규노선 버스를 사용한다. Taylor는 1층과 2층에서 수업을 하지만, 사물함은 1층에 있다. Taylor는 6학년 때에 학교에서 수동 휠체어만 사용하려고 결심했는데, 이는 교실을 옮길 때 걷는 에너지와 시간, 그리고 서있을 때 그의 신체적(예를 들면, 덜 발달된 다리)에 대한 자의식 때문이었다. 건물 내에서는 움직이는데 독립적이지만 야외 과학수업을 듣기 위한 자연 보도나 체육교육 수업을 위한 경기장에서는 휠체어를 끄는 것이 어렵다. 그는 책상을 옮기거나 높이조정 테이블 아래 휠체어를 끌어 교실에 있는 모든 수업 장소에 갈 수 있다. 독립적으로 엘리베이터를 조작하고 휠체어를 탄 상태에서 문을 안팎으로 열 수 있다. Taylor가 화재장소인 2층에 있을 때의 대피 계획은 화재 구조실에 신고하는 것이다. Taylor의 대피 방법은 직원이 그를 계단 아래에 있는 견고한 휠체어로 들어서 옮기는 것이다. 직원이 Taylor와 휠체어를 옮길 수 없는 상황을 대비해 직접 휠체어를 운반할 수 있는 현수장치(sling)가 있다. Taylor는 때때로 친구의 부모님 차로 이동하는 것이 어렵다고 말했다. 그의 부모는 YMCA에 가족 회원자격이 있으며 Taylor를 위한 특별 프로그램이 있었으면 했다.

Taylor는 외부에서의 가동 및 이동과 관련된 건강 영역에서 요구를 드러냈다. Taylor와 부모는 Taylor가 나이가 들어감에 따라 건강상태를 어떻게 관리할 수 있는지에 대한 것뿐만 아니라 현재의 상태가 훈련 능력에 어떠한 영향을 미치는지와 건강을 향상시키는 방법에 대한 교육을 원했다. 물리치료사는 Taylor의 철수 계획을 발전, 전이, 추적하는 것과 함께 교육 영역에 접근하는 능력과 가동성을 돕기 위해서 개별화된 교육 계획에 참여하도록 하였다. 물리치료사는 Taylor의 건강 계획에 역점을 두기 위해 체육 교육과 발달/적응 체육교육 교사와 함께 일한다. 또한 YMCA에서 훈련 프로그램을 발전시키기 위해 가족과 함께 하며 Taylor가 나이가 들어감에 따라 상태가 어떻게 변화하는지, 그의 상태를 관리하기 위해 해야 할 것들이 무엇이 있는지에 대해 Taylor와 그의 가족에게 교육하였다.

사례연구 #4 : Ashley

- ▶ 환자패턴 5B: 신경운동 발달의 손상(15 개월에 발생)
- ▶ 환자패턴 4C: 다운증후군(Down syndrome)
- ▶ 나이: 8세

Ashley는 인근 학교에 3학년이다. Ashley의 개별화된 교육 계획팀은 취학 전(숫자와 글자 인지, 조합), 사회 기술(차례 지키기, 줄 서서 기다리기, 놀기, 초기의 상호작용, 독립성), 의사소통 기술(대화 기술, 쓰기 표현), 운동 기술(일반적인 지구력, 공 다루는 기술, 게임 기술, 교구 사용), 기능 기술(일정 시간동안 과제에 집중하기, 학급의 일상생활을 따라 하기, 기능적인 말, 안전에 대한 인지)부분에서 요구를 확인했다. Ashley의 부모는 그녀가 또래 아이들과 놀 수 있기를 희망하고, 특히 부모가 밖에 있을 때 Ashley 주변에서 무슨 일이 일어나고 있는지를 알고 싶어 했다. 팀은 그 요구사항에 우선순위를 두고 목표로 정하였으며, Ashley의 요구사항에 맞추어 과내 및 과외시간을 결합한 일반교육 3학년 수업에 참석하는 것을 포함한 프로그램이 이득이 된다고 결정했다. 팀은 안전 영역과 기능적인 말에 우선순위를 두었는데, 팀원들의 모든 활동을 통합시킬 것이다. 일반교사와 특수교사는 일반 교육과정뿐만 아니라 버스 안전과 대중교통 및 낯선 사람에 대한 안전 수업과 같이 지역사회에서의 안전교육에 대해 협력할 것에 동의했다. 체육 교사와 발달/적응 체육 교사는 전반적인 건강과 마찬가지로 운동 기술과 게임 교육에 대해 협조할 것에 동의했다.

전반적인 지구력을 향상시키고, 지도와 학급의 일상생활을 따르며, Ashely의 또래 친구들과 놀 수 있기를 원하는 부모의 요구사항에 역점을 두기 위해 물리치료사는 학급에서 Courageous Pacers73 프로그램에 참석하도록 계획했는데, 이는 Ashley가 전 수업에 참석하도록 하는 활동과 아이들을 위한 전반적인 건강을 다루는 것이다. 팀에서는 동의했고 물리치료사는 일상적인 학교생활로 프로그램을 이해하고 통합하기 위해 교사와 함께 일했다. 개별화된 교육 계획에서 물리치료 서비스는 간접적으로 시행하였는데, 첫 4주 동안은 주 단위로, 그 다음은 월 단위로 하였다. 물리치료사는 개별화된 교육 계획의 적응 부분에서 다음 설명을 삽입하였다: "물리치료사는 건강, 가동성, 그리고 교육활동의 접근 영역과 팀이 요구하는 영역에서 유용한 상담을 제공한다. 물리치료사는 Ashley의 프로그램을 검토하기 위해 최소한 매달 한 번은 개별화된 교육 계획팀과 접촉할 것이다."

사례연구 #5 : John

▶ 환자패턴 5B: 신경운동 발달의 손상

▶ 의학 진단: 주의력결핍 과다행동장애(attention deficit hyperactivity disorder), 발달협응장애(developmental coordination disorder)

▶ 나이: 5세

John의 부모는 주의력결핍 과다행동장애(ADHD)와 발달협응장애(DCD)의 중복 진단을 받은 의료 정밀검사에 따라 교육평가를 요청했다. 부모의 요구사항 대로, 학교는 John을 평가하도록 의뢰했다. 평가계획의결회의가 John의 학교에서 열렸고 부모, 유치원 교사, 특수교사, 언어병리학자, 학교 심리학자, 교장, 그리고 지역 운동 팀(작업치료사, 물리치료사, 발달/적응 체육교사)의 대표자가 참석했다. 팀에서는 장애 진단서와 부모의 관심사항을 재검토 하였다. John의 교사는 John이 교실에서 얼마나 기능적인지에 대한 정보를 제공했다. 평가계획은 운동 숙련성을 평가하는 발달/적응 체육교사와 운동능력과 기능적 숙련성을 평가하는 물리치료사와 작업치료사에 의해 개발되었다.

평가에 이어 팀에서는 결과를 상의하기 위해 부모를 만났고 John이 특수교육의 적격기준에 부합한지를 결정했다. 평가 결과의 재검토에 따라, John은 몇몇 과제와 활동에서 어려움이 있다고 결정되었지만, 특수교육을 받을 만한 기준이 되지 못했다. 팀에서는 John의 교육 요구에 대해 토론했고, 특수교육의 필요성은 없지만 운동 활동과 행동에 대한 간단한 수정과 전략에 역점을 둔 504 plan으로부터 도움을 받을 수 있었다. 물리치료사, 작업치료사, 특수교사는 일반 교사에게 발달과 훈련과정을 돕는 역할을 하였다.

참고문헌 (references)

1. National Organization on Disability. 1998 N.O.D./Harris Survey of Americans with Disabilities. Available at www.nod.org/presssurvey. Accessed June 7, 2004.
2. Blackorby J, Wagner M. Longitudinal postschool outcomes of youth with disabilities: findings from the National Longitudinal Transition Study. *Exceptional Children*. 1996;62:399-413.
3. Johnson DR, Stodden RA, Emanuel EJ, et al. Current challenges facing secondary education and transition services: what research tells us. *Exceptional Children*. 2002;68:519-531.
4. Benz MR, Lindstrom L, Yovanoff P. Improving graduation and employment outcomes of students with disabilities: predictive factors and student perspectives. *Exceptional Children*. 2000; 66:509-529.
5. Babitt BC, White CM. "R U ready?" Helping students assess their readiness for postsecondary education. *Teaching Exceptional Children*. 2002;35:62-66.
6. Test DW, Browder DM, Karvone M, et al. Writing lesson plans for promoting self-determination. *Teaching Exceptional Children*. 2002;35:8-14.
7. Education for All Handicapped Children Act of 1975. 20 U.S.C. 1401.
8. Education of the Handicapped Act Amendments of 1986. 20 U.S.C. 1400.

9. Individuals With Disabilities Education Act of 1990. 20 U.S.C. 1400.
10. Individuals With Disabilities Education Act Amendments of 1997. 20 U.S.C. 1400.
11. Assistance to states for the education of children with disabilities and the early intervention program for infants and toddlers with disabilities; final regulations, Appendix A to Part 300. *Federal Register.* 1999;64(Suppl 48).
12. No Child Left Behind Act of 2001. Official US Department of Education Web site. Available at www.nclb.gov. Accessed June 7, 2004.
13. Able-Boone H, Sandall SR, Loughry A, et al. An informed, family-centered approach to Public Law 99-457: parental views. *Topics in Early Childhood Spec Educ*. 1990;10:100-111.
14. Cone J, Delawyer D, Wolf B. Assessing parent participation: the parent/family involvement index. *Exceptional Children*. 1985;51:417-424.
15. Bailey DB Jr, Simeonsson RJ. Critical issues underlying research and intervention with families of young handicapped children. *J Division Early Childhood*. 1984;8:38-48.
16. Dunst CJ, Trivette CM, Davis M, et al. Enabling and empowering families of children with health impairments. *CHC*. 1988;17:71-81.
17. Blackman JA. Early intervention: a global perspective. *Infants Young Children*. 2002;15:11-19.
18. McEwen I. *Providing Physical Therapy Services Under Parts B & C of the Individuals with Disabilities Education Act (IDEA)*. Alexandria, Va: Section on Pediatrics, American Physical Therapy Association; 2000.
19. O'Neil ME, Palisano RJ. Attitudes toward family-centered care and clinical decision making in early intervention among physical therapists. *Pediatr Phys Ther.* 2000;12:173-182.
20. Code of Federal Regulations 300.550(b)(1-2), July 1988.
21. American Physical Therapy Association. *Guide to Physical Therapist Practice*. 2nd ed. Alexandria, Va: Author; 2001.
22. Assistance to states for the education of children with disabilities and the early intervention program for infants and toddlers with disabilities; final regulations, analysis of comments and changes. *Federal Register*. 1999;64(Suppl 48).
23. Rehabilitation Act of 1973 Section 504, 29 U.S.C. 794.
24. APTA. *House of Delegates Standards, Policies, Positions and Guidelines*. Alexandria, Va: American Physical Therapy Association; 2003.
25. McEwen I, Sheldon M. Pediatric therapy in the 1990s: the demise of the educational versus medical dichotomy. *Phys Occup Ther Pediatr*. 1995;15:33-45.
26. Massey-Sekerak D, Kirkpatrick DB, Nelson KC, et al. Physical therapy in preschool classrooms: successful integration of therapy into classroom routines. *Pediatr Phys Ther.* 2003;15:93-104.
27. Snell ME, Janney RE. Teachers' problem-solving about children with moderate and severe disabilities in elementary classrooms. *Exceptional Children*. 2000;66:472-490.
28. Utley BL, Rapport MJK. Essential elements of effective teamwork: shared understanding and differences between special educators and related service providers. *Physical Disabilities: Education and Related Services*. 2002;20:9-47.
29. Ovland Pilkington K, Malinowski M. The natural environment II: Uncovering deeper responsibilities with relationship-based services. *Infants Young Children*. 2002;15:78-84.
30. Bathke L, Bohmert J, Lillie L, et al. *Occupational Therapy and Physical Therapy in Educational Settings: A Manual for Minnesota Practitioners*. Roseville, Minn: Minnesota Department of Children, Families, & Learning; 2002.
31. Abelson MA, Woodman RW. Review of research on team effectiveness: implications for teams in schools. *School Psychology Review*. 1983;12:125-136.
32. Albano ML, Cox B, York J, et al. Educational teams for students with severe and multiple handicaps. In: York R, Schofield D, Donder D, et al, eds. *Organizing and Implementing Services for Students with Severe and Multiple Handicaps.* Springfield, Ill: Illinois Board of Education; 1981:23-34.

33. Bailey DB Jr. A triaxial model of the interdisciplinary team and group process. *Exceptional Children*. 1984;51:17-25.
34. Lyon S, Lyon G. Team functioning and staff development: a role release approach to providing integrated educational services for severely handicapped students. *J Assoc Severely Handicapped*. 1980;5:250-263.
35. Orelove FP, Sobsey D. Designing transdisciplinary services. In: Orelove FP, Sobsery D, eds. *Educating Children with Multiple Disabilities*. Baltimore, Md: Paul Brooks; 1987:1-24.
36. Sears CJ. The transdisciplinary approach: a process for compliance with Public Law 94-142. *TASH J*. 1981;6:22-29.
37. Harris SR. Transdisciplinary therapy model for the infant with Down syndrome. *Phys Ther*. 1980;60:420-423.
38. York J, Rainforth B, Giangreco MF. Transdisciplinary teamwork and integrated therapy: clarifying the misconceptions. *Pediatr Phys Ther*. 1990;2:73-79.
39. Rainforth B. Analysis of physical therapy practice acts: implications for role release in educational environments. *Pediatr Phys Ther*. 1997;9:54-61.
40. Coster W, Deeney T, Haltiwanger J, et al. *School Function Assessment*. San Antonio, Tex: Psychological Corporation; 1998.
41. Haley SM, Coster WJ, Ludlow LH, et al. *Pediatric Evaluation of Disability Inventory*. San Antonio, Tex: The Psychological Corporation; 1992.
42. Dole RL, Arvidson K, Byrne E, et al. Consensus among experts in pediatric occupational and physical therapy on elements of individualized education programs. *Pediatr Phys Ther*. 2003; 15:159-166.
43. Randall KE, McEwen IR. Writing patient-centered functional goals. *Phys Ther*. 2000;80:1197-1203.
44. Rogers JJ. Schools, insurance, and your family's financial security. *Exceptional Parent*. 1991;76-78.
45. Starks Hayes M, McEwen IR, Lovett D, et al. Next step: survey of pediatric physical therapists' educational needs and perceptions of motor control, motor development and motor learning as they relate to services for children with developmental disabilities. *Pediatr Phys Ther*. 1999;11:164-182.
46. Montgomery PC. Pediatric PT. *PT*. 1994;2(3):42-47,88-89.
47. Sackett DL, Straus SE, Richardson WS, et al. *Evidence-Based Medicine*. New York, NY: Churchill Livingston; 2000.
48. Law M. Strategies for implementing evidence-based practice in early intervention. *Infants Young Children*. 2000;13:32-40.
49. Dorling J, Salt A. Assessing developmental delay. *BMJ*. 2001;323:148-149.
50. Atwater SW. Should the normal motor developmental sequence be used as a theoretical model in pediatric physical therapy? In: Lister MJ, ed. *Contemporary Management of Motor Control Problems. Proceedings of the II Step Conference*. Fairfax, Va: Foundation for Physical Therapy; 1991:89-93.
51. VanSant AF. Motor control, motor learning, and motor development. In: Montgomery PC, Connolly BH, eds. *Clinical Applications for Motor Control*. Thorofare, NJ: SLACK Incorporated; 2003:79-106.
52. Attermeir S. Should the normal motor developmental sequence be used as theoretical model in patient treatment? In: Lister MJ, ed. *Contemporary Management of Motor Control Problems. Proceedings of the II Step Conference*. Fairfax, Va: Foundation for Physical Therapy; 1991:85-87.
53. Kamm K, Thelen E, Jenson JL. A dynamical systems approach to motor development. *Phys Ther*. 1990;70:763-775.
54. VanSant AF. Life-span motor development. In: Lister MJ, ed. *Contemporary Management of Motor Control Problems. Proceedings of the II Step Conference*. Fairfax, Va: Foundation for Physical Therapy; 1991:77-83.

55. Heriza C. Motor development: traditional and contemporary theories. In: Lister MJ, ed. *Contemporary Management of Motor Control Problems. Proceedings of the II Step Conference.* Fairfax, Va: Foundation for Physical Therapy; 1991:99-126.
56. Higgins S. Motor skill acquisition. *Phys Ther*. 1991;71:123-129.
57. Beals R. Cited in: Bleck EE. Cerebral palsy. In: Bleck EE, Nagel DA, eds. *Physically Handicapped Children: A Medical Atlas for Teachers*. 2nd ed. New York, NY: Grune & Stratton; 1982:59-132.
58. Bleck EE. Cerebral palsy. In: Bleck EE, Nagel DA, eds. *Physically Handicapped Children: A Medical Atlas for Teachers*. 2nd ed. New York, NY: Grune & Stratton; 1982:59-132.
59. Montgomery P. Predicting potential for ambulation in children with cerebral palsy. *Pediatr Phys Ther.* 1998;10:148-155.
60. Jenkins JR, Sells CJ, Brady D, et al. Effects of developmental therapy on motor impaired children. *Phys Occup Ther Pediatr*. 1982;2:19-28.
61. Law M, Cadman D, Rosenbaum P, et al. Neurodevelopmental therapy and upper-extremity inhibitive casting for children with cerebral palsy. *Dev Med Child Neurol*. 1991;33:379-387.
62. Hanft B, Pilkington K. Therapy in natural environment: the means or end goal for early intervention? *Infants Young Child*. 2000;12(Suppl 4):1-13.
63. Byl NN. Neuroplasticity: applications to motor control. In: Montgomery PC, Connolly BH, eds. *Clinical Applications for Motor Control*. Thorofare, NJ: SLACK Incorporated; 2003:79-106.
64. Morgan RL, Ellerd DA, Gerity BP, et al. That's the job I want! How technology helps young people in transition. *Teaching Exceptional Children*. 2000;32:50-55.
65. Cole KN, Harris SR, Eland SF, et al. Comparison of two service delivery models: in-class and out-of-class therapy approaches. *Pediatr Phys Ther*. 1989;1:49-54.
66. Bailey DB. Collaborative goal-setting with families: resolving differences in values and priorities for services. *Topics Early Childhood Spec Educ*. 1987;7:59-71.
67. Hanson M, Lynch E, Wayman K. Honoring the cultural diversity of families when gathering data. *Topics Early Childhood Spec Educ*. 1990;10:112-131.
68. American Physical Therapy Association. *Physical Therapy Practice in Educational Environments: Policies, Guidelines*. Alexandria, Va: Author; 1990.
69. American Physical Therapy Association. Guidelines for peer review training. In: *APTA Board of Directors Professional and Societal Policies, Positions and Guidelines*. Alexandria, Va: Author; 2003.
70. Demchak MA, Greenfield RG. A transition portfolio for Jeff, a student with multiple disabilities. *Teaching Exceptional Children*. 2000;32:44-49.
71. Modell SJ, Valdez LA. Beyond bowling transition planning for students with disabilities. *Teaching Exceptional Children*. 2002;34:46-52.
72. Squatrito Millar D, Renzaglia A. Factors affecting guardianship practices for young adults with disabilities. *Exceptional Children*. 2002;68:465-484.
73. Erson T. *Courageous Pacers*. Corpus Christi, Tex: Pro-Activ Publications; 1993.

출처 (resources)

American Physical Therapy Association: www.apta.org

APTA Section on Pediatrics: www.pediatricapta.org

Individuals With Disabilities Education Act Practices: www.ideapractices.org

National Organization on Disability: www.nod.org

National Youth Leadership Network: www.nyln.org

US Department of Education, No Child Left Behind: www.nclb.gov

US Department of Education, Office of Special Education Programs, Office of Special Education and Rehabilitation Services: www.ed.gov/offices/OSERS/OSEP

제 15 장 아동: 물리치료 관리 (The Children: Physical Therapy Management)

이 교재는 물리치료사들이 발달장애를 가진 아동의 의학적 진단을 바탕으로 관련 내용을 개념화하여 설명할 수 있도록 주된 초점을 두고 있는 반면, 다른 여러 장(chapter)에서는 기능적 제한과 이에 관련된 손상(impairment)에 중점을 둔 장애 모델(disability model)의 사용을 강조하고 있다. 전형적으로 물리치료사들은 유전적 증후군(genetic syndrome), 무산소증(anoxia)과 관련된 뇌조직의 파괴 또는 심장 결손과 같은 기본적인 병리를 고려하지 않는다. 물리치료 분야는 병리의 진행 결과와 기능적 제한과의 관련성에 비중을 두고 있다.

이 장의 목적은 5명의 아동의 사례연구를 통해 주요한 기능적 제한을 요약하고, 기능적 제한에 기여하는 주요한 손상을 살펴보는 것이다. 다른 장에서 언급된 특별한 문제 영역과 관련하여 목적, 검사, 평가, 그리고 중재에 대해 설명하고 있지만, 물리치료사들은 "전체적인 상태(big picture)"를 반드시 이해하고, 다양한 상호작용에 의한 변화를 보이는 아동 중재와 관련된 주요 이슈들을 찾아내야 한다.

또한 물리치료사들은 발달장애 아동에게 필요한 물리치료 관리와 다양한 예후를 알아야 한다. 이러한 관점에서, 중재와 주기적으로 발생할 수 있는 관리에 대한 에피소드와 중재에 대한 앞으로 고려되어야 할 것들을 가정해야 한다.

사례연구 #1 : Jason

- ▶ 치료 형태 5C : 선천적 원인 또는 영아, 아동기에 후천적으로 습득된-중추신경계의 비 진행성 장애와 관련된 감각통합과 운동기능의 손상
- ▶ 의학적 진단명 : 뇌성마비, 우측 편마비
- ▶ 나이 : 24개월

주요한 기능적 제한 (primary functional limitation)

- ▶ 장난감을 가지고 놀거나 자기 관리를 위한 과제를 수행함에 있어 우측 팔과 손을 효과적으

로 사용할 수 없다.

- 균형을 잃었을 때, 스스로를 충분히 보호할 수 없다.
- 특히, 빨리 움직이거나 달리고자 할 때, 자주 넘어진다.
- 특히, 실외에서 친구들과 함께 지속적으로 놀 수 없다.
- 먹기 어려운 질감의 음식을 먹을 때, 가끔은 입 밖으로 음식을 흘리거나 또는 숨이 막힌다.
- 대화를 통한 의사소통이 원활하지 않으며, 동작에 더욱 의존한다.

주요한 손상 (primary impairment)

- 오른쪽 신체에 대한 감각 인식 불량/약간의 무시를 보인다.
- 오른쪽 신체에 대한 운동조절 결함이 있다.
- 구강-운동근육의 감각, 운동 결손이 나타난다.
- 균형반응과 자세 조절의 미성숙 양상이 나타난다.
- 오른쪽 팔다리가 일반적으로 약화되어 있다.
- 오른쪽 근육에 유연성이 부족하다.
- 호흡조절이 충분하지 못하다.

주요한 목표 (primary goals)

- 구강-운동구조와 오른쪽 신체에 대한 감각 인식을 증진시킨다.
- 특히 서있는 자세에서의 자세 조절과 균형 반응을 증진시킨다.
- 달리기와 같은 대근육군 운동 수행 시, 속도와 협응력을 증진시킨다.
- 양측을 사용하는 소근육군 운동을 수행하는 동안, 협응력을 증진시킨다.
- 오른쪽 체간과 사지의 근력을 증진시킨다.
- 오른쪽 팔다리와 체간의 관절가동범위를 증진시킨다.
- 음식을 먹거나, 마시고 소리를 내는 것과 과제의 수행을 위한 대화, 대근육 운동을 하는 동안의 호흡 협응력을 증진시킨다.
- 앉기, 서기, 소근육군 운동을 하는 동안 대칭성을 증진시킨다.

주요한 기능학적 결과 (primary functional outcome)

자기 관리 (self-care)

Jason은 :

- 양 손을 사용하여 양말을 벗는다.
- 부드러운 고기는 입 밖으로 흘리지 않고 먹는다.
- 호흡을 위해 잠시 멈추기 전까지 열린 컵을 이용하여 3-4 모금의 액체를 숨을 헐떡 거리거

나, 숨 막히는 것 없이 마실 수 있다.
- 컵의 끝에 입술을 대칭적으로 모아 액체를 흘리지 않고, 그 상태로 유지할 수 있다.
- 입 밖으로 음식을 흘리지 않고, 숟가락을 이용하여 음식을 먹을 수 있다.
- 의자에 앉을 수 있고, 도움을 받아 티셔츠를 벗을 수 있다.

의사소통 (communication)

Jason은 :
- 간단한 노래와 소리를 내기 위해 목소리의 크기를 유지할 수 있다.

대근육과 소근육 운동 기술 (gross and fine motor skills)

Jason은 :
- 지름 12인치의 공을 양손을 사용하여 던지거나 잡을 수 있다.
- 양쪽 주관절을 신전시킨 상태로 앞쪽에 있는 지름 12인치의 공을 잡을 수 있다.
- 양 손으로 모자를 잡고, 양 팔을 머리 위로 뻗어 자신의 머리 위로 가져갈 수 있다.
- 오른손으로 굵은 색연필을 쥐고, 글씨를 갈겨 쓰거나, 색칠을 하기 시작했다.
- 10-20 발자국 정도 달릴 수 있고, 친구들과 함께 있을 수 있다.
- 몇 초 동안 양쪽 사지에 체중을 지지하고, 목마 넘기(leapfrog) 놀이를 할 수 있다.
- 5번의 시도 중 2번 정도는, 중심선에 있거나 약간 오른쪽에 놓여있는 장난감을 스스로 가지고 놀 수 있다.
- 체중을 대칭적으로 지지하고, 스스로 의자에 앉을 수 있다.
- 상하지를 교대로 움직여 가구를 올라가거나 내려올 수 있다.
- 운동장으로 나갈 수 있고, 최소 4개의 보조기를 이용해 넘어지지 않고 산을 오르거나 내려올 수 있다.

이동 (ambulation)

Jason은 :
- 손잡이를 잡고, 상호교대 움직임 방식(reciprocal pattern)으로 3-5 발자국 정도 걸어 올라가거나 내려올 수 있다.
- 3번 중 2번 정도는, 넘어지지 않고 걸어가다가 빠르게 방향을 바꿀 수 있다.
- 집안의 놀이방에서 양손을 사용하여 원하는 물건을 잡고 옮길 수 있으며, 어깨 높이의 선반에 물건을 올려놓을 수 있다.

안전 (safety)

Jason은 :
- 하루에 3번 이하로 넘어진다.

▶ 넘어질 때, 스스로 팔을 이용하여 잡는다.
▶ 양 손을 사용하여 주변 물체의 온도 차이를 인식할 수 있다.
▶ 서 있을 때, 다른 아동이 밀거나 부딪혔을 때도 넘어지지 않는다.

추가적인 고려사항/예후 (additional considerations/prognosis)

Jason은 한 발로 균형을 잡거나, 균형판 위에서 걷는 것과 같은 또래에 맞는 대근육 운동 기술이 또래의 친구들에 비해 능숙하지 못함에도 불구하고, Jason의 물리치료사는 기능적인 대근육 운동 기술(예, 턱이나 경사로, 계단을 걸어 올라가고 내려오는 것)은 탁월하다고 하였다. 이동의 가능성에 대한 연구에 의하면, 강직성 편마비가 있는 아동의 대부분이 독립적으로 이동할 수 있었다고 설명하였다.[1-3] 현재 Jason의 운동수행 정도를 대근육 기능 분류체계(GMFCS)[4-6]로 평가한 결과, 1단계 또는 뇌성마비아동에게 있어 독립적 움직임이 가능한 최고 수준으로 분류된다.

Jason의 앞으로 나은 활동을 위해 관리하는 Jason 담당 물리치료사는 상지에 직접적인 중재를 강조할 것이다. Jason의 발달로 볼 때, 상지의 기민성(dexterity)의 부족과 손 기능에 있어 일상생활 동작과 소근육 운동에서 어려움이 가장 크게 나타난다. Peterson은 편마비 아동의 상지에 직접적으로 치료를 적용하는 것은, 과제를 회피하거나 좌절하는 결과를 가져온다고 설명하였다. 동작을 완벽하게 수행할 수 있도록, 양손을 사용하여 장난감을 가지고 놀거나, 동작을 적응하게 하는 간접적인 방법을 제안하였다. 물리치료사들은 가족, 학교 선생님, 그리고 Jason과 관련된 주변 사람들과 함께 여러 상황에서 적절한 활동과 장난감을 제공함으로써 아동이 양측 상지를 사용하고, 기능적인 기술이 촉진하도록 노력해야 한다.

편마비 아동에 대한 몇몇 연구[8-11]에서는 환측 상지의 기능을 촉진하기 위해 강제유도치료(constraint-induced therapy)의 사용을 제안하고 있다. Jason과 그의 가족들은 이러한 치료 방법을 고려해야만 한다. 신경가소성(neuroplasticity)은 일생동안 지속적으로 나타난다. 기능적 자기공명영상법은 대뇌피질의 가소성을 평가하기 위해 사용된다.[12] 오른쪽 편마비를 가진 15세 여아를 대상으로 한 연구에 의하면, 운동과제는 양측 대뇌피질의 작용과 관련이 있으며, 언어기능은 반대쪽 대뇌반구에서 담당한다고 보고하였다.[13] 이러한 대뇌피질의 재구성은 다른 편마비 환자에게서도 보여진다.[14,15]

편마비 아동의 절반정도에서 지능(IQ)이 평균범위에 해당하는 반면에, 강직성 사지마비(spastic quadriplegia) 아동은 지적손상을 보인다.[16,17] 편마비 아동에게서 나타나는 간질은 인지결함을 유발하는 위험요소를 확연히 증가시킨다.[18] Frampton과 그의 동료들[19]은 6-10세 사이의 편마비 아동 149명을 대상으로 한 연구에서, 59명의 아동이 평균 범위 내의 지적능력과 수학능력을 보인다고 하였다. 그러나 36%에서는 최소 1개의 특정 학습장애(specific learning difficult, SLD)가 나타난다고 결론지었다. 특정 학습장애를 가진 아동은 특정 학습장애를 보이지 않는 다른 편마비 아동에 비해 더욱 심한 신경학적 손상과 감정과 행동의 어려움을 보인다.

비록 Jason의 지적능력은 2세 수준으로 보긴 어렵지만, 또래에 맞는 놀이 기술을 가지고 있으며, 간질도 동반하지 않는다. Jason은 친구들과 함께 이웃의 초등학교와 고등학교를 다닐 수 있을 것이다. 아동은 성장함에 따라 지적 결함을 보이지 않을 것으로 예상되나, 만약 특정 학습장애가 나타난다면, 특수교육을 받도록 한다.

Jason에게 필요한 운동프로그램은 학교와 사회에 기초를 두고 효과적으로 제공되어야 한다. 그러나 개별적인 물리치료는 필요에 따라 상황에 맞게 적용되어야 하고, 하지보조기도 적절히 사용한다.[20,21] 하지보조기는 뇌성마비아동의 여러 보행 요소를 증가시킬 수 있으나, 뇌성마비아동을 대상으로 한 연구에 따르면, 보조기 착용 시 많은 아이들이 안정성과 편안함은 증가하였음에도 불구하고, 기능적 환경에서의 보행과 균형능력의 증가는 보이지 않았다.[22]

강직을 감소시키기 위한 치료 또한 Jason의 장래를 위해 고려되어야 하며, 상지나 하지에 보톡스(Botox) 주사가 권해진다. 뇌성마비 아동에게 있어 보톡스 주사가 몇몇 보행요소의 향상을 보인다는 연구가 있음에도 불구하고,[23,24] 하지 기능의 향상에 대해서는 몇 가지 의문점들이 남아있다.[25] 유사하게, Correy 등[26]도 편마비 아동의 상지에 A형 보톨리눔 독소(botulinum toxin)의 효과를 연구한 결과, 주관절과 엄지손가락의 능동적 신전이 최대로 증가하였고, 쥐는 능력 그리고 release scores 또한 증가하였다. 그러나 소근육 운동기능은 증가하지 않았으며, 몇몇 기능의 경우는 일시적으로 감소하기도 하였다.

Jason과 그 가족은 운동기술 수준을 증가시키기 위해 지역사회에서 제공하는 자원을 파악하고, 흥미 있는 스포츠 또는 체력에 적합한 활동에 참여해야 한다.

Jason은 청소년기와 성인이 되어감에 따라 스스로 편마비에 대한 관리를 할 수 있어야 한다. 가정이나 직장에서 야기될 수 있는 어려움을 해결하거나, 가정 프로그램이나 체력적 요구도를 결정하기 위해 물리치료사와 주기적으로 상담하여야 한다.

사례연구 #2 : Jill

- 치료형태 5C : 선천적 원인, 또는 영아나 아동기에 후천적으로 습득된-중추신경계의 비진행성 장애와 관련된 감각통합과 운동기능의 손상
- 의학적 진단명 : 뇌성마비. 강직성 사지마비. 소두증(microcephaly). 정신지체. 간질
- 나이 : 7세

주요한 기능적 제한 (primary functional limitation)

- 보행이 불가능하다.
- 어떠한 자세에서도 균형을 유지할 수 없다.
- 바닥에서의 움직임이 제한된다.
- 수의적으로 쥐는 동작이 불량하고, 소근육 운동 기술은 불가능하다.
- 먹고 마시는 것에 문제가 있다.

- ▶ 눈으로 추적하고, 초점을 맞추는 것이 곤란하다.
- ▶ 모든 자세에서 최대의 보조가 요구된다.
- ▶ 의사소통이 제한된다.
- ▶ 스스로 자기를 관리하는 활동이 불가능하다.

주요한 손상 (primary impairment)

- ▶ 운동조절 능력이 부족하다.
- ▶ 지적능력이 제한적이다.
- ▶ 체간과 사지의 가동범위가 제한적이다.
- ▶ 전반적인 약화가 나타난다.
- ▶ 과잉감각이 나타난다.
- ▶ 간질발작이 나타난다.
- ▶ 호흡기능이 제한적이다.
- ▶ 안구운동이 불량하다.

주요한 목표 (primary goals)

- ▶ 시각과 청각자극에 대한 집중력을 증가시킨다.
- ▶ 근력을 강화한다.
- ▶ 운동조절 능력을 향상시킨다.
- ▶ 감각입력에 대한 내성을 증가시킨다.
- ▶ 관절가동범위를 유지하거나 증가시킨다.
- ▶ 서있는 자세에서의 체중 지지를 증가시킨다.
- ▶ 먹기, 마시기, 소리를 내거나 말하는 동안 구강과 인두의 움직임과 호흡조절 능력을 향상시킨다.
- ▶ 큰 근육을 사용하여 잡는 방법을 연습한다.
- ▶ 특히 시선을 아래쪽으로 응시하는 안구조절 능력을 촉진한다.

주요한 기능학적 결과 (primary functional outcomes)

자기관리 (self-care)

Jill은 :

- ▶ 휠체어에서 일어날 수 있고, 움직임을 바꾸는 동안 불편함이 나타나지 않는다.
- ▶ 휠체어에 편하게 앉아, 음식을 먹는 동안 입술과 턱을 다물어 유지할 수 있고, 유리잔의 끝쪽에 턱과 입술을 적당히 오무릴 수 있다.
- ▶ 구강청결을 위해 칫솔을 입안으로 가져갈 때, 볼과 입술이 오므러지는 것을 증가시키지 않

고, 견딜 수 있다.

▶ 옷소매를 통해 팔을 밀어 넣는 동안, 주관절 신전을 유지할 수 있다.

의사소통 (communication)

Jill은 :

▶ 어른들의 주의를 집중시키기 위해 2-3초 동안 모음을 이용한 소리를 낼 수 있다.

▶ 보조받고 앉은 상태에서 5번 중 3번은 60° 이상의 높이에 있는 대화 판(예, 그림)을 잡을 수 있다.

대근육과 소근육 운동 기술 (gross and fine motor skills)

Jill은 :

▶ 수직 기립기에 서서 교실내 활동이나 비디오를 볼 때, 머리를 5분 정도 들고 유지할 수 있다.

▶ 바닥에 엎드려 있을 수 있고, 휠체어와 기립기에서 편안하게 움직임을 유지할 수 있다.

▶ 5번의 시도 중에 한 번은 엎드린 자세에서 바로 누운 자세로 구를 수 있다.

▶ 팔을 짚고 엎드린 자세에서 머리를 들 수 있고, 그 자세를 유지하면서 앞에 놓여있는 장난감을 5초 동안 응시할 수 있다.

▶ 부분적으로 체중지지를 하는 도구나 보행훈련기 또는 전동 기립기나 어른의 보조를 받아 친구들과 함께 20분 정도 유산소성 운동을 할 수 있다.

▶ 보조받고 앉아서, 10번 중 5번은 손 안에 있는 물체를 잡을 수 있다.

▶ 보조받고 앉은 자세에서, 5번 중 1번은 어른이 잡고 있는 물체를 놓게 할 수 있다.

▶ 전동 휠체어를 사용하기 위해 조이스틱을 한쪽 상지로 움직일 수 있다.

보행 (ambulation)

Jill은 :

▶ 서서 축이동(standing pivot transfer) 하는 동안 3~5초 동안, 보조를 받아 균형을 유지할 수 있다.

▶ 보조자가 위쪽 가슴을 잡아주면, 2발자국 정도 거리에 있는 같은 높이의 의자로 이동할 수 있다.

안전 (safety)

Jill은 :

▶ 가정과 학교에서 일상적인 관리를 위해 들어 올리거나 옮길 때, 머리를 수직으로 유지하거나 우측으로 움직일 수 있다.

추가적인 고려사항/예후 (additional considerations/prognosis)

독립적인 운동기능에 대한 Jill의 예후는 밝지 않다. 아동은 대근육 운동의 발달과 기능적 기술에 영향을 미칠 수 있는 여러 가지 심각한 장애를 가지고 있다. 간질(epilepsy)은 뇌성마비 아동의 최소 1/3에서 야기된다고 추정되며, 양지마비 아동보다 편마비와 사지마비 아동에게 더욱 일반적으로 나타난다.[27] 발작(seizure)은 대뇌피질 손상과 연관이 있으며, 심실주변이 더욱 손상된(양지마비) 경우와 비교했을 때, 편마비와 사지마비를 보이는 아동의 뇌 손상이 더욱 심각하다. Jill은 성장해감에 따라 일상생활을 위한 보조는 중등도에서 최고 수준으로 요구될 것이다. 또한 GMFCS 평가에서 뇌성마비아동이 독립적인 기능과 움직임에 가장 많은 제한을 받는 5단계로 분류된다.[4-6] 물리치료는 2차적 손상으로의 진행을 최소화하고, 도우미의 보조를 감소시키면서 환자가 최대한 치료를 돕도록 한다. 추가적인 방법으로 Jill 스스로 할 수 있는 의사소통 방법을 연습하여, 가능한 한 자신의 요구를 표현할 수 있게 한다.

관절가동범위의 유지를 위한 규칙적인 치료(도우미에 의해 매일 실시하는 치료 중 한 부분인)는 Jill을 위한 중요한 요소 중 하나이다. 자발적인 움직임의 심한 제한이 있는 아동과 청소년들 대상으로 하지의 수동 신장(passive stretching)에 대한 효과를 예비실험(pilot study)한 결과, 마지막 치료 이후 5주 이상이 경과되면, 수동적인 관절가동범위가 감소되는 경향을 보였다.[28] Jill의 체간과 사지의 관절가동범위가 더욱 감소한다면, 항경련(antispasticity) 치료를 고려하여야 하고, 치료는 주의 깊게 적용해야 한다. 수술적 치료를 시행하기 전에 최소한의 침습적 치료(예, 연속적인 석고고정 또는 보톡스 주사)를 적용하여야 한다. Jill은 선 자세에서 축이동과 머리의 조절이 어느 정도 가능하기 때문에, 이러한 기능을 유지하는 것이 중요하다. 이러한 관점에서는 바클로펜 펌프(baclofen pump)의 삽입이 선택적 후근 절제술(selective dorsal rhizotomy)보다 오히려 더 바람직하지만, 기능적인 후유증(긴장도의 감소와 체중지지능력에 의한)이 유발된다면, 용량을 조절하거나 펌프를 제거해야 한다. 그러나, 선택적 후근 절제술은 영구적이고 불가역적인 방법이다. Latash와 Anson은 "그러나, 파괴적인 수술 방법과 운동 형태의 교정효과는 인정하지만, 부가적인 장해의 원인을 제공할 수 있는 폐쇄물(blockades)에 대해서는 동의할 수 없다. 이러한 방법은 더 나은 비파괴적인 치료가 가능할 때까지 임시적으로 사용되어야 한다. 예를 들어, 척수에서 기인한 강직의 치료를 위해 경막내 바클로펜(intrathecal baclofen) 적용은 파괴적인 방법을 쓸모없게 만든다"고 주장하였다.[29]

Jill은 성장함에 따라 측만증(scoliosis)이 더욱 심해지고, 고관절 아탈구나 탈구의 위험요소도 증가할 것이다. Bleck[30]은 고관절 탈구는 전신에 장애를 가진 뇌성마비아동에게서 가장 유병률이 높다고 주장하였다. 또한 아동의 연령에 맞는 고관절 탈구를 교정하는 다양한 정형외과적 치료는 보행을 가능하게 한다고 설명하였다. 수술의 필요성과 기대효과에 대한 연구를 조사하는 것은 물리치료사에게 있어 중요하다. Pritchett[31]는 정형외과적 수술이 치료에 도움이 되는지를 알아보기 위해 고관절이 불안정하고, 심한 뇌성마비를 가진 성인을 대상으로 연구를 실시하였다. 통증의 정도, 앉아있는 능력, 골반의 기울기, 측만증, 간호적 처치의 어려움, 그리고 욕창이나 골절과 같은 합병증에 있어서는 50명의 치료집단과 50명의 비치료집단 사이에서 차이를 보이지 않았다. 또한 고관절의 안정성을 위해 수술을 받은 그룹(N=29)과 고관절 탈구 상태인 그룹(N=21)에서 합병증 빈도에 대한 차이도 나타나지 않았다.

제한된 운동 능력과 체중부하량의 감소로 인해 Jill은 골다공증과 골절의 위험요소를 가지고 있다. 골격계의 성숙 또한 늦어진다. 뇌성마비아동을 대상으로 한 연구에 따르면, 골격계의 성숙이 빈번하게 지연되고, 어린 영아에게 있어서는 영양불량의 여부와 상관없이 성장지연이 나타난다는 결과를 보였다.[32] 저자는 "골격 성숙지연의 원인은 골아세포(embryonic bone)의 편향과 파괴" 때문이라고 하였다. 운동손상의 정도와 종류, 중추신경계 손상에 따른 성숙의 부정적 영향과 영양결핍은 부가적으로 주산기의 골격 형성부전에 영향을 미친다.

상황에 맞는 물리치료를 적용하기 위해: Jill의 상태와 보장구를 주기적으로 확인하고, 최신의 가정프로그램과 도우미 훈련방법을 제공한다.

사례연구 #3 : Taylor

- ▶ 치료 형태 5C : 선천적 원인 또는 영아, 아동기의 후천적 요인에 의한-중추신경계의 비진행성 장애와 관련된 운동기능과 감각통합 장애
- ▶ 의료적 진단 : 척수수막류(myleomeningocele), 치료된 1-2번 요추
- ▶ 나이 : 4세

주요한 기능적 제한 (primary functional limitation)

- ▶ 서있거나 이동할 때 외부적인 보조가 요구된다.
- ▶ 앉은 자세와 지지면 밖으로 손이나 무릎이 이동할 때, 균형을 유지하기 어렵다.
- ▶ 하의를 입고 벗을 때 보조가 필요하다.
- ▶ 바닥에서 움직이는 동안 독립적인 이동에 제한을 보인다.
- ▶ 휠체어와 화장실 사용을 위한 보조가 필요하다.
- ▶ 보조기와 휠체어를 직접 움직이면서 지속적으로 친구들과 함께 걸을 수 없다.
- ▶ 종종 3-4개 단어 길이의 문장을 이용한 의사소통에 제한을 받는다.
- ▶ 학령 전 아동들이 하는 선을 긋는 것과 같은(tracing) 소근육군 운동에 어려움을 갖는다.

주요한 손상 (primary impairment)

- ▶ T12 이하의 피부감각과 고유수용성 감각이 상실되었다.
- ▶ T12 이하의 운동기능이 소실되었다.
- ▶ 특히 배경과 그림(figure-ground)을 구별하는, 시각 기능에 장애를 보인다.
- ▶ 균형반응이 부적절하게 나타난다.

- 전반적인 근육약화가 나타난다.
- 운동 수행 지구력이 감소한다.
- 고관절 관절가동범위가 감소한다.
- 호흡기능이 감소한다.

주요한 목표 (primary goals)

- 특히 배경과 그림을 구별하는 시지각(visual perceptual skills) 기술을 증진시킨다.
- 모든 자세에서의 균형반응을 향상한다.
- 상지와 체간 근육의 근력을 증진시킨다.
- 피부에 상처가 나는 빈도를 감소시킨다.
- 독립적으로 이동할 수 있도록 한다.
- 서 있는 자세에서 머리의 굴곡 민감도를 감소시킨다.
- 휠체어 바퀴를 굴리거나 이동하도록 지구력을 향상한다.
- 서 있는 자세에서의 보호반응을 증진시킨다.
- 보행속도를 증가한다.
- 말을 하거나 음식을 먹는 동안 구강과 인두의 작용과 호흡이 조화롭게 이루어질 수 있도록 한다.
- 적절한 정렬상태를 위해 보조기를 사용하고 하지의 관절가동범위를 증진시킨다.
- 자기관리를 스스로 할 수 있도록 한다.

주요한 기능적 결과 (primary functional outcomes)

자기관리 (self-care)

Taylor는 :

- 최소한의 도움으로 휠체어에서 교실 내 의자로 이동할 수 있다.
- 호흡이 멈추지 않고 컵에 담긴 액체를 3-4 모금 마실 수 있다.
- 가구 또는 벽에 기대어 바닥에 앉아서 헐렁한 바지를 최소의 도움을 받아 입고 벗을 수 있다.

의사소통 (communication)

Taylor는 :

- 노래하거나 소리지르거나 또는 30초까지 세는 것과 같이 조화로운 소리를 내면서 보행기를 이용하여 걷고, 휠체어의 바퀴를 돌리며, 움직임을 바꾸는 것이 가능하다.
- 호흡보조기를 사용하지 않고, 한 번의 호기로 3-4단어를 사용하여 문장을 만들 수 있다.

대근육과 소근육 운동 기술 (gross and fine motor skills)

Taylor는 :

- 이동하는 동안 자신의 팔을 이용해 스스로 체중을 이동할 수 있다.
- 휴식 없이 매일 30분 정도 움직이는 게임이나 활동에 자발적으로 참여할 수 있다.
- 친구들과 교실에서 식당까지 같은 속도로 휠체어의 바퀴를 돌려 이동할 수 있다.
- 스스로 휠체어 바퀴를 돌려 10-15분 정도 산책하는 동안에는, 3번 정도의 짧은 휴식이 필요하다.

보행 (ambulation)

Taylor는 :

- 새로운 보조기를 사용하여 눈을 감고 선 상태로 15초 정도 균형을 유지할 수 있다(목발사용).
- 새로운 보조기를 사용하여 선 상태로 머리를 상하좌우로 움직이는 동안 1분 정도는 균형을 유지할 수 있다.
- 바닥에서 균형을 잃거나 불안정하지 않고, 시선(추적)을 움직이거나 보행기를 사용할 수 있다.

안전 (safety)

Taylor는 :

- 지속적으로 압박이 가해질 가능성을 감소시키기 위해 신발과 양말을 바르게 신는다.
- 3인치 두께의 매트 위에 서서, 자발적으로 앞으로 넘어질 때 매트에 머리를 부딪히지 않고 팔을 이용해 스스로 잡을 수 있다.

추가적인 고려사항/예후 (additional consideration/prognosis)

Taylor는 요추 1, 2번 또는 그 보다 높은 수준에서 발병된 척수수막류(myelomeningocele)를 가지고 있다. 보행이 가능한 수준의 그룹과 비교한 연구에 따르면,[33,34] Taylor는 독립적 보행(보조기나 보조도구를 사용하고)이 가능할 것이라고 예측된다. Williams[35]는 상위 요추에 이분척추(spina bifida) 손상을 가진 아동 10명을 대상으로 또래에 맞는 보행에 대해 연구하였다. 이들 중 5명의 아동들은 평균 5세 2개월에 걷는 것이 가능했으나, 그 중 3명의 아동들은 평균 6세 11개월에 걷는 능력을 상실하였다. 그 결과로 7세에는 10명 중 2명만이 보행이 가능하였다. 이분척추가 있는 대상자들을 두 그룹으로 나누어 25년간 추적 조사한 결과,[36,37] 요추 3번 이상의 수준에서 감각 또는 운동이 가능한 대상자 중 이동의 주된 수단이 보행인 대상자는 없었으며, 일차적으로 휠체어에 의지하였다. 이와 반대로 지역 사회 내에서 보행이 가능한 천추(sacral) 수준의 손상을 가진 환자도 거의 볼 수 없었다.

보행에 필요한 에너지 소비량의 증가는, 종종 학교의 과제와 다른 일상생활 동작을 수행하기 위한 에너지 요구량과 합쳐질 때 아동에게는 과도하게 된다.[38] 척수수막류 아동에게서 보행의 기대수준에 악영향을 미치는 부가적인 요인으로는[39] 균형 장애, 슬관절과 고관절 움직임 시 강직 유발, 교정을 회피하는 회수의 증가, 동기부족 등이 포함된다.

물리치료사는 이분척추 아동과 그의 가족들에게 척수 묶음(tethering)에 대한 위험 신호와 라텍스 알레르기에 대한 교육을 실시하여야 한다. 척수 묶음은 이분척추와 연관된 합병증이다.[40-42] 척수의 병리학적 고정(fixation)의 결과로, 신경조직의 견인을 야기한다. 수술적 치료를 하지 않으면, 허혈과 신경적인 악화가 진행된다. 척수수막류 환자 71명을 25년간 추적 연구한 결과, 23명의 환자가 묶인 척수를 수술적 방법으로 해결하였고, 증상은 평균 10.9년 나타났다.[37] 증상은 측만증의 증가, 보행의 변화, 하지 강직의 증가, 요통과 다리의 통증, 근력감소, 하지의 구축, 방광의 변화, 그리고 사지 운동 또는 감각 수준의 변화 등으로 나타난다.[37,40,41] 동일하게 25년 추적 연구한 결과, 평균 12.5세의 환자 32%에서 라텍스 알레르기가 발생하였다. 몇몇의 경우에서 라텍스 알레르기는 생명을 위험하게 만드는 과민반응으로 심각한 상황을 초래할 수 있다.

이분척추와 수두증(hydrocephalus) 아동은 중추신경계 기형(신경관 결손)에 의한 학습장애의 위험요소를 가진다. Yeates[43]는 41명(수두증을 치료한 병력을 가진 33명) 척수수막류 아동을 대상으로 언어와 학습기억력을 평가하였다. 8-15세 사이의 아동과 대조군 아동을 비교한 결과, 단어를 생각해내는 능력이 늦은 것으로 나타났다. 치료된 아동보다 치료하지 않은 아동에게서 자유롭게 연상해내는 시간이 더욱 지연됨을 보였으나, 유의한 차이는 없었다. Dennis와 Barnes[44]는 아동 때부터 수두증과 이분척추를 가진 31명의 젊은 성인을 대상으로 연구한 결과, 수학문제를 해결하는 기술의 부족을 보였다. 이러한 젊은 성인은 기능적인 수량적 사고능력이 제한되고, 문제를 해결하는 능력이 부족한 결과를 보였다. 성인의 기능적인 수량적 사고능력(읽고 쓰는 능력을 제외한)은 사회적, 개인적 독립성이 높을 것이라는 것을 예측 가능하게 한다. Bowman과 동료[37]에 의해 실시된 25년 추적연구 결과, 아동의 85%가 고등학교 또는 대학을 진학하였다. 아동의 63%는 정규 교육과정을 이수하였고, 14%는 추가적인 보조가 필요했으며, 23%는 특수교육을 받았다. Taylor의 지각-운동의 어려움과 학교에서의 수행력은 학령기 동안의 관찰과 운동, 인지, 사회기술을 촉진하기 위해 개별적인 목표와 치료전략이 필요하다. Taylor는 학업을 수행하는 동안 어느 정도의 특수교육이 필요할 것이다.

Taylor가 성장함에 따라, 스포츠 휠체어/동력이 달린 이동도구와 같은 움직임을 위한 도구를 사용할 수 있도록 개발하여야 한다. 성인으로 성장함에 따라 독립적으로 생활하는 능력이 발달하게 되지만, 이동을 위해 일차적으로 휠체어를 사용하게 되고, 기능적인 제한을 보완하기 위해 집안의 구조적 수정도 많이 필요하게 될 것이다. 또한 독립적인 생활을 위해 여러 수준의 보조 지원도 필요하다. Bowan과 그의 동료들[37]은 71명 환자 중 77%가 부모님과 함께 집에서 살고 있었으며, 4%는 주거지에서 생활하고, 단지 15%만이 지역 사회에서 독립적 생활이 가능하다고 하였다.

Taylor의 물리치료사(개인적/학교에 속해 있는)는 성장함에 따라 체력수준과 자기관리 기술, 보행, 이동능력을 증가시키기 위해 환자와 함께 노력해야한다고 하였다. 물리치료사는 치료를 지속적으로 제공하는 것이 아니라 새로운 요구와 필요한 상황에 맞게 변화시켜 제공해야 한다.

사례연구# 4 : Ashley

▶ 치료형태 5B : 운동신경발달 손상
▶ 의료적 진단명 : 다운증후군
▶ 나이 : 15개월

주요한 기능적 제한 (primary functional limitation)

▶ 움직임의 제한이 나타난다.
▶ 움직이는 속도가 느리며, 친구들과 함께 할 수 없다.
▶ 모든 자세에서 쉽게 넘어진다.
▶ 자기 관리를 도울 수 없다.
▶ 놀이를 통해 친구들과 상호작용을 할 수 없다.
▶ 먹는 중에 음식물이나 음료를 입에서 흘린다.
▶ 작은 물건을 잡을 수 없다.

주요한 손상 (primary impairments)

▶ 관절의 과운동성이 나타난다.
▶ 근 긴장도가 저하된다.
▶ 경미한 청력(conductive hearing)의 소실을 보인다.
▶ 지적 결함이 나타난다.
▶ 균형반응의 감소와 자세조절이 감소한다.
▶ 전반적인 약화가 나타난다.
▶ 지구력이 약하다.
▶ 구강 내 감각인식이 불량하다.
▶ 운동조절 능력이 불량하다.

주요한 목표 (primary goals)

▶ 모든 자세에서의 안정성(stability)을 증진시킨다.
▶ 운동의 지구성과 근력을 증진시킨다.
▶ 움직임에 대한 불안을 감소시킨다.
▶ 균형반응과 모든 자세에서의 자세조절을 증진시킨다.
▶ 소리를 내거나 말을 할 때, 음식물을 먹을 때, 구강-운동 기술을 증진시킨다.
▶ 집었다가 놓는 움직임에 대한 수의적인 조절을 발달시킨다.
▶ 놀이를 통한 목표를 달성한다.

▶ 자기관리를 보조할 수 있도록 한다.

주요한 기능적인 결과 (primary functional outcomes)

자기관리 (salf-care)

Ashley는:

▶ 음료수가 흐르는 것을 최소화하기 위해, 아래 입술을 컵의 끝에 안정적으로 붙일 수 있다.

▶ 간식시간 동안 입 밖으로 음식이 흐르는 것을 최소화하였다.

▶ 간식시간 동안 혼자 음식을 집을 수 있다.

▶ 바닥에 앉아서 혼자서 신발(끈이 없는)을 벗을 수 있다.

의사소통 (communications)

Ashley는:

▶ 그네를 타거나, 흔들의자에 앉거나 작은 장난감을 타고 노는 동안 소리를 내거나 웃을 수 있다.

대근육과 소근육 운동 기술 (gross and fine motor skills)

Ashley는:

▶ 서 있는 자세로부터 앉고 네 발 자세로 두려움 없이 최소한의 도움을 받아 움직일 수 있다.

▶ 어른들의 도움이나 자극 없이 장난감을 얻기 위해(어떤 방법으로든) 교실 내에서 움직일 수 있다.

보행 (ambulation)

Ashley는:

▶ 지지면을 잡고 돌아다니기, 어느 한쪽 방향으로 서너 발자국을 걷기, 장난감을 손으로 잡기 등을 시작한다.

▶ 놀이하면서 부모 사이를 5 발자국 정도 걸을 수 있다.

▶ 안전을 위해 보조기를 사용하고 선 자세로 10~15 발자국 정도 장난감을 밀고 갈 수 있다.

안전 (safety)

Ashley는:

▶ 앉은 자세에서 균형을 잃지 않고 바깥쪽에 놓여있는 장난감을 잡을 수 있다.

▶ 네발기기 자세에서 균형을 잃지 않고 50% 정도는 스스로 잡을 수 있다.

추가적인 고려사항/예후 (additional considerations/prognosis)

다운증후군 아동은 운동기술 발달의 예후가 좋으며, 평균 2세 정도에 독립적인 보행이 가능하다.[45]

물리치료사는 다운증후군 아동의 12-20% 정도에서 환-축추 불안정성(atlanto-axial instability)이 나타날 수 있다는 것을 알아야 한다.[46,47] 방사선 검사는 2세 정도에 권장하며, 아동기와 청소년기엔 주기적으로 검사하도록 한다. 증상이 없는 불안정성을 보이는 아동은 수술이 요구되지는 않으나, 경추 손상을 야기할 수 있는 운동과 다이빙, 체조, 신체접촉 스포츠 등은 피해야 한다. 학령기 전 초기치료 후에 Ashley는 학교에서는 운동에 기초한 치료보다는 적응을 위한 치료를 받았다. Ashley의 물리치료사는 학교와 지역사회에서 제공되는 일상 여가 기술과 체력에 맞는 운동프로그램에 참여하도록 가족들에게 권유해야 한다.

Spano와 동료들[48]은 4.5세에서 14세 사이의 다운증후군 학령기 아동을 대상으로 지각운동능력을 연구하였다. 몇몇 대근육 운동은 발달 지연을 보였지만, 균형 잡힌 기능습득을 보였다. 모든 소근육 운동기능은 더욱 심하게 손상되어 또래에 맞는 발달을 보이지 않았다. 이러한 아동집단에서는 공을 다루는 다양한 기술과 균형능력을 비교하여 볼 때, 양손의 조화로운 사용이 요구되는 과제의 수행 시간과 정밀도가 가장 손상을 받았다. Ashley는 다운증후군에서 나타나는 인지결함으로 인해, 학교를 통한 특수교육이 바람직하다. 학교에서의 개별적인 교육계획(IEP)과 치료, 그리고 직업적인 목표는 Ashley의 개별적인 운동능력에 맞아야 한다.

성인으로 성장함에 따라 Ashley는 집안에서의 여러 상황에서 부모님이 함께 있어야 할 필요가 없을 정도로 기능이 발달할 것으로 기대된다. 또한 발달장애를 가진 성인을 위한 직업 프로그램에 참여하거나, 감독의 관리하에 작업을 수행할 수 있고, 직업훈련도 받을 수 있다.

불행히도, 최근 연구에 따르면 다운증후군을 가진 많은 환자에게서 중년에 치매가 나타나기 시작한다고 하였다. 35세 이상의 다운증후군 환자의 1/3정도에서 인지변화가 보고되었다.[49] 이러한 인지변화는 다운증후군 환자의 뇌에서 일어나는 신경 병리학적 변화와 관련이 있으며, 알츠하이머 질환과 유사한 형태의 증상을 보인다. Wisniewski 등[49]은 어휘력의 감소, 최근 기억 감소, 단기 시각 기억장애, 사물 구분의 어려움, 초기 인지변화에 따른 주변 환경에 대한 흥미 감소 등을 보고하였다. Dalton과 Crapper[50]는 39-58세 사이의 다운증후군 환자에게서 3년 이상의 기억력 감퇴를 보고하였다. 11명 중 4명의 환자에게서 단순한 구별도 할 수 없는 3세 수준 이하로 악화된다고 지적하였다. Fenner 등[51]은 45-49세 그룹에서 기능이 가장 감소한다는 것을 발견하였다. 물리치료사와 작업치료사는 다운증후군 환자에게서 치매의 증상이 빨리 나타난다는 것을 인식하고, 가능한 많은 적응 기술을 보유하여 필요에 따라 조정할 수 있도록 준비해야 한다.

사례연구# 5 : John

- 치료형태 5B : 운동신경발달 손상
- 의학적 진단명 : 주의력 결핍 과잉활동 장애(ADHD), 발달성 협응장애(DCD)
- 나이 : 5세

주요한 기능적 제한 (primary functional limitation)

- 신체 움직임의 제한
- 나이에 적합한 소근육군 운동기술과 대근육군 운동기술의 수행곤란
- 신체활동 중 친구들과의 상호작용 제한
- 물체와 부딪치거나 넘어지는 등, 일상생활 중 전반적인 "서투름(clumsiness)"이 나타난다.
- 대화에서의 명료성이 일정치 않다.
- 먹을 수 있는 음식과 음료수의 종류가 제한되어 있다.
- 운동 과제를 위한 잠깐 동안의 집중력 감소
- 학교에서 글씨를 쓰고 그림을 그리는 기술의 부족이 현저하게 나타난다.

주요한 손상 (primary impairments)

- 집중력 결여
- 표현적 언어의 지연
- 운동조절과 운동계획의 부족
- 상지의 약화
- 지구력의 제한
- 특히 촉각구분과 운동감각과 같은 감각인식 과정의 어려움

주요한 목표 (primary goals)

- 운동계획 기술의 증진
- 상체근력 증가
- 대근육 활동을 위한 지구력 증진
- 균형반응과 자세조절의 증진
- 스스로 선택한 운동의 연습 빈도 증가
- 말과 소리를 만드는 기술 증진
- 자기 관리를 완벽하게 스스로 할 수 있도록 한다.
- 친구들과 함께 또래에 적합한 대근육군 활동을 할 수 있도록 한다.

주요한 기능적인 결과 (primary functional outcomes)

자기관리 (self-care)

John은:

- 식사 중 음식을 찌르거나(포크), 빵에 버터를 바르기 위해 부엌 용품(나이프)을 사용한다.
- 셔츠에 달려있는 커다란 단추를 스스로 채우고 풀 수 있다.
- 지퍼를 맞물리게 하는 것은 도움을 받은 후, 자켓에 있는 지퍼를 스스로 열고 닫을 수 있다.

의사소통 (communication)

John은:

- 단어 3-4개 길이의 문장 끝에 "ㅌ"와 " ㄷ"이 있을 때 같게 발음한다.
- 놀이 중에 친구들이 충분히 이해할 수 있도록 명료성 있게 말한다.

대근육과 소근육 운동 기술 (gross and fine motor skills)

John은:

- 지름 10인치의 공을 양손을 사용하여 던지고 잡을 수 있다.
- 친구들과 함께 심한 피로감 없이 15-20분 정도 신체적 활동에 참여할 수 있다.
- 가족과 자전거로 산책하는 동안 5마일 정도는 자신의 자전거(바퀴 돌리는 것을 훈련하고)를 탈 수 있다.

보행 (ambulation)

John은:

- 평편하거나 울퉁불퉁한 바닥에서 넘어지지 않고 필요에 따라 속도와 방향을 바꾸어 스스로 걷는다.

안전 (safety)

John은:

- 쇼핑센터와 같은 붐비는 곳에서 물체나 사람과 부딪치지 않고 걷는다.
- 다른 아이들과 함께 음식점이나 놀이터에서 적절한 도구를 사용하고 안전하게 놀 수 있다.

추가적인 고려사항/예후 (additional considerations/prognosis)

John의 의학적 진단명은 주의력 결핍 과잉 활동장애(ADHD)와 발달성 협응장애(DCD)이다. Barnhart[52]는 아동에게 있어 만성적이고, 대부분 영구적이며, 일상생활 동작에 영향을 줄 만큼의 심각한 운동손상을 보이는 것이 발달성 협응장애의 일반적인 특징이라고 하였다. 발달성 협응장애 아동을 진단하기 위해서는 비정상적인 근긴장도와 운동 또는 감각의 소실이 나타나야만 하는 것은 아니다. 또한 아동의 지능은 70 이상이고, 넓은 의미의 발달장애에 해당하지도 않는다. 실행증(apraxia)과 실행장애(dyspraxia)는 발달성 협응장애에서 종종 같은 비율로 나타난다. Ayres는 발달학적 실행장애(developmental dyspraxia)를 운동계획 장애, "기술적 과제 또는 비습관적인 과제를 계획하고 실행하는 능력을 방해하는 감각통합 장애"로 정의하였다. Ayres[53]는 실행장애 아동사이에서 동질성에 대한 관찰이 부족하다고 하였다. 또한 실행장애로 진단하기 위해서는, 실행(praxis) 검사에서의 현저히 낮은 점수, 정상 지능, 전통적 신경검사상 정상소견 등의 요건을 포함시켜야 한다고 제안하였다. Miyahara와 Mobs[54]는 실행증과 실행장애가 모든 발달성 협응장애 아동에게서 나타나는 것은 아니며, 일차적으로는 운동순서와 선택 장애에 속한다고 하였다. 그들은 다른 여러 상태와 구분하기 위해 다양한 기준을 제시하였다.

독립적 운동 기능에 대한 John의 예후는 양호하다. 운동 기술이 운동 경기에 참여할 만큼 발달하지는 못했지만, 친구들과 함께 여가활동을 하기에 충분한 운동 기술을 가지게 될 것이다(예, 볼링, 수영). 일반적으로 John과 같은 운동장애를 가진 아이들은 특별한 기술을 연습하고, 성장함에 따라 운동기술이 향상된다. "서툰"아동들을 대상으로 한 연구에 따르면, 경미하거나 중간 정도의 서투름(clumsiness)은 성장함에 따라 정상으로 회복된다.[55] 서투름의 정도가 심각한 아동은 운동의 능숙함에 대한 예후가 좋지는 않지만, 스포츠 활동을 하거나 사회생활에 영향을 미칠 정도로 나타나지는 않는다. 그러나 최근 연구에 의하면 발달성 협응장애 아동에게서 보이는 서투름의 정도는 증가하지는 않지만, 치료를 받지 않으면 좋아지지도 않는다고 보고하였다.[56,57]

John에게 있어 중요한 점은 자아상의 증진을 위해 관심분야의 능력을 발달시켜주는 것이다. 초기에는 가라데(karate)와 같은 경쟁하지 않는 스포츠를 선택해야하나, 높은 에너지가 제공되는 동안에는 John의 운동 조절 능력을 향상시켜야만 한다. John과 그의 가족들의 상담을 먼저 실시한다. 가정 내 활동과 운동능력을 향상시키고 움직임과 관련된 흥미를 증가시킬 수 있는 지역사회 내 프로그램을 제공한다.

결론 (conclusion)

발달장애 아동들은 평생 동안 개인별 상황에 맞는 물리치료가 필요하지만, 물리치료의 목표는 평생 동일하지는 않다. 오히려 물리치료의 목표는 아동과 가족 내에서 스스로 관리하고 독립적인 생활을 가능하게 만드는 것이다. 물리치료사는 아동의 "전체적인" 면을 파악하기 위해 노력해야하고, 사회에서 주어진 아동의 역할에 맞게 적절한 목표를 설정한다.

발달장애 아동을 위한 모든 평가와 치료방법이 이 교재에 모두 소개되어 있지는 않지만, 사례를 제공함으로써 소아치료 경험이 없는 임상의나 물리치료과 학생이 가진 지식의 정도를 스스로 평가하고, 소아치료 능력을 키우기 위해 필요한 추가적인 자료들을 습득하는데 도움을 준다. 소개된 손상과 관련하여 가설을 세우고, 예측 가능한 기능을 파악하는 것은, 치료방법을 결정하기 위한 개요를 수립하기 위해 필요하다. 치료에 있어 반복은 중요하지만, 치료사와 아동에게 동기를 제공하고, 즐거운 치료가 되려면 다양한 활동을 제공해야 한다. 그런 까닭에 소아치료는 창조적인 예술이다.

참고문헌 (references)

1. Bleck EE. Locomotor prognosis in cerebral palsy. *Dev Med Child Neurol.* 1975;17:18-25.
2. Molnar GE, Gordon SU. Cerebral palsy: predictive value of selected clinical signs for early prognostication of motor function. *Arch Phys Med Rehabil.* 1976;57:153-158.
3. Watt JM, Robertson CMT, Grace MGA. Early prognosis for ambulation of neonatal intensive care survivors with cerebral palsy. *Dev Med Child Neurol.* 1989;32:755-773.
4. Palisano RJ, Rosenbaum PL, Walter SD, et al. Development and reliability of a system to classify gross motor function in children with cerebral palsy. *Dev Med Child Neurol.* 1997;39:214-223.
5. Palisano RJ, Hanna SE, Rosenbaum PL, et al. Validation of a model of gross motor function for children with cerebral palsy. *Phys Ther.* 2000;80:974-985.
6. Rosenbaum PL, Walter SD, Hanna SE, et al. Prognosis for gross motor function in cerebral palsy: creation of motor development curves. *JAMA.* 2002;288:1399-1400.
7. Peterson P, Peterson CE. Bilateral hand skills in children with hemiplegia. *Phys Occup Ther Pediatr.* 1984;41:77-87.
8. Crocker MD, MacKay-Lyons M, McDonnell E. Forced use of the upper extremity in cerebral palsy: a single case design. *Am J Occup Ther.* 1997;51:824-833.
9. Pierce SR, Daly K, Gallagher KG, et al. Constraint-induced therapy for a child with hemiplegic cerebral palsy: a case report. *Arch Phys Med Rehabil.* 2002;83:1462-1463.
10. Willis JK, Morello A, Davie A. Forced use treatment of childhood hemiparesis. *Pediatrics.* 2002;110:94-96.
11. DeLuca SC, Echols K, Ramey SL, et al. Pediatric constraint-induced movement therapy for a young child with cerebral palsy: two episodes of care. *Phys Ther.* 2003;83:1003-1013.
12. Poldrack R. Imaging brain plasticity: conceptual and methodological issues—a theoretical review. *Neuroimage.* 2000;12:1-13.
13. Briellmann RS, Abbott DF, Caflisch U, et al. Brain reorganization in cerebral palsy: a high-field functional MRS Study. *Neuropediatrics.* 2002;33:162-165.
14. Staudt M, Pieper T, Grodd W, et al. Functional MRI in a 6 year old boy with unilateral cortical malformation: concordant representation of both hands in the unaffected hemisphere. *Neuropediatrics.* 2001;32:159-160.
15. Stuadt M, Lidzba K, Grodd W, et al. Right hemisphere organization of language followed by early left-sided brain lesion: functional MRI topography. *Neuroimage.* 2002;16:954-967.
16. Nelson KB, Ellenberg JH. Children who "outgrew" cerebral palsy. *Pediatrics.* 1982;69:529-536.
17. Fennell EB, Dikel TN. Cognitive and neuropsychological functioning in children with cerebral palsy. *J Child Neurol.* 2001:16:58-63.
18. Vargha-Khadem F, Isaacs E, Vander WS, et al. Development of intelligence and memory in children with hemiplegic cerebral palsy: the deleterious consequences of early seizures. *Brain.* 1992;115:315-329.
19. Frampton I, Yude C, Goodman R. The prevalence and correlates of specific learning difficulties in a representative sample of children with hemiplegia. *Br J Educ Psychol.* 1998;68:39-51.
20. Radtka SA, Skinner SR, Dixon DM, et al. A comparison of gait with solid, dynamic, and no ankle-foot orthoses in children in spastic cerebral palsy. *Phys Ther.* 1997;77:395-409.
21. Rethlesfsen S, Kay R, Dennis S, et al. The effects of fixed and articulated ankle-foot orthoses on gait patterns in children with cerebral palsy. *J Pediatr Orthop.* 1999;19:470-474.
22. Knott KM, Held SL. Effects of orthoses on upright functional skills of children and adolescents with cerebral palsy. *Pediatr Phys Ther.* 2002;14:199-207.

23. Sutherland DH, Kaufman KR, Wyatt MP, et al. Injection of botulinum toxin A into the gastrocnemius muscle of patients with cerebral palsy: a 3-dimensional motion analysis study. *Gait Posture*. 1996;4:269-279.

24. Koman KA, Mooney JR III, Smith BP, et al. Botulinum toxin type A neuromuscular blockade in the treatment of lower extremity spasticity in cerebral palsy. A randomized, double-blind, placebo-controlled trial. Botox Study Group. *J Pediatr Orthop*. 2000;20:108-115.

25. Reddihough JA, King GJ, Coleman A, et al. Functional outcome of botulinum toxin A injections to the lower limbs in cerebral palsy. *Dev Med Child Neurol*. 2002;44:820-827.

26. Correy IS, Cosgrove AP, Walsh EG, et al. Botulinum toxin A in the hemiplegic upper limb. A double-blind trial. *Dev Med Child Neurol*. 1997;39:185-193.

27. Singhi P, Jagirdar S. Khandelwal N, et al. Epilepsy in children with cerebral palsy. *J Child Neurol*. 2003;18:174-179.

28. Fragala MA, Goodgold S, Dumas HM. Effects of lower extremity passive stretching: pilot study of children and youth with severe limitations in self-mobility. *Pediatr Phys Ther*. 2003; 15:167-175.

29. Latash ML, Anson JG. What are "normal movements" in atypical populations? *Behavioral and Brain Sciences*. 1996;19:55-106.

30. Bleck EE. Total body involvement. In: Bleck EE. *Orthopaedic Management in Cerebral Palsy*. Philadelphia, Pa: JB Lippincott; 1987:392-480.

31. Pritchett JW. Treated and untreated unstable hips in severe cerebral palsy. *Dev Med Child Neurol*. 1990;32:3-6.

32. Ilikkan DY, Yzlcin E. Changes in skeletal maturation and mineralization in children with cerebral palsy and evaluation of related factors. *J Child Neurol*. 2001;16:425-430.

33. DeSouza M, Carroll N. Ambulation of the braced myelomeningocele patient. *J Bone Jt Surg*. 1973;58:137-148.

34. Hoffer MM, Fiewell E, Peryr J, et al. Functional ambulation in patients with myelomeningocele. *J Bone Jt Surg*. 1973;55:137-148.

35. Williams EN, Broughton NS, Menelaus MB. Age-related walking in children with spina bifida. *Dev Med Child Neurol*. 1999;41:446-449.

36. Hunt GM, Poulton A. Open spina bifida: a complete cohort reviewed 25 years after closure. *Dev Med Child Neurol*. 1995;37:19-29.

37. Bowman EM, McLone DG, Grant T, et al. Spina bifida outcome: a 25-year perspective. *Pediatr Neurosurg*. 2001;34:114-120.

38. Franks CA, Palisano RJ, Darbee JC. The effect of walking with an assistive device and using a wheelchair on school performance in students with myelomeningocele. *Phys Ther*. 1991;71: 570-579.

39. Bartonek A, Saraste H. Factors influencing ambulation in myelomeningocele: a cross-sectional study. *Dev Med Child Neurol*. 2001;43:253-260.

40. Stiefee D, Stribata T, Meuli M, et al. Tethering of the spinal cord in mouse fetuses and neonates with spina bifida. *J Neurosurg*. 2003;99:206-213.

41. Sharif S, Allcutt D, Marks C, et al. "Tethered cord syndrome"—recent clinical experience. *Br J Neurosurg*. 1997;11:49-51.

42. Sarwark JF, Weber DT, Gabrieli AP, et al. Tethered cord syndrome in low motor level children with myelomeningocele. *Pediatr Neurosurg*. 1996;25:295-301.

43. Yeates KO, Enrile BG, Loss N, et al. Verbal learning and memory in children with myelomeningocele. *J Pediatr Psychol*. 1995;20:801-815.

44. Dennis M, Barnes M. Math and numeracy in young adults with spina bifida and hydrocephalus. *Dev Neuropsychol*. 2002;21:141-155.

45. Pueschel SM. The child with Down syndrome. In: Levine MD, Carey W. Crocker AC, et al, eds. *Developmental-Behavioral Pediatrics*. Philadelphia, Pa: WB Saunders; 1983:353-362.

46. Shea AM. Motor attainments in Down syndrome. In: Lister E, ed. *Proceedings of the II Step Conference; Contemporary Management of Motor Control Problems.* Alexandria, Va: Foundation for Physical Therapy; 1991:225-236.
47. Pueschel SM, Siola PH, Perry CD, et al. Atlantoaxial instability in children with Down syndrome. *Pediatr Radiol.* 1981;10:129-132.
48. Spano M, Meruri E, Rando T, et al. Motor and perceptual-motor competence in children with Down syndrome: variation in performance with age. *Eur J Paediatr Neurol.* 1999;3:7-13.
49. Wisniewski KE, Wisniewski HM, Wen GY. Occurrence of neuropathological changes and dementia of Alzheimer's disease in Down syndrome. *Annals of Neurology.* 1985;17:278-282.
50. Dalton AJ, Crapper DR. Down syndrome and aging of the brain. In: Mittler P, ed. *Research to Practice in Mental Retardation: Biomedical Aspects.* Vol. III. Baltimore, Md: University Park Press; 1977.
51. Fenner ME, Hewitt KE, Torpy DM. Down syndrome: intellectual and behavioral functioning during adulthood. *J Ment Defic Res.* 1987;31:241-249.
52. Barnhart RC, Davenport MJ, Epps SB, et al. Developmental coordination disorder. *Phys Ther.* 2003;83:722-731.
53. Ayres AJ. *Developmental Dyspraxia and Adult-Onset Apraxia.* Torrance, Calif: Sensory Integration International; 1985:8-9,58.
54. Miyahara M, Mobs I. Developmental dyspraxia and developmental coordination disorder. *Neuropsychol Rev.* 1995;5:245-268.
55. Knuckey NW, Gubbay SS. Clumsy children: a prognostic study. *Aust Paediatr J.* 1983;19:9-13.
56. Surden DA, Chambers ME. Intervention approaches and children with developmental coordination disorder. *Pediatr Rehabil.* 1998;2:139-147.
57. Coleman R, Piek JP, Livesey DJ. A longitudinal study of motor ability and kinaesthetic acuity in young children at risk of developmental coordination disorder. *Hum Mov Sci.* 2001;20:95-110.

제 16 장 근거에 입각한 치료 시대의 연구 (Research in the Era of Evidence-Based Practice)

치료사들은 환자의 검사(examination)와 중재(intervention)에 있어 과학적인 근거(evidence)를 제시해야 하는 시대에 직면해 있다. 치료에 대한 타당한 근거가 부족할 경우, 치료비에 대한 보험회사의 상환(reimbursement)이 거절되고 있으며 그 비율이 더욱 늘어나고 있다. 관련 직원들은 인터넷을 통해 근거가 있는 새로운 중재를 조사하고, 임상치료사들이 이런 치료와 관련된 연구에 익숙해 지기를 기대하고 있다. 치료사들은 임상에서 소아환자를 치료할 때 최상의 치료를 제공하기 위해 노력하며, 어떤 중재들이 가장 큰 효과를 얻을 수 있는지 알고 싶어한다. 이러한 중재를 최근 전문용어로 'Evidence-Based Practice(EBP)' 라고 한다. 그러나, 많은 사람들이 'Evidence-Based Practice' 의 정의와 의미를 잘못 이해하고 있다.[1] Sackett와 동료들은 'Evidence-Based Medicine' 을 '임상전문가와 환자의 가치(values)를 고려한 연구근거의 통합' 이라고 정의했다.[2] 이것은 'Evidence-Based Practice' 개념을 명확히 제시한 것으로, 최상의 연구근거를 사용하는 것 이외에 임상전문가와 각각의 환자를 중요한 요소로 포함하고 있다. 환자의 병력, 생활습관, 가치 등과 관련된 정보는 치료사들이 적절한 치료방법을 결정하는데 도움을 준다.

이 장에서는 EBP의 중요성을 몇 가지 방법으로 제시할 것이다. 궁금적인 목적은 EBP를 위한 유용한 수단과 근거의 활용을 획득하는 과정을 쉽게 이해하도록 도움을 주는 것이다. 연구와 관련한 기초적인 용어들과 방법론(methodology)에 대한 설명은 논문이나 저널을 이해하는데 많은 도움을 줄 것이다. 이 장의 부가적인 목적은 치료사들에게 임상연구를 통해 유용한 근거를 얻을 수 있다는 관심과 새로운 아이디어를 제공하는 것이다. 사례연구(case study)는 근거의 유용성을 제시해 줄 뿐만 아니라 임상연구를 실제로 환자에게 적용하는 예를 보여준다. 결론적으로 치료사는 환자를 치료할 때, 치료의 근거를 제시해야 하며, 근거에 입각하여 치료 했는지를 검토해야 한다.

근거에 입각한 치료를 위한 수단들
(resources for evidence-based practice)

미국물리치료사협회(APTA)는 몇 가지 방법으로 'Evidence-Based Practice(EBP)'를 제공하고 있다. 우선, APTA는 임상연구의사록(clinical research agenda)을 직업적인 특성 안에서 연구의 우선순위를 마련하도록 발전시켰다.[3] 물리치료와 관련한 연구기금은 임상연구의사록에 기초한 연구의 우선순위에 따라 집행되었다. EBP의 활성을 위해 APTA가 실천하는 다른 방법은 출판물(publication)이다. APTA의 저널인 '*Physical Therapy*' 저널에는 EBP라는 타이틀로 임상적 의문점에 대한 해답을 근거에 입각하여 어떻게 해결하는지 보여주며, 일회성에 그치지 않고 연속적으로 출판하고 있다. 이 저널에서는 12살 된 아동의 '등 통증(back pain)'에 대해 서로 다른 진단이 나온 것에 의문을 제기하기도 했다. 또한 특별한 임상적 의문점을 적절한 근거를 이용하여 해결해가는 과정을 자세히 보여주고 있다. 또한 APTA 문헌에 있는 치료적 중재의 근거(evidence)를 수집할 수 있는 수단을 제공하고 있다. APTA에서 운영하는 웹사이트(www.apta.org)는 물리치료 및 물리치료와 관련된 분야의 연구논문의 초록(abstract)를 얻을 수 있도록 자료들을 보관하고 있다. 이 사이트은 주제와 관련된 인용되는 모든 자료를 제공할 뿐만 아니라 연구근거들의 결과를 통합적으로 평가한다. 그러나, 이 웹사이트는 APTA회원만 이용이 가능하다. 소아분과를 포함한 APTA의 다른 분과(Section)는 회원들이 유용한 근거를 만들 수 있도록 연구에 참여할 수 있는 기회를 주고 있다. 또한 소아분과와 APTA는 물리치료 근거에 큰 영향을 줄 수 있는 유능한 연구자들을 보유하고 있다.

EBP를 제공하는 다른 단체 중 하나는 미국뇌성마비발달의학회(American Academy of Cerebral Palsy and Development Medicine: AACPDM)이다. AACPDM는 근거를 평가하기 위해APTA와는 다른 접근법을 사용하고 있다.[5] 임상적인 연구에서 해답을 얻기 보다는 치료결과평가위원회를 통하여 특정치료와 관련된 논문을 통합하여 체계적 고찰(Systematic Review)을 한다. 관련자료는 AACPDM 웹사이트(www.aacpdm.org)를 통해 사용이 가능하다. 예를 들면, 체계적인 고찰(Systematic Review)을 통하여 뇌성마비 아동을 대상으로 한 NDT치료의 근거수준(the level of evidence)을 평가하였다. 치료결과평가위원회는 체계적인 고찰(Systematic Review) 통해 NDT의 치료근거가 미약하다고 하였다.[6] 그러나, 치료근거가 미약한 것이 치료가 유용하지 않다는 것을 의미하는 것은 아니라고 하였으며, NDT의 치료근거가 부족한 것은 NDT의 치료효과가 아직 명확하게 알려지지 않았다는 것을 암시할 수 있다고 하였다.

체계적인 고찰은 근거를 평가하기 위한 체계적인 연구계획(protocol)이 선행되어야 한다. 체계적인 연구계획을 위해서는 과학적인 근거가 있는 표준화된 기준이 필요할 뿐만 아니라, 각각의 논문을 고찰(review)할 수 있는 정확한 가이드 라인이 필요하다. 이것이 선행된 뒤 결과를 해석을 해야 한다. 또한 체계적인 고찰은 임상적으로 유용한 형식(format)을 제공해야 한다.

근거에 입각한 치료의 중요성
(importance of evidence-based practice)

소아물리치료사가 얻는 전문지식들은 지식을 크게 3분야를 통해 얻어진다. 3분야는 연구자(researcher), 교육자(educator) 그리고 임상치료사(clinician) 분야로 나누어진다. 이 장의 후반부에서 임상치료와 임상연구에 유용하게 사용할 수 있는 논문의 예를 보여줄 것이다. 교육자로서의 치료사들은 서로 다른 다양한 분야에서 주로 가르치는 일을 한다. 임상강사나 대학교수로서의 물리치료사는 소아치료에 관한 것을 수강생들에게 가르치고 있다. 간혹 어떤 수강생들은 특별한 평가도구(assessment tool)와 중재를 왜 선택했는지 질문하기도 한다. 대부분의 경우 근거가 이러한 선택의 주된 이유가 된다. 치료사들은 환자, 가족 그리고 간병인들과 같이 일을 하기 때문에 환자를 위해 이들에게 또 다른 교육적인 역할을 수행해야 한다. 환자(client)들은 치료사들로부터 최상의 정보 제공받고 있다고 믿고 있다. 가족들은 다양한 치료에 대해 조사하고, 조사한 치료들에 대해 치료사가 설명해 주기를 원하기도 한다. 또한 부모들은 담당치료사들이 어떤 치료가 가장 유익할지 결정할 수 있도록 도와주기를 원한다. 치료사들은 특정 검사도구(examination tool)와 중재에 관해 다른 치료사나 전문가들을 교육시킬 위치에 있을 수도 있다. 표준화된 검사나 과학적인 근거들을 같이 근무하는 동료들과 공유하기로 협의하면, 동료들에게 그 검사의 사용을 납득시킬 수 있다.

연구를 통해 임상적 결론(clinical decision)이 만들어지면, 치료사 역시 임상적 결론을 이끌어낸 그 연구를 임상에 적용하게 된다. 근거를 잘 해석하기 위해서는 치료사도 연구의 배경뿐만 아니라 연구의 용어와 방법에 대해 잘 이해해야 한다. 표 16-1는 신뢰도와 타당도와 같은 검사의 계량심리학적 속성(psychometrics properties)과 관련용어의 정의를 간단히 설명하고 있다.

근거에 입각한 소아 치료: 검사
(evidence-based pediatric practice: examination)

환자를 검사할 때, 치료사는 여러 기준으로 평가도구를 선택하지만, 대부분 평가 수행이 용이하고, 타당도나 신뢰도 같은 계량심리학적 속성(psychometrics properties)에 기준하여 평가도구를 선택한다. 치료사들은 측정의 신뢰성이 정확하고, 일관성을 보이는 도구를 선택한다. 또한 치료사는 평가의 목적과 평가의 상황을 잘 반영한 타당성 있는 도구를 선택한다. 연구자들은 많은 소아 평가도구들을 다양한 방법으로 타당도과 신뢰도을 조사해 왔다. 평가도구를 선택할 때는 평가의 용도와 목적이 중요하며, 이때 고려해야 할 3가지 요소가 있다. 고려해야 할 3가지 요소는 분별적(discriminative), 평가적(evaluative) 그리고 예측적(prognostic) 요소이다.[7] 소아물리치료사들이 가장 자주 사용하는 분별적인(discriminative) 도구는 소아의 전형적인(typical) 발달과 비전형적인(atypical) 발달을 구별하기 위해 사용된다. 예를 들면, 'Peabody Developmental Motor Scales(PMDS-2)'[8]은 전체적인 운동기술이 연령에 따른 전형적인 운동발달의 범위에서

표 16-1
연구 용어

용어	의미
신뢰도(reliability)	측정의 일관성(consistency) 또는 반복가능성(repeatability)[50]
측정자내 신뢰도(intratester)	한 측정자의 반복 측정시 측정값들의 일치하는 정도 의미함[50]
측정자간 신뢰도(intertester)	서로 다른 측정자의 측정값들의 일치하는 정도[50]
검사-재검사 신뢰도(test-retest)	동일한 조건에서 측정값이 시간의 경과[50]의 영향을 받지 않고 일관성을 유지하는 정도
타당도(validity)	측정하고자 한 것을 측정한 정도 (측정값을 통해 의미있는 해석을 암시하는 정도)[50]
구성타당도(construct)	측정하고자 하는 것을 측정할 수 있도록 만들어 졌는지에 대한 이론적 또는 개념적 배경[50]
내용타당도(content)	측정도구의 항목들이 측정하고자 하는 내용을 포함하는 정도—관련요소[50]
기준타당도(criterion-related)	측정하고자 하는 측정값을 다른 측정도구의 측정값과 비교하여 얻은 측정값의 정확성; 동시타당도와 예측타당도가 있음[50]
동시타당도(concurrent)	이미 신뢰성이 입증된 다른 측정도구와 동시에 측정하여 서로비교 함[50]
예측타당도(predictive)	나중(미래)에 측정된 측정값과 서로 비교 함[50]
반응타당도(responsiveness)	최소한 임상적인 중요한 변화를 감지하는 측정력[7]
진단적 검사용어(diagnostic testing terms)	
가능비(likelihood ratio)	측정 결과값을 목표하는 환자가 아닐 가능성과 비교할 때 환자일 가능성[2]
민감도(sensitivity)	양성 검사에서 목표하는 질병일 비율(proportion)[2]
특이도(specificity)	음성 검사에서 목표하는 질병이 아닐 비율(proportion)[2]
양성예후값(positive predictive value)	목표하는 질병이 양성일 비율(proportion)[2]
음성예후값(negative predictive value)	목표하지 않은 질병이 음성일 비율(proportion)[2]

벗어나는 지를 분별하기 위해 주로 사용된다. 평가적인(evaluative) 도구는 치료 후, 치료 전과 후의 변화 정도를 평가하도록 설계되어 있다. 'Gross Motor Function Measure(GMFM)' 은 뇌성마비환자에게 물리치료와 같은 중재를 한 뒤 그 변화를 평가하기 위해 고안되었다.[9] GMFM은 뇌성마비와 뇌성마비가 아닌 아동을 분별하기 위해 고안된 도구가 아니다.

TIMP (Test of Infant Motor Performance)와 같은 평가도구는 아동의 장기적인 운동실행 장애(poor)의 위험성을 예측하기 위해 고안된 예측적(prognostic) 평가도구이다.[10] 참고로 TIMP의 타당성에 관한 연구에서, 예측적인 신뢰도 높게 나타났다.[12-14] 지속적인 운동장애의 위험을 예측하는 것은 아동의 초기 중재에서 어떤 치료를 적용할 지를 결정하는 아주 중요한 역할을 한다.[12] 표 16-1 하단에 정의된 민감도(sensitivity), 특이도(specificity), 양성/음성 예후값(positive/negative predictive value), 가능비(likelihood ratio) 등과 같은 부수적인 용어들은 어떤 분석을 위한 검정(diagnostic testing) 시 아주 중요하다. 이 용어들은 TIMP와 같은 분석을 위한 검사나 검사와 관련된 연구를 이해하는데 도움을 준다. 예를 들어 결핵검사에서 민감도(sensitivity)가 높다는 것은 결핵에 걸린 사람들 거의 대부분이 양성으로 판정될 확률이 아주 높다는 것이다.[2] 병에 걸린 사람들이 검사에서 누락되지 않을 것 같다는 것은 결과적으로 결핵 검사에서 음성으로 판정되는 사람을 제외시키는 것과 같은 의미다. 또한 결핵 검사에서 특이도(specificity)가 높다는 것은 결핵에 걸리지 않은 사람들의 거의 대부분이 음성으로 판정된다는 것을 의미한다. 결핵에 걸리지 않은 사람들이 양성으로 판정받지 않을 것 같다는 것은 결핵의 양성 판정이 정확하다는 것을 의미한다. 그러나, 치료사가 사용하는 검사의 극소수만 높은 민감도와 특이도를 보이기 때문에 치료사는 병의 예후를 예측하는 검사(prognostic test)를 선택할 때 어려움을 겪게 된다. 치료사는 평가도구를 선택하고, 유익한 연구를 인용할 때 반드시 신뢰도와 타당도와 같은 계량심리학적 속성(psychometrics properties)과 평가의 목적을 꼭 명심해야 할 것이다.

근거에 입각한 소아 치료: 중재 (evidence-based pediatric practice: intervention)

평가도구의 특성을 이해하는 것은 환자에게 어떤 검사를 적용할지 결정하는 것뿐만 아니라 환자의 중재(치료)를 결정하는 데도 중요한 역할을 한다. 치료사가 연구근거를 이용하는 가장 큰 이유는 선택한 중재전략(치료)을 정당화 하기 위함이다. 치료사는 치료의 결과를 해석(설명)할 필요가 있다. 평가도구 및 평가도구와 관련된 연구에 관한 지식들은 치료결과의 의미를 해석하는 데 아주 중요한 역할을 한다. 예를 들어, 치료사가 치료의 효과를 평가하기 위해 분별적인 측정(discriminative measure)을 사용하였을 경우, 치료에 의한 진정한 변화가 평가에서 누락될 수 있다.[15] 어떤 치료의 효과를 뒤 받침 하는 연구 근거들은 임상적인 결과를 해석하거나 치료비 보상을 받기 위해 보험회사를 설득하는데도 아주 유용할 것이다.

이론적인 체제(frameworks)는 근거를 평가할 때 조직적인 접근을 제공한다. 이 책에서도 사용되고, *물리치료의 가이드라인*으로도 사용되는 무능모델(disablement model)은 근거를 평가하는 체제(frameworks)의 한 예이다.[16] 이 모델은 'National Advisory Board'[17]에 의해 발전되었으며, 5가지의 범주(dimension)로 구성되어있다-병리생리, 손상(impairments), 기능적 제한(functional limitation), 무능력(disability), 사회적 제한(societal limitation). 무능모델이 조사연구(research study) 평가에서 중요하게 이용되는 이유는 결과의 경계범위(board range)를 포함하기 때문이다. 과거의 연구는 손상(impairments)과 관련된 관절가동범위, 근력, 통증 등을 강조하는 다양한 치료효과에 관한 연구를 주로 하였다. 그러나, 요즘은 손상에 대한 치료효과 외에도 기능적인 활동(functional activity)과 사회적 역할(social roles)의 참여를 포함한 연구들이 중요하게 강조되고 있다. 예를 들어, 치료 후 아동의 무릎관절 가동범위가 10° 증가되었을 경우, 치료의 효과는 아동의 생활에 어떤 변화를 주거나 주지 못할 수 있기 때문에 아주 중요하다. 즉, 아동이 치료 후, T-ball(야구와 비슷하지만 투수가 없이 공을 올려놓고 치는 경기)을 할 수 있게 된다면 단순히 관절 가동범위의 증가효과를 벗어나 스포츠와 같은 기능적인 활동에 참여하여 생활이 변했기 때문에 치료의 효과는 큰 의미를 갖게 된다. 따라서 치료를 뒷받침할 수 있는 근거(evidence)를 평가하는 측면에서 볼 때, 무능모델(disablement model)의 평가범주(5범주)가 중요하다는 것을 기억해야 한다.

연구 근거를 평가하는 가장 일반적인 체제는 Sackett의 근거의 수준(level)일 것이다.[18] 5단계로이루어진 이 수준은 연구설계와 연구수행에 과정에서 사용된 과학적인 근거의 빈도(intensity)을 고려하여 고안되었다(표 16-2).

가장 근거가 높은 수준 1(level 1)은 연구 대상자가 많고, 무작위(randomized)이며, 대조군이 있는 실험설계이다.[18] 이 연구에서는 무작위 방식으로 대상자들을 한 집단 또는 그 이상의 치료 집단으로 배정한다. 집단간의 통계적 유의한 차이를 얻기 위해서는 대상자의 수가 중요하다.[19] 필요한 대상자의 수를 어림잡는 것은 치료의 기대되는 효과를 어림잡는 것과 같은 의미이다. 만약 치료의 효과가 적게 나타났을 경우 대상자의 수를 아주 많게 하면 집단간의 차이(치료효과)를 기대할 수 있을 것이다. 고찰연구(review study)에서는 연구에 참여한 모든 대상자들에서 어떤 변화가 일어났는지를 기술하는 연구가 더 신빙성이 높다. 연구자들이 무작위로 배정된 집단에 속한 모든 대상자의 자료를 분석한다. 이것을 다른 말로 'Intention-to-treat 분석' 이라 한다.[2] 또 다른 고려사항은 치료 후 추적조사(follow-up)의 기간으로 치료의 효과를 평가하기에 충분한 기간인지 결정해야 하기 때문에 중요하게 고려된다. 바이어스(bias)를 줄이기 위해서는 검사자와 대상자 모두 치료받은 사실을 알지 못해야 한다. 치료 상황에 따라 이 눈가림(blinding; 검사자나 대상자가 어떤 치료를 받았는지 모르는 상태)이 항상 가능한 것은 아니다. 그러나, 결과를 평가하는 사람을 눈가림하는 것은 바이어스를 감소시키는 한 방법이다. 치료와는 달리 각 집단에 대상자를 배정할 때는 동일한 방법으로 배정해야 한다. 집단간의 생태적인(inherent) 차이는 연구의 결과에 영향을 줄 수 있다. 이런 요소들을 고려하는 것이 중요하며, 미리 언급한 것처럼 연구자가 결과를 측정하는 것은 고려해야 할 사항이다. 평가의 목적과 일치되며, 계량심리학적 속성(psychometrics properties)을 완전히 만족시키는 측정은 가장 과학적은 근거를 만들어 낸다. 수준 1의 체계적인 고찰(systematic review) 연구는 최고의 근거를 제공한다. 많은 대상자를 동원한 반복적인 단일 대상자 설계(single subject design) 연구 역시 수준 1에 포함될 수 있다.[5]

무작위 연구이기는 하지만 수준 1을 구성하는 요소를 하나 또는 그 이상 갖추지 못한 연구는 수준 2(level 2) 근거라 한다. 무작위로 대상자를 배정하지는 않았지만 두 집단 또는 코호트(cohort) 또는 그 이상의 집단에 다른 치료를 받게하여 결과를 비교하는 연구가 수준 2에 속한다. 예를 들어, 한 학급의 학생 반을 근력강화 훈련에 참여하는 실험군, 나머지 반은 아무것도 하지 않은 대조군으로 나눌 수 있다. 그러나, 집단간의 차이는 근력강화 훈련으로 인한 것이 아닐 수도 있기 때문에 수준 1에 속하지 않는다. 수준 2의 연구의 결과는 신빙성이 낮다. 역학조사(인구중의 질병이나 손상에 관한 연구)에서 많이 사용되고 있는 사례-대조군(case-control) 연구는 수준 3(level 3)으로 분류된다.[20] 사례-대조군 연구는 흡연의 영향을 알아보기 위한 연구처럼 대

표 16-2
치료중재의 근거수준

근거수준	연구의 설계 형태
수준(level) 1	무작위 대조군 실험(randomized controlled trials) 체계적 고찰(systematic review) 개체연구(individual studies)
수준(level) 2	코호트 연구(cohort studies) 체계적 고찰(systematic review) 개체연구(individual studies) 질이 낮은(low quality) 무작위 대조군 실험도 포함 단일대상자설계 ABABA 연구(single subject design ABABA studies)
수준(level) 3	사례-대조 연구(case-control studies) 체계적 고찰(systematic review) 개체연구(individual studies) 단일대상자설계 ABA 연구(single subject design ABA studies)
수준(level) 4	대조군없는 사례 연속(case series without control group) 질이 낮은 코호트(cohort)와 사례-대조 연구(case-control studies) 단일대상자설계 AB연구(single subject design AB studies)
수준(level) 5	사례보고(case report) 전문가 의견(expert opinion)

Adapted from Sackett D. Rules of evidence and clinical recommendations on the use of antithrombotic agents. *Chest.* 1986;89(Suppl):2S;and Butler C, Chambers H, Goldstein M, et al. Evaluating research in developmental disabilities: a conceptual framework for reviewing treatment outcomes. *Dev Med Child Neurol.* 1994;41:55-59

상자 집단을 강제적으로 만들 수 없는 연구에 적합하다. 폐암의 발병률을 알아보기 위해 흡연집단과 비흡연 집단을 비교할 수 있다. 그러나, 사례-대조군 연구는 치료연구에서는 잘 사용되지 않고 있다. 수준 4(level 4)의 연구는 대조군이 없는 연속적인 사례보고나 수준 3에 비해 질이 떨어지는 연구이다. 의료분야에서 집단의 치료나 처치 전(before), 후(after) 비교에서 유용하게 사용된다. 수준 5(level 5)의 연구는 단순한 사례보고나 전문가의 의견으로 기초과학에 근거를 두고 있지만 아직 환자에게 적용하지 않은 연구들이다.

근거에 입각한 소아 치료: 수행
(evidence-based pediatric practice: implementation)

근거에 입각한 치료를 위한 절차에 대해 설명하고자 한다.[2] 근거에 입각한 치료를 위한 첫 번

표 16-3
데이터베이스 정보

미국물리치료사협회(Americal Physical Therapy Association: APTA)
검색범위: 물리치료 및 물리치료 관련정보
접속방법: APTA회원만 접속가능(www.apta.org)

PEDro: Physiotherapy Evidence Database(호주)
검색범위: 무작위 대조군 실험와 체계적 고찰 논문
접속방법: www.pedro.fhs.usyd.edu.au

MEDILINE
검색범위: 4600개 이상의 생물의학(biomedical) 저널
검색기간: 1966년부터 현재까지
접속방법: 무료 www.ncbi.nlm.nih.gov/PubMed과 http://biomednet.com
유료 OVID(www.ovid.com), EBSCO(많은 학회가 무료임)

CINAHL(Cumulative Index of Nursing and Allied Health Literature)
검색범위: 1600개 이상의 간호와 건강관련 저널
검색기간: 1982년부터 현재까지
접속방법: 유료 OVID(www.ovid.com), EBSCO(많은 학회가 무료임)

SPORTDiscus(the Sport Information Resource Centre)
검색범위: 500,000개 이상의 스포츠와 체육 관련 자료
검색기간: 1975년부터 현재까지(저널); 1949년부터 현재까지(연구보고서)
접속방법: OVID(www.ovid.com), EBSCO

PsycINFO: Database of psychological literature produced and copyrighted by the American Psychological Association.
검색범위:1700개 이상의 심리학과 관련 정기간행물(periodicals)
검색기간: 1887년부터 현재까지
접속방법: OVID(www.ovid.com), EBSCO

째 단계는 대답이 가능한 질문을 하는 것이다. 질문을 할 때, 환자에 대한 상태를 정확히 알아야 하며, 알고자 하는 것이 분명해야 한다. 사례연구는 이런 과정의 좋은 예가 된다. 분명한 질문이 만들어지고 나면 유용한 정보를 찾는다. 이것이 두 번째 단계이며, 이때 다양한 검색 툴을 사용한다. 현재 검색이 가능한 데이터베이스는 표 16-3에 기술하였다. APTA와 관련한 근거 데이터베이스는 이미 언급하였다. 호주의 근거에 입각한 물리치료 데이터베이스는 '물리치료 근거 데이터베이스(Physiotherapy Evidence Database: PEDro)' 로 온라인에서 무료로 사용이 가능하다(www.pedro.fhs.usyd.edu.au). 이 사이트는 주로 임상실험연구와 체계적인 고찰(systematic review) 연구들의 등급(rating)을 제공하기 때문에 소아치료의 유용한 많은 정보를 제공하지 못한다. '코크레인(Cochrane)' 도서관은 인터넷을 통해 자료를 찾을 수 있는 검색 툴이다

(www.updateusa.com). 코크레인은 주로 의학적인 중재에 초점을 맞춘 체계적인 고찰(systematic review) 연구를 제공하지만, 현재 연구범위는 점점 확대되고 있다. 또 다른 데이터베이스 중의 하나인 'MEDLINE', 'SPORTDiscus', 'PsycINFO' 그리고 'CINAHL(Cumulative Index of Nursing and Allied Health Literature)' 등은 체계적인 고찰(systematic review) 연구와 개인적인 논문 및 사례연구 검색에 용이하다(표 16-3 참고).

근거자료가 모아지면 자료들을 정밀하게 분석하고 평가하는데, 이것이 세 번째 단계이다. 무능모델(disablement model)은 질병의 모든 면들을 고려할 수 있도록 상기시켜 준다. 근거의 수준(level)들은 모은 자료들을 과학적으로 엄격하게 평가할 수 있는 이론적인 체제(frameworks)를 제공한다. 연구들을 어떻게 과학적으로 엄격하게 평가하는지는 다시 설명할 것이다. 가장 중요한 마지막 단계는 찾은 근거들을 임상의 환자에게 적용하는 것이다. 근거를 임상에 적용할 때는 치료사의 전문성과 환자의 상태 및 치료목표 등을 고려한 뒤 치료사의 판단에 의해 적용한다. 임상 적용 시 치료사가 포함되지 않는다면 이것은 더 이상 근거에 입각한 치료(evidence-based practice)가 아니다.

근거에 입각하여 직접적인 치료를 할 때 치료사의 임상적인 숙련(skill)도 중요한 부분 중에 하나다. 환자를 치료할 때 원하는 결과에 얻기 위해 연구 근거가 있는 특정한 치료기술(technique)을 사용해야 하는데, 만약 치료사가 그 치료기술에 대한 전문적인 기술이 없다면 그 근거를 환자에게 적용할 수 없다. 이런 경우 치료사는 환자에게 치료근거가 있는 다른 대체치료를 제공하거나 치료기술을 구사할 수 있는 다른 전문가에게 의뢰하는 것이 바람직하다.

임상연구 (clinical research)

전문가로서, 치료사는 물리치료와 관련한 정보의 뼈대를 제공할 의무를 가지고 있다. 임상치료사는 임상적인 치료의 측면을 기술하는 사례보고를 작성할 수 있는 이상적인 환경에 있다.[21] 사례보고는 미래의 연구방향을 발전시키는 기초를 제공할 수 있다. 사례보고는 현재의 자료를 사용하여 과거의 환자의 상태를 알아볼 수 있다. HIPPAA(the Health Insurance Portability and Accountability Act-미국의 의료관련 연방법률)이 시작된 이래, 치료사는 환자의 자료(차트 등)의 사용과 관련사항은 모두 이 법률을 따라야 한다. 미국물리치료사협회(APTA)는 치료사들에게 HIPPAA에 관한 정보와 실제적인 적용에 대한 정보를 제공하고 있다. '기관평가위원회(the institutional review board)' 또는 '대상자평가위원회(the human subjects review board)'는 병원이나 대학처럼 사람을 대상으로 하는 연구기관 및 연구를 관리한다.[20] 모든 임상적인 연구를 할 때, 인간의 권리(존엄성)를 보호하기 위해 법령에 따라 연구 시작 전에 '기관평가위원회' 또는 '대상자평가위원회'의 심의를 거쳐야 한다. 환자의 예후연구(prospective study)를 위해 자료를 수집하는 경우, 법령은 연구 시작 전에 공인된 연구 동의서에 연구대상자의 친필 서명을 받도록 요구하고 있다. 어린이를 대상으로 한 연구일 경우, 어린아동의 나이를 고려한 용어를 사용하여 연구의 목적과 어린이의 권리를 명시한 연구 동의서에 서명을 받거나 보호자로부터 서명을 받아야 한다.

임상연구에 관심이 있는 임상치료사는 단일대상자설계연구(single subject design research)를 수행하기에 적합하다(17장 참고). 임상적으로 이 연구는 유사한 많은 대상자를 동원하는 연구보다 더 실제적이다(practical). 단일대상자설계연구는 많은 부분에서 다른 형태의 실험설계(experimental design)와 유사한 절차를 따른다. 연구의 의문점을 가설로 설정한고, 연구에 참여할 대상자 선정기준과 제외기준을 제시한다. 연구자가 소개된 치료가 독립변수가 된다. 연구의 방법에 신뢰도와 타당도가 높은 측정을 포함시킨다. 측정된 결과값이 종속변수가 되고, 이것은 독립변수(치료변수)의 효과를 측정하기 위해 이용된다.[20] 이런 형태의 설계는 치료 전, 초기 측정 시간 및 치료 단계의 반복적인 측정기간 동안 대상자의 활동에 제한을 주지 않는다. 일반적으로 치료를 시작하기 전에 대상자들을 적어도 3~4회 반복측정을 한다. 이것을 기준값(base-line)이라 하며, 연구의 A-시기(phase)라고 한다. 그리고 나서 치료하는 동안 측정하는 것을 B-시기(phase)라 한다. 이런 연구설계를 AB설계라고 하며, 근거 수준 4(level 4)에 속한다.[6] AB연구에 치료를 제거한 뒤 다시 측정하는 ABA설계가 있다. 이 ABA설계가 치밀하게 잘 수행되면, 근거 수준 3(level 3)의 연구가 된다. ABA설계 보다 더 설득력 있는 연구설계는 ABABA설계이다. ABABA설계는 반복적으로 치료를 적용하고, 제거하여 결과변수(치료효과)의 차이 보여준다. 근거 수준 2(level 2)에 해당된다. 반복적인 치료를 하는 동안, 비교하기는 어렵지만 치료효과는 두 번째 A-시기(phase)까지 지속 될 수 있다. 수준 1(level 1)의 연구가 되기 위해서는 단일대상자설계(일명 n-of-1 시행이라고도 함)는 무작위로 배정된 많은 대상자들을 반복적으로 치료를 적용하는 것이다.[6] 하나이상의 치료를 비교할 때는 C-시기(phase)인 두 번째 치료를 적용할 수 있다. 아동들의 장애가 다양한 것처럼 대상자들도 서로 다르기 때문에 유사한 아동들만 모아 연구하는 것은 어려운 일이다. 이러한 점에서 단일대상자설계는 가치 있는 연구 설계이다. 단일대상자설계연구는 미래의 실험에 직접적으로 도움을 줄 수 있는 정보를 제공하지만, 그 결과를 일반화하는 것은 다소 무리가 있다. 사례연구 5는 단일대상자설계연구을 보여주고 있다.

임상치료사들은 연구가설과 관련된 의문점을 임상적으로 전개하는데 아주 좋은 위치에 있다. 어떤 치료사들은 규모가 큰 무작위대조군실험(randomized controlled trials)에 참여할 수 도 있다. *물리치료*와 관련하여, Fitzgerald와 Delitto는 임상연구의 계획과 실행에 관한 틀을 제시하였다.[20] 임상연구의 계획과 실행에 관한 틀을 발전시킬 수 있는 한가지 방법은 근거를 과학적이고 이론적으로 설명할 수 있는 대학교수나 전문가들(academicians)과 협력을 하는 것이다. 대학과 임상치료사들의 협력은 임상적인 치료와 학문적 이론을 서로 결합시켜 연구의 전문성과 질을 높인다. APTA의 소아분과는 협력연구를 전개할 수 있는 기회를 제공하며, 연 2회 열리는 APTA 총회와 지역적인 행사를 접할 수 있는 기회를 제공한다. 소아분과는 온라인 이메일 서비스를 제공하고 있어, 회원들간에 이메일 토론으로 진행되는 비공식적인 의사소통이 가능하다. 회원들끼리 메일닝 서비스가 가능하기 때문에 토론 후, 다른 회원들끼리도 질문이 가능하며, 지식을 공유할 수 있으며, 전문적인 관계를 발전시킬 수 있다. 또한 웹사이트를 통해 '회원간 조언 프로그램(Members Mentoring Members program)' 이용하면 많은 도움을 받을 수 있다. 이러한 서비스들은 모두 임상치료사들이 임상연구를 잘 할 수 있도록 도움을 주기 위한 것들이다. 앞으로 다룰 사례연구는 임상의 치료사들을 위해 근거에 입각한 치료(EBP)와 임상연구의 실제적용을 기술한 것이다.

사례연구 # 1: Jason

- 치료 형태 5C: 선천적 원인 또는 영아, 아동기에 후천적으로 습득된-중추신경계의 비진행성 장애와 관련된 감각통합과 운동기능의 손상
- 진단명 : 뇌성마비, 우측편마비
- 연령 : 24개월

Jason은 전문적인 치료사가 운영하며, 말을 이용하여 치료하는 말치료(hippotherapy) 프로그램에 관심이 있었다.[22,23] 말치료는 치료적인 승마와는 다르다. 치료적 승마는 장애가 있는 아동들에게 말을 좀더 잘 탈수 있도록 가르치는 것인 반면, 말치료는 어떤 치료의 목표을 이루기 위해 치료에 말을 포함키는 것이다.[22,23] 가족들은 친구로부터 말치료가 Jason이 보행에 도움이 될 것이라는 이야기를 들었다. 가족들은 인터넷을 통해 더 많은 정보를 검색하였으며, 장애인을 위한 북미승마협회(NARHA; www.narha.org)의 분과인 미국말치료협회를 찾았다. Jason 가족은 보험회사에 말치료를 받으면 보험혜택을 받을 수 있는지를 물었다. 그러나, 보험회사는 말치를의 효과를 뒤받침 할 근거가 없기 때문에 없다고 하였다. 가족들은 말치료의 근거를 찾아 보험혜택을 받을 수 있도록 보험회사에 호소하기로 계획하였다. 가족들은 말치료가 뇌성마비아동의 보행능력 향상에 영향을 주는 근거있는 연구에 대해 알고 싶어했다. 가족들은 해답을 찾기 위해 물리치료사에게 도움을 요청했다.

1단계: 임상적 의문점 전개하기 (step 1: develop the clinical question)

말치료는 뇌성마비 아동의 보행특성을 향상시키는가?

2단계: 근거(자료) 수집하기 (step 2: gather the evidence)

말치료나 승마치료와 관련된 영어로 작성된 임상실험연구나 체계적 고찰(systematic review) 연구 중 동료검토(peer-reviewed; 같은 분야 학자의 심사 또는 논문심사) 된 논문만을 검색하였다. APTA의 데이터 베이스를 이용하여 자료를 찾았다(www.apta.org). '*hippotherapy (말치료)*' 키워드로 자료를 찾았지만 찾을 수 없었다. '*horseback riding (승마)*'라는 키워드로 자료를 찾았지만 역시 찾을 수 없었다. '뇌성마미(cerebral palsy)' 라는 키워드로 자료을 검색한 뒤, 검색된 자료 전부를 검토해 보았지만 '말(horses)' 이라는 제목의 연구를 찾을 수 없었다. 'PEDro' 데이터베이스(www.pedro.fhs.usyd.edu.au)와 미국뇌성마비발달의학회(AACPDM; www.

aacpdm.org) 웹사이트를 이용하여 자료수집을 계속하였다. 말치료와 관련된 어떤 연구도 찾을 수 없었다. 치료결과평가위원회 페이지에서도 말치료와 관련된 체계적 고찰(systematic review)을 찾을 수 없었다.

위와 같은 방법으로 관련논문을 찾을 수 없었기 때문에 'MEDLINE'에서 검색을 하였다. 'MEDLINE(www.ncbi.nlm.nih.gov/PubMed)'은 누구나 무료로 사용할 수 있다. *'말치료(hippotherapy)'* 키워드로 2개의 자료를 검색하였다. 두 논문 중 하나는 중증 외상성 뇌손상[24]에 관한 논문이며, 다른 하나는 경직성 뇌성마비를 다룬 논문이었다.[22] 다시 *'승마(horseback riding)'*라는 키워드로 검색하여 37개의 논문을 찾았다. 찾은 대부분의 자료는 승마사고와 관련된 논문이며, 말치료와 관련된 논문은 없었다. 아홉 개의 논문이 말(horse)과 관련이 있었고, 이들의 논문 초록(abstract)을 자세히 검토하였다. 논문의 초록을 바탕으로 3개의 논문을 찾아 리스트에 추가하였다.[25-27]

건강전문가들이 주로 말치료를 하고 있기 때문에, 'CINAHL'의 데이터 베이스를 이용하여 검색하였다. 'MEDLINE'에서 검색한 동일한 방법으로 'CINAHL'에서 검색하였다. *'말치료(hippotherapy)'* 관련한 논문 12개를 찾았지만 이중 2개 논문만이 동료검토(peer-review)를 한 임상실험논문이었다.[22,23] 논문의 요약 부분을 검토한 결과 한 논문은 이미 'MEDLINE'에서 검색한 논문이었다. 나머지 한 논문을 리스트에 추가하였다. *'horseback riding'* 키워드로 검색하여 67개의 논문을 찾았다. 67개 논문을 전부 검토하지 않고 *'horseback riding'*과 *'cerebral palsy'* 키워드를 모두 포함하는 논문을 검색하였다.[28] 조건을 만족하는 한 개의 논문을 리스트에 추가했다. 말치료와 관련된 자료를 가지고 있을 것 같은 'SPORTDiscus'의 데이터베이스를 이용하여 6개의 논문을 찾아 리스트에 추가하였다.[22,23,25-28] 찾은 논문을 재검토하여 논문에 실려 있는 참고문헌 목록을 검색하여 2개의 논문을 더 추가하였다.[29,30]

3단계: 근거들을 정밀하게 분석하기 *(step 3: critically appraise the evidence)*

이 단계를 실행하기 위해, 8개의 논문을 읽고, 논문의 근거를 평가하였다. 무작위 대조군 실험논문과 체계적 고찰(systematic review) 논문은 없었다. 2개의 연구는 보행을 특성을 평가하지 않았으며, 연구의 근거를 제시하지 못했다.[27,29] 3개의 치료적 승마 연구논문도 제외시켰다.[25,26,28] 뇌성마비 아동을 대상으로 한 말치료 후 보행 결과를 얻은 나머지 3개 논문을 표 16-4에 정리하였다.[22,23,30]

4단계: 임상적용하기 *(step 4: apply the evidence)*

유용한 근거는 실제 임상적인 의문에 적용될 필요가 있다('말치료는 뇌성마비 아동의 보행특성을 향상시키는가?'). 지금까지 살펴본 결과 뇌성마비 아동의 보행특성의 향상을 위한 치료로서 말치료의 근거 수준은 4수준이다. 그 외의 근거들은 치료사의 전문적인 지식과 각 환자의 가치(value)와 기대들 이었다. 치료사는 근거를 환자에게 적용할 수 있는지 아닌지를 결정해야 한

표 16-4
말치료(hipptherapy): 보행 향상과 관련한 근거

	Bertoti[30]	McGibbon et al[22]	Haehl et al[23]
연구설계	사례보고(case report) 단일대상자 연구설계는 아니지만 ABA측정을 하였음	사례연속(case series) 단일대상자 연구설계는 아니지만 AB측정을 하였음	사례연속(case series) 단일대상자 연구설계는 아니지만 AB측정을 하였음
대상자수	1명: 2.5세된 편마비	5명: 하지마비 4명, 편마비 1명 평균연령 9.6세	2명:9.5세의 사지마비(여자), 4세의 하지마비(남자)
치료빈도	주 1회, 총 6주	주 2회, 총 8주	주 1회, 총 12주
실제적인 결과	-손상: 하지체중부하 -기능적 제한: 보행향상의 일화적인 보고	-손상: 에너지소비지수 -기능적 제한:GMFM	-운동형상학적 분석 -기능적 제한: 대상자1명에서 PEDI운동 점수가 향상됨
측정	-초기측정 -6주 치료 후 측정 -치료없이 6주 후 측정	-초기측정 -치료없이 8주 후 측정 -8주 치료후 측정	-운동형상학적(kinematics) 분석 3회 -PEDI측정: 초기측정, 12주 치료 후 측정
근거수준	5	4	4

다. Jason의 경우, 가족의 치료목표는 전보다 잘 걷고, 특히 넘어지는 빈도를 줄이는 것이다. 편마비 환자를 대상으로 한 사례보고[30]는 Jason의 연령과 비슷하다. 디지털 척도를 이용하여 하지의 체중부하를 측정하였고, 6주의 말치료 후 대칭성이 더 증가하였다. 그러나, 6주 후에는 이 향상이 지속되지 않았다. 그리고, 측정장비의 신뢰도가 입증되지 않았다. 일화적인 연구로는 가능하지만, 이것은 사례보고(case report)이기 때문에 그 결과는 암시적인 의미이지, 결정적인 근거가 될 수 없다. 나머지 두 연구[22,23]는 반복측정을 사용하였지만, 단일대상자설계연구에서 제시하는 초기의 기준값을 위한 측정과 치료시기의 측정을 포함한 다측정(multiple measures) 양식을 제대로 따르지 않았다. 지금까지 살펴본 결과 보행 향상을 위한 말치료의 근거는 단지 시사적(suggestive)이다. 이러한 정보를 보험회사에 호소하고 있는 Jason의 가족들에게 알려주었다. 또한 이 결과를 초기의 치료프로그램으로 현재 임상치료사들이 사용할 수 있도록 APTA의 소아분과의 온라인 토론을 통해 정보를 공유였다.

사례연구 # 2: Jill

- ▶ 치료 형태 5C: 선천적 원인 또는 영아, 아동기에 후천적으로 습득된 - 중추신경계의 비진행성 장애와 관련된 감각통합과 운동기능의 손상
- ▶ 진단명 : 뇌성마비, 경직성 사지마비, 소두증(microcephaly), 정신지체(mental retardation), 발작질환(seizure disorder)
- ▶ 연령 : 7세

Jill은 이미 말치료(hippotherapy)를 받고 있었지만, 치료프로그램과 관련한 일관성있는 측정(measurement)을 받지 않았다. Jill에게 새로 말치료를 시작할 때, 치료사는 목표를 설정하고 기능적인 결과를 평가하는데 집중하였다. 치료사는 Jill과 유사한 대동작기능분류수준 5(Gross Motor Function Classification Level 5-혼자 이동을 할 수 없을 만큼 대부분 육체적으로 심각한 제한을 가진 상태)에 행당되는 다른 아동들도 치료하고 있었다.[31] 이런 아동들의 치료의 주된 목표는 앉은 자세 조절능력의 향상이다. 그러나, 이 아동들의 앉은 자세의 조절능력을 평가하는데 어려움이 있다. 그래서, Jill의 치료사는 앉은 자세 평가를 위해 3개의 서로 다른 평가도구를 사용하기로 결정하였다. 8주의 말치료를 받기 전에 아동들을 평가를 하고, 4주 마다 한 번씩, 두 번을 평가하였다. 평가결과를 관찰한 결과, 평가한 3개의 평가도구 중 한 개의 평가가 다른 평가들보다 자세 변화에 민감하게 반응하였다.

Jill의 치료사는 다른 많은 치료사들이 이와 유사한 어려움을 접하면서, 저널에 제출하기 위해 사례보고를 작성하는 것을 알게 되었다. 환자의 차트나 기타 자료의 사용을 위해서는 기관평가위원회의 허락을 받는 것이 첫 번째 단계이다. 기관평가위원회는 실험 대상자의 인간적인 권리뿐만 아니라 사생활 및 개인정보의 비밀을 보호한다. 과거의 사례보고는 조사연구(research study)로 받아들이지 않았지만, 현재의 의학적인 기록(평가 등)을 사용하기 위해서는 환자의 승인이 요구된다. 치료사는 가족들로부터는 공인된 동의서를 받고, 아동들로부터는 동의를 얻는 등 연구에 필요한 필수적인 절차를 따라야 한다.

치료사는 APTA에서 발행된 *'사례보고 작성하기(임상치료사를 위한 지침서)'*[21]라는 책의 사본을 구입했다. 이 책은 치료사가 사례보고를 잘 작성할 수 있도록 단계별 지침을 제시하고 있다. 대부분의 사례보고가 치료에 중점을 두고 작성되었지만, 환자의 평가에 중점을 두고 작성하는 것도 유용한 가치가 있다. 사례보고 시 포함되어야 할 주된 요소들은 도입(introduction), 환자에 관한 내용 서술, 평가도구의 사용(신뢰도와 타당도가 포함한 논문을 인용), 치료방법에 대한 요약, 각 평가도구들에 의한 결과, 논의, 결론 그리고 참고문헌의 요소를 포함한다. APTA에서 발행된 지침서를 사용할 경우,[21] 치료사는 사례보고에 필요한 단계별 지침을 따르면 된다. 지역대학의 학부(faculty)에서 보고서 작성을 위한 재교육을 시행하였으며, 작성된 보고서가 출판되기 전에 여러가지 제안(suggestion)을 한다. Jill의 치료사는 미국물치료사 협회 연차총회에 제출할 포스터 논문도 준비하였다.

사례연구 # 3: Taylor

- ▶ 치료 형태 5C: 선천적 원인 또는 영아, 아동기에 후천적으로 습득된 - 중추신경계의 비진행성 장애와 관련된 감각통합과 운동기능의 손상
- ▶ 진단명 : 척수수막류(myelomeningocele; L1-2)
- ▶ 연령 : 4세

Taylor는 최근 정상아동과 장애아동들이 같이 운동하는 가라데(Karate) 강좌에 등록하였다. 그러나, 가라데 등록에 대해 가족이 의견의 차이를 보이고 있다. Taylor의 아빠는 또래 아동들끼리의 인간관계를 가질 수 있는 기회를 갖고 스포츠에도 참여하기 때문에 Taylor가 가라데를 계속하기를 원한다. 또한 아빠는 가라데를 통해 Taylor의 자신감, 자부심 그리고 사회성이 커질 것으로 생각한다. Taylor의 엄마는 Taylor가 피아노 교습을 받기를 더 원한다. Taylor의 부모는 가족들의 의견을 일치시키기 위해 어떤 사람에게 자문을 받아야 하는지 물리치료사에게 문의하였다. 물리치료사는 장애나 결손아동들에게 가라데가 어떤 효과가 있는지 관련연구를 찾아주기로 하였다.

1단계: 임상적 의문점 전개하기 (step 1: develop the clinical question)

가라데 운동이 발달장애아동에게 긍정적인 효과를 주는가?

2단계: 근거(자료) 수집하기 (step 2: gather the evidence)

가라데나 무술과 관련된 논문을 찾기위해 APTA와 'PEDro'의 데이터베이스를 검색하였지만 찾지못했다. PEDro에서 무술과 관련된 운동을 파킨슨 환자에게 적용한 논문을 한 개 찾았다.[32] 다음은 'MEDLINE'에서 검색을 하였다. 'MEDLINE'에서 *'가라데(karate)'*라는 검색어로 154개의 논문을 찾았다. 논문이 너무 많아 *'가라데(karate)'*와 *'어린아동(child)'*라는 검색어로 다시 검색하여 17개의 논문을 찾았다. 그러나, 발달장애과 관련된 논문은 한편도 없었다. 다시 'CINAHL' 데이터 베이스를 이용하였다. 'CINAHL'에서 19개의 논문을 찾았다. 2개의 관련제목을 찾았지만 잡지에 출판된 것이며, 동료검토(peer-review)를 하지 않은 논문이었다.[33,34] *'martial arts(무술)'*과 *'child(어린아동)'*로 다시 검색하여 39개의 논문을 찾았지만 관련이 없는 논문이었다. 'SPORTDiscus'를 이용하여 재검색 하였다. *'가라데(karate)'*라는 검색어로 1927개의 논문을 찾았다. 다시 *'가라데(karate)'*와 *'어린아동(child)'* 라는 검색어로 48개의 논문을 찾았지만 관련 있는 논문을 찾지 못했다. *'무술(martial arts)'* 검색어로 2024개의 논문을 찾았다. *'무술(martial arts)'*과 *'어린아동(child)'* 단어로 재검색하여 35개의 논문을 찾았지만 관련논문은 한 편도 없었다. *물리치료 잡지*에 있는 논문을 검색하기 위해 다시 'CINAHLDML'을 이용하였다. 잡지의 이름과 *'무술(martial arts)'*를 입력하여 검색하였다. 전문적인 잡지의 경

우 동료검토(peer-review)를 한 논문은 아니지만 잡지에 실린 참고문헌을 사용하기 위해 검색하였다.[35] 잡지의 이름과 *'가라데(karate)'* 단어로도 검색하였지만 불행하게도 관련 참고문헌은 찾지 못했다. 잡지에서 찾은 3개의 논문은 동료검토를 하지 않은 논문이었다.[33-35] *'척추이분증(spina bifida)'*, *'물리치료(physical therapy)'*, *'무능력(disabilities)'* 그리고 *'장애(disabled)'* 단어를 추가적으로 검색하였지만 무술과 관련된 동료검토된 논문을 찾았지만 하지마비인 젊은 성인의 호신과 관련된 논문이어서 4세 된 Taylor에게 적합하지 않아 보였다.[36]

3단계: 근거들을 정밀하게 분석하기 (step 3: critically appraise the evidence)

논문들을 세밀하게 검토하였지만 동료검토된 논문들이 아니었다. 근거의 수준은 단지 잡지를 통해 단편적인 일화(anecdotal)를 보고한 정도였다. 이런 일화 보고는 앞으로의 연구 프로젝트를 발전시키는데 도움이 될 수 있지만, 발달장애아동에 대상으로 한 가라데의 긍적적인 효과에 관한 근거를 제시해주지는 못한다.

4단계: 임상적용하기 (step 4: apply the evidence)

Taylor 아빠는 Taylor가 가라데를 계속하기를 원하지만 엄마는 그만두기를 원하고 있기 때문에가족들은 이런 문제를 해결하기 위해 정보를 찾으려고 노력했다. 치료사는 Taylor가 가라데 운동을 계속할 것인지 아닌지를 결정하는데 도움을 주기 위해 근거 자료를 찾았다. 치료사는 Taylor 부모에게 잡지에 실린 보고서를 몇 개 찾았지만 다른 연구근거는 찾지 못했다고 설명하였다. 연구 근거가 없다는 것이 장애어린이들에게 가라데 운동이 유익하지 않다는 것을 의미하지 않는다. 연구근거가 없다는 것은 잡지에 실린 보고서의 내용이 유익한지 유익하지 않는지의 연구가 필요하다는 것을 의미하며, 또한 가라데의 부작용의 가능성에 관한 연구도 필요하다는 것을 의미한다. 치료사는 가라데에 관한 어떤 권고도 해주지 않았다. 단지 부모들이 이 보고서들을 읽고, 서로의 의견을 충분히 이야기하고 난 뒤, 가라데를 계속할지를 결정하라고 제안하였다.

사례연구 # 4: Ashley

- ▶ 치료 형태 5B: 운동신경발달 손상
- ▶ 진단명 : 다운증후군
- ▶ 연령 : 15개월

치료 초기에 Ashley의 엄마는 뇌성마비 아들을 가진 한 여자를 만났다. 그 여자는 Ashley 엄마에게 개인 클리닉에서 이루어지고 있는 새로운 치료에 대해 말해주었다. 그것은 새로운 트레이드 밀 훈련으로 자신의 아들도 그 치료를 받고 난 뒤 걷는 것이 전보다 더 좋아졌다고 이야기하였다. Ashley 가족의 목표 중 하나는 Ashley가 엄마손을 잡지 않고 혼자 걷는 것이다. Ashley

의 엄마는 트레이드밀 훈련에 관해 더 많은 정보을 얻기 위해 개인 클리닉으로 찾아갔다. 클리닉의 치료사는 뇌성마비 아동을 대상으로 트레이드밀 훈련을 하고 있지만, 다운증후군도 트레이드밀 훈련이 가능하다는 논문(2001년에 발표된 무작위 대조군 실험설계를 포함한)들을 읽었다고 했다.[37-39] 뇌성마비 아동에게 몇 주간의 트레이드밀 훈련 후에 대동작 기능에 차이가 있는지 알아보기 위해 대동작기능측정(Gross Motor Function Measure; GMFM)[40,41]을 이용하여 측정을 하다고 하였다. 치료사는 Ashley에게 대동작기능측정을 사용하는 것이 적절한지 알 수는 없지만 연령을 고려할 때는 측정이 가능해 보인다고 했다. 치료사는 대동작기능측정 지침서를 읽고 뇌성마비아동을 대상으로 한 연구의 타당도와 신뢰도를 찾았다. 이 지침서는 1993년에 출판되었고, 이 지침서를 접한 이 후 Ashley의 치료사는 다른 연구에도 흥미를 가졌다.

평가도구와 관련된 연구를 평가 할 때 고려할 점이 있다. 치료사가 대동작기능측정에 익숙하면, 평가도구를 쉽게 사용할 수 있기 때문에 연구 초기에 평가도구에 익숙해 지기 위한 다른 노력이 필요하지 않다. 그러나 평가도구에 익숙하지 않으면 평가도구에 익숙한 다른 전문가에게 평가를 부탁 하든지, 평가도구에 익숙해지기 한 노력을 해야 할 것이다. 과거의 뇌성마비아동을 대상으로 한 대동작기능측정 지침서는 측정 시 계량심리학적 속성(표 16-1 참고)을 따랐으며,[40] 몇 가지 대답해야 할 의문점이 있다. 다운증후군을 대상으로 한 대동작기능측정이 정확하고, 일관성 있고 신뢰성이 있는가? 다운증후군을 대상으로 대동작기능측정이 타당성이 있는가? 대동작기능측정이 치료(트레이드밀 훈련) 후 임상적으로 중요한 변화를 증명할 수 있는가? 증명 할 수 있다면 구체적으로 어떤 변화가 일어났는가? 이 모든 질문들은 유용한 근거를 찾고, 임상적인 의문을 해결을 위한 중요 요소이다.

1단계: 임상적 의문점 전개하기 (step 1: develop the clinical question)

다운증후군 아동의 트레이드밀 훈련 효과를 알아보기 위해 대동작 기능의 평가할 때 대동작기능측정(GMFM)을 적용해도 되는가?

2단계: 근거(자료) 수집하기 (step 2: gather the evidence)

야후(yahoo.com) 검색엔진을 이용하여 '*Gross Motor Function Measure(GMFM)*'를 검색하였다. 캠브리지 대학교 출판부 웹사이트에서 제공하는 2002년 판 GMFM 지침서를 찾았다. 새 지침서는 다운증후군에 대한 언급은 없었지만, 치료사는 업그레이드 된 새 버전의 GMFM의 지침서를 따랐다. 'MEDLINE'의 데이터 베이스를 이용하여 *Down syndrome*'과 *gross motor function*을 검색한 결과 5개의 논문을 찾았다. 3개의 논문은 GMFM과 'Down syndrome'를 포함하고 있었지만[42-44] 나머지 2개는 연관이 없는 논문이었다.[45,46] 또 같은 방법으로 'CINAHL'에서 검색을 하여 3개의 논문을 찾았지만 이미 찾은 논문이었다. 'PsycINFO'와 'SPORTDiscus'에서는 관련논문을 찾지 못했다. 결국 GMFM과 관련이 있고, 다운증후군 아동을 대상으로 GMFM를 사용한 논문 3개를 찾았다.[42-44]

3단계: 근거들을 정밀하게 분석하기 (step 3: critically appraise the evidence)

GMFM를 만든 사람들은 GMFM-66버전은 뇌성마비 아동을 위해 고안된 것이기 때문에 다운증후군 아동에게 적합하지 않다고 언급하였다.[9] 또한 Gross Motor Function Classification을 뇌성마비 아동이 아닌 다른 아동들에게 사용하지 말 것을 경고하였다. Palisano와 연구진은 다운증후군 아동의 운동발달(motor growth)에 대하여 연구한 결과, 운동발달이 뇌성마미 아동과 많은 차이를 보인다고 하였다.[44] GMFM의 지침에 의하면 GMFM의 전체 평가목록을 사용하지 않고, 일 부분만도 사용할 수 있다고 하였다. 보조장비를 이용한 트레이드밀 훈련이 보행과 직접적으로 연관이 있기 때문에 Ashley의 치료사는 보행, 달리기 그리고 점프 영역만 따로 평가가 할 수 있는지 알고 싶어했다. 다운증후군 아동 123명을 대상으로 한 연구가 GMFM의 사용의 타당함을 증명하는 가장 유용한 근거이다.[42] 평가도구와 치료(중재)에 대한 근거 수준이 서로 다르게 입증되어 해석이 어렵지만 다운증후근 아동의 대동작기능을 평가하는데 GMFM은 높은 타당도(validity)을 보였다.

4단계: 임상적용하기 (step 4: apply the evidence)

치료사는 Ashley의 트레이드밀 훈련 후 기능적인 결과를 평가하는데, GMFM의 보행, 달리기 그리고 점프 평가영역을 사용하기로 결정했다. 다운증후군 아동의 집단에서 이 검사들 타당하다는 연구들이 있기 때문에[42,43] Ashley에게 직접 그 연구의 근거를 적용하였다. 치료사는 GMFM 사용에 경험이 많기 때문에 임상적 전문성이 활용되었다. 어린 다운증후군 아동들을 대상으로 GMFM의 일부분만 사용하는 것은 아주 현실적이면, Ashley가 아직 수행하지 않은 평가들도 앞으로 사용할 것이다.

사례연구 # 5: John

- 치료 형태 5B: 운동신경발달 손상
- 진단명: 주의력결핍과다활동장애(Attention Deficit Hyperactivity Disorder: ADHD)
- 연령: 5세

John의 부모는 Taylor가 현재 다니고 있는 같은 가라데 센터에 보내기로 결정했다. 장애아동과 관련된 가라데 효과의 근거를 찾았던 치료사는 가라데와 관련된 연구들이 부족하다는 점을 알게 된 후 가라데와 관련한 임상연구에 관심을 갖게 되었다. 치료사는 임상연구의 협조를 얻기 위해 지역대학의 소아 물리치료교수와 접촉하였다. 대학교수는 임상연구 협조에 큰 관심을 가졌다. 치료사와 교수는 자신들의 연구의문점의 해답을 얻기 위해 서로 협조하여, 결국 단일대상자연구(single subject study)를 계획하였다. 주의력결핍과다행동장애 아동을 대상으로 한 12주간의 가라데 운동이 운동숙달 검사(Bruininks-Oseretsky Test of Motor Proficiency: BOTMP)

에서 대동작기술(gross motor skill)의 향상을 보이는가?[48] 대학기관평가위원회에서는 연구에 참여할 아동을 10명으로 제한하였다. 각각의 아동들은 개별적으로 자료분석을 하는 연구계획을 따랐다. 연구를 위해 학교로부터 약간의 보조금도 받았다. BOTMP사용 경험이 있고, 실험에 직접적으로 연관이 없는 물리치료사 한 명을 선발하였으며, 선발된 물리치료사에게 보조금의 일부 지급하였다. 선발된 물리치료사는 연구에 대한 어떤 정보도 받지 못했으며 John이 가라데 운동에 언제 참여했는지 알 수 없게 하였다. 만약 담당치료사와 연구와 관련된 교수가 연구의 평가에 참여한다면 모든 검사를 객관적으로 한다고 하더라도 긍정적인 결과를 얻기 위한 쪽으로 바이어스(bias)가 발생하게 될 것이다.

연구는 3시기(3 phases)로 이루어진 ABA설계 연구였다. A-시기는 가라데 운동을 하지 않은 시기이고, B-시기는 가라데 운동을 한 시기이다. 연구에서 가라데 운동은 12주 동안 시행하였으며, 전체 연구기간은 33주로 설계되었다. 아동들은 각 시기별로 개인 당 시기별로 3번의 평가를 받아 총 9번의 평가를 받았다. 연구의 참가아동은 주치의로부터 가라데 운동을 해도 의학적으로 아무런 문제가 없다고 판정 받은 아동이며, 12세 이하의 주의력결핍과다행동장애 아동 중 과거 가라데 운동경험이 없는 아동들을 선발하였다. 또한 가라데 운동을 하면 균형능력도 향상된다는 치료사의 말에 따라 이 선발된 아동들 중 환자 기록에 균형장애의 소견을 보이는 아동들을 대상자로 선정하였다. 연구의 대상자들은 주의력결핍과다행동장애 아동의 부모들이 가라데 연구에 문의 할 때 모집되었다.

John은 연구의 조건에 적합하였으며, 부모 역시 연구참여에 동의하여 공식적인 연구 동의서에 서명하였다. John에게도 John의 나이에 맞는 언어로 연구에 대하여 설명하였으며, 부모에게도 구두로 연구에 대해 충분히 설명하였다. 실험에 대해 아무런 정도도 없고, John이 가라데 훈련에 참여하는 것도 전혀 모르는 치료사가 BOTMP를 이용하여 4주에 한번씩 John을 평가하였다. 가라데 운동 전 A-시기에는 치료 없이 평가만 하였다. 우선 가라데 운동을 받기 9주 전에 첫 번째 평가를 하고 4주 후에 두 번째 평가를 한 뒤, 다시 4주 후에 세 번째 평가를 하여 가라데 운동 전에 3번의 평가를 하였다. 가라데 운동을 시작한 B-시기에 운동 후 4주 후에 첫 번째 평가를 하고, 다시 4주 후에 두 번째 평가를 하고, 또 4주 후에 세 번째 평가를 하였다. 가라데 운동 12주 동안 총 세 번의 평가를 하였다. 가라데 운동 후 A-시기에는 가라데 운동이 끝난 4주 후에 첫 번째 평가를 하고, 다시 4주 후에 두 번째 평가를 하고, 또 4주 후에 세 번째 평가를 하였다. 3번의 평가를 하였다. 모든 자료가 수집되었다.

연구자들은 BOTMP의 균형검사(8개의 하위검사 목록으로 구성되어 있음) 결과를 서로 분리된 그래프를 이용하여 시각적으로 분석하였다. 그림 16-1은 각 시기 별로 측정된 균형 측정 점수들을 가상적인 결과값으로 보여주고 있다.[20] 시각적 분석을 통해 A-시기의 기준값(baseline)이 안정적이 것을 보여주고 있으며, 가라데 운동 전 A-시기에서 측정된 점수들이 다소 편차를 보이고 있다. 가라데 운동시기인 B-시기에서는 균형측정 점수가 점차 증가하는 것을 볼 수 있다. 이것은 가라데 운동 기간 동안 균형측정 점수에 상당히 변화를 보였다는 것을 의미한다. 가라데 운동 후 A-시기에서 향상된 균형측정 점수가 잘 유지되고 있지만 더 증가되지 않는 것을 보여

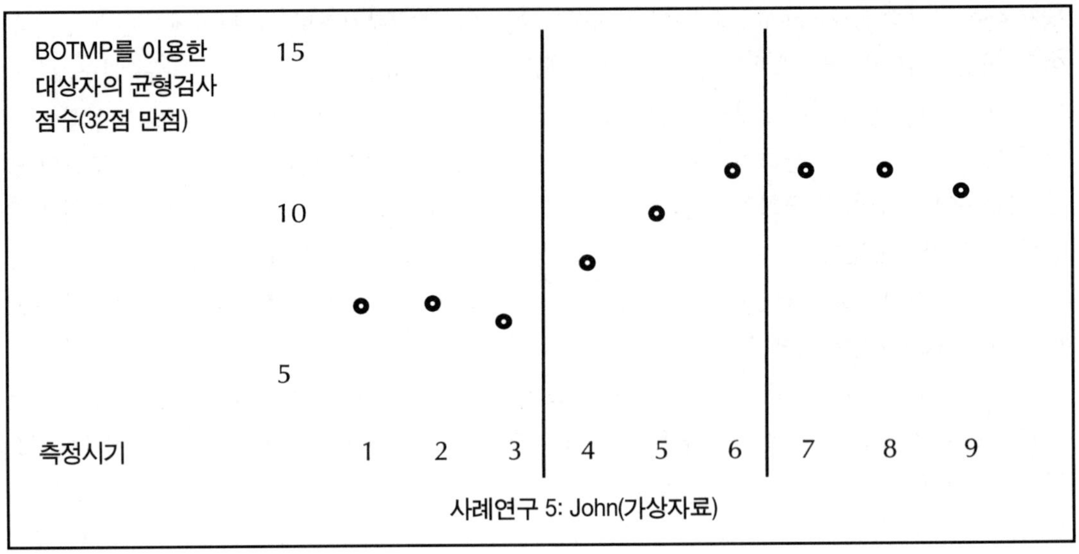

그림 16-1. BOTMP의 균형검사 그래프

주고 있다. 이 자료들을 분석한 결과 가라데 운동은 균형검사의 점수에 영향을 주었다. 그러나, 연구기간 동안 아동의 삶에 어떤 변화가 일어났는지에 대한 알지 못하면, 이 결과만으로 가라데 운동을 신뢰하기는 어렵다. 이 결과를 다른 아동들에게 일반화하기는 어렵지만, 이 결과는 가라데 운동이 주의력결핍과다행동장애 아동의 균형 향상을 시사하고 있다. 연구자들은 BOTMP의 나머지 7개의 하위검사 목록의 결과를 분석하는 것이 필요하며, 만약 결과가 좋게 나타나면 다른 분석방법도 사용해 보아야 할 것이다.[20]

ABABA설계는 과학적인 근거가 아주 높은 연구설계이다. 그러나, 임상적인 연구를 위해 다른 전문가와 협력을 할 때는 현실적으로 ABA설계가 더 유용하다. 연구의 과학적인 근거를 더 높이기 위해서는 연구에 전혀 관련이 없거나 연구에 대해 아무 정보가 없는 평가자(evaluator)를 이용하는 것이 중요하다. 분별적인 검사를 위해 BOTMP를 이미 사용하였더라도 연구자들은 평가목적에 적합한 결과 측정을 해야 한다.[49] 검사에서 가장 중요한 요건은 검사의 신뢰도나 타당도이다. 또한 검사는 사용하기 쉬워야 하며, 검사를 위해 특별한 훈련을 요구해서는 안 된다.

가라데 운동의 단일대상자연구는 물리치료사와 대학 교수가 공동저자로 함께 논문을 작성하였다. 평가를 담당했던 물리치료사는 보수를 받고 연구대상자를 평가하였을 뿐, 연구에 참여하지 않았다. 이 물리치료사는 연구가 발표되었다는 통보를 받았지만 논문의 저자로 이름이 기재되는 않았다. 대학교수는 APTA 분과총회에서 이 연구를 발표하였고, 치료사는 가라데 운동 프로그램 연구를 AACPDM연차총회에서 발표하였다.

요약 (summary)

이 장은 소아치료사들이 'Evidence-Based Practice' 에 좀더 친숙해 지는 것이 주 목적이다. 근거에 입각한 치료는 임상치료사의 전문성과 환자의 가치(value)에 기초하여 각각의 환자가 가지고 있는 문제를 해결하기 위해 최근의 가장 과학적인 근거를 사용하는 것이다. 소아치료사들이 'Evidence-Based Practice' 의 과정과 수행을 더 잘 이해하기를 기대한다. 이 장에서는 연구와 관련한 기본적인 용어와 연구방법을 제공하여 치료사들이 연구논문을 쉽게 읽고, 작성할 수 있도록 하였다. 사례연구는 임상의 의문점을 유용한 근거를 이용하여 치료의 효과를 기록하고, 단일대상자설계연구를 시작할 때 치료효과를 기록하는 방법들의 예를 제시하고 있다. 임상치료사들의 대규모연구에 관심을 가진다면, 협력적인 상호 연구를 발전시키는 초석이 될 것이다.

결론 (conclusion)

치료사들은 지금까지 수집한 소아치료와 관련된 주요 정보를 필요로 하는 다른 사람들에게 제공할 책임을 가지고 있다. 그 정보가 임상현장에서 활동하는 치료에 관한 정보든 과학적인 근거가 있는 논문이든 상관없이 이런 정보를 공유하는 것이 우리의 책임이다. 결론적으로 우리는 환자와 환자의 가족에게 가장 유용한 치료를 제공해야 할 의무를 가지고 있다. 'Evidence-Based Practice' 를 수행하고 유용한 자료를 수집할 때, 치료사들 모두가 직업적인 책임감을 갖고 노력하는 것이 중요하다.

참고문헌 (references)

1. Law M. Strategies for implementing evidence-based practice in early intervention. *Inf Young Children*. 2000;12:32-40.
2. Sackett D, Straus S, Richardson W, et al. *Evidence-Based Medicine: How to Practice and Teach EBM*. 2nd ed. New York, NY: Churchill Livingstone; 2000.
3. American Physical Therapy Association. Clinical research agenda for physical therapy. *Phys Ther*. 2000;80:499-513.
4. Fritz J, Kelly MK. Clinical question: what signs and symptoms can be used to differentiate low back pain of a musculoskeletal origin from a potentially more serious non-musculoskeletal condition in a 12-year-old girl? *Phys Ther.* 2002;82:504-510.
5. Butler C, Chambers H, Goldstein M, et al. Evaluating research in developmental disabilities: A conceptual framework for reviewing treatment outcomes. *Dev Med Child Neurol*. 1999; 41:55-59.
6. Butler C, Darrah J. Effects of neurodevelopmental treatment (NDT) for cerebral palsy: an AACPDM evidence report. *Dev Med Child Neurol*. 2001;43:778-790.
7. Guyatt G, Kirshner B, Jaeschke R. Measuring health status: what are the necessary measurement properties? *J Clin Epidemiology*. 1992;12:1341-1345.
8. Folio M, Fewell R. *Peabody Developmental Motor Scales (PDMS-2)*. 2nd ed. Austin, Tex: PRO-ED; 2000.

9. Russell D, Rosenbaum P, Avery L, et al. *Gross Motor Function Measure (GMFM-66 & GMFM-88) User's Manual.* London: Mac Keith Press; 2002.
10. Campbell SK, Osten ET, Kolobe THA, et al. Development of the Test of Infant Motor Performance. *Phys Med Rehabil Clin North Am.* 1993;4:541-550.
11. Campbell S. Test-retest reliability of the Test of Infant Motor Performance. *Pediatric Physical Therapy.* 1999;11:60-66.
12. Flegel J, Kolobe T. Predictive validity of the Test of Infant Motor Performance as measured by the Bruininks-Oseretsky Test of Motor Proficiency at school age. *Phys Ther.* 2002;82:762-771.
13. Campbell S, Kolobe T, Wright B, et al. Validity of the Test of Infant Motor Performance for prediction of 6-, 9- and 12-month scores in the Alberta Infant Motor Scale. *Dev Med Child Neurol.* 2002;44:263-272.
14. Campbell S, Hedeker D. Validity of the Test of Infant Motor Performance for discriminating among infants with varying risk for poor motor outcome. *J Pediatr.* 2001;139:546-551.
15. Rosenbaum P, Russell D, Cadman D, et al. Issues in measuring change in motor function in children with cerebral palsy: a special communication. *Phys Ther.* 1990;70:125-131.
16. American Physical Therapy Association. *Guide to Physical Therapist Practice.* 2nd ed. Alexandria, Va: Author; 2001.
17. National Advisory Board. *Research Plan for National Center for Medical Rehabilitation Research. NIH Publication 93-3509.* Washington, DC: US Dept of Health and Human Services; 1993.
18. Sackett D. Rules of evidence and clinical recommendations on the use of antithrombotic agents. *Chest.* 1986;89(Suppl):2S.
19. Portney L, Watkins M. *Foundations of Clinical Research Applications to Practice.* Norwalk, Conn: Appleton & Lange; 1993.
20. Fitzgerald G, Delitto A. Considerations for planning and conducting clinic-based research in physical therapy. *Phys Ther.* 2001;81:1446-1454.
21. McEwen I, ed. *Writing Case Reports: A How-to Manual for Clinicians.* Alexandria, Va: American Physical Therapy Association; 1996.
22. McGibbon N, Andrade C, Widener G, et al. Effect of an equine-movement therapy program on gait, energy expenditure, and motor function in children with spastic cerebral palsy: a pilot study. *Dev Med Child Neurol.* 1998;40:754-762.
23. Haehl V, Giuliani C, Lewis C. Influence of hippotherapy on the kinematics and functional performance of two children with cerebral palsy. *Pediatric Physical Therapy.* 1999;11:89-101.
24. Keren O, Reznik J, Groswasser Z. Combined motor disturbances following severe traumatic brain injury: an integrative long-term treatment approach. *Brain Inj.* 2001;15:633-638.
25. Sterba J, Rogers B, France A, et al. Horseback riding in children with cerebral palsy: effect on gross motor function. *Dev Med Child Neurol.* 2002;44:301-308.
26. Winchester P, Kendall K, Peters H, et al. The effect of therapeutic horseback riding on gross motor function and gait speed in children who are developmentally delayed. *Phys Occup Ther Pediatr.* 2002;22:37-50.
27. Bertoti D. Effect of therapeutic horseback riding on posture in children with cerebral palsy. *Phys Ther.* 1988;68:1505-1512.
28. MacKinnon J. A study of therapeutic effects of horseback riding for children with cerebral palsy. *Phys Occup Ther Pediatr.* 1995;15:17-34.
29. MacPhail H, Edwards J, Golding J, et al. Trunk postural reactions in children with and without cerebral palsy during therapeutic horseback riding. *Pediatric Physical Therapy.* 1998;10:143-147.
30. Bertoti D. Clinical suggestions. Effect of therapeutic horseback riding on extremity weight bearing in a child with hemiplegic cerebral palsy: a case report as an example of clinical research. *Pediatric Physical Therapy.* 1991;3:219-224.
31. Palisano R, Rosenbaum P, Walter S, et al. Development and reliability of a system to classify gross motor function in children with cerebral palsy. *Dev Med Child Neurol.* 1997;39:214-223.

32. Palmer SS, Mortimer JA, Webster DD, et al. Exercise therapy for Parkinson's disease. *Arch Phys Med Rehabil*. 1986;67:741-745.
33. Greenberg S. Karate generation. *Newsweek*. 2000;136:50.
34. Young R. It can be done. *Exceptional Parent*. 2001;31:32-33.
35. Woods E. Martial arts and physical therapy: exploring the connection. *PT*. 2002;10:30-35.
36. Madorsky JG, Scanlon JR, Smith B. Kung-Fu: synthesis of wheelchair sport and self-protection. *Arch Phys Med Rehabil*. 1989;70:490-492.
37. Ulrich B, Ulrich D, Collier D, et al. Developmental shifts in the ability of infants with Down syndrome to produce treadmill steps. *Phys Ther*. 1995;75:14-23.
38. Ulrich B, Ulrich D, Collier D. Alternating stepping patterns: hidden abilities of 11-month-old infants with Down syndrome. *Dev Med Child Neurol*. 1992;34:233-239.
39. Ulrich D, Ulrich B, Angulo-Kinzler R, et al. Treadmill training of infants with Down syndrome: evidence-based developmental outcomes. *Pediatrics*. 2001;108:84.
40. Russell D, Rosenbaum P, Gowland C, et al. *Gross Motor Function Measure Manual*. Hamilton, Ontario, Canada: McMaster University; 1993.
41. Russell D, Rosenbaum P, Cadman D, et al. The gross motor function measure: a means to evaluate the effects of physical therapy. *Dev Med Child Neurol*. 1989;31:341-352.
42. Russell D, Palisano R, Walter S, et al. Evaluating motor function in children with Down syndrome: validity of the GMFM. *Dev Med Child Neurol*. 1998;40:693-701.
43. Gemus M, Palisano R, Russell D, et al. Using the gross motor function measure to evaluate motor development in children with Down syndrome. *Phys Occup Ther Pediatr*. 2001;21:69-79.
44. Palisano R, Walter S, Russell D, et al. Gross motor function of children with Down syndrome: creation of motor growth curves. *Arch Phys Med Rehabil*. 2001;82:494-500.
45. Mahoney G, Robinson C, Fewell R. The effects of early motor intervention on children with Down syndrome or cerebral palsy: a field-based study. *Pediatrics*. 2001;22:153-162.
46. Spano M, Mercuri E, Rando T, et al. Motor and perceptual-motor competence in children with Down syndrome: variation in performance with age. *European J Paediatr Neurol*. 1999;3:7-13.
47. Bayley N. *Manual for the Bayley Scales of Infant Development*. 2nd ed. San Antonio, Tex: The Psychological Corporation; 1993.
48. Bruininks R. *Bruininks-Oseretsky Test of Motor Proficiency Examiner's Manual*. Circle Pines, Minn: American Guidance Service; 1978.
49. Westcott S, Lowes L, Richardson P. Evaluation of postural stability in children: current theories and assessment tools. *Phys Ther*. 1997;77:629-645.
50. Rothstein J, Echternach J. *Primer on Measurement: An Introductory Guide to Measurement Issues*. Alexandria, Va: American Physical Therapy Association; 1993.

제 17 장 임상가를 위한 단일 사례 연구
(Single Case Designs for the Clinician)

과거 20년에 걸쳐 물리치료 분야에서 임상연구에 대한 관심이 증가되어왔다. 미국 물리치료사협회(APTA)에서는 임상연구를 "물리치료 실제의 사용과 기초, 그리고 효과에 대한 물음을 갖고, 물음에 답하는 체계적인 과정"[1]으로 정의하였다. 전문가들은 임상적 연구 분야를 발달시켜왔고 촉진하고 있다.[2] 1975년 공공법(Public Law) 94-142(PL 94-142)의 통과로,[3] 공립학교의 물리치료사들과 다른 관련 서비스 제공자들은 그들의 치료전략을 평가하고, 그 효과를 확인함으로써 장애 아동들이 특수교육으로부터 도움을 받도록 요구하였다. 아동들의 대운동 기술, 소운동 기술 및 자조기술에 대한 객관적이고 양적인 데이터의 수집 및 측정을 통해서 치료전략에 대한 설명이 가능할 것이다.[4]

아동 물리치료에서 임상연구의 중요성
(importance of clinical research in pediatric physical therapy)

발달장애 아동을 치료하는 물리치료사들은 치료의 효과를 검증하기 위해 임상연구 방법을 이용하는 것이 매우 중요하다. 법적인 서류뿐만 아니라,[3] 여러 가지 중요한 임상문제들에 대한 답을 구하는 것도 필요하다. 예를 들어, 특정한 치료법으로 아동의 기능을 향상시킬 수 있는가? 만일 내가 치료를 계속할 경우 아동이 악화될 것인가? 만일 내가 1시간 또는 1주에서 2시간 또는 2주로 치료시간을 늘리면 아동의 기능이 좀 더 빠르게 향상될 것인가? 체계적인 임상연구를 통해서만이 이러한 문제들에 대해 신뢰성 있게 답할 수 있을 것이다. 갓 졸업한 물리치료사들은 보통 자신의 치료가 아동에게 긍정적인 변화를 일으킨다는 큰 확신을 갖는다. 최근에 획득한 기법을 이수한 경력 있는 치료사들조차도 새롭게 습득한 치료기법들이 환자에게 긍정적 변화를 일으킬 것이라는 믿음을 갖는다. 전력을 다하여 도움을 주고자 하는 치료사의 바램이 성공과 실패를 객관적으로 판단하는 자신의 능력을 가려 버릴 수 있다. 치료사는 아동, 부모와 교사, 의사들에게 치료의 효과를 신뢰성 있게 기술해야 할 의무를 지고 있다. 이러한 책임을 세밀하게 체계화된 임상연구 계획을 통해 성취할 수 있다.

응용연구 대 기초연구 (applied vs. basic research)

비록 최근에는 물리치료에서 "연구"라는 용어를 받아들이려고 노력하지만, 일부 임상가들은 "연구"라는 용어에 싫증을 느낀다. 그들은 연구를 물리치료의 실제와는 기능적인 관련성이 거의 없는 비밀스런 실험실의 실험으로 연상한다. 연구에 대한 이러한 일반적인 오해는 많은 연구 대상자들(보통의 임상현장에서는 쉽게 얻을 수 없는), 엄청난 시간(치료시간이 줄어들 수 있는), 많은 돈, 그리고 통계학과 복잡한 자료 분석에 대한 지식이 필요하다는 것에 기인한다. 어떤 종류의 연구는 이들 조건들이 충족되어야 하는 것도 사실이지만, 물리치료와 기능적 관련성을 가지며, 좀 더 단순하고 덜 복잡한 형태의 연구도 있다.

일반적으로 연구는 응용연구와 기초연구로 구분된다. 기초연구는 이론적인 경향의 문제들을 다루며, 새로운 이론을 만들어낸다. 일반적으로 응용연구는 실제적인 의미에 대한 답을 구한다.[5] 종종 기초연구는 면밀히 통제되는 실험실에서 행해지며, 응용연구는 임상에서 이루어지는 것이 적절하다. 이 장에 제시된 연구의 전략은 즉, 개인 또는 사회에 관련된 응용된 자연현상이다. 하지만 발달장애의 영역에서는 기초연구와 응용연구가 모두 필요하다.

신뢰성과 타당성 (reliability and validity)

기초연구와 응용연구에서 모두 신뢰성과 타당성은 중요한 요소이다(16장 참조). 책임감을 보여주기 위해 물리치료사들은 그들의 치료결과뿐만 아니라 평가도구가 신뢰할 만하고 타당하다는 것을 확인시켜주어야 한다. *신뢰성*은 측정의 일관성을 말한다.[6] 일관성은 두 명의 측정자 간(측정자 간 신뢰도)에 평가될 수도 있고, 또는 한 명의 측정자에 의한 여러 번의 측정치 간(측정자 내 신뢰도)에 평가될 수도 있다. 물리치료에서 흔히 사용되는 측정도구는 관절 각도계이다. 만일 두 명의 치료사가 세 명의 수막척수류 환자에서 고관절의 관절가동범위(ROM)를 측정하고, 측정치를 각각 기록하였고, 그 측정치들이 완벽하게 일치했다면, 측정자 간 신뢰도가 완벽하다고 할 수 있다. 만일 한 명의 치료사가 한 명의 환자에서 몇 번의 치료시간에 고관절 관절가동범위를 측정했고, 그 측정치들을 비교했다면, 그것은 측정자 내 신뢰도를 평가하는 것이다.

일단 임상에서 평가도구가 결정되면, 이 평가도구는 치료결과에 대한 평가에 사용된다. 예를 들어, 치료사가 수막척수류 아동의 고관절 굴곡근 단축에 대한 수동적 신장의 효과를 알아보고자 한다면, 치료 전과 치료하는 동안, 그리고 치료 후에 반복적으로 관절가동범위를 측정하여 자료를 모을 것이다. 체계적이고 연속적인 신뢰성 있는 측정치를 통해서만이 수동적 신장의 효과를 알아낼 수 있을 것이다.

실제 임상에서, 발달장애 아동에게 사용한 관절 각도계의 측정 신뢰성에 대하여 연구한 논문은 거의 없다. 한 임상연구에서는 경직성 사지마비 아동에 대한 상지의 관절 각도계의 신뢰성을 검사하고, "측정자 내, 그리고 측정자간 측정치에 큰 차이가 있다."라고 결론 내렸다.[7] 이러한 관절 각도계의 신뢰성에 대한 의문에도 불구하고, 대다수의 치료사들이 관절각도계를 이용하여 치료효과를 평가하고 있다.

임상연구의 다른 중요한 요소는 *타당성*, 즉 측정도구가 측정하고자 하는 것을 측정하는 정도이다. 관절각도계는 임상에서 관절각도 또는 관절을 이루는 두 개 이상의 뼈들 간에 이루는 각도를 측정하기 위하여 고안된 것이다. 골 경계표(bony landmarks)를 촉지하며 뼈들이 이루는 각도를 유추한다. 이러한 임상기법의 타당성을 보장받기 위한 하나의 방법이 관절각도에 대한 방사선 사진을 촬영하는 것이다. 예를 들어, 만일 관절 각도계를 사용하여 주관절 굴곡 구축을 측정하고 나서, 방사선 사진으로 실제 상완골과 요골이 이루는 각을 측정했다면, 임상적 측정에 대한 타당도를 평가할 수 있다. 발달장애 아동을 치료하는 물리치료사는 다양한 표준화된 검사방법들을 사용하여 대운동, 소운동 및 시각-인지 발달과 같은 영역들을 평가해야 한다. 이러한 도구들은 치료결과로서 발달학적 변화를 측정할 뿐만 아니라 특별한 치료 서비스를 받는 아동들을 평가하는데도 사용된다. 이러한 도구들이 목적을 달성하는데 신뢰도와 타당도를 둘 다 만족해야 함이 중요하다. 치료사들은 어떤 검사방법이 인정되는가를 확신하기 전에 그 검사방법의 운영방법에서 발표된 신뢰도와 타당도 자료를 읽어야 한다. 설령 하나의 측정이 공용화되고, 널리 알려졌다 하더라도, 그 측정이 인정할만한 신뢰도와 타당도를 가지고 있지 않을 수도 있다. 물리치료 검사에 사용되는 측정 방법들을 확신하고, 치료결과가 신뢰적이고 타당하다라고 하는 것은 물리치료사의 책임이다. 흔히 사용되는 아동 검사도구들에 대한 신뢰도와 타당도에 대한 정보는 제2장을 참조한다.

연구용어 (research terminology)

모든 형태의 연구에서 공통적으로 사용되는 용어들이 있으며, 물리치료사는 그 용어들을 인지하여 알고, 임상연구의 독자가 되어 읽고 이를 다시 임상에 실행할 때 이 용어들을 사용해야 한다. 이들 용어 중 일부는 신뢰도와 타당도처럼 앞서 정의하였고, 16장에 기록하였다. 또한 실험연구와 상관연구에서 모두 사용되는 공통적인 용어는 독립변수와 종속변수이다. 실험 연구에서 *독립변수*는 실험자가 조작하는 변수이며 처치변수라고도 한다. *종속변수*는 결과변수라고도 하며, 치료에 대한 독립변수의 효과를 평가하는데 사용된다. 단축된 고관절 굴곡근에 대한 수동적 신장의 효과를 평가하는 예로 돌아가 보면, 독립변수는 수동적 신장이며, 종속변수는 고관절 신전범위이다. 상관연구는 두 개 이상의 변수 간 관계를 결정하지만, 이들 변수들 중 실험 연구에서처럼 연구자에 의해 조작되는 변수는 없다. 변수의 신뢰도와 타당도에 대한 연구는 대개 상관연구이다. 예를 들어, 주관절 굴곡 구축의 관절각도 측정치에 대한 타당도를 방사선 사진으로 평가한 논문에서 관절각도계 측정치는 독립변수이고 방사선 사진으로 측정한 관절가동범위는 종속변수이다. 관절각도계와 같이 객관화된 측정 도구나 표준화된 발달학적 평가 도구와 함께 물리치료사들은 임상에서 개발한 실제적이고 기능적인 측정치들에 의존하며 이러한 측정치들이 종속변수가 된다. 이러한 측정치들은 평가 대상인 아동들에게 "개별화"될 수 있다는 장점이 있다. 이 변수들은 보통 PL 94-142로 개별 교육 프로그램(IEP)에서 요구하는 목적과 목표로 개발된다.[3,4]

아동 치료에서 보통 사용되는 종속변수의 형태는 행동이 일어나는 *빈도* 또는 행동 발생 횟수이다.[8] 치료목적이 30분의 식사 시간동안 일어나는 혀 내밀기(tongue thrust) 횟수의 감소라면, 단순히 혀 내밀기의 횟수를 세는 것으로써 이러한 행동의 빈도를 측정할 수 있을 것이다.

임상에서 적절히 사용될 수 있는 다른 변수는 어떤 한 행동의 발생수를 그 행동이 일어날 수 있는 기회의 수로 나눈 값에 100을 곱한 행동의 *발생율*이다.[8] 예를 들어, 치료 목적이 경직성 편마비 아동의 환측 발에서 뒷꿈치 닿기(heel strike)를 증가시키는 것이라고 가정하자. 먼저 환측 발의 뒷꿈치 닿기에 대한 기준치를 정하고, 아동에게 50-foot의 복도를 걸어 내려가게 한다. 그런 후 환측에서의 전체 발걸음 수와 뒷꿈치 닿기가 일어난 횟수를 센다. 만일 전체 20회의 발걸음 중 5번의 뒷꿈치 닿기가 있었다면, $5/20 \times 100 = 25\%$로 계산된다.

또한 어떤 행동이 일어난 시간의 길이 또는 시간의 양인 *기간*이 흔히 변수로 사용될 수 있다. 예를 들어, 발달장애 아동들에게는 독립적 앉기 또는 선 자세의 기간이 중요한 기능적 변수가 된다.[8] 보통 정신지체 아동은 자극에 대한 반응시간이 늦다. 따라서 치료에 대한 평가에서 종속변수는 흔히 *잠복시*를 사용한다. 예로, 다운증후군 아동에게 의복을 벗는 기술을 연습시킨다고 할 때, "신발을 벗어라!"와 같은 명령에 따라 아동이 신발을 벗는 행동을 시작하기까지 걸린 시간, 즉 잠복시를 사용할 수 있다.

이러한 여러 변수들이 임상연구에서 가장 흔히 사용되는 형태들이며, 좀더 자세한 내용과 기타 다른 행동 변수들은 Portney와 Watkins의 연구방법론 책의 단일 피험자 연구부분을 참조한다.[8]

임상연구를 위한 모델: 단일 피험자 연구법
(a model for clinical research: the single subject research design)

임상에서 물리치료사들은 치료 효과에 대해 많은 의문을 가지지만, 많은 그룹의 실험적 연구를 할 만큼 환자의 수가 많지 않다. 또한 처치와 비처치의 효과를 비교하기 위하여 통제집단을 설정하는 연구에서는 처치의 효과가 없다고 입증된다 하더라도 처치를 하지 않는다는 윤리적 문제가 제기될 수 있다. 단일 피험자 연구법은 통제집단을 두지 않고 개별 환자 또는 소집단 환자들의 처치의 효과를 경험적으로 평가하는 방법이다.[9] 대신에 피험자들은 자기 자신의 통제로서의 역할을 한다.

단일 피험자 연구법에서는 치료변수의 조작을 엄격하게 통제하고, 그 치료변수가 결과변수에 미치는 효과를 분석한다.[10] 목표 행동 또는 결과 변수는 분명히 명시되어야 하며 조작적으로 정의되어야 한다. 자료 수집방법은 신뢰적이어야 하며, 외생 변수는 철저하게 통제되어야 한다.

단일 피험자 연구법은 사례연구법과는 다르다.[11] 단일 피험자 연구법은 처치변수에 대한 신중한 조작이 있어야 하는 반면, 사례보고는 보통 한 개인의 행동에 대한 자세하게 묘사하고 보통의 연구 설계에서 사용되는 실험적 통제가 부족하다.[10,11] 비록 사례연구를 장래연구의 가설을 만들기 위해 사용할 수는 있으나, 실험적 통제가 없기 때문에 어떤 처치의 효과를 보고하는 데는 사용할 수 없다. 그러나 사례연구는 인과관계를 알아보기 위한 실험적 연구를 자극하므로 중요하다. 최근 물리치료 관련 문헌에서 뇌성마비아를 다룬 사례보고가 발표되었다.[12,13] 단일 피험자 연구법은 특히 발달장애 아동들을 대상으로 한 연구에 적절하다. 진단적 범주가 크게 다르기 때문에, 큰 집단의 연구를 위한 충분한 수의 비슷한 피험자들을 찾기가 거의 불가능하기 때문이다. 그 예로, 뇌성마비와 같이 특정 장애의 여러 유형이 있다(강직성 양하지 마비, 무정위성 뇌성마비, 또는 실조성 뇌성마비 등). 보통 집단 비교연구에서처럼, 장애인에 대한 치료를 하지 않는 점에 대한 윤리적 문제가 있다.

단일 피험자 연구는 진행 중인 임상 프로그램에 직접 적용될 수 있다. 복잡하고 값비싼 장비나 자료 분석 기술이 필요 없다. 결과는 그래프로 표현하거나 다른 시각적 방법으로 분석할 수 있다.[14] 연구의 각 시기마다 반복 측정된 자료의 수집이 또 다른 장점이다. 이러한 반복 측정 자료는 사전/사후 측정법에 비해 개체 내 차이를 강력하게 통제할 수 있다. 또한 단일 피험자 연구에서 관찰된 행동변화는 임상적으로 중요한 의미를 가질 것이다. 피험자 수를 많이 한 큰 집단 연구에서는 효과 변화가 통계적으로는 유의하나, 개별 환자들에 대해서는 임상적으로 가치가 없다.

단일 피험자 연구법의 변수 (measurement in single subject research design)

신뢰도를 높이기 위해서는 단일 피험자 연구법의 종속변수 또는 목표 행동을 신중히 정의해야 한다. 측정될 행동에 대한 분명한 조작적 정의는 연구 설계의 신뢰도와 재현성을 향상시킨다. 예를 들어 수막척수류 아동의 상지 근력을 향상시키는 것이 목표라면 근력 측정을 어떻게 할 것인가를 신중히 정의해야 할 것이다. 빈도 형태의 변수를 사용하려면, 상지 근력을 아동이 주어진 시간동안 할 수 있는 휠체어에서 팔굽혀펴기의 수로 정의할 것이다. 임상에서의 형태로 행동 변수들은 단일 피험자 연구에서 자주 사용되는 빈도, 퍼센트, 기간 또는 잠복시로 정의된다.

연구의 각 시기마다 종속 변수에 대한 측정자간 신뢰도를 평가하는 것이 중요하다. 앞의 예에서, 팔굽혀펴기는 양팔꿈치가 완전히 펴지고, 엉덩이가 휠체어에서 완전히 들릴 때 완전하다 라는 정의가 내려져야 한다.

행동변수에서 부딪치는 한 가지 문제는 검사자의 편견이다. 자신의 치료가 효과적이라는 믿음으로 인하여 처치의 결과를 평가하는데 객관성을 잃는다. 실험에 맹검법을 사용하여 결과의 신뢰성을 높일 수 있다.

단일 피험자 연구의 큰 단점은 결과를 일반화시키기 어렵다는 것이다. 즉 외적 타당도가 낮다는 것이다. 단일 피험자 연구의 일반화를 향상시키기 위해서는 여러 아동들을 대상으로, 여러 다양한 장소에서 여러 치료사들이 연구를 재현해야 한다.[8,10]

실험설계의 유형들 (types of experimental designs)

단일 피험자 연구의 가장 단순한 형태는 AB설계 또는 단순 기초선 설계(AB design or simple

baseline design)이다.[8-10] A-시기 또는 기초선 시기에 자연스럽게 일어나는 상태, 즉 중재나 처치를 가하기 전에 목표행동을 측정한다. 기초선 시기는 다른 시기에 측정한 행동과 비교하는 "대조"로 사용한다. B-시기에 처치변수가 적용되고, 목표행동 측정은 계속된다.

처치의 각 시기동안 최소한 3회 측정하는 것이 바람직하다. 성숙과 같은 혼란효과의 영향을 통제하기 어렵기 때문에 AB설계는 진정한 실험설계로 보기 어렵다. 그러나 장래연구를 위한 아이디어를 얻기 위한 사례연구와 접목시키면 유용하다.

단일 피험자 연구 설계의 다른 형태는 ABA 또는 철회설계(withdrawal design)이다. ABA 설계는 세 번째 시기가 처치변수의 처치를 통해 기초선 상태로 복귀한다는 점에서 환경의 외생변수들을 통제할 수 있다. ABA 설계의 한 가지 한계는 이 설계가 반전 가능한 행동만을 대상으로 할 수 있다는 점이다. 우리가 물리치료에서 가르치는 많은 부분은 궁극적으로 재훈련될 것이며, 특정 치료가 제거된 뒤에도, 이러한 재훈련은 환경적 강화제 또는 새로운 과제를 성취하는 아동의 즐거움을 통해 이루어진다. ABA 설계의 두 번째 결점은 비처치 시기에 연구를 끝내게 되어 처치의 긍정적 효과를 감소시키게 된다는 윤리적인 쟁점이다. 이러한 결점을 극복하기 위하여 고안된 설계가 ABAB 설계이다. 철회-회복 설계(withdrawal-reinstatement design)로도 알려져 있는 ABAB 설계는 치료가 회복되는 두 번째 B-시기로 끝난다. 이러한 설계는 ABA 설계에 비해 좀 더 윤리적으로 바람직하다. 그러나 반전할 수 있는 목표행동이 필요하다는 제한이 있다. 다른 유형의 단일 피험자 연구 설계는 교차 처치 설계(alternating treatment design)이다.[15] 교차 처치 설계는 흔히 사용되는 설계법으로, 예를 들어 뇌성마비 아동에서 선 자세 균형의 향상에 대한 하지 보조기의 효과를 평가하는데 사용된다.[16] 이러한 설계는 한 환자의 단일 행동에 대한 두 개 이상의 치료법을 평가하는데 사용된다. 기초선 시기 이후, 두 개 이상의 치료가 적용되고, 빠르게 교차된다. 보통 최종 시기는 가장 효과적인 치료만을 실행한다.[17] 또한 발달장애 아동에서 사용되기에 적절한 중다기초설계(multiple baseline), 중다설계(multiple probe), 변화된 기준 설계(changing criterion design), 병렬 처치 설계(parallel treatments design)와 같은 기타 다른 단일 피험자 설계가 많다. 이러한 연구 설계들은 좀 더 복잡하며, 이 장에서는 다루지 않고 있다. 이들 연구 설계들에 대한 기술과 사용에 대한 구체적인 정보는 Wolery, Bailey, Sugai[17]의 책에서 언급된다. 위에서 제시한 4가지의 연구 설계는 4장에서 기술된 4명의 사례연구에서 사용되어 좀 더 분명이 명시된다.

사례연구 # 1: Jason (A-B 설계)

- ▶ 치료 형태 5C: 선천적 원인 또는 영아, 아동기에 후천적으로 습득된 – 중추신경계의 비진행성 장애와 관련된 감각통합과 운동기능의 손상
- ▶ 의학적 진단: 뇌성마비, 우측 편부전 마비
- ▶ 나이: 24개월

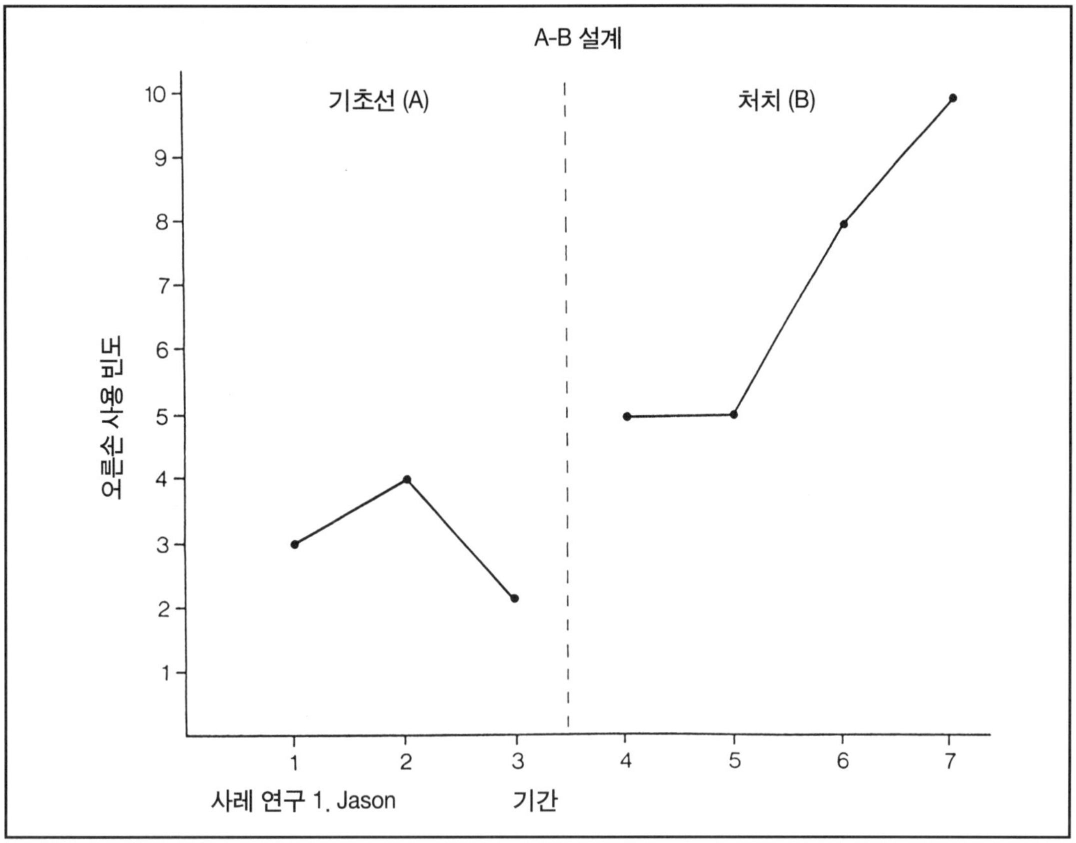

그림 17-1. AB 설계

Jason을 위해 놀이 활동 동안 오른쪽 상지의 사용증진을 목표로 하였다. Jason은 5분간의 자유놀이 시간에 오른팔의 사용 빈도를 증가시킬 것이다. AB 설계를 설정하기 위하여, 먼저 처치 또는 결과변수를 조작적으로 정의해야 한다. 우측의 촉각방어 행동, 감각인지불능, 오른팔 무시의 병력을 포함하는 Jason의 사례연구에 기초하여 다음과 같은 치료계획을 세웠다.

- ▶ 손을 편 네발기기 자세에서 우측 어깨에서 손을 통한 관절 접근
- ▶ Jason 자신의 왼손으로 오른팔을 부드럽게 쓰다듬게 하는 촉각 탈감각 활동들
- ▶ 치료사의 긍정적 강화를 통한 Jason의 오른팔을 사용한 놀이 활동 동안 오른팔의 사용 증가

이러한 치료 계획은 독립 또는 치료 변수를 포함한다. 목표 행동 또는 결과 변수는 놀이 활동 동안 오른쪽 손의 사용 증가이다. Jason은 집에서 치료를 받게 되므로 Jason의 엄마가 오른팔 사용빈도의 자료를 수집하는데 도움을 주도록 교육받았다.

기초선 시기, 즉 A-시기에 치료사는 치료 후 5분간의 자유놀이 시간에 Jason이 오른팔을 사용하는 빈도를 수집한다. 치료사는 3일 연속 자료를 수집하고, 오른팔 사용패턴을 다음과 같이 정리하였다: 1일-3회, 2일-4회, 3일-2회. 치료사는 그 자료를 그래프화하고, 기초선 패턴이 상당히 안정적임을 보여주었다(그림 17-1). 따라서 새로운 치료계획을 소개할 시간이 충분하다. 기초선

시기에 치료가 전혀 없었음을 의미하지는 않는다. 일정기간 동안 어느 정도의 일반 물리치료를 받아왔어도, 그 치료가 오른팔에 강조되어 진행되어 온 것이 아니면 된다.

4일에 치료사는 새로운 중재를 적용하며, 그 치료에는 관절 접근, 촉각 탈감각, 놀이동안 오른팔 사용에 대한 치료사의 칭찬이 포함된다. 치료사는 치료 후 5분간의 자유놀이 시간 동안 계속하여 자료를 수집한다. Jason의 엄마는 치료시간에는 모르게 하여("blind") 측정자간 신뢰도 자료를 모은다. Jason의 오른팔 사용빈도는 증가하였다: 4일-5회, 5일-5회, 6일-8회, 7일-10회(그림 17-1). AB 설계로는 외생 변수를 통제하지 않았기 때문에 새로운 치료법이 오른팔 사용빈도를 향상시켰다는 결론을 내릴 수 없다. 치료 자체보다는 성숙이 Jason의 오른팔 사용빈도에 큰 영향을 끼쳤을 수 있다. 이러한 한계 때문에 ABA 또는 ABAB 설계를 선호하게 된다.

사례연구 # 2. Jill (ABA 설계)

- 치료 형태 5C: 선천적 원인 또는 영아, 아동기에 후천적으로 습득된 - 중추신경계의 비진행성 장애와 관련된 감각통합과 운동기능의 손상
- 의학적 진단: 뇌성마비, 강직성 사지 마비, 소두증, 정신지체, 발작장애(cerebral palsy, spastic quadriparesis, microcephaly, mental retardation, seizure disorder)
- 나이: 7세

Jill은 엎드려 누운 자세에서 머리를 들어올릴 수 있는 시간이 아주 짧다. 왜냐하면 엎드려 누운 자세에서 머리를 들어올리기는 발달으로, 그리고 기능학적으로 중요하기 때문에, 치료목적을 다음과 같이 설정하였다. 베개 위에 엎드려 누운 자세에서 Jill은 머리를 들어올리는 시간을 증가시킨다. 목표행동 또는 종속변수는 엎드려 누운 자세에서 머리 들어올린 시간의 증가이다.

Jill은 엎드려 누운 자세에서 머리의 정위반응을 촉진하는 촉각자극과 전정감각자극과 같은 자연적으로 발생되는 자극들에 반응하지 않았다. 진동 자극이 약해진 주동근의 수축을 촉진하고, 길항근의 경직을 억제한다는 신경생리학적,[18] 임상적 연구결과[19]를 근거로 하여 치료적 진동기구를 치료기구로 사용하였다. 진동의 근수축 촉진 효과가 비교적 짧기 때문에(약 30분),[19] 이러한 형태의 치료방법은 일단 치료적용이 제거되면 행동의 반대패턴을 유발할 수 있다. 따라서 이러한 ABA 연구의 처치변수는 주파수 100-200 Hz, 진폭 1.5 mm로 진동하는 소형의 진동기를 사용하여 후경부 근육들을 2분간 진동 자극하는 것으로 조작적 정의를 내렸다.[20]

교실에서 Jill이 베개 위에 5분간 엎드려 누운 자세에서 기초선 자료를 얻었다. 초시계를 사용하여 관찰 시간동안 머리를 들어올린 시간을 측정하였다. 머리 들어올리기는 코가 바닥에 수직이 될 때까지 머리를 들어올린 상태로 정의 내렸다. 측정자간 신뢰도를 평가하기 위해 치료계획을 알지 못하는 보조 물리치료사에게 연구의 각 시기 동안 Jill이 머리를 들어올리는 시간을 측정하게 하였다.

B시기 동안에 Jill을 쐐기에 엎드려 눕게하고 머리에서 꼬리 방향으로 2분간 진동을 적용하였

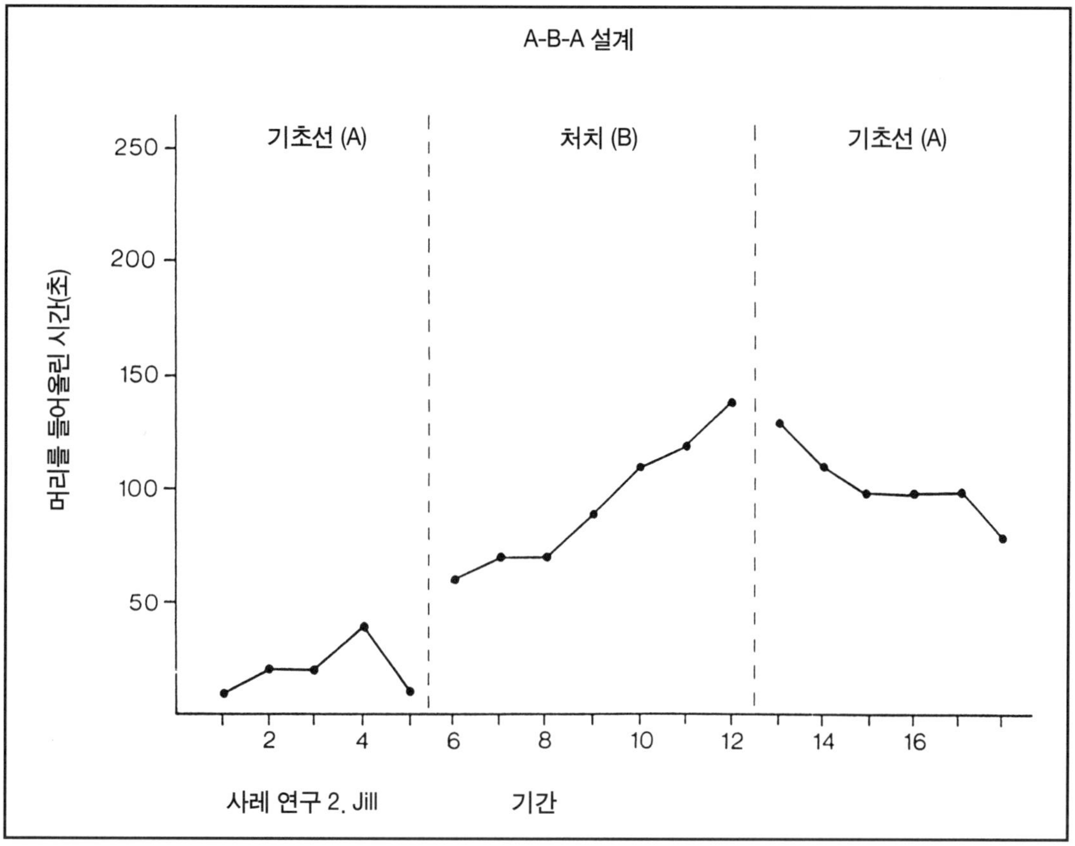

그림 17-2. ABA 설계

다. 진동을 적용한 직후 5분간 머리를 들어 올린 시간을 측정하였다. 자료의 수준과 경향에서의 변화를 통하여 극적인 처치 효과의 향상을 볼 수 있다(그림 17-2). 두 번째의 A-시기에는 치료를 중단하였다. 이 시기에 머리를 들어 올린 시간이 감소하였으나, 처음의 기초선 수준으로 떨어지지는 않았다. 그러한 변화는 Jill이 새로 배운 행동을 계속하길 바라는 것과 같이 머리 들어 올리기에 의해 내적으로 강화되었음을 의미한다. 도덕적인 이유에서 두 번째의 B-시기로 진행시켜 ABAB 또는 철회-회복 설계로 변형시키는 것이 바람직하다.

사례연구 # 3. Taylor (ABAB 설계)

- 치료 형태 5C: 선천적 원인 또는 영아, 아동기에 후천적으로 습득된 – 중추신경계의 비진행성 장애와 관련된 감각통합과 운동기능의 손상
- 의학적 진단: 수막척수류, 요추 1-2번, 복원수술(myelomeningocele, Repaired L 1-2)
- 나이: 4세

Taylor는 보행 보조도구를 효과적으로 사용하는데 필요한 상지 근력과 지구력이 약화되어 있

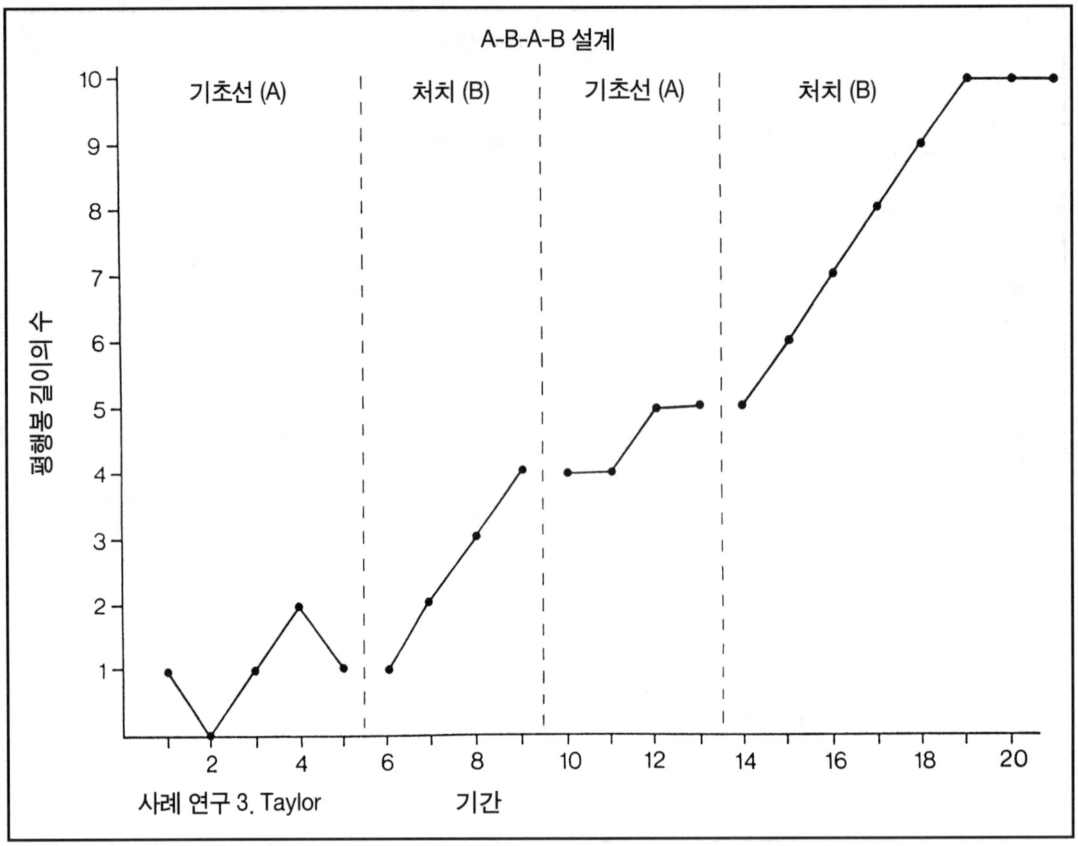

그림 17-3. ABAB 설계

다. 다음의 목적과 목표를 설정하였다.

1) 목적: Taylor의 상지근력과 지구력을 증가시킨다.
2) 목표: 하지 보조기를 사용하여 3일 연속으로 쉬지 않고 10개가 연속적으로 놓인 평행봉을 걷게 한다. 따라서 평행봉에서의 보행이 목표행동 또는 종속변수이다.

처치변수는 세 부분의 치료계획으로 구성된다 : 휠체어에서 팔굽혀펴기, 네발기기 자세에서 팔굽혀펴기, 향상을 보여주는 막대그래프를 통한 정적 강화. 기초선 시기에 Taylor에게 평행봉을 제시하고 방법을 교육하였다. 완전한 길이의 평행봉을 Taylor가 치료사로부터 물리적 도움을 필요로 하지 않는 길이를 하나로 정의하였다. 기초선 자료는 그림 17-3에 그래프로 제시되었다. 기초선 시기에는 보행이 Taylor의 전체 치료프로그램에 일부로 포함되어 있으나, 강조되거나 강하게 보상되지는 않았다.

처치시기 동안에 Taylor에게 휠체어와 네발기기 자세에서 팔굽혀펴기 하는 방법을 교육하였다. 이러한 활동 후에, 치료사는 Taylor에게 막대그래프처럼 만들어진 스티커-차트를 보여주고, 앉지 않고 걸을 수 있는 평행봉의 길이마다에 한 개의 스티커를 붙이게 하였다. 그림 17-3에서 볼 수 있듯이, Taylor는 평행봉에서 유의한 향상을 보여 주었다. 두 번째의 A-시기, 즉 기초선 시기로의 복귀도 행동이 반전을 초래하지는 않았다. 오히려 처치시기만큼 현저하지는 않더라도 계속된 향상을 보였다.

두 번째 A-시기에 목표행동이 반전되지 않았음은 다음과 같은 이유에서이다. 첫째, 근력과 지구력이 운동 중단 직후 감소되지는 않을 것이다. 둘째로 이 연구에서 종속변수이지만 평행봉에서의 보행자체가 상지근력을 증가시키고 유지시킨다는 점이다. 셋째로는 처치시기에 제시되었던 스티커-차트라는 명백한 강화제가 제거되더라도 Taylor는 자신의 성공을 내적 강화제로서 계속 여길 것이기 때문이다.

처치가 회복된 두 번째 B-시기에 첫 번째 B-시기의 경향이 이어졌으며, 19일 이후 연이은 3일 동안은 Taylor의 목표를 100% 성취하였다. 처치 철회시기 동안 자료의 반전이 없었기 때문에 운동과 강화제를 Taylor가 보인 향상의 "원인"이라고 단정지어 결론 내릴 수는 없다. 부분적으로는 Taylor 의 성공이 내적 강화제와 보행 자체로 얻은 근력 때문임은 의심의 여지가 없다. 각 시기동안 얻은 자료의 경향을 시기적으로 분석함으로써 두 번의 B-시기 동안 급격한 향상이 일어났음을 분명히 알 수 있다.

사례연구 # 4. Ashley (교차 치료 설계)

▶ 치료 형태 5B: 신경운동발달 손상(impaired neuromotor development)

▶ 의학적 진단: 다운증후군(down syndrome)

▶ 나이: 15개월

Ashley는 일반적인 저긴장증 아동의 전형적인 증상을 보여 입을 벌린 채로 있다. 입을 벌린 채 있으므로 식사도 곤란하며, 발달이 어려운 아동으로 보이게 한다. Ashley는 입을 다물 수는 있다. 따라서 계속 입을 벌리고 있는 것이 행동적 문제인지 또는 신경 생리학적 문제인지 분명치 않다. 이러한 문제에 대한 답을 찾기 위하여 교차 처치 설계를 이용하여 두 가지의 다른 치료법을 비교하였다. 목적과 목표는 다음과 같이 결정하였다.

▶ 목적: Ashley의 입을 벌리는 행동을 감소시킨다.

▶ 목표: Ashley는 행동적 단서 또는 신경 생리학적 단서를 제시한 2초 내에 입을 다문다.

이러한 첫 연구는 Ashley의 반응에 대한 잠복시에 방향이 맞춰졌다. 그 두 치료법 중 한 개 또는 둘 다의 성공에 기초하여 그에 따른 목표는 입을 다문 시간을 증가시켜 이 행동의 기능적 관련을 향상시키는 것으로 조정된다. 그 두 가지의 처치 변수는 Ashley에게 "Ashley, 입을 다물어라" 하는 언어적 단서와 구강-운동 촉진에 대한 Mueller의 접근법에 따라 턱을 가볍게 두드리는 행동적 단서로 구성된다.[21] 기초선 시기동안 Ashley는 검사자 앞에서 장애인용 의자에 앉아서 섬세한 놀이 활동을 하고, 검사자는 3분 동안 Ashley가 입을 다문 횟수를 측정하였다. 이 때 언어적 단서나 행동적 단서는 제공하지 않았다.

처치시기 동안에 두 가지의 치료를 무작위 순서로 빠르게 바꿔 적용하였다. Ashley는 다시 장애인용 의자에 앉아서 섬세한 놀이 활동에 집중하고, 검사자는 3분 동안 한 가지의 치료를 적용

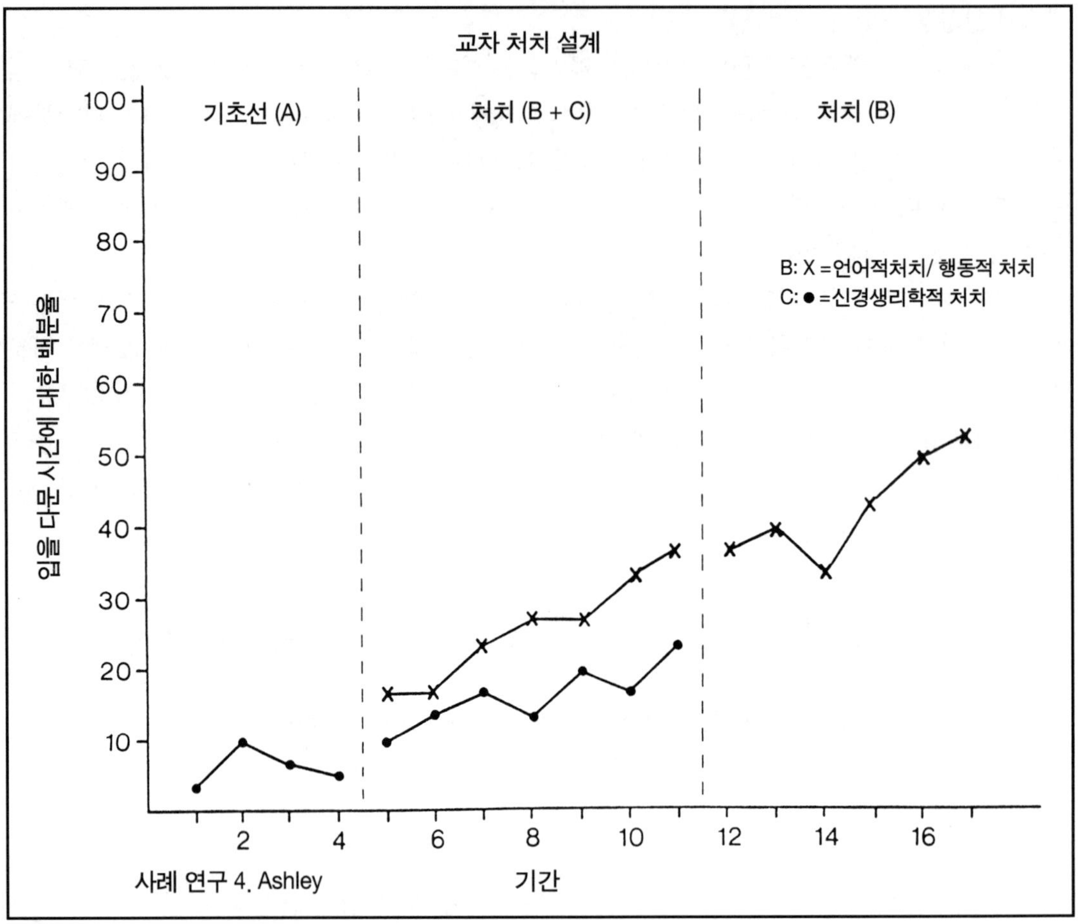

그림 17-4. 교차 처치 설계

한 후 1분간의 휴식을 갖고, 다시 3분 동안 다른 치료를 적용하였다. 언어적/행동적 처치를 위하여 검사자는 Ashley가 입을 다물게 하는 언어적 단서를 주고, 단서를 제공한 후 2초 내에 Ashley가 입을 다물 때마다 "+"를 표시하였다. 성공적으로 행동을 수행하면 검사자는 웃으면서 "Ashley! 입을 잘 다물었어"라고 칭찬해 주었고, 실패했을 때는 5초 동안 Ashley로부터 눈길을 돌리고 모르는 체 하였다.

신경 생리학적 치료시에는 검사자가 입을 열 때마다 빠르게 5번 "턱을 가볍게 두드리고", 2초 동안 기다려 반응을 본다. 턱을 두드리는 방법은 손가락의 등쪽으로 하악골 아래에서 상방으로 빠르게 적용한다. 이 치료 동안에는 언어적 단서나 행동적 강화는 주지 않는다. 성공과 실패를 기록하였다.

가능한 순서 효과를 통제하기 위하여 각 처치 시간을 무작위로 교차하여 배치한다. 주어진 시간(2초)내에 행동의 수를 세기 어렵기 때문에, 수를 세고 기록할 사람이 추가로 필요하다. 이것은 부모가 아동의 치료 프로그램에 투입될 수 있는 좋은 기회이다. 또한 각 시기에 적어도 한번은 측정자간 신뢰도를 검증해야 함으로 다른 검사자가 필요하다. 자료는 성공한 횟수/전체 시도한 횟수×100(%)으로 표현된다.

그림 17-4에서 보듯이, 신경 생리학적 접근법보다는 언어적/행동적 접근법이 좀 더 성공적이었다. 그래서 연구의 마지막 시기는 처치 변수로서 언어적/행동적 접근법을 사용하였다. 두 가지 접근법이 모두 어느 정도 긍정적 변화를 초래하였으므로, 두 가지 치료 접근법을 결합한 방법이 훨씬 빠른 변화를 유발할 것으로 결론 내릴 수 있다. 그러한 연구는 추후에 계속 이루어질 것이다.

이러한 Ashley를 대상으로 한 가설적 단일 피험자 연구법은 5명의 어린 다운증후군 아동들에서 연속적으로 수행된 실제적인 단일 피험자 연구를 바탕으로 하였다. 이러한 주제에 대한 구체적인 정보는 Purdy, Deitz와 Harris의 연구를 참고한다.[22]

사례연구 # 5: John

- 치료 형태 5B: 신경운동발달 손상(impaired neuromotor development)
- 의학적 진단: 집중력 결여 과잉행동 장애, 발달 협응력 장애(attention deficit hyperactivity disorder, developmental coordination disorder)
- 나이: 5세

John은 가라데(karate) 프로그램과 관련된 ABA 설계에 참여하였다(16장 참조).

요약 (summary)

이 장의 주된 목적은 치료사를 위한 연구기법들은 비교적 단순하고, 저렴하며, 거의 부차적인 시간과 노력이 요구되지 않는다는 점을 보여 주는 것이다. 둘째로, 치료결과에 대한 체계적인 측정 및 평가는 모든 환경(즉, 교육적, 의학적) 발달장애 아동을 치료하는 모든 물리치료사들의 윤리적, 법적 의무이다. 개별화된 치료 목적과 목표들 그리고 단일-피험자 연구 설계와 같이 그러한 행동적 측정 전략들을 통하여, 치료실에서 아동 개개인을 대상으로 한 다양한 치료 접근법들의 효과를 검증할 수 있다.

결론 (conclusion)

Backman과 동료들[23]은 단일 피험자 연구 설계를 사용한 것들을 "방법론적 규정"으로 검토하였다. 연구자들은 CINAHL과 MEDLINE 검색을 사용하여 1997년까지 10년 동안 재활 분야에서 사용된 단일 피험자 연구 설계를 61개를 찾아 내었다. 이러한 연구들은 4가지 종류의 단일 피험자 연구 설계의 장 · 단점을 잘 보여주고 있으며, 실험적 규정을 연구자들이 고수(고수하지 않음)하고 있음을 보여준다. 추후 Backman과 Harris[24]는 사례 연구, 단일피험자설계와 1명의 무작위 추출 연구를 비교, 대조하였다. 물리치료사들은 개인 또는 소규모 집단의 연구를 주의깊게 생각해보아야하며, 적절한 연구 설계를 위해 이 두 연구에서 보여주는 지시 사항을 잘 살펴보아야 한다.

치료사로서 우리는 치료 효과를 보여줄 책임을 갖는 것뿐만 아니라 다른 치료사에게도 그 결과를 공유할 책임이 있다. 우리는 연구물을 전문 학술지에 출판하거나 학회나 연수 교육에서 발표함으로써(즉, 우리가 사용한 치료 방법이 효과적이었다), 우리의 성공뿐만 아니라 우리의 실패까지도 공유해야 한다. 예를 들어, 본인의 치료실에서 어떤 특정 치료가 효과적이지 않았음을 보여주는 결과가 반복적으로 나왔다면, 그 정보를 다른 동료 치료사들과 우리 고객들과 공유할 책임이 있다. 새로 학위를 받거나 경험 많은 물리치료사는 철저히 통제된 연구를 통해 물리치료의 지식 기반을 넓혀야 한다. 이 장은 자신의 치료실에서 임상연구를 실시하고 그 결과를 다른 치료사들과 공유하기 위하여 물리치료사들을 모든 경험의 수준으로 끌어올리기를 바라는 목적으로 기술하였다.

참고문헌 (references)

1. American Physical Therapy Association. *Plan to Foster Clinical Research in Physical Therapy. Goals Adopted by American Physical Therapy Association House of Delegates*; 1980. (Revised: November 1984.)
2. American Physical Therapy Association. Clinical research agenda for physical therapy. *Phys Ther*. 2000;80:499-513.
3. Education for All Handicapped Children Act, Public Law 94-142. US Congress, Senate, 94th Congress, first session, 1975.
4. O'Neill DL, Harris SR. Developing goals and objectives for handicapped children. *Phys Ther.* 1982;62:295-298.
5. Portney LG, Watkins MP. A concept of research. In: *Foundations of Clinical Research: Applications to Practice*. 2nd ed. Upper Saddle River, NJ: Prentice-Hall; 2000:3-20.
6. Portney LG, Watkins MP. Reliability. In: *Foundations of Clinical Research: Applications to Practice*. 2nd ed. Upper Saddle River, NJ: Prentice-Hall; 2000:61-77.
7. Harris SR, Smith LH, Krukowski L. Goniometric reliability for a child with spastic quadriplegia. *J Pediatri Orth*. 1985;5:348-351.
8. Portney LG, Watkins MP. Single subject designs. In: *Foundations of Clinical Research: Applications to Practice*. 2nd ed. Upper Saddle River, NJ: Prentice-Hall; 2000:223-264.
9. Martin JE, Epstein LH. Evaluating treatment effectiveness in cerebral palsy. *Phys Ther*. 1976;56:285-294.
10. Hersen M, Barlow DH. *Single Case Experimental Designs: Strategies for Studying Behavior Change*. New York, NY: Pergamon Press; 1976.
11. McEwen I. *Writing Case Reports: A How-to Manual for Clinicians.* 2nd ed. Alexandria, Va: American Physical Therapy Association; 2001.

12. Daichman J, Johnston TE, Evans K, et al. The effects of a neuromuscular electrical stimulation home program on impairments and functional skills of a child with spastic diplegic cerebral palsy: a case report. *Pediatr Phys Ther.* 2003;15:153-158.
13. Smith LH, Harris SR. Upper extremity inhibitive casting for a child with cerebral palsy. *Phys Occup Ther Pediatr*. 1985;5:71-79.
14. Wolery M, Harris SR. Interpreting results of single-subject research designs. *Phys Ther*. 1982; 62:445-452.
15. Barlow DH, Hayes SC. Alternating treatments design: one strategy for comparing the effects of two treatments in a single subject. *J Appl Beh Anal*. 1979;12:199-210.
16. Harris SR, Riffle K. Effects of inhibitive ankle-foot orthoses on standing balance in a child with cerebral palsy: a single subject design. *Phys Ther*. 1986;66:663-667.
17. Wolery M, Bailey DB, Sugai GM. *Effective Teaching: Principles and Procedures of Applied Behavior Analysis*. Boston, Mass: Allyn & Bacon; 1988.
18. Bishop B. Vibratory stimulation: possible applications of vibration in treatment of motor dysfunctions. *Phys Ther.* 1975;55:139-143.
19. Hagbarth KE, Eklund G. The muscle vibrator—a useful tool in neurologic therapeutic work. *Scand J Rehab Med*. 1969;1:26-34.
20. Eklund G, Steen M. Muscle vibration therapy in children with cerebral palsy. *Scand J Rehab Med*. 1969;1:33-37.
21. Mueller HA. Feeding. In: Finnie NR, ed. *Handling the Young Cerebral Palsied Child at Home*. 3rd ed. Oxford, UK: Butterworth/Heinemann; 1997:209-221.
22. Purdy AH, Deitz JC, Harris SR. Efficacy of two treatment approaches to reduce tongue protrusion of children with Down syndrome. *Dev Med Child Neurol*. 1987:29:469-476.
23. Backman CL, Harris SR, Chisholm J, et al. Single subject research in rehabilitation: a review of studies using AB, withdrawal, multiple baseline, and alternating treatments designs. *Arch Phys Med Rehab*. 1997;78:1145-1153.
24. Backman CL, Harris SR. Case studies, single subject research, and n-of-1 randomized trials: comparisons and contrasts. *Am J Phys Med Rehab*. 1999;78:170-176.

제 18 장 평생 장애를 가진 개인의 성숙에 관한 토론

(Issues in Aging in Individuals with Lifelong Disabilities)

평생 장애를 가진 개인의 관리에 관한 관심이 증가되고 있다. 지난 몇 십년동안, 65세 이상의 인구는 다른 일반적인 인구보다 2배이상 빠르게 증가하고 있다. 65세 이상 노인인구의 수는 1965년과 1995년 사이 동안 82%가 증가하여, 1996년에는 최고 33.9백만이나 된다.[1] 평생 발달 장애를 가진 성인에 대한 건강 관리와 생명의학의 발달 증가로 인하여, 평생 발달 장애를 가진 성인의 인구 또한 증가하고 있다.[2,3] 1997년 미국 Bureau of the Census 보고에 따르면, 54백만 미국인들은 장기간 동안의 신체적, 감각적, 또는 인지적 상태의 활동 제한/장애(activity limitation/disability) 가지고 있다고 한다.[4] 발달 장애를 가진 개인은 지역사회 내에서 서비스가 필요하며, 대부분 60세 이상까지 생존한다.[5-7] 정신 지체를 가진 개인의 생존률에 기초한 통계자료에 따르면, 미국에서 정신 지체를 가진 개인의 670,200명에서 4,021,300명이 65세 이상까지 생존할 수 있다.[8]

소아 재활에 있어서, 아동을 작은 성인으로 넓게 받아들여지고 있지 않다. 발달 장애를 가진 아동을 발달 장애를 가진 성인으로서 관리하는 경험의 어려움은 완전하게 이루어지고 있지 않으며, 소아과 영역의 경험을 가진 물리치료사 또는 작업치료사에 의해 의존하고 있다. 또한, 성인 치료 환경에 처한 치료사들은 발달 장애를 가진 성인에서 일관된 문제점을 제시하고 있다. 비록, 발달 장애를 가진 개인의 개인적 요구는 각기 다르지만, 이러한 개인의 노화와 관련된 지식은 모든 연령의 발달 장애를 가진 개인을 치료하는 물리치료사와 작업치료사에 효과적으로 작용하게 된다.

치료사에 대한 요구에 따라, 소아와 성인 재활에 있어서 평생 장애를 가진 개인의 노화와 관련된 영역의 지식을 2001년 미국 물리치료사 협회 소아과 분과 학회(Section on Pediatrics of the American Physical Therapy Association, APTA)에서 특별 관심 집단(Special Interest Group, SIG)을 설립한데서 좀 더 얻을 수 있다. SIG의 목표는 치료사들이 일반적으로 관심을 가지는 발달 장애를 가진 성인에 관한 특별한 토론회를 제공하고, 회의를 가지고, 환자관리 촉진을 위하여 교육, 임상 실습과 연구를 제공하는 것이다. SIG의 초점은 다음과 같다:1) 발달 장애를 가진 성인의 손상을 예방과 검사를 통하여 사회로 최대의 참여, 2) 발달 장애를 가진 성인을 위한 중재 지침의 발달, 그리고 3) 교육과 연구를 통한 발달 장애을 가진 성인의 이해와 지지 촉진. 소아 분과학회를 위한 새로운 SIG는 치료사들 간에서 이러한 세가지 초첨과 관련된 상호작용을 교육하고 촉진하는데 성공적이었으며, 계속해서 관심을 받고 있으며, 발전하고 있다.

인구의 정의 (defining the population)

발달 장애와 정신 지체의 정의
(definition of developmental disabilities and mental retardation)

공공 법 98-527(Public Law)-1984년 발달 장애 법(Developmental Disabilities Act of 1984)에서 발달 장애를 다음과 같이 정의한다.

"발달 장애는 다음과 같은 심각한 만성 장애를 가진 개인을 말한다:

1. 정신적 또는 신체적 손상이 있는 것(또는 손상의 조합)
2. 22세 전에 명맥하게 나타남
3. 불명확하게 지속됨
4. 다음 영역에서 세가지 또는 그이상의 기능적 제한의 결과를 가져옴: 자가 보조, 수용성 그리고 표현성 언어 능력, 학습, 가동성, 자기 감독(self direction), 독립적 생활 능력, 또는 경제적 능력(economic self-sufficiency)
5. 특별한 중재, 다각적인 중재 또는 일반적인 관리, 치료 또는 평생 동안의 관리와 개별화된 계획과 조절 능력등의 서비스의 지속적이며 조합의 필요성 반영."[9]

정신 지체는 개인의 기능에 있어서 실제적인 제한과 관련이 있다. 이러한 것은 평균이하의 지적 기능을 가지고, 적응 기술 영역의 2개 또는 그 이상의 제한을 가지고 있다: 의사소통, 자가 보조, 가정 생활, 사회 기술, 지역사회 활동, 자기 감독, 건강과 안전, 기능적 학습활동, 여가활동과 일.[10]

비록 발달 장애와 정신 지체는 법적으로 임상적으로 조심스럽게 정의하지만, 이러한 인구 집단에 적용되는 나이에 관한 정의는 분명하지 않다. 다른 분야에서는 연령 증가에 따른 증상과 징후와 관련하여 생물학적 접근법으로 정의하지만, 일반적으로 노화는 숫자와 관련된 통계적 접근법(연대기적 나이)을 사용하여 정의한다. 그러므로, Janicki와 Hogg[11]에 의해 장애를 가진 개인에 있어서 노화를 위한 조작적 정의에서 불일치를 발견하였다. 다운 증후군과 같은 평생 장애를 가진 개인의 노화는 35세부터 시작될 수도 있다. 연구에 의하면, 35세 이상의 다운 증후군의 성인의 대부분은 알츠하이머 질환으로 발전한다고 한다.[12-14] Burt, Loveland와 Lewis는 다운 증후군을 가진 성인은 다운 증후군을 가지지 않은 정신 지체 성인보다 먼저 획득한 적응된 기술의 더 많은 손실을 가져온다고 근거를 제시하였다.[15] 또한 Burt 등[15]의 연구에서 61명의 다운 증후군 성인중 8명이 치매 증상을 가지고 있었다. 55세 이상의 다운 증후군 성인의 경우 알츠하이머 질환은 45%까지 발병한다고 한다.[16,17] Evenhuis[18]의 전향성 연구 17명은 진단 받은 후 사망시까지 치매를 동반한 다운 증후군을 발견하였다. 이들 중 15명은 임상적으로 치매 증상으로 진단 받았으며, 사후 뇌조직의 신경병리학적 검사에 17명 모두에게 알츠하이머 형의 병리현상을

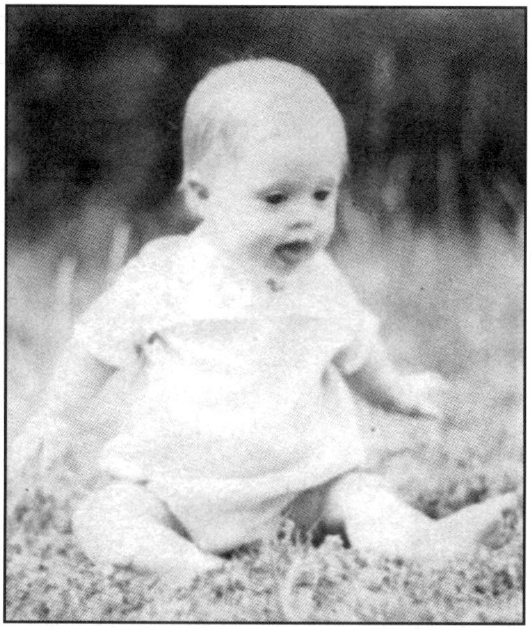

그림 18-1. 1세 때 Walker

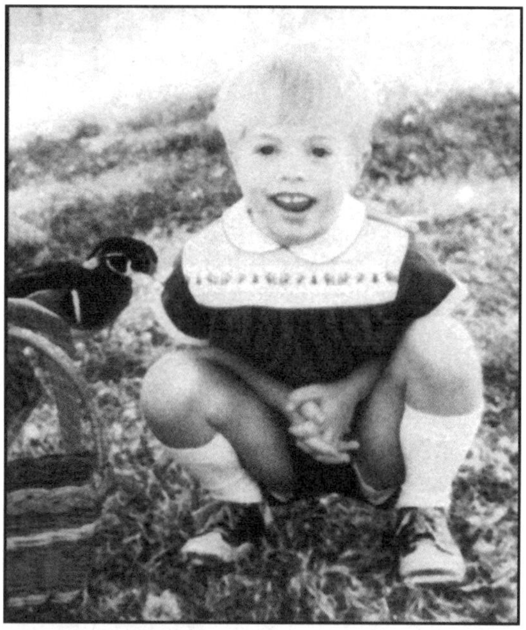

그림 18-2. 3세 때 Walker

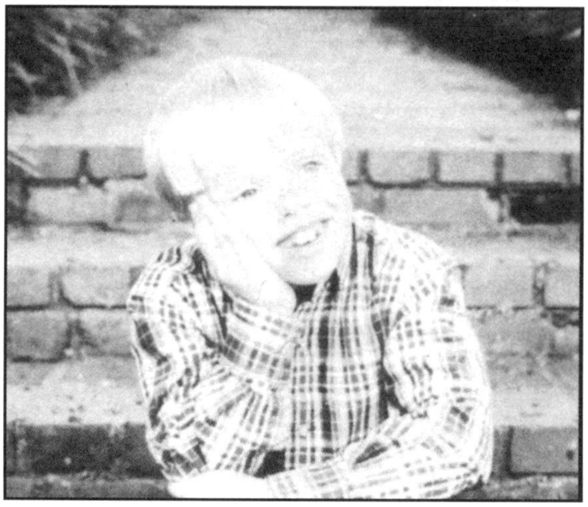

그림 18-3. 7세 때 Walker

가지고 있었다. 몇몇 연구에서는 다운 증후군이 없고 정신 지체를 가진 노인 인구 연령에서 알츠하이머 질환의 존재를 검사하였다. 하지만, 사후 검사에 기초한 2개의 연구는 정신 지체를 동반하지 않은 성인에 비해 정신 지체를 동반한 성인의 경우 알츠하이머 질환의 위험성에 더 노출된다고 한다.[19,20] 또한 Janicki와 동료들[11,21]은 정신 지체와 신경운동 장애를 가진 개인은 정신 지체를 가지고 있지 않은 개인보다 일상생활 활동과 가동성에 있어서 노화의 영향을 더 받는다고 제시하였다. 하지만, 대부분의 연구자들은 발달 장애를 가진 성인의 노화 정의를 정규적인 연령과 연관된 활동에서 기능적 상태의 변화 관찰에 기초하여 50대 중반으로 선택한다.[22] (그림 18-1에서 18-6)

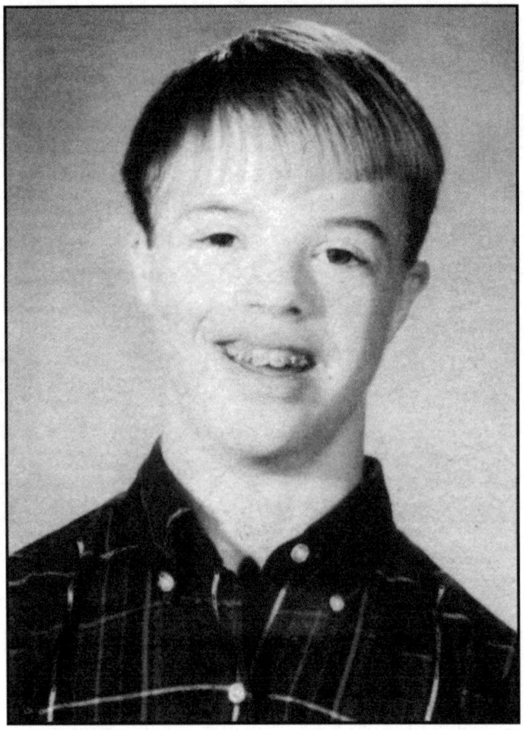

그림 18-4. 9세 때 Walker

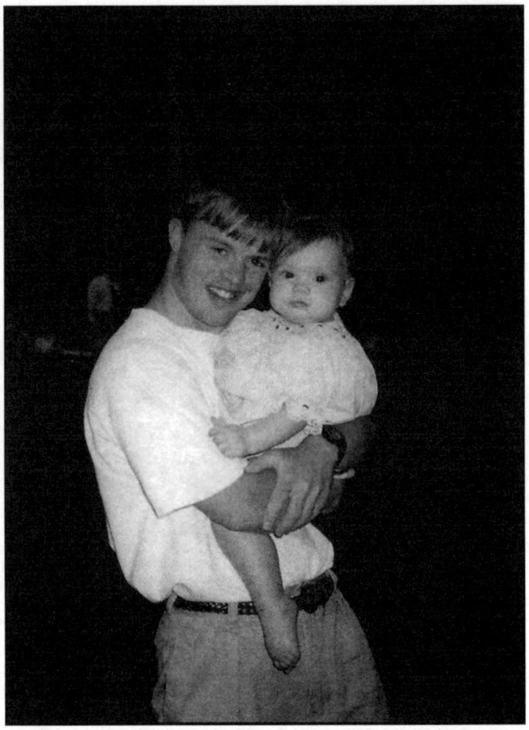

그림 18-5. 18세 때 Walker

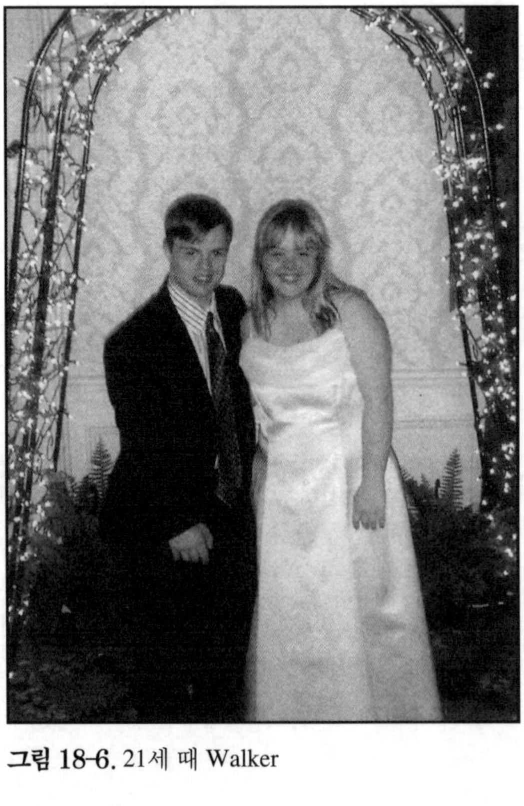

그림 18-6. 21세 때 Walker

이환율 (prevalence)

60세 이상의 발달 장애 또는 정신 지체를 가진 개인의 수는 일반적으로 200,000에서 500,000으로 추정된다.[23] 경험적인 추출에 의하면, Baroff는 인구의 0.9%가 정신 지체를 가지고 있다고 제안하였다.[24] 반대로, 대부분 최근 역학적 연구 보고에 의하면, McLaren과 Bryson[25]은 전체 인구에 거의 1.25%가 정진 지체를 가지고 있다고 보고하였다. 학령기 아동의 이환율 통계의 의하면, 이러한 비율은 0.3에서 2.5%까지 나타날 수 있으며, 이러한 것은 특수 교육 서비스의 적합성 결정, 이러한 과정 동안의 배정(즉, 발달 지체, 학습 장애, 자폐 그리고/또는 정신 지체), 그리고 환경적이고 경제적인 상황에 따라 달라진다고 하였다.[26] 또한, 발달 장애의 12%는 65세 이상의 인구로 구성되며, 이러한 비율은 일반적 인구비율과 비슷하다.[27] 장애를 가진 개인의 정확한 수는 노화와 관련된 사회 복지 기관, 발달 장애 예산회, 그리고 주 정부에 있어서 중요시되고 있으며, 이러한 이유는 역사상 처음 있는 일이며, 발달 장애를 가진 성인은 오래 살기 시작하였으며, 다양한 서비스가 요구되기 때문이다.

사망률 (mortality)

발달 장애를 가진 모든 개인의 기대 수명은 증가하고 있지만, 일반적 인구 보다는 낮다.[4,28,29] 예를 들면, 다운 증후군을 가진 개인의 기대 수명은 1949년 9세에서 오늘날 55세까지 증가하였다.[30] Jacobson 등[31]은 지역 사회에서 남아서 생활하는 여자가 경미한 수준의 정신 지체를 가지고 있으며, 이동이 가능한 경우 최대의 기대 수명을 가진다고 하였다. O' Brien 등[32]은 1974년에서 1979년 사이의 사망률이 1980년에서 1985년사이보다 더 높은 사망률을 보고하였다. 이 시기 동안 심장 질환과 암은 경미, 중증도, 심각한 정도의 정신 지체를 가진 개인의 사망 원인으로 보고하였다. 또한 호흡기 질환은 심각한 정신 지체 개인의 사망 원인으로 보고하였다.[33] Strauss와 Kastner[34]는 지역 사회와 기관에 거주하고 있는 개인을 대상으로 1980년과 1992년 사이의 사망률과 관련된 위험 요소를 조사하였다. 사전 연구[29]에 비해 지역사회에 거주하는 개인은 높은 기대 수명을 보고하였으며, 이 California 연구의 최대 발견점은 기관에 있는 정신 지체 개인보다 지역 사회에 있는 정신 지체 개인이 더 위험한 요소를 가지고 있다고 하였다. 비록 이러한 연구 결과를 설명하기는 힘들지만, 연구자들은 지역사회에 있는 개인은 의학적 지원에 관한 문제점, 훈련된 임상가들의 지원 부족과 충분한 관리 부족으로 추정하였다. 1999년, Shavelle와 Strauss[35]의 연구에 의하면, 기관에 남아있는 1812명을 지역사회로 이동한 후 기관에 남아서 생활하는 개인에 비해 88%의 사망률이 더 높아진다고 보고하였다. 또한 지역사회에서 사망률은 사람 기능 중 가장 큰 부분으로 보인다고 하였다. 사망의 원인으로 순환 질환, 암, 폐렴, 흡인성 폐렴, 숨막힘(choking), 외상과 심장 질환(cardiac arrest)(일부 감염의 원인의 경우)을 포함한다.

발달 장애를 가진 개인의 노화와 관련하여 연관된 질환은 발달 장애를 가지지 않은 개인과 비슷하다.[36] 하지만, 이러한 질환 외에 다양한 2차적 의학적 질환이 사망률에 기여한다고 한다. Buehler 등[37]에 의하면 발달 장애를 가진 610명의 지역 사회 성인 연구에서 2차적 의학적 문제

그림 18-7. 발달 장애를 가진 개인에서 비만

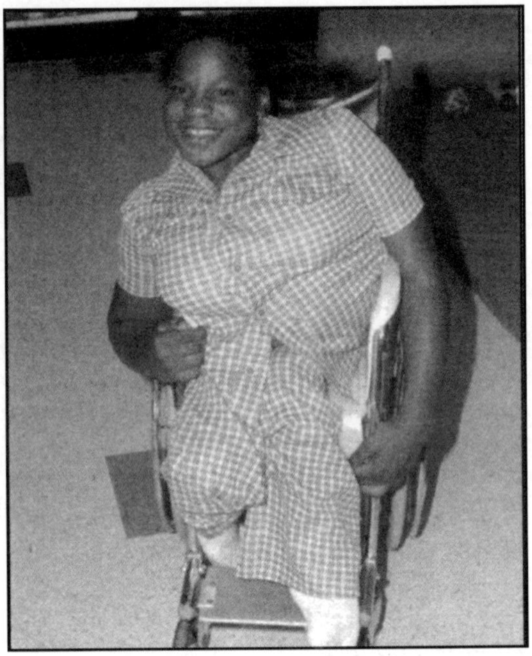

점은 비만, 만성적 피부 문제, 위생관련 문제와 조기 노화를 포함한다고 하였다(그림 18-7).

Kapell 등[36]은 정신 지체를 가진 사람은 성별, 연령을 대조한 정신 지체가 없는 일반적인 인구 집단보다 비허혈성 심장 질환(non-ischemic heart disease)과 갑상성기능저하증(hypothyroidism)의 높은 발병률을 보안다고 하였다. Anderson[27]은 지역사회에서 살고 있는 정신 지체를 가진 노인에서 고혈압, 관절염, 심장 질환과 녹내장/백내장(glaucoma/cataracts)과 같은 일반적인 만성적 건강 문제를 보고하였다. 이러한 질환들은 일반적으로 비슷한 연령대의 인구에서도 상위 3개 분야의 건강 문제와도 상통한다. 기관에 거주하는 개인들에서는 혈압질환, 근위축과 백내장/녹내장의 높은 발병률을 보인다.[26]

감각에 있어서 노화의 효과
(effects of aging on the senses)

시각, 청각과 전정 감각 기능과 같은 영역에서 노화의 작은 기능적 변화는 평생 장애를 가진 개인에 있어서 큰 문제점의 원인이 된다. 의학적 체계와 지역사회 체계에 의해 제공되는 개인의 일반적인 요구도를 이해하는 것은 이러한 문제점과 관련된 물리치료사와 작업치료사에게 필수적이다.

시각 (vision)

노화와 관련된 광수용기(photoreceptor)의 소실과 망막(retina)의 신경절 세포(ganglion cell)

표 18-1
일반적인 인구 집단과 정신 지체를 가진 집단에서 시각 손상

미국 국민 건강 연구 조사 (National Health Interview Survey)	정신 지체의 수준	다운 증후군	비-다운 증후군
일반적 인구 집단	경미/중증도		
4.9%	45-64세	16.2%	8.9%
6.5%	65-74세	50%	16.7%
	심각함/아주 심각함		
4.9%	45-64세	39.2%	17.7%
6.5%	65-74세	75%	17.6%

Adapted from Kapell D, Nightingale B, Rodriquez A, et al. Prevalence of chronic medical conditions in adults with mental retardation: comparision with the general poupulation. *Ment Retard.* 1998;36:269-279.

의 기능 감소가 발생하게 된다.[38] 또한 노화는 시야(visual field), 암순응(dark adaptation)과 색 스펙트럼을 통한 색깔 시각(color vision)의 감소가 40대부터 보여진다.[39,40] 노화는 휴식 시 동공의 크기를 감소시킬 뿐만 아니라, 동공반응이 눈에 띄게 감소시킨다.[41] Cohen과 Lessell[39]는 노화와 관련하여 수렴(concergence) 능력 감소와 안검하수증(ptosis)이 보이며, 위쪽으로의 응시(gaze)제한이 대칭적으로 보여진다고 하였다. 또한 노화와 관련하여 녹내장, 황반 변성(macular degeneration), 그리고 당뇨병성 망막증(diabetic retinopathy)으로 인한 시력의 감소가 나타난다고 하였다. 일반적으로 백내장으로 인한 시력 감소는 75-85세 연령의 46%가 발생된다고 한다.[42]

발달 장애를 가진 개인을 위한 적용
(implications for persons with developmental disabilities)

발달 장애를 가진 개인에서 시각 문제에 관한 특별한 정보의 발견은 보기 힘들지만, 일반적 인구보다 발달 장애를 가진 개인의 많은 수는 잘못 이해되고 있거나 잘못 수정되어 있는 실정이다.[43] Good 등[44]은 신경학적 결함을 가진 아동에서 대뇌 피질 시각 손상(cortical visual impairment)의 발병률이 증가한다고 보고하였다. 이 연구자들은 좋은 의학적 관리가 심각한 신경학적 문제를 가진 아동의 사망률을 감소시키고, 더 오랜 기간 동안 살아남게 하기 때문이라고 추정한다. 비록, 대뇌 피질 시각 손상은 시간이 지남에 따라 개선되기는 하지만, 아동들은 여전히 시력의 감소를 가지고 있다. 또한, 다운증후군을 동반한 성인의 경우 연령 대조군보다 일찍 백내장과 같은 안구 질환의 높은 위험성을 보인다고 하였다.[45] 백내장은 다운증후군을 동반한 성인의 약 50%가 발병한다고 추정하고 있다. 표 18-1은 다운증후군을 동반한 성인과 일반적인 인구, 그리고 다운 증후군을 동반하지 않은 정신 지체 개인에서 시각 결함을 보여준다.

발달 장애를 가진 개인에서 진단되지 않은 시각적 문제는 각 개인으로부터 검사자가 주관적 정보를 얻는데 어려움이 있는 것이다.[46] 만약 각 개인이 글자, 숫자 또는 단어로 구성된 표준화된 시력 검사표에 반응을 하지 않는다면 시력 감소의 양 정도를 알아내기는 힘들다. 일반적으로, 평생 장애를 가진 개인에서 먼저 존재한 질병 요소와 환경적인 부분이 일반적인 인구 집단에서 선행되는 시각과 관련된 많은 손상의 원인이 될 수 있다.[47] 시각 변화를 암시하는 징후는 눈을 비비는 것, 눈을 찡그리는 것, 눈을 깜박이는 것 또는 한 쪽 눈을 감는 것 또는 머리를 기울이는 것을 포함한다. 일상생활 기능에서 변화는 보행동안 비틀 거리는것, 계단이나 보도에서 주춤거리기, 평소보다 가까이 잡고 보기, 또는 TV 시청 시 가까이 앉기 등은 시각의 변화와 관련된다.

발달 장애를 가진 개인에게 필요한 것으로 고려할 점은 다음과 같다: 수술후 관리를 필요로 할 수 있을 정도의 기능 감소가 나타나기 전에 초기 백내장 치료, 부드러운 빛, 일상 생활 환경에서 조명의 강도 감소, 색의 사용, 높은 대조비율 또는 시각 재활 전문가의 의뢰. 촉각적 또는 구두적 지시 또한 시각 반응을 향상시키기 위해 필요한 강화물로 사용할 수 있다.

듣기 (hearing)

65세 이상의 인구에서 25-40%정도가 대부분의 감각신경 듣기 소실인 노인성난청의 원인으로 듣기 정도가 감소를 경험한다는 보고가 있다.[48] 노인성난청(presbycusis)은 다음과 같은 요소를 포함한다: 말초, 청각, 그리고 중추신경계 경로에서 세포의 노화; 청각의 회상; 심혈관 질환; 그리고 신경 독성 약물(ototoxic medication)의 누적 효과.[49,50] 노인성 난청과 관련된 문제는 천천히 점진적으로 진행되는 양측성 듣기 소실, 단어 인지의 어려움, 그리고 말하기의 시간적 특성의 지각적 과정의 감소를 포함한다.

발달 장애를 가진 개인을 위한 적용
(implications for persons with developmental disabilities)

전도성 듣기 소실은 외이(external ear) 질환과 급성 또는 만성 중이(middle ear) 질환으로 인해 나타난다. 중이염(otitis media)(즉, 중이의 염증)은 대표적인 전도성 듣기 소실의 원인이다. 일반적으로 중이염은 약물 치료하나 영구적인 손상과 듣기 소실의 결과를 초래할 수 있다.[51] 이러한 듣기 소실은 일반적인 인구 집단보다 발달 장애를 가진 개인에서 더욱 많이 나타나는 경향이 있으며, 이러한 것은 발견되지 못하거나 치료되지 못한 상태에서 발생한다.[52] 다운 증후군을 가진 많은 사람중에 부분적으로 아동기때 발생한 중이의 염증으로 인해 전도성 듣기 소실을 가지고 있다.[53] 또한 다운 증후군을 가진 개인은 일반적인 인구 집단에서 노화와 동반되는 감각신경성 듣기 소실과 같은 경향을 가진다. 하지만, 다운 증훈군을 동반한 개인에서 감각신경성 듣기 소실은 20대부터 시작될 수 있다.

발달 장애를 동반한 많은 성인에서 듣기 소실은 그들의 제한된 의사소통 능력과 회피하는 생활 습관으로 인해 숨겨질 수 있다. 그러므로, 발달 장애를 동반한 나이 든 성인에서 듣기 소실은 이미 제한된 의사소통 능력, 사회적 고립과 우울증과 같은 것으로 인해 발견되지 않을 수 있다.

Seltzer과 Luchterhand[54]는 Wisconsin 대학교 노화 발달장애 클리닉(Aging and Developmental Disabilities Clinic at the University of Wisconsin)에서 평가한 결과, 대상자의 반이 듣기 소실을 가지고 있다고 하였다. 이러한 개인의 많은 경우와 가족과 국소적 지원을 해주는 곳에서는 이러한 듣기 소실을 아직까지 깨닫고 있지 않다. 듣기 소실의 임상적 징후는 TV 또는 라디오의 소리를 크게 틀거나, 말을 크게 하고, 질문에 적절한 대답을 못하며, 또는 소음이 있는 환경에서 혼란스러워하는 것이 포함된다.

발달 장애를 가진 성인에서 듣기 소실의 높은 발병률의 가능성을 고려한다면, 보건의료 관리 시 모든 발달 장애를 가진 개인에게 청각검사를 실시해야 한다. 하지만, 평가는 정신 지체 또는 발달 장애를 가진 개인을 평가할 수 있는 특별한 훈련이 된 청능사(audiologist)에 의해 실시되어져야 한다. 보청기(hearing aid)는 소리에 반응하는 것을 증가시키는 것이 도움이 되기는 하지만, 참을 수 있는 만큼으로 조절해서 해야 한다. 보청기를 참을 수 없는 정도로 사용하는 사람은 배경 소음을 최소화함으로서 기능적 듣기를 개선시킬 수 있으며, 얼굴을 마주보며 이야기 하고 좋은 발음으로 천천히 말하는 것이 도움이 될 수 있다. 만약, 듣기 소실이 조기에 발견된다면, 수화 또는 대체 의사소통의 사용을 통한 의사소통이 대체 전략으로 사용할 수 있다.

맛 보기와 냄새 맡기 (taste and smell)

일부 노인에서 높은 역치 값 때문에 식사동안 맛 보기와 냄새 맡기의 손상으로 인해 식사의 즐거움의 경험을 하지 못한다는 근거가 제시되고 있다.[55] 맛과 냄새의 역치 값의 상승은 음식물을 맛이 없게 하고 흥미를 끌지 못하게 한다. 발달 장애를 가진 개인에서 이러한 것의 구강 운동 기술(oral motor skill), 먹는 습관, 영양소 섭취 변화의 원인이 될 수 있다. 일부 약물 복용의 부작용으로 인해 식욕 감소 또한 나타날 수 있다. 이러한 두 가지 문제점(냄새와 맛의 지각 감소와 약물의 부작용)은 음식에 있어서 흥미를 잃게 하고 개인의 영양성 건강의 영향을 줄 수 있다.

발달 장애를 가진 개인을 위한 적용
(implications for persons with developmental disabilities)

이상적인 체중과 관련하여, 발달 장애를 가진 사람은 25%까지 문제가 되고 있다.[56] 이러한 사람들 중 일부는 인지 기능의 낮은 수준과 다양한 장애, 그리고 섭취의 어려움이 저체중을 만들어 내기도 한다. 이러한 개인에서 맛과 냄새의 변화로 인한 음식 섭취에 관한 흥미 부족은 쇠약증(debilitation), 기회감염(opportunistic infection), 그리고 심지어 사망까지도 만들어 내기도 한다. 영양분 공급은 이상적인 체중을 유지하기 위해 필요하며, 매일 매일 섭취해줘야 한다. 또한 음식을 만지고, 보는 것 또한 음식에 관한 흥미를 증가시킬 수 있다. 음식물을 섞는 것보다 따로 분리하는 것이 음식의 다양한 질감을 경험할 수 있으며, 섭취 시 많은 흥미를 유발할 수 있다. 또한 소금보다 조미료는 맛을 증가시키는데 사용할 수 있다.

치과의 문제 또한 발달 장애를 가진 개인에서 음식 섭취의 원인이 될 수 있다. 발달 장애를 가진 성인에서 가장 큰 치과 문제점은 치주막 질환(peripdontal disease)이다. 발병이 심하면 다운 증후군의 96%까지도 심각한 치주막 질환이 발생된다.[57] 이러한 인구 집단에서 질병은 일반적으로 30대에 나타나기 시작한다. 다운 증후군의 면역적 결함은 치주막 질환의 발병과 심각성 정도의 증가와 관련이 있다.[58,59]

체성감각 (somatosensory)

개인마다 변화의 정도는 다양하지만, 촉각과 고유수용감각과 관련된 감각, 그리고 운동감각(kinesthesia)은 노화와 관련하여 감소한다. 노화와 관련된 변화는 촉각과 위치감각과 관련된 문제에 기여하며, 이러한 변화는 말초신경계에서 해부학적인 부분만 아니라 생리학적으로도 보여진다.[60,61] 노화와 관련하여 신경세포, 신경근, 말초신경과 특수화된 신경 말단의 형태학적 변화가 보여진다. 또한 Meissner 소체의 집중도가 감소한다.[62] Pacinian 소체의 밀도가 감소하며,[63] 구심성 신경 섬유의 수가 감소한다.[64] 또한 배측주(dorsal column)의 변성 또한 볼 수 있다. 이러한 변성은 후근 신경절의 축삭 중심화 감소의 결과로 보여진다.[65] 또한 노인에서 활동 전위가 중추신경계에 도달하는데 더 많은 시간이 소요된다. 이러한 지연은 전도 속도 증가에 영향을 주는 절간(internodal) 길이의 점진적 감소로 인한 것이다.

노화와 관련되어 발생되는 점진적 감각 손상을 보여주는 연구는 아주 많이 존재한다. 촉각/압각의 지각능력이 점진적으로 감소한다는 한 예로 40대 이후 남성에게 4배 가까이 존재한다.[66] Schmidt 등[63,67]은 노화와 관련하여 구심성 신경을 통한 전도 보다 말초 감각 단위에서 변화와 관련된 느낌 "펄럭임(flutter)과 살짝 대기(tap)"에 대한 반응의 감소를 보고하였다.

장애를 가지고 있는 않은 젊은 사람과 노인에서 고유수용감각은 비슷하다는 보고가 있다.[68] 하지만, 40세 이하보다 50세 이상에서 고관절, 무릎관절과 발목 관절에서 수동 움직임 역치가 2배 이상 높다고 보고되고 있다.[69] 상지 지각의 변화는 보고되지 않았다. Skinner 등[70]은 무릎관절의 위치 감각 연구에서 수동적 무릎위치의 재현과 노화와 관련된 움직임의 악화를 보고하였다.

발달 장애를 가진 개인을 위한 적용
(implications for persons with developmental disabilities)

발달 장애를 동반한 성인의 경우에서 체성 감각 기능의 감소는 압도적이다. 촉각에 의존하여 움직임을 형성하는 개인에서 촉각 기능의 감소는 움직임의 감소와 비가동성(immobility)의 결과를 만들어 낼 수 있는 가능성을 가지고 있다. 예를 들면, 상지 손상의 경험없이 독립적으로 휠체어를 작동하거나 정보를 얻기 위에 접근하기는 가능하지 않는다(그림 18-8).

하지에서 부분적인 고유수용감각 능력의 소실이 있으면, 기능적 움직임 패턴이 소실된다. 예를 들면, 많은 신경근 질환의 성인은 휠체어를 자신의 발을 이용하여 이동한다(그림 18-9). 만약 고관절, 무릎관절과 발목관절에서 관절 감각이 감소되거나 소실되면 휠체어를 이용하여 한 장소에서 다른 장소로 효과적으로 움직이는데 필요한 조절능력이 효과적으로 작용하지 못한다. 만약 개인이 이동을 한다면, 노화와 관련된 고유수용감각의 소실은 목발 또는 지팡이 보다 보행

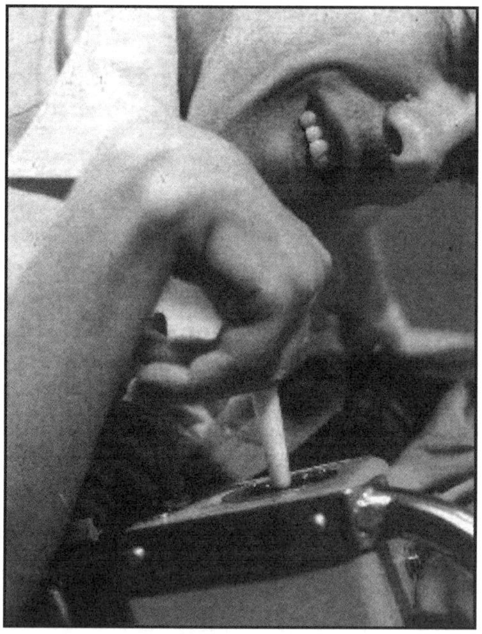

그림 18-8. 손 조절을 가능하기 위해 나타난 비정상적인 자세의 사용

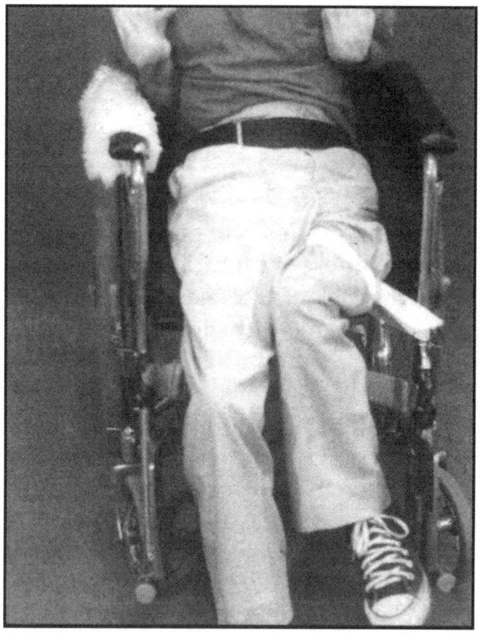

그림 18-9. 발을 이용한 휠체어 추진

기 같은 종류의 보조도구를 사용해야 한다. 고유수용감각 기능의 소실로 인하여 독립적 이동 동안 안전성에 문제를 가진 개인의 경우 다른 사람의 도움이 필요하다.

신경근골격계에서 노화의 효과 (effects of aging on the neuromusculoskeletal system)

유연성 *(flexibility)*

콜라겐의 변화가 유연성 감소의 생물학적 원인이다. 노화와 관련하여 콜라겐 섬유의 교차 결합 모양이 불규칙성이 된다. 이러한 것은 콜라겐 조직이 서로 잡아당기는 연결력의 감소와 신체 조직에서 가동성의 결과로 발생된다.[71] 부족한 영양분 또한 콜라겐 변화를 만들어내고 이러한 것은 발달 장애를 가진 집단에서 볼수 있다. 부분적으로 본다면, 비타민C 의 결핍은 정상적인 조직의 보존성(integrity)을 방해하고 근육 기능과 콜라겐 탄력성에 영향을 준다.

근육, 피부, 그리고 건은 나이가 들어감에 따라 유연성과 가동성이 감소된다. 또한 척추의 유연성은 감소하는데 이는 섬유륜의 콜라겐 변화와 수핵의 수분 감소로 나타난다. 또한 척추의 골다공성 변화가 척추의 골절을 유도하며, 콜라겐 섬유의 흠집을 만들고 척추 유연성을 감소시키는 원인이 된다.

운동 저하(hypokinesis) 또는 감소된 활동은 유연성 소실의 기능적 원인이 된다. 오랫동안 움직이지 않거나 앉은 상태에서 생활하는 노인의 경우 근육의 단단함(tightness)이 발생하고, 이러한 근육은 특정위치에서 근육을 짧게 만들며 콜라겐 섬유의 유착을 만들어 낸다. 굴곡근에서 부분적인 수동적 관절가동 범위와 능동적 관절가동 범위의 감소는 일상 생활에서 오랜시간 앉아 있는 노인에서 볼 수 있다.

발달 장애를 가진 개인을 위한 적용
(implications for persons with developmental disabilities)

발달 장애를 가진 성인 집단의 노화는 일반적인 인구 집단의 성인의 경우보다 유연성의 소실은 극적이다. 신경운동 장애를 가진 개인의 유연성 소실은 2차적인 문제로 고려된다. 2차적인 문제는 1차적인 병리학적 결과로 발생하는 상해(injury), 손상(impairment), 기능적 제한(functional limitation) 또는 장애(disability)로 정의한다.[72] 뇌성마비와 같은 신경운동 문제를 가진 노인에서 2차적인 문제는 발달 시기 동안 신체 분절 여러곳에서 보여진다. 만약 개인이 비활동적이면, 충분한 골 밀도와 골 질량은 어린시기에 발달되지 않는다. 그러므로, 연령이 증가함에 따라 골 밀도와 골 질량의 소실이 가속화됨을 경험하게 된다. 최근에는 Dilantin (Pfizer, New York, NY)의 평생 사용과 골다공증간의 연결성을 문서화 하였다.[73] 이러한 위험도는 앉아서 생활하는 사람 또는 이동이 가능하지 않은 사람에서 높게 나타난다. 많은 의사들은 높은 위험성을 가진 개인에서 뼈에서 Dilantin의 효과를 감소하기 위해 일상 생활 동안 규칙적으로 햇빛을 볼 수 있는 활동을 해야 한다고 한다. 또한 신경운동 문제를 가진 개인은 가동성, 음식물에서 불충분한 칼슘 섭취, 그리고 비타민 D 수준의 순환 수준을 낮추는 햇빛의 노출 감소 등의 제한으로 골다공증의 위험성이 증가한다고 한다. 1988년, Center, Beange, 그리고 McElduff[74]는 평균연령 35세의 정신 지체를 가진 남성과 여성의 연구에서 연령 및 성별 대조 집단에 비해 2배수 표준편차 이하의 골밀도를 보인다고 보고하였다. 골다공증 위험 요소는 저체중, 작은 신체, 성선기능저하증(hypogonadism), 내분비 질환, 좌식 생활, 그리고 영양 부족등을 포함한다. 이러한 모든 요소는 발달 장애를 가진 개인에서 볼 수 있다.

어떠한 연령에서도 유연성 소실의 병리학적 원인은 관절염이다. 노인에서 일반적으로 발생하는 골관절염은 관절 연골의 퇴행과 관절 끝부분 뿐만 아니라 subchrondeal 부분의 새로운 뼈 형성의 특성을 갖는다.[75] 비록 40세이전 연령에서는 일반적이지는 않지만, 골관절염의 발병은 나이가 증가함에 따라 증가하고, 75세에서는 75%, 그리고 80세 이상에서는 90%가 발생한다.[67]

발달 장애를 가진 노인의 관절에서 관절염 변화는 조기에 나타난다. 골관절염은 뇌성마비와 같은 개인에서 유연성의 감소뿐만 아니라 통증의 원인이 된다.[76,77] 심각한 신경근 기능부전을 가진 개인의 여러 관절에서 생역학적 스트레스의 증가 또는 뼈의 비정상은 골관절염과 같은 병의 발병을 증가시킨다. Murphy 등[76]은 뇌성마비 성인에서 체중 부하 관절에서 발생하는 통증은 조기 퇴행성 관절염의 징후라고 하였다. Cathels와 Reddihough[77]은 뇌성마비를 가진 젊은 성인과 청소년 149명의 집단에서 27%가 관절염의 임상적 근거를 보고하였다. 이러한 것은 보행이 가능하지 않은 집단보다 보행이 가능한 집단에서 더 영향을 받았다. 관절에 외상이 발생할 경우 골관절염의 선행요인이 되며, 야구선수 중 투수의 견관절과 주관절, 발레 선수의 발목관절, 그리고 농구선수의 무릎관절 등에서 높은 관절염의 발생을 볼 수 있다. 그러므로, 관절 역학의 장애 또는 관절에 발생하는 반복적인 비정상적 스트레스가 보행동안 발생하는 골관절염의 선행 요소를 가지고 있는 것이다. 골관절염은 통증과 근 약화를 동반하지만, 의사소통이 쉽게 되지 않는 발달 장애를 동반한 개인은 이러한 증상들은 잊어버리든지 잘못 이해되고 있다.[78]

발달 장애를 가진 개인에서 각기 다른 관절의 관절성 변화는 기능적 능력의 소실을 만들어 낸다. 예를 들면, 견관절, 주관절과 손목 관절에서 통증을 가지고 있다면 휠체어에서 침상으로 또는 욕조로 이동하는 능력은 상당히 어렵게 된다. 만약 걷는 활동 동안 통증이 척추, 고관절, 무릎관절 또는 발목관절에 있다면 이동 수단을 휠체어를 선택하게 된다. 또한 가능한 독립적인 일상생활 활동을 가정에서 허가하기 위하여 충분한 보조 장비를 필요로 할 것이다.

힘 *(strength)*

근력은 힘(force)이나 염력(torque)을 생성하는 능력으로 정의되며 나이가 들어감에 따라 남성과 여성 모두에서 감소하게 된다.[79-83] 노화와 관련되어 근육에서 보이는 일반적인 변화는 질량 감소가 25-43%가 발생하며, 이는 개인의 활동 수준에 따라 달라진다.[84] 또한 감소된 근력은 근섬유, 근육 운동 단위뿐만 아니라 근섬유의 크기 감소도 발생한다. 또한 운동 신경원의 기능은 나이가 들어감에 따라 감소하고, 이러한 문제는 근수축 속도와 조절능력에 문제를 발생하게 한다.

노화와 관련된 근력 감소는 스포츠 활동 또는 심한 작업에 보내는 시간의 감소와 관련이 있다. 일부 연구는 65세 이상에서 최대 힘 발휘력은 18-20%까지 소실된다고 한다. 반면 40%까지 소실된다고 하는 연구도 있다.[85] 근육은 비활동적 기간 동안 근력이 감소하는 것을 보이는데 이러한 근육들은 활동성은 항중력근으로서 대퇴사두근, 고관절 신전근, 발목관절 배측 굴곡근, 광배근과 상완삼두근이다.

발달 장애를 가진 개인을 위한 적용
(implications for persons with developmental disabilities)

신체적 장애를 가진 개인은 나이가 들어감에 따라 근골격계에서 부가적인 문제점을 경험하게 된다.[65,68,86] 근골격계 문제는 고관절의 아탈구(subluxation)와 탈구(dislocation), 발의 비정상, 슬개골 알타(patella alta), 측만증, 골반 기울임(pelvic obliquity)과 구축과 같은 기형과 관련이 있다. 이러한 근골격계 문제는 근력 감소와 같은 2차적인 문제의 원인이 되며 다양한 움직임 패턴으로 움직이는 능력의 활동을 감소시킨다.

Trieschmann[87]은 긴 시간동안 장애를 가진 개인에서, 손상의 증가가 의심되는 개인의 통증, 쓰림(soreness), 근육 약화와 에너지 감소 등을 보고하였다. 대부분의 생활 동안 움직임의 어려움을 가진 개인에서 근력 소실은 노화로 인해 발생하는 독립된 문제보다 더 크다. Janicki와 Jacobson[88], 정신적으로 문제가 있는 피험자 10,000명이 넘는 대상자를 한 연구에서 50세부터 운동의 숙련성이 감소한다고 하였으며, 이러한 것은 경미하거나 중증도의 경우에서 발생한다고 하였다. 이들 중 심각한 경우는 운동의 숙련성이 70대 후반까지 안정적으로 남아있게 된다. 하지만, 이러한 지연된 감소는 중증도 또는 경미한 정신지체 집단과 비교해 어린 시기에서 운동능력이 좀 더 제한과 관련이 있다. 신경운동 문제를 가진 개인에서 노화가 어떻게 "힘"에 영향을 주는지는 아직 잘 연구되어 있지 않다. 하지만, 일부 신경운동 문제를 가진 사람에서는 움직임의 문제가 증가되는 경험을 가진다. 이러한 움직임 소실은 통증 또는 퇴행성 관절 질환[89]과 관련이 있으며, 이러한 것은 움직임 동안 근육에 의해 발생하는 힘 감소 또는 사용 감소를 만들어 낸다.

근력 훈련은 장애를 가진 개인과 장애를 갖지 않은 개인에게 적용되는 대중적인 운동형태이다. 하지만, 강직을 가진 개인에게 적용되는 것은 시간이 지남에 따라 여러 문제점들이 나타나고 있다. Andersson 등[90]은 점진적 근력 훈련을 강직성 하지마비를 가진개인(25-47세)에게 30 degrees/second로 등속성 구심성 수축을 적용하고(슬관절 신전근 P=0.02), 등척성 근력(고관절 신전근 P=0.006, 고관절 외전근 P=0.01)에서 유의하게 증가한 것을 보고하였다. 또한 이 중재의 다른 결과는 대동작 운동 기능 측정(Gross Motor Function Measure, GMFM)의 D영역(서기)과 E영역(보행, 달리기, 점핑) 뿐만 아니라 Timed Up and Go 검사에서 유의하게 증가한 것을 보고하였다. 또한 근력 강화 훈련을 경험한 개인에서 수정된 Ashworth Scale의 의해 측정된 강직은 증가하지 않았다.

그러므로, 대부분 성인에서 중증도의 규칙적인 운동은 발달 장애를 가진 성인의 가동성을 유지하는데 필요하다. 작은 양의 근력 소실은 기능적 능력의 소실을 만들어내며, 이러한 것은 일부 기능적 활동을 위해 발달되는 근육근 간의 균형에 영향을 주기 때문이다. 근육약화는 계단 오르기, 이동하기 또는 의자에서 일어나기 등의 기능적 능력의 소실을 초래한다. 또한, 욕창, 구축, 폐렴과 같은 합병증의 발생이 증가하며, 이러한 것은 움직임 제한을 가진 성인에서 비가동성(immobility)의 결과를 초래한다. 침상 또는 의자에서 휴식은 가급적 피해야 하며, 일상생활 활동에 대동작 활동을 포함시켜야 한다.

자세와 위치하기 (posture and positioning)

자세는 근골격계, 신경근계와 심호흡계의 상호 작용과 성숙뿐만 아니라 신체 부위의 관계로부터 이끌어 낸다. 또한 심리학적 안정(well being)은 개인 자세에 영향을 줄 수 있다.

앉은 자세 또는 선 자세에서 바로 선 자세(upright posture)의 변화는 나이가 증가함에 따라 대부분 나타난다. 노인에서 앉은 자세 변화는 머리가 앞으로 돌출되며(forward head), 둥근 어깨가 되고(rounded shoulders), 상부체간의 후만증(upper back kyphotic)이 발생한다. 그리고 앉은 자세와 선 자세에서 요추 전만증(lumbar lordosis)이 잘 보인다. 선 자세에서 고관절과 무릎관절 굴곡이 보이며, 척추와 하지에서 이러한 변화는 감소된 가동성 또는 운동 저하뿐만 아니라 추간판 변화에 의해 발생된다.

추간판 (intervertebral disk)

정상적 연령 인구 집단에서 노화와 관련된 변화는 30대에서 시작된다.[91,92] 수핵의 수분 함유량은 70-90%이며, 이는 나이 증가와 함께 감소한다. 60-70대에 이르면 수분 함유량은 30%까지 감소한다.[93] 연령 증가함에 따라 콜라겐 섬유로 이루어진 섬유륜의 콜라겐은 탄력성이 감소한다. 수핵의 수분 감소와 섬유륜의 섬유성분 증가는 추간판이 편평해지고 탄력성이 감소하게 한다. 이러한 변화로 인해 노인에서 척추의 유연성과 신장을 감소시킨다.

또한 노화가 됨에 따라 척추 인대 장력의 퇴행성을 동반한다. Tkaczuk[94]는 연령이 증가함에 따라 요추의 앞쪽과 뒤쪽 인대의 장력이 감소한다고 보고하였다. 또한 Nachemson과 Evans[95]는 황색인대(ligamentum flavum)의 휴식 시 장력도 감소한다고 하였다. 휴식 시 장력의 소실은 노인에서 척추 불안정성을 만들어 낸다.

운동 저하 (hypokinesis)

노인에서 한 가지 자세로 지속적으로 유지하고 있으면 자세성 변화를 만들어 낸다. 노인은 오랜 시간 동안 한 가지 자세(일반적으로 앉은 자세)를 유지하려는 경향을 가지고 있으며, 대부분 신체의 굴곡근이 짧아지는 경향이 있다. 그리고 난 다음 신전근 그룹에 제한이 나타난다. 노인에서 부분적으로 증가된 고관절과 슬관절 굴곡, 증가된 상부 체간의 후만증, 그리고 감소된 요추 전만이 발생하기도 한다. 또한 골다공증과 비활동성과의 상관관계가 성립된다. 인간은 체중 부하를 통해 뼈에 스트레스를 생산해내며, 콜라겐은 수정체 역할을 하며 자극을 통해 골생성(osteoblastic) 효과를 만들어 낸다. 스트레스에 따라 새로운 뼈 조직이 발생되므로, 그러므로 체중 부하 뿐만아니라 근육계에 발생하는 스트레스의 부족은 골다공증으로 발전될 수 있다.[96]

발달 장애를 가진 개인을 위한 적용
(implications for persons with developmental disabilities)

평생 장애를 동반한 개인에서 척추는 어려운 부분 중 하나이다. 척추 측만증은 아동기(childhood)에서 볼 수 있으며, 이는 연령이 증가함에 따라 증가된다(그림 18-10). 뇌성마비가 동반된 노인에서 비가동성 또는 비활동적인 것은 불충분한 골밀도와 골질량을 어려서부터 존재하게 하고, 이는 연령 증가함에 따라 가속화되게 된다. 심한 측만증(예를 들어 45° 이상)[97]은 위생관리 시 보호자의 의존성을 높이며 가동성 문제의 증가를 가져오게 한다.[98,99] 발작 질환(seizure disorders)을 위한 약물을 복용한 개인의 경우 골밀도의 감소가 나타난다. Hauser과 Hesdorffer[100]은 발작과 뇌성마비가 같이 존재하는 개인의 경우 골다공증의 위험 요소가 높다고 보고하였다. 이러한 골다공증의 위험요소의 증가는 일반적인 인구 집단보다 더 많은 초기 골절 발생률의 경향을 보인다고 하였다. 예를 들면, 척추의 압박 골절은 발작과 신경운동 질환을 가진 개인에서 빈번하게 발생이 증가되고 있으며, 골절로 인한 통증은 추후 운동 저하를 만들어 내기도 한다.

발달 장애를 가진 노인을 위한 임상적 제안은 다른 노인과 비슷하다. 누운 자세와 앉은 자세

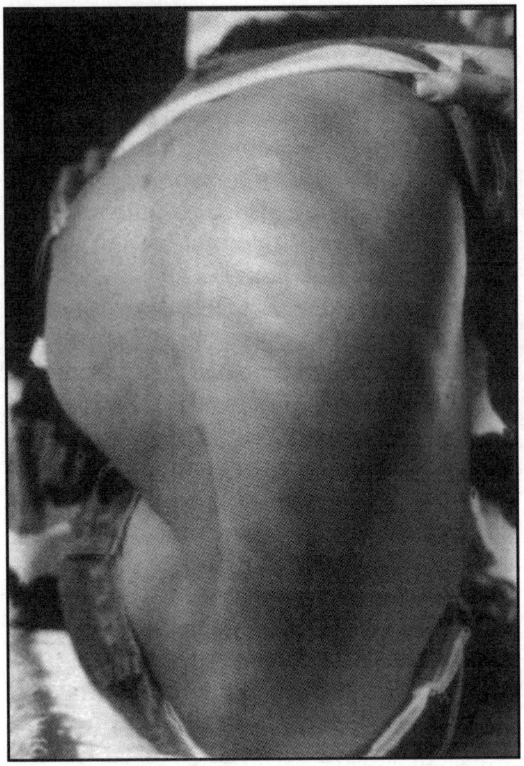

그림 18-10. 발달 장애를 가진 성인에서 심각한 측만증

보다 다른 활동 자세를 증가시키고, 체중 부하 자세를 증가시킨다. 하지만, 주의할 점은 관절에 부하되는 스트레스의 양을 조절해야 하며, 많은 경우 잘못된 정렬에서 시행되는 것을 주의해야 한다. 많은 경우, 발달 장애를 가진 노인을 다루는 치료사들은 그들의 구조물이 "정상"이 아니라는 것을 인식해야 한다. 그러므로, 발달 장애가 없는 노인 인구 또는 발달 장애를 가진 아동에 사용되는 절차들은 서로 적당하지 않다. 예로, 옆으로 누운 자세에서 심각한 척추측만증이 보인다면 장기간의 골다공증으로 인한 흉곽의 골절이 있는지 면밀히 관찰해야 한다. 구축된 구조의 신장은 관절 주위 부분에 압박을 적용할 때 골절의 위험성을 고려하면서 장기간 시행해야 한다.

골절 (fractures)

뇌성마비를 가진 개인은 평생 동안 어느 시기에서도 골절이 발생할 수 있다는 근거가 제시되고 있다.[65,68,101,102] 골절은 골다공증, 긴 지렛팔과 같은 다양한 이유의 조합으로 발생할 수 있으며, 구축과 같은 경우는 비외상성 골절의 위험성을 증가시킬 수 있다. Brunner와 Doderlein[103]은 20년 넘게 54명의 비외상성 골절 중 37명의 뇌성마비를 가진 개인을 보고하였다. 골절은 대부분 12-16세 사이에 발생하였으며, 대부분 원위 대퇴부의 상과상부위(supracondylar region)에서 발생하였다. 또한 연구자들은 고관절 탈구 또는 주요 관절의 구축이 골절의 선행요인이 된다고 하였다. 그리고 골절대상자의 41%가 외과적 수술 후 9개월 이내에 발생하였으며 골절의 대부분은 물리치료 중재 동안 발생하였다. 골절은 외과적 수술과 같이 발생하지 않으며 일상 생활 활동 동안 발생한다. 또한 Brunner과 Doderlein[103]은 쭈그림 보행(crouched gait)과 대퇴사두근의 과활동으로 인하여 슬개골에서 스트레스 골절이 발생한다고 보고하였다. 이러한 것은 운동, 신장, 그리고 손상의 예방을 통한 뇌성마비를 가진 개인의 뼈에 대한 건강의 중요성을 잘 알려주는 연구 결과이다.

보행과 균형 (gait and balance)

서 있기와 보행 동안 불충분한 균형에 기여하는 3가지 주요 요소는 다음과 같다. 첫 번째 요소는 시각, 전정계와 체성감각계(주로 고유수용감각)로부터 입력의 적절한 처리과정이며, 이러한 것은 공간에서 신체의 관한 정보를 얻을 수 있도록 한다. 두 번째 요소는 중앙 처리과정(central processing) 또는 신체를 결정할 수 있는 능력, 더 나아가 적절한 반응의 과정을 교정하는 것이다. 마지막으로, 신체는 효과기(근력, 관절 가동 범위, 유연성과 지구력)를 통한 적절한 반응을 만들어 낼 수 있는 것이다.

노화와 관련하여 서 있기와 보행의 변화는 이러한 3가지 요소의 변화에 따라 영향을 받는다. 효과기에서 노화와 관련된 변화는 다음을 포함한다: 경한 경직(mild rigidity), 느려진 자세 반응 시간(slowed postural reaction times), 활보장(stride length) 감소, 양발 너비(stride width) 증가, 정확성과 속도 감소, 수직 이동 변위(vertical displacement)의 감소, 유각기 동안의 다리 왕복운동(excursion) 감소, 체간의 회전 감소와 사지 움직임의 감소된 속도.[104] 또한, 체간 신전과 목의 가동 범위의 감소가 바로선 자세와 균형을 방해한다. Schenkman[105]은 유연성의 소실은 서 있기와 이동 동안 전략 반응의 손상을 초래하고, 이러한 것은 넘어짐의 결과를 나타낸다고 보고하였다.

노인에서는 감각 입력 처리 과정이 감소되고 이러한 것은 균형 소실의 결과가 될 수 있다. 불충분한 고유수용감각 입력의 불충분한 처리과정은 지지면에 대한 신체의 움직임과 신체 분절의 움직임에 대한 충분한 정보 처리 과정을 방해한다. 또한 노인은 감각 정보의 부족한 중앙 처리 과정으로 인하여 반응 시간이 증가된다.[106-108] 넘어짐을 경험한 노인의 이러한 반응의 지연은 서 있기와 이동 동안 불안정성이 기여하는 것으로 추정된다. 예를 들면, 서 있기 동안 편측 슬관절 굴곡을 요구할 때 노인에서 균형의 소실을 관찰하였다.[99] 이 연구로부터 얻어진 자료는 노화와 관련된 자세와 움직임의 협응능력 변화를 제안한다.

또한 건강한 젊은 성인과 비교하여 노인에서 예측되지 못한 자세성 변위(postural perturbation)에 반응하기 위한 다른 전략을 가진다고 한다. 젊은 사람에 비해 노인에서는 근위에서 원위 순서의 반응을 높게 보인다.[100] 노인에서 이러한 순서의 변화는 자세 조절과 중앙 처리과정의 변화를 암시한다.

발달 장애를 가진 개인을 위한 적용
(implications for persons with pevelopmental disabilities)

발달 장애를 가진 개인이 노인이 되면, 장애를 가지지 않은 대조 집단이 가지고 있는 보행과

그림 18-11. 발의 장기간 기형

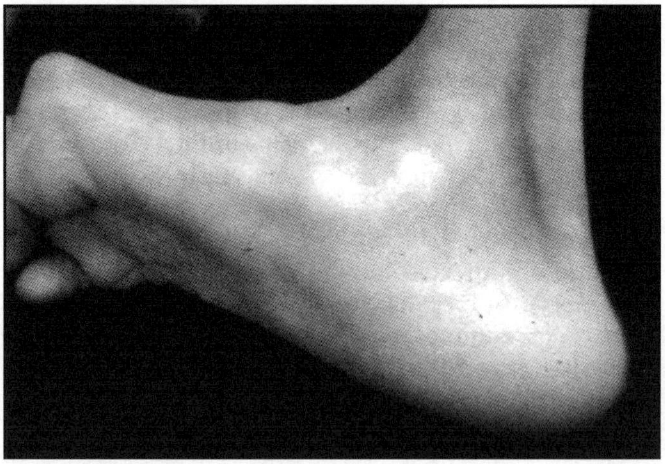

균형의 문제를 더욱 닮아가게 된다. 보행의 문제는 관절염과 발가락의 건막류(bunion)(다운 증후군의 90%의 발병률을 가지고 있음)로 인하여 발견된다.[109] 발가락 걷기(toe walking)와 요족 기형(foot deformity)은 일부 개인에서 중족골두 통증을 발생시킬수 있으며 걷기 동안 어려움을 발생 시킨다(그림 18-11). 하지만, 뇌성마비에서 이동과 균형은 일찍이 감소된 전정계 기능으로 인하여 일반적인 연령 집단 보다 조기에 감소하기 시작된다.[110] 그러므로, 넘어짐의 위험도는 조기에 발생할 수 있다. Center 등[74]은 넘어짐은 기관에 거주하는 정신지체를 가진 개인에서 2번째로 많은 손상의 원인이라고 하였다. 이 연구자들은 정신지체를 가진 개인은 일반적인 연령 집단 보다 3.5배나 많은 골절을 경험 한다고 하였다. 또한 골절 발생률은 독립적으로 이동하고, 이동시 보조 도구를 사용하는 집단에서 높게 발생한다고 하였다. 또한 뇌성마비는 넘어짐과 골절의 위험성이 증가되고, 조기에 덜 움직이게 된다.[111] 신경운동성 문제를 가진 개인에서 합병증은 고관절 골절 또는 탈구 후에 발생되는 탈조건화(deconditioning)이며, 일상 생활에서 대동작 활동의 감소가 포함된다. 일부 개인은 고관절 골절 전에 개인이 가지고 있는 독립적 이동을 위해 필요한 지구력 또는 협응력을 다시 얻지 못한다. 또한 척추의 압박 골절은 통증과 바로 선 자세의 가동성의 소실을 초래하며, 기능적 이동이 소실된 노인에서 휠체어 또는 다른 적응성 장비의 사용을 고려해야 한다.

비록 발달 장애를 가진 노인에서 독립적 이동이 가능하지 않지만, 중증도의 규칙적인 운동은 가동성 유지를 위해 매일 필요하다. 적절한 운동은 근력, 유연성과 균형을 개선시키고, 이로 인해 향후 넘어짐과 손상의 기회를 감소시킨다. 또한 가동성과 이동 능력은 정신지체를 가진 개인의 일상 생활에서 사망률 위험성에 영향을 준다는 연구도 보고되고 있다.[112,113]

노화 과정 동안 심폐계의 변화
(cardiopulmonary changes during the aging process)

해부학적 그리고 생리학적 변화 (anatomic and physiologic changes)

대부분 연구자들은 생활 습관에 상관없이 연령이 증가함에 따른 심폐 기능의 변화가 생긴다고 동의하고 있다. 24세부터 시작하며, 뼈, 연골과 탄력성 구조의 구조적 변화로 인한 세기관지 순응도(bronchiolar compliance)와 흉벽(chest wall)의 점진적 감소를 발생시킨다.[114] 앞에서 언급하였듯이 콜라겐 섬유의 교차성 결합이 발생하며 연골성 조직과 탄력성 조직의 탄력성이 감소하게 된다. 또한 폐는 감소된 탄력성과 폐 순응도의 증가로 인하여 폐의 탄력섬유가 손상 받게 된다.[115,116] 이러한 해부학적 변화는 60세에 도달하여 전체 폐 순응도를 감소시키는 결과를 만들게 된다.[106,108]

폐포 구멍(alveolar fenestra) 수와 크기의 증가뿐만 아니라 폐포 벽(alveolar wall) 조직의 소실로 인하여 가스 교환의 효율이 감소하게 된다.[117,118] 이러한 변화는 가스 교환을 위한 표면적을 감소시키게 한다. 또한 전도관(conducting tubules)의 경직성이 증가, 평활근 구조의 변화와 점막 바닥(mucosal bed)의 두꺼워짐으로 실제 호흡 하는 량은 증가한다.[119,120]

전체 폐 순응도의 변화는 개인의 폐 기능에 있어서 중요한 요소가 된다. 연령이 증가함에 따른 기능적 잔기 용량(functional residual capacity)과 잔기 용량(residual volume)이 증가하지만 폐활량(vital capacity)은 감소한다.[121] 65세의 폐활량은 25세 성인의 비해 77%가량 된다. 반대로, 65세의 폐활량 중 잔기량은 여성의 경우 38.5%(25세의 경우 29.5%), 남성의 경우 34.5%(25세의 경우 25.3%)이 된다. 또한 탄력성 감소로 인한 강제 호기량(forced expiratory volume)도 감소한다. 25세 성인이 1초당 밖으로 낼 수 있는 폐활량의 비율은 84% 정도 이지만, 노인의 경우 74-77% 정도이다. 하지만, 소 기도(small airway)가 닫히기 시작하는 폐쇄 용적(closing volume)은 증가한다. 강제 호기량의 감소와 폐쇄 용적의 증가는 폐의 해부학적 및 생리학적 사강(dead space)를 만들고, 이로 인해 혈액의 산소공급을 감소 시키게 한다.[113]

연령이 증가함에 따라 폐의 가스 교환 기능 또한 감소한다. 폐의 혈류량 분산을 감소 시키고 작은 폐혈관의 가스 교환에 대한 저항률을 증가시킨다. 이러한 변화는 평균 폐 동맥압을 증가시키고, 확산량(diffusion capacity)를 감소시기고, 폐의 탄산가스 순환을 덜 하게 한다.

병리학적 변화 (pathological changes)

미국내에서 65세 이상 노인이 가지는 가장 흔한 질병은 관상 동맥(coronary artery) 또는 허혈성 심장 질환(ischemic heart disease)으로 발병이 30%가량 된다.[122] 앞에서 언급하였듯이, Kapell 등[36]은 정신지체를 가진 개인은 나이와 성별을 대조한 동일 연구 집단에 비해 비허혈성 심장 질환의 발생률이 더 크다고 하였다. 또한 Anderson[27]은 고혈압과 심장 질환을 가진 지역사회에 거주하는 정신 지체를 가진 노인의 경우 대부분 만성 건강 문제를 가지고 있다고 한다.

표 18-2

일반적인 인구 집단과 정신 지체를 가진 집단에서 고혈압과 허혈성 심장 질환

병리적 문제	미국 국민 건강 연구 조사 (National Health Interview Survey) (일반적 인구 집단)	다운 증후군	비-다운 증후군
고혈압			
45-64세	21.7%	1.7%	23.6%
65-74세	34.3%	9.1%	21.7%
허혈성 심장 질환			
45-64세	4.6%	3.4%	4.1%
65-74세	13.2%	9.1%	13.0%

Adapted from Kapell D, Nightingale B, Rodriquez A, et al. Prevalence of chronic medical conditions in adults with mental retardation: comparision with the general poupulation. *Ment Retard.* 1998;36:269-279.

발달 장애를 가진 개인을 위한 적용
(implications for persons with developmental disabilities)

발달 장애를 가진 개인 사이의 심장과 폐 질환의 이환율에 관하여 알려져 있지 않다. 하지만, 발달 장애를 가진 노인에 있어서 나이와 관련된 문제점은 고콜레스테롤 수치, 고혈압과 심장 질환이 발생한다는 것이다. 일부 발달 장애를 가진 개인에서, 담배, 알콜, 또는 과식과 같은 제한적인 생활 습관으로 인해 일반적인 인구 집단에 비해 덜 위험하기도 한다(표 18-2).

일반적인 인구 집단과 같이 발달 장애를 가진 집단에서도 심혈관 기능 개선을 위해 운동 프로그램은 중요하다. 발달 장애를 가진 성인에서 최소한으로 감독하면서 운동 프로그램을 실시한 결과, 심혈관계 기능의 향상을 보였다는 근거가 존재한다.[123,124] 심한 신체적 장애를 가진 개인에서 제시되는 운동 프로그램에서는 물리치료사, 작업치료사 또는 오락치료사(recreational therapist)가 요구된다. 그리고 장애가 좀 더 경미한 경우 신체적 교육 프로그램이 적당할 것이다.

발달 장애를 가진 개인이 가지는 다른 문제점은 호흡질환이다. 병력적인 것으로 볼때 호흡질환은 발달 장애에서 사망의 주요한 원인이다. 호흡계의 감염으로 인한 발달 장애 아동의 사망률의 증가는 뇌성마비, 간질(epilepsy)에서 볼 수 있으며, 기침, 먹기와 숨쉬기의 효율성 감소가 나타난다.[29] Ferrang, Johnson과 Ferrara[125]은 자신들의 연구에서 뇌성마비 성인의 반이상이 그들 나이에 비해 먹기(feeding)의 문제를 가지고 있다고 하였다. 이 보고에 나타난 성인은 혀의 조절력이 떨어졌으며, 기침과 목걸림(gagging)으로 인하여 목 구멍 뒤쪽으로 음식물을 넘기는 조절력이 부족한 것을 가지고 있다고 하였다. 이러한 변화는 일부 개인에서 격음(aspiration)과 폐렴(pneumonia)으로 발전 할 수 있다. 다운 증후군의 경우 호흡질환, 감염, 선천성 심장 질환 또는 이러한 세 개의 조합이 주요 사망 원인이 된다.[126]

다운 증후군의 인지 변화
(cognitive changes in individuals with down syndrome)

35세이후 다운 증후군의 1/3 가량이 인지적 변화를 가진다고 보고되고 있다.[14] 이러한 인지적 변화는 알츠하이머 질환에서 보여지는 패턴과 비슷한 징후로 다운 증후군을 가진 개인의 뇌에서 신경병리학적 변화를 동반하게 된다. Wisniewski 등[14]은 조기 인지 변화는 어휘 소실, 최근 기억 상실, 짧은 시기동안 시각 고정(visual retention), 물체 확인의 어려움과 흥미 소실등을 보인다고 한다. Dalton과 Crapper[127]은 39-58세의 다운 증후군은 3년이상의 기간에 대한 기억 상실을 가진다고 하였다. 11명중 4명은 3년 이상의 대한 것의 단순한 구별 과제(simple discrimination task) 수행이 안된다고 하였다. Fenner 등[128]은 45-49세 집단에서 기능이 최대로 감소한다고 하였다. Hewitt와 Jancar[129]는 다운 증후군을 가진 개인의 50% 이하가 알츠하이머 질환을 동반한 치매 증상으로 발전한다고 한다.

물리치료사와 작업치료사는 다운 증후군을 가진 개인에서 치매의 초기 징후를 인식해야 하고, 가능한 기능의 적응을 회복할 수 있는 중재를 준비해야 한다. 높은 기능을 가진 다운 증후군은 일반적인 인구 집단에서 보이는 알츠하이머 질환의 징후와 같다.[18] 이러한 징후는 기억 소실, 시간적 지남력 장애(temporal disorientation)와 말수 감소(decreased verbal output)를 포함한다. 다운 증후군의 낮은 기능에서 조기 치매 징후는 무관심(apathy), 부주의(inattention), 감소된 사회 상호작용(social interaction), 주간에 잠자기, 보행 장애와 발작(seizure) 등을 포함한다.

결론 (conclusion)

물리치료사와 작업치료사는 발달 장애를 가진 개인의 평생 동안 효과적인 건강관리 및 건강과 관련된 변호사 역할을 제공해야 한다. 하지만, 노화와 관련한 특별한 인구 집단에 대해서는 대부분의 치료사에겐 도전적이다. 비록, 발달 장애를 가진 개인은 다른 인구 집단의 노화의 위험성과 비슷한 변화를 가지지만, 평생 동안 신체적, 인지적인 장애를 가지고 있다는 것은 어려운 문제이다. 일부 시점에서 발달 장애를 가진 개인은 손상 또는 발병 후에 능력을 회복하기 위해 습관화(habilitaiton)보다 재활(rehabilitation)이 필요하다. 일반적인 인구 집단에 대한 노화의 효과적인 이해와 발달 장애를 가진 개인의 특별한 적용을 위한 지침을 인식하는 것은 적절한 중재를 제공해야 하는 물리치료사와 작업치료사를 포함한 건강 관리 전문가를 위해 필요하다.

참고문헌 (references)

1. Administration on Aging. *The Aging Population.* Washington, DC: Department of Health and Human Services; 1995.
2. Eyman R, Call T, White J. Life expectancy of persons with Down syndrome. *Am J Ment Retard.* 1991;95:603-612.
3. Strauss D, Eyman R. Mortality of people with mental retardation in California with and without Down syndrome, 1986–1991. *Am J Ment Retard.* 1996;100:643-653.
4. US Bureau of the Census. Washington, DC: United States Government Printing Office; 1997.
5. Eyman RK, Grossman HJ, Chaney RH, et al. Survival of profoundly disabled people with severe mental retardation. *AJDC.* 1993;147:329-336.
6. Martin BA. Primary care of adults with mental retardation living in the community. *Am Fam Physician.* 1997;56:485-494.
7. Friedman RI. Use of advanced directives: facilitating health care decisions by adults with mental retardation and their families. *Ment Retard.* 1998;36:444-456.
8. Silverman W, Zigman WB, Kim H, et al. Aging and dementia among adults with mental retardation and Down syndrome. *Top Geriatr Rehabil.* 1998;13:49-69.
9. Developmental Disabilities Act, Public Law 98-527, US Congress, Senate, 98th Congress, 1984.
10. American Association on Mental Retardation. *Mental retardation: definition, classification, and systems of supports.* Washington, DC: Author; 1992.
11. Janicki MP, Hogg JH. International research perspectives on aging and mental retardation: an introduction. *Australia and New Zealand Journal of Developmental Disabilities.* 1989;15:161-164.
12. Ball MJ, Nuttall K. Neurofibrillary tangles, granuovascular degeneration, and neuron loss in Down syndrome: quantitative comparison with Alzheimer's dementia. *Annals of Neurology.* 1980;7:462-465.
13. Maladmud N. Neuropathology of organic brain syndrome associated with aging. In: Gaitz CM, ed. *Aging and the Brain.* New York, NY: Plenum; 1972.
14. Wisniewski KE, Wisniewski HM, Wen GY. Occurrence of neuropathological changes and dementia of Alzheimer's disease in Down syndrome. *Annals of Neurology.* 1985;17:278-282.
15. Burt DB, Loveland KA, Lewis KR. Depression and the onset of dementia in adults with mental retardation. *Am J Ment Retard.* 1992;96:502-511.
16. Rabe A, Wisniewski KE, Schupf N, et al. Relationship of Down syndrome to Alzheimer's disease. In: Deutsch SI, Weizman A, Weizman R, eds. *Application of Basic Neuroscience to Child Psychiatry.* New York, NY: Plenum; 1990.
17. Zigman W, Schupf N, Haveman M, et al. *Epidemiology of Alzheimer's Disease in Mental Retardation: Results and Recommendations from an International Conference.* Washington, DC: American Association on Mental Retardation; 1995.
18. Evenhuis HM. The natural history of dementia in Down syndrome. *Archives of Neurology.* 1990:47:263-267.
19. Barcikowska M, Silverman W, Zigman W, et al. Alzheimer's-type neuropathgology and clinical symptoms of dementia in mentally retarded people without Down syndrome. *Am J Ment Retard.* 1989;93:551-557.
20. Popovitch ER, Wisniewski HM, Barcikowska M, et al. Alzheimer's neuropathology in non-Down mentally retarded adults. *Acta Neuropathol.* 1990;80:362-367.
21. Janicki MP, MacEachron AE. Residential, health and social service needs of elderly developmentally disabled persons. *Gerontologist.* 1984;24:128-137.
22. Janicki MP, Otis JP, Puccio PS, et al. Service needs among older developmentally disabled persons. In: Janicki MP, Wisniewski HM, eds. *Aging and Developmental Disabilities, Issues and Approaches.* Baltimore, Md: Paul H. Brookes; 1985.
23. Ansello EF. The intersecting of aging and disabilities. *Educational Gerontology.* 1988;14:351-363.

24. Baroff GS. *Developmental Disabilities: Psychological Aspects*. Austin, Tex: Pro-Ed; 1991.
25. McLaren J, Bryson SE. Review of recent epidemiological studies in mental retardation: prevalence, associated disorders, and etiology. *AJMD*. 1987;92:243-254.
26. US Department of Education. *The Sixteenth Annual Report to Congress on the Implementation of the Individuals With Disabilities Education Act*. Washington, DC: US Government Printing Office; 1994.
27. Anderson DJ. Health issues. In: Sutton E, Factor AR, Hawkins BA, Heller T, Seltzer GB, eds. *Older Adults With Developmental Disabilities: Optimizing Choice and Change*. Baltimore, Md: Paul H. Brookes; 1993.
28. Eyman R, Grossman H, Tarjan G, Miller C. *Life Expectancy and Mental Retardation: A Longitudinal Study in a State Residential Gacility*. Washington, DC: American Association on Mental Deficiency; 1987.
29. Carter G, Jancar J. Mortality in the mentally handicapped: a fifty year survey at the Stoke Park group of hospitals (1930 to 1980). *J Ment Defic Res*. 1983;27:143-156.
30. Eyman RK, Call TL, White JF. Life expectancy of persons with Down syndrome. *Am J Mental Retard*. 1991;95:603-612.
31. Jacobson JW, Sutton MS, Janicki MP. Demography and characteristics of aging and aged mentally retarded persons. In: Janicki MP, Wisniewski HM, eds. *Aging and Developmental Disabilities, Issues, and Approaches*. Baltimore, Md: Paul H. Brookes; 1985.
32. O'Brien KF, Tate K, Zaharia ES. Mortality in a large southeastern facility for persons with mental retardation. *Am J Mental Retard*. 1991;95:497-503.
33. Chaney RH, Eyman RK, Miller CR. Comparison of respiratory mortality in the profoundly mentally retarded and in the less retarded. *J Ment Defic Res*. 1979;23:1-7.
34. Strauss D, Kastner TA. Comparative mortality of people with mental retardation in institutions and the community. *Am J Mental Retard*. 1996;101:26-40.
35. Shavelle R, Strauss D. Mortality of persons with developmental disabilities after transfer into community care. *Am J Mental Retard*. 1999;104:143-147.
36. Kapell D, Nightingale B, Rodriquez A, et al. Prevalence of chronic medical conditions in adults with mental retardation: comparison with the general population. *Ment Retard*. 1998; 36:269-279.
37. Buehler B, Smith B, Fifield M. Medical issues in serving adults with developmental disabilities. In: *Technical Report #4*. Logan, Utah: Utah State University Developmental Center for Handicapped Persons; 1985.
38. Fozard JL, Wolf E, Bell B, et al. Visual perception and communication. In: Birren JE, Schaie KW, eds. *Handbook of the Psychology of Aging*. New York, NY: Van Nostrand Reinhold; 1977.
39. Cohen MM, Lessell S. The neuro-ophthalmology of aging. In: Albert ML, ed. *Clinical Neurology of Aging*. New York, NY: Oxford University Press; 1984.
40. Kallman H, Vernon MS. The aging eye. *Postgraduate Medicine*. 1987;81:2.
41. Lowenfield IR. Pupillary changes related to age. In: Thompson HS, ed. *Topics in Neuro-Ophthalmology*. Baltimore, Md: Williams & Wilkins; 1979.
42. Kini MM, Liebowitz HM, Colton T, et al. Prevalence of senile cataract, diabetic retinopathy, senile macular degeneration, and open-angle glaucoma in the Framingham eye study. *Am J Ophthalmol*. 1978;85:28-34.
43. Aitchison C, Easty DL, Jancar J. Eye abnormalities in the mentally handicapped. *J Ment Defic Res*. 1990;34:41-48.
44. Good WV, Jan JE, deSa L, et al. Cortical visual impairment in children: a major review. *Surv Ophthalmol*. 1994;38:351-364.
45. France TD. Ocular disorders in Down syndrome. In: Lott IT, McCoy EE, eds. *Down Syndrome: Advances in Medical Care*. New York, NY: Wiley-Liss; 1992.
46. Kapell D, Nightingale B, Rodriquez A, et al. Prevalence of chronic medical conditions in adults with mental retardation: comparison with the general population. *Ment Retard*. 1998;36:269–279.

47. Heath JM. Vision. In: Ham RJ, Sloane PD, eds. *Primary Care Geriatrics*. St. Louis, Mo: Mosby Year Book; 1992.
48. Bess FH, Lichtenstein MJ, Logan SA. In: Rintelmann WF, ed. *Hearing Assessment*. 2nd ed. Austin, Tex: Pro-Ed; 1991.
49. Keim RJ. How aging affects the ear. *Geriatrics*. 1977;32:97-99.
50. Lowell SH, Paparella MM. Presbycusis: that is it? *Laryngoscope*. 1977;87:1710-1717.
51. Vernon M, Griffin D, Yoken C. Hearing loss. *J Fam Pract*. 1981;12:1053-1058.
52. Northern JL, Downs MP. *Hearing Loss in Children*. 4th ed. Baltimore, Md: Williams & Wilkins; 1991.
53. Young CV. Developmental disabilities. In: Katz J, ed. *Handbook of Clinical Audiology*. 4th ed. Baltimore, Md: Williams & Wilkins; 1994.
54. Seltzer GB, Luchterhand C. Health and well-being of older persons with developmental disabilities: a clinical review. In: Seltzer MM, Krauss MW, Janicki MP, eds. *Life Course Perspectives on Adulthood and Old Age*. Washington, DC: American Association on Mental Retardation; 1994.
55. Stevens JC, Cain WS. Smelling via the mouth: effect of age. *Perception & Psychophysics*. 1986;40:142.
56. Similia S, Niskanen P. Underweight and overweight cases among the mentally retarded. *AJMD*. 1991;35:160-164.
57. Barnett ML, Press KP, Friedman D, et al. The prevalence of periodontitis and dental caries in a Down syndrome population. *J Peridontol*. 1986;57:288-293.
58. Giannoni M, Mazza AM, Botta R, et al. Dental problems in Down syndrome. *Dental Cadmos*. 1989;57:70-80.
59 Modeer T, Barr M, Dahllof G. Periodontal disease in children with Down syndrome. *Scand J Dental Res*. 1990;98:228–234.
60. Sabin TD, Venna N. Peripheral nerve disorders in the elderly. In: Albert ML, ed. *Clinical Neurology of Aging*. New York, NY: Oxford University Press; 1984.
61. LaFratta CW, Canestrari RE. A comparison of sensory and motor nerve conduction velocities as related to age. *Arch Phys Med Rehabil*. 1966;47:286-290.
62. Bolton CF, Winkelmann RK, Dyck PJ. A quantitative study of Meissner's corpuscles in man. *Neurology*. 1966;16:1-9.
63. Schmidt RF, Wahren LK, Hagbarth KE. Multiunit neural responses to strong finger pulp vibration. I. Relationship to age. *Acta Physiol Scand*. 1990;140:1-10.
64. Corbin KB, Gardner ED. Decrease in number of myelinated fibers in human spinal roots with age. *Anat Rec*. 1937;68:63-74.
65. Mufson EF, Stein DG. Degeneration in the spinal cord of old rats. *Exp Neurol*. 1980;70:179-186.
66. Dyck PJ, Schultz PW, O'Brien PC. Quantitation of touch-pressue sensation. *Arch Neurol*. 1972;26:465.
67. Schmidt RF, Wahren LK. Multiunit neural responses to strong finger pulp vibration. II. Comparison with tactile sensory thresholds. *Acta Physiol Scand*. 1990;140:1-10.
68. Kokmen E, Bossemeyer RW, Williams WJ. Neurological manifestations of aging. *J Geronotol*. 1978;33:62.
69. Laidlaw RW, Hamilton MA. A study of thresholds in perception of passive movement among normal control subjects. *Bull Neurol Inst*. 1937;6:268-340.
70. Skinner HB, Barrack RL, Cook SD. Age related decline in proprioception. *Clin Orthop Rel Res*. 1984;184:208-211.
71. Smith E, Serfass R. *Exercise and Aging: The Scientific Basis*. Hillside, NJ: Enslow Publishers; 1981.
72. Turk MA, Geremski CA, Rosenbaum PF. *Secondary Conditions of Adults with Cerebral Palsy: Final Report*. Syracuse, NY: State University of New York, Health Science Center at Syracuse, Department of Physical Medicine and Rehabilitation; 1997.

73. Wagner ML. Pharmacotherapy of seizures. Paper presented at: College of Pharmacy, Rutgers—The State University of New Jersey; 1993.
74. Center J, Beange H, McElduff A. People with mental retardation have an increased prevalence of osteoporosis: a population study. *Am J Mental Retard.* 1998;103:19-28.
75. Kumar V, Cotran RS, Robbins SL. *Basic Pathology*. Philadelphia, Pa: WB Saunders; 1992:693-695.
76. Murphy KP, Molnar GE, Lankasky K. Medical and functional status of adults with cerebral palsy. *Dev Med Child Neurol.* 1995;37:1075-1084.
77. Cathels BA, Reddihough DS. The health care of young adults with cerebral palsy. *Med J Aust.* 1993;159:444-446.
78. Walz T, Harper D, Wilson J. The aging developmental disabled person: a review. *Gerontologist.* 1986;26:622-629.
79. Bassey EJ, Harries UJ. Normal values for handgrip strength in 920 men and women aged over 65 years, and longitudinal changes over 4 years in 620 survivors. *Clin Science.* 1993;84:331-337.
80. Christ CB, Boilean RA, Slaughter MH, et al. Maximal voluntary isometric force production characteristics of six muscle groups in women aged 25-74 years. *Am J Human Biol.* 1992;4:537-545.
81. Rice CL. Strength in an elderly population. *Arch Phys Med Rehabil.* 1989;70:391-397.
82. Shephard RJ, Montelpare W, Plyley M, et al. Handgrip dynamometry. Cybex measurements and lean mass as markers of the ageing of muscle function. *Br J Sp Med.* 1991;25:204-208.
83. Bemben MG, Massey BC, Bemben DA, et al. Isometric muscle force production as a function of age in healthy 20 to 74-year-old men. *Med Sci Sports Exerc.* 1991;23:1302-1310.
84. Lexell J, Henriksson-Larsen B, Windled B, et al. Distribution of different fiber types in human skeletal muscle: effects of aging studied in whole muscle cross sections. *Muscle Nerve.* 1983;6: 588-595.
85. Murray P. Strength of isometric and isokinetic contractions in knee muscles of men aged 20 to 86. *Phys Ther.* 1980;60:412-419.
86. Turk MA, Geremski CA, Rosenbaum PF, et al. The health status of women with cerebral palsy. *Arch Phys Med Rehab.* 1997;78:S10-17.
87. Trieschmann RB. *Aging With a Disability*. New York, NY: Demos Publications; 1987.
88. Janicki MP, Jacobson JW. Generational trends in sensory, physical, and behavioral abilities among older mentally retarded persons. *AJMD.* 1986;90:490-500.
89. Adlin M. Health care issues. In: Sutton E, Factor AR, Hawkins BA, Heller T, Seltzer GB, eds. *Older Adults with Developmental Disabilities: Optimizing Choice and Change*. Baltimore, Md: Paul H. Brookes; 1993.
90. Andersson C, Grooten W, Hellsten M, et al. Adults with cerebral palsy: walking ability after progressive strength training. *Dev Med Child Neurol.* 2003;45:220–228.
91. Naylor A, Happy F, MacRae T. Changes in the human intervertebral disc with age: a biophysical study. *J Am Geriatr Soc.* 1955;3:964-973.
92. White AA, Panjabi MM. *Clinical Biomechanics of the Spine*. Philadelphia, Pa: JB Lippincott; 1978.
93. Borenstein DG, Burton JR. Lumbar spine disease in the elderly. *J Am Geriatr Soc.* 1993;41:167-175.
94. Tkaczuk H. Tensile properties of human lumbar longitudinal ligaments. *Acta Orthop Scand.* 1968;115(Suppl):54-56.
95. Nachemson AL, Evans JH. Biomechanical study of human lumbar ligamentum flavum. *J Anat.* 1969;105:188-189.
96. Lewis CB. Musculoskeletal changes with age: clinical implications. In: Lewis CB, ed. *Aging: The Health Care Challenge*. 3rd ed. Philadelphia, Pa: FA Davis; 1996.
97. Kalen V, Conklin MM, Sherman FC. Untreated scoliosis in severe cerebral palsy. *J Pediatr Orthop.* 1992;12:337–340.

98. Majd ME, Muldowny DS, Holt RT. Natural history of scoliosis in the institutionalized adult cerebral plasy population. *Spine*. 1997;22:1461-1466.
99. Madigan RR, Wallace SL. Scoliosis in the institutionalized cerebral palsy population. *Spine*. 1981;5:583-590.
100. Hauser WA, Hesdorffer DC. *Epilepsy: Frequency, Causes and Consequences*. New York, NY: Demos; 1990.
101. Stein RE, Stelling FH. Stress fracture of the calcaneous in a child with cerebral palsy. *J Bone Joint Surg*. 1977;59-A:131.
102. McIvor WC, Samilson RL. Fractures in patients with cerebral palsy. *J Bone Joint Surg*. 1966;48-A:858-866.
103. Brunner R, Doderlein L. Pathological fractures in patients with cerebral palsy. *J Pediatri Orthop. Part B*. 1996;5:232-238.
104. Imms F, Edholm F. The assessment of gait and mobility in the elderly. *Age and Aging*. 1979;8: 261.
105. Schenkman M. Interrelationship of neurological and mechanical factors in balance control. In: Duncan PW, ed. *Balance: Proceedings of the American Physical Therapy Association Forum*. Alexandria, Va: APTA Publications; 1990.
106. Woollacott MH. Changes in posture and voluntary control in the elderly: research findings and rehabilitation. *Top Geriatr Rehabil*. 1990;5:1-11.
107. Mankovskii N, Mints YA, Lysenyuk UP. Regulation of the preparatory period of complex voluntary movement in old and extreme old age. *Human Physiol*. 1980;6:46-50.
108. Woollacott H, Shumway-Cook A, Nashner L. Aging and posture control: changes in sensory organs and muscular coordination. *Int J Aging Hum Dev*. 1986;23:97-114.
109. Adlin M. Health care issues. In: Sutton E, Factor AR, Hawkins, Heller T, Seltzer GB, eds. *Older Adults With Developmental Disabilities: Optimizing Choice and Change*. Baltimore, Md: Paul H. Brookes; 1993.
110. Pimm P. Cerebral palsy: "a non-progressive disorder?" *Education and Child Psychology*. 1992;9:27-33.
111. Turk MA, Machember RH. Cerebral palsy in adults who are older. In: Machember RH, Overeynder JC, eds. *Understanding Aging and Developmental Disabilities: An In-Service Curriculum*. Rochester, NY: University of Rochester; 1993.
112. Eman RK, Borthwick-Duffy SA. Trends in mortality rates and predictors of mortality. In: Seltzer MM, Krauss MW, Janicki MP, eds. *Life Course Perspectives on Adulthood and Old Age*. Washington, DC: American Association on Mental Retardation; 1994.
113. Strauss D, Kastner TA. Comparative mortality of people with mental retardation in institutions and the community. *AJMD*. 1996;101:26-40.
114. Mittman C, Edelman NH, Norris AH, Shock NW. Relationship between chest wall and pulmonary compliance and age. *J Appl Physiol*. 1965;10:1211-1216.
115. Wright RR. Elastic tissue of normal and emphysematous lungs: a tridimensional histologic study. *Am J Pathol*. 1961;30:355-367.
116. Turner JM, Mead J, Wohl ME. Elasticity of human lungs in relation to age. *J Appl Physiol*. 1968;25:664-671.
117. John R, Thomas J. Chemical compositions of elastins isolated from aortas and pulmonary tissues of humans of different ages. *Biochem J*. 1972;127:261.
118. Pump KK. Fenestrae in the alveolar membrane of the human lung. *Chest*. 1974;65:431-436.
119. Smith E, Serfass R, eds. *Exercise and Aging: The Scientific Basis*. Hillside, NJ: Enslow; 1981.
120. Hernandez JA, Anderson AE, Holmes WL, Foraker AG. The bronchial glands in aging. *J Am Geriatr Soc*. 1965;13:799-803.
121. Shephard RT. *Physical Activity and Aging*. Rockville, Md: Aspen; 1987:16-29,97.
122. National Health Interview Survey, 1988. *Vital and Health Statistics Series 10, No. 173*. Washington, DC: Public Health Service, DHHA Publication No (PHS) 89-1501; 1989.

123. Compton DM, Eisenman PA, Henderson HL. Exercise and fitness for persons with disabilities. *Sports Medicine.* 1989;7:150-162.
124. Pitetti KH, Tan DM. Effects of a minimally supervised exercise program for mentally retarded adults. *Medicine and Science in Sports and Exercise.* 1991;23:594-601.
125. Ferrang TM, Johnson RK, Ferrara MS. Dietary and anthropometric assessment of adults with cerebral palsy. *Journal of the American Dietary Association.* 1992;92:1083-1086.
126. Thase ME. Longevity and mortality in Down syndrome. *J Mental Defic Res.* 1982;27:133-142.
127. Dalton AJ, Crapper DR. Down syndrome and aging of the brain. In: Mittler P, ed. *Research to Practice in Mental Retardation: Biomedical Aspects.* Vol. III. Baltimore, Md: University Park Press; 1977.
128. Fenner ME, Hewitt KE, Torpy DM. Down syndrome: intellectual and behavioral functioning during adulthood. *J Ment Defic Res.* 1987;31:241–249.
129. Hewitt KE, Jancar J. Psychological and clinical aspects of aging in Down syndrome. In: Berg JM, ed. *Science and Service in Mental Retardation.* London, England: Methuen; 1986:370-379.

부록
Manufacturers of Assistive Technology

Abilitations
One Sportime Way
Atlanta, GA 30340
(800) 850-8602
Fax: (800) 845-1535
E-mail: orders@sportime.com
Web: www.abilitations.com

AbleNet, Inc.
2808 Fairview Ave. North
Roseville, MN 55113-1308
800-322-0956 (US & Canada)
651-294-2200 (outside US)
fax: 612-379-9143
Web: www.ablenetinc.com

Access to Recreation, Inc.
8 Sandra Court
Newbury Park, CA 91320-4302
(800) 634-4351 (US & Canada)
(805) 498-7535 (Other International Calls)
Fax: (805) 498-8186
E-mail: dkrebs@gte.net
Web: www.accesstr.com

Achievement Products
1621 Warner Avenue SE
PO Box 9033
Canton, OH 44121
(800) 373-4699
Fax: (800) 766-4303
E-mail: achievepro@aol.com
Web: www.achievementproducts.org

Adaptivemall.com
Bergeron Health Care
15 Second Street
Dolgeville, NY 13329
(800) 371-2778
(302) 683-9300 (International)
Fax: (315) 429-8862
Email: info@adaptivemall.com
Web: www.adaptivemall.com

Amigo Mobility International, Inc.
6693 Dixie Highway
Bridgeport, MI 48722-0402
(989) 777-0910

Anthony Brothers Manufacturing
1945 S. Rancho Santa Fe Road
San Marcos, CA 92069
(760) 744-4763

Aquatic Therapy
123 Haymac
Kalamazoo, MI 49004
(269) 343-0760

Ball Dynamics International
14215 Mead Street
Longmont, CO 80504
(970) 535-9090
(800) 752-2255

Canadian Posture & Seating Centre
15 Howard Place, Box 8158
Kitchener, Ontario, Canada N2K2B6
(519) 743-8224

Cleo Rehabilitation
3957 Mayfield Road
Cleveland, OH 44121
(216) 382-9700/(800) 321-0595

Columbia Medical Manufacturing, LLC
13368 Beach Avenue
Marina Del Rey, CA 90292
(800) 454-6612 ext. 100
(800) 454-6612 ext. 103 (Spanish)
(310) 454-6612
Fax: (310) 305-1718
Web: www.columbiamedical.com

Consumer Care Products
1446 Pilgrim Road
Plymouth, WI 53073
(920) 893-4614

Convaid Products
2830 California Street
Torrance, CA 90503
(310) 618-0111

Danmar Products, Inc.
221 Jackson Industrial Drive
Ann Arbor, MI 48103
(734) 761-1990

Desemo Custom Support
PO Box 22309
Savannah, GA 31403
(912) 232-8114

Dynasplint Systems, Inc
River Reach, W21
770 Ritchie Highway
Severna Park, MD 21146
(800) 638-6771
Web: www.dynasplint.com

Equipment Shop
PO Box 33
Bedford, MA 01730
(781) 275-7681/(800) 525-7681
Fax: (781) 275-4094
Email: equipmentshopinc@aol.com
Web: www.equipmentshop.com

Everest and Jennings
(division of GF Health Products, Inc)
2935 Northeast Parkway
Atlanta, GA 30360
(800) 347-5678
Fax: 1-800-726-0601
Web: www.everestjennings.com

Flaghouse
601 Flag House Drive
Hasbrouck Heights, NJ 07604-3116
(201) 288-7600/(800) 793-7900
Fax: (201) 288-7887/(800) 793-7922
E-mail: sales@flaghouse.com
Web: www.flaghouse.com

Freedom Designs, Inc.
2241 Madera Road
Simi Valley, CA 93065
(805) 582-0077/(800) 331-8551
Fax: (888) 582-1509
Web: www.freedomdesigns.com

Fun and Achievement
TFH USA
4537 Gibsonia Road
Gibsonia, PA 15004
(724) 444-6400/(800) 467-6222
Fax: (724) 444-6411
Web: www.tfhusa.com

Gunnell, Inc.
8440 State Road
Millington, MI 48746
(800) 551-0055
Fax: (517) 871-4563

Hygenic Corporation Corporate Office
1245 Home Ave.
Akron, OH 44310
(216) 633-8460/(800) 321-2135
Fax: (216) 633-9359

Invacare
1180 King Georges Post Road
Edison, NJ 08837
Phone: (732) 738-8700

Jesana, Inc.
P.O. Box 17
Irvington, NY 10533
(800) 443-4728
Fax: (914) 591-4320

Jay Medical, Ltd.
805 Walnut Street
Boulder, Colorado 80302
(303) 442-5529
(800) 648-8282

Kaye Products, Inc.
535 Dimmocks Mill Road
Hillsborough, NC 27278
(919) 732-6444
Fax: (919) 732-1444

Langer BioMechanics Group, Inc.
21 E. Industry Ct.
Deer Park, NY 11729
516-667-3462/(800) 645-5520
Telex: 961437 Langer Deer
or
The Langer BioMechanics Group West
2951 D. Saturn Street
Brea, CA 92621
(714)-996-0031
Telex: 683375 Langer Brea

McGinn Associates
800 Spring Valley Drive
Cumming, GA 30041
(770) 887-4778
Web: evetwo@mindspring.com

Medco
500 Fillmore Avenue
Tonawanda, NY 14150
(800) 55MEDCO
Fax: (800) 222-1934
Web: www.medco-athletics.com

Medequip Healthcare
2602 Peach Orchard Road
Augusta, GA 30906
(706) 798-3500
Fax: (706) 798-5449

Medical Arts Press
8500 Wyoming Ave. N.
Minneapolis, MN 55445
(800) 328-2179
Fax: (800) 328-0023
Web: www.medicalartspress.com
Medical Equipment Distributors, Inc.
3223 South Loop 289, #150
Lubbock, TX 79423

G.E. Miller Inc.
45 Saw Mill River Road
Yonkers, NY 10701
(800) 431-2924
Fax: (800) 969-3511

Miller's Adaptive Technoligies
2023 Roming Road
Akron, OH 44320-3819
(330) 753-9799/(800) 837-4544
Fax: (330) 753-9990
Web: www.millersadaptive.com

Mobility Research
PO Box 3141
Tempe, AZ 85280-9944
(800) 332-9255
or
211 W. First St, #107
Tempe, AZ 85280
Web: www.litegait.com

Motion Designs, Inc.
2842 Business Park Ave
Fresno, CA 93727
(209) 292-2171

Mulholland
215 North 12th Street
Santa Paula, CA 93060
(805) 525-7165/(805) 543-4769
Fax: (805) 933-1082

North Coast Medical, INC.
18305 Sutter Blvd.
Morgan Hill, CA 95037-2845
(800) 235-7054
Fax: (877) 213-9300
Local/Int'l: (408) 776-5000
Web: www.BeAbleToDo.com

Ortho-Kinetics, Inc.
PO Box 436
Waukesha, WI 53187
or
Lark of America,
W220 N507 Springdale Road
Waukesha, WI 53187
(800) 558-2151
Web: www.orthokinetics.com

Otto Bock Orthopedic Industry, Inc.
3000 Xenium Lane North
Minneapolis, MN 55441
(612) 553-9464/(800) 328-4058
Web: www.assis-tech.com

Pin-Dot Products
2840 Maria Ave
Northbrook, IL 60062-2026
(708) 509-2800
Fax: (708) 509-2801

Pro-Med Products
6445 Powers Ferry Road, #199
Atlanta, GA 30339
(800) 542-9297
Fax: (770) 951-2786
Web: www.promedproducts.com

M.A. Rallis
2031 Highway 130
Monmouth Junction, NJ 08852
(800) 852-8898
Fax: (812) 282-0127/(800) 883-2258
Web: www.rallis.com

Sammons Preston Rolyon
An Abilityone Company
4 Sammons Court
Bolingbrook, IL 60440-5071
(630) 226-1300
Fax: 630-226-1389
Web: www.sammonsprestonrolyan.com
Snug Seat, Inc.
12801 East Independence Boulevard
Matthews, NC 28105
(704) 882-0666
Fax: (704) 847-9577

Southpaw Enterprises
PO Box 1047
Dayton, OH 45401
(800) 228-1698
(937) 252-7676 (International)
Web: www.southpawenterprises.com

Splints
PO Box 16046
Duluth, MN 55816-0046
Fax: (218) 720-2844
Web: www.mckiesplints.com

TherAdapt Products, Inc.
11431 N. Port Washington Road
Suite 105-5
Mequon, WI 53092
(800) 261-4919
Fax: (866) 892-2478
Web: www.theradapt.com

Theradyne Corporation
21730 Hanover Avenue
Lakeville, MN 55044
(612) 469-4404/(800) 328-4014
Web: www.theradyne.com

Tramble Company
894 St. Andrews Way
Frankfort, IL 60423
(815) 469-2938
Fax: (815) 726-9118

Triaid
PO Box 1364
Cumberland, MD 21501-1364
(301) 759-3525
Fax: (301) 759-3525
Web: www.triaid.com

Wolverinesports
745 State Circle
Box 1941
Ann Arbor, MI 48106
(800) 521-2832
Fax: (800) 654-4321
Web: www.wolverinesports.com

Additional Sources Of Products:

Annual Mobility Guide: Exceptional Parent Magazine
1170 Commonwealth Avenue, 3rd Floor
Boston, MA 02134

The Illustrated Directory of Handicapped Products
Trio Publishing, Inc.
3600 W. Timber Court
Lawrence, KS 66049

Physical Therapy Resource and Buyers Guide: Annual Supplement to Physical Therapy
1111 N. Fairfax Street
Alexandria, VA 22314-1488

The Wheelchair: Annual Supplement to Home Care Magazine
PO Box 16448
North Hollywood, CA 91615-6448

찾아보기
(Index)

【 ㅊ 】